Die Geschichte der Malerei

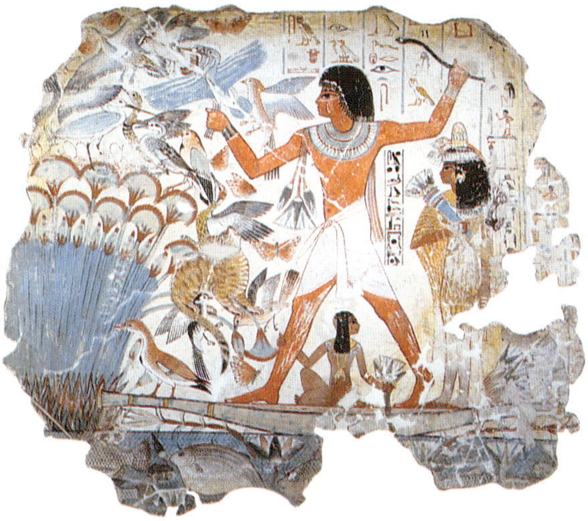

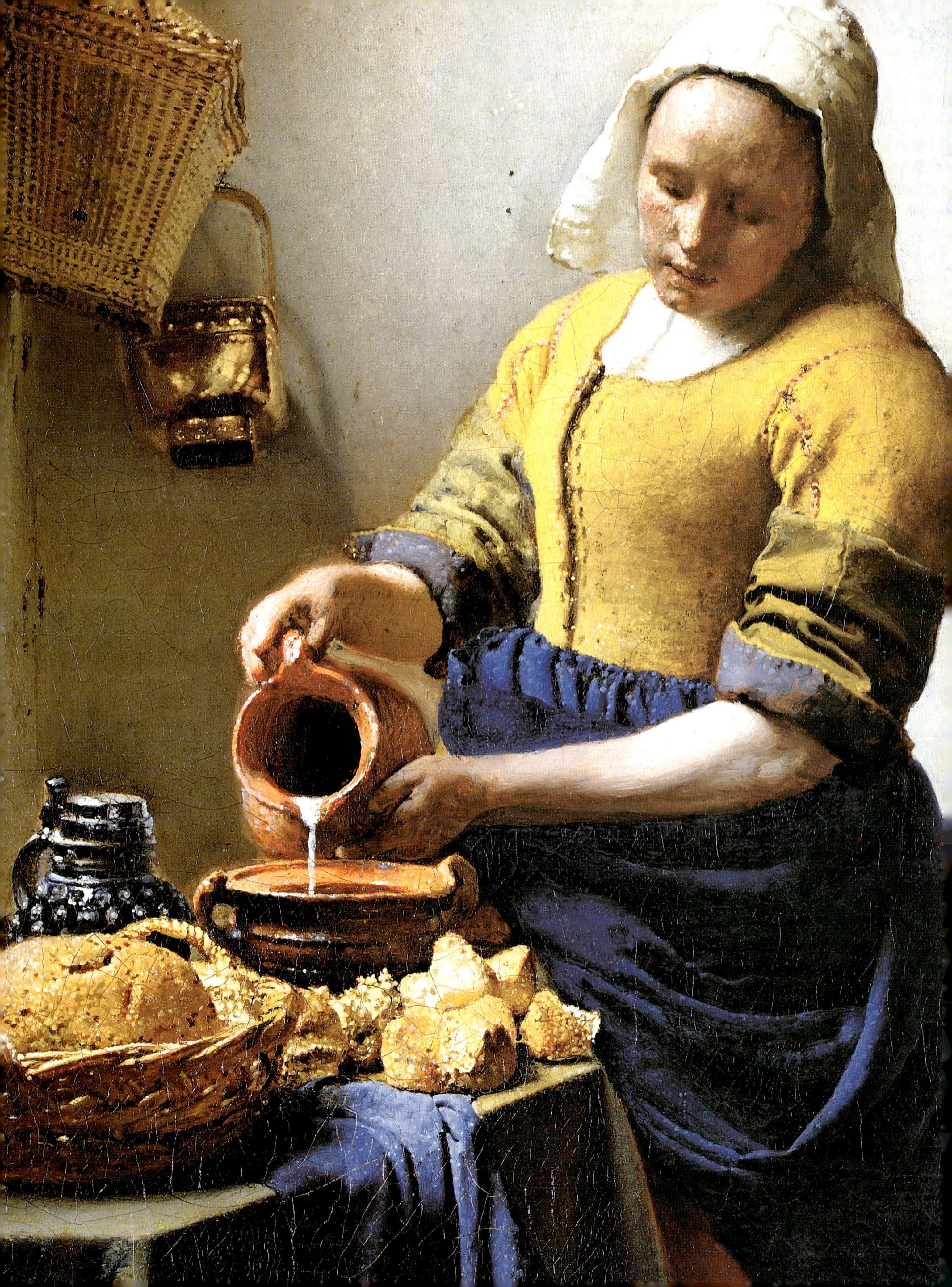

Wendy Beckett

Die Geschichte der Malerei

8 Jahrhunderte in 455 Meisterwerken

Künstlerische Beratung: Patricia Wright

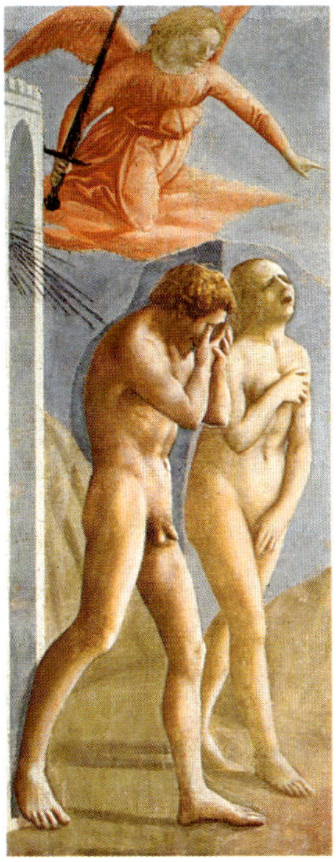

DUMONT

Ein Dorling Kindersley Buch

Danksagung

Toby Eady und allen Mitarbeitern von Dorling Kindersley, die so tatkräftig an diesem Buch mitgewirkt haben, vor allem Sean Moore, der es in Auftrag gab, meiner talentierten Mitautorin Patricia Wright sowie Gwen Edmonds, Janice Lacock, Susannah Steel und Edward Bunting, die mit viel Geduld an der Redaktion arbeiteten.

Bei den wiedergegebenen Meinungen und Interpretationen handelt es sich um Ansichten der Autorinnen.

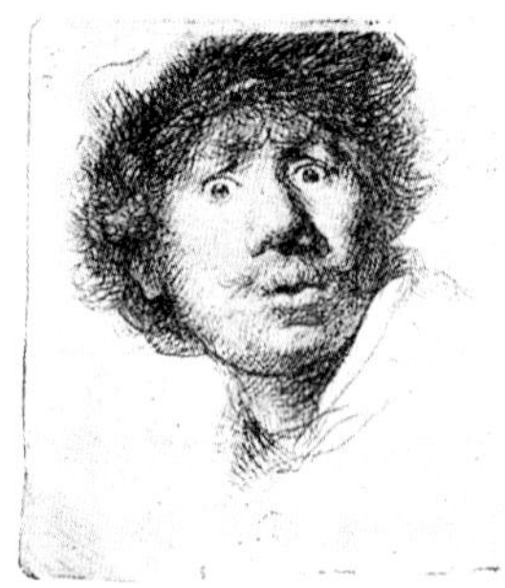

Rembrandt, Selbstbildnis
(Radierung)

Aus dem Englischen von
Sebastian Viebahn (Einleitung: Malerei vor Giotto; Malerei der Gotik)
Ina Breuing (Italienische Renaissance)
Birgit Lamerz-Beckschäfer (Renaissance des Nordens)
Matthias Schulz (Barock und Rokoko)
Thomas Hoheisel (Klassizismus und Romantik)
Helga Willinghöfer (Die Zeit des Impressionismus; Postimpressionismus)
Bringfried Schröder (Das 20. Jahrhundert)

Die Deutsche Bibliothek - CIP-Einheitsaufnahme
Die **Geschichte der Malerei** : 8 Jahrhunderte abendländischer Kunst in 425 Meisterwerken / Wendy Beckett. Künstlerische Beratung: Patricia Wright. [Aus dem Engl. von Sebastian Viebahn ...]. - Köln : DuMont, 1995
Einheitssacht.: The story of painting <dt.>
ISBN 3-7701-3560-1
NE: Beckett, Wendy; Viebahn, Sebastian [Übers.]; EST

Printed in Italy
ISBN 3-7701 3560-1

Vorwort

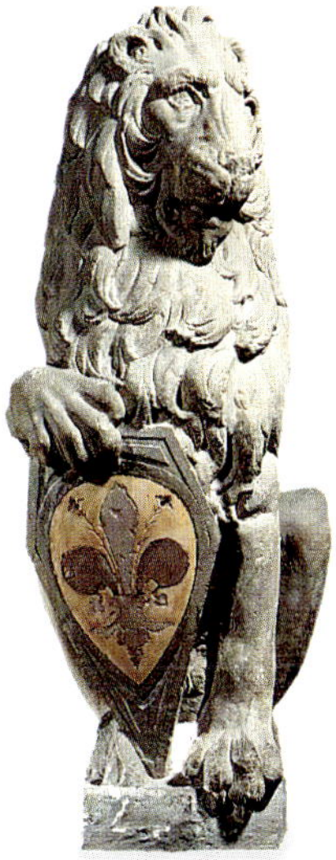

Donatello, Florentinischer Wappenlöwe, 1418–20

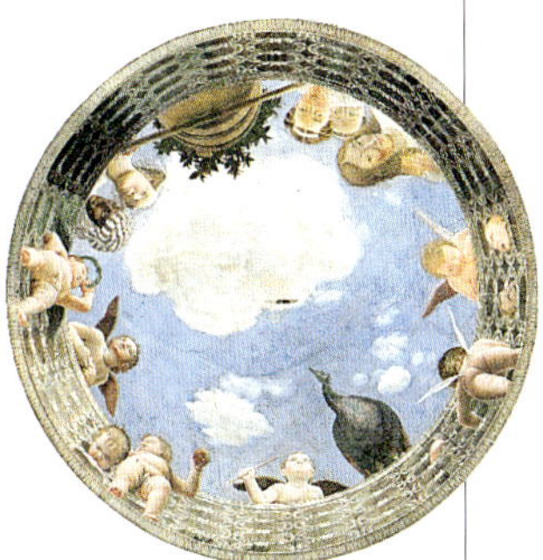

Mantegna, Deckenfresko im Palazzo Gonzaga, um 1470

Schon immer war mir die Kunst ein besonderes Anliegen, und Fragen seitens der Medien, warum dies so sei oder wann mein Interesse erwacht sei, haben mich stets erstaunt. Ich glaube, daß in uns allen von Geburt an die Fähigkeit angelegt ist, für Kunst empfänglich zu sein, aber vielfach werden diese Anlagen nicht zur Entfaltung gebracht. Dieses Buch ist mein bescheidener Versuch, die Sicherheit fundierter Grundkenntnisse bereitzustellen, die den Zugang zur Kunst erleichtern sollen. Bestimmt gibt es Menschen, die zögern, Malerei unvoreingenommen zu betrachten, da sie ihre eigene Unwissenheit fürchten. Das Hinschauen bleibt jedem selbst überlassen, es kann nicht durch die Sicht eines anderen – am allerwenigsten durch meine – ersetzt werden. Dennoch muß man zunächst Informationen von außen erhalten, durch Lesen, Hören und Sehen. Ist man sich des eigenen Wissens erst bewußt, wird man vielleicht wagen, selbst hinzuschauen. Liebe und Wissen gehen Hand in Hand. Wenn wir lieben, wollen wir stets wissen, und dieses Buch wird seinen Zweck erfüllen, wenn es den Leser auf einen Weg bringt, der zu mehr Lektüre, mehr Wissen, mehr Liebe und natürlich mehr Freude führt.

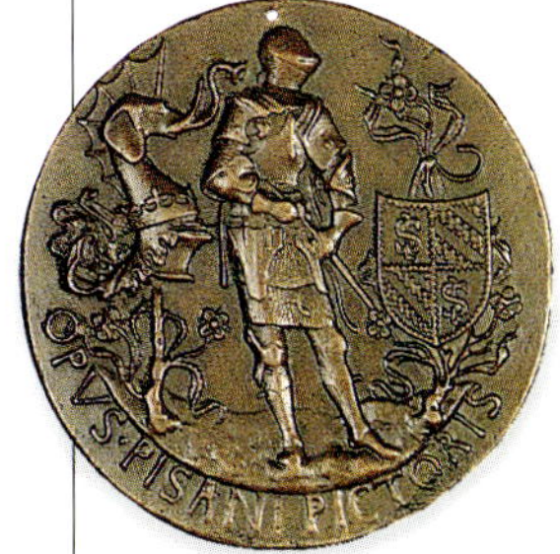

Pisanello, Herzog von Rimini (Bildnismedaille), 1445

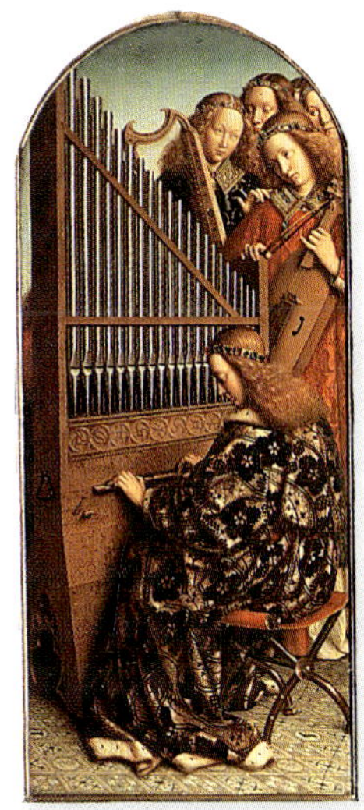

Van Eyck, Musikanten aus dem Genter Altar, 1432

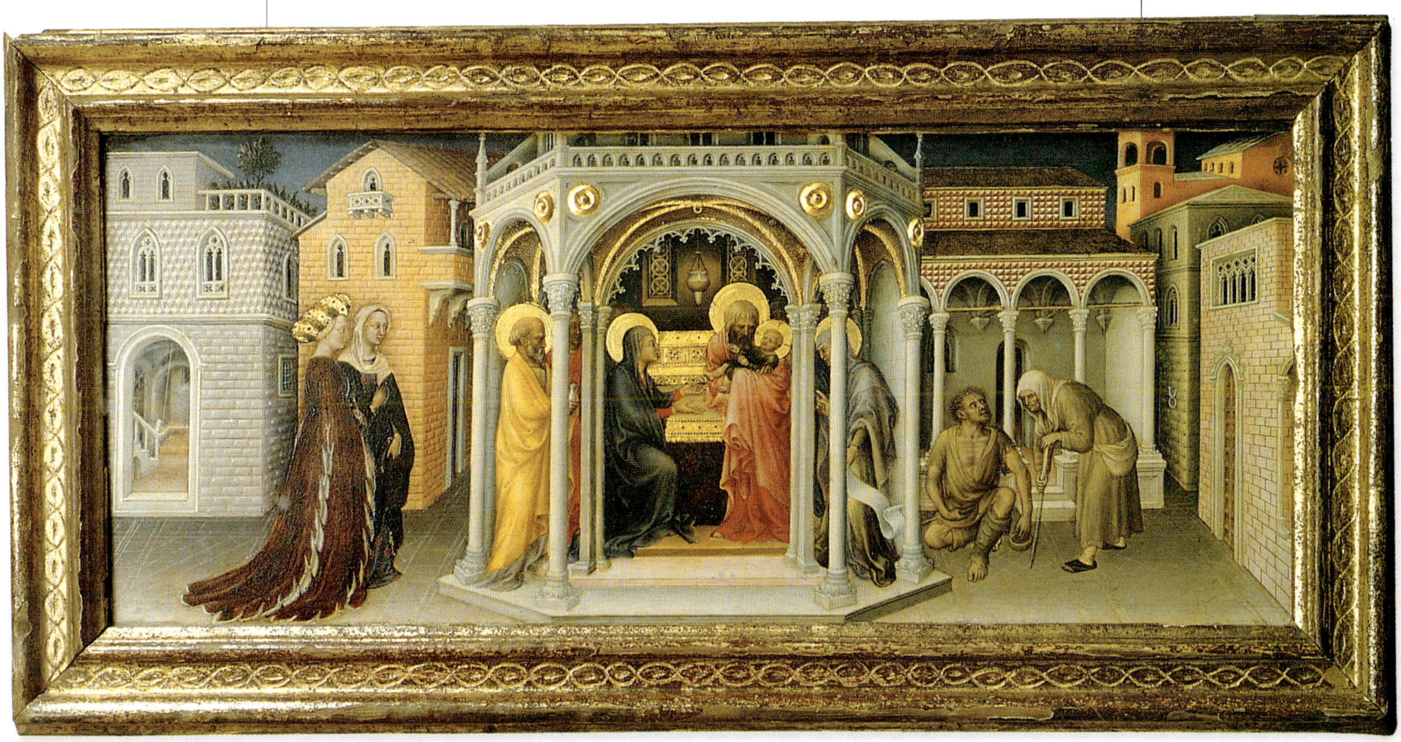

Gentile da Fabriano, Darstellung Christi im Tempel, 1423

INHALT

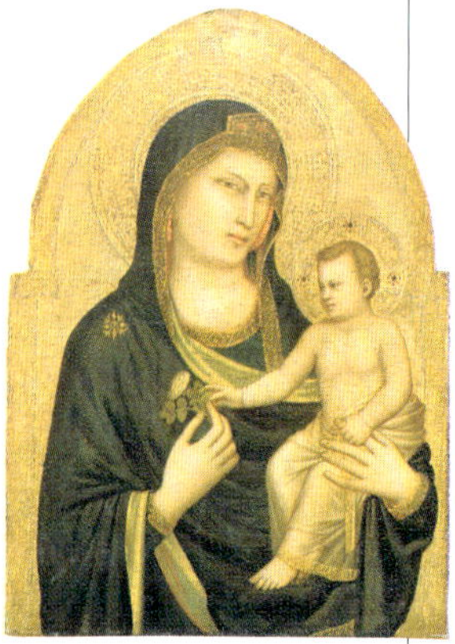
Giotto,
Madonna mit dem Kind

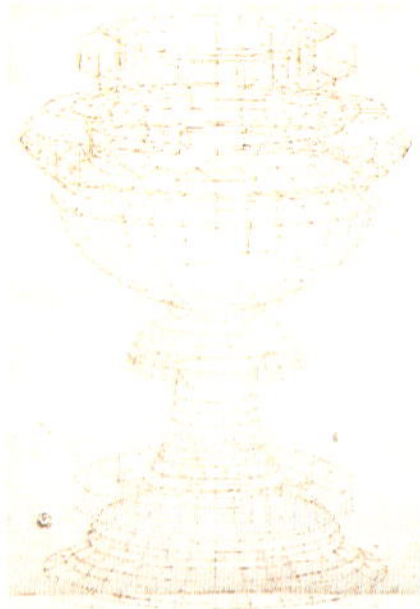
Paolo Uccello,
Studie eines Pokals

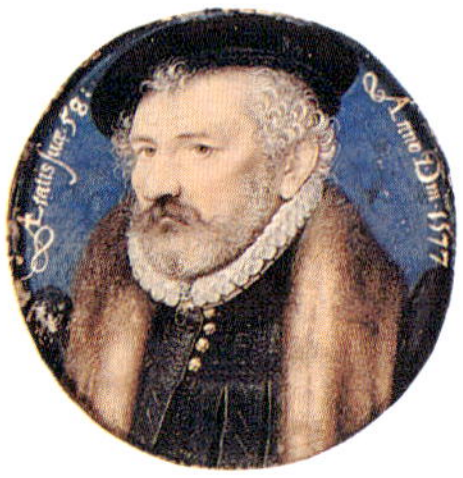
Nicholas Hilliard,
Der Vater des Künstlers

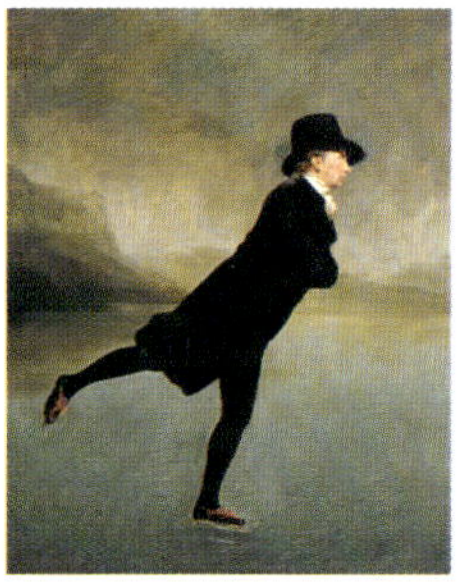
Sir Henry Raeburn,
Reverend Robert Walker
beim Eislauf

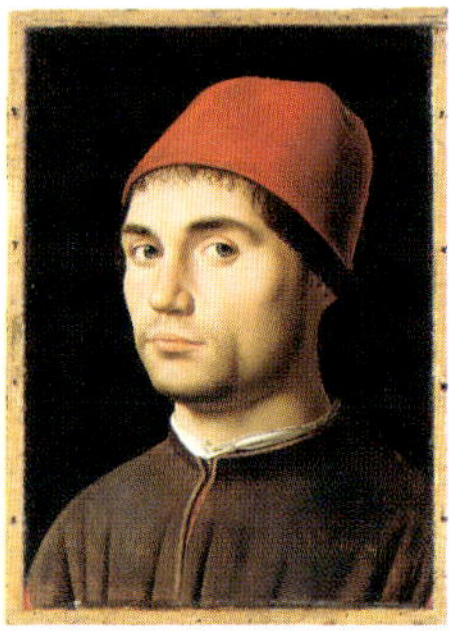
Antonello da Messina,
Bildnis eines jungen
Mannes

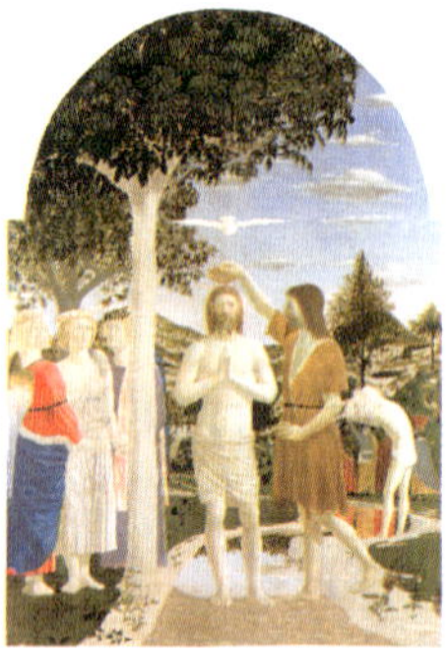
Piero della Francesca,
Die Taufe Christi

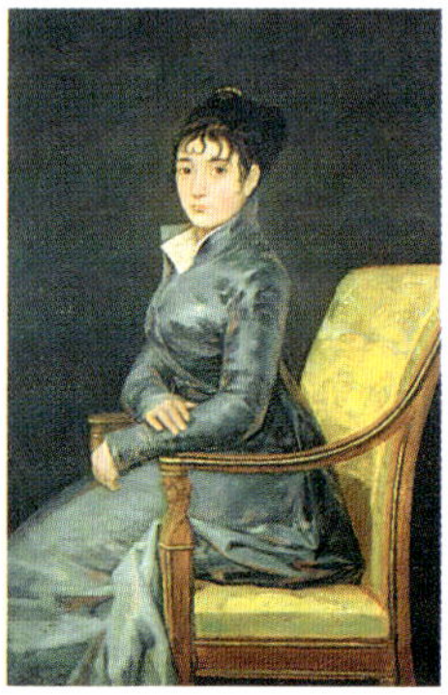
Francisco Goya,
Doña Teresa Sureda

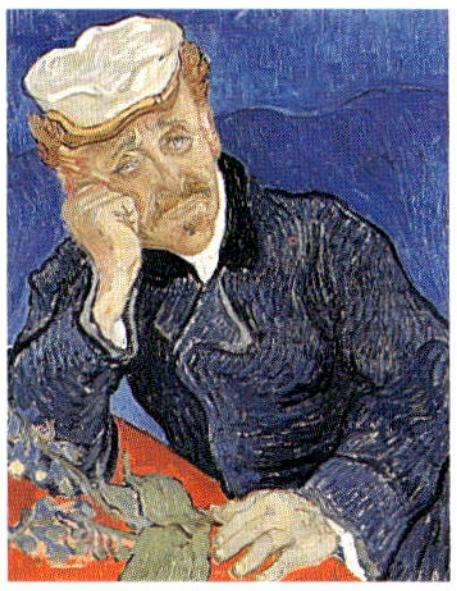

Vincent van Gogh, Dr. Paul Gachet

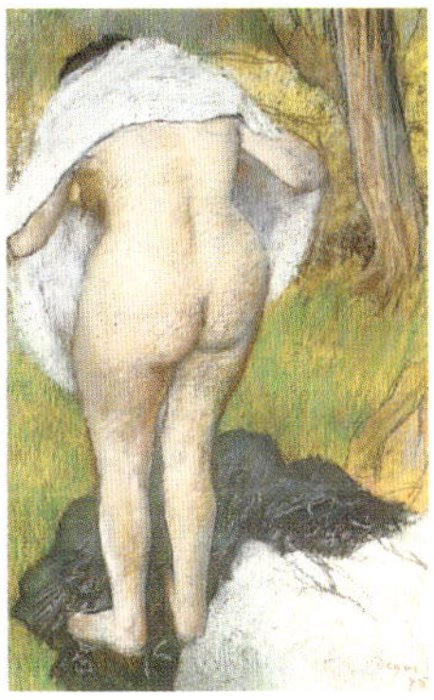

Edgar Degas, Sich abtrocknendes Mädchen

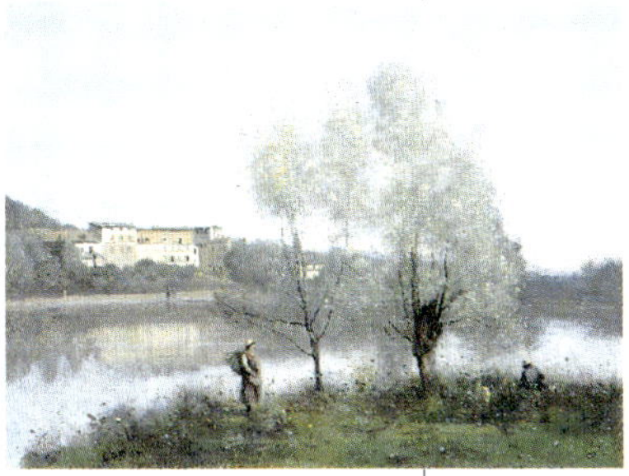

Camille Corot, Ville-d'Avray

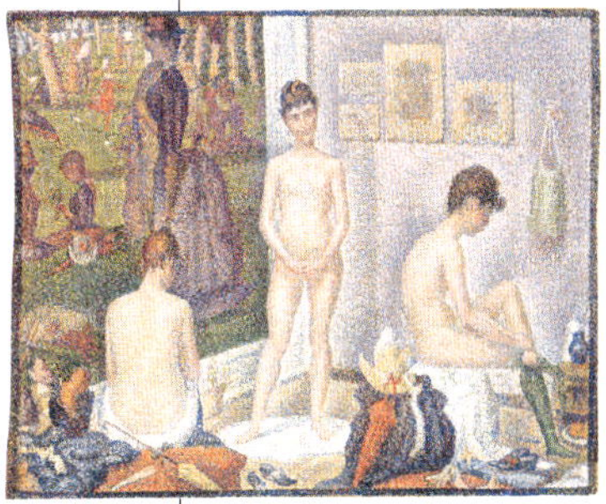

Georges Seurat, Die Modelle

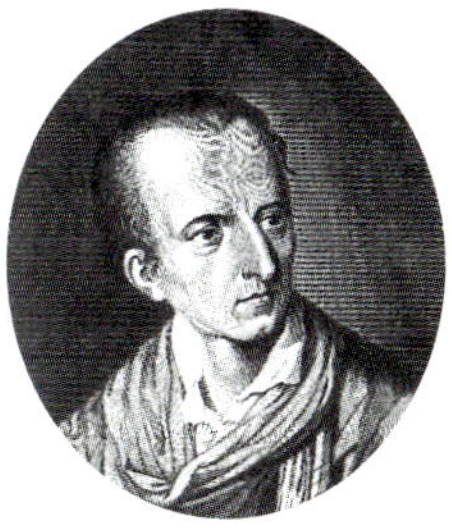

Bildnis Johann Joachim Winckelmann

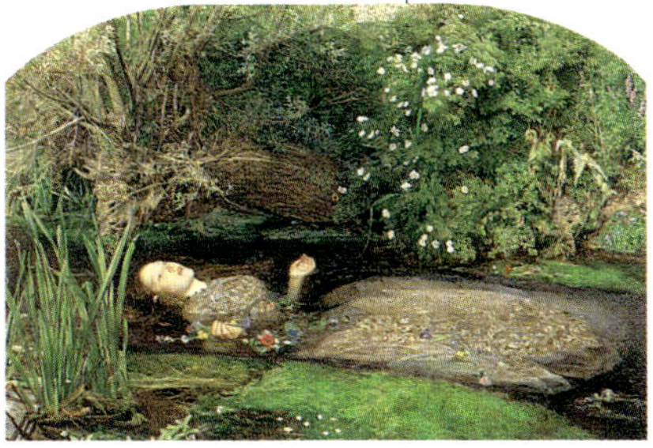

Sir John Everett Millais, Ophelia

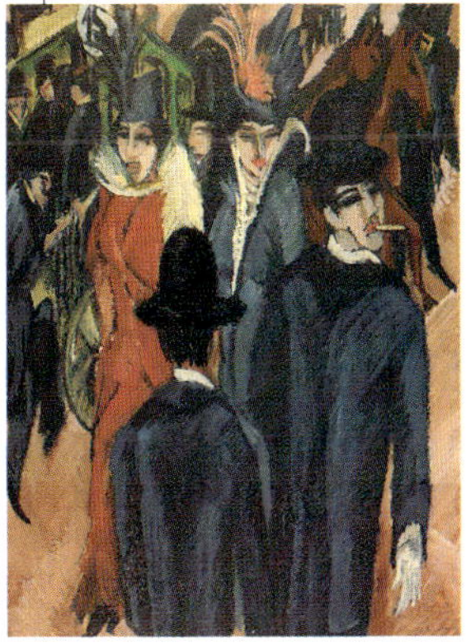

Ernst Ludwig Kirchner, Berliner Straßenszene

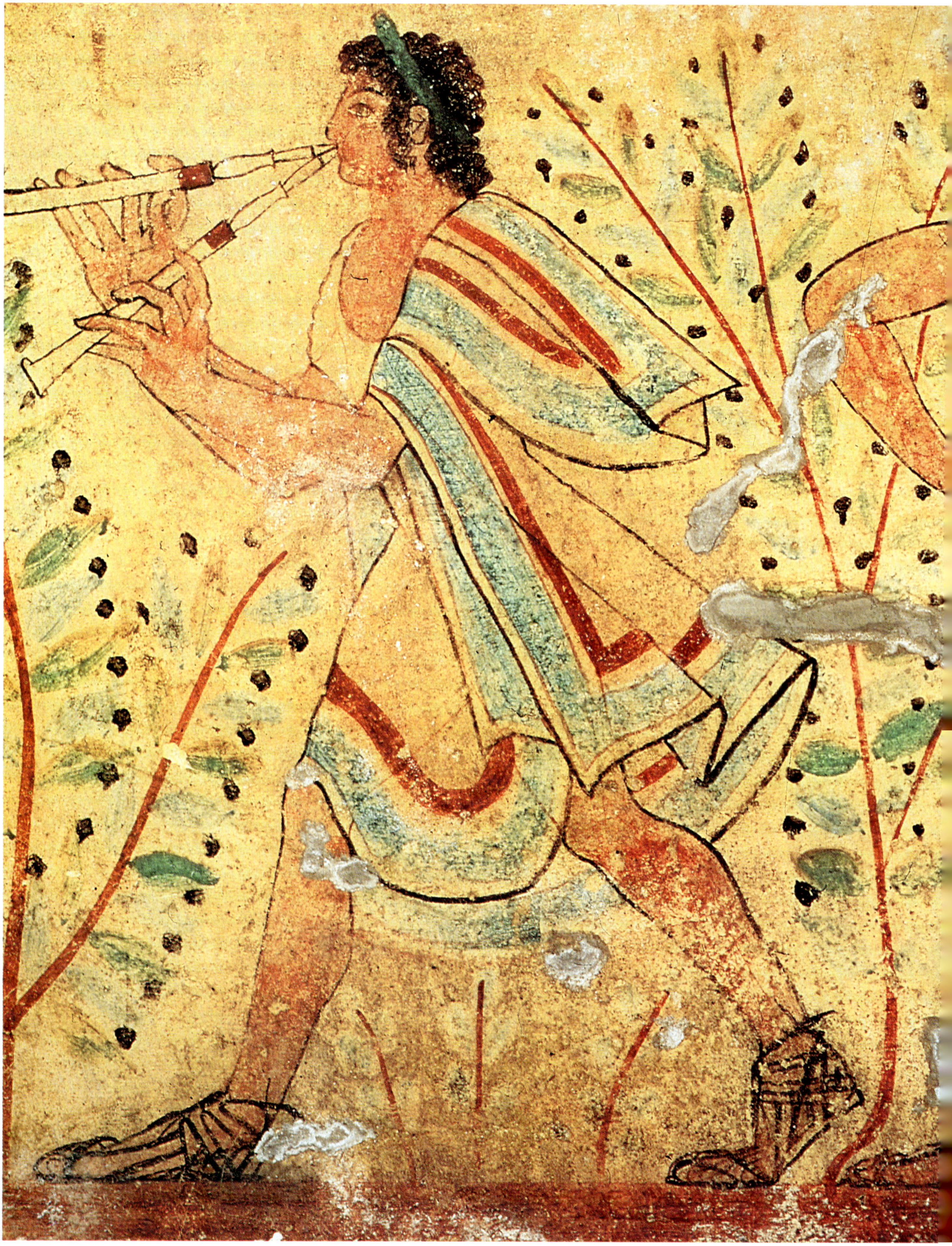

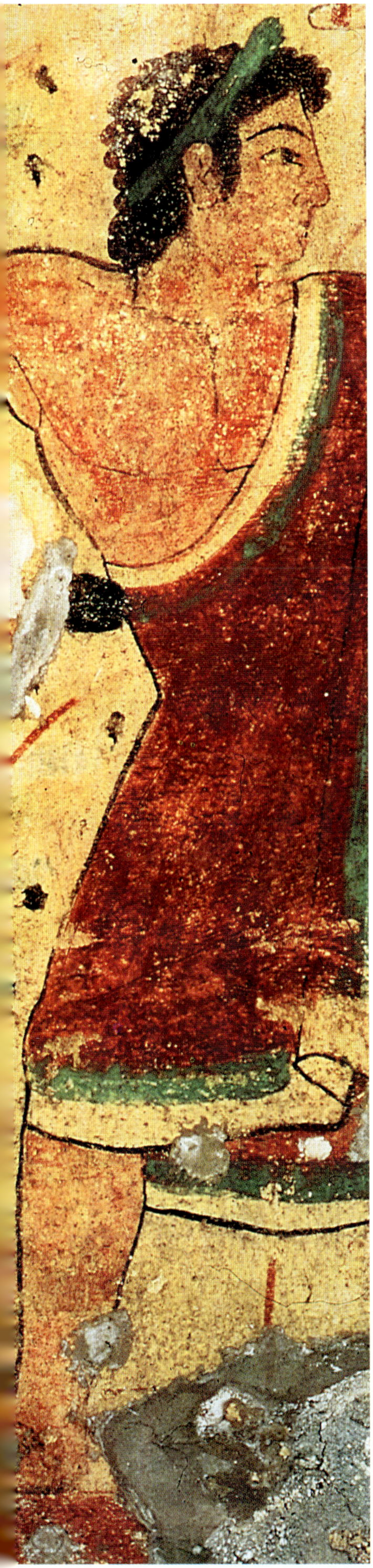

Einleitung
Malerei vor Giotto

Das aus dem Lateinischen stammende Wort ›historisch‹ leitet sich von dem griechischen ›historein‹ ab, was soviel wie ›erzählen‹ bedeutet; dieses Wort wiederum geht auf das griechische ›histor‹ (= Richter) zurück. Geschichte erzählt nicht nur, sondern beurteilt auch, ordnet zu und verleiht Bedeutung. Die Geschichte der Malerei ist äußerst reich an Bedeutungen, doch ihr Wert bleibt nur allzu oft hinter der Vielzahl von Interpretationen verborgen, die Kunsthistoriker an sie herantragen. Aber das Wort ›Geschichte‹ ist doppeldeutig. Wenn wir die Ebene des Historischen verlassen, finden wir Geschichten. Kunst erzählt unendlich viele Geschichten, wir müssen einfach nur hinschauen.

Die ersten ›Geschichten‹ handeln von den frühesten Zeugnissen westlicher Malerei, geschaffen von unseren ersten künstlerischen Vorfahren, den Menschen der Steinzeit. Von hier bis zu Giotto – mit dem die Kunstgeschichtsschreibung erst wirklich beginnt – durchstreifen wir die Welt der ägyptischen Pharaonen und griechischen Philosophen, das große Römische Reich, die frühe christliche und byzantinische Welt und gelangen schließlich zu den überragenden, kunstvoll illustrierten Handschriften der europäischen Mönche des Mittelalters.

Bankettszene aus dem Grab der Leoparden, Tarquinia, Italien, um 470 v. Chr.

Die ersten Bilder

Schon die frühesten Bilder machen deutlich, daß Kunst kein Privileg, sondern uns allen in die Wiege gelegt ist. Ihre Anfänge liegen nicht in der Geschichte, sondern in der Vorgeschichte, viele Jahrtausende zurück. Über unsere paläolithischen Vorfahren, die zwischen 30 000 und 8000 v. Chr. lebten, wissen selbst Archäologen wenig Genaues zu sagen. Doch es ist offensichtlich, daß die Höhlenbewohner der Steinzeit Künstler waren, und zwar nicht nur, weil sie die Tiere, mit denen sie täglich in Berührung kamen und von denen sie abhängig waren, im Bild darstellen konnten – dies wäre vielleicht nur eine Form von Illustration. Höhlenmalerei ist jedoch mehr: sie ist wahre Kunst, die sich in einzigartigen Werken voller Feingefühl und Ausdrucksstärke manifestiert.

Die ersten in unserer Zeit bekanntgewordenen Höhlenmalereien wurden 1879 in Altamira (bei Santander, Nordspanien) entdeckt und waren von so fundamentaler Bedeutung, daß man sie zunächst für Fälschungen hielt, halten mußte, da sie Schulmeinungen ins Wanken brachten. Dieser große Bison *(1)* ist an die Decke eines langen, schmalen Ganges gemalt, der aus einer unterirdischen Höhle in Altamira hinausführt. Er ist nicht allein, ihm folgt eine dichtgedrängte Ansammlung von Tieren – Pferde, Wildschweine, Mammuts und andere begehrte Beutetiere der steinzeitlichen Jäger. Trotz des willkürlich scheinenden Durcheinanders bleibt jedes einzelne Tier beeindruckend präsent.

Technik der Höhlenmalerei

In den unterirdisch gelegenen Höhlen herrscht permanente Dunkelheit. Archäologen haben herausgefunden, daß die Künstler beim Licht kleiner Steinlampen malten, die mit Tierfett oder Knochenmark gespeist wurden. Die Vorzeichnungen konnten entweder in das weiche Gestein geritzt oder mit Hilfe von hohlem Schilfrohr in dünnen Farblinien auf die Wand geblasen werden. Für einen farbigen Anstrich verwendeten die Künstler Ocker, ein natürliches Mineral, das zu Puder zermahlen rotes, braunes oder gelbes Pigment ergab, während schwarze Farbe wahrscheinlich aus zerriebener Holzkohle gewonnen wurde. Das puderförmige Pigment wurde entweder direkt

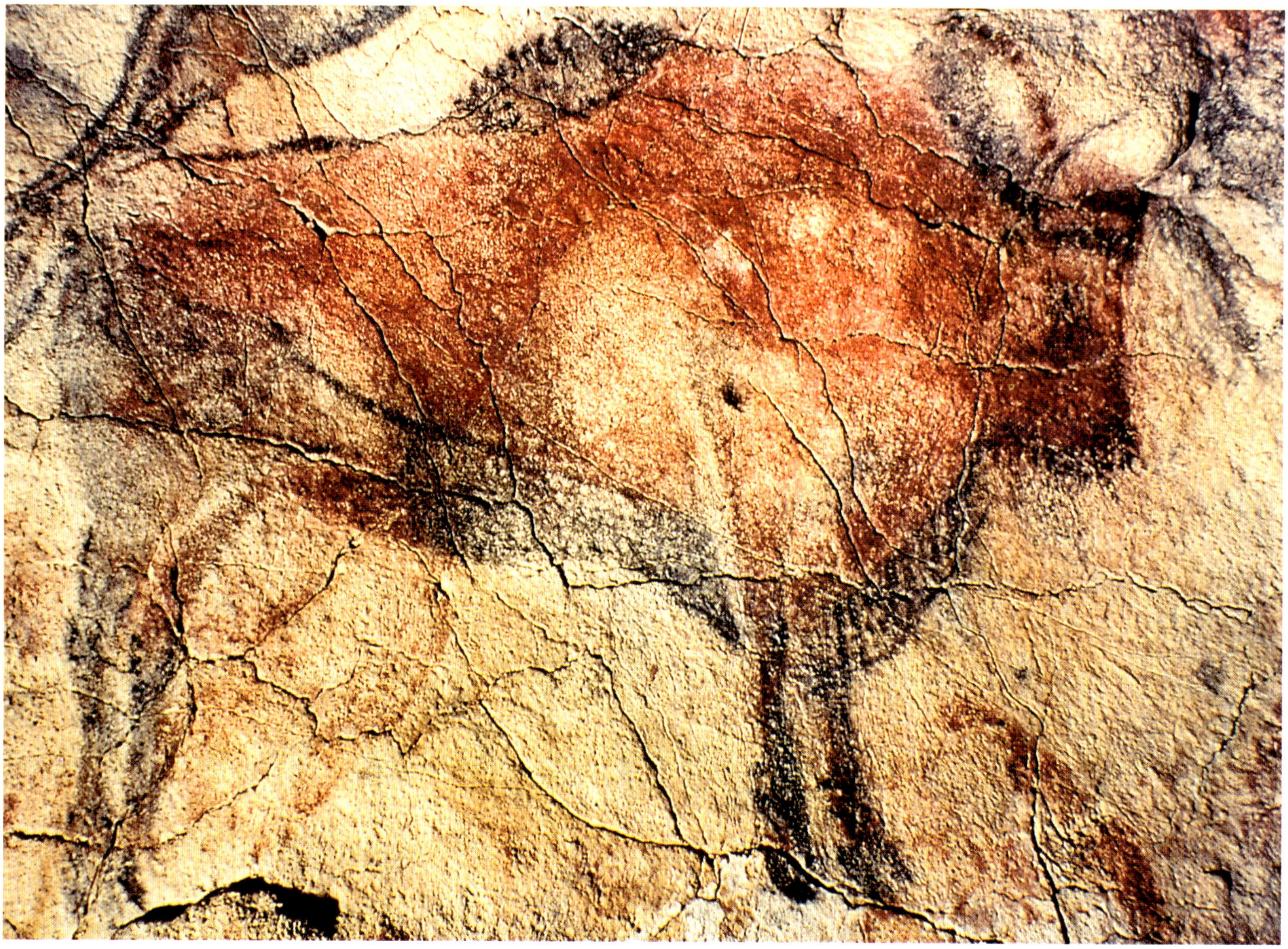

1 Bison aus den Höhlen von Altamira, um 15 000–12 000 v. Chr., 195 cm (Länge des Bisons)

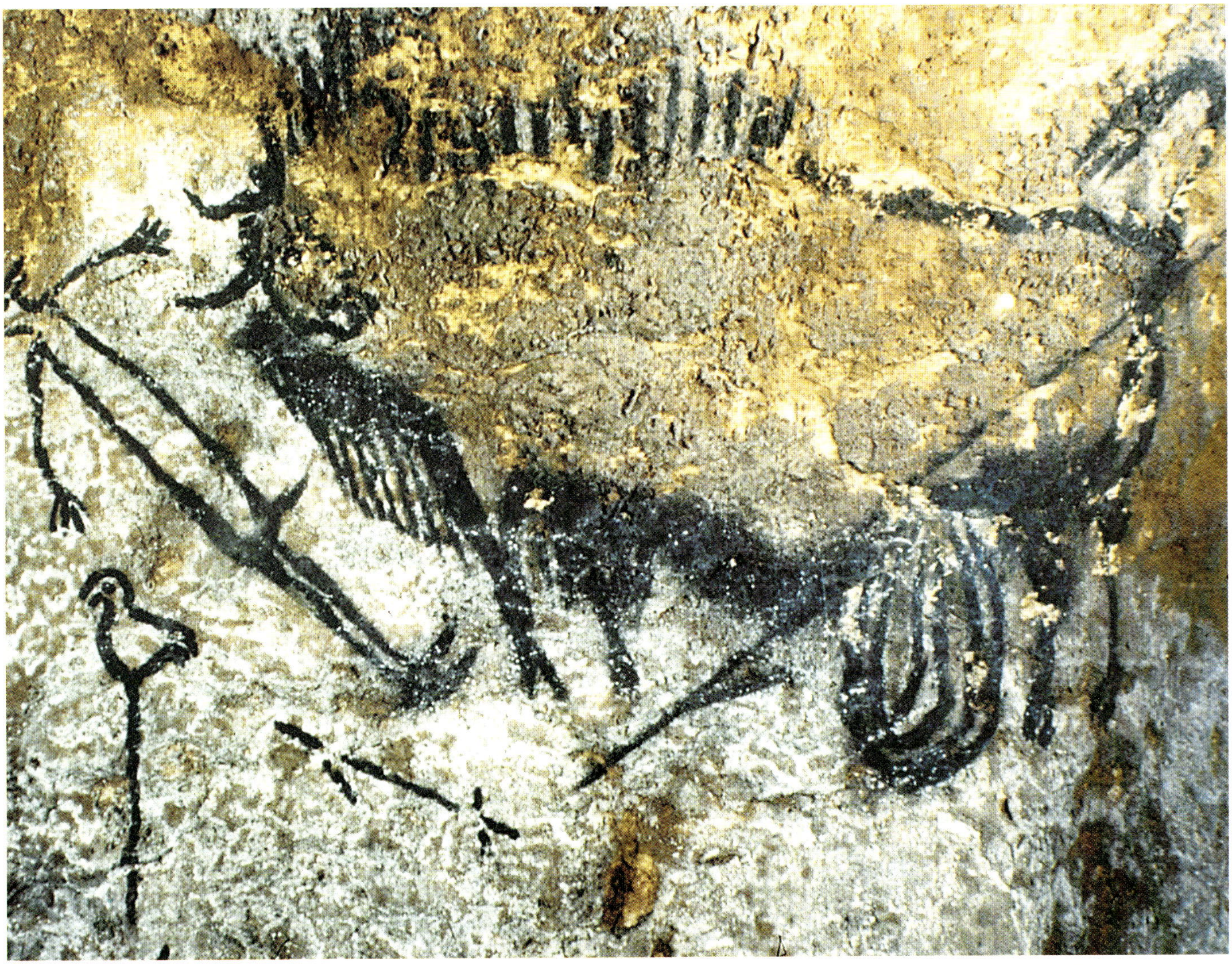

2 Verwundeter Bison, einen Mann angreifend, aus der Höhle von Lascaux, Frankreich, um 15 000–10 000 v. Chr., 110 cm (Länge des Bisons)

mit den Händen aufgetragen (was sehr feine Farbabstufungen ermöglichte) oder mit flüssigem Bindemittel, etwa Tierfett, vermischt und mit zerfaserten Schilfhalmen oder Borstenpinseln aufgebracht. Die Mittel waren einfach, aber die Wirkung, besonders in der eigentümlichen Stille der Höhle, ist überwältigend.

Zur Funktion der Bilder

Man nimmt an, daß diese Malereien von großer Wichtigkeit für die prähistorische Gesellschaft waren. Der Bison scheint vor Kraft förmlich zu zittern, wenn er seine massive Brust, seine muskulösen Hinterläufe und seine kurzen, dünnen Beine zur Schau stellt; aggressiv stößt er mit seinen Hörnern nach vorn. War dieses Tier einem Ritual geweiht? Die genaue Bedeutung der Höhlenmalerei wird man vielleicht nie ergründen, doch sicher hatte sie eine rituelle, ja magische Funktion. Inwieweit die Kunst um ihrer selbst willen geschaffen wurde – völlig auszuschließen ist dies nicht –, bleibt ein Geheimnis.

Das außergewöhnlich Naturalistische und die anatomische Exaktheit in der Darstellung wird gemeinhin mit ihrer Funktion in Zusammenhang gebracht. Die Künstler der Steinzeit waren Jäger, und ihr Überleben war von den Tieren abhängig, deren Bilder sie an die Wände der Höhlen malten. Glaubten diese Jäger, mit dem wahren Abbild des Beutetieres magische Kräfte über ihr Opfer zu erlangen? Dies hätte sie in die Lage versetzt, den Geist des Tieres zu beherrschen und es vor der Jagd seiner Kraft und Schnelligkeit zu berauben. Viele der Malereien zeigen die Tiere verwundet oder mit Pfeilen gespickt, und in einigen Beispielen gibt es sogar Anzeichen tatsächlicher physischer Angriffe auf das gemalte Bild.

Die Menschenbilder lassen einen den Tierdarstellungen vergleichbaren Naturalismus vermissen – vielleicht aus ebendiesem Grund. Die wenigen erhaltenen Darstellungen von Menschen sind nur an groben Umrissen der menschlichen Figur, häufiger noch an symbolischen Formen zu erkennen. Dies wird in der Zeichnung des liegenden Mannes in diesem erstaunlichen Bild *(2)* deutlich, das zwischen 15 000 und 10 000 v. Chr. in der Höhle von Lascaux (Dordogne, Frankreich) geschaffen wurde. Das ›Strichmännchen‹ liegt vor einem schnaubenden, aufgeschlitzten Bison. Darunter sieht man eine Figur, die einem Vogel ähnelt, vielleicht ein Totem oder Banner mit der Abbildung eines Vogels. Das Bild strahlt eine ungeheure Kraft aus. Wir müssen uns eingestehen, daß uns seine Bedeutung verborgen bleibt, aber dies ändert nichts an unserer Faszination, sie wird durch dieses Nichtwissen möglicherweise noch verstärkt. Allein in dieser Hinsicht ist prähistorische Kunst für alle nachfolgende Kunst exemplarisch.

DAS ALTERTUM

Es vergehen Jahrtausende, bevor die Malerei wieder eine der Höhlenkunst entsprechende Qualität erreicht. Die Ägypter waren stärker an Architektur und Skulptur interessiert, und viele ihrer Malereien, besonders jene, die ihre Grabmäler dekorierten, haben eher graphischen Charakter. Auch aus den antiken europäischen Kulturen der Minoer, Mykener und Etrusker sind Malereien ganz oder fragmentarisch erhalten. Darauf folgten die Zivilisationen der Griechen und der Römer. Für die malerischen Zeugnisse all dieser antiken Kulturen gilt jedoch, daß sie viel zu spärlich und zufällig überliefert sind, um ein verläßliches Bild davon haben zu können.

Die Ägypter liebten das irdische Leben zu sehr, um glauben zu können, daß seine Freuden wirklich mit dem Tod aufhören sollten. Zumindest die Reichen und Mächtigen nahmen in Anspruch, die Annehmlichkeiten des Lebens auf ewig genießen zu können, sofern u. a. ihr Abbild an den Wänden des Grabmals verewigt wurde. Ein Großteil der ägyptischen Malerei entstand daher zum Wohle der Toten. Es ist möglich, daß man es nicht für nötig erachtete, großen Aufwand zu betreiben, um ein gutes Leben nach dem Tode sicherzustellen, und deshalb die Malerei als arbeits- und kostensparendes Mittel einsetzte. Anstelle der teuren Kunst des Bildhauers oder des Steinmetzen wurde die preiswertere Kunstform der Malerei bevorzugt. Der für die Grabgestaltung typische steife, zeremonielle Malstil war aber erwiesenermaßen nicht der einzige. Wir wissen, daß wohlhabende Ägypter ihre Häuser mit Wandgemälden schmückten, die sich durch hohe malerische Qualität auszeichneten. Leider ist davon kaum etwas erhalten.

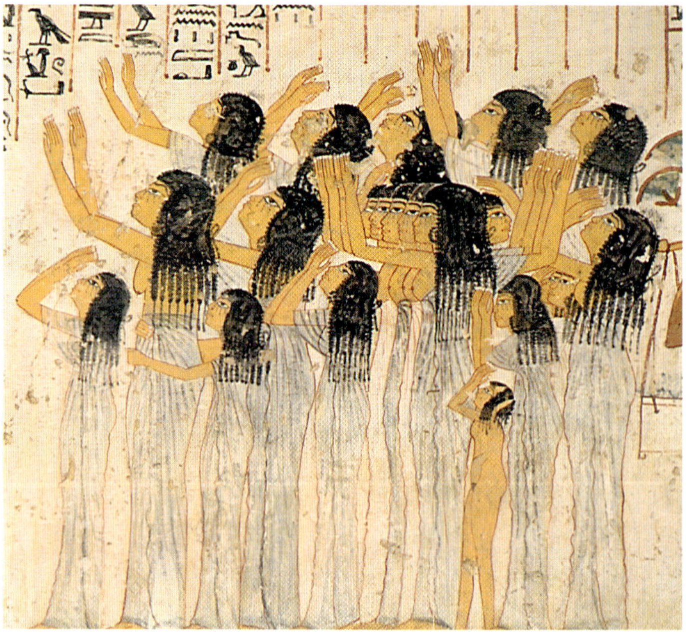

4 Klagefrauen, Wandmalerei aus dem Grab des Ramose, Theben, Ägypten, um 1370 v. Chr.

Antike ägyptische Grabmalkunst

Zu den beeindruckendsten Bildern ägyptischer Grabmäler zählen die *Gänse von Medûm (3).* An einer Wand des Grabes von Nefermaat (einem Sohn des Snofru, des ersten Pharao der 4. Dynastie) und seiner Frau findet sich die Darstellung von drei stattlichen Gänsen, die um 2530 v. Chr. entstanden ist. Diese Gänse bilden nur einen kleinen Ausschnitt aus einem gemalten Fries, künden aber bereits von der Vitalität und Kraft der künstlerischen Blüte späterer Jahre. Die Malerei aus dem Grabmal des Ramose zeigt Klagefrauen *(4)* in einer Bestattungsprozession. Ramose war Minister unter zwei Pharaonen der 18. Dynastie, Amenophis III. und Amenophis IV. (Echnaton). Die Frauen des Gemäldes sind flach und schematisch dargestellt (man beachte die Wiedergabe der Hände), aber ihre verzweifelten Gesten drücken tiefe Trauer aus. Für die alten Ägypter war das Wesen der Dinge entscheidend, die ewig unveränderliche Wirklichkeit. Daher ging es in ihrer Kunst auch nicht um eine Variation von Äußerlichkeiten zur Ergötzung des Auges, und selbst ihre minuziösen Naturbeobachtungen (offensichtlich aus dem Gedächtnis gemalt) mündeten in einen strengen Formenkanon und konnten zusätzlich zu Symbolen vereinfacht werden. Daß es nichts mit Unvermögen zu tun hat, wenn die Darstellungen so unnatürlich anmuten, belegen die technischen Fertigkeiten und das deutlich erkennbare Verständnis natürlicher Formen. Vielmehr ist der Stil als direkte Konsequenz einer zutiefst geistigen Funktion ihrer Kunst zu verstehen. Jede Figur wurde so dargestellt, daß sie eindeutig identifizierbar war; ihre Größe im Bild richtete sich nach der von ihr

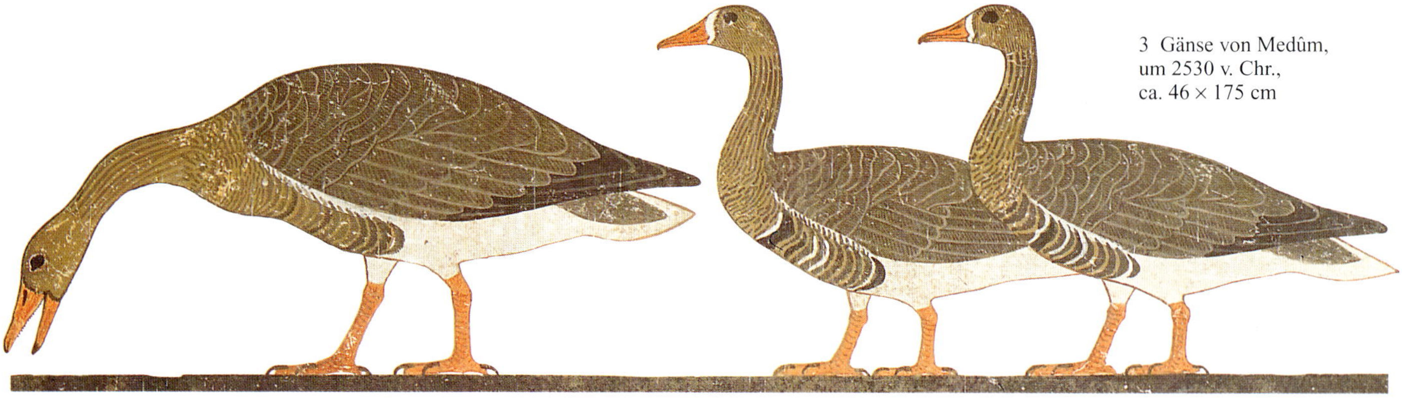

3 Gänse von Medûm, um 2530 v. Chr., ca. 46 × 175 cm

bekleideten sozialen Stellung. Daraus ergab sich eine gesetzmäßige, schematische, ja fast zeichenhafte Erscheinung. Das vordringliche Anliegen der Klarheit und der ›allansichtigen‹ Darstellung beherrschte jede Thematik: Der menschliche Kopf erscheint stets im Profil, wobei die Augen immer von vorn gemalt sind. Es gibt keine perspektivischen Verkürzungen, alles erscheint zweidimensional.

Stil und Komposition

Die meisten ägyptischen Wandgemälde wurden wie diese Vogeljagdszene *(5)* aus dem Grab eines Adligen in Theben als *Fresco secco* gefertigt. Hierbei wird Temperafarbe (siehe Glossar S. 390) nicht wie bei der Technik des *Fresco buono* auf feuchten, sondern auf getrockneten Putz aufgetragen (siehe S. 46). Für den Künstler hat dies den Vorteil, daß er beim Arbeiten weniger unter Zeitdruck steht, das Bild als Ganzes statt in frisch verputzten Teilen anlegen und während des Malens korrigieren kann. Die Flora und Fauna der

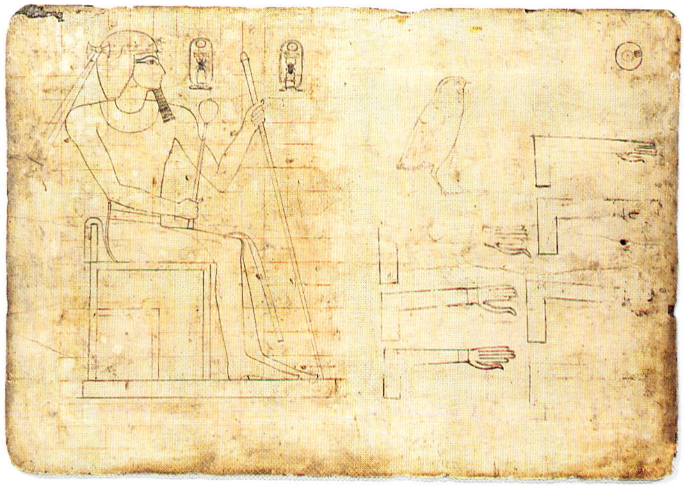

6 Pharao Thutmosis III., Zeichnung auf einem hölzernen Zeichenbrett, um 1450 v. Chr., 37 cm hoch

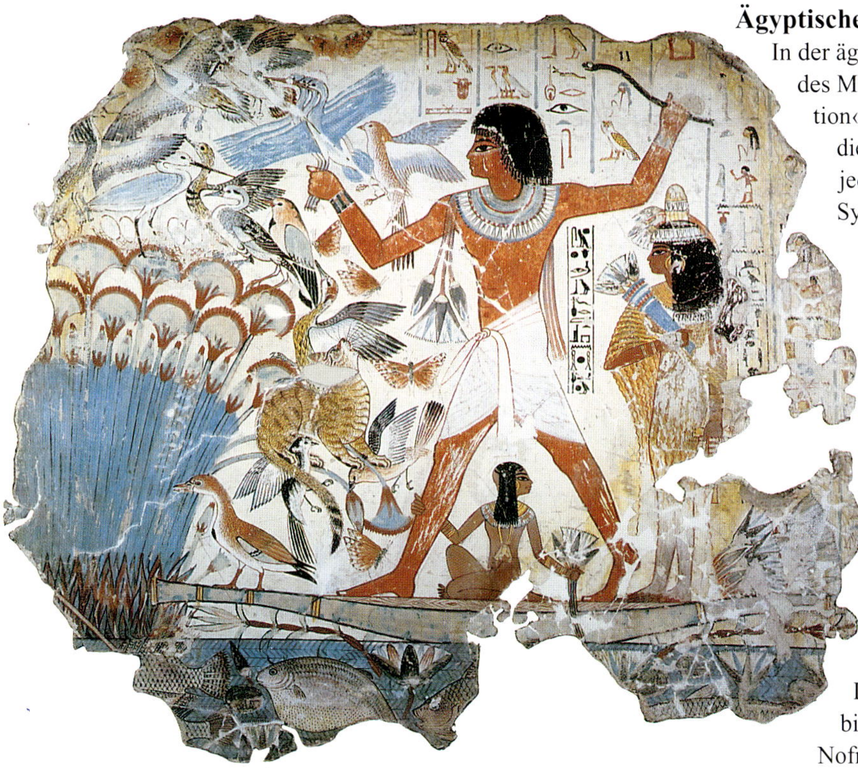

5 Vogeljagdszene aus dem Grab des Nebamun, Theben, Ägypten, um 1400 v. Chr., 81 cm hoch

Papyrussümpfe und Nebamuns Jagdkatze sind sehr detailliert dargestellt, und doch ist die Szene idealisiert. Der Edelmann steht in seinem Boot; in der rechten Hand hält er drei Vögel, die er gerade gefangen hat, in der linken seinen Wurfstock. Er wird begleitet von seiner Frau, die zu einem reichverzierten Gewand einen konusförmigen, parfümierten Kopfschmuck trägt und ein Blumenbouquet in den Händen hält. Zwischen Nebamuns Beinen sitzt die kleine Figur seiner Tochter, die eine Lotusblüte von der Wasseroberfläche pflückt. Das Bild ist auch ein Beispiel dafür, daß es, wie oben erwähnt, üblich war, Figuren je nach ihrem Rang klein oder groß darzustellen. Ursprünglich war dieses Gemälde nur ein Teil einer vollständigen Grabkammerausmalung, die auch den Fischfang behandelte.

Ägyptischer Formenkanon

In der ägyptischen Kunst erfolgte die ganzfigurige Darstellung des Menschen nach dem sogenannten ›Gesetz der Proportion‹, einem streng geometrischen Rastersystem, welches die genaue Wiederholung der ägyptischen Idealform in jeder Größe und Position ermöglichte. Dieses einfache System diente zur Einhaltung der exakten Abstände zwischen den Teilen des Körpers, der in 18 gleich große Abschnitte gegliedert war und an festgelegten Punkten auf dem Raster angeordnet wurde. Bei gehenden Figuren bestimmte dieser Raster die exakte Breite des Schrittes, bei stehenden den Abstand zwischen den Füßen (die in Seitenansicht abgebildet wurden). Bevor der Künstler eine Figur begann, zeichnete er zunächst den Raster in der gewünschten Größe auf den Malgrund und paßte die Figur dann hinein. Ein noch erhaltenes hölzernes Zeichenbrett aus der 18. Dynastie zeigt die Zeichnung des Pharao Thutmosis III. innerhalb eines solchen Rasters *(6)*.

Die Ägypter dekorierten nicht nur Grabmäler, sie bemalten auch Skulpturen. Diese wunderschöne farbige Kalksteinbüste der Nofretete *(7)*, der Frau des Pharao Amenophis IV. (Echnaton), ist vermutlich ein Werkstattmodell, da sie in den Ruinen einer Bildhauerwerkstatt gefunden wurde. Sie ist so markant wie ein Botticelli-Kopf (siehe S. 94) und besitzt die gleiche ergreifende Schwermut. Man erkennt eine Auflockerung des strengen Formenkanons, der die frühere wie auch die spätere ägyptische Kunst beherrschte, denn Echnaton brach mit dem traditionellen Stil. Die Bildwerke aus seiner Regierungszeit wirken anmutiger und sind naturalistischer.

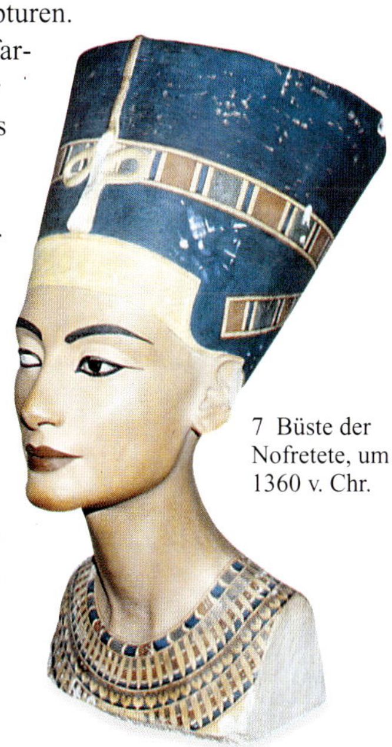

7 Büste der Nofretete, um 1360 v. Chr.

Ägäische Kulturen der Bronzezeit

Die ägäische Zivilisation der Minoer (3000–1100 v. Chr.), benannt nach dem sagenhaften König Minos, war die erste, die sich in Europa entfaltete. Ihre Heimat war die kleine Insel Kreta, die zwischen Griechenland und Kleinasien am Südrand der Ägäis liegt, und ihre Gesellschaft entwickelte sich weitgehend parallel zu der ihrer ägyptischen Nachbarn in Afrika. Trotz der Nähe und abgesehen von einigen Gemeinsamkeiten blieben die ägyptische und die minoische Kultur jedoch deutlich voneinander getrennt (die minoischen Einflüsse auf die Kunst des antiken Griechenland sind dagegen beträchtlich). Kreta bildete sowohl in kultureller als auch in geographischer Hinsicht das Zentrum der ägäischen Welt. Ebenfalls parallel zur minoischen Zivilisation bestand die der Kykladen, einer Inselgruppe in der Ägäis. Aus dieser Epoche sind Idole *(8)* erhalten, Objekte, deren alte, quasi-neolithische Formen weitgehend abstrahiert sind, jedoch noch immer die magische Kraft eines Fetischs besitzen. In der geometrischen Darstellungsweise des menschlichen Körpers liegt eine elementare, von linearen Prinzipien gezügelte Kraft, auf die sich die abstrakte Kunst unserer Zeit beruft. Augen, Mund und andere Teile der Idole waren ursprünglich aufgemalt.

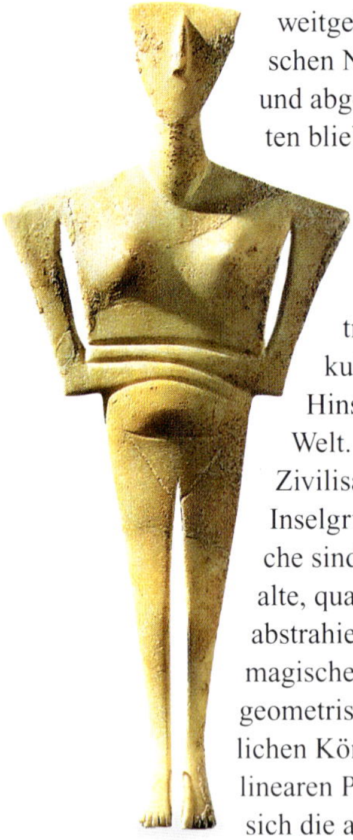

8 Weibliches Idol aus Amorgos, Kykladen, um 2000 v. Chr.

Minoische und mykenische Kunst

Die frühe minoische Kunst ist hauptsächlich durch Plastik und bemalte Tongefäße vertreten, und erst aus der Zeit um 1500 v. Chr., der großen ›Palastperiode‹, sind Malereien bekannt, leider überwiegend in Fragmenten erhalten. Wenn auch die stereotype Wiederholung menschlicher Figuren an die ägyptische Stilisierung erinnert, zeigt die minoische Kunst doch ein Maß an Naturalismus, das der ägyptischen Kunst weitestgehend fehlt. Die Minoer waren ein Volk von Seefahrern, und so verrät ihre Malerei profunde Kenntnis der Meere und ihrer Lebewesen. Diese lebhaften Delphine *(9)* stammen aus dem Palast von Knossos, der in den ersten beiden Jahrzehnten des 20. Jh.s von Sir Arthur Evans ausgegraben wurde.

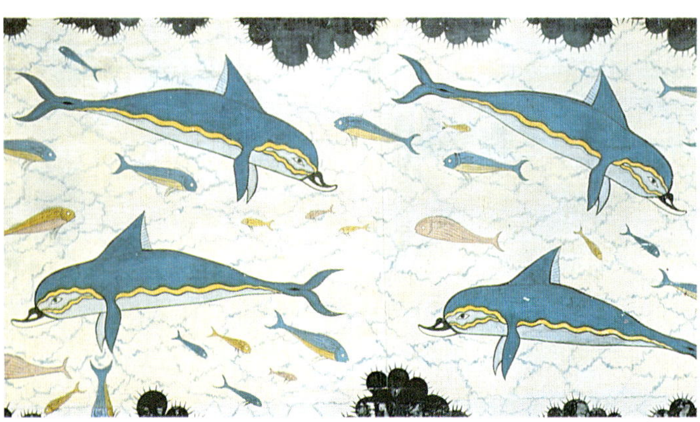

9 Delphinfresko aus dem Palast von Knossos, Kreta, um 1500–1450 v. Chr.

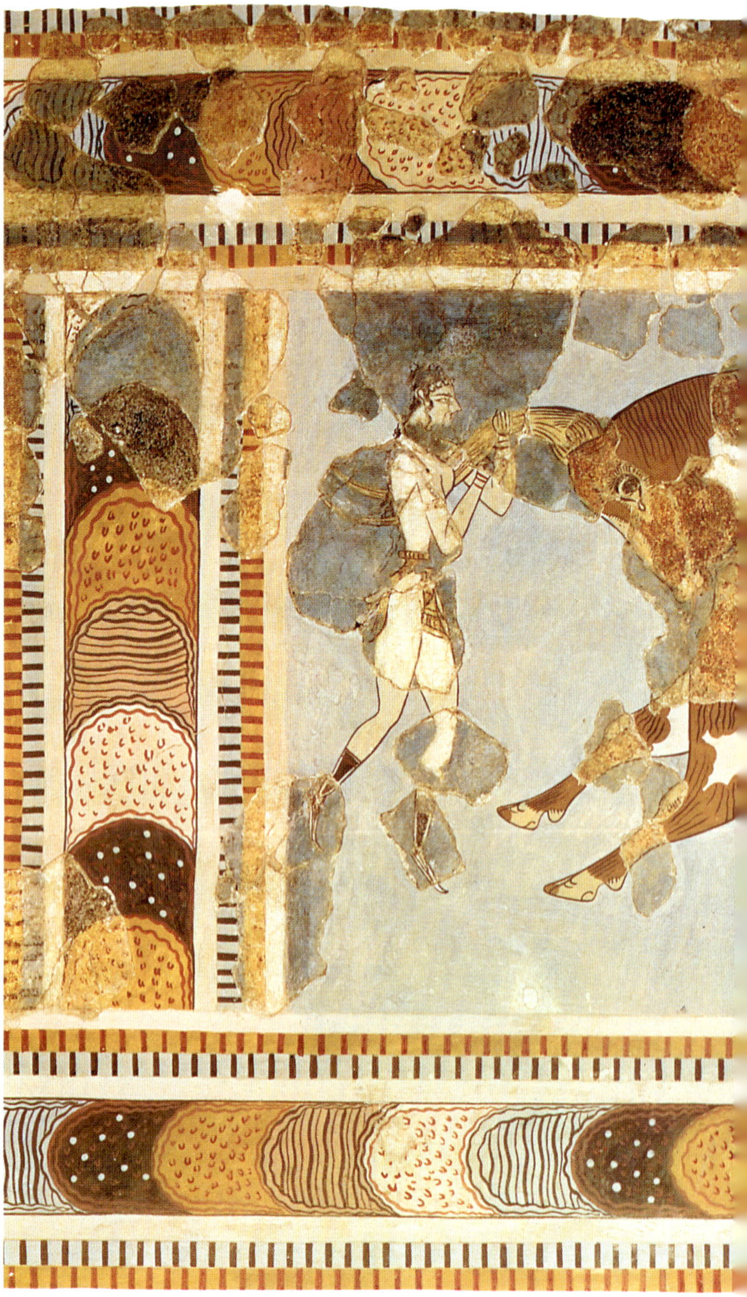

10 Stierspielfresko aus dem Palast von Knossos, Kreta, um 1500 v. Chr., 80 cm hoch, einschließlich Randbemalung

Ein weiteres beliebtes Thema der minoischen Kunst ist das Ritual des Stiersprungs, das mit der minoischen Religion in Zusammenhang gebracht wird. Das *Stierspielfresko (10),* ebenfalls aus dem königlichen Palast von Knossos, gilt als eine der besterhaltenen minoischen Malereien, auch wenn sie nur bruchstückhaft überdauerte. Die Fragmente konnten wieder zusammengesetzt werden: Das Bild zeigt drei Akrobaten, zwei Mädchen (mit heller Haut) und einen dunkelhäutigen Mann, der einen Salto über einen riesigen Stier vollführt. Gewöhnlich interpretiert man es als Sequenz nacheinander ablaufender Handlungen: Das Mädchen auf der linken Seite greift die Hörner des Stiers und setzt zum Sprung an; der Mann befindet sich mitten im Sprung; das Mädchen auf der rechten Seite ist gerade gelandet und balanciert sich gleich einer modernen Turnerin mit ausgestreckten Armen aus.

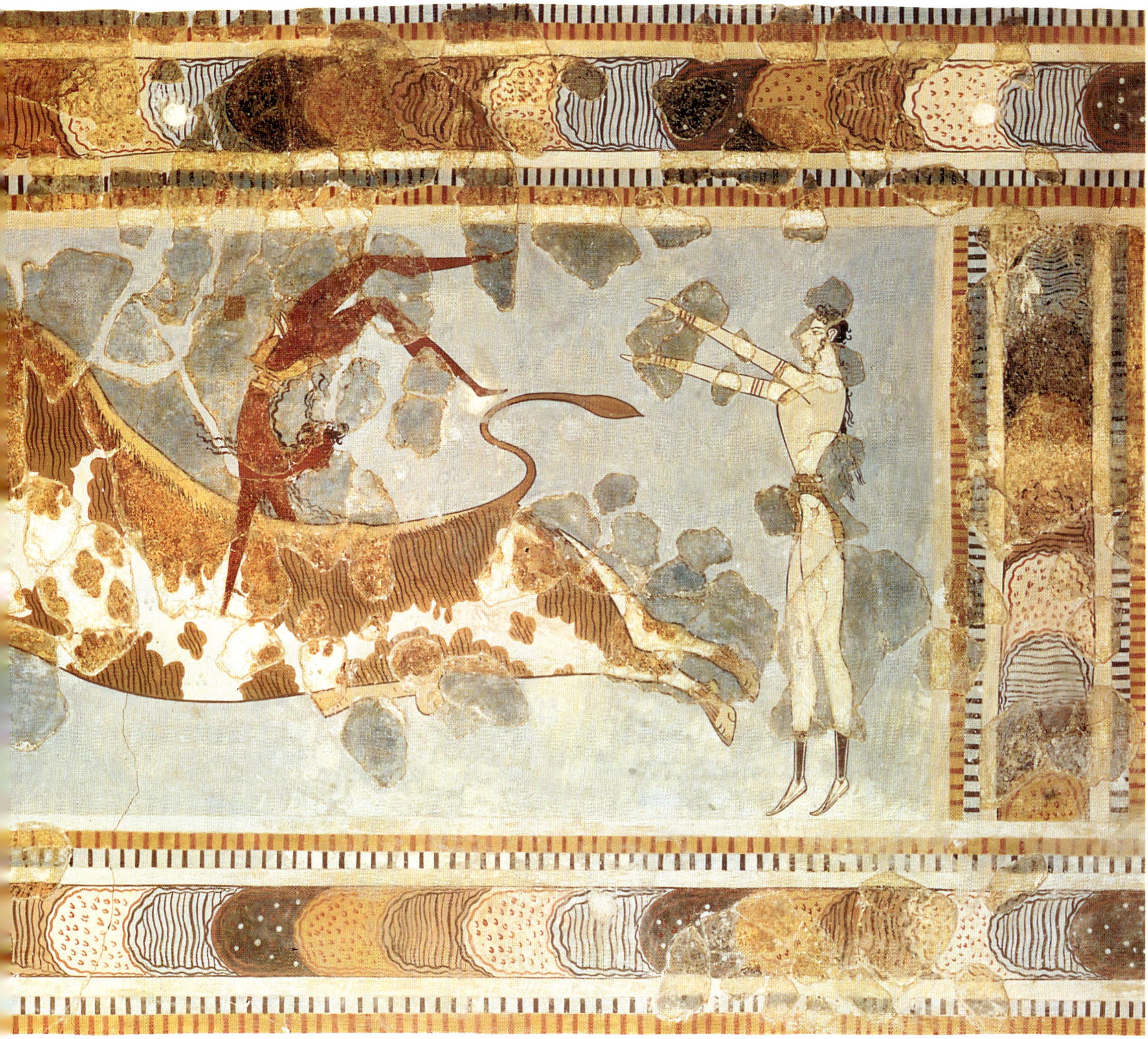

Die mykenische Zivilisation war eine Bronzezeitkultur auf dem griechischen Festland. Um 1400 v. Chr. löste sie die alte minoische Kultur in Kreta ab und wurde zur beherrschenden Kultur der Insel. Ihre Geschichte und ihre Legenden bilden den Hintergrund zu den Erzählungen des griechischen Dichters Homer (um 750 v. Chr.), dessen epische Gedichte »Odyssee« und »Ilias« das sogenannte heroische Zeitalter widerspiegeln, das mit dem Ende der mykenischen Epoche zusammenfällt. Eines der eindringlichsten Bildwerke mykenischer Kunst ist diese Totenmaske *(11),* von der man eine Zeitlang annahm, sie stelle den mykenischen König Agamemnon dar, der nach der homerischen Legende die Griechen in den Trojanischen Kriegen anführte. Sicher ist nur, daß es sich um eine Totenmaske handelt und daß sie aus einem der königlichen Gräber von Mykene aus der Zeit um 1500 v. Chr. stammt. Neben einer gewissen Vorliebe für Gold kommt in ihr auch das erhabene Menschenbild der Mykener zum Ausdruck. Diese äußerst anspruchsvolle Maske ist eine großartige, anschauliche Darstellung des menschlichen Wesens.

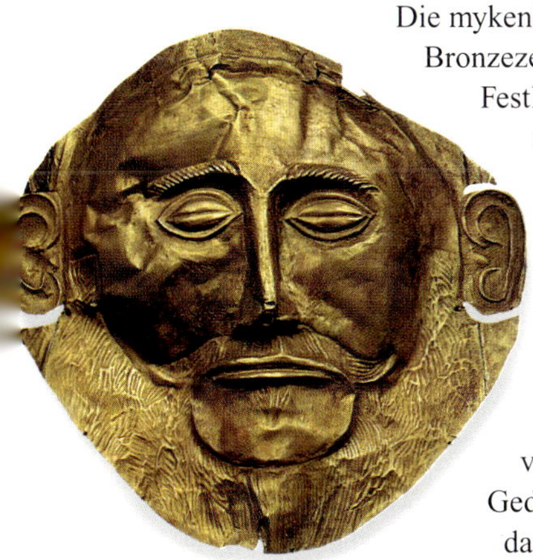

11 Totenmaske aus den Königsgräbern von Mykene, um 1500 v. Chr.

Fragmente mykenischer Malereien, die an zwei Ausgrabungsstätten in Griechenland (Tiryns und Pylos) gefunden wurden, sind vermutlich Teile von Wandgemäldezyklen. Viele der mykenischen und minoischen Wandgemälde waren keine Fresken im üblichen Sinn, sondern wurden, ähnlich wie die ägyptischen Wandmalereien, durch Auftragen von Temperafarbe (siehe Glossar S. 390) auf bereits getrockneten Putz gemalt. Zu den Themen mykenischer Wandgemälde gehörten Szenen aus dem Alltag sowie Naturdarstellungen. Mykenische Kunst hatte im Vergleich zur minoischen etwas eher Feierliches. Beide gemeinsam bildeten den Hintergrund, vor dem später die Kunst der Griechen entstand.

Der Untergang der mykenischen Zivilisation um 1100 v. Chr. markiert auch den Ausgang der Bronzezeit in Griechenland. Es folgte eine Periode von etwa 100 bis 150 Jahren, aus der nur wenig über die ägäische Kultur bekannt ist. Ihr Ende fällt mit dem Ende der Vorgeschichte und dem Beginn der Geschichtsschreibung zusammen. Um das Jahr 650 v. Chr. hatte sich das archaische Griechenland zu Europas fortschrittlichster Zivilisation entwickelt.

Griechenlands neue Vision

Auch die Griechen schenkten dem Grabkult weniger Aufmerksamkeit als die Ägypter. Sie haben uns zwar eine Reihe wertvoller Bronzestatuetten hinterlassen, doch ist von ihrer Malerei – einer Kunst, auf die den Beteuerungen griechischer Chronisten zufolge große Sorgfalt verwendet wurde – so gut wie nichts erhalten. Einer der Gründe dafür ist, daß die Griechen nicht wie die Ägypter, Minoer und Mykener Wandgemälde anfertigten, sondern hauptsächlich auf Holztafeln malten, die die Zeit unglücklicherweise nicht überdauert haben.

Der römische Gelehrte Plinius d. Ä. (23/24–79 n. Chr.), dessen detaillierte Beschreibungen der griechischen Malerei und der antiken Welt nachfolgende Generationen stark beeinflußten, ist die Hauptinformationsquelle über griechische Malerei. In jeder anderen Schule der Kunst läßt sich die Richtigkeit solcher Beschreibungen anhand der erhaltenen Werke überprüfen. Bei der griechischen Malerei ist dies jedoch nicht möglich, weshalb Plinus' Aussagen nicht beurteilt werden können.

Den nahezu einzigen Hinweis auf die Schönheit der griechischen Malerei bietet die Vasenmalerei. Das Wort ›Vase‹, das im 18. Jh. zunächst ganz allgemein antike griechische Tongefäße bezeichnete, wird leicht falsch aufgefaßt. Die Griechen schufen Vasen niemals zu rein dekorativen Zwecken, wie es vielleicht heute der Fall sein mag, sondern stets mit einer funktionalen Absicht. Griechische Töpfer schufen eine Vielzahl verschieden geformter Produkte, darunter Vorratskrüge für flüssige und feste Nahrungsmittel, Trinkschalen, Flaschen für Parfüm und Salben oder Gefäße für Flüssigkeiten, die in Zeremonien verwendet wurden.

Im Mittelpunkt der griechischen Vasenmalerei (wie überhaupt der griechischen Kunst und Philosophie) steht die menschliche Gestalt, deren Darstellung anatomische Beobachtung erkennen läßt. Hier vollzieht sich eine Abkehr von den vorgefertigten Bildformeln der ägyptischen Grabmalkunst. Aus dem, was das Auge sieht und der Verstand vorgibt, entsteht ein völlig neuer Kunstbegriff.

Entwicklung der griechischen Vasenmalerei

Auf dem Gebiet der Vasenmalerei waren bedeutende Künstler tätig. Der Athener Exekias, der um 535 v. Chr. lebte, signierte auf mindestens zwei seiner schwarzfigurigen Vasen als »Maler«; seine poetische, sehr ausgewogene Malweise ist unverwechselbar. Exekias' Arbeiten sind deshalb von Bedeutung, weil sie die Richtung anzeigen, welche die darstellende Kunst einschlagen sollte. Sie verweisen auf den Übergang von einer ›hieroglyphischen‹, symbolischen Darstellung der Objekte zu einer Darstellung, die versucht, die Welt so zu zeigen, wie man sie tatsächlich sieht. Die Behandlung des Schiffssegels im Innenbild *(12)* dieser Kylix (einer Trinkschale mit zwei Henkeln) zeigt dies deutlich. Dionysos, der Gott des Weines, der Pflanzenwelt und der Fruchtbarkeit, liegt ausgestreckt in Ruhepose und bringt der Menschheit das Geheimnis des Weines. Die symbolischen Reben ranken sich um den Mast und steigen fruchtbar in den Himmel auf – eine virtuose Anpassung an die konkave Form der Schaleninnenseite. Von Delphinen umspielt, gleitet das Schiff mit seinem schimmernden Segel über die terracottafarbene Welt des Himmels und der Erde. Das Bild zeigt eine Komposition von großer Geschlossenheit.

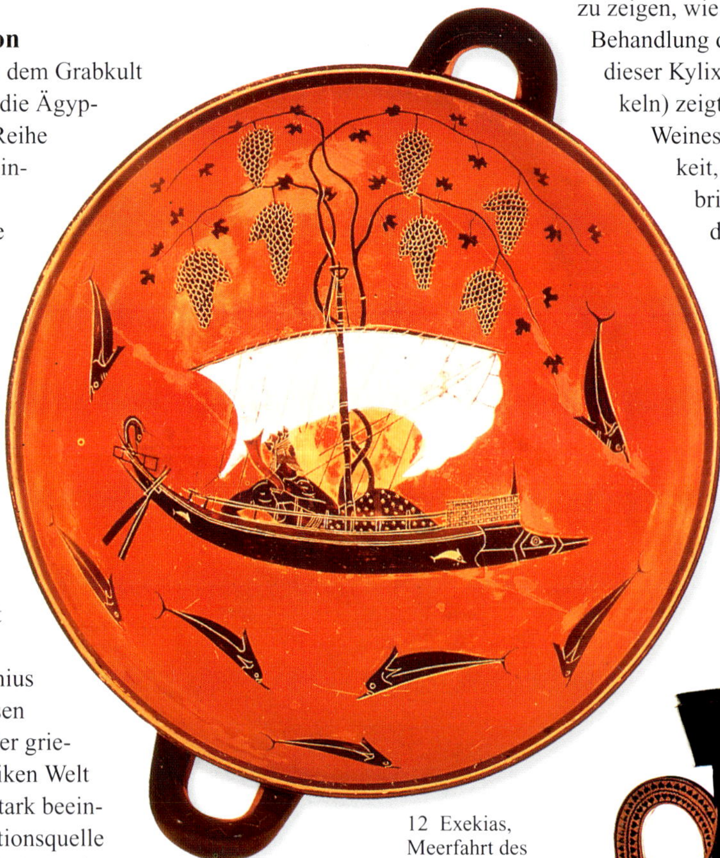

12 Exekias, Meerfahrt des Dionysos, Innenbild einer Kylix, um 540 v. Chr.

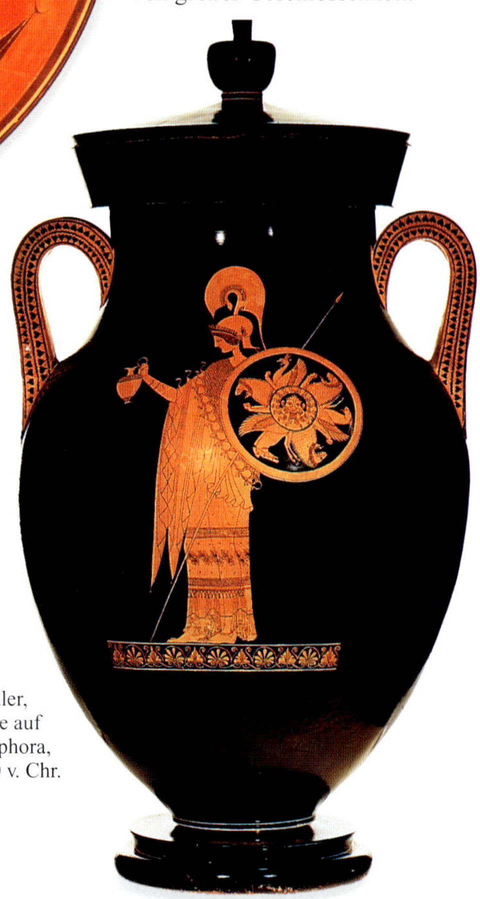

13 Berliner Maler, Pallas Athene auf einer Bauchamphora, um 480 v. Chr.

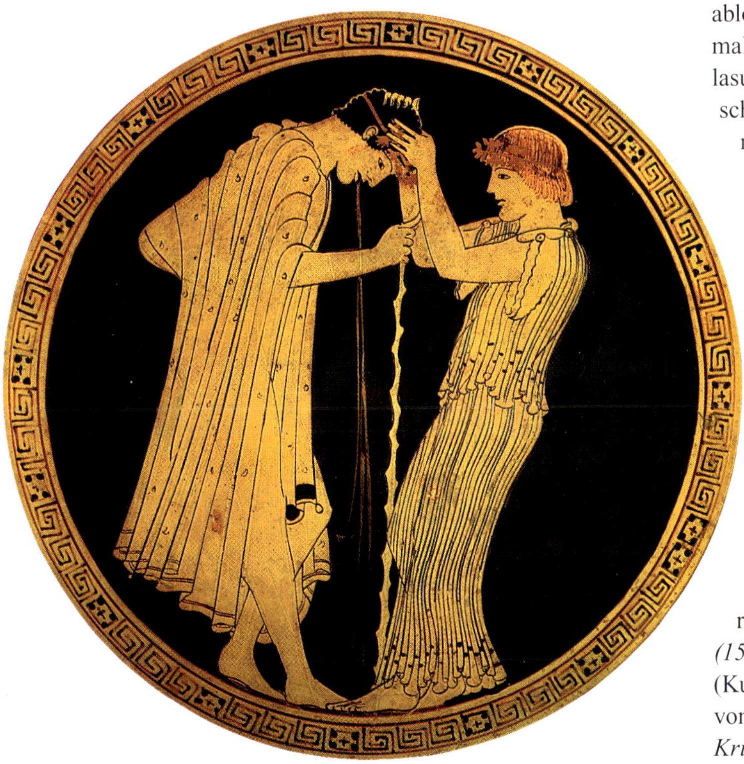

14 Brygos-Maler, Speiender Zecher und Hetäre, Trinkschale, um 480 v. Chr.

Typisch für die griechische Vasenmalerei ist das erzählerische Element der Darstellung. So tragen viele Gefäße Bilder von Ereignissen aus der »Ilias« oder der »Odyssee«, die Homer im 8. Jh. v. Chr. verfaßte. Figürliche erzählende Vasenmalerei gab es seit vorhomerischer Zeit bis weit über die klassische griechische Periode hinaus (die um 480 v. Chr. auf die archaische folgte).

Um die griechische Vasenmalerei richtig würdigen zu können, muß man bildliche Darstellung und Vase als Einheit betrachten. Auf einer Bauchamphora mit Deckel (einem zweihenkligen Vorratsgefäß) erscheint Pallas Athene, die Schutzgöttin Athens *(13)*. Es ist ein Meisterwerk eines anonymen, heute Berliner Maler genannten Künstlers und entstand um 480 v. Chr. Auf der schwarzglänzenden Rundung des Gefäßes scheint die Göttin vor unserem Blick zurückzuweichen und uns gleichzeitig ihre erhabene Reinheit schauen zu lassen. Sie reicht Herkules auf der anderen Seite der Amphora einen Weinkrug. Beide bewahren ihre Eigenständigkeit, und doch kommunizieren sie miteinander. Es ist eine beherrschte Darstellung, zugleich einfach und komplex.

Die Amphora ist ein Zeugnis des rotfigurigen Stils, der um 530 v. Chr. entstand und den schwarzfigurigen Stil ablöste. Bei der rotfigurigen Malerei wurden die Figuren nicht gemalt, sondern im roten Tongrund, der mit schwarzbrennender Tonlasur überzogen wurde, ausgespart und anschließend mit anatomischen Details versehen. So waren größere naturalistische Effekte möglich, und die lebhaften Szenen auf den Vasen wurden komplexer und ambitionierter. Ein gutes Beispiel für diese neue Entwicklung ist das Innenbild einer Trinkschale *(14)* des Brygos-Malers. Ungeachtet der wenig ansprechenden Thematik – eine Frau hält den Kopf eines betrunkenen, sich übergebenden Jünglings – drücken die feingezeichneten Figuren Würde aus. Besonders das Gewand der Frau verleiht der Trägerin etwas sehr Anmutiges.

Darstellung des menschlichen Körpers

Die Art, in der die Griechen den menschlichen Körper darstellten, hatte direkten Einfluß auf die Entwicklung der römischen und aller späteren westlichen Kunst. Da griechische Gemälde kaum erhalten sind, muß man sich auf die Skulpturen beschränken, um die Entwicklung des menschlichen Aktes zurückzuverfolgen. Frühe griechische Statuen, wie die des Kuros *(15)* aus dem 6. Jh. v. Chr., erinnern an ägyptische Schematisierung (Kuros bedeutet junger Mann; hier ist es die Grabstatue des Kroisos von Anavyssos). Nach und nach wurden die Linien weicher, wie der *Kritios-Knabe (16)* aus dem 5. Jh. beweist, der nach dem Bildhauer Kritios benannt wurde und dessen Handschrift trägt. Schließlich erkennt man beim *Diskuswerfer (17)* die realistische Muskulatur der klassischen Statuen des 5. Jh.s v. Chr. Es handelt sich um die römische Kopie eines Werks des griechischen Bildhauers Myron, daß klassische Bewegungsharmonie in Vollendung zeigt.

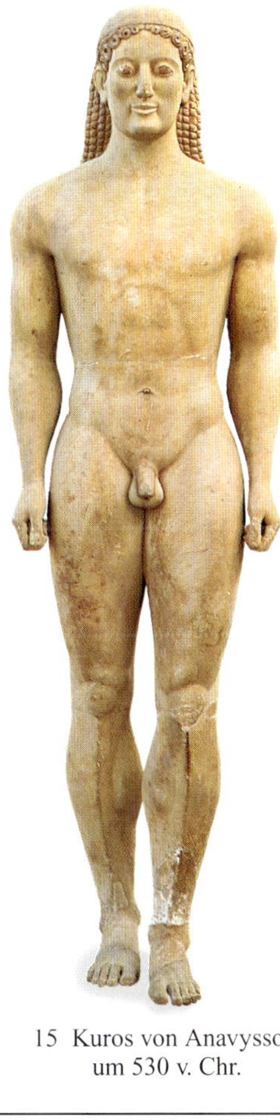

15 Kuros von Anavyssos, um 530 v. Chr.

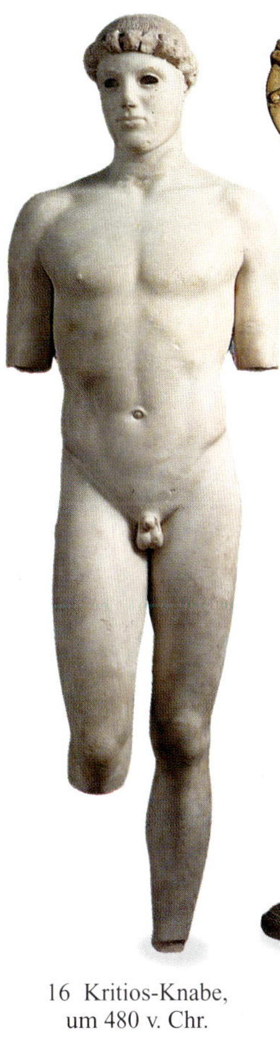

16 Kritios-Knabe, um 480 v. Chr.

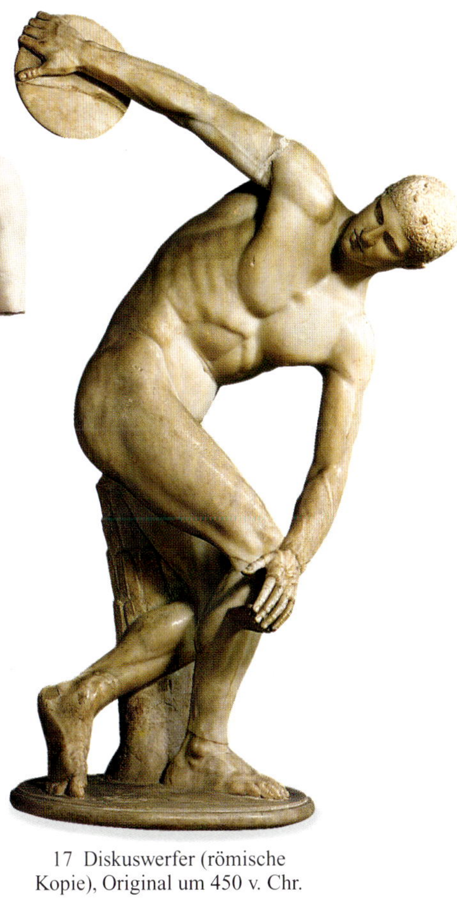

17 Diskuswerfer (römische Kopie), Original um 450 v. Chr.

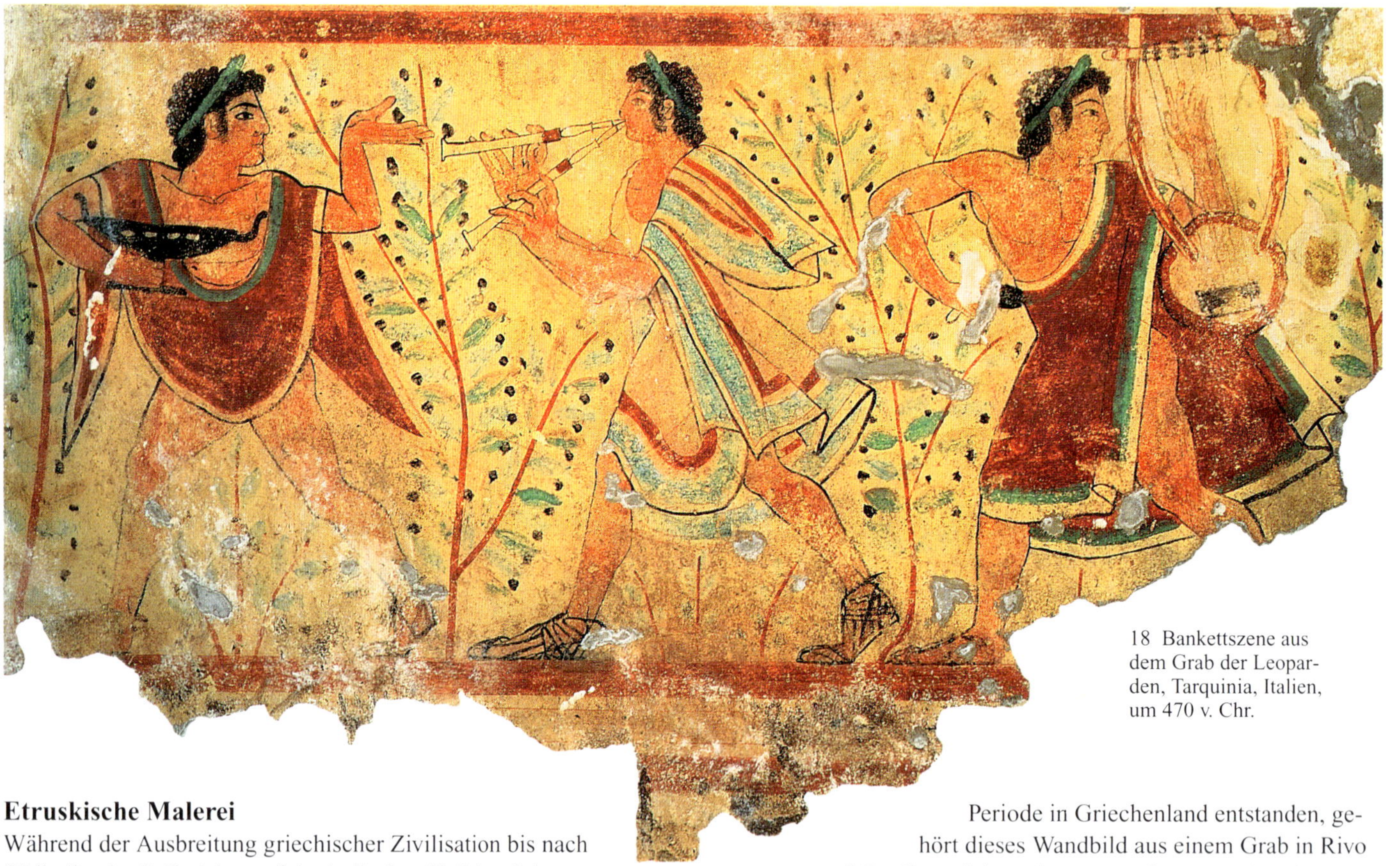

18 Bankettszene aus dem Grab der Leoparden, Tarquinia, Italien, um 470 v. Chr.

Etruskische Malerei

Während der Ausbreitung griechischer Zivilisation bis nach Süditalien im 8. Jh. lebte auf der italischen Halbinsel das geheimnisvolle Volk der Etrusker. Lange Zeit vermutete man ihren Ursprung in Kleinasien, doch ist man heute weitgehend der Auffassung, daß sie aus Italien stammen. Die etruskische Kunst war von der griechischen beeinflußt, bewahrte jedoch einen eigenen, von den Griechen wiederum sehr geschätzten Stil. Frühe Beispiele, wie das Wandgemälde aus der Tomba dei Leopardi, dem Grab der Leoparden, in Tarquinia *(18)*, zeugen von ausgelassener Fröhlichkeit. Die – hier vielleicht tanzenden – Männer tragen einen Weinkelch, eine Doppelflöte und eine Leier.

Ein großer Teil der erhaltenen Kunst kennt jedoch auch die Schattenseite der unberechenbaren Natur des Lebens. Zu den eindrucksvollsten etruskischen Grabmalereien, die zeitgleich zur klassischen Periode in Griechenland entstanden, gehört dieses Wandbild aus einem Grab in Rivo di Puglia, auf dem eine Prozession von *Klagefrauen (19)* entschlossen voranschreitet. Anders als die Klagefrauen des Ramose-Grabes (siehe S. 12), die den mit dem Tod verbundenen Verlust des Menschen betrauern, beklagen die Etruskerinnen den unerbittlichen und unausweichlichen Lauf des Schicksals.

Malerei im klassischen Griechenland

Der bedeutendste griechische Maler der frühen klassischen Periode (um 475–450 v. Chr.) ist Polygnot, von dem man sagt, er sei der erste gewesen, der der Kunst der Malerei Leben und Charakter verliehen habe. Keines seiner Bilder hat überdauert, doch gibt es von Plinius eine Beschreibung seines *Diskuswerfers*. Das bedeutendste erhaltene griechische Gemälde aus dem 4. Jh. v. Chr. ist der *Raub der Persephone (20)* an der Wand eines Grabmals, das sich im selben Bestattungskomplex wie das Philipps II. von Mazedonien (359–336 v. Chr.) befindet. Erfüllt von der Vitalität und dem Naturalismus der Kunst dieser Zeit, zeigt dieses eindringliche Gemälde, wie sich die Griechen den Lauf der Jahreszeiten erklärten. Persephone ist die Tochter der Fruchtbarkeitsgöttin Demeter. Sie wird von Hades als Braut in die Unterwelt entführt, aus der sie als das neue Wachstum des Frühlings jährlich wieder hervortreten wird. Das Gemälde spielt auf den großen Zyklus der Jahreszeiten an, in dem der Mythos weiterlebt.

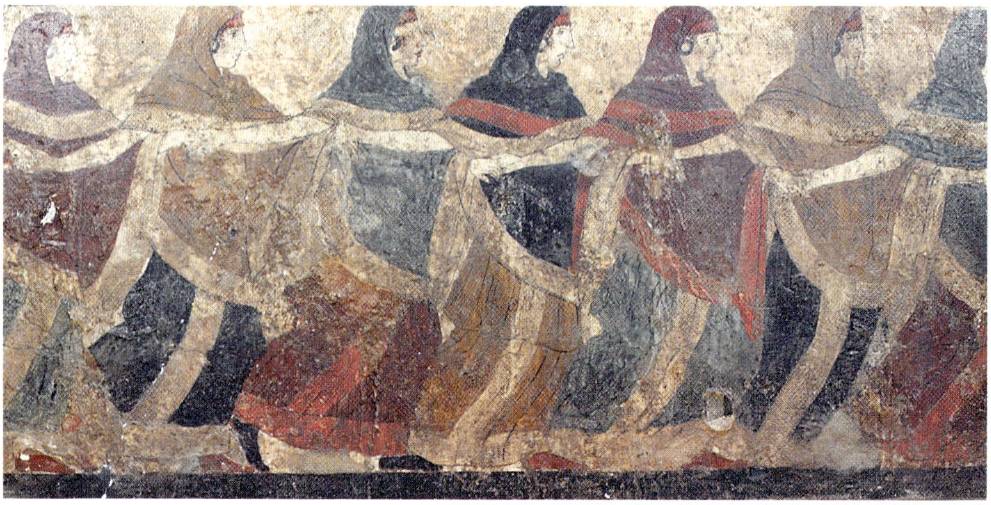

19 Klagefrauen aus einem Grab in Rivo di Puglia, Italien, spätes 5. Jh. v. Chr., 55 cm hoch (Ausschnitt)

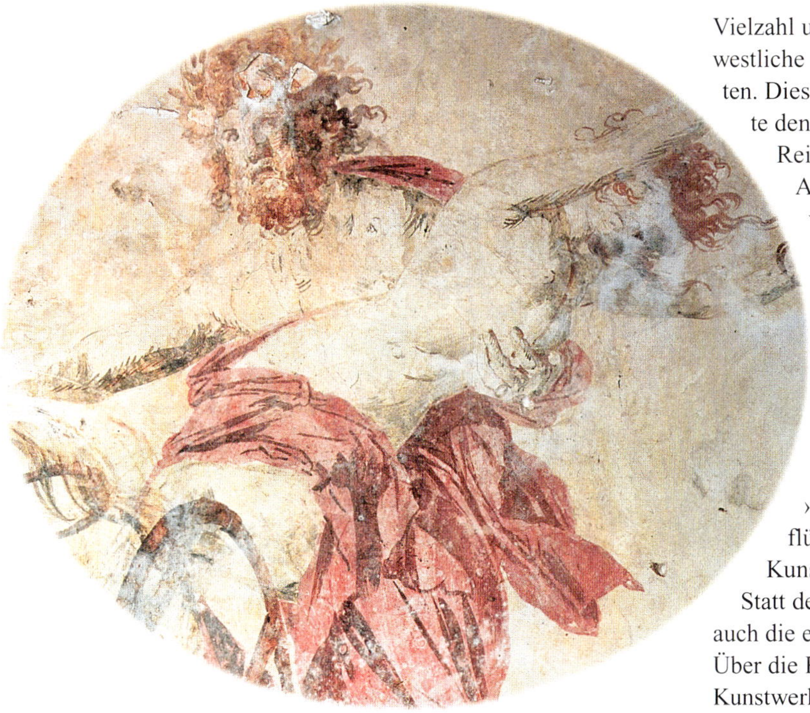

20 Raub der Persephone, aus einem Grab in Vergina, Griechenland, um 340 v. Chr.

Hellenistische Kunst

Zur Zeit seines Todes hatte Alexander d. Gr. (356–323 v. Chr.) sein Reich bis zum Mittleren Osten hin ausgeweitet, Griechenlands Erzfeind Persien und auch Ägypten erobert. Alexanders Reich wurde in der Folge jedoch zwischen seinen Generälen aufgeteilt, die eine Vielzahl unabhängiger Staaten gründeten, in denen sich östliche und westliche Kultur zu einer neuen, kosmopolitischen Kultur vermischten. Diese ist heute als hellenistische Kultur bekannt; sie beherrschte den Mittelmeerraum auch noch, nachdem das Römische Reich zur stärksten Macht geworden war. Ihr Mittelpunkt war Athen, doch auch Syrien, Ägypten und Kleinasien bildeten wichtige Zentren. Das römische *Alexander-Mosaik (21)* aus der Casa del Fauno in Pompeji, hat ein hellenistisches Gemälde zum Vorbild. Dargestellt ist die Schlacht zwischen Alexander und Darius bei Issos im Jahre 333 v. Chr. Die Szene wirkt gewaltig und lebendig, wobei der Künstler große technische Fertigkeiten zeigt. So setzt er zur Ausdruckssteigerung auch perspektivische Verkürzung (siehe Glossar S. 390) ein.

Die hellenistische Kultur entwickelte schnell eine ›Liebe zur Kunst um der Kunst willen‹. Die östlichen Einflüsse führten zu einer dekorativeren und aufwendigeren Kunst, und religiöse Elemente traten in den Hintergrund. Statt dessen entstanden nun Gemälde von Gärten (darunter wohl auch die ersten Landschaften), Stilleben, Porträts und Genreszenen. Über die Popularität dieser Tendenz berichtet Plinius, man habe Kunstwerke sowohl beim Barbier oder Schuster als auch in Palästen finden können.

Ein Hauptanliegen hellenistischer Künstler war die ›Wirklichkeitstreue‹; sie neigten dazu, dramatische, oftmals brutale Szenen darzustellen. Dies findet seine Parallele in der lebhaften literarischen Tradition des römischen Dichters Vergil (70–19 v. Chr.). Ein anschauliches Beispiel hellenistischen Kunstverständnisses ist die *Laokoon-Gruppe (22)*, entstanden im 1. Jh. n. Chr. Die Skulptur zeigt eine grausame Szene aus Vergils »Aeneis«, in der ein trojani-

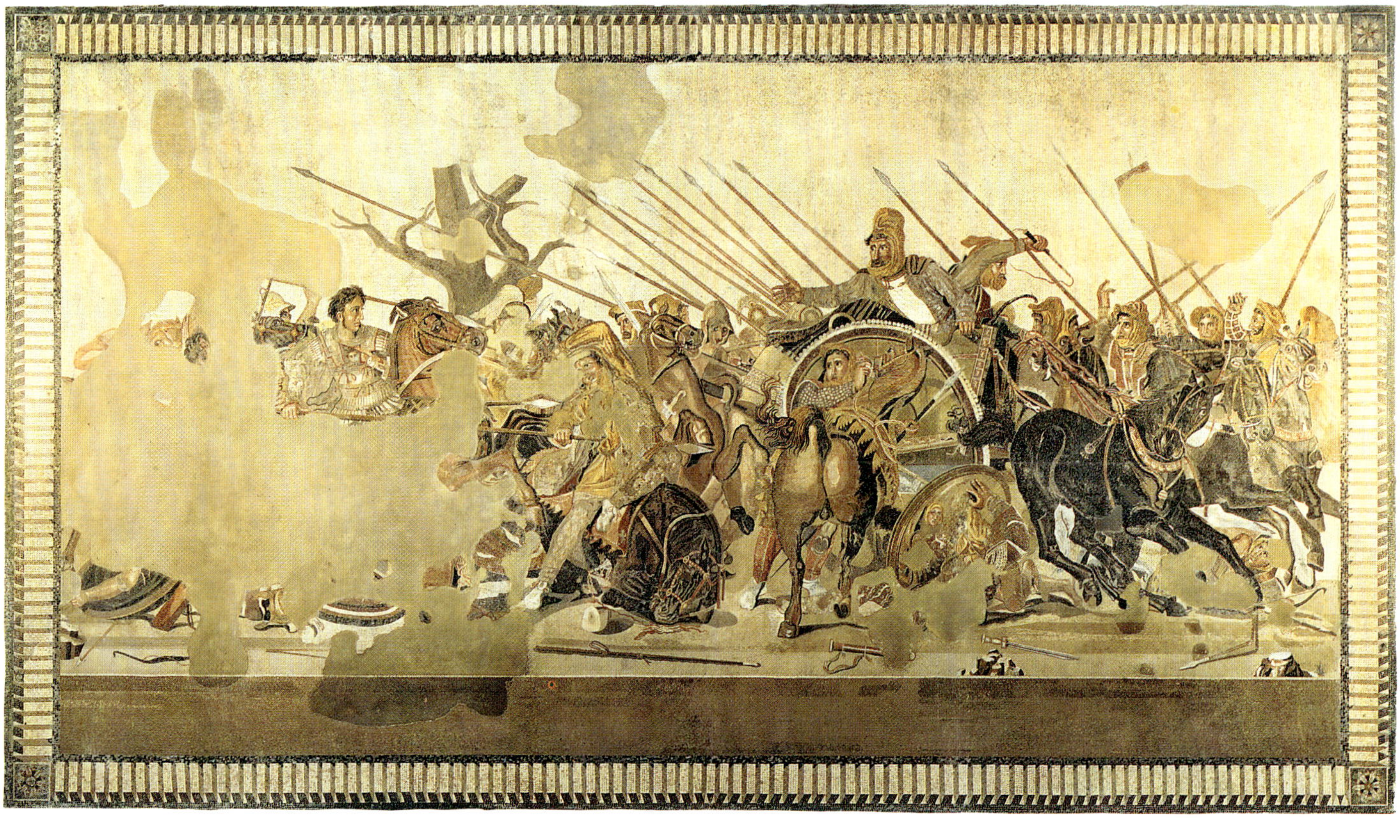

21 Alexander-Mosaik (römische Kopie eines späthellenistischen Gemäldes), um 80 v. Chr.

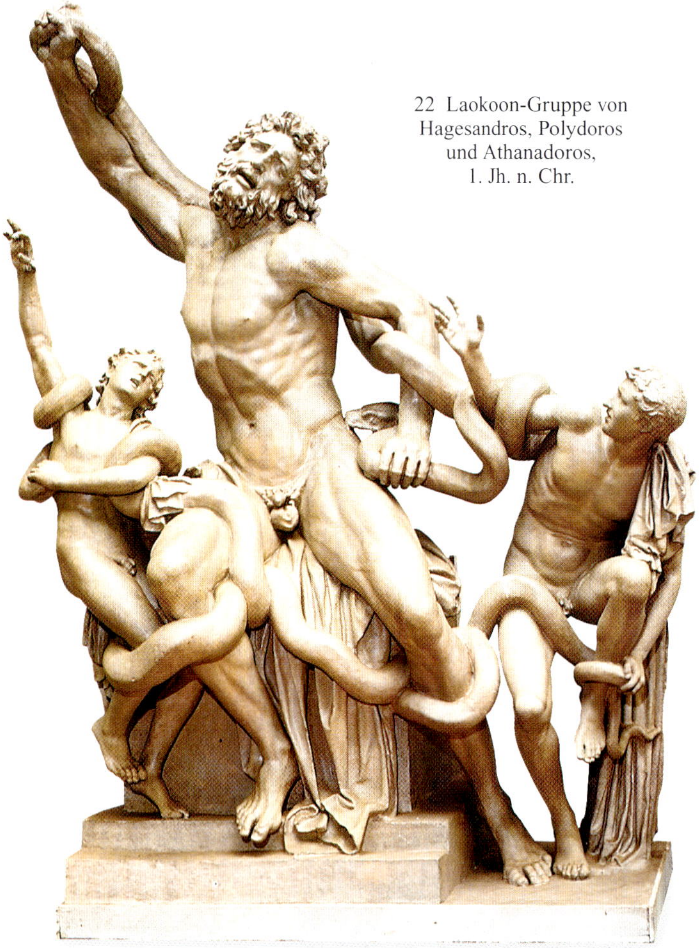

22 Laokoon-Gruppe von Hagesandros, Polydoros und Athanadoros, 1. Jh. n. Chr.

scher Priester namens Laokoon und seine beiden Söhne von zwei Seeschlangen erwürgt werden. Es war die Strafe der Götter, da er es gewagt hatte, die Trojaner vor dem hölzernen Pferd der Griechen zu warnen. Trotz der Warnung ließen sich die Trojaner täuschen, zogen das Pferd in ihre Stadt und führten so ihre eigene Niederlage herbei. Die Skulptur gibt einen Hinweis darauf, wie hellenistische Malerei ausgesehen haben könnte. Das Werk wurde 1506 entdeckt und hatte großen Einfluß auf Künstler der Renaissance, darunter auch Michelangelo, der es als einzigartiges Wunder der Kunst bezeichnete, und Primaticcio,der es 1536 in Bronze goß. Zu den Bewunderern der Gruppe gehörte auch der Manierist El Greco (siehe S. 146), der das Laokoon-Thema in drei Gemälden darstellte.

Römische Malerei

Selbst nach dem Ende der hellenistischen Epoche – Historiker bringen es mit der Seeschlacht von Actium 31 v. Chr. in Verbindung – blieb die Malerei von hellenistischen Stilelementen beeinflußt. Nach der Schlacht wurde die römische Republik unter Augustus zum Kaiserreich und für mehr als drei Jahrhunderte zur beherrschenden Macht der westlichen Welt. Alle heute noch erhaltenen Gemälde hellenistischen Stils stammen aus römischer Zeit, viele sind von der Hand römischer Kopisten. Diese römischen Gemälde des 1. Jh.s zeigen einen bis dahin ungekannten Naturalismus und eine gelöste, gefühlvolle Stimmung. Ein schönes Beispiel dafür ist das Wandgemälde *Blumenpflückendes Mädchen (23)* aus Stabiae, einem kleinen, weniger populären Badeort, der wie Pompeji und Herculaneum beim Vesuvausbruch 79 n. Chr. zerstört wurde. Die junge Frau entfernt sich still und voller Anmut von uns. Ihr Gesicht ist nicht zu sehen, und es scheint, als verberge sie absichtlich ihre Schönheit, die wir uns von gleicher Art denken wie die ätherischen Blumen, die sie pflückt. Sie entzieht sich und hinterläßt uns nur eine Ahnung vom Wesen der römischen Malerei.

Der Zufall, der dafür gesorgt hat, daß das junge Mädchen erhalten blieb, macht die Erkenntnis, wieviel verlorengegangen sein muß, um so schmerzlicher. Man vergißt leicht, wie vergänglich Malerei ist und wie schnell Meisterwerke zerstört werden können.

Illusionistische Wandmalerei

Zahlreiche Beispiele römischer Wandbilder sind auch in Pompeji erhalten, viele davon eindeutig Arbeiten provinzieller Künstler. Man erkennt den großen Einfluß der griechischen Malerei (die ebenso bewundert und kopiert wurde wie die griechische Bildhauerei), auch wenn die Ausführung nicht immer den höchsten Ansprüchen genügen mag. Dennoch besitzen die Werke dieser Künstler eine starke Ausstrahlung.

Vermutlich ist das Interesse der Römer an Landschaftsdarstellungen ebenso hellenistischen Ursprungs wie die Wanddekoration mit gemalten Imitationen kostbarer bunter Marmorverkleidungen. Besonders die Herrscherpaläste auf dem römischen Palatin waren mit diesen illusionistischen Täfelungen, genannt Inkrustationen, üppig ausgestattet.

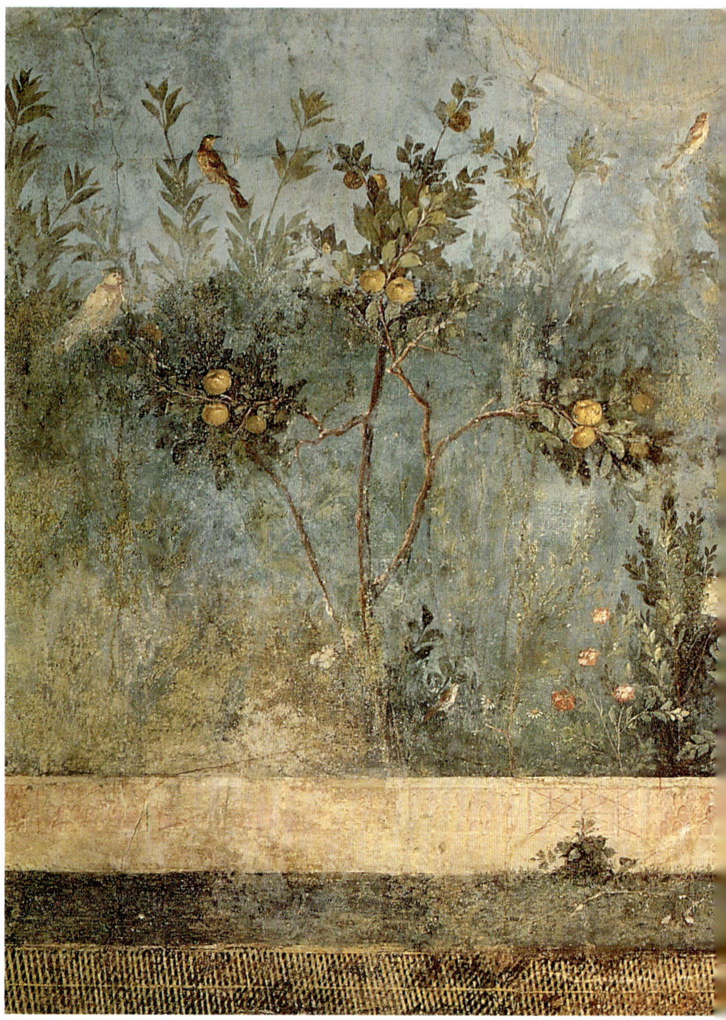

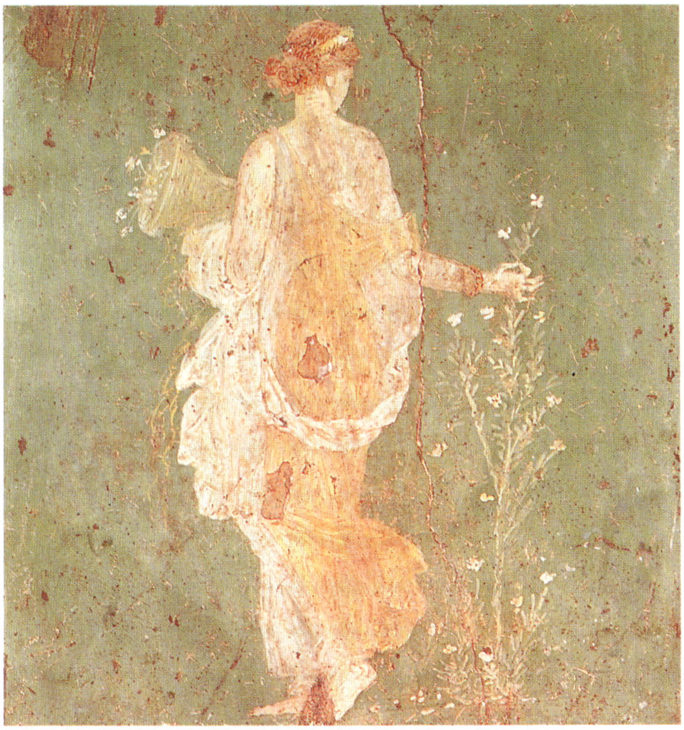

23 Blumenpflückendes Mädchen, um 50–60 n. Chr., 30 cm hoch

Was die römische Malerei von der hellenistischen trennte, war ein stärker wirklichkeitsorientiertes Interesse an Orten, Gesichtern und historischen Ereignissen. Römische Künstler verstanden es auch, eine Wandfläche plastisch zu gliedern, durch illusionistische Ausblicke zwischen gemalter Architektur zu öffnen und so in einem Raum den Eindruck von Weite zu erzeugen.

Dieses Wandgemälde *(24)* in der Villa der Livia in Primaporta vor Rom ist das eindrucksvolle Beispiel für den Versuch eines Künstlers, die Illusion eines Ausblicks in den Garten zu schaffen, so als existiere die Zimmerwand überhaupt nicht. Vögel, Früchte und Bäume des Freskos sind mit vielen naturalistischen Details wiedergegeben. Ein niedriges Spalier trennt den Betrachter von einem schmalen Grasstreifen. Vor den Obstbäumen im Hintergrund erhebt sich eine weitere niedrige Mauer.

Diesen Illusionismus findet man nicht nur bei panoramaartigen Fresken, sondern in gleicher Weise bei kleineren Werken wie diesem zeitlos schlichten Stilleben mit Pfirsichen und einer Wasserkaraffe, das um 50 n. Chr. in Herculaneum entstand *(25)*. Mit den verschiedenen Effekten des auf Gegenstände auftreffenden oder durch sie hindurchscheinenden Lichts sucht der Künstler die Täuschung zu vervollkommnen und stellt zugleich seinen sicheren Umgang mit dem gestalterischen Mittel des Chiaroscuro, der Helldunkelmalerei, unter Beweis. Auch dieser maltechnische Kunstgriff, mit dem den Formen im Bild sehr viel mehr naturalistische Plastizität gegeben

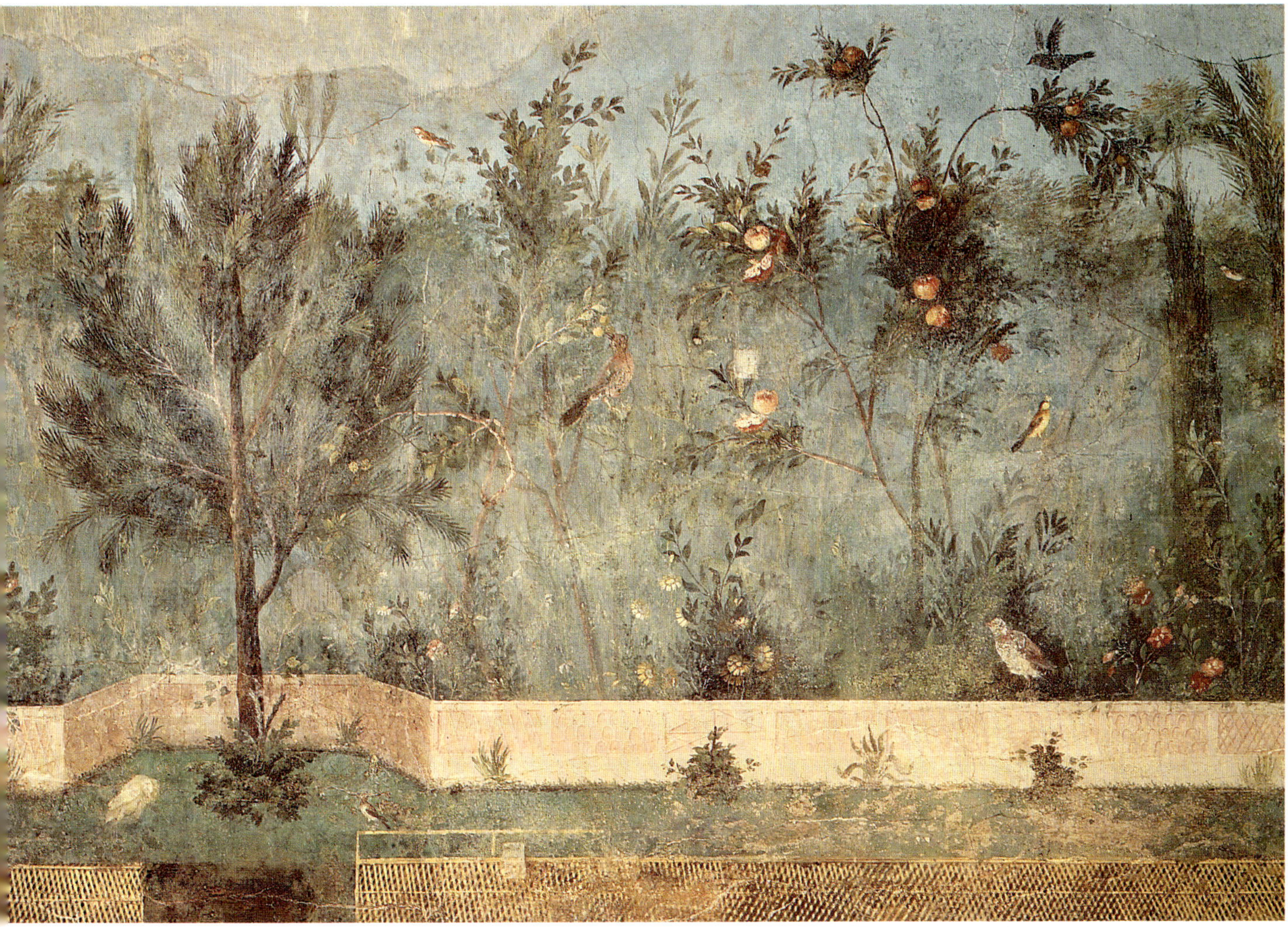

24 Wandgemälde aus der Villa der Livia bei Rom, Ende 1. Jh. v. Chr., ca. 275 cm breit (Ausschnitt)

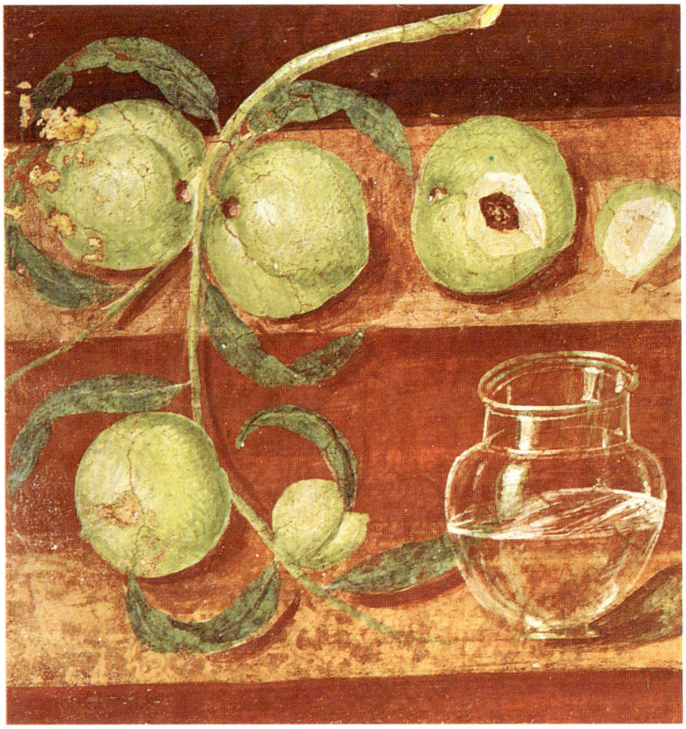

25 Stilleben mit Pfirsichen, um 50 n. Chr., 35 × 34 cm

wird, ist bereits von hellenistischer Malerei überliefert – ein weiterer Hinweis auf ihre Vorbildfunktion.

Römische Porträtkunst

Mittlerweile geht man davon aus, daß das unter dem Namen *Der Bäcker und seine Frau (26)* bekannte Wandgemälde, ein Werk aus Pompeji und entstanden im 1. Jh. n. Chr., keinen Bäcker, sondern einen Rechtsgelehrten und dessen Ehefrau darstellt. Zur Zeit versuchen Archäologen noch, den Besitzer des Hauses zu bestimmen, in dem diese Wandmalerei gefunden wurde. Die Identität der beiden sei dahingestellt, die Porträtauffassung mit dem Schwerpunkt auf der Persönlichkeit ist jedenfalls typisch römisch. Der Ehemann, ein etwas schüchtern, unbedarft und ernst wirkender junger Mann, schaut den Betrachter mit besorgtem Ausdruck an. Der Blick der Frau weicht in die Ferne aus, nachdenklich hält sie den Schreibgriffel ans Kinn. Beide wirken einsam, so als verrieten ihre in verschiedene Richtungen gehenden Blicke etwas über ihre Ehe: Wohl leben sie zusammen, aber sie teilen ihr Leben nicht. Hinzu kommt, daß die von Einsamkeit geprägte Ehe vermutlich tragisch kurz war, denn zur Zeit des Vesuvausbruches war das Haus, in dem das Wandbild gefunden wurde, noch nicht vollendet.

Die Mumien von Fayûm

Die vielleicht faszinierendsten römischen Porträts könnte man mit gleichem Recht auch ägyptisch nennen, denn beide Kulturen vermischten sich mit erstaunlicher Leichtigkeit, als der europäische Realismus während der Römerherrschaft in Nordafrika mit den lyrischen Elementen Afrikas zusammentraf. Ausgrabungen auf dem Friedhof der Stadt Fayûm in der Nähe von Kairo brachten Mumien ans Tageslicht, die durch unterschiedliche Umhüllungen geschützt sind, angefangen bei Pappmaché bis hin zu Holzkisten. Jeder Mumie ist eine Tafel mit dem Porträt der/des Verstorbenen in Enkaustik-Technik (das Bindemittel der Pigmente ist Wachs, die Farben müssen erwärmt werden) beigegeben. Einer Inschrift auf diesem Mumiensarg *(27)* zufolge wurde er für die sterblichen Reste des Artemidorus angefertigt. Die Figuren unterhalb des Porträts stellen ägyptische Gottheiten des – inzwischen sinnentleerten – Totenkultes dar, darunter der schakalköpfige Anubis, der die Einbalsamierung überwacht.

Die Bildnisse von Fayûm zeigen Menschen aller Altersgruppen, die jüngeren schlagen den Betrachter jedoch am stärksten in ihren Bann. Vielleicht sollten die Bilder weniger die äußere Erscheinung, sondern vielmehr Eindrücke über individuelle charakterliche oder geistige Züge vermitteln, weshalb einige von ihnen wohl idealisiert sind. Dennoch wirkt der *Bärtige junge Mann (28),* dessen große Augen uns so ernst anblicken, beunruhigend wirklichkeitsnah. Ob er nun so aussah wie auf dem Bild oder nicht: man gewinnt eine Vorstellung von seinem Wesen.

Römische Plastik

Noch lange nach dem Niedergang der antiken römischen Zivilisation blieben die Zeugnisse ihrer Bildhauerkunst in allen Teilen des Imperiums sichtbar. In Rom selbst konnten Stadtbewohner und Besucher die Schilderungen auf den großartigen Reliefs der Tra-

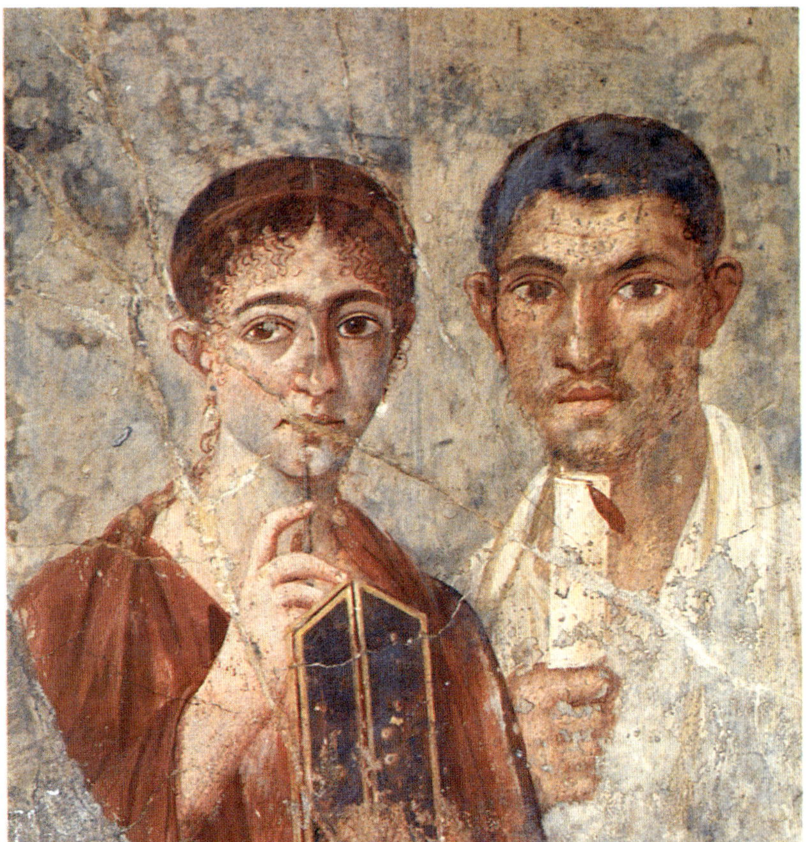

26 Der Bäcker und seine Frau, 1. Jh. n. Chr., 58 × 52 cm

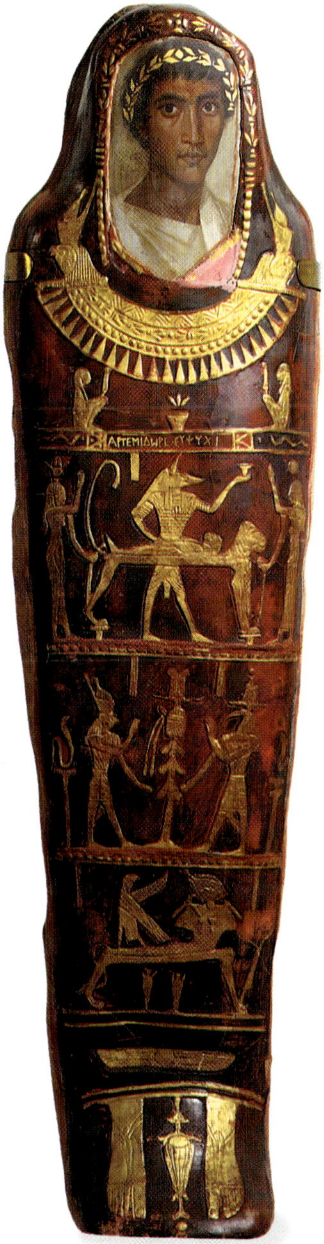

27 Mumiensarg mit Porträt, Fayûm, Ägypten, 2. Jh. n. Chr.

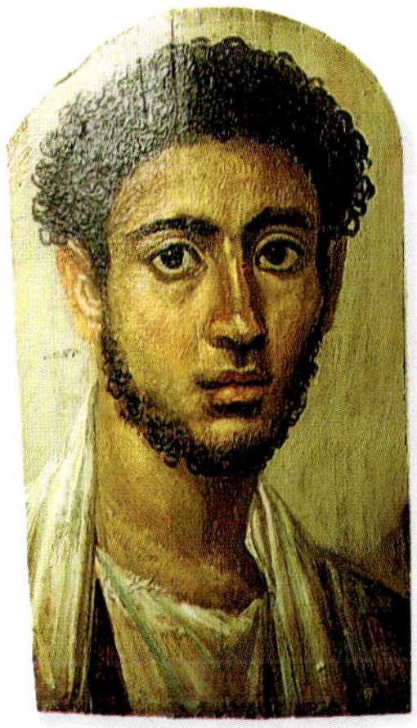

28 Bärtiger junger Mann, 2. Jh. n. Chr., 43 × 22 cm

janssäule und des Titusbogens im Forum bewundern. Die Trajanssäule ist so hoch wie ein zehnstöckiges Gebäude und ruht auf einem zwei Stockwerke hohen Podium. Sie wurde 113 n. Chr. zu Ehren des Kaisers Trajan errichtet. Ursprünglich befand sich auf ihrer Spitze eine vergoldete Statue des Kaisers, die im 16. Jh. durch ein Standbild des hl. Petrus ersetzt wurde. Der Relieffries windet sich auf der marmornen Säulenoberfläche empor. Er ist über 180 m lang und enthält mehr als 2500 Figuren. Dargestellt sind Szenen aus Trajans erfolgreichen Feldzügen in Dakien, dem heutigen Rumänien. Hier sehen wir Soldaten und Bauarbeiter beim Bau von Festungsmauern *(29)*. Die durchgehende Erzählung des Frieses führt den ›Leser‹ durch 150 aufeinanderfolgende Episoden.

Im 16. Jh. wurden die Reliefs der Säule zur wichtigen Inspirationsquelle der Renaissance-Künstler (siehe S. 80), die in den dichten Reliefdarstellungen eine idealisierte, dreidimensionale Demonstration von Malerei schlechthin sahen.

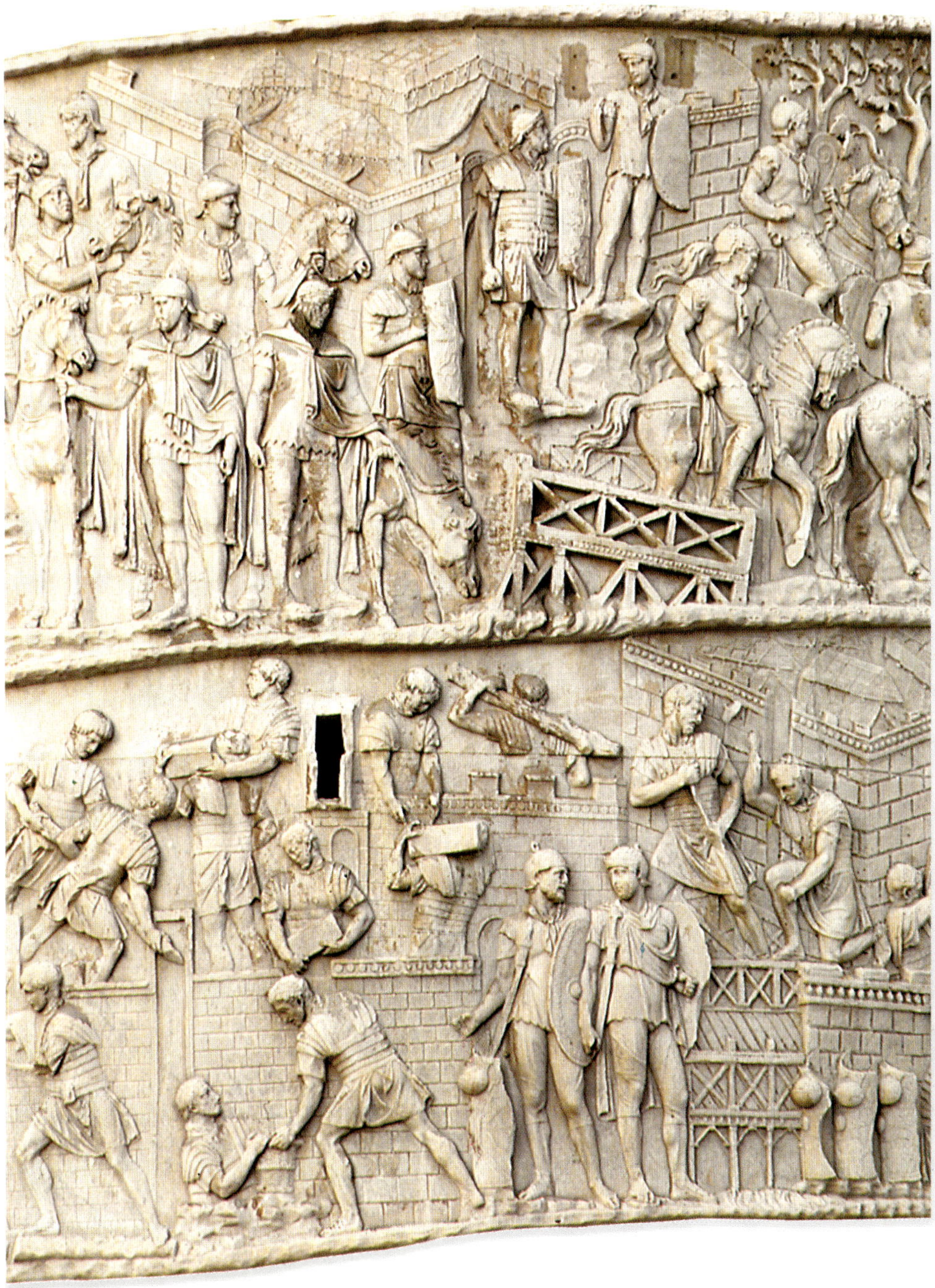

29 Trajanssäule, Rom, 113 n. Chr. (Ausschnitt)

FRÜHCHRISTENTUM UND MITTELALTER

Der Niedergang des römischen Imperiums setzte zu Beginn des 2. Jh.s n. Chr. ein; im 3. Jh. war das politische Leben bereits in einem chaotischen Zustand. Mit der Zweiteilung des Imperiums in Ost und West nahm der endgültige Untergang der Westhälfte seinen Lauf. Im 5. Jh. wurde das Westimperium von den germanischen Völkern unterworfen. Im Osten, in Byzanz, wuchs ein neues, christlich geprägtes Reich heran, das mehr als tausend Jahre überdauern sollte. Mit ihm entfaltete sich eine neue Kunstform, die aus dem Christentum hervorging.

In dem als Katakomben bekannten unterirdischen Grabkammersystem in Rom befindet sich eine Serie von Wandmalereien aus der Zeit der Christenverfolgung im 3./4. Jh. Stilistisch stehen diese Gemälde im Zeichen der immer noch andauernden griechisch-römischen Tradition. Weniger künstlerisch, sondern als Ausdruck von Glauben verdient diese Figur *(30)* Beachtung. Die Ausstrahlung starker, verhaltener Überzeugung entschädigt dabei für alle technisch-künstlerische Unzulänglichkeit.

Die erste Blütezeit der byzantinischen Kunst

Mit dem Toleranzedikt beendete Kaiser Konstantin 313 drei Jahrhunderte Christenverfolgung. Die frühe christliche unterschied sich von der griechisch-römischen Kunst thematisch stärker als stilistisch. Im Osten ging später aus ihr die byzantinische Kunst hervor. Die Künstler wandten sich vom griechisch-römischen Vorbild ab und entwickelten einen völlig neuartigen Stil, dessen Bedeutung sich auch am starken Einfluß auf die Kunst der Gotik ermessen läßt

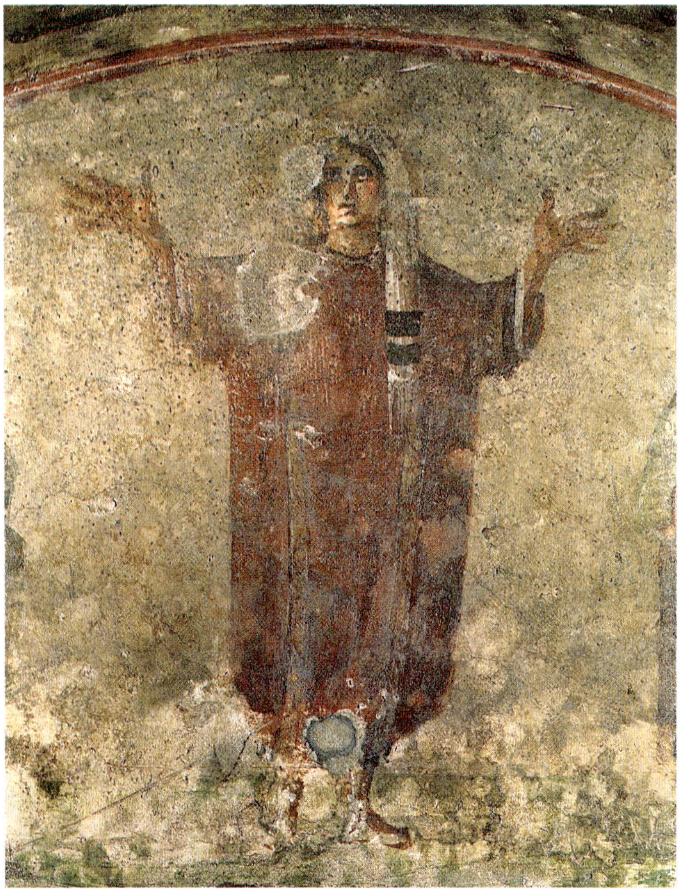

30 Wandbild aus einer römischen Katakombe, 3. Jh., 40 × 27 cm

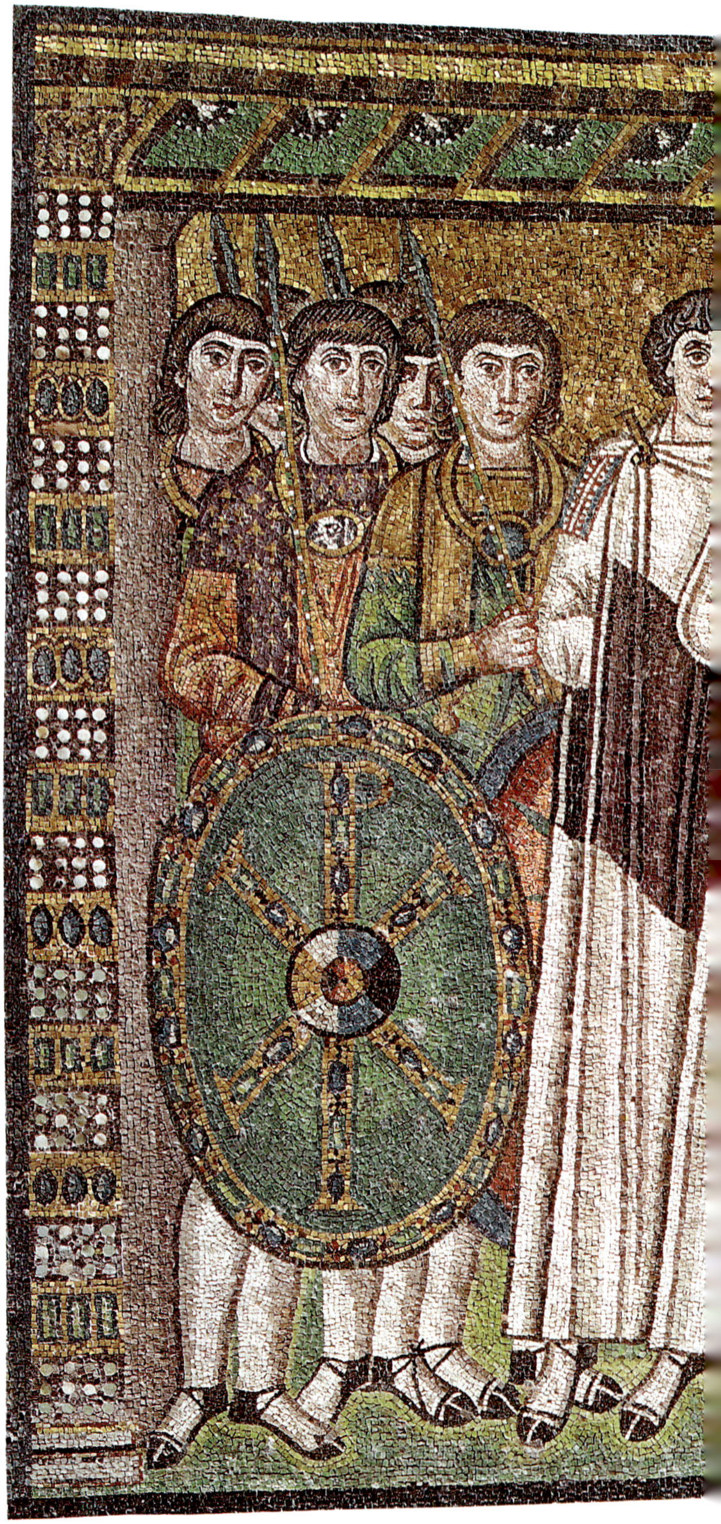

(siehe S. 36–77). Sie nimmt eine vor allem christlich geprägte Tradition auf, die sich durch das Mittelalter bis in die Zeit der Renaissance fortsetzt.

Die gleichermaßen subtile wie direkte Ausrichtung auf den Betrachter, die den Mumienporträts des 2. Jh.s n. Chr. (siehe S. 22) eigen war, kennzeichnet auch die frühchristlichen Mosaiken, entstanden 526–547 in der Kirche San Vitale in Ravenna, der Hauptstadt des durch die Byzantiner von den Goten befreiten Gebietes. Diese Mosaiken zeigen eine Reife der Stilkonventionen – maßvolle Eleganz, emotionale Strenge sowie eine ›erstarrte‹, feierliche Würde –, die prägend für die gesamte byzantinische Kunst werden sollte. Der Künstler, der das Bildnis von *Kaiser Justinian mit Gefolge (31)* schuf, vermittelt uns das prächtige, herrschaftliche Erscheinungsbild eines byzantinischen Kaisers aus der Mitte des 6. Jh.s. Schlank, gebieterisch, unnahbar und erhaben wird Justinian mit seinem Bischof, Geistlichen und einer für sein Heer stehenden Soldatengruppe dargestellt: Inbegriff der vereinten Kräfte von Kirche und Staat, und in der Vergöttlichung des Herrschers zugleich die Reminiszenz an die römischen Gott-Kaiser. Alle Herrscherqualitäten Justinians spiegeln sich in jeweils angemessenem Maß in den Für-

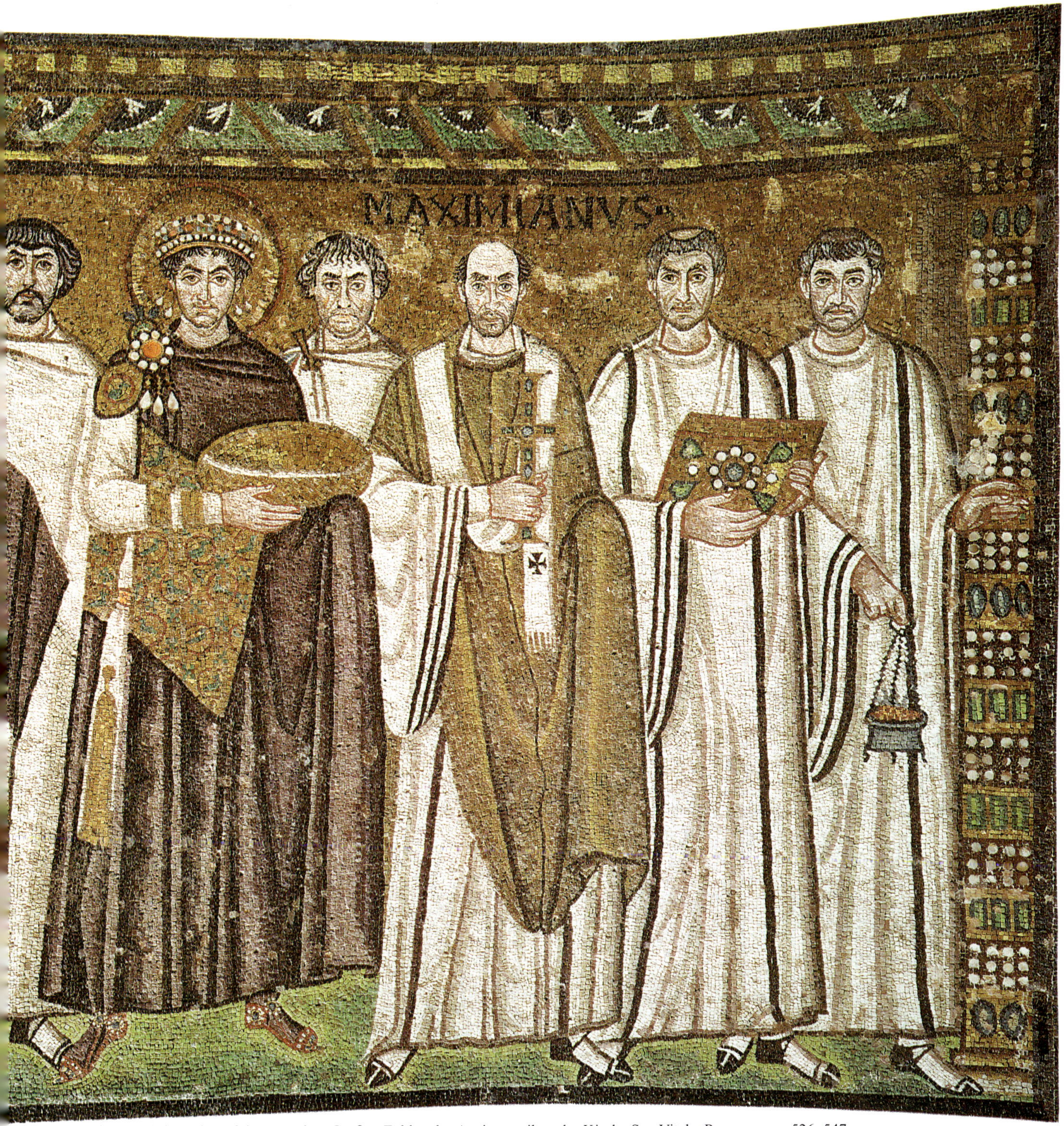

31 Kaiser Justinian mit Gefolge, aus dem Großen Zyklus der Apsismosaiken der Kirche San Vitale, Ravenna, um 526–547

sten seines Gefolges wider. Sie strahlen hoch über uns – materiell wie ideell – an den Wänden der Kirche. In ebenso prunkvoller Ausstattung schreitet gegenüber Justinians Gattin, die Kaiserin Theodora, mit ihren Damen auf den Altar zu.

Noch im gleichen Jahrhundert finden wir die emotionale Intensität der Mumienporträts und die priesterliche Unnahbarkeit von Ravenna vereinigt in einer Ikone aus dem Katharinenkloster vom Sinai. Die Ikonen, eine bedeutende Bildtradition der Ostkirche, sind Andachtsbilder, die auf mittelgroßen, oft transportablen Holztafeln in der Regel Christus, die Madonna oder die Heiligen zeigen. Jedes Detail der Darstellung kann eine spezielle religiöse Bedeutung tragen. Die *Thronende Muttergottes mit Kind zwischen den Heiligen Theodor und Georg (32)* läßt die ganze verklärte Schönheit erkennen, die den Ikonen ihre einzigartige Kraft verleiht. Marias weitgeöffnete Augen symbolisieren ihre Herzensreinheit. Sie ist eine Frau mit Visionen, die Gott schauen kann. Sie blickt nicht auf den kleinen König auf ihrem Schoß; da das Gotteskind gleichzeitig ihr Gott und Herr ist, vermag es selbst für sich zu sorgen. Ihr mütterlich strenger Blick richtet sich vielmehr auf die Betrachtenden. Sie ist in Begleitung zweier in der Ostkirche hochverehrter Heiliger: des Ritterheiligen und Drachentöters Georg, dessen Schwert hier in der Scheide ruht, und des bei uns weniger bekannten Theodor, eines

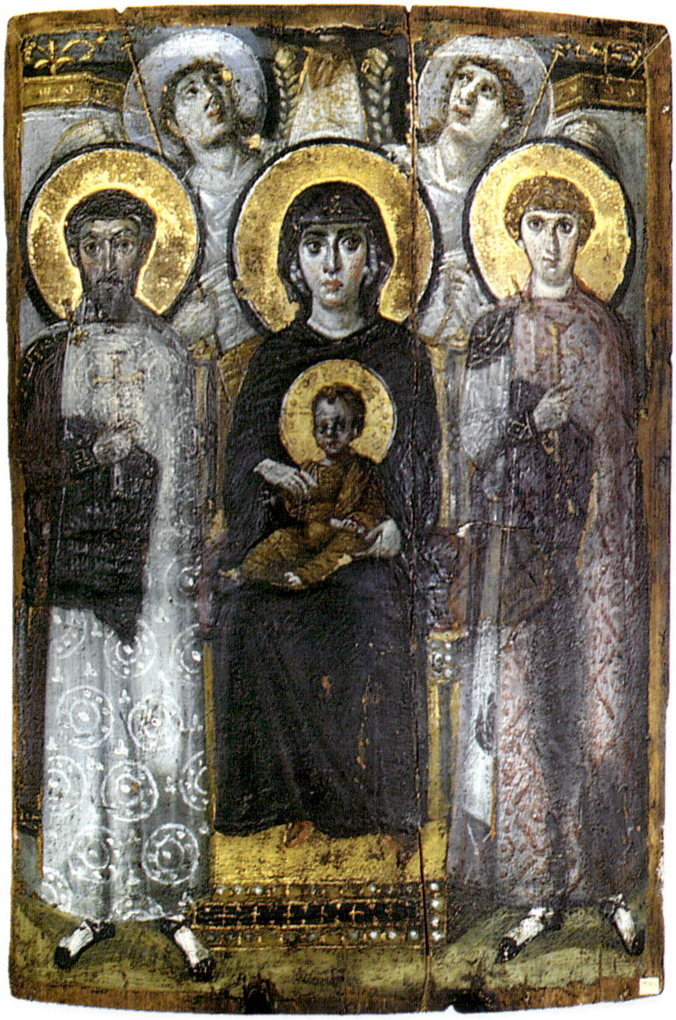

32 Thronende Muttergottes mit Kind zwischen den Hll. Theodor und Georg, Katharinenkloster, um 6. Jh. n. Chr., 68 × 48 cm

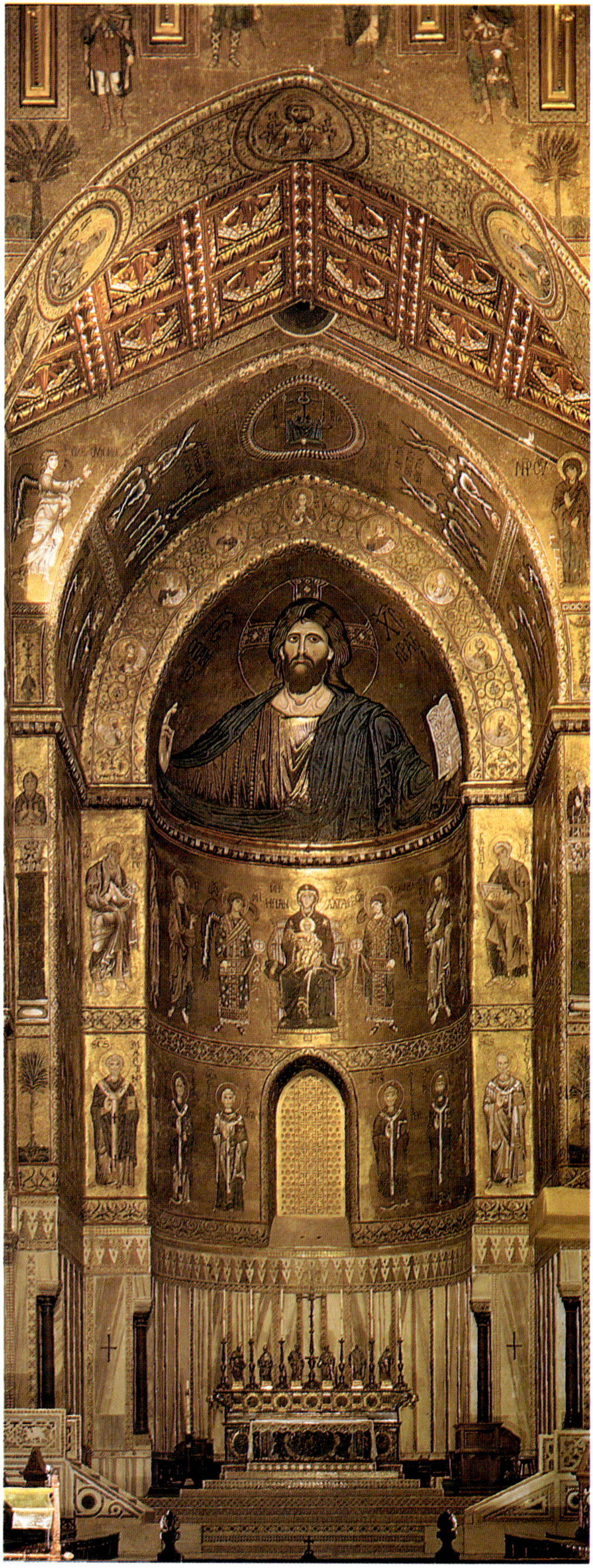

33 Christus als Weltenherrscher, Apsismosaik, Dom zu Monreale, um 1190

weiteren Soldatenheiligen. Beide tragen die Uniform der kaiserlichen Garde, halten aber als Waffe Kreuze in ihren Händen. Die Engel hinter dem Thron blicken himmelwärts und lenken die Aufmerksamkeit auf die Hand Gottes, die mit einem Zeichen die Ankunft des Gotteskindes ankündigt. Das Jesuskind hält eine symbolhafte Schriftrolle in der Hand. Gott schweigt und wird nur von den Engeln gesehen, doch lassen die Augen der Heiligen vermuten, daß auch sie die Präsenz des Göttlichen spüren. Die vier Heiligenscheine der Maria, des Kindes und der Heiligen bilden ein Kreuz und verweisen auf die Botschaft, die die verschlossene Schriftrolle wohl enthalten muß. Diese fremd und geheimnisvoll wirkende Darstellungsweise wird in der Ostkirche bis auf den heutigen Tag gepflegt.

Die zweite Blütezeit der byzantinischen Kunst

Im 8. und 9. Jh. entflammte in der byzantinischen Welt ein heftiger Disput um den Gebrauch von gemalten oder plastischen Bildern für religiöse Zwecke. Jede Form von Verbildlichung menschlicher Personen konnte als Verstoß gegen das alttestamentarische Verbot der Verehrung von »Bildnissen« ausgelegt werden. 730 verbot Kaiser Leo III. per Dekret alle Abbildungen Christi, der Jungfrau sowie sämtlicher Heiligen und Engel in Menschengestalt. Damit stärkte er die Position militanter Christen, der sogenannten Bilderstürmer oder Ikonoklasten (griech. ›Bilderzerstörer‹), und in den folgenden hundert Jahren blieb die religiöse Kunst auf nichtmenschliche Motive wie Blätter oder abstrakte Muster beschränkt. Dies führte zur Abwanderung byzantinischer Künstler nach Westen. Als das Dekret 843 aufgehoben wurde und die Darstellung des Menschen im sakralen Bereich wieder erlaubt war, kam es über die notwendige Kontaktaufnahme zu westlichen Künstlern zu einer neuerlichen Beeinflussung durch Formen und illusionistische Merkmale der klassischen Antike.

Das Apsismosaik im Dom zu Monreale in Sizilien *(33)* ist ein in seinen wesentlichen Zügen byzantinisches Werk. Die monumentale Christusfigur blickt mahnend aus dem Altarraum auf den Betrachter herab; dies ist nicht der verzeihende, sondern der richtende Christus. Die thronende Madonna mit Kind und die stehenden Figuren der Erzengel und Heiligen unter ihm erscheinen alle entsprechend kleiner. Sie sind schön, aber relativ unbedeutend. Der goldene Mosaikhintergrund, eines der charakteristischen Merkmale byzantinischer Kunst, bleibt bis ins gotische Zeitalter Bedeutungsträger (siehe S. 40).

Ikonen mit persönlichem Charakter

Nicht immer ist die byzantinische Kunst so gewaltig. Eine der schönsten kleinen Ikonen dieser Zeit ist die sogenannte *Muttergottes von Wladimir (34),* die vermutlich im 12. Jh. in Konstantinopel entstand. Die Zuneigung von Mutter und Kind, deren Gesichter sich zärtlich berühren, offenbart eine neue Innigkeit in der religiösen Kunst. Erschienen zuvor beide Figuren stets als Symbole des christ-

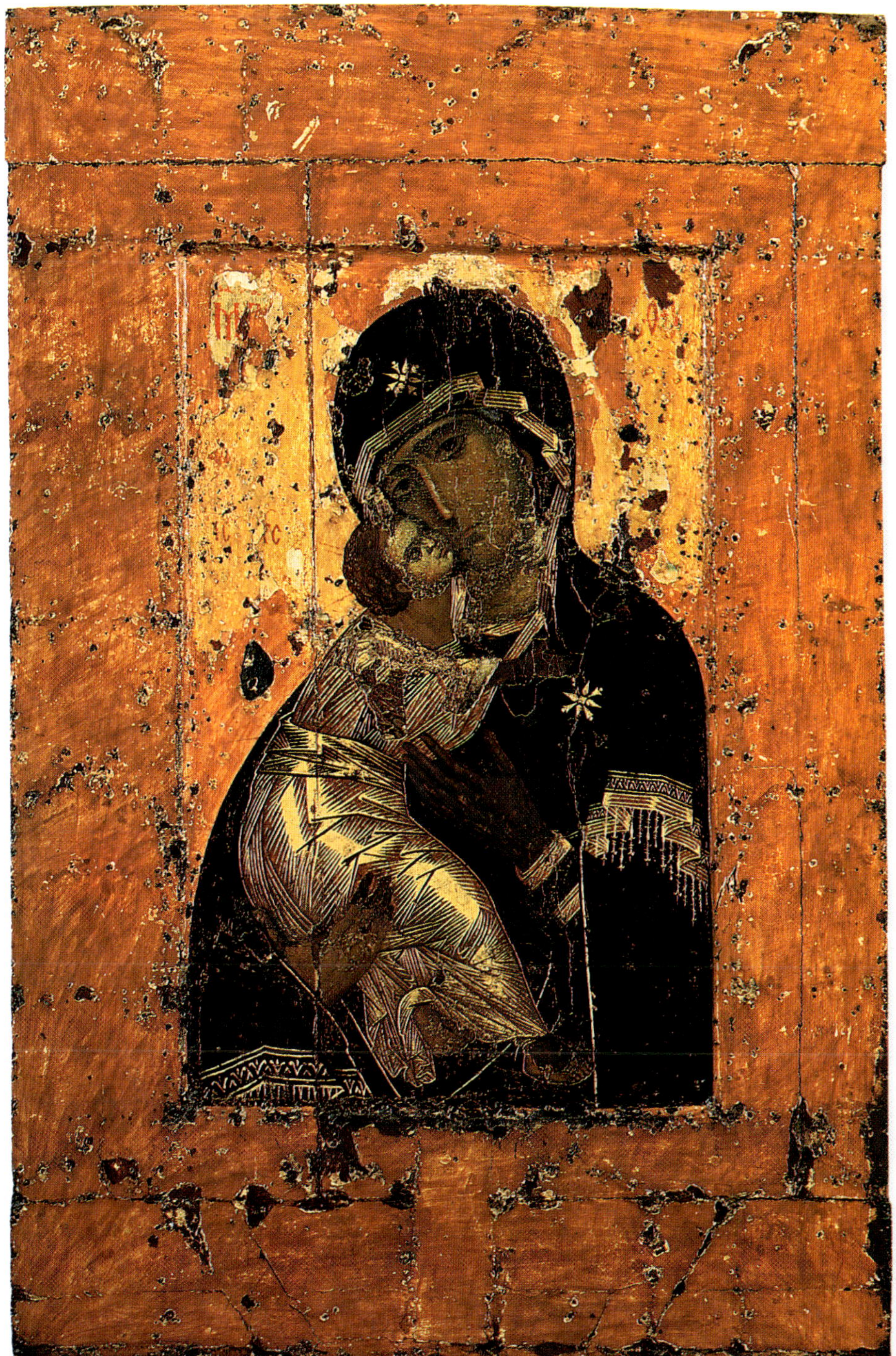

34 Muttergottes von Wladimir, um 1125, 75 × 33 cm

lichen Glaubens ohne gefühlsmäßige Nähe, so erkennen wir hier ihre enge menschliche Bindung.

Russische Kunst

Rußland wurde im 10. Jh. christianisiert, und byzantinische Stilelemente fanden Eingang in die russische Bildkunst. Das herausragendste Beispiel dieses Zusammenflusses von zwei sehr ungleichen Kulturen aus der Blütezeit der Entwicklungsgeschichte russisch-byzantinischer Kunst ist wohl diese bewegte *Dreifaltigkeit (35)* des Malers Andrej Rubljow (um 1360–1430). Rubljow ist der berühmteste der russischen Ikonenmaler. Die Gestalten stellen die drei Engel dar, die Abraham im Alten Testament erscheinen. Ihre Anmut ist

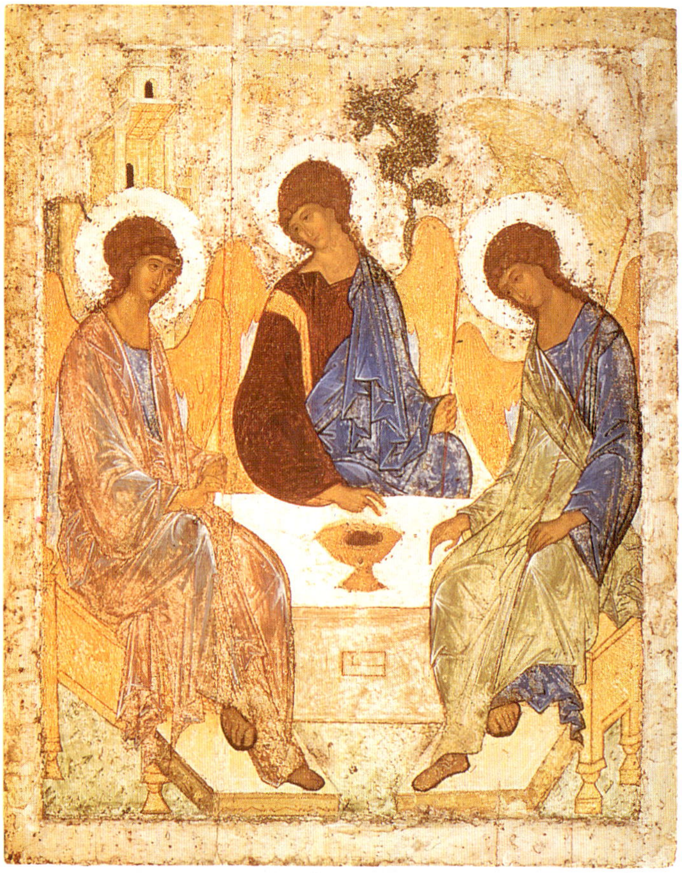

35 Andrej Rubljow, Dreifaltigkeit, um 1422–27, 140 × 112 cm

hier meisterhaft sichtbar gemacht; genau dieses Erbe der Byzantiner sollte 300 Jahre später auch den geheimnisvollen Werken von El Greco (siehe S. 146) ihre große Eindringlichkeit verleihen.

Das frühe Mittelalter in Westeuropa

In Europa umfaßt das frühe Mittelalter die Zeit bis zum Anfang des Hochmittelalters um 1100 und wird zuweilen auch als das ›finstere‹ Mittelalter beschrieben. Die tausend Jahre von 400 bis 1400 waren eine Phase allmählicher Verquickung von Einflüssen der griechisch-römischen Tradition, des Christentums und der byzantinischen Kunst sowie der expandierenden Kulturen der Kelten und Germanen im Norden. ›Finster‹ im Sinne von künstlerisch unproduktiv war sie keineswegs, sondern eher eine Zeit der Entwicklung und Umgestaltung innerhalb des christlichen Lagers. Im frühen Mittelalter entstehen die Voraussetzungen für die wissenschaftlichen und technischen

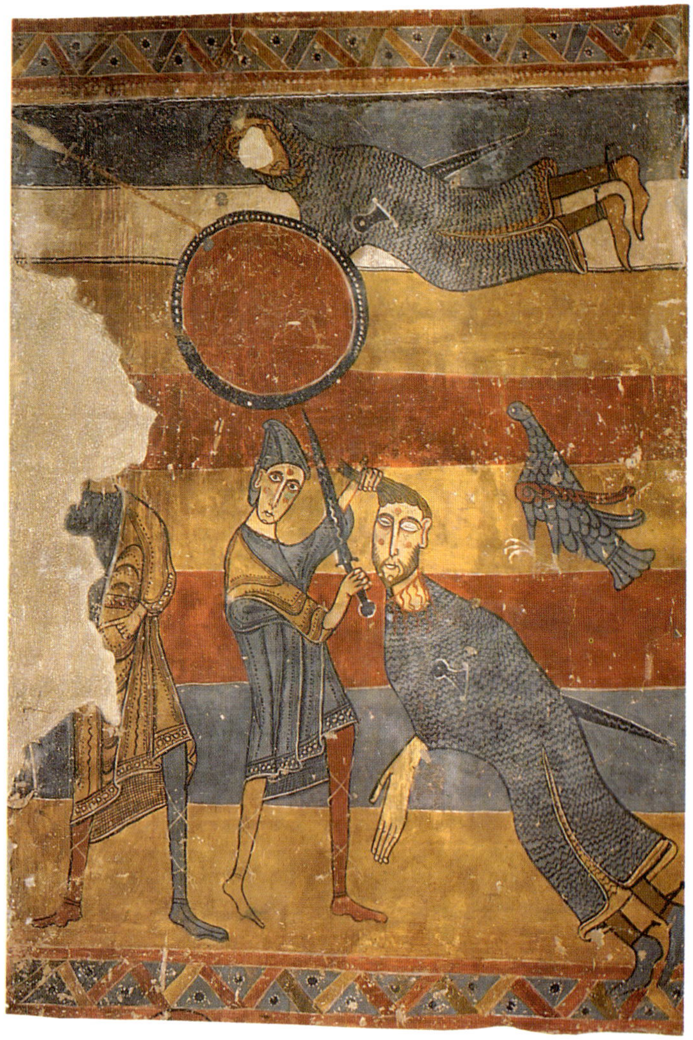

36 David und Goliath, Fresko von Santa María de Tahull, um 1123

Neuerungen der Zukunft wie beispielsweise der Erfindung der Druckerkunst.

Die westliche Sakralkunst war menschenbezogener und weniger mystisch als die östliche; durch das gesamte Mittelalter blieb Malerei die bevorzugte Methode der religiösen Unterweisung, war doch zu jener Zeit der größte Teil der Bevölkerung Analphabeten. Selbst in ärmlichen Kirchenbauten waren die Wände mit oft eindrucksvollen, leuchtendbunten biblischen Erzählungen geschmückt. Die Fresken aus der kleinen katalonischen Kirche Santa María de Tahull (12. Jh.; heute in Barcelona) sind in nur vier Hauptfarben ausgeführt: Weiß, Schwarz, Ocker und Scharlachrot mit Akzenten in Blau und Orange. Dieser radikalen Schlichtheit der Farben entspricht die verhaltene Formgebung des vorwärtsschreitenden David, der gerade einen bewegungslosen Goliath enthaupten will *(36)*. David trägt das Gewand eines Heranwachsenden und wirkt schmächtig, verträumt und wehrlos, wogegen Goliath in seiner gewaltigen Rüstung die Verkörperung des Philisters ist, der von Kindern Gottes, ja sogar von armen Schafhirten wie dem jungen David bezwungen wird.

Die Buchmalerei

Die Kunst der nomadischen Barbarenvölker, die den Westen erobert hatten, war meist gegenstandsgebunden, kleinformatig und transportabel. Nach der Bekehrung zum Christentum entwickelte sich daraus eine ebenfalls kleinformatige und tragbare religiöse Kunst: die

Buchmalerei. Diese vielleicht schönste mittelalterliche Kunstform wird von einigen Kunstkritikern als Kunsthandwerk abgetan. Eine Grenze zwischen Kunst und Kunsthandwerk ist freilich schwer zu ziehen. Die ursprüngliche Bedeutung des lateinischen Wortes ›ars‹ war ›Künstlertum‹, das genaue Äquivalent des althochdeutschen Wortes ›Kunst‹, was wiederum ursprünglich Wissen oder Weisheit bedeutete und durch Begriffserweiterung später auch die Bedeutung ›Handwerk‹ bzw. ›Kunstfertigkeit‹ erlangte. Nur mit diszipliniertem, trainiertem Auge und geübter Hand konnte ein Objekt geschaffen werden, das ästhetischem Genuß oder funktionalem Zweck dienen sollte, im Idealfall sogar beidem. Die Unterscheidung zwischen der aristokratischen Kunst und dem Handwerk des gemeinen Volkes ist ein neuzeitliches Phänomen, das angesichts der Arbeiten der großen ›Handwerker‹ des Mittelalters bedeutungslos wird.

Das karolingische Kaiserreich

Die politisch einflußreichste Person des frühen mittelalterlichen Europa war Karl d. Gr. Zwischen 768 und 814 brachte er mit seinen Heeren große Landstriche im nördlichen Europa unter seine Herrschaft. Mit seiner militärischen Macht bewirkte er die Durchsetzung des Christentums im Norden. Er zeichnet auch verantwortlich für die Wiederbelebung der Kunst der Antike, aus der Zeit vor dem 300 Jahre zurückliegenden Zusammenbruch des römischen Westimperiums.

Nach 800, dem Jahr seiner Krönung zum Kaiser über das heute zu Frankreich und Deutschland gehörige Gebiet, entwikkelte sich Karl d. Gr. zu einem bedeutenden Förderer der Künste. Er sprach fließend Latein und verstand auch Griechisch, konnte allerdings kaum schreiben. Die Künstler an seinem Hof sollten sowohl von der Botschaft des Christentums als auch von der Größe und Bedeutung seines Reiches künden. Er rief den damals berühmtesten Gelehrten Europas, Alkuin von York (um 730–804), einen Engländer aus Northumberland, an seinen Hof.

Karl d. Gr. gab mehrere Reihen kunstvoll illuminierter Evangelien in lateinischer Sprache in Auftrag. Dazu entsandte er Künstler nach Ravenna, wo sie die frühchristlichen und byzantinischen Wandmalereien und Mosaiken studieren konnten, deren Stil der religiösen Entwicklung des neuen Kaiserreiches eher entsprach als die heidnische Kunst der Griechen und Römer. Möglicherweise beschäftigte er auch griechische Künstler. In diesen illuminierten Handschriften wird byzantinischer Einfluß zusammen mit Elementen frühchristlicher, angelsächsischer und germanischer Kunst erkennbar. Die diversen Gestaltungsformen fließen im karolingischen Stil zusammen, der in dieser Miniatur aus dem *Goldenen Harley-Evangeliar (37)* zum Ausdruck kommt. Geschaffen im Auftrag Karls d. Gr., geht der heutige Name auf den Sammler Lord Harley zurück. Matthäus schreibt sein Evangelium in einem Ambiente, dessen symmetrische Ausgewogenheit durch leichte Unsicherheiten in der Perspektive nicht beeinträchtigt wird. Er lehnt sich nach vorn, um dem Heiligen Geist zu lauschen, ruhig und gesammelt, fast lächelnd. Sein Emblem, ein Engel, schwebt in gleicher Haltung und mit dem gleichen Ausdruck stillen Seelenfriedens über ihm.

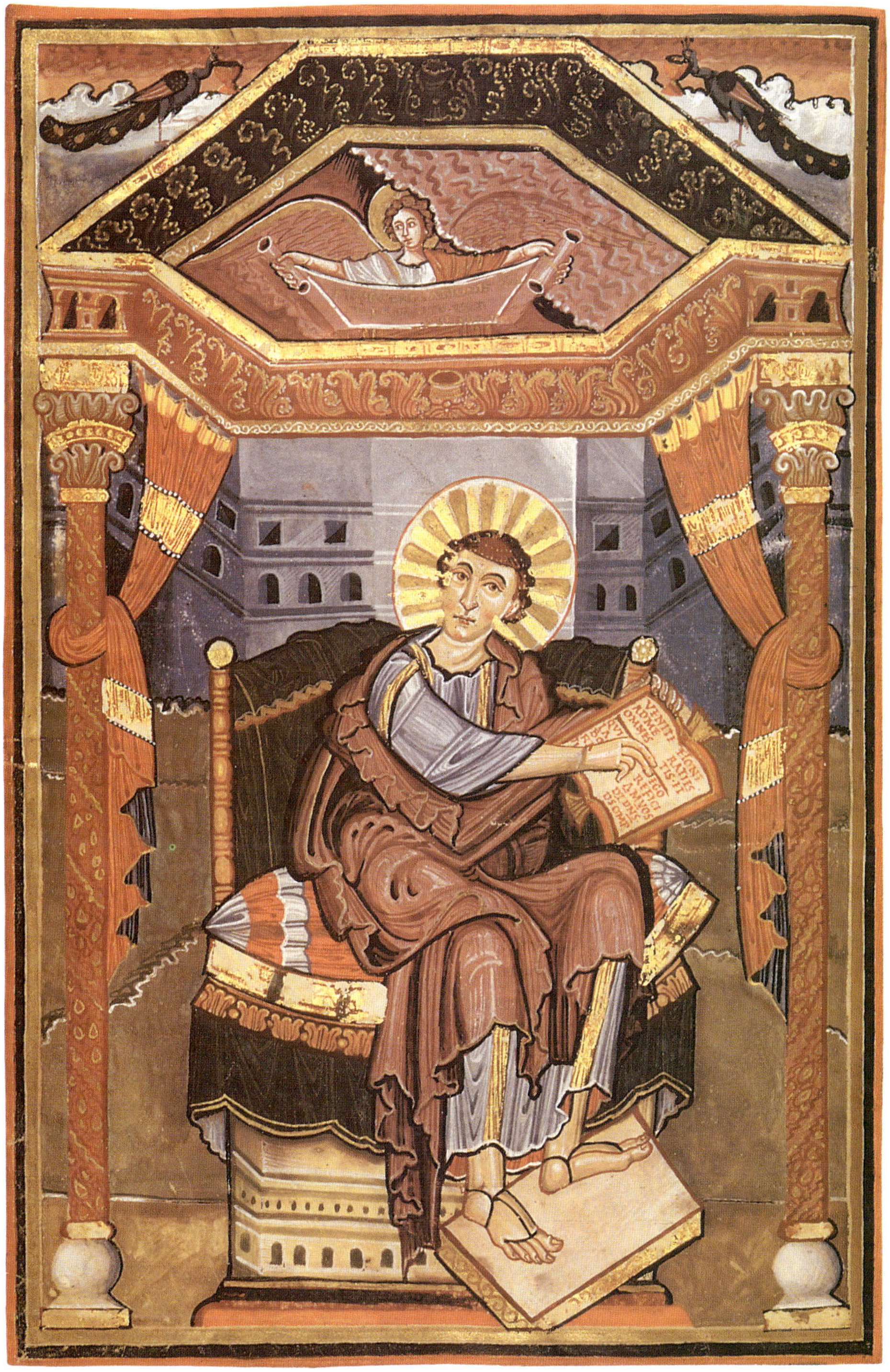

37 Hl. Matthäus aus dem Goldenen Harley-Evangeliar, um 800, 37 × 25 cm

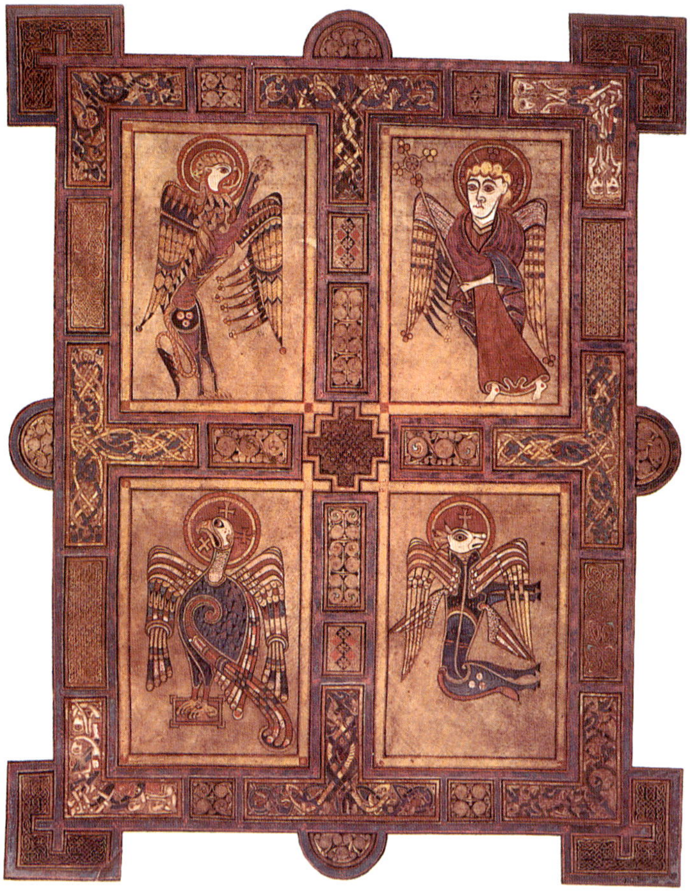

38 Evangelistensymbole aus dem Book of Kells, um 800, 33 × 24 cm

Keltische Buchmalerei

Beispielhaft für den missionarischen Eifer der christlichen Kirche war ein relativ kleines Bollwerk des Christentums, das damalige keltische Irland, das im 5. Jh. christianisiert worden war. Vorgeschobene keltische Klostergemeinschaften entstanden in Britannien und auf dem nordeuropäischen Festland. Die in diesen Klostergemeinschaften hergestellten Handschriften zeigen eine Mischung germanischer und keltischer Stilelemente. Charakteristisch dafür ist die feine, kompliziert verschlungene Ornamentik der Miniaturen, die bis heute nichts von ihrem Reiz eingebüßt haben.

Das *Book of Durrow*, das *Book of Lindisfarne* und das *Book of Kells* sind in jeder Hinsicht herausragende Kunstwerke, die wohl kaum ihresgleichen finden dürften. Letzteres, im 8. und frühen 9. Jh. von irischen Mönchen auf der Hebrideninsel Iona angefertigt und später zum Kloster Kells in Irland gebracht, ist womöglich die großartigste illuminierte Handschrift aller Zeiten. Die figürlichen Darstellungen sind ikonenhaft streng, wie auf der Seite mit den vier Evangelistensymbolen (Engel für Matthäus, Löwe für Markus, Stier für Lukas und Adler für Johannes) deutlich wird *(38)*.

Illuminierte Initialen

Die größte buchmalerische Leistung des *Book of Kells* sind seine Initialen. Hier führt die üppig wuchernde und zugleich maßvoll kontrollierte Verwobenheit zu einer faszinierenden Spannung; man kann sich kaum vorstellen, wie eine menschliche Hand mit einfachsten Mitteln so fein durchbrochene Verzierungen zustande bringen konnte. Eine der schönsten dieser Initial-Seiten zeigt die Worte »Christi autem generatio« (Christi Geburt) aus dem Matthäus-Evangelium (Mt 1,18). ›Christi‹ ist abgekürzt zu ›XPI‹ und füllt den größten Teil der Seite aus, ›autem‹ ist als ›h‹ abgekürzt, ›generatio‹ dagegen ganz ausgeschrieben *(40)*.

Die Kurzform von ›Christus‹ besteht aus den zwei Buchstaben X und P, den griechischen Buchstaben Chi und Rho, die der symbolhaften Abkürzung ihren Namen gaben. Die graphische Gestaltung ist der Buchstabenform angepaßt und der theologischen Bedeutung angemessen.

Die ganze Seite ist dicht mit einem Netzwerk von Linien, Gesichtern, Formen und Tiergestalten überzogen; Darstellungen von Menschen waren für die irische Buchmalerei selten von zentraler Bedeutung. Hier sind drei Menschen- oder Engelsgestalten zu erkennen, wobei die Zahl drei der mystischen Zahl der Dreifaltigkeit entspricht. Es finden sich Schmetterlinge, mit Mäusen (oder Kätzchen?) spielende Katzen, sowie ein Otter, der gerade einen Fisch verschlingt. Sie alle sind in einem wahren Wirbel geometrischer Muster verborgen. Die dahintreibenden Menschenantlitze, die man nur mühsam hier und dort zwischen den Rankenornamenten ausmachen kann, verdeutlichen dem Betrachter, daß Christus das Zentrale und Allumfassende im Leben ist. Alles andere ordnet sich seinem Namen unter oder ist in ihm enthalten, selbst wenn er in abgekürzter Form steht.

Der hohe künstlerische Anspruch dieser Seite wird im Vergleich mit ihrem Äquivalent aus dem *Book of Lindisfarne (39)* noch deutlicher. Diese Handschrift wurde in Northumberland (Nordengland)

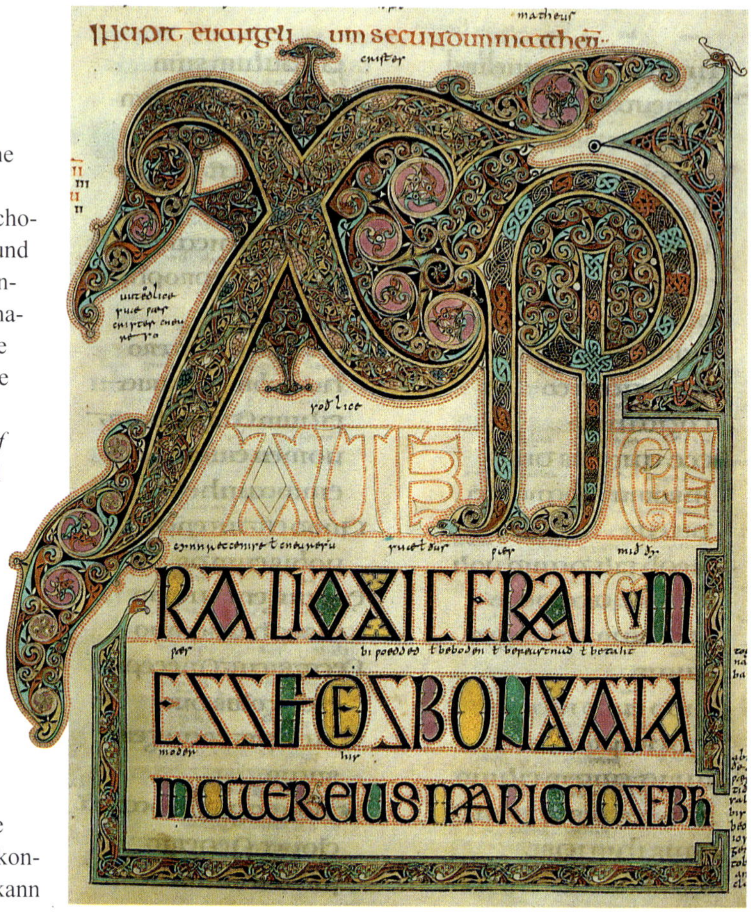

39 Chi-Rho-Seite aus dem Book of Lindisfarne, um 690, 34 × 25 cm

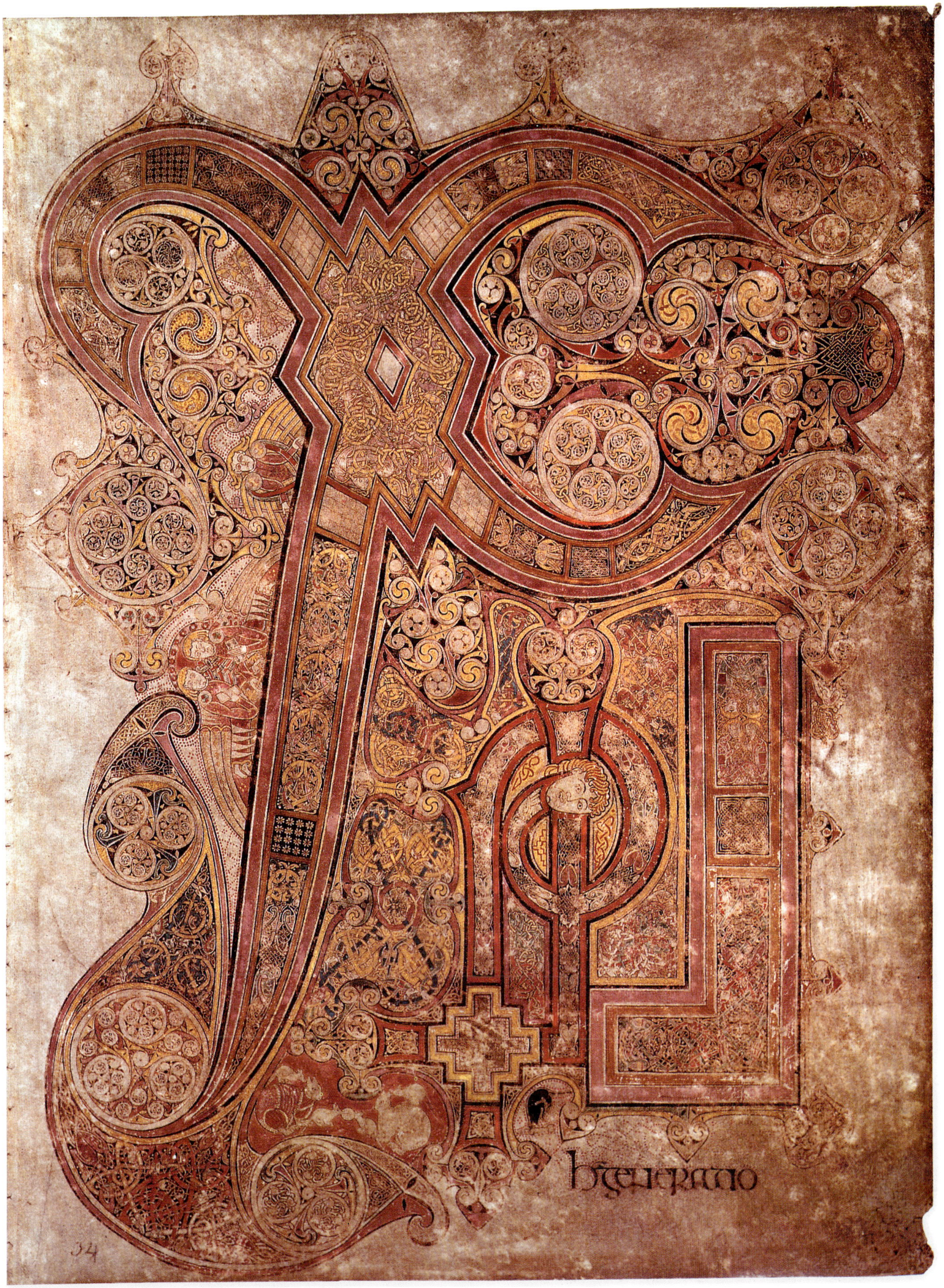

40 Chi-Rho-Seite aus dem Book of Kells, um 800, 33 × 24 cm

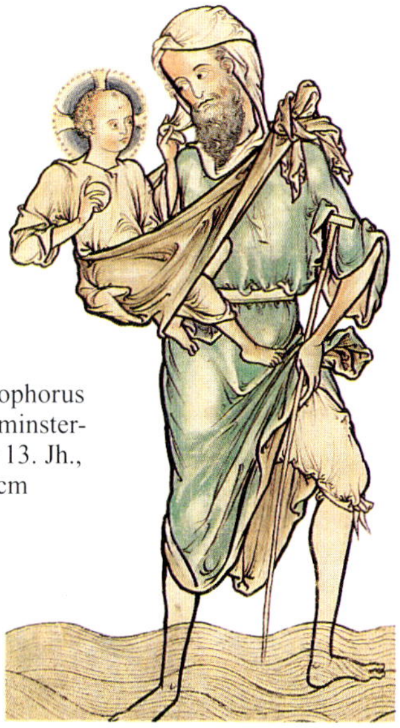

41 Hl. Christophorus aus dem Westminster-Psalter, Mitte 13. Jh., 23 × 16 cm

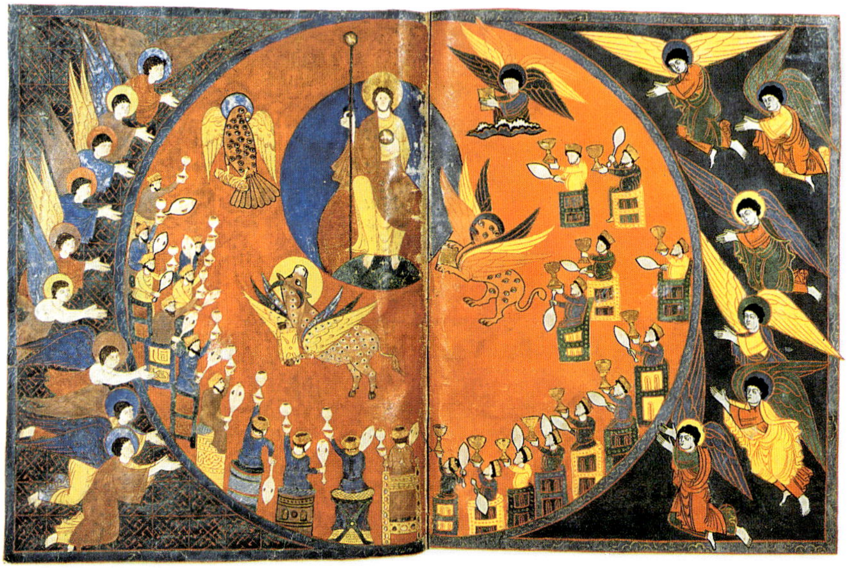

43 Christus und die 24 Ältesten, aus der Apokalypse von Saint-Sever, um 1028–72, 37 × 55 cm

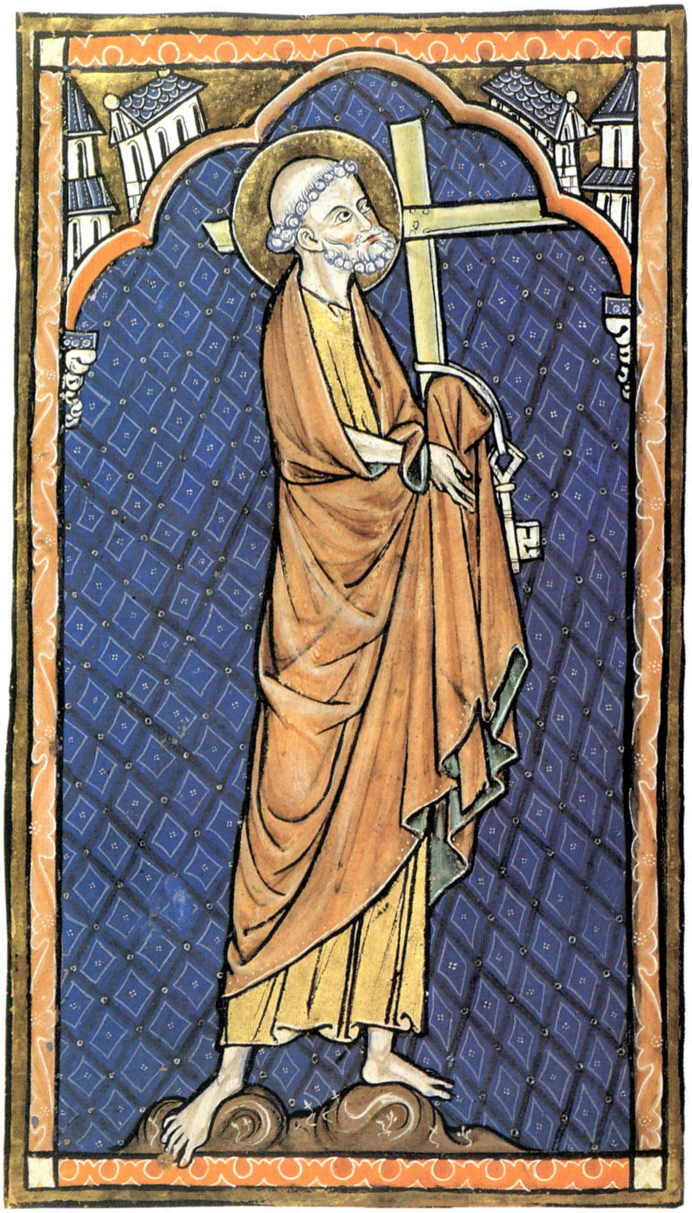

42 Hl. Petrus aus dem Oscott-Psalter, um 1279, 30 × 19 cm

kurz vor 698 von dem Mönch Eadfrith geschaffen. Auch hier ist die Illuminierung prächtig, aber deutlich weniger komplex angelegt.

Spanische Buchmalerei

Die auf Nähe konzipierte Buchmalerei erfordert den ›privaten‹ Blick, was ihre Wirkung verstärkt, besonders wenn es wie in der spanischen Buchmalerei sehr handlungsreiche Szenen sind. Das Buch der Offenbarung, die Apokalypse des Johannes, war eine nie versiegende Quelle flammender, eindringlicher Bilder. Im 8. Jh. verfaßte der Mönch Beatus in Liebana (Spanien) dazu einen Kommentar, der jahrhundertelang die bildliche Vorstellungskraft vieler Maler beflügelte. So sah zum Beispiel im 11. Jh. ein Mönch in einer Beatus-Abschrift *Christus und die 24 Ältesten (43).* Er war im Kloster Saint-Sever in der Gascogne tätig, aber man spürt deutlich den spanischen Einfluß. Am äußeren Rand eines großen Kreises, in dem man Christus und seine Seligen sieht, erscheinen die Seelen der Heiligen, rein und frei wie Vögel. Es ist eine wunderbare Heiterkeit im Bild der Evangelisten und Ältesten, die dem triumphierenden Herrscher ihre Kelche entgegenheben, während die geflügelten Heiligen ihre Hände voller Verlangen der himmlischen Herrlichkeit entgegenstrecken.

Englische Buchmalerei

Auch die britischen Mönche brachten Handschriften von besonderer Schönheit hervor. Damit ist diese Epoche eine der wenigen, in denen die am wenigsten visuell orientierte Kunst, nämlich die englischsprachige, zu internationalem künstlerischem Ruhm gelangte. Der 1259 verstorbene Mönch Matthew Paris lebte 42 Jahre in der florierenden Abtei St. Albans vor den Toren Londons. In dieser Zeit schrieb und illuminierte er hervorragende Bücher. Auf dieser Darstellung aus dem Westminster-Psalter trägt Christophorus *(41),* der Schutzheilige der Reisenden, das Christuskind über den Fluß.

Ein weiteres Werk aus St. Albans, illuminiert von einem anonymen Künstler und bekannt unter dem Namen *Oscott-Psalter (42),* weist dieselbe schwungvolle Linienführung auf, die den Betrachter durch ihre großartige Eleganz und ihr psychologisches Einfühlungsvermögen begeistert. Petrus, zu erkennen an den Attributen Schlüssel und Fels, ist einer der zehn in diesem Psalter dargestellten Heiligen.

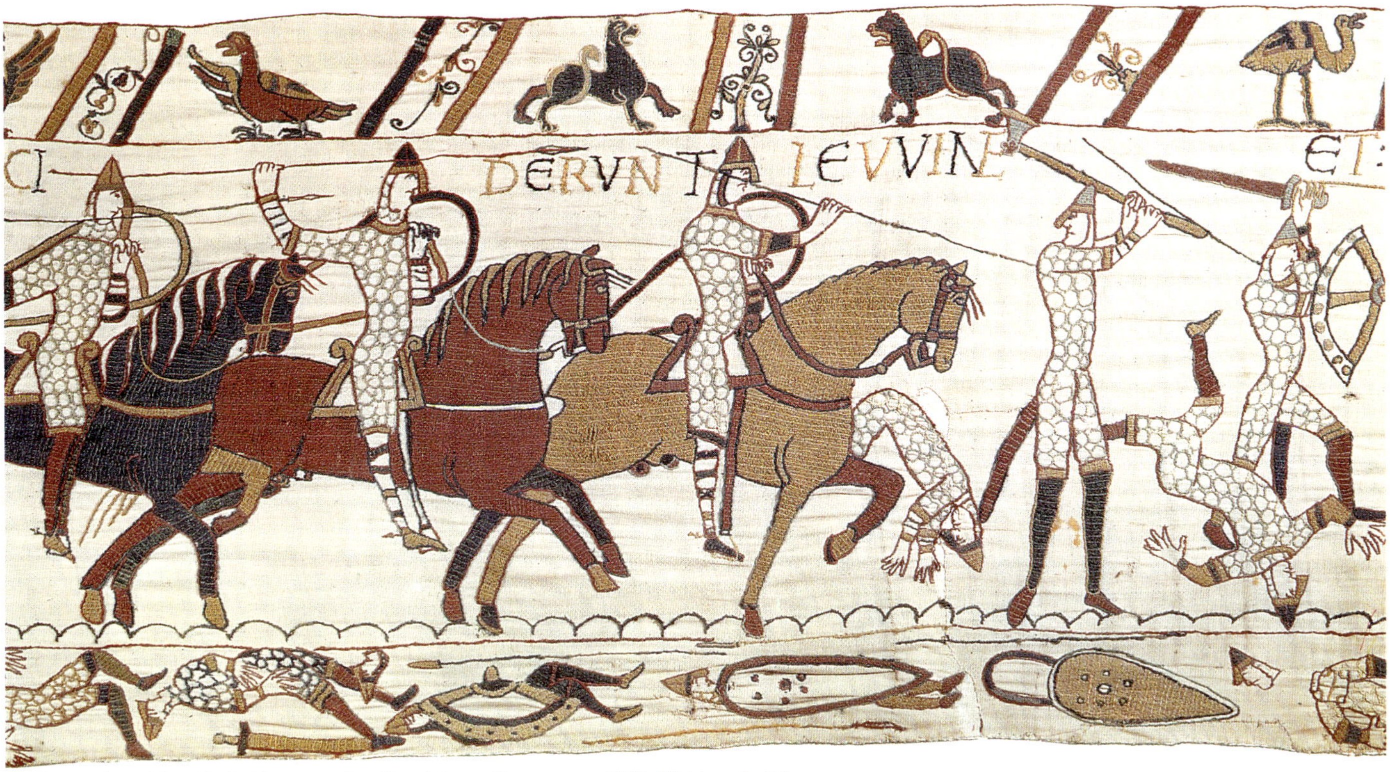

44 Der Tod von Harolds Brüdern, aus dem Teppich von Bayeux, um 1066–77 (Ausschnitt)

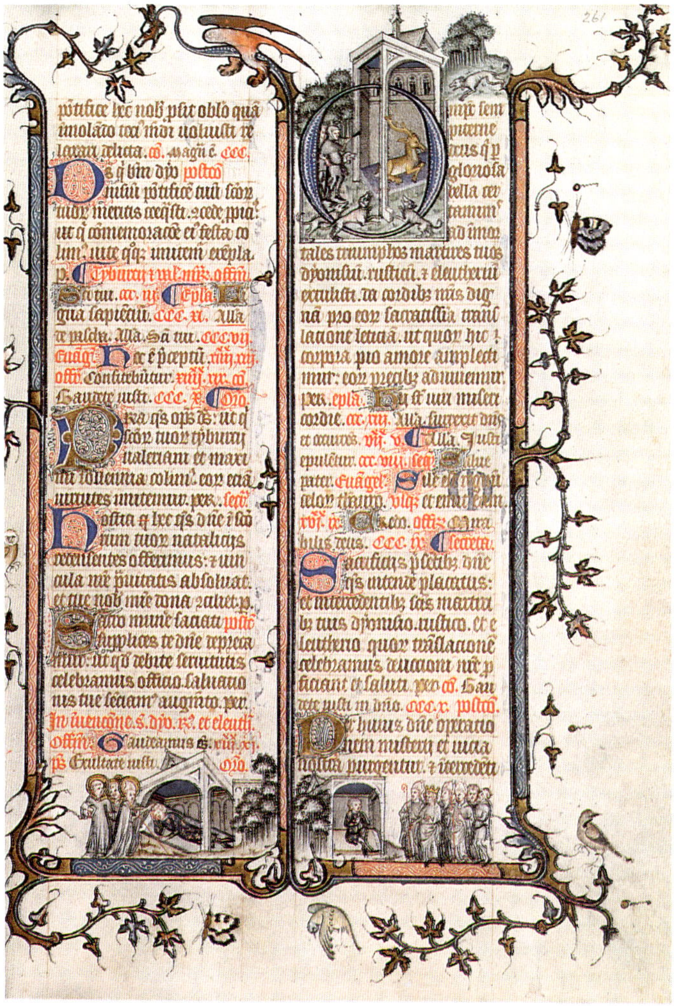

45 Liturgietext aus dem Missale von Saint-Denis, um 1350, 23 × 16 cm

Englische Stickerei

Der sogenannte *Teppich von Bayeux* ist in Wirklichkeit kein Teppich, sondern eine Wollstickerei auf Leinen. Lange Zeit nahm man an, er sei in der Normandie für Königin Mathilde, die Gemahlin Wilhelm des Eroberers, von ihren Hofdamen angefertigt worden. Dann stellte sich heraus, daß er von Wilhelms Halbbruder Bischof Odo in Auftrag gegeben und in England hergestellt wurde. Er zeigt dieselbe Art von unbeholfener Bewegungsdarstellung, wie sie uns auch in englischen Handschriften wiederbegegnet. Mit sparsamen Mitteln, aber großer Ausdruckskraft wird die aufregende Geschichte der Eroberung Englands durch die Normannen erzählt. In der Form ähnelt die Arbeit einem langgezogenen Fries. Schmale Streifen oben und unten geben einen laufenden Kommentar zur Handlung in der Mitte. In dieser Szene *(44)* werden die Brüder des englischen Königs Harold von normannischen Soldaten erschlagen. Der obere Rand enthält dekorative, fast sinnbildliche Tiere, der untere beherbergt Abbildungen gefallener Soldaten und verwaister Waffen und Rüstungen.

Französische Buchmalerei

In der Pariser Abtei Saint-Denis ist ein herrliches Missale (ein Buch mit der Kirchenliturgie für das gesamte Jahr) aus dem 14. Jh. erhalten. Es stammt von einem Schüler des in Paris ansässigen Jean Pucelle. Die Seite mit dem Liturgietext für das Fest des hl. Denis *(45)* zeigt die Initiale ›O‹ und zwei Miniaturen, die von den Beziehungen des Heiligen zur Königsfamilie berichten. Wenn auch vielleicht nicht jeder die Legenden über den Hirsch kennt, der sich, von Prinz Dagobert verfolgt, in einer Kirche versteckte, oder über die Traumerscheinung des hl. Denis, dank derer sich der Prinz und sein Vater, König Chlothar, schließlich wieder aussöhnten, so ist es dennoch reizvoll, die äußerst sorgfältig gezeichneten Szenen zu betrachten.

Malerei der Romanik

In einer französischen *Bible moralisée* (Bibeltext mit moralisierendem Kommentar) aus der Mitte des 13. Jh.s ist Gottvater als Architekt dargestellt *(46)*. Dieses Bild läßt die Rückkehr zum wirklichkeitsnahen Darstellungsstil römischer Kunst (siehe S. 20) erkennen, abzulesen am Faltenwurf und – mehr noch – an der Andeutung des darunter verborgenen Körpervolumens. Fast 600 Jahre nach diesem Bild stellte William Blake im Frontispiz zu dem Buch »Europe, a Prophecy« *(47)* ebenfalls den Schöpfer dar, der sich über einen Zirkel beugt. Doch während Blakes Gottvater eingeengt ist in Geometrie, lehnt sich der anonyme Künstler gegen die kalte Regelhaftigkeit der Gesetze auf und verherrlicht die Majestät einer starken, freien Gottheit. Ohne sich von der blau-roten Rahmung – den Grenzen menschlicher Vorstellungskraft – einschränken zu lassen, schreitet Gott durch den Raum. Seine weit ausschwingende herrscherliche Robe erinnert in der Gewandbehandlung an die Skulpturen der Kathedrale von Reims. Gott ist intensiv mit seiner Schöpfung beschäftigt und setzt seine mächtige Willenskraft ein, um die wilden Wasser, Sterne, Planeten und Erdmassen seiner Welt zu beherrschen und zu zähmen. Man ahnt bereits, daß er sie bald rotierend in den Raum schicken wird, zuerst aber ordnet er sie. Barfuß und konzentriert arbeitet er und vereint dabei Kunst und Kunstfertigkeit auf perfekte Weise.

Als der Florentiner Giotto (siehe S. 46) zu Anfang des 14. Jh.s begann, Fresken zu malen, erwies sich sein Talent als so gewaltig, daß es den Verlauf der gesamten europäischen Malerei veränderte. Dennoch war dies nicht das Ende der Buchmalerkunst. Zeitgleich mit Giotto, und auch nach ihm, führten die Buchmaler ihre reiche und komplexe Kunstform weiter und entwickelten sie zu noch größerer Perfektion, gerade weil Giottos schöpferisches Genie sie von jeglicher Beschränkung der Vorstellungskraft befreit hatte.

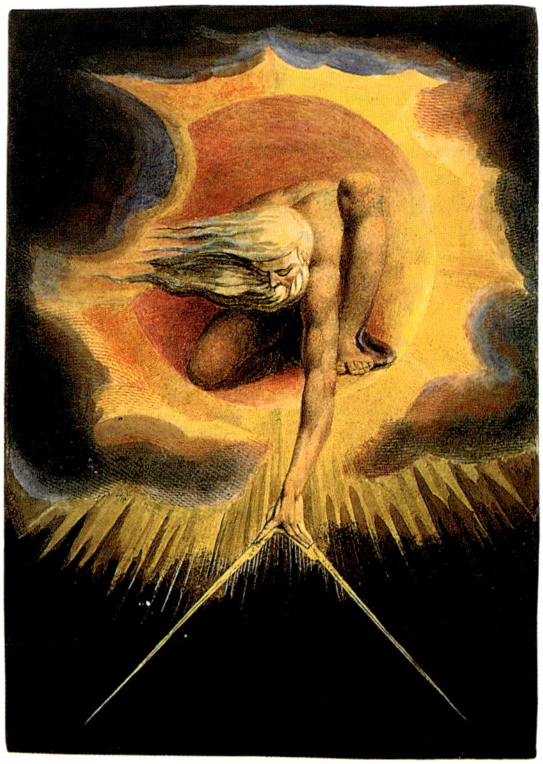

47 William Blake, The Ancient of Days, Frontispiz aus »Europe, a Prophecy« 1794

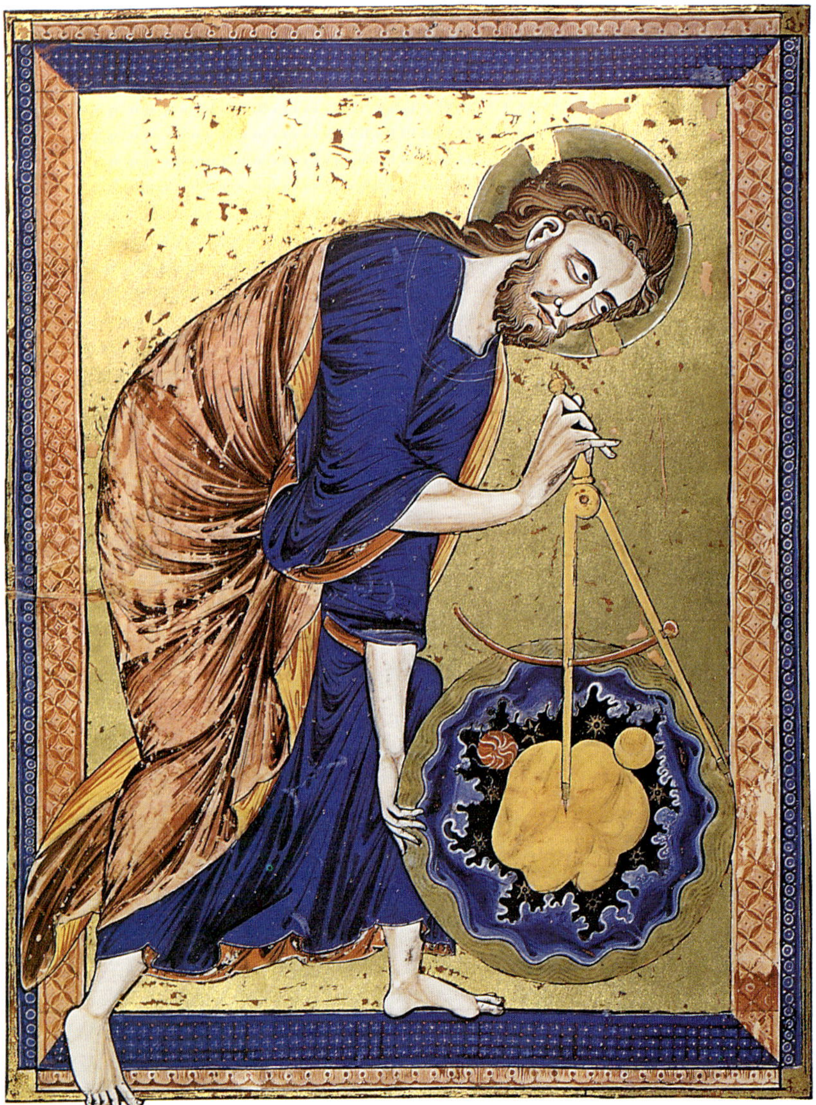

46 Gottvater als Architekt, aus einer französischen Bible moralisée, Mitte 13. Jh., 34 × 25 cm

Klassische Einflüsse

Zu den Werken, die den Naturalismus von Giotto vorwegnahmen, lassen sich die Gemälde und Mosaiken des italienischen Künstlers Pietro Cavallini rechnen, der zwischen 1273 und 1308 urkundlich erwähnt wird. Da er hauptsächlich in Rom arbeitete, hat Giotto zu Anfang seiner Karriere wahrscheinlich auch einiges von Cavallinis Kunst gesehen, die stark durch die klassische Kunst der Römer beeinflußt war. Leider ist der Großteil seines Werks nur bruchstückhaft erhalten.

Dieses Beispiel ist ein Ausschnitt aus seinem schönsten erhaltenen Fresko in der Kirche Santa Cecilia *(48)* im römischen Stadtteil Trastevere. Die beiden hier abgebildeten sitzenden Apostel sind Teil einer größeren Gruppe, die die Gestalt Christi beim Jüngsten Gericht umgeben. In dem jungen Apostel rechts sieht man eine Sanftheit und einen tiefen Ernst, die ihn gleichermaßen menschlich wie übernatürlich erscheinen lassen. Zwar bleibt er unwiderruflich ein Heiliger, doch wirkt er weniger unnahbar.

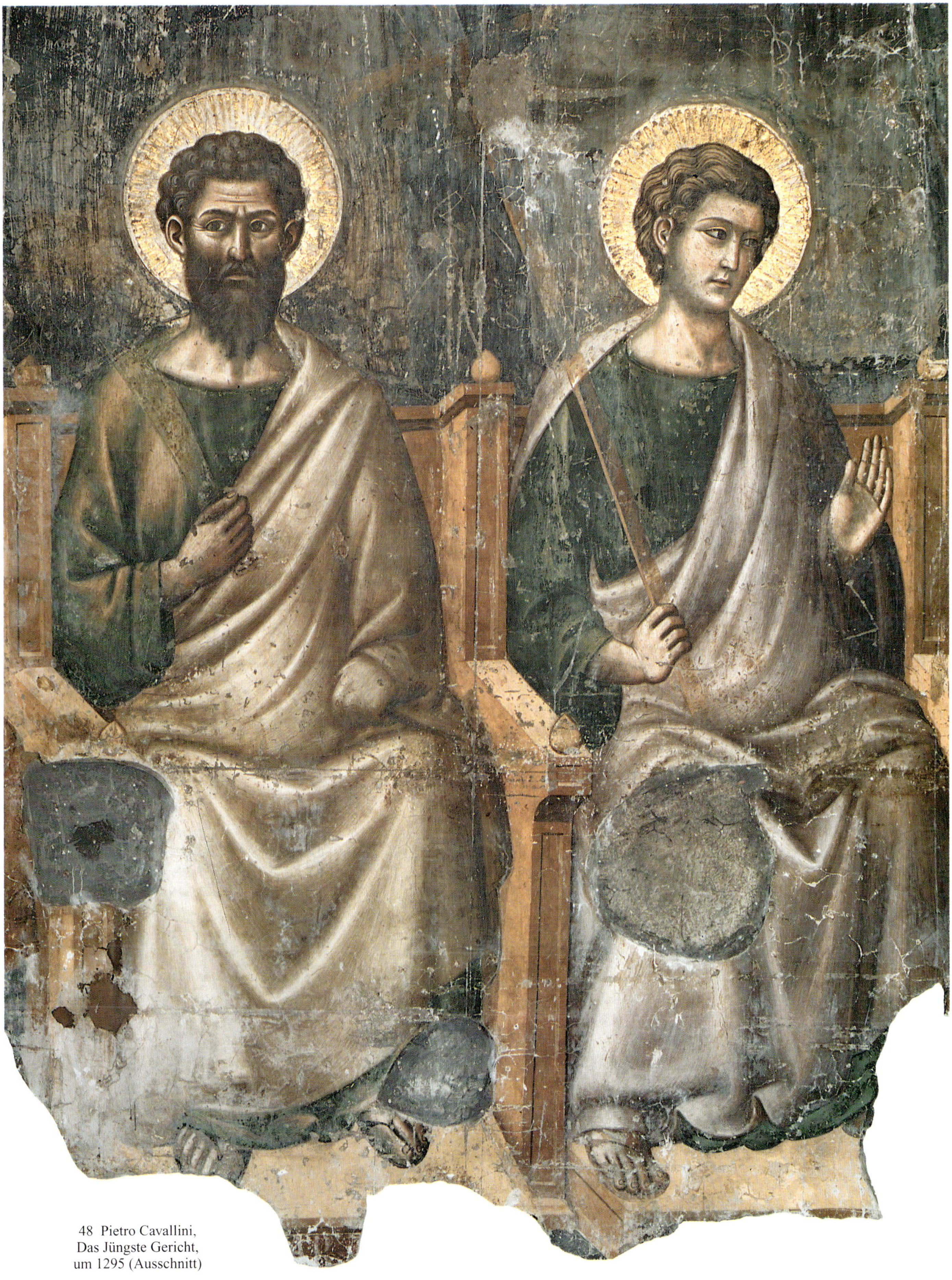

48 Pietro Cavallini,
Das Jüngste Gericht,
um 1295 (Ausschnitt)

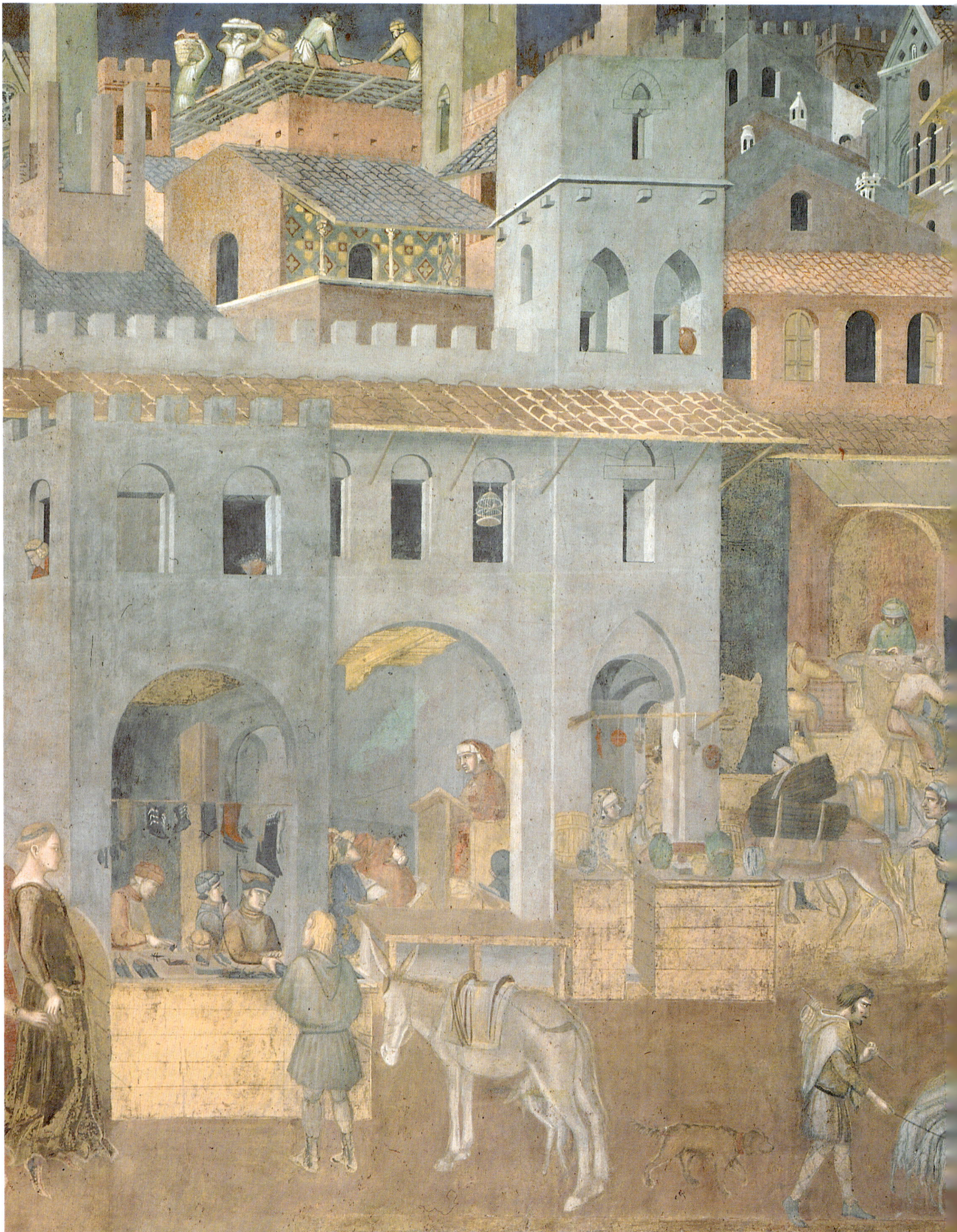

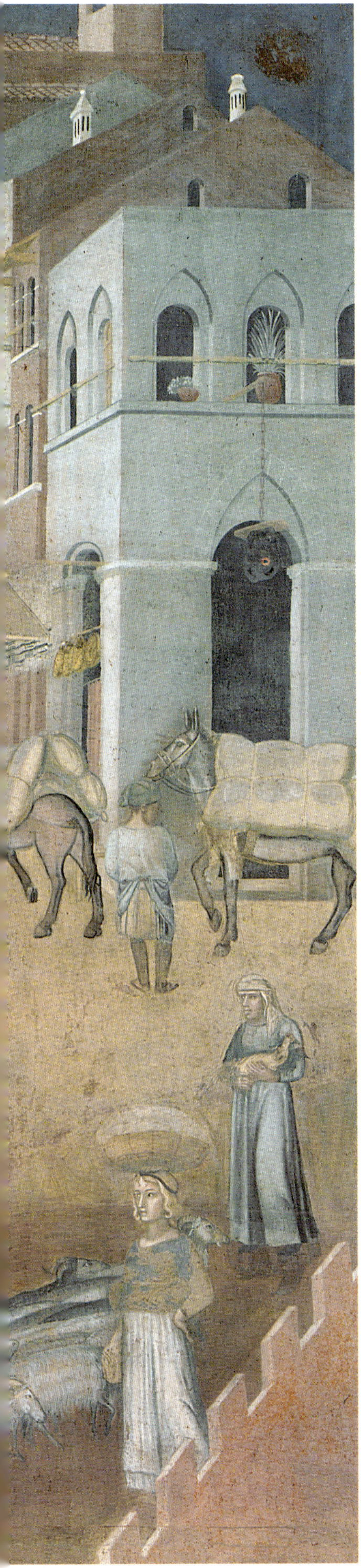

Malerei der Gotik

Die ersten Zeichen einer Veränderung zeigte die sakrale Architektur des 12. Jh.s, als Europa die Erinnerung an das ›finstere‹ Mittelalter hinter sich ließ und nun in eine strahlende, neue Ära, geprägt von Wohlstand und Optimismus eintrat. Auch die Geschichte der Christenheit verzeichnet den Beginn einer neuen, siegreichen Phase. Es war die Zeit des Rittertums und der prächtigen Kathedralbauten in Chartres, Reims und Amiens im Norden Frankreichs. Auf dem Gebiet der Malerei wurde der Übergang zu einem neuen Stil erst hundert Jahre nach dem Bau der ersten Kathedralen erkennbar. Gegenüber der byzantinischen oder romanischen Bildsprache zeichnet sich die Kunst des gotischen Zeitalters vor allem durch zunehmenden Naturalismus aus. Diese Tendenz, die zunächst in den Werken der Italiener des ausgehenden 13. Jh.s zu beobachten war, breitete sich bis zum Ende des 15. Jh.s stilbestimmend über ganz Europa aus.

Ambrogio Lorenzetti, Allegorie des guten Regiments und die Folgen seiner Herrschaft in Stadt und Land, 1337–39 (Ausschnitt)

Malerei der Gotik im Überblick

Von den Anfängen dieser Kunstform in Italien und ihrer anschließenden Ausbreitung im übrigen Europa spannt sich die Epoche gotischer Malerei über mehr als zwei Jahrhunderte. Der Wechsel von einer Stilrichtung zur nächsten kann sich in einem weitläufigen Einflußbereich nur allmählich vollziehen. Infolgedessen überschneidet sich das Ende der gotischen Epoche mit dem Anfang der Renaissance südlich und nördlich der Alpen (siehe S. 80 f., 150 f.).

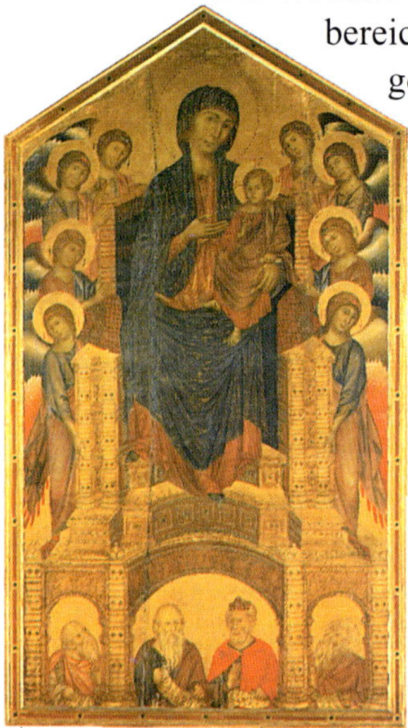

Cimabue, Maestà, 1280–85
Wenn auch der byzantinische Einfluß unverkennbar ist, offenbart dieses Gemälde Cimabues in der stärker dreidimensional geprägten Raumauffassung und der auffälligen Menschhaftigkeit seiner Madonna eine Abkehr von der byzantinischen Tradition, was sich auch in dem deutlich weicheren Faltenwurf zeigt (S. 42).

Giotto, Beweinung Christi, um 1304–13
Giottos Werk ist so voller Innovationen, daß es in einigen Aspekten sogar der Renaissance zuzurechnen ist. Dieses Fresko aus der Arenakapelle in Padua dient als Beispiel der für ihn typischen psychologischen Intensität, räumlichen Klarheit und Beständigkeit der Formen (S. 47).

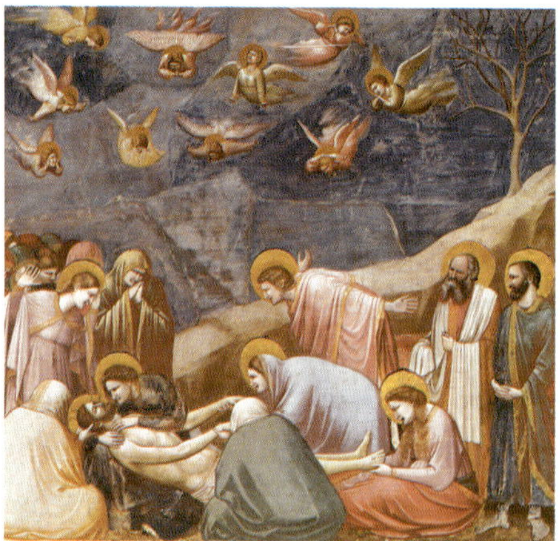

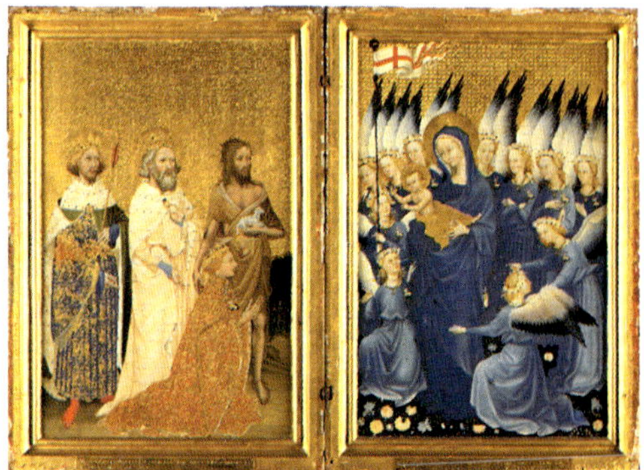

Wilton-Diptychon, um 1395
Über den Ursprung dieses Werks weiß man nur wenig, aber es ist ein gutes Beispiel für den ›Internationalen‹, ›Weichen Stil‹ der Gotik, der Ende des 14. Jh.s in ganz Europa anzutreffen ist. Das herrliche Blau und die dichtgedrängte Komposition der rechten, ›himmlischen‹ Tafel stehen im Gegensatz zur Einfachheit der linken Tafel mit dem Stifterbild (S. 54).

1290 | **1310** | **1330** | **1350** | **1370** | **1390**

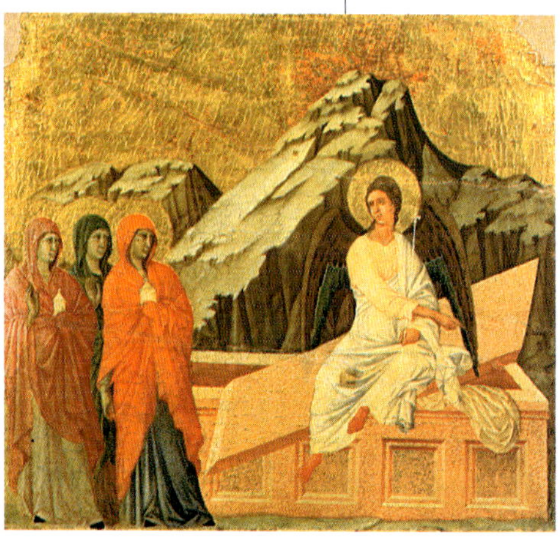

Duccio, Die Frauen am Grabe, 1308–11
Duccios berühmtestes Werk ist seine großartige Maestà (S. 42 f.). Leider ist der Altar nicht im Zusammenhang und auch nicht vollständig erhalten, beeindruckend ist er gleichwohl, besonders das überlebensgroße Bild der Jungfrau. Die Rückseite der Tafel zeigte Szenen aus dem Leben Christi (S. 45).

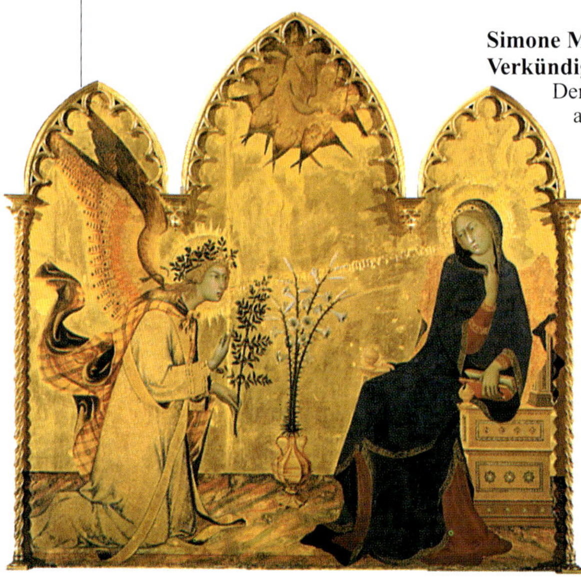

Simone Martini, Verkündigung, 1333
Der Künstler Simone Martini aus Siena malte verschiedene Versionen der Verkündigung. In diesem Beispiel auf Goldgrund unterstreichen die fließenden Linien der Gewandbehandlung die Körperhaftigkeit der Figuren – ein typisches Stilelement gotischer Malerei (S. 50). Der Engel der Verkündigung eines ursprünglich zweiflügeligen Andachtsbildes ist ein weiterer Beweis für Martinis künstlerische Vollendung in der Darstellung des Faltenwurfs (S. 51).

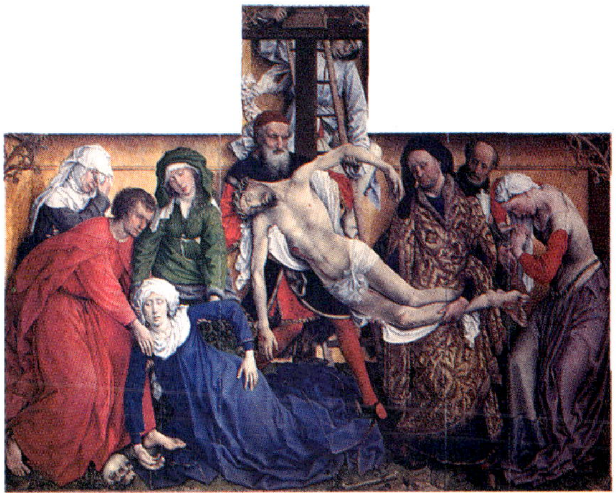

Rogier van der Weyden, Kreuzabnahme Christi, um 1435
Die Meisterhand des flämischen Künstlers macht aus diesem Ereignis einen Augenblick eindringlichster emotionaler Tragik. Sämtliche Personen dieser Szene sind vom Gram überwältigt, aber jede drückt ihn auf andere Weise aus (S. 67).

Robert Campin, Bildnis einer Frau, um 1420–30
Im nördlichen Europa treten immer mehr wohlhabende Bürger als Auftraggeber von lebensnahen Porträts in Erscheinung (S. 61).

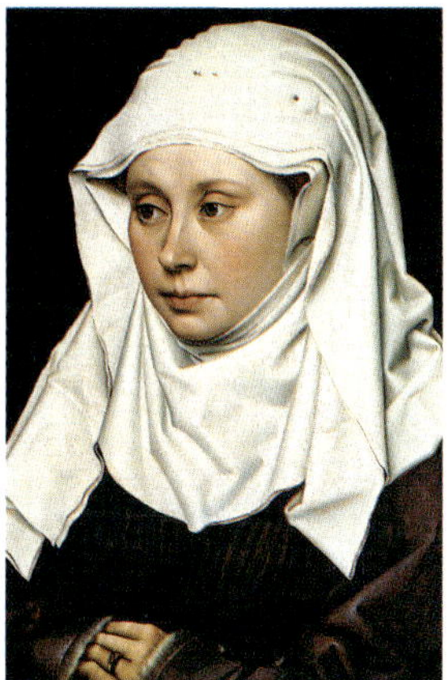

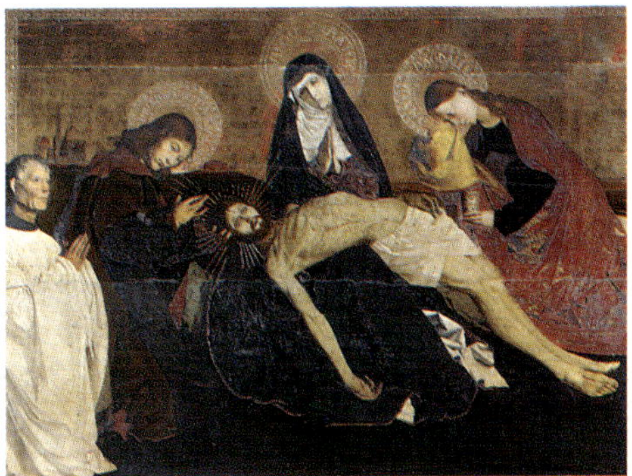

Enguerrand Quarton, Pietà, um 1455
Die als Pietà bezeichnete Darstellung der Jungfrau Maria, die den leblosen Körper ihres Sohnes betrachtet oder in den Armen hält, ist ein in der gotischen Kunst verbreitetes Motiv (S. 66).

Hieronymus Bosch, Die Versuchung des hl. Antonius, um 1505
Bosch zeichnet sich vor allen anderen Malern durch die bizarren und phantastischen Darstellungen in vielen seiner Bilder aus (S. 72).

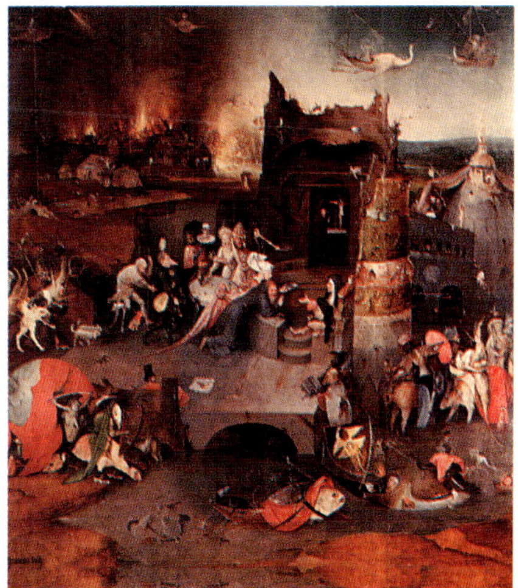

1410 1430 1450 1470 1490 1510

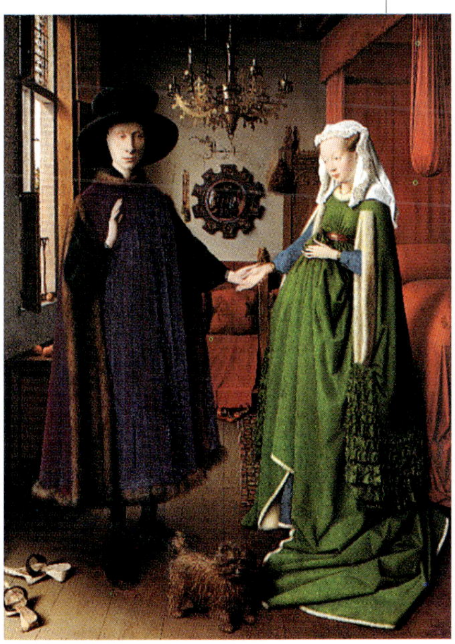

Jan van Eyck, Die Arnolfini-Hochzeit, 1434
Van Eyck war einer der ersten Maler, die das neue Medium der Ölfarbe erprobten. In diesem Doppelporträt, einem seiner bekanntesten Bilder, gelingt ihm damit eine sehr wirklichkeitsnahe Wiedergabe von Licht und Schatten. Diese ›natürliche‹ Lichtführung, die den Raumeindruck verstärkt, war zu jener Zeit etwas Sensationelles. Interieurs mit häuslichem Ambiente wurden ein bevorzugtes Motiv niederländischer Maler (S. 65).

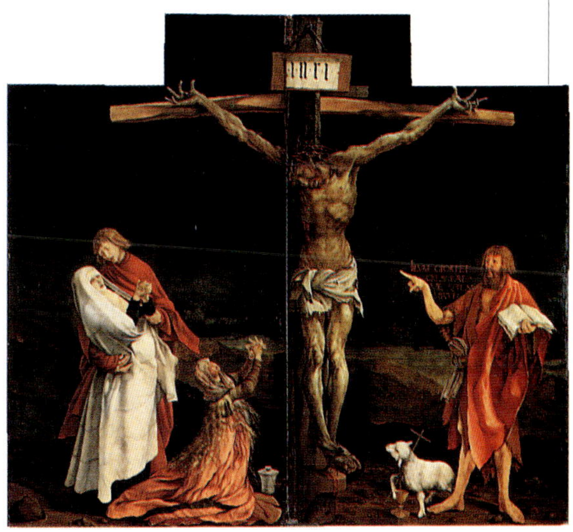

Matthias Grünewald, Kreuzigung Christi, um 1510–15
Der Ausdruck qualvollen Leidens hatte in einigen Richtungen spätgotischer Kunst große Bedeutung gewonnen. Grünewalds Kreuzigungsszene ist von schmerzerfüllter Intensität (S. 76).

Frühgotische Kunst

In der frühen Gotik hatte die Kunst überwiegend sakrale Funktion. Viele Bilder waren Lernhilfen, mit denen der analphabetischen Bevölkerung die Inhalte der christlichen Botschaft greifbar vor Augen geführt werden sollten. Andere Bilder dienten wie Ikonen zur Vertiefung der Kontemplation und des Gebets (siehe S. 27). Die Meister der frühen Gotik schufen Bilder von großer spiritueller Reinheit und Eindringlichkeit und bewahrten so die Erinnerung an die byzantinische Tradition. Neu waren die ungewöhnlich ansprechenden Figuren, die Perspektive und allgemein die elegante Linienführung.

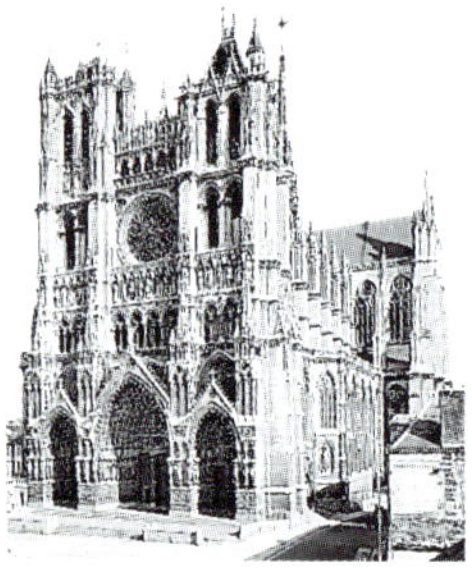

Die Kathedrale von Amiens
Mit ihren Spitzbögen und ihrer reichen Steinmetzarbeit ist sie typisch für die hochgotische Architektur im Frankreich des 13. Jh.s. Baubeginn war im Jahr 1220.

Das Mittelalter
Gotische Kunst umfaßt die letzten drei Jahrhunderte des Mittelalters, das vom Fall des römischen Imperiums im Jahr 410 bis zum Beginn der Renaissance im 15. Jh. dauerte.

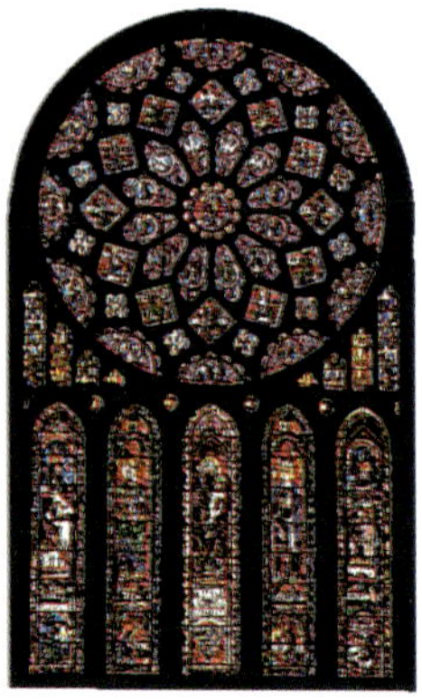

Glasmalerei
Beliebtes gotisches Bauelement waren Rosettenfenster, von der die Kathedrale in Chartres allein drei besitzt. In den Fenstern unterhalb der um 1230 fertiggestellten Nordrose (oben) sehen wir die Gestalt der hl. Anna mit der kleinen Maria im Arm und vier alttestamentarische Figuren, darunter David und Salomon.

Der Begriff ›Gotik‹ bezeichnet eher einen Zeitraum als eine Stilrichtung. Zwar gibt es durchaus wiedererkennbare stilistische Merkmale, doch die zahlreichen Formen und Ausprägungen der gotischen Kunst sind leichter zu begreifen, wenn wir uns bewußt machen, daß diese Zeitspanne ungefähr 300 Jahre umfaßte und der Einfluß der Gotik sich über ganz Europa ausbreitete. Als erste benutzten die Italiener den Begriff ›Gotik‹, als sie damit abwertend in der Spätrenaissance entstandene Kunst (siehe S. 139) bezeichneten, die äußerlich mittelalterlich wirkte. Das Wort nahm Bezug auf die ›barbarische Vergangenheit‹, insbesondere auf die Goten, deren Heere in Italien eingefallen waren und im Jahr 410 Rom geplündert hatten. So sei auf das Goldene Zeitalter der Antike das finstere Barbarentum gefolgt. Im Laufe der Zeit verlor das Wort ›Gotik‹ seine abwertende Tendenz und wurde zum Sammelbegriff für den Kunst- und Architekturstil zwischen der Romanik (siehe S. 34) und der Renaissance.

Der Einfluß gotischer Architektur

Was gotische von romanischen Kirchen architektonisch unterscheidet, ist die neue Deckenbauweise des Kreuzrippengewölbes. Dessen stabilisierende Struktur in Verbindung mit außerhalb des Gebäudes stehenden Strebepfeilern zum Abfangen der Schubkräfte entlastete Säulen und Wände. So konnten die Wände deutlich dünner hochgezogen und große Flächen mit Glas ausgefüllt werden, was mehr Lichteinfall ins Kircheninnere ermöglichte.

Dagegen ist der Spitzbogen keine Erfindung gotischer Architekten, denn es gab diese Bogenform schon zuvor. Sie setzte sich jetzt nur stärker durch, da sie in der Form variabler war als der an den Halbkreis gebundene Rundbogen.

Die ersten Kirchen im gotischen Stil entstanden in Frankreich; zu den berühmtesten zählen Notre-Dame und Saint-Denis in Paris sowie die Kathedrale von Chartres. Etwas schlichter bildete sich der Stil in England (zum Beispiel in Salisbury) aus, und auch in Deutschland, Italien, Spanien und den Niederlanden wuchsen gotische Kathedralen empor. Gemeinsam ist all diesen Kirchen die eindrucksvolle und revolutionäre Durchfensterung. Nun ergoß sich eine Fülle farbigen Lichts in das Innere des Raumes, eine neuartige, unirdische Atmosphäre schaffend, die dem Haus Gottes in der Auffassung der Kleriker wie der Gläubigen auch zukam. Die aus bunten Einzelteilen mittels Bleiruten mosaikartig zusammengesetzten Scheiben wurden in filigranes steinernes Maßwerk eingepaßt. Ihren Höhepunkt erreichte die Kunst der Glasfenster-Herstellung in der Kirche Sainte-Chapelle in Paris *(50)*, in deren Oberkirche die Fenster drei Viertel der Wandfläche einnehmen und mit der Sonne den Raum in buntes Licht tauchen.

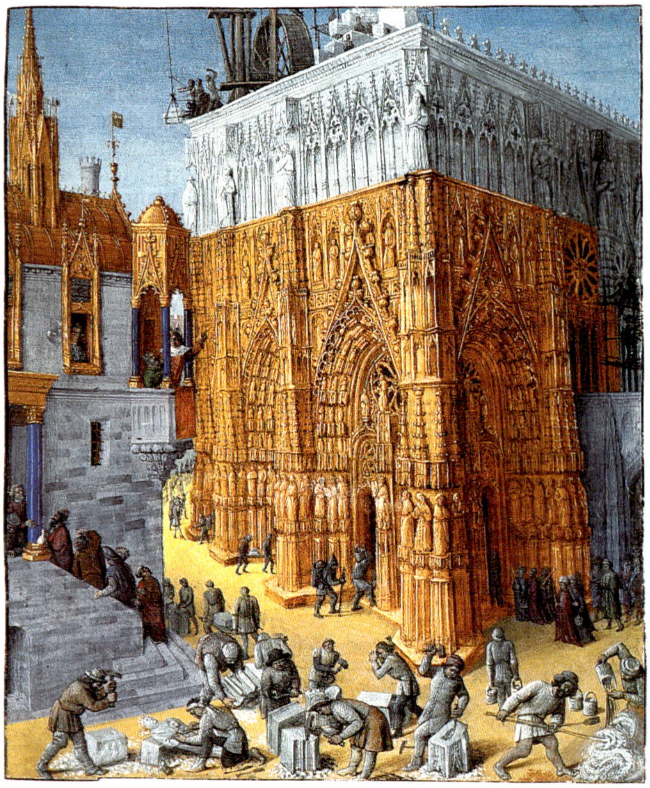

49 Jean Fouquet, Errichtung eines Gotteshauses, aus einer handschriftlichen Kopie (des 15. Jh.s) der Schriften des jüdischen Historikers Josephus aus dem 1. Jh. n. Chr.

Die Entstehung der gotischen Malerei

Der Einfluß der Gotik breitete sich in der Malerei zögernder aus als in Architektur und Bildhauerei. Im 13. Jh. war die Malerei noch durch die byzantinische Kunst beeinflußt, die in Italien unter dem Namen ›maniera greca‹ bekannt war. Erste gotische Stilelemente erscheinen gegen Ende des 13. Jh.s in den brillanten Tafelbildern der Florentiner und sienesischen Schule. Die frühgotische Malerei ist sehr viel wirklichkeitsnäher als die romanische oder die byzantinische Kunst. Offenbar übten die perspektivischen Effekte mit der Illusion von Räumlichkeit (die seit der römischen Wandmalerei in Vergessenheit geraten waren und nun wiederentdeckt wurden) eine starke

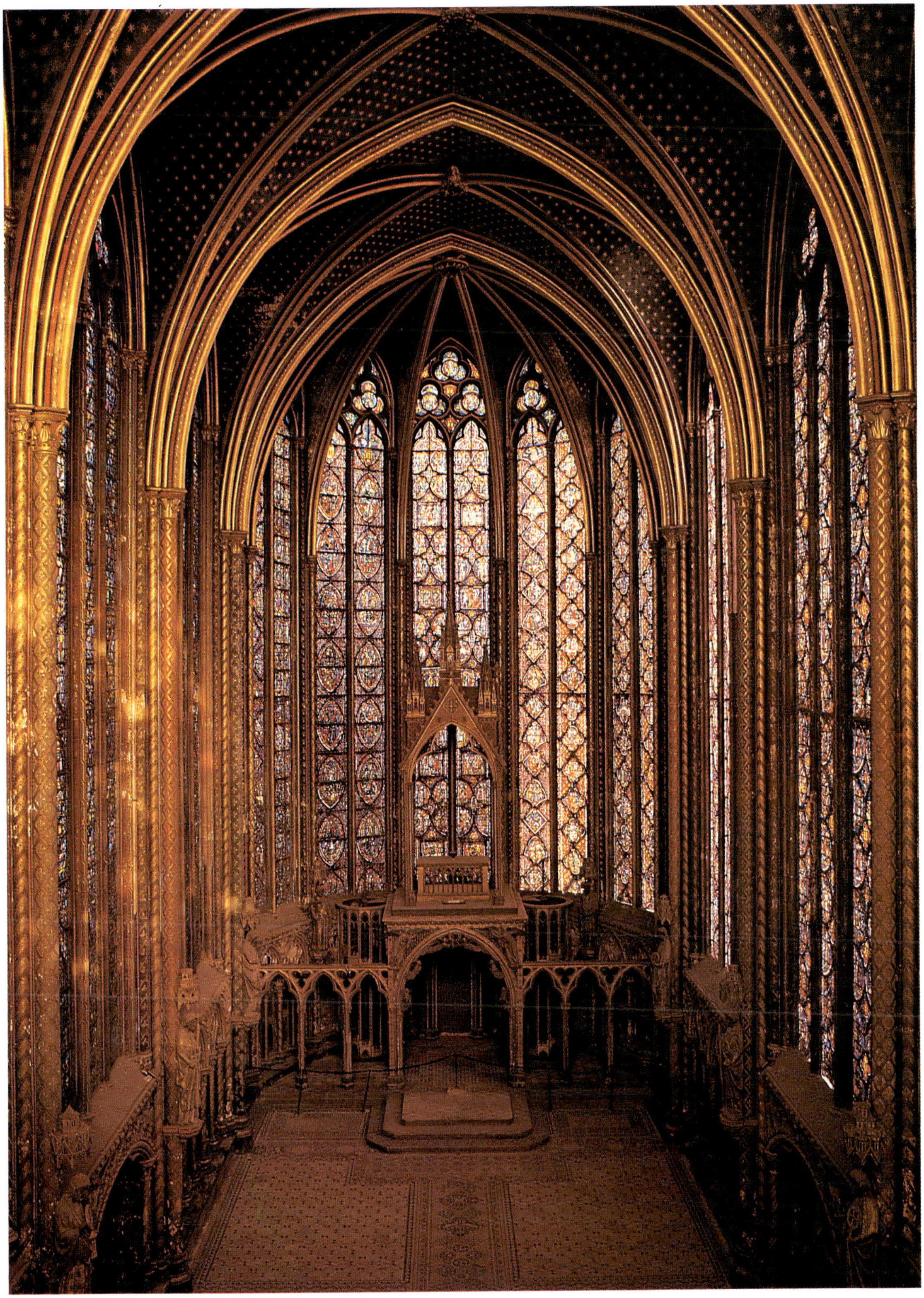

50 Inneres der Sainte-Chapelle, Oberkirche, Paris, 1243–48

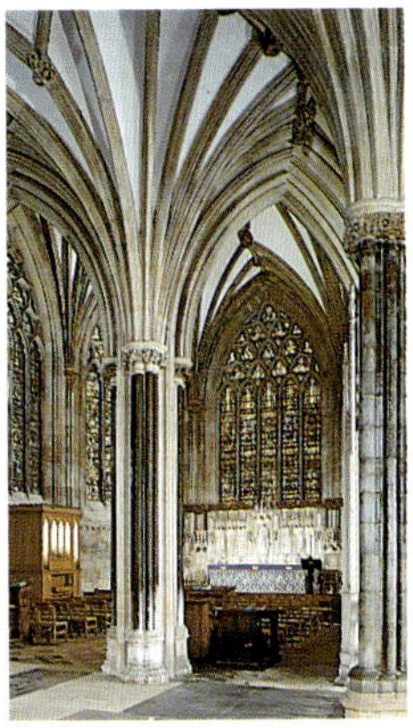

Kreuzrippengewölbe
Die Kreuzrippen des Gewölbes und die zierlichen, spitzen Bögen der Lady Chapel (1326 vollendet) in der Kathedrale von Wells sind typisch für den Baustil der Gotik. Ebenso charakteristisch ist die Fülle des durch große Fenster einströmenden Lichts.

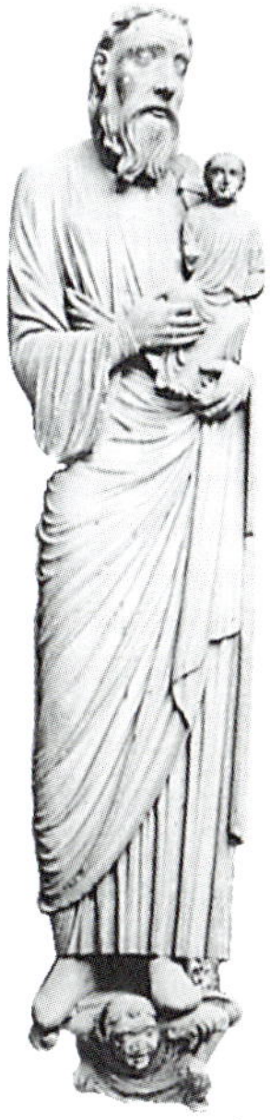

Bildhauerei
Diese Darstellung des Simeon, der Christus in seinen Armen hält, stammt von der Außenwand des nördlichen Querschiffs der Kathedrale von Chartres. Sie zeigt den Übergang vom strengen Stil der Romanik zu individuelleren und eleganteren Figuren, gekennzeichnet durch die natürliche Gewandbehandlung. Diese Besonderheit schlug sich auch in der gotischen Malerei nieder.

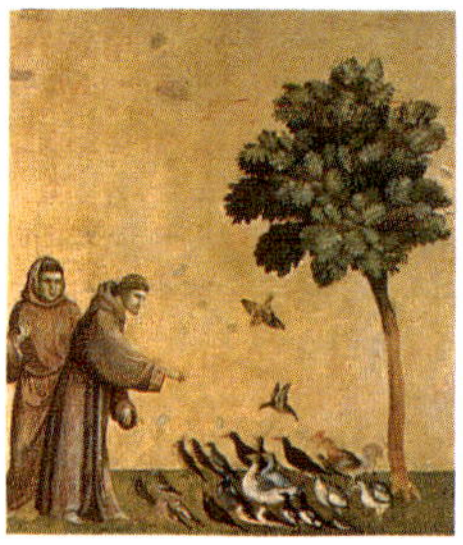

Franz von Assisi

Franz von Assisi, getauft auf den Namen Giovanni di Bernadone, lebte von 1182 bis 1226. Er gründete im Jahr 1210 den Franziskanerorden, den ersten Bettelorden. Anstatt in auf dem Land gelegenen Abteien zu bleiben, brachten die Franziskaner die Botschaft Christi zu den Städtebewohnern. Diese Form monastischer Lebensweise rief zunächst heftige Kontroversen hervor. Franz von Assisis Liebe zur Natur ist in zahlreichen Kunstwerken dargestellt (siehe oben). Die Basilika von Assisi wurde zu Ehren des Heiligen kurz nach dessen Tod errichtet. Viele bedeutende italienische Künstler, darunter auch Cimabue, arbeiteten an der Innendekoration.

Cimabue Werkauswahl

Kruzifix (Arezzo, San Domenico)

Thronende Maria mit dem Kind (Bologna, Santa Maria dei Servi)

Der hl. Lukas (Assisi, Basilika San Francesco, Oberkirche)

Der hl. Johannes (Pisa, Dom)

Maestà (Paris, Louvre)

Gualino-Madonna (Turin, Galleria Sabauda)

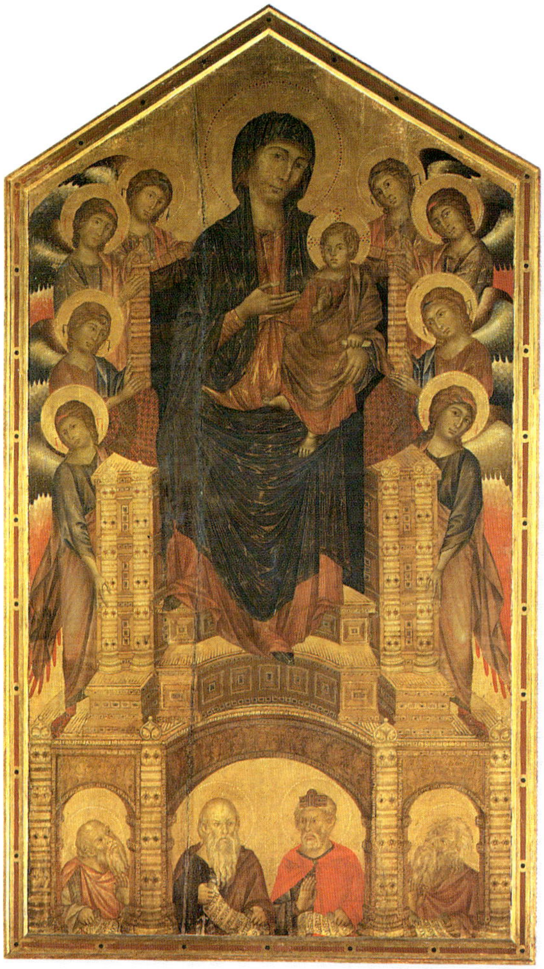

51 Cimabue, Maestà, 1280–85, 386 × 225 cm

Faszination aus. In vielen Bildern sind die Figuren von geschmeidiger Eleganz gekennzeichnet, und ihre Ausführung verrät Feingefühl. Deutlich erkennbar ist eine gesteigerte Erzählfreude, wesentliches Merkmal ist der Ausdruck von Spiritualität.

Abkehr von der byzantinischen Kunst

Der bedeutendste im Florenz des ausgehenden 13. Jh.s wirkende Künstler war Cimabue (Cenni di Pepo, tätig 1272–um 1302); älteren Überlieferungen zufolge war er Giottos Lehrmeister. Ihm sind derart viele Werke zugeschrieben worden, daß sein Name mittlerweile eher für eine Gruppe stilistisch sehr eng verwandter Künstler steht.

Im Grunde ist Cimabue der byzantinischen Tradition immer verhaftet geblieben, doch in seinem Bemühen, der flächigen Ikonenmalerei Tiefe zu verleihen, unternahm er erste Schritte auf der Suche nach dem Realismus, der in der Malerei des Westens eine so fundamentale Bedeutung erlangen sollte.

1272 unternahm Cimabue eine Reise nach Rom, dem damaligen Zentrum der Wandmalerei und Mosaikkunst. Die Wandmaler und Mosaizisten jener Zeit strebten vor allem nach größerem Naturalismus in ihren Werken, ein Anliegen, das Cimabue wohl mit

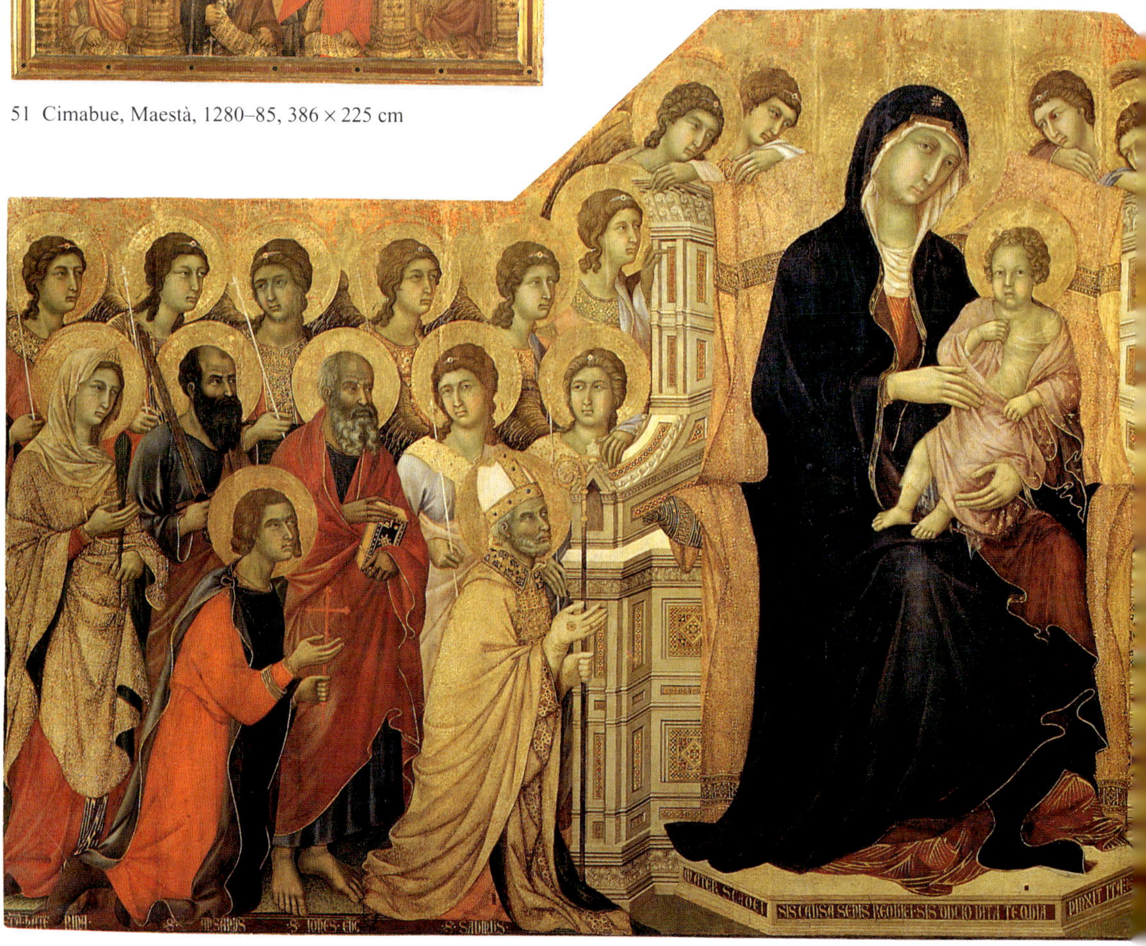

52 Duccio, Maestà, Haupttafel, Vorderseite 1308–11, 213 × 396 cm

ihnen teilte. Das bekannteste Werk Cimabues ist seine *Maestà (51)*, die ursprünglich ihren Platz auf dem Altar der Kirche Santa Trinità in Florenz hatte. ›Maestà‹ bedeutet ›Majestät‹, und man bezeichnete damit Bilder der Madonna und des Kindes, in denen Maria von Engeln umgeben auf einem Thron sitzt. Cimabues *Maestà* strahlt Würde und tiefe Bewegtheit aus, in ihrem emotionalen Gehalt läßt sie die stilisierten Figuren byzantinischer Ikonen hinter sich. Neuartig sind der Faltenwurf der schmiegsamen Stoffe und der ›offene‹ Raum, erzeugt durch die architektonische Gliederung des Throns, auf dem die Madonna mit dem Kind sitzt.

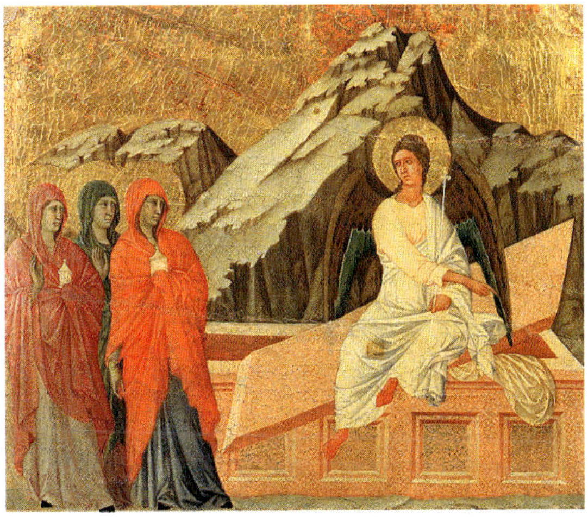

53 Duccio, Die Frauen am Grabe (aus der Maestà), 1308–11, 102 × 53 cm

Rekonstruktion der Maestà

Duccios Meisterwerk wurde 1771 demontiert; die einzelnen Tafeln sind nun in verschiedenen Städten zu sehen, darunter Washington, New York, London und Siena. Kunsthistoriker haben die Gesamtansicht durch Vergleiche der Holzmaserung und der Wurmlöcher zu rekonstruieren versucht. Da aber einige Teile bis heute verschollen blieben, können wir uns kein genaues Bild des Werkes machen.

Duccio und die Schule von Siena

Im Vergleich mit den Werken des großen sienesischen Malers Duccio (Duccio di Buoninsegna, tätig 1278–1318) offenbaren Cimabues Arbeiten trotz aller Neuerungen das erwähnte Moment der Traditionsverbundenheit.

Im 13. und 14. Jh. wetteiferte die Stadt Siena mit Florenz in der prunkvollen Entfaltung der Künste. Während Giotto (siehe S. 46) die florentinische Kunst revolutionierte, zeichneten Duccio und seine Schüler verantwortlich für ihre eigene kleinere, aber sehr folgenreiche Revolution etwas weiter im Süden. Duccios Malerei ist von gewaltiger Kraft. Sein bedeutendstes Werk ist seine *Maestà*, die 1308 für die Kathedrale von Siena in Auftrag gegeben und dort 1311 mit großem Zeremoniell aufgestellt wurde. Ein Chronist erinnert sich an die Feierlichkeiten: »Die Sienesen brachten [die *Maestà*] am 9. Juni mit Gebeten und Prozessionen zur Kathedrale [. . .] und stimmten ein Freudengeläut an; an diesem Tag blieben wegen der Andachten alle Werkstätten und Läden geschlossen.« Um so erstaunlicher mutet die Geringschätzung dieses großartigen Werkes in späteren Zeiten an: es wurde zerteilt und – zumindest teilweise – veräußert.

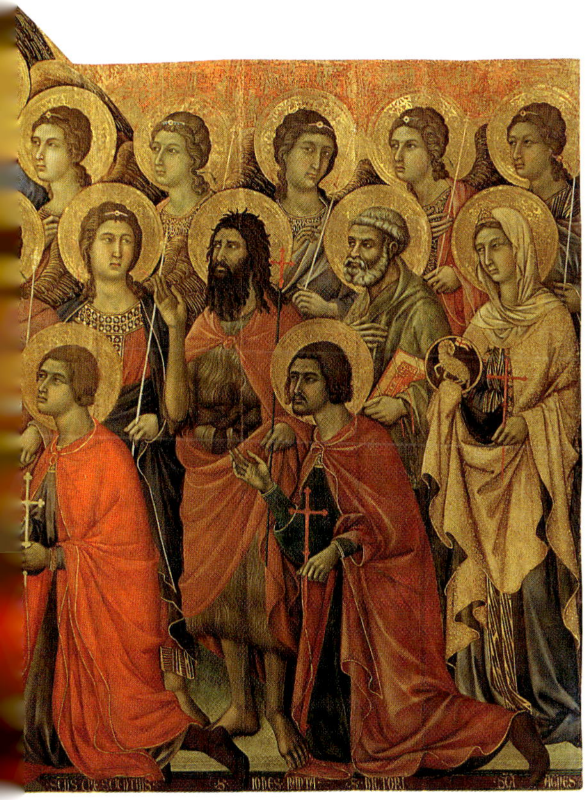

Duccios *Maestà* war von beiden Seiten bemalt, die Vorderseite dreigeteilt: Die Haupttafel *(52)* stellt die thronende, von Engeln und Heiligen umringte Muttergottes mit Kind dar; den unteren Rand der Haupttafel zierte eine Predella, ein Bildstreifen mit Szenen aus der Kindheit Christi; ihr entsprach ein Bilderfries am oberen Tafelrand, der Szenen aus den letzten Lebensjahren der Jungfrau Maria zeigte. Beide Bildstreifen sind heute nicht mehr im Zusammenhang erhalten. Die Rückseite ist Szenen aus dem Leben Christi gewidmet; 40 davon blieben erhalten, allein 26 auf der Rückseite der Haupttafel.

Zu den in Siena bewahrten Szenen der Rückseite gehört auch das Motiv *Frauen am Grabe (53)*. Die Passionsgeschichte berichtet, wie die drei Frauen das leere Grab Christi entdecken und der Erzengel Gabriel ihnen erklärt, Jesus sei auferstanden. Die Darstellung ist beherrscht, die Gestik des Engels gemessen, so daß den Betrachter nichts von der Eindringlichkeit der Botschaft Christi ablenken kann.

Anders als vielleicht Giotto geht es Duccio nicht um die Empfindungen der Frauen, im Mittelpunkt seines Bildes steht das Wunder der Begegnung mit der Sphäre des Göttlichen, das den entscheidenden Aspekt der Passion Christi – die Auferstehung – überhöht. Die Figuren streben zueinander, doch der Raum zwischen ihnen ist noch nicht zu überbrücken. Es ist ein Moment vollkommenster Verinnerlichung, und niemand unter uns, nicht einmal der Künstler selbst, vermag ihn zu teilen.

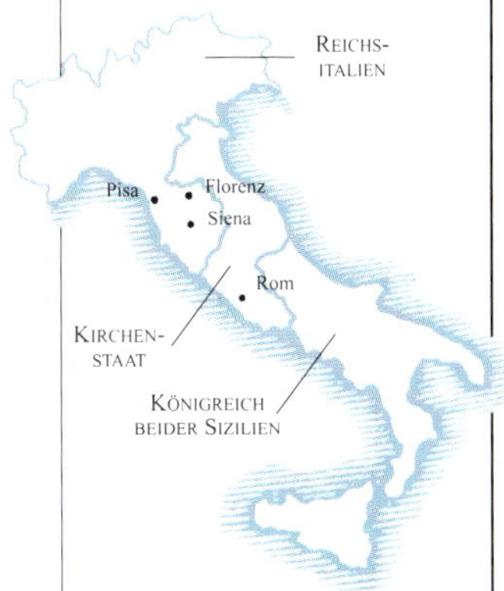

Italien

Die unabhängigen Staaten der italienischen Halbinsel förderten die Künste in dem Bestreben, sich gegenseitig zu überflügeln. Die politische Situation Italiens war instabil; diese Karte stammt von 1450. In früheren Zeiten hatte der Kirchenstaat im Norden eine größere Ausdehnung, während der Süden zum Königreich Neapel gehörte, das 1443 von Sizilien übernommen wurde. Der Kirchenstaat und der Norden Italiens waren Teil des Heiligen Römischen Reiches.

Zeitgenössische Künste

1264
beginnt der italienische Philosoph und Theologe Thomas von Aquin mit der Niederschrift seiner »Summa Theologica«.

1290
arbeitet Pietro Cavallini (siehe S. 34) an einem Zyklus von Mosaiken in Santa Maria in Trastevere, Rom, sowie an einigen Fresken in Santa Cecilia in Trastevere, Rom.

1296
erfolgt die Grundsteinlegung des Doms zu Florenz.

1307
beginnt Dante (siehe S. 47) die Arbeit an seinem epischen Gedicht »La Divina Commedia (dt. Die Göttliche Komödie«.

Duccio scheint beim Malen eine gewisse Distanz zu wahren, wohingegen Giotto (siehe S. 46) sich völlig mit seinen Geschichten identifiziert, sie dramaturgisch ausbaut und auf den Betrachter ausrichtet. Zwar erkennt man in der zeremoniellen Förmlichkeit der *Maestà* noch die Abhängigkeit von der byzantinischen Tradition, doch verraten die graziös geschwungenen Figuren Einflüsse aus dem nördlichen Europa, die Duccio aus zweiter Hand empfing durch die Skulpturen von Niccolò und Giovanni Pisano.

Mit Duccio, dessen Einfluß stärker war als der Cimabues, setzt ein wirklicher Stilwechsel ein. Seine Figuren sind plastisch, ihre Gewänder fallen lässig in fließenden Linien, die gleichzeitig die darunterliegenden Formen beschreiben. Ungeachtet ihres reduzierten Formats strahlen die rückseitigen Szenen ein episches Verständnis und eine selbstbewußte Schlichtheit aus, die in der Malerei Italiens neu sind. Die *Maestà* ist das eins der wenigen Werk, dessen Zuschreibung an Duccio als gesichert gelten kann, wobei es jedoch nicht vollständig von seiner Hand stammt. Urkundlich belegt ist der Vertrag, der am 9. Oktober 1308 abgeschlossen wurde.

Jesus beruft die Apostel Petrus und Andreas

Eine andere kleine Tafel, von der Rückseite der Predella, zeigt die *Berufung der Apostel Petrus und Andreas (54)*. Duccio unterteilt die Welt in drei Bereiche: den weiten, goldenen Himmel, ein goldgrünes Meer und einen felsigen Strand, auf dem Jesus am Bildrand steht. Im Zentrum des Bildes sieht man die zwei Brüder Andreas und Petrus, erstaunt über das Eindringen des Wundertäters in ihre Arbeitswelt. Sie haben die ganze Nacht hindurch ergebnislos gefischt. Als nun Jesus ihnen zuruft, ihr Netz zur Seite auszuwerfen, gehorchen sie dem Fremden, um ihm einen Gefallen zu tun. Das Netz kommt zwar voller Fische wieder an die Oberfläche, doch scheinen sie es kaum zu beachten. Petrus wendet sich mit fragendem Ausdruck Jesus zu, während Andreas regungslos in Richtung des Betrachters schaut.

Die Kleidung der Fischer ist in blassen Farbtönen gehalten, Jesus dagegen ist zum Zeichen seiner spirituellen Größe und seines Leidensweges teils in intensives Rot gekleidet. Die goldenen Säume des Gewandes umreißen seine Gestalt und heben sie von dem braunen Hintergrund ab.

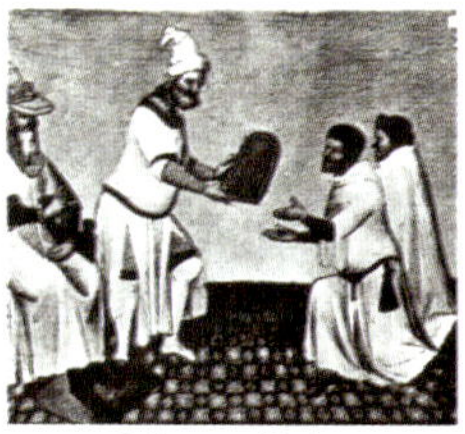

Marco Polo
1271 reiste der venezianische Kaufmann Marco Polo in Begleitung seines Vaters und seines Onkels nach China. Diese französische Miniatur zeigt, wie ihnen der Kaiser des von den Mongolen unterworfenen China, Kubilai Khan, Geleitbriefe überreicht. In Afghanistan konnte Marco Polo den Abbau von Lapislazuli beobachten. Lapislazuli wurde später zu einem wichtigen Farbpigment in der italienischen Malerei. Als Marco Polo im Jahr 1295 nach Italien zurückkehrte, kam aufgrund seiner Reiseberichte das Orientalische in Mode.

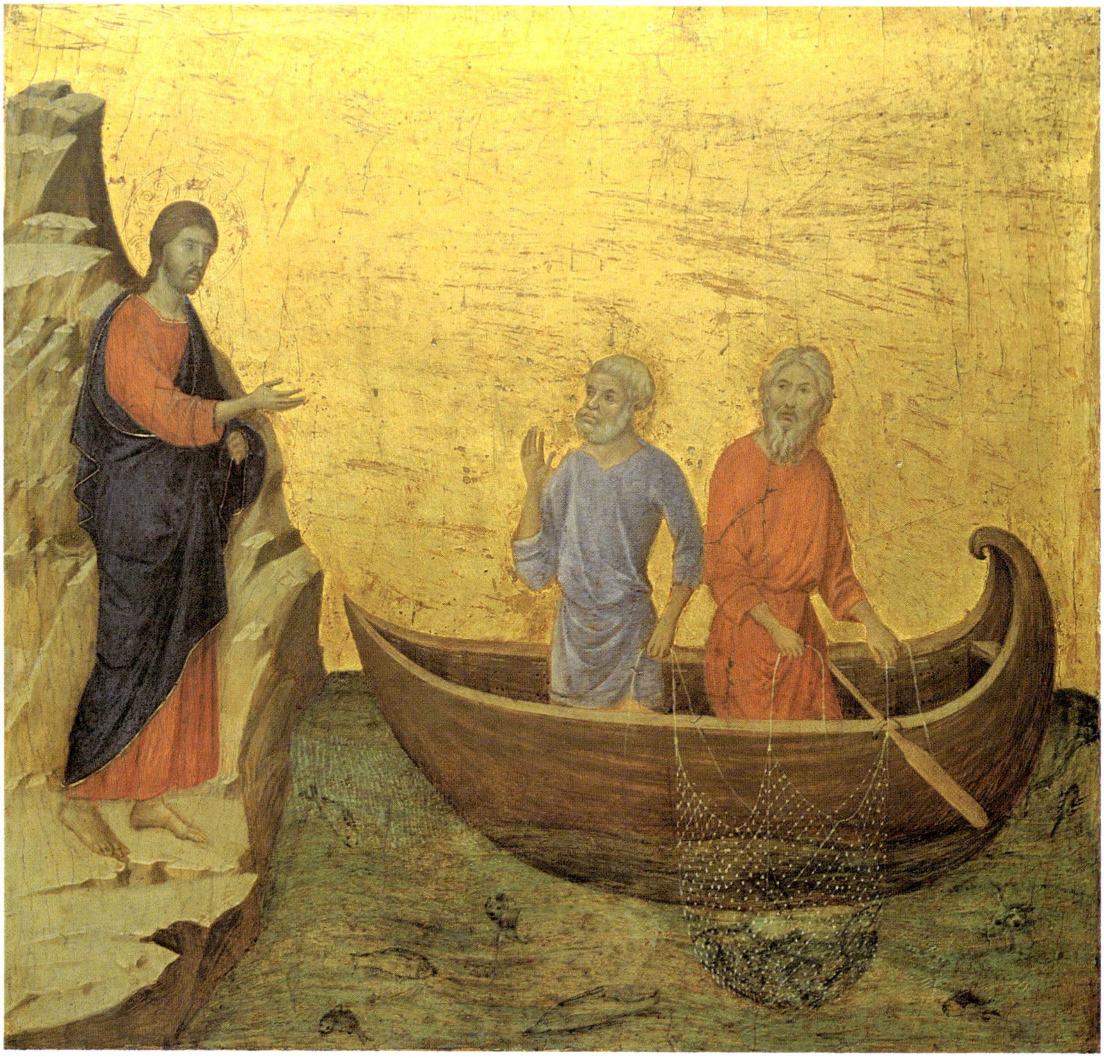

54 Duccio, Die Berufung der Apostel Petrus und Andreas (aus der Maestà), 1308–11, 43 × 46 cm

DIE BERUFUNG DER APOSTEL PETRUS UND ANDREAS

Auf dieser Tafel seiner *Maestà* stellt Duccio jenen Augenblick aus dem Leben Christi dar, in dem dieser die zwei galiläischen Fischer Petrus und Andreas beruft. Er fordert sie auf, »Menschenfischer« zu werden und neue Anhänger für ihn zu gewinnen.

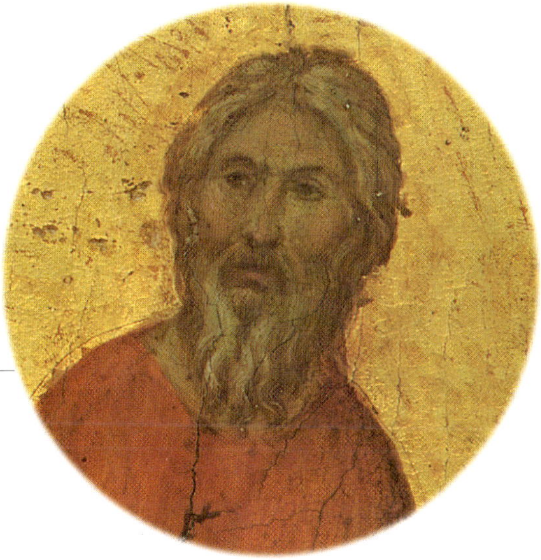

Der Apostel Andreas
Andreas wird hier im Moment seiner Glaubensoffenbarung gezeigt. Im Gegensatz zu seinem nach Aussage der Heiligen Schrift stets aktiveren Bruder Petrus, der sich Jesus zuwendet, lauscht Andreas hier einem anderen, dem Betrachter verborgenen Ruf. Im Begriff, das mit Fischen gefüllte Netz einzuholen, hält er inne, und auf seinen Zügen malt sich die Erkenntnis.

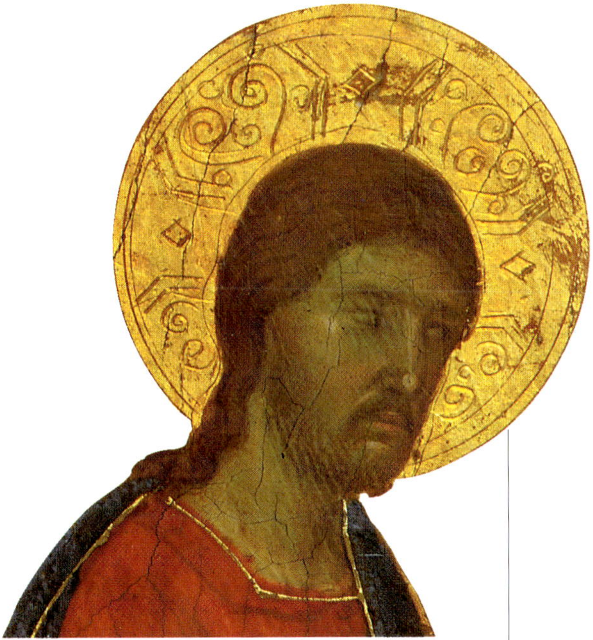

Gravierter Heiligenschein Jesu
Der Heiligenschein als Symbol der Gottheit ist persischen Ursprungs und versinnbildlicht die Strahlen und die Kraft der Sonne. In der christlichen Kunst erscheint er erstmals im 4. Jh. Hier wurde Jesu Heiligenschein in die an dieser Stelle dickere Grundierung der Holztafel eingeschnitten, ein charakteristischer Zug gotischer Tafelmalerei, die oft auch Edelsteine in die Gestaltung miteinbezieht. In der gebrochenen Oberfläche des Heiligenscheins gewinnt das auf die Bildoberfläche einfallende Licht an Glanz, wodurch sich der Nimbus vom umgebenden Goldgrund abhebt.

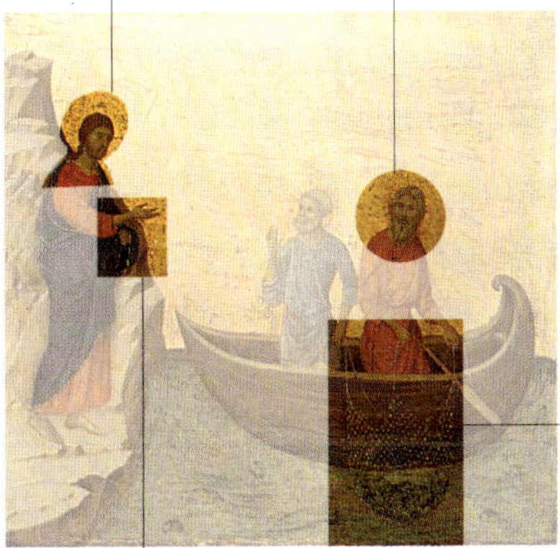

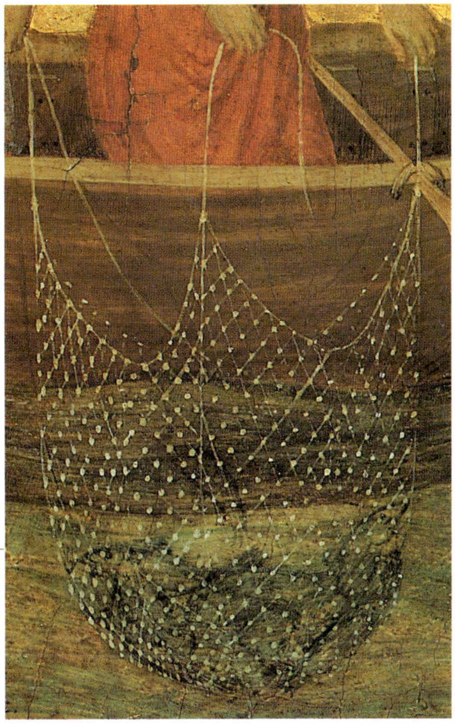

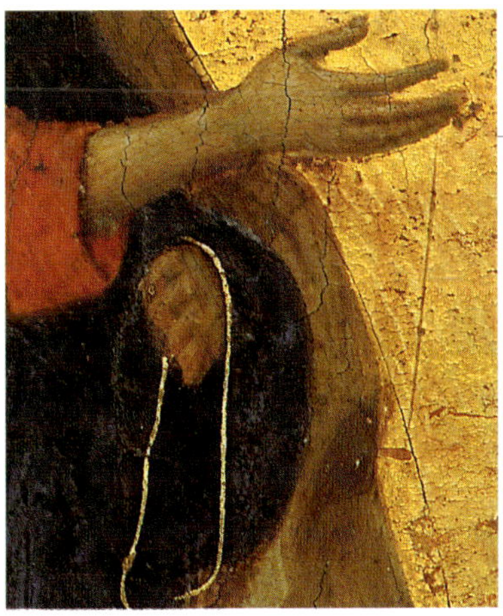

Der Ruf Christi
Duccio stellt Jesus als fürstliche, gebieterische Figur dar. Die Geste seiner in Richtung der beiden Fischer ausgestreckten Hand ist mehr als eine Einladung, es ist ein sanfter Befehl. Als Symbol der Kirche steht er barfuß auf dem Felsen und wendet sich an Petrus, dessen Name ›Fels‹ bedeutet.

Das Fischernetz
Das eingeholte Netz ist voll und deutet auf großen Erfolg der apostolischen Mission hin. Obschon unter der Wasseroberfläche, überlagert das goldene Netzwerk die transparentgrünen Fluten, welche durch die darunterliegende Goldschicht warm und belebt wirken. Duccio geht unbefangen mit der Dreidimensionalität des Raumes um – das Boot gleicht einer flachen Tasche, die das Wasser durchschneidet und kaum Platz bietet, um die beiden Fischer aufzunehmen.

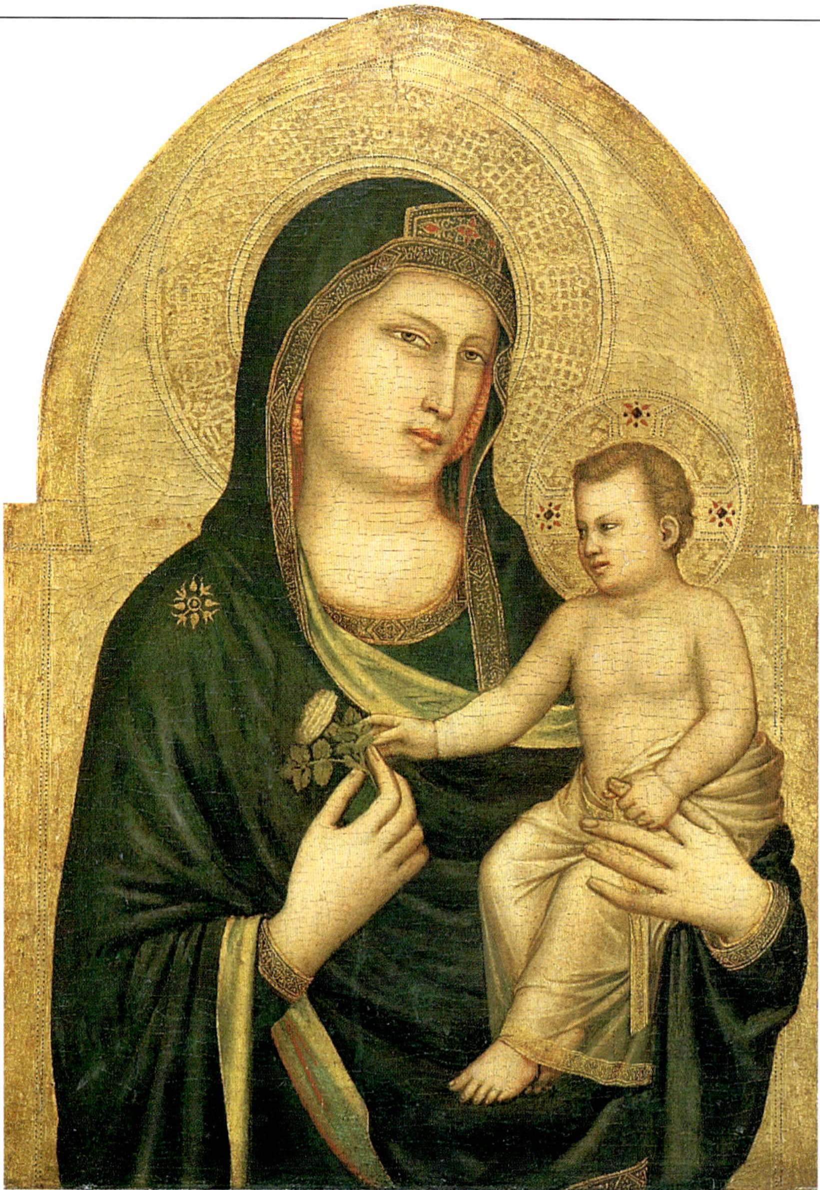

55 Giotto, Madonna mit dem Kind, wohl um 1320–30, 85 × 62 cm

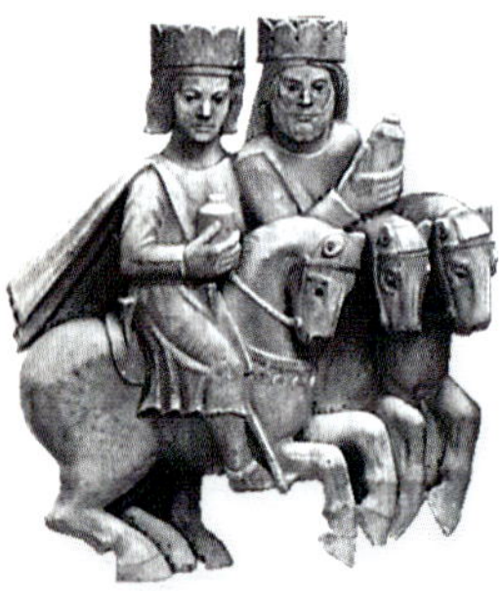

Frühgotische Bildhauerei

Guido da Como (tätig um 1240–1260) war ein Zeitgenosse Niccolò und Giovanni Pisanos. Dennoch gehört sein Werk der früheren, stilisierenden Tradition an. Wie die Reiter erkennen lassen, mangelt es seinen Figuren an Lebendigkeit.

Giotto als Vater der westlichen Malerei

Im Gegensatz zu Duccio, der die byzantinische Kunst neu interpretierte, machte sich sein großer florentinischer Zeitgenosse Giotto (Giotto di Bondone, um 1267–1337) an die Neugestaltung. Sein Bemühen, den Bildraum als Ganzes aufzufassen und dessen Elemente – Figuren, Architektur, Landschaft – proportional ›richtig‹ zusammenzufügen, markiert einen wesentlichen Fortschritt in der Geschichte der Malerei. So findet die gotische Malerei in den Arbeiten Giottos ihren Höhepunkt, in ihm begegnen wir zum ersten Mal dem, was der Historiker Michael Levy »eine große kreative Persönlichkeit« nennt. Das wahre Zeitalter der »Persönlichkeiten« war allerdings die Renaissance, und es ist sicher kein Zufall, daß Bücher über diese Kunstepoche stets mit Giotto beginnen. Titanengleich dominiert er beide Epochen, denn er war gleichzeitig auf dem Höhepunkt seiner Zeit und ihr voraus. Seine Lebensdaten weisen ihn unbestreitbar als Maler der sogenannten gotischen Epoche aus mit ihrem Klima spiritueller Anmut, ihrer Freude an lebendigen, frühlingshaft frischen Farben und an der Schönheit der sichtbaren Welt. Den Künstlern der Gotik war es gelungen, plastische Formen hervorzubringen, wo frühere Maler eine im wesentlichen lineare Welt kreierten, der es bei all ihrer spirituellen Kraft an Volumen und Substanz fehlte.

Vorbilder Giottos

Als Giotto 1300 im Lateranspalast in Rom arbeitete, entdeckte er das Wesen der Neuerungen Pietro Cavallinis (siehe S. 34), jenes römischen Künstlers, dessen kraftvolle Fresken und Mosaiken ein erstaunliches Verständnis wirklichkeitsnaher Darstellung zeigen. Anders als Cimabue in seinen Tafelbildern begnügte sich Giotto in seinen Fresken nicht damit, die im byzantinischen Stil vorhandenen römischen Einflüsse zu assimilieren, sondern entwickelte sie weiter. Mit seinem untrüglichen Gefühl für natürliche Formen veränderte Giotto die Welt seiner Bilder und beeinflußte damit die Entwicklung der Kunst in den folgenden Jahrhunderten.

Giotto an Innovationskraft ebenbürtig und prägend für dessen Betrachtungsweise waren die zeitgenössischen Bildhauer Niccolò († 1287) und Giovanni Pisano (um 1250 – nach 1314). Niccolò Pisano ließ sich 1250 in der Toskana, Giottos Heimatregion, nieder. Er studierte die Bildwerke des antiken Rom, kannte und schätzte aber auch die gotische Skulptur Frankreichs (durch die Ansiedlung des französischen Hauses Anjou in Neapel 1260). Seine Werke sind von überzeugender Klarheit in der Formgebung und zeigen individuell herausgearbeitete Charaktere (siehe Randleiste rechts), was sie von der hölzernen, stilisierten Art plastischer Darstellung zu seiner Zeit unterscheidet (siehe Randleiste links).

Betrachten wir nun Giottos Gemälde in direktem Vergleich zu Pisanos Bildhauerei, wird sofort das Neuartige seiner Malerei offenbar: die Formen sind wie plastisch modelliert, der Bildraum zeigt mehr Tiefe. Für immer erlöst von der strengen Stilisierung byzantinischer Tradition, scheinen die Figuren aufzuatmen.

Giottos Tafelbilder sind naturgemäß von kleineren Dimensionen als seine Fresken, doch es hat den Anschein, als seien die Begrenzungen des Formats bedeutungslos für ihn. Selbst das kleine Bild der *Madonna mit dem Kind (55)* wirkt in seiner individuell-menschlichen Aussagekraft monumental. Marias Antlitz strahlt sanfte Würde aus, und das in seiner Persönlichkeit majestätisch wirkende Kind sitzt auf ihrem Arm wie auf einem Thron. Dennoch wird der Betrachter nicht auf Distanz gehalten; er nähert sich zwar ehrfurchtsvoll, bleibt aber nicht in scheuer Entfernung.

Die Fresken Giottos

Die Arenakapelle in Padua ist mit dem größten erhaltenen Werk Giottos geschmückt, einem um 1305/06 entstandenen Freskenzyklus mit Szenen aus dem Leben der Heiligen Jungfrau und aus der Passionsgeschichte.

In der *Beweinung Christi (56)* an der Nordwand der Arenakapelle konzentriert Giotto all seine Schaffenskraft auf diese Verbildlichung einer der bedeutendsten Episoden aus dem Leben Christi. In Abkehr von den in unnahbarer Höhe thronenden Madonnen Duccios und Cimabues senkt Giotto das Geschehen auf Augenhöhe des Betrachters und erreicht damit eine Wirklichkeitsnähe, die aus der geläufigen Erzählung ein bewegendes Schauspiel macht. Die ›Bühne‹ ist angefüllt mit trauernden Personen, von denen jede einzelne sich klar von der anderen unterscheidet und auf ein bestimmtes Tun konzentriert ist. Die Muttergottes drückt mit beinah männlicher Entschlossenheit und beherrschter, tragischer Geste den leblosen Körper an sich; wie auf allen Bildern Giottos ist sie von stattlicher Statur. Maria Magdalena hält demutsvoll die Füße des Leichnams; ihr tränenverschleierter Blick ruht auf den von den Nägeln herrührenden Wundmalen. Mit einer Geste verzweifelten Kummers wirft der Lieblingsjünger Johannes die Arme nach hinten, liefert sich der schrecklichen Wahrheit aus. Die älteren Männer, Nikodemus und Joseph von Arimathia, stehen schweigsam und trauernd abseits, während die Begleiterinnen Marias, die sie am Fuße des Kreuzes stützten, jammern und wehklagen und anstelle der eher gefaßt wirkenden Maria Tränen vergießen. Ein so blutgetränkter Boden ist kein Ort für Engel; sie fliegen mit schmerzerfülltem Heulen ziellos am Himmel auf und ab. Ein einsamer, blattloser Baum auf dem kargen Bergrücken im Hintergrund deutet die Schrecken des Todes an, doch wohnt dem verdunkelten Blau des Himmels eine verborgene Leuchtkraft inne. Giotto und die Menschen seiner Zeit wußten im Gegensatz zu den verzweifelten Engeln, daß Christus auferstehen würde. Die befremdende Gefaßtheit der Jungfrau mag ihrer prophetischen inneren Gewißheit entspringen; es ist bezeichnend für Giottos Überzeugungskraft, daß uns dieser Gedanke kommt.

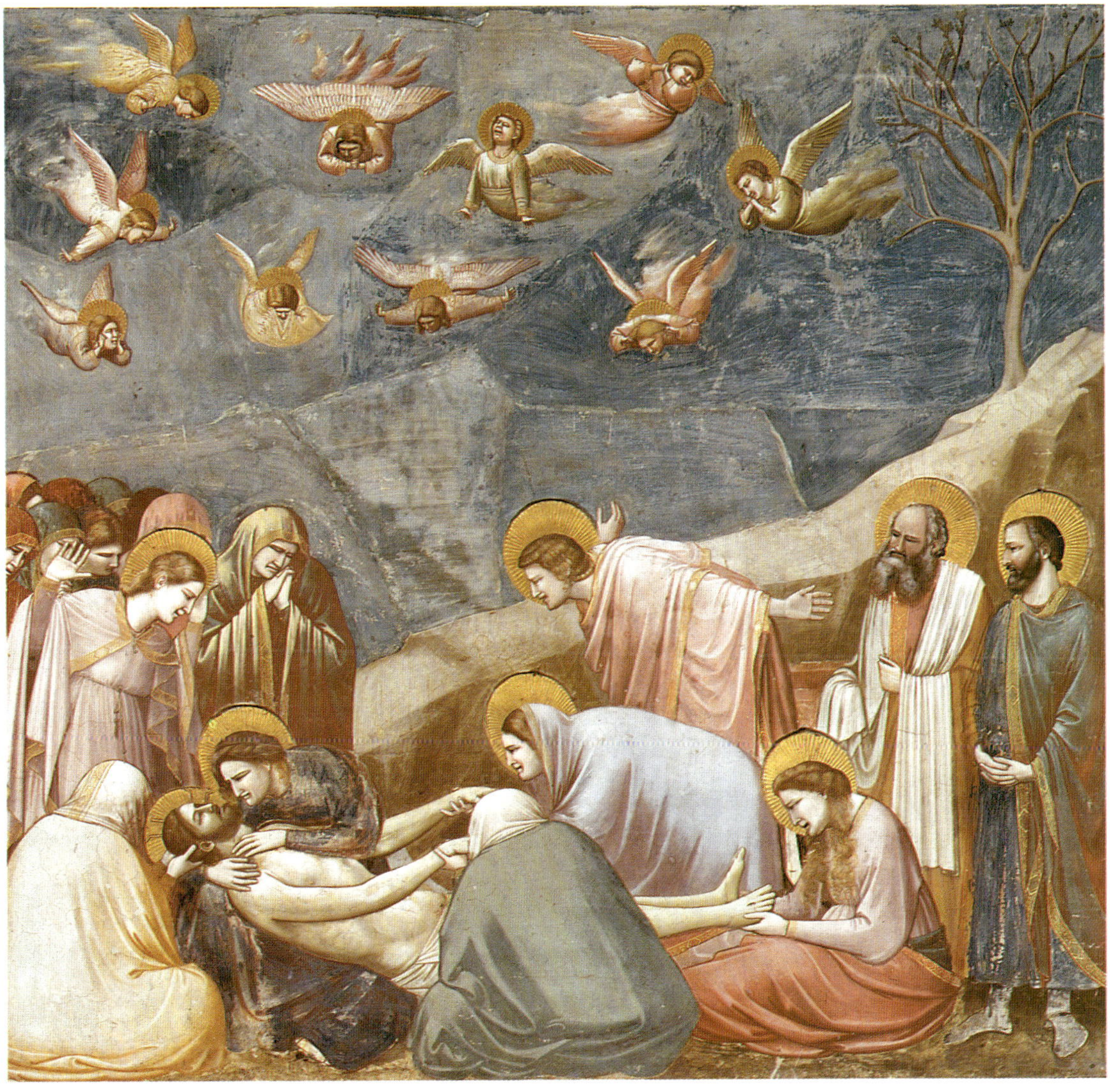

56 Giotto, Beweinung Christi, Arenakapelle, Padua, um 1304–13, 230 × 200 cm

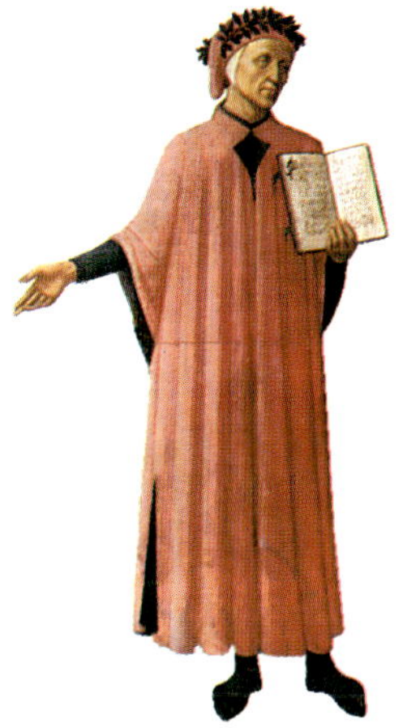

Dante

Dante Alighieri (1265–1321) ist einer der größten Dichter Italiens. Sein berühmtestes Werk, »Die Göttliche Komödie«, galt als innovativ, da sie statt in Latein in toskanischer Mundart (der Sprache des einfachen Volkes) verfaßt war. Das allegorische Dichtwerk ist in drei Teile gegliedert und erzählt die Geschichte der Reise des Dichters durch Hölle, Fegefeuer und Paradies. Dabei begegnet er zahlreichen Gestalten des realen Lebens, aber auch der Legende. So erscheint Giotto in dem Abschnitt des Fegefeuers. Die Abbildung zeigt Dante, seine »Göttliche Komödie« präsentierend.

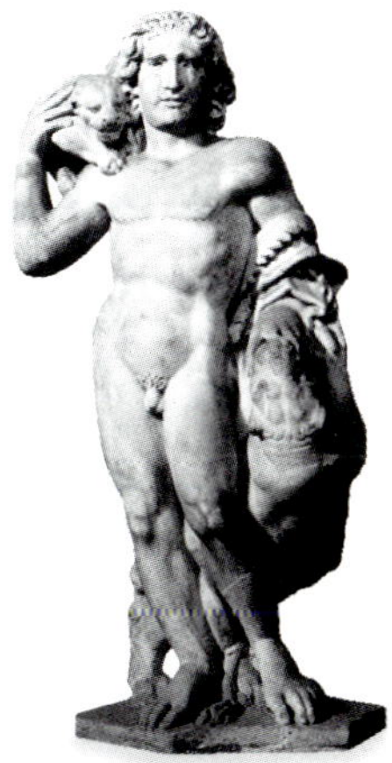

Die Skulpturen Pisanos

Herkules als *Allegorie der Stärke* von Niccolò Pisano ist eine der Figuren, die die 1260 fertiggestellte Kanzel im Baptisterium von Pisa tragen. Pisanos Figurenauffassung hat Giottos Malerei beeinflußt.

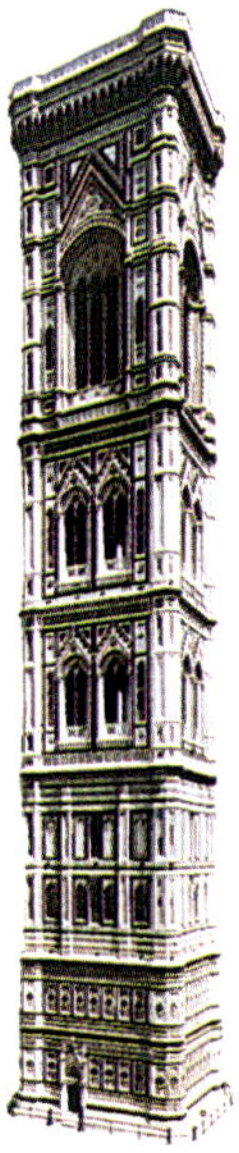

Der Campanile von Giotto

Heutzutage ist Giotto in erster Linie als Maler bekannt, doch war er auch ein begabter Architekt und Bildhauer. 1334 wurde er zum Architekten für die Stadtmauern und die Festungsanlagen in Florenz ernannt. Er entwarf auch einen Campanile (Glockenturm) für den Dom, der jedoch nur im unteren Abschnitt nach Giottos Originalplänen ausgeführt wurde (siehe oben).

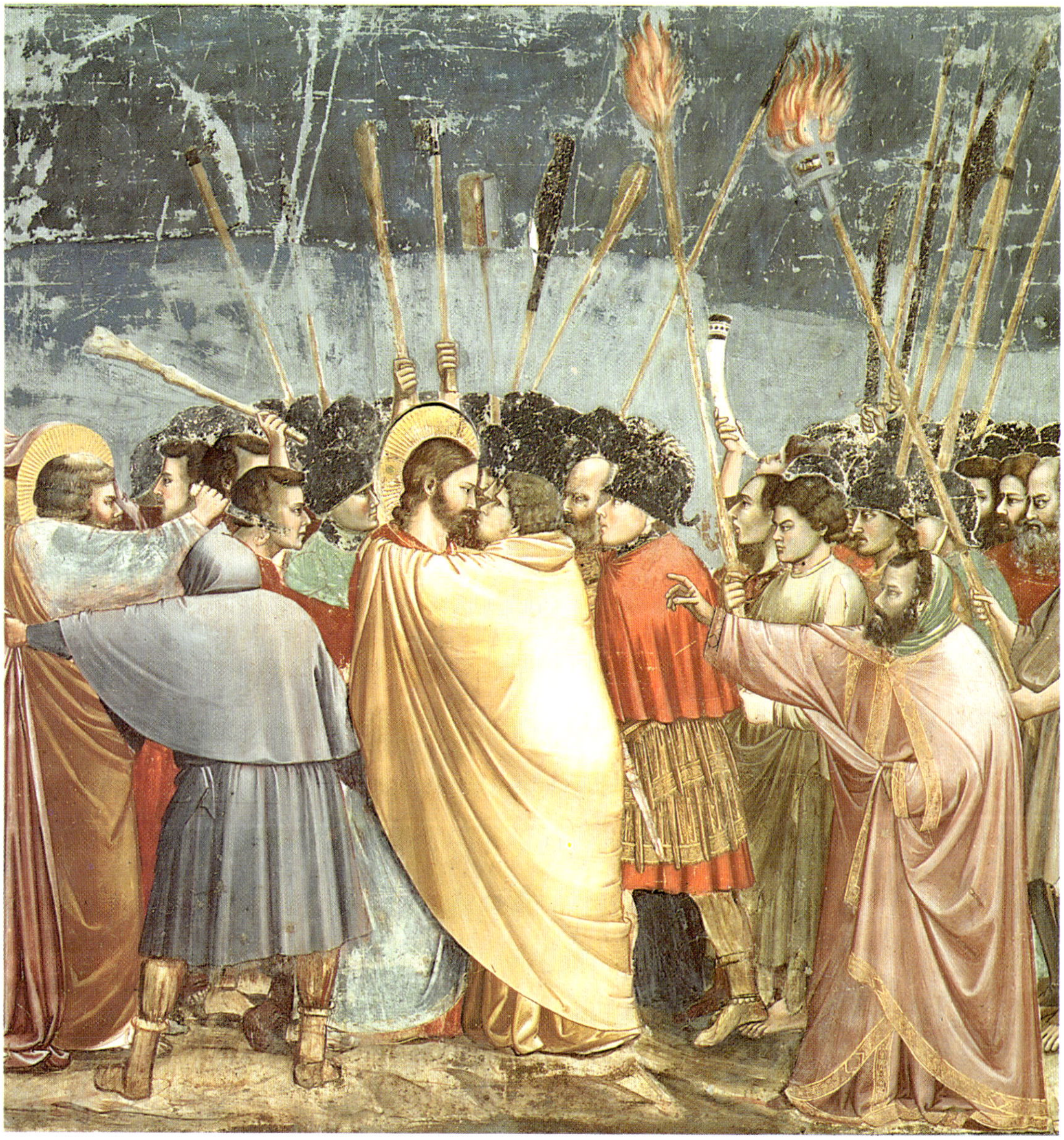

57 Giotto, Der Judaskuß, Arenakapelle, Padua, um 1305-06, 200 × 185 cm

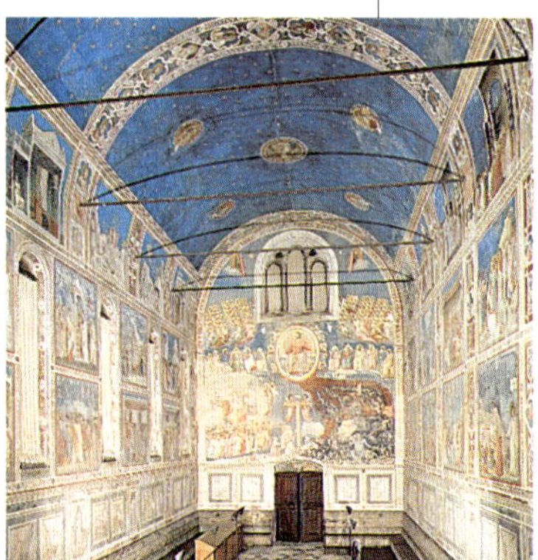

Die Arenakapelle

Die Arenakapelle von Padua wurde 1303 von Enrico Scrovegni gestiftet, der so Buße für die Sünden seines Vaters tun wollte. Die Kapelle beherbergt viele der schönsten Fresken von Giotto.

Schon in der Klarheit der Farben und Formen liegt etwas wie ein Trost, und selbst angesichts der vermeintlich hoffnungslosen Lage fühlen wir eine geheimnisvolle Zuversicht. Sechs Jahrhunderte später sollte der große französische Maler Henri Matisse (siehe S. 336) behaupten, daß man Giottos Bilder auch in Unkenntnis der biblischen Geschichte verstehen könne, denn jedes von ihnen trage seine eigene Wahrheit in sich.

Augenblick des Verrats

Giotto besaß die Fähigkeit, die Spannung einer Szene auf ein zentrales Motiv zu lenken. Im *Judaskuß (57)*, einem weiteren Fresko aus der Arenakapelle, drängt jeder der Handelnden vor oder zurück, für oder wider Christus, jeder lebendig, jeder ganz und gar seine Rolle beherrschend. Fackeln lodern, Waffen werden durch die Luft geschwenkt. Im Mittelpunkt der Szene aber ist lastendes Schweigen: Jesus erwidert den Blick des Judas, der ihn mit falscher Freundlichkeit begrüßt. In diesem Augenblick der Wahrheit stehen sich sorgende Liebe und Heuchelei gegenüber. Verräter und Verratener verharren unbeweglich aber wissenden Blicks inmitten des Tumults. Gelb wie der Neid ist Judas' Umhang, der die Gestalt Jesu umhüllt und unseren Blicken entzieht. Wie in allen Werken Giottos spielt sich das ganze Ausmaß menschlicher Tragik in den Köpfen ab.

In Mimik, Gestik und Blickrichtung der Figuren offenbaren sich stärkste Gefühle. Der Formenkanon byzantinischer Malerei legte die Gesichter der Dargestellten auf das Halbprofil fest, so daß ihre Blicke ziellos zur Seite schweiften. Die charakteristische Teilnahmslosigkeit blieb gewahrt, die Kommunikation mit dem Betrachter, seine Einbeziehung in das Geschehen war ausgeschlossen. Für Giotto dagegen war Anteilnahme das Wesen der Kunst.

Der Judaskuss

Judas Ischariot war der Apostel, der Jesus an die Machthaber verriet und sich anschließend erhängte, weil er mit seiner Schuld nicht weiterleben konnte. Giottos Bild zeigt den Moment, in dem Judas Jesus den Hohenpriestern und Soldaten durch einen Kuß zu erkennen gibt.

Ein Augen-Blick
In dieser aufgewühlten Szene bilden Christus und Judas den einzigen Ruhepunkt. Christus ist gleichsam die Verkörperung der Beständigkeit; sein ruhiger, standhafter Blick ist auf das bereits verunsicherte Gesicht des Judas gerichtet. Giotto hat hier die Zeit zum Stillstand gebracht; und in dem forschenden Blick Jesu liest Judas dessen Wissen um seinen Verrat wie um den Zustand seiner Seele.

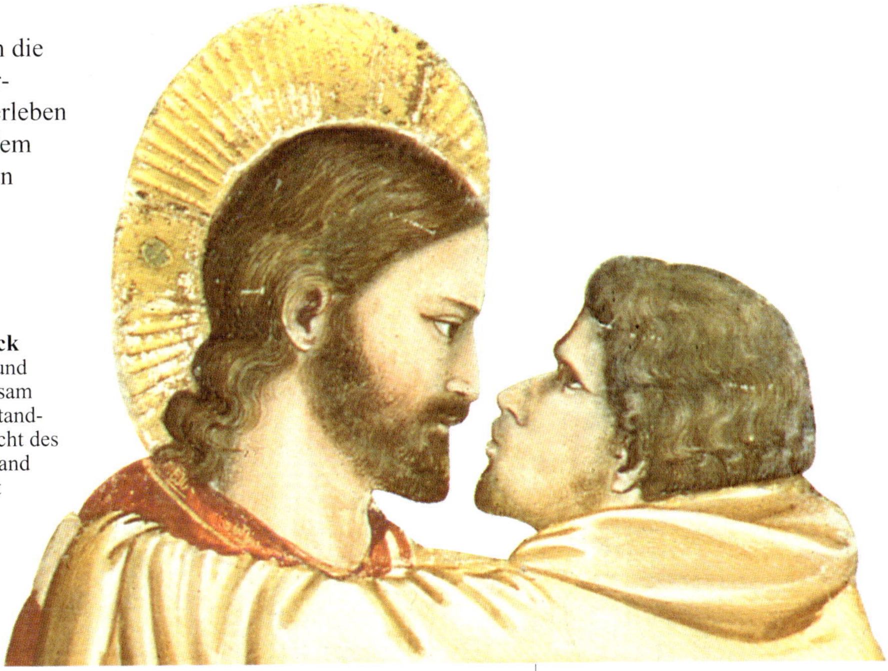

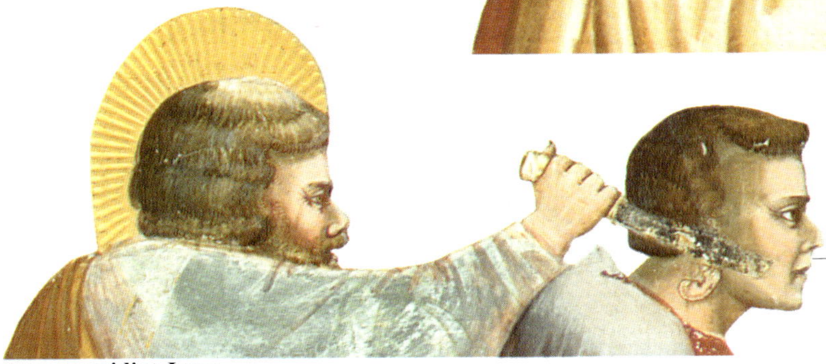

Petrus verteidigt Jesus
Die Handlung lenkt unsere Aufmerksamkeit auf die Hauptfiguren Christus und Judas. Die Schwerter und Fackeln wirken wie ein strahlenförmig erweiterter Heiligenschein. Der gestikulierende Priester rechts im Bild hat sein Gegengewicht in dem Apostel Petrus auf der linken Seite, der in seiner Wut einem Soldaten ein Ohr abschneidet.

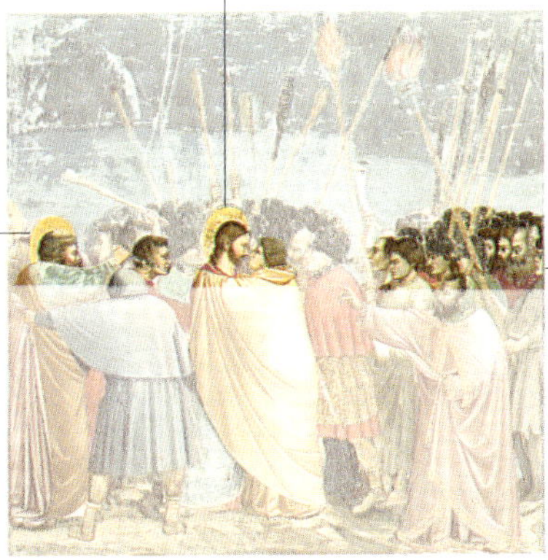

Die Gefangennahme
Die dichte anonyme Masse der Soldaten wird zum Ausdruck unaufhaltsamer Kraft. In einer geschlossenen Bewegung rücken sie gegen Christus vor, der bereits vom Mantel des Judas umfangen ist. Viele von ihnen sind nicht unterscheidbar, denn sie bleiben gesichtslos. Ihre Reihen sind nur durch die sich wiederholenden, diagonal ausgerichteten Waffen angedeutet.

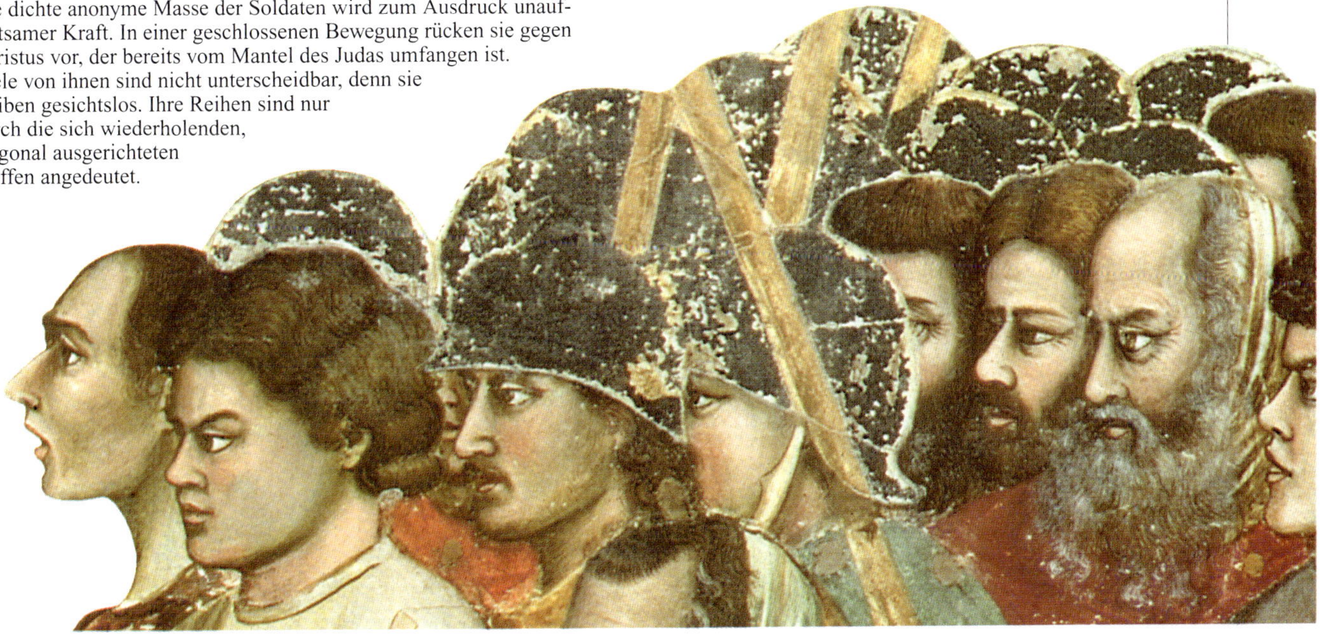

Giotto
Werkauswahl
Die Wundmale des hl. Franziskus (Paris, Louvre)
Thronende Muttergottes (Florenz, Uffizien)
Der Tod Mariä (Staatliche Museen zu Berlin, Dahlem)
Johannes der Täufer, Zyklus (Florenz, Santa Croce)
Kruzifix (Padua, Museo Civico)

Das Zusammenfließen gotischer Stilelemente

Der ›gotischste‹ unter den italienischen Künstlern ist wohl Simone Martini (um 1284–1344). In Siena ist er der einzige, der seinem Lehrmeister Duccio gleichkommt. Als dessen direkter künstlerischer Nachfolger bewahrt auch Simone Martini in seinem Figurenstil etwas von der byzantinischen Unnahbarkeit. Gleichzeitig war er jedoch empfänglich für die perspektivischen Innovationen Giottos und die eleganten Formen der französischen Gotik, die zu jener Zeit in Siena sehr beliebt waren. Bereits 1260 hatte sich der französische Monarch Robert d'Anjou, der Weise, mit seinem Hof in Neapel niedergelassen, und noch vor 1317 wurde Martini berufen, für ihn zu malen. Die Begegnung mit der höfisch eleganten Kunst um Robert d'Anjou, die so anders war als die italienische, wurde für Martini prägend. Sein Bemühen um anmutige Formen, um ununterbrochen und frei fließende Linien und Muster, das Manieristische und Feine in den Gesten seiner Figuren, und die ›edle‹ Qualität und Kunstfertigkeit in seinen Gemälden weisen ihn als den führenden Künstler der italienischen Gotik und als frühen Repräsentanten der internationalen Gotik aus (siehe S. 54).

Die Anmut der Gotik

Die Figuren des Simone Martini sind von einzigartiger materieller Leichtigkeit: Ob himmlisches oder menschliches Wesen – sie schweben und gleiten durch den Bildraum. Dabei ist ihre Schönheit überwältigend, so als seien sie auf magische Weise gleichzeitig Bewohner unserer Welt wie auch des Himmels. Zwar stehen ihre Füße fest auf der Erde, doch atmet ihr ganzes Wesen den Zauber einer anderen

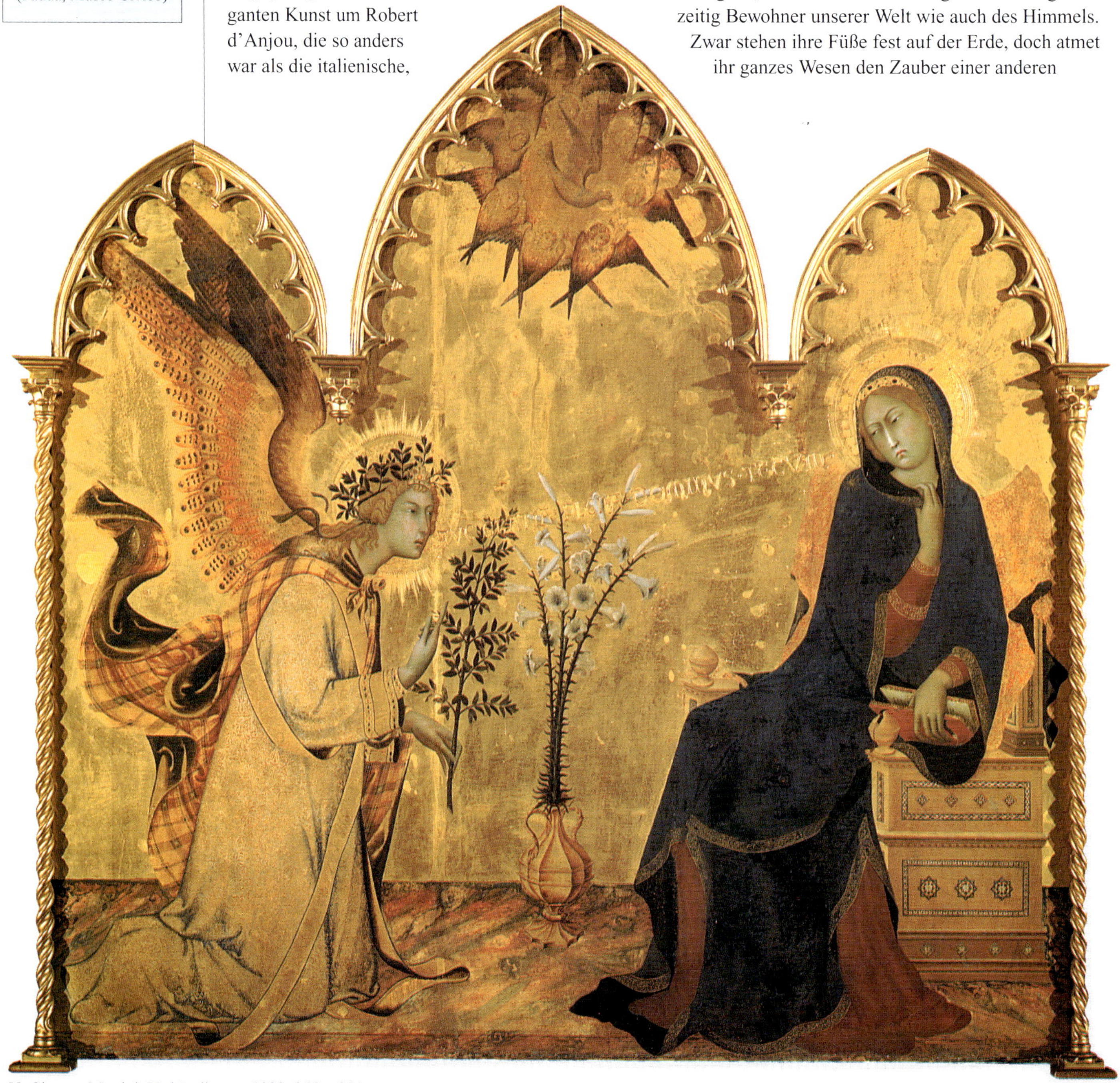

58 Simone Martini, Verkündigung, 1333, 265 × 305 cm

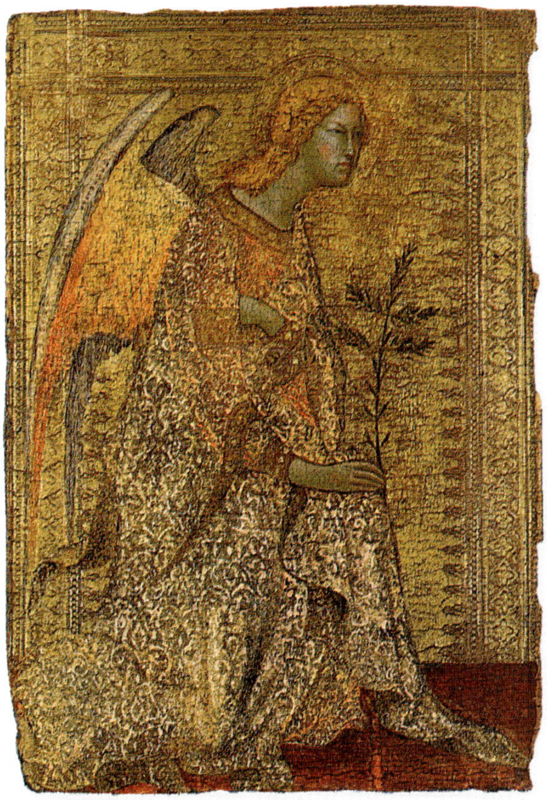

59 Simone Martini, Der Engel der Verkündigung, um 1333, 30,5 × 22 cm

Wirklichkeit. Der Kühnheit von Martinis Farbkombinationen und der Überzeugungskraft, mit der er uns zum Eintauchen in die Welt seiner einzigartigen Vorstellungskraft einlädt, kommt kein anderer Künstler wirklich gleich. Dies gilt auch für seine späteren, mehr vom Leiden gekennzeichneten Werke. Sein Sinn für das Dramatische tritt in der *Verkündigung (58)* in den Uffizien in Florenz besonders erschütternd zutage. Das Bild zeigt eine sich verweigernde Maria, die vor der Verantwortung zurückschreckt, Gottes Sohn zu empfangen.

Doch selbst in diesem Moment der Fassungslosigkeit bewegt sich Maria mit der für Martinis Schaffen so charakteristischen gotischen Anmut. Sie ist vollständig in Blau gekleidet, das allgemein als Symbol der Himmelswelt gilt, der Engel erscheint in leuchtendem Gold. Wir sind uns der Heiligkeit dieser Begegnung bewußt, in der sich Himmel und Erde vereinen. Maria und der Engel blicken sich gegenseitig in die Augen, jeder übt Einfluß auf den anderen aus. Der Washingtoner *Engel der Verkündigung (59)*, eine weitere Interpretation desselben Ereignisses, ist Teil eines Diptychons, dessen zweite Hälfte heute in St. Petersburg ist. Dieser Flügel zeigt die Jungfrau, in deren Richtung der Engel den Arm mit dem Olivenzweig ausstreckt. Die Trennung ist beinahe als glücklicher Zufall zu bezeichnen, da wir nun den Platz der Jungfrau einnehmen können und so Teilhaber dieses stillen Dramas werden.

Familienkonflikt

Die Kunst Simone Martinis erschöpft sich nicht in der Wiedergabe anmutiger, kostbar gekleideter Figuren. Mit feinem Gespür für menschliche Beziehungen beleuchtet er in der *Heiligen Familie (60)* das Problem des Generationskonflikts. Hier stehen sich der junge Jesus und seine Mutter in erschreckendem Unverständnis gegenüber, und selbst die Vermittlungsversuche des hl. Joseph sind vergeblich. Dies ist der einschneidende Moment, in dem Jesus jene kritische Entwicklungsphase erreicht, die auch jeder von uns erlebt hat, als er sich bewußt wurde, daß selbst nahestehende und sehr vertraute Personen ihn nicht mehr verstehen und daß er dieses Verständnis auch nicht erwarten kann. Selbst in den harmonischsten Familien ist jeder einzelne anders und jeder für sich allein.

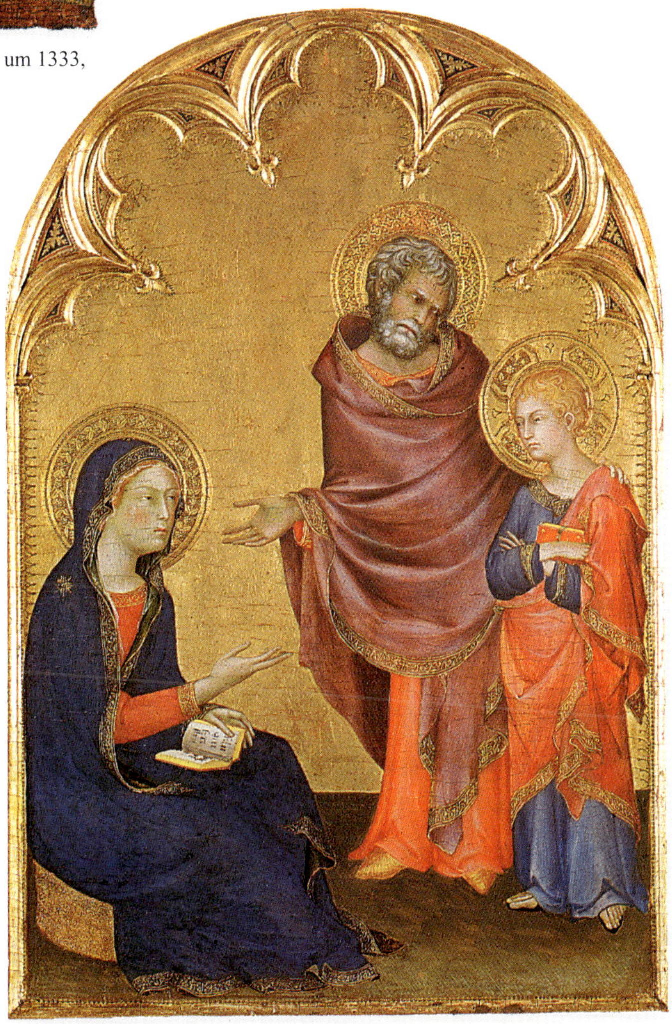

60 Simone Martini, Die Heilige Familie, 1342, 50 × 35 cm

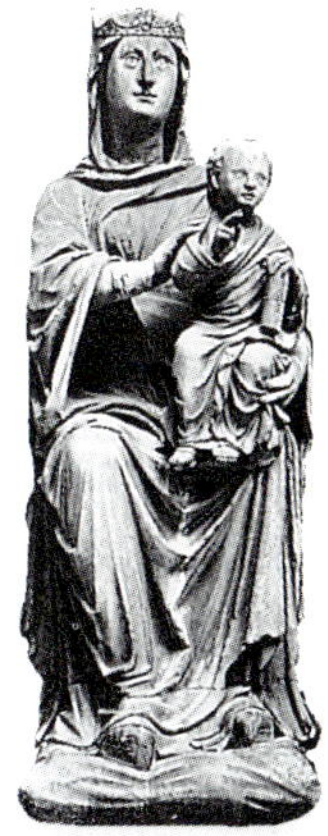

Marienkult

Nachdem die Kathedrale von Chartres 1194 einem Brand zum Opfer gefallen und in gotischem Stil wieder aufgebaut worden war, wurde sie der Muttergottes geweiht. Im Zuge der einsetzenden Marienverehrung wurden in der Folge zahlreiche weitere Sakralbauten der Jungfrau gewidmet. Marienaltäre wurden in Auftrag gegeben, Marias Position in Kreuzigungsbildern und in den Lebenszyklen Christi gewann an Bedeutung, bis sie schließlich in der Kunst den Platz einnimmt, der ihr als Muttergottes gebührt. Diese Skulptur stammt von Arnolfo di Cambio; sie wurde um 1330 vollendet und befindet sich in der Opera des Doms zu Florenz.

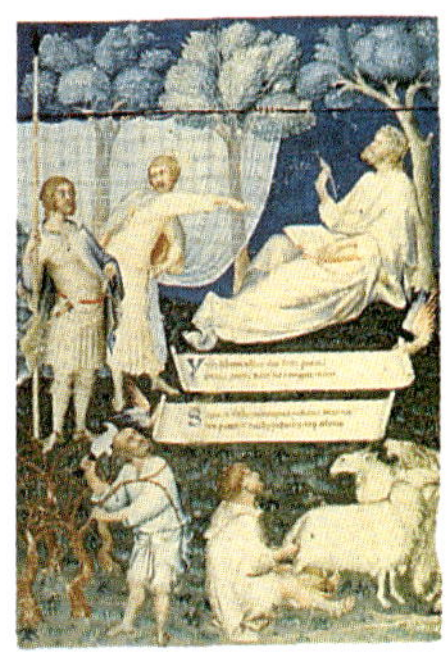

Petrarca

Der italienische Dichter Francesco Petrarca (1304–74) ist berühmt für die »Canzoniere« betitelte Sammlung von Liebesgedichten. Er war ein Freund Simone Martinis, den er in zweien seiner Sonette erwähnt. Jener zeigte sich dafür erkenntlich, indem er das oben abgebildete Frontispiz zu Petrarcas Abschrift des Vergilkommentars von Maurius Servius Honoratus malte.

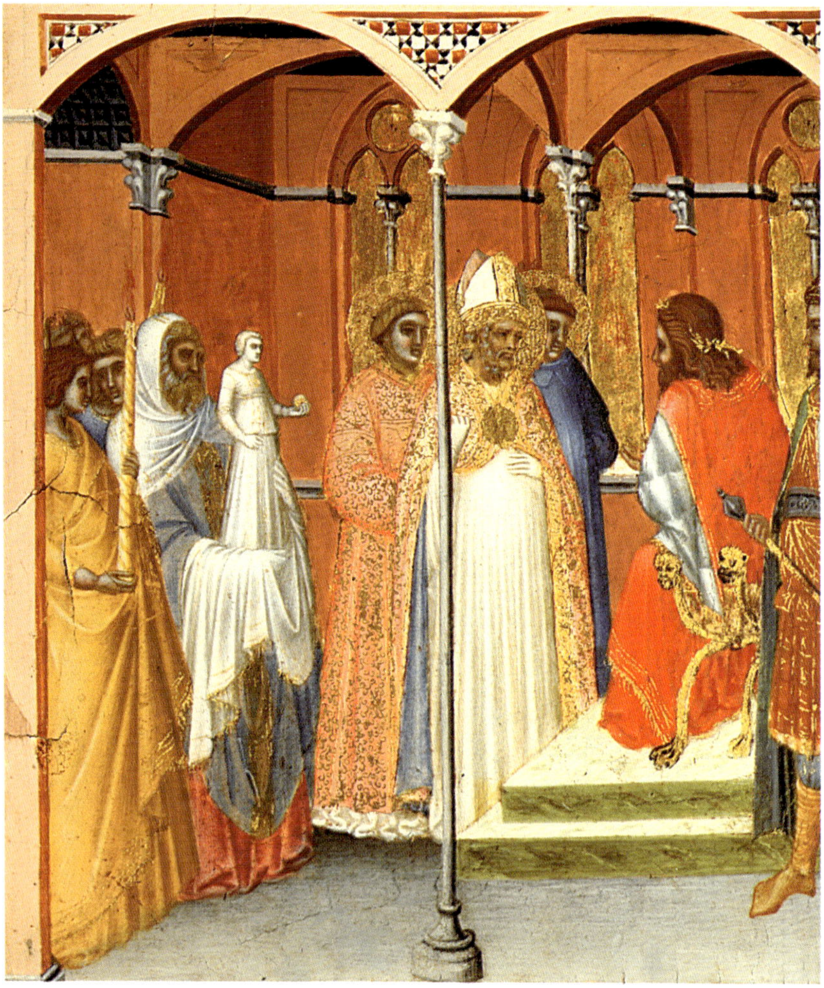

61 Pietro Lorenzetti, Der hl. Sabinus vor dem Statthalter, um 1342, 37,5 × 33 cm

Die Brüder Lorenzetti

Obwohl Zeitgenossen und Sienesen wie Simone Martini, waren die Brüder Pietro (1280 – um 1348) und Ambrogio (um 1285 – um 1348) Lorenzetti stark von den Arbeiten des Florentiners Giotto geprägt, die sie in die Manier Duccios transformierten. So sind ihre Gestalten aufrecht, statisch, aber nicht ohne Anmut. Ihre Bilder besitzen eine engere Affinität zu der psychologischen Vitalität Giottos als zu der überfeinerten Eleganz Martinis. Beide Brüder wurden 1348 vermutlich Opfer der Pest, die damals in ganz Europa wütete (siehe S. 58).

Sanftmut und menschliche Größe sprechen aus Pietro Lorenzettis Tafelbild *Der hl. Sabinus vor dem Statthalter (61)*. Sabinus, einer der vier Schutzheiligen Sienas, widersetzt sich dem Befehl des römischen Statthalters der Toskana und weigert sich, dem fremdartigen, kleinen Götzenidol zu opfern. Die weißgewandete, von einer Aura ruhiger Gefaßtheit und Entschlossenheit umgebene Heiligengestalt zieht unsere Aufmerksamkeit auf sich, während die sitzende Figur des Statthalters dem Betrachter den Rücken zuwendet. Das Bild macht uns sowohl die räumliche als auch die gedankliche Tiefe der Szene bewußt.

Ambrogio, der jüngere der beiden Brüder, beschreibt in seinem kleinformatigen Gemälde *Die Barmherzigkeit des hl. Nikolaus von Bari (63)* den Augenblick der Legende, in dem der Heilige drei Goldkugeln in das Schlafgemach der Töchter eines verarmten Adligen wirft. Die als Zunftzeichen der Pfandleiher bekannten Kugeln sind hier als Mitgift für die Töchter gedacht, die sich ihren Unterhalt sonst als Prostituierte hätten verdienen müssen.

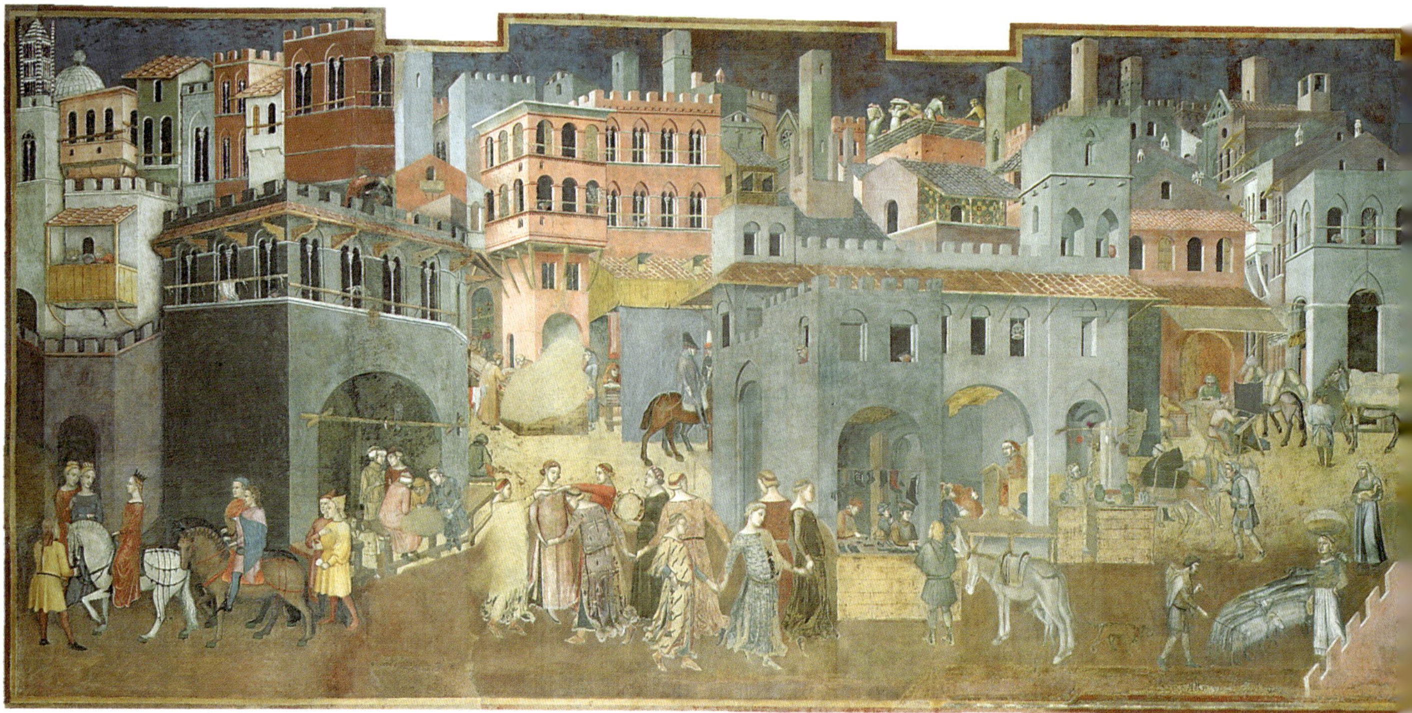

62 Ambrogio Lorenzetti, Allegorie des guten Regiments und die Folgen seiner Herrschaft in Stadt und Land, 1337–39, 2,4 × 14 m

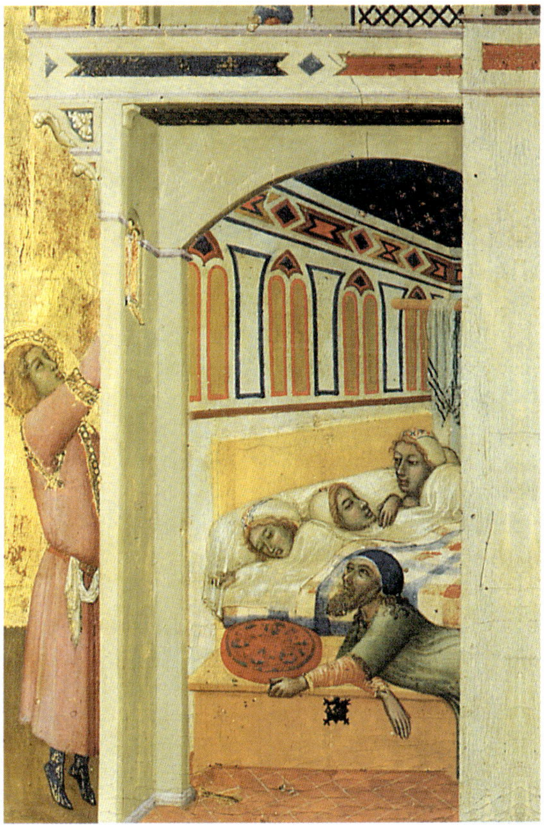

63 Ambrogio Lorenzetti, Die Barmherzigkeit des hl. Nikolaus von Bari, um 1332, 30 × 20 cm

Landschaftspanoramen

Ein Meisterwerk früher Landschaftsmalerei, auf das sich Ambrogios Berühmtheit gründet, ist *Die Allegorie des guten Regiments und die Folgen seiner Herrschaft in Stadt und Land (62)*, ein Fresko im Palazzo Pubblico in Siena. Niemals zuvor hatte ein Staat sich sein eigenes Idealbild in derart stolzer und selbstbewußter Form in Szene gesetzt. Lorenzettis Vision ist eine segensreich geordnete Welt, die er mit bemerkenswertem Realismus und scharfer Beobachtungsgabe der wirklichen Stadt Siena nachbildet. Im gleichen Saal befindet sich das leider stark beschädigte Gegenstück, eine Darstellung der Folgen des schlechten Regiments in der Stadt, die daraufhin in ähnlichem Zustand ist wie heute das Bild.

Ein Panorama wie dieses aus einer Art Vogelperspektive ist heutzutage durch die Photographie so geläufig, daß man den avantgardistischen Stellenwert, den das Bild seinerzeit einnahm, womöglich gar nicht erkennt. Es stellt den ersten Versuch dar, einen realen Ort mit seiner realen Umgebung und seinen realen Einwohnern abzubilden und dabei dieses weltliche Motiv ebenso kostbar und bedeutend erscheinen zu lassen wie ein religiöses. Denn dies ist eben nicht das heilige Bethlehem oder das himmlische Jerusalem, sondern die wirkliche und weltliche Stadt Siena mit ihren Straßen, Läden, Werkstätten und bunten Feldern. Es lassen sich sogar Teile des heutigen Stadtbildes wiedererkennen.

Das Panorama ist von einer Anzahl unterschiedlicher Standpunkte aus gezeichnet, und die Gebäude stehen nicht im korrekten Größenverhältnis zu den dargestellten Figuren. Das Bild beschreibt eine Zeit des Friedens, in der Handel, Handwerk und Landwirtschaft in voller Blüte gezeigt werden und die bei verschiedenen Tätigkeiten dargestellten Bewohner eindeutig zufrieden wirken.

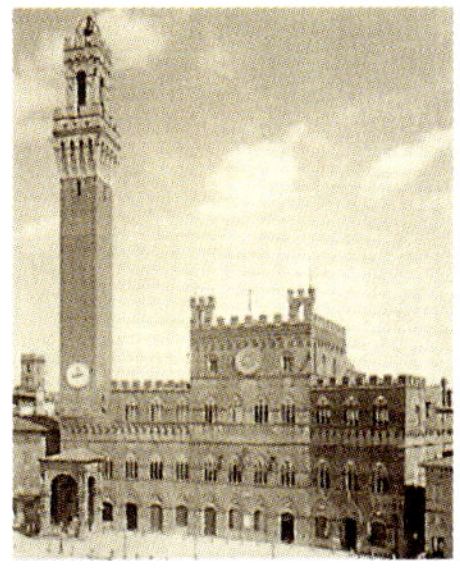

Palazzo Pubblico

Der Bau des Palazzo Pubblico, des Rathauses von Siena, wurde 1298 begonnen. An seinen Innenwänden befinden sich die Stadtpanoramen von Ambrogio Lorenzetti.

Zeitgenössische Künste

1322
wird der Kölner Dom geweiht.

1330
beginnt Andrea Pisano mit der Arbeit an den Bronzetüren des Baptisteriums von Florenz.

1348
verfaßt Boccaccio die ersten Seiten des »Decamerone«, einer Sammlung von 100 Kurzgeschichten, die man sich in einer vor der Pest aus der Stadt geflohenen Personenrunde erzählt.

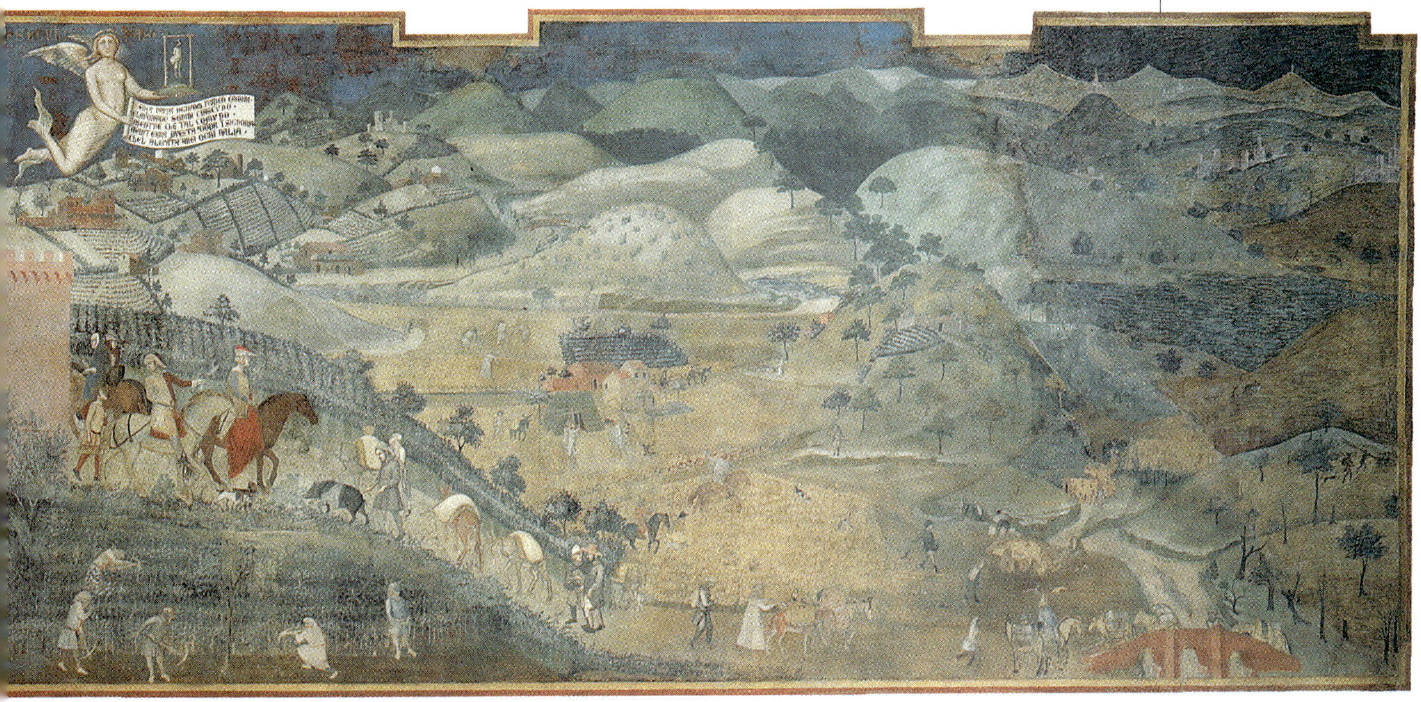

Der Internationale Stil

Gegen Ende des 14. Jh.s hatten die künstlerischen Kontakte zwischen Italien und den Ländern des nördlichen Europas zur Entwicklung eines internationalen gotischen Stils geführt, der in den folgenden Jahrzehnten weite Verbreitung fand. Es kam zu einem fruchtbaren Austausch von Anregungen, und schließlich bekannten sich Künstler in Frankreich, Italien, England, Deutschland, Österreich und Böhmen zu dem einigenden Internationalen Stil der Gotik.

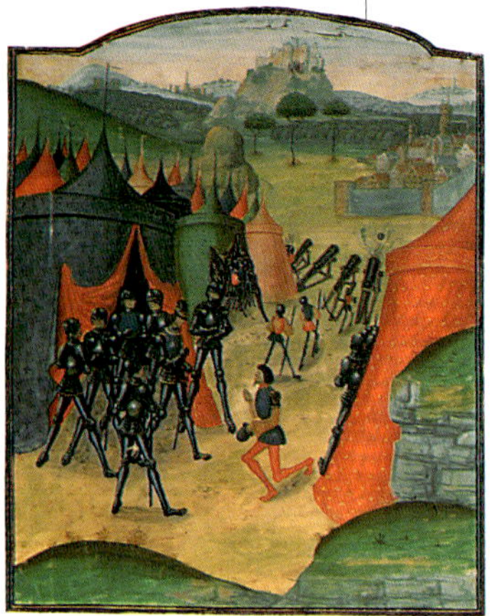

Die Chroniken Froissarts

Mitte des 14.Jh.s verfaßte der französische Kleriker Jean Froissart eine Chronik der Kriege seiner Zeit. Die gesamte Schilderung war reich illustriert; das Bild zeigt die Schlacht von Crécy 1346, eine der zahlreichen englisch-französischen Schlachten im Hundertjährigen Krieg (1338–1453). Bis 1360 hatten die Engländer unter Edward III. große Teile Nordfrankreichs erobert und erlebten im Gegensatz zu den Franzosen eine Zeit finanziellen Wohlstands. Die Franzosen gewannen in der Folgezeit allerdings wieder schrittweise an Boden und hatten um 1453 den größten Teil Frankreichs zurückerobert.

Diptychon

Diptychen sind Gemälde aus zwei in der Regel gleich großen Teilen, die verbunden sind. Meist stellen sie die betende Gestalt des Besitzers oder Stifters auf einer Tafel und die Madonna mit dem Kind auf der anderen dar.

Die Werke Simone Martinis hatten weite Anerkennung gefunden. Als der Künstler 1340/41 einem Ruf des Gegenpapstes an den Hof nach Avignon folgte (siehe Randleiste rechts), dehnte sich sein Einflußbereich weiter aus. Die höfische Eleganz seiner Figuren verschmolz mit einem spezifisch flämischen Bemühen um naturalistische Detaildarstellungen zu einer Stilform einheitlichen Charakters, ein Merkmal, das sie von den verschiedenen Strömungen der frühen Gotik unterschied. Ein klassisches Beispiel des Internationalen Stils in Reinform ist das *Wilton-Diptychon (64)*, heute in der National Gallery, London. Bisher hat man das exquisite, selbstbewußt wirkende Werk weder einem bestimmten Meister zuschreiben noch exakt datieren können. Vermutlich entstand es irgendwann während der Regierungszeit Richards II. von England (1377–99). Wenn bis auf die Feststellung, daß der Maler entweder aus England, Frankreich, Flandern oder Böhmen stammen müsse, unter Kunsthistorikern keine Einigkeit über die Urheberschaft herrscht, dann zeigt dies anschaulich, wie wahrhaft international dieser Stil ist.

Im *Wilton-Diptychon* ist der vor der Jungfrau mit dem Kind kniende Richard II. von England abgebildet. Ihm zur Seite stehen zwei englische Heilige, Edmund (einen Pfeil haltend) und Edward der Bekenner (mit einem Ring); die dritte Figur auf dem Bild ist Johannes der Täufer. Sämtliche dargestellten Engel tragen Schmuck in der Form eines weißen Hirsches, König Richards Emblem. Das Gemälde könnte man als Bekräftigung der Richard »von Gottes Gnaden« übertragenen königlichen Autorität interpretieren, die durch das ihn segnende Christuskind bestätigt wird. Auffällig ist die Ähnlichkeit mit der Bildformel der Epiphanie, der Anbetung der Heiligen Drei Könige.

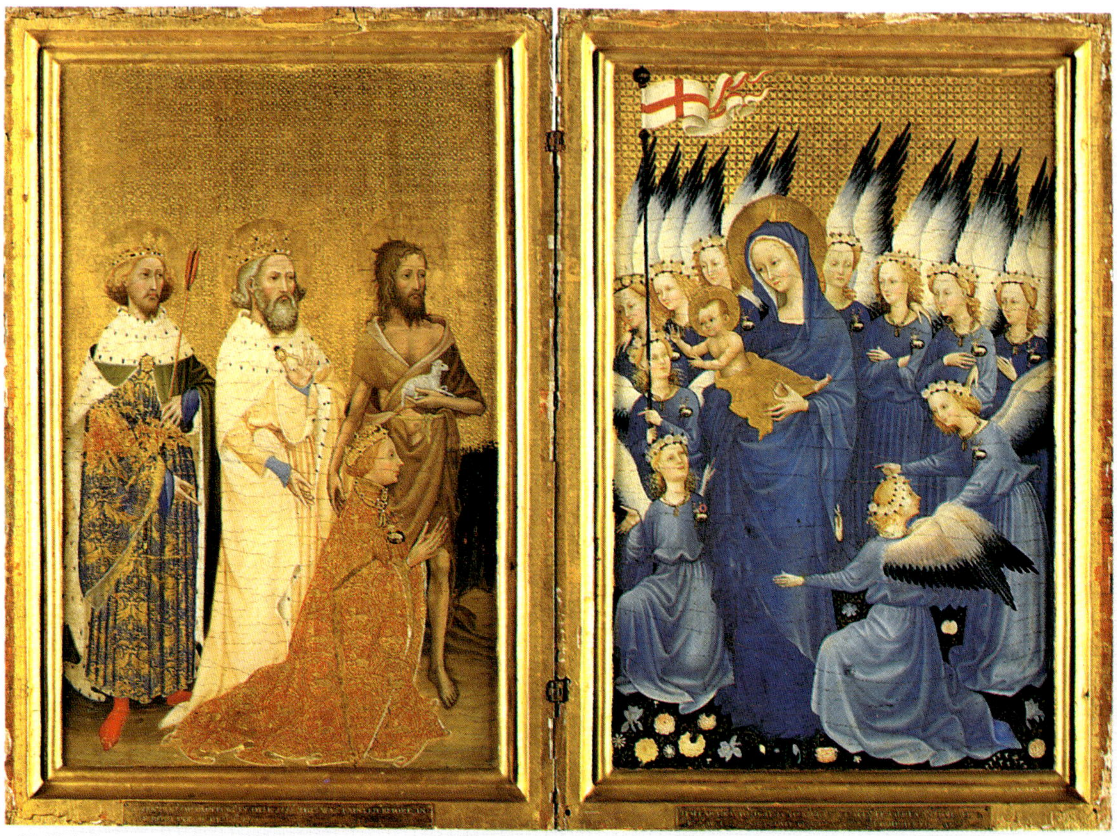

64 Unbekannter Meister, Wilton-Diptychon, um 1395, jede Tafel 46 × 29 cm

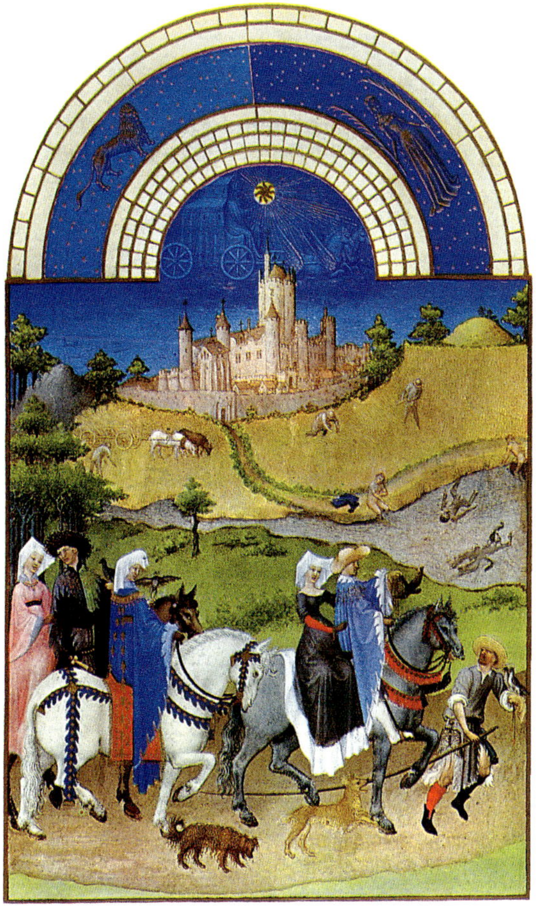

65 Brüder von Limburg, August (aus dem Stundenbuch »Les Très Riches Heures du Duc de Berry«), 1413–16, 29 × 20 cm

Meister der Buchmalerei

Die alte Kunst der Buchilluminierung (siehe S. 28–33) war in Frankreich zu Anfang des 15. Jh.s immer noch die vorherrschende Form der Malerei. In den Werken der drei Brüder von Limburg, Paul, Herman und Jan, die Vertreter des internationalen gotischen Stils waren, erreicht sie einen neuen Höhepunkt. Die Brüder stammten aus der niederländischen Provinz Gelderland, wirkten aber in Frankreich. Sie waren die einzigen gotischen Maler, die in bezug auf die Stadt und ihre Umgebung, ihre Menschen und Herrscher ähnlich große Freude an Detailgenauigkeit zeigten, wie wir sie bei Ambrogio Lorenzetti beobachten konnten (siehe S. 52). Die drei Brüder von Limburg verstarben im Jahr 1416, vermutlich an der Pest.

Das gemeinsame Meisterwerk der Brüder von Limburg, *Les Très Riches Heures*, war eine Auftragsarbeit für einen ebenso reichen wie extravaganten Handschriftensammler, den Duc de Berry (siehe Randleiste rechts). Es gehört zu einem Genre von illustrierten, als Stundenbücher bezeichneten Gebetsbüchern des 15. Jh.s. Die Stundengebete (Horen) mußten zu sieben bestimmten Tageszeiten gesprochen werden. Ein solches Stundenbuch enthielt deshalb auch zwangsläufig Kalender, die den Illuminatoren Gelegenheit gaben, ihr Talent unter Beweis zu stellen. Leider war das Buch zum Zeitpunkt des Todes der drei Brüder und des Duc de Berry noch nicht vollendet.

Jeder Monat wird mit einer reizvoll dargestellten Szene eingeleitet, in der normalerweise die diesem Monat entsprechenden Tätigkeiten gezeigt werden. So sehen wir im August *(65)* im Hintergrund ein leuchtend schimmerndes herzogliches Schloß. Davor baden unbeschwert Landleute in einem gewundenen Fluß, und höfische Liebespaare reiten mit ihren Falken zur Jagd aus. Der obere, blaue Bildteil zeigt eine halbkreisförmige astrologische Himmelskarte. Die Synthese von höfischer Kultiviertheit und Alltagsrealität in dieser Miniatur ist kennzeichnend für das gesamte Buch.

Die Paradiesdarstellung *(66)* wurde nachträglich in das Buch eingefügt. In einem großen umfriedeten Kreis zeigt sie die Welt in dem Zustand, in dem sie ewig hätte bleiben können, wäre es nicht zum Sündenfall von Adam und Eva gekommen. Die gesamte Geschichte dieses Verlustes liegt hier in gemalter Form vor uns. Adam und Eva werden am Ende aus dem üppig grünenden Paradiesgarten hinaus an

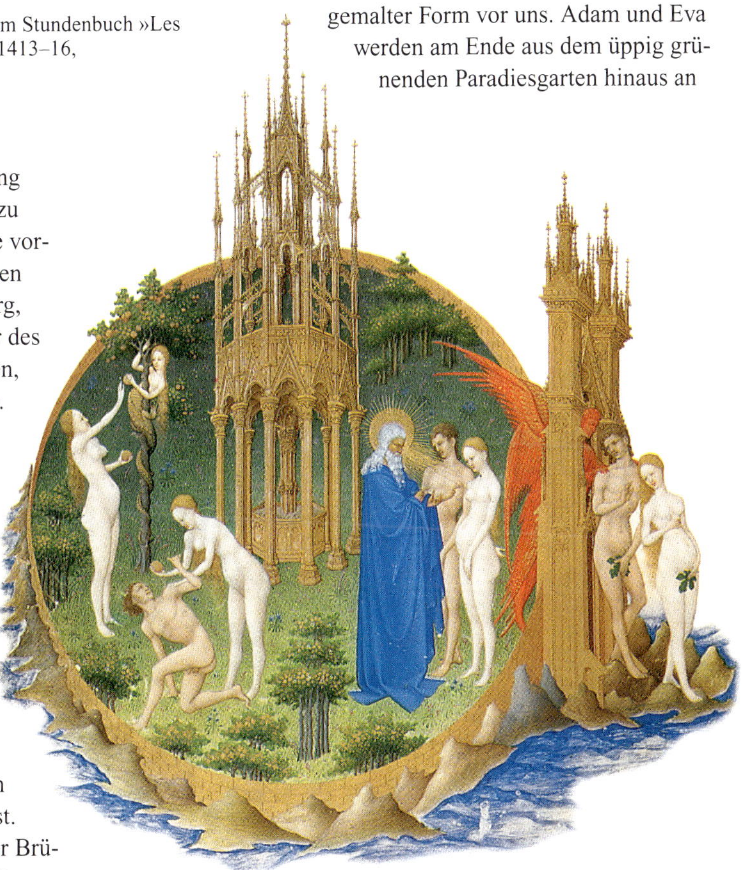

66 Brüder von Limburg, Der Garten Eden (aus dem Stundenbuch »Les Très Riches Heures du Duc de Berry«), 1413–16, 20 × 20 cm

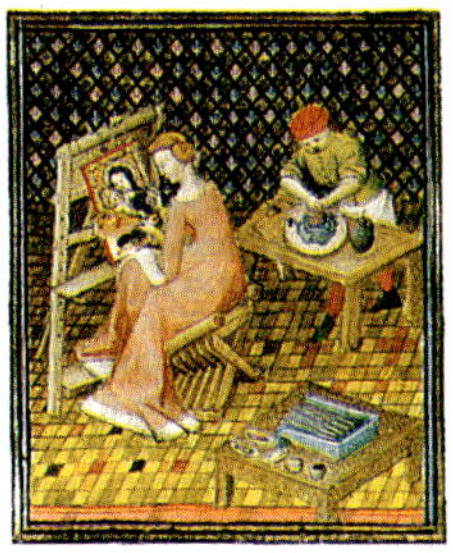

Illuminierung von Handschriften

Diese Miniatur aus dem 15. Jh. zeigt eine Dame, die eine Muttergottes mit Kind malt. Von Frauen höherer Stände erwartete man nicht, daß sie arbeiteten; allerdings galten Tätigkeiten wie Buchmalerei und Weben als schicklich.

Der Duc de Berry

Jean, Herzog von Berry, war ein jüngerer Bruder des französischen Königs Karl V. Für ihn wurden mehrere Schlösser erbaut, die er reich mit eigens dafür angefertigten Kunstwerken ausstatten ließ, darunter Wandbehänge und Bilder. Der Überlieferung zufolge besaß er 1500 Hunde.

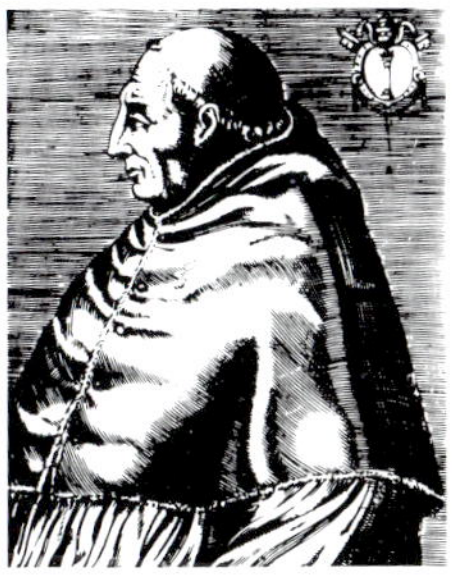

Papst Martin V.

Die Wahl von Martin V. zum Papst im Jahr 1417 endete in einer als ›großes abendländisches Schisma‹ bekannten Krisenzeit der westlichen Kirche (1378–1417), in der rivalisierende französische und italienische Päpste amtierten. Schon zuvor herrschte Uneinigkeit, und die päpstliche Residenz wurde für 67 Jahre (1309–76) von Rom ins französische Avignon verlegt, das nun zu einem bedeutenden künstlerischen Zentrum avancierte.

Gentile da Fabriano Werkauswahl

Madonna mit Kind zwischen den Hll. Nikolaus und Katharina (Staatliche Museen zu Berlin, Dahlem)

Maria mit Kind (New York, Metropolitan Museum of Art)

Aus dem Leben des hl. Nikolaus von Bari (Rom, Vatikanische Museen)

Maria mit Kind (Orvieto, Dom)

Verkündigung (Perugia, Pinacoteca Nazionale)

Marienkrönung mit Heiligen (Mailand, Brera)

eine bedrohlich wirkende, felsige Meeresküste gejagt. Die höfische Manier der Brüder von Limburg steht keineswegs im Widerspruch zu ihrem Sinn für das Tragische. Trotz aller Eleganz sind auch sie sich – wie alle großen Künstler – bewußt, daß Leiden das Los aller Menschen ist.

Gentile da Fabriano

Der Internationale Stil der Gotik ist auch am Werk des vielgereisten und einflußreichen italienischen Künstlers Gentile da Fabriano (1370–1427) abzulesen, der zur weiten Verbreitung dieser Formsprache in Italien beitrug. Seine großformatigen Tafelbilder sind angefüllt mit Geschäftigkeit und unterhalten mit einer Vielzahl liebevoller Details. Dabei ist seine Bildwelt gerade realistisch genug, um überzeugend zu wirken. Es ist die Welt eines Erzählers, mit einem wachen Blick für Menschen und packende Handlung.

Die meisten Werke Gentile da Fabrianos, die ihm schon zu Lebzeiten zu Ruhm verhalfen, sind heute verloren. Unter den erhaltenen ist die *Anbetung der Könige (67)* das außergewöhnlichste. In dieser Darstellung drängt eine – so scheint es – tausendköpfige Menge in die Bildszene, belebt sie und weckt stetes Interesse, ohne dabei den Ablauf der Handlung zu stören. Die drei Könige aus dem Morgenland (siehe Randleiste S. 98), die gekommen sind, das Jesuskind anzubeten, haben ein exotisches Gefolge mitgebracht: Kamele, Pferde, Hunde, Zwerge und Hofleute. Trotzdem konzentriert sich alle Aufmerksamkeit auf die winzige Christusgestalt, die sich vom Schoß der Muttergottes aus nach vorn neigt, um liebevoll die Hand auf das Haupt des alten, knienden Königs zu legen.

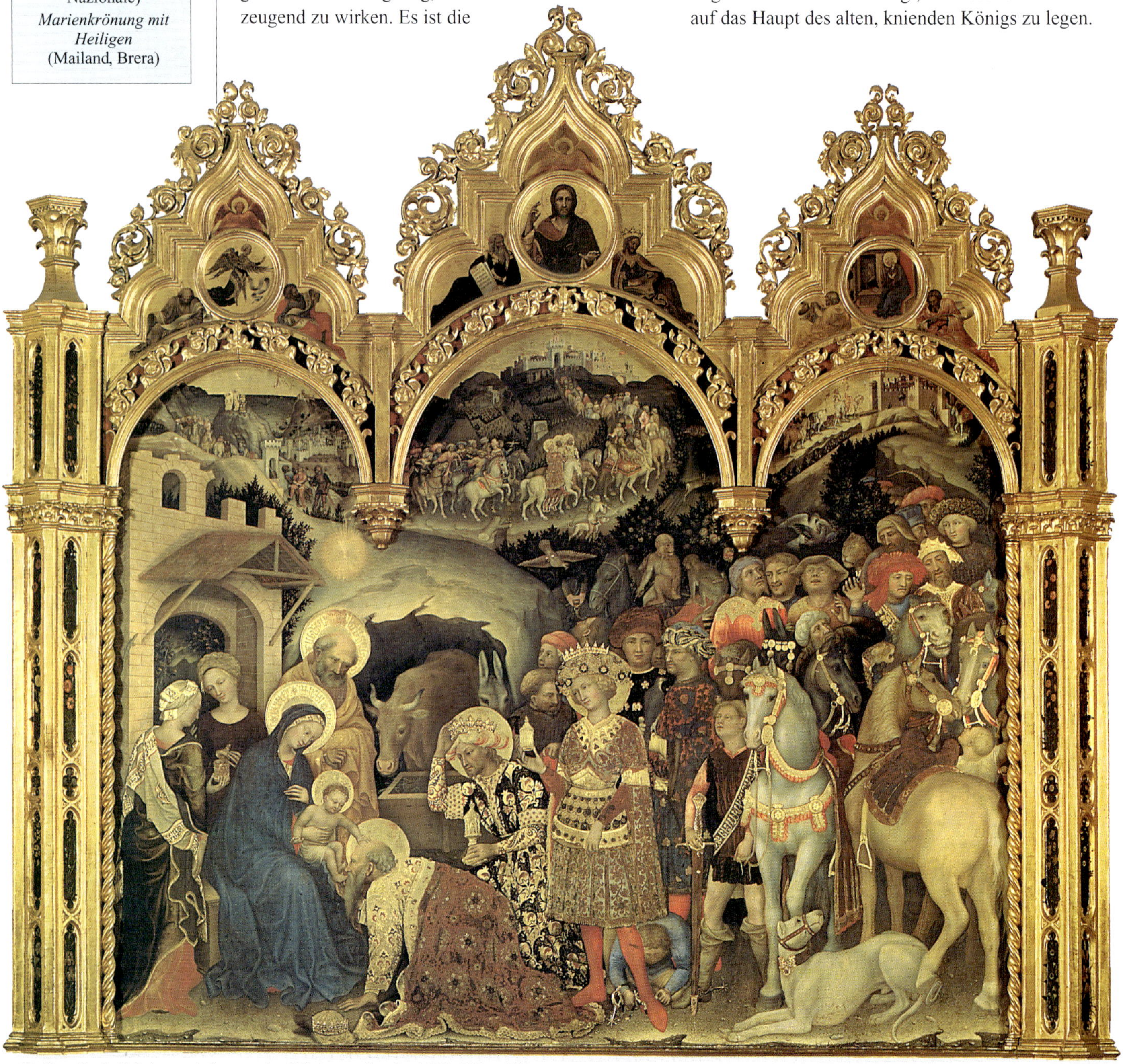

67 Gentile da Fabriano, Anbetung der Könige, vollendet 1423, 300 × 282 cm

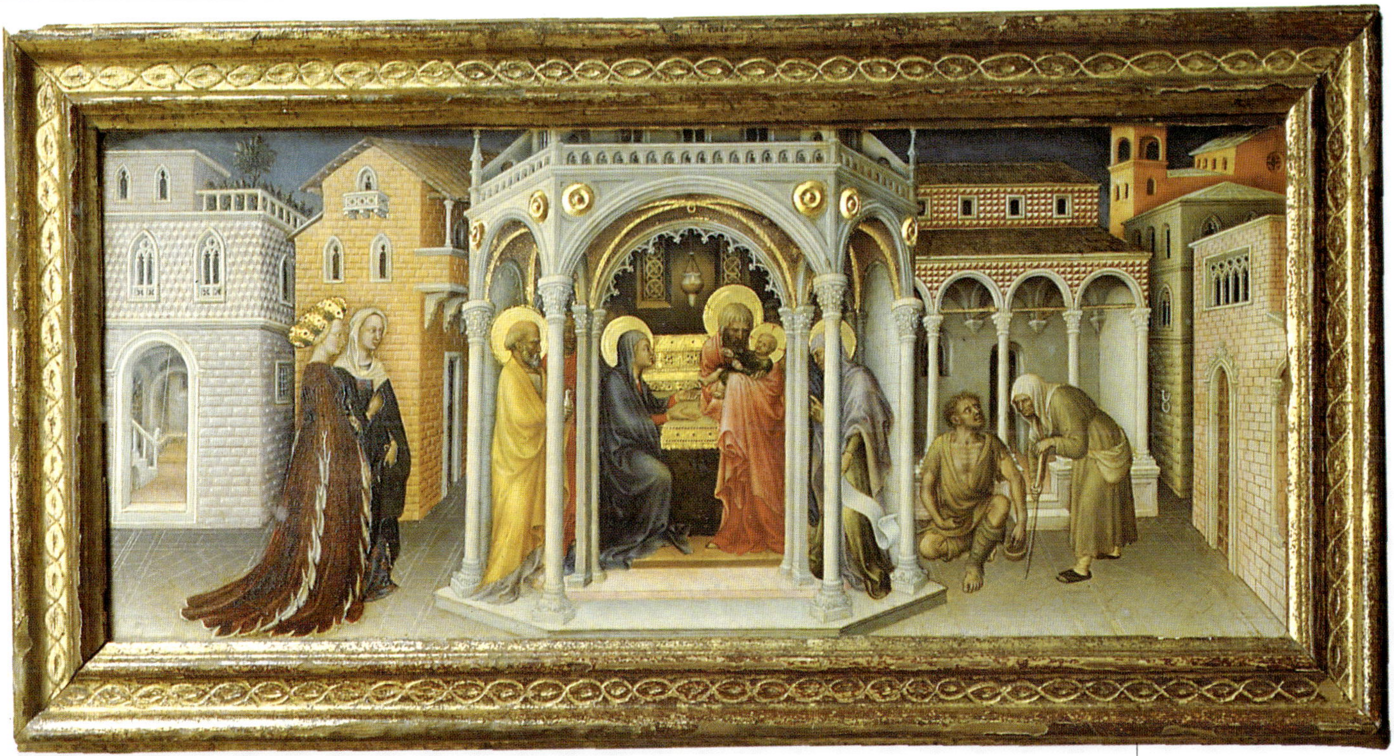

68 Gentile da Fabriano, Darstellung Christi im Tempel, 1423, 25 × 65 cm

Ähnlich wie bei Simone Martinis *Verkündigung (58)* ist der überreich verzierte gotische Rahmen mit den Bögen ein Bestandteil der Arbeit und hat eine direkte Auswirkung auf die Komposition. Die *Anbetung der Könige* wurde von Palla Strozzi, dem reichsten Bürger von Florenz, für die Kirche Santa Trinità in Auftrag gegeben.

Das stark Anekdotische in Gentile da Fabrianos Werk wird auch in der *Darstellung Christi im Tempel (68)* offenbar. Das heilige Ereignis steht im Zentrum des Bildes, doch zu beiden Seiten nimmt das alltägliche Leben mit zwei plaudernden Frauen und almosenheischenden Bettlern ungestört seinen Lauf.

Maler und Medailleur

Eine Anschaulichkeit wie die Gentiles findet sich auch bei Pisanello (Antonio Pisano, vor 1395–1455). Jahrzehntelang war man der Überzeugung, daß all seine Fresken vernichtet seien. Glücklicherweise wurden vor kurzem einige davon in Mantua entdeckt.

Sein Tafelbild *Maria erscheint den Hll. Georg und Antonius (69)* zeigt eine außergewöhnliche Begegnung. Der fast wie ein Wilder als Einsiedler lebende hl. Antonius in seiner rostfarbenen Kutte kontrastiert gegen die städtische Eleganz des hl. Georg, der äußerst modisch gewandet ist, angefangen bei seinem großen weißen Hut bis hin zu den feinen, sogar mit Sporen ausgestatteten Stiefeln. Zwar trägt er keinen Heiligenschein, doch wird dies durch

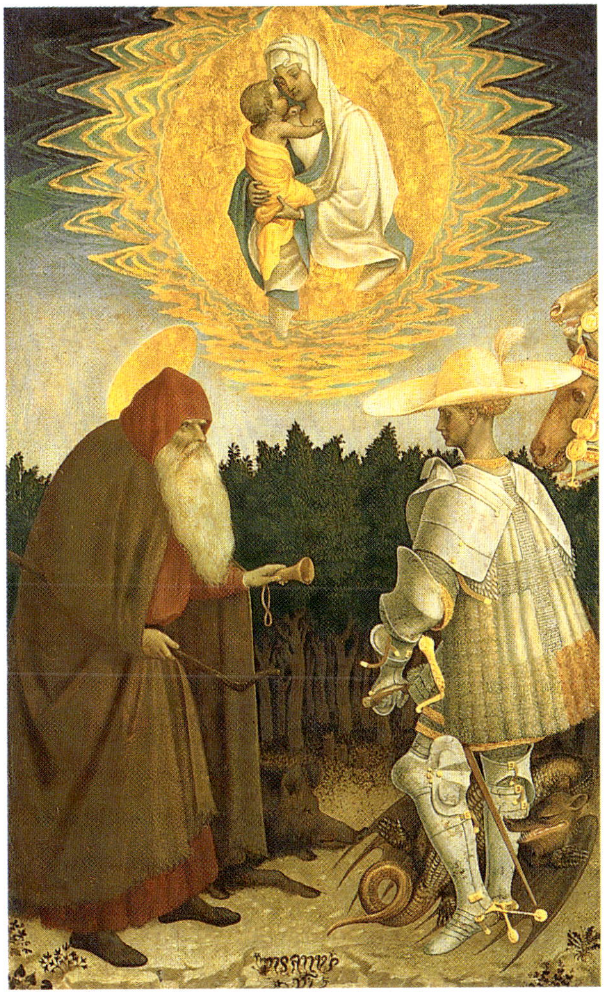

69 Pisanello, Maria erscheint den Hll. Georg und Antonius, Mitte 15. Jh., 47 × 29 cm

»Michelangelo … der, wenn er von Gentile sprach, zu sagen pflegte, daß er in der Malerei eine Hand gehabt hätte, seinem Namen gleich.«

Giorgio Vasari, Lebensbeschreibungen der berühmtesten Architekten, Bildhauer und Maler, 1568

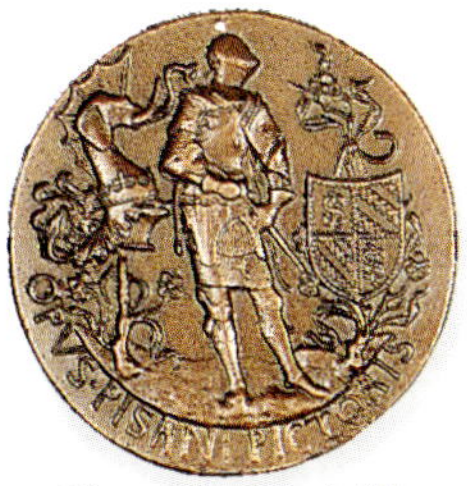

Pisanello-Medaille

Pisanellos Medaillen tragen vorn ein Bild des Besitzers und auf der Rückseite eine allegorische oder landschaftliche Darstellung. Dieses um 1445 angefertigte Stück zeigt den Herrscher von Rimini.

Meister der Heures de Rohan

Dem Meister dieses Stundenbuches *(tätig 1410–1425)* werden viele Miniaturen und Tafelbilder zugeschrieben, wenn auch seine Identität nie festgestellt werden konnte. Die meisten der in seiner Werkstatt illustrierten Handschriften waren Stundenbücher. Die *Heures de Rohan* beziehen ihren Namen von der Familie Rohan, in deren Besitz sie sich während des 15. Jh.s befanden.

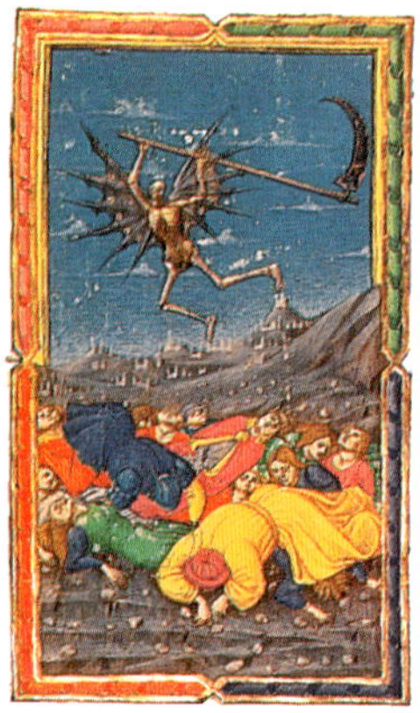

Der Schwarze Tod

1347 breitete sich die als Schwarzer Tod bezeichnete Pest über die Handelsrouten von China her aus und hatte bereits 1348 den größten Teil Europas heimgesucht. Die typischen Symptome der Pest, die zu einem raschen, aber schmerzhaften Tod führte, waren Drüsenschwellungen und schwarze Pestbeulen. Die Heftigkeit der Seuche fachte den religiösen Eifer an; die meisten Menschen waren von Todesgedanken geradezu besessen. Die Illustration stellt den Todesengel dar, wahllos Menschen aller Stände niedermachend.

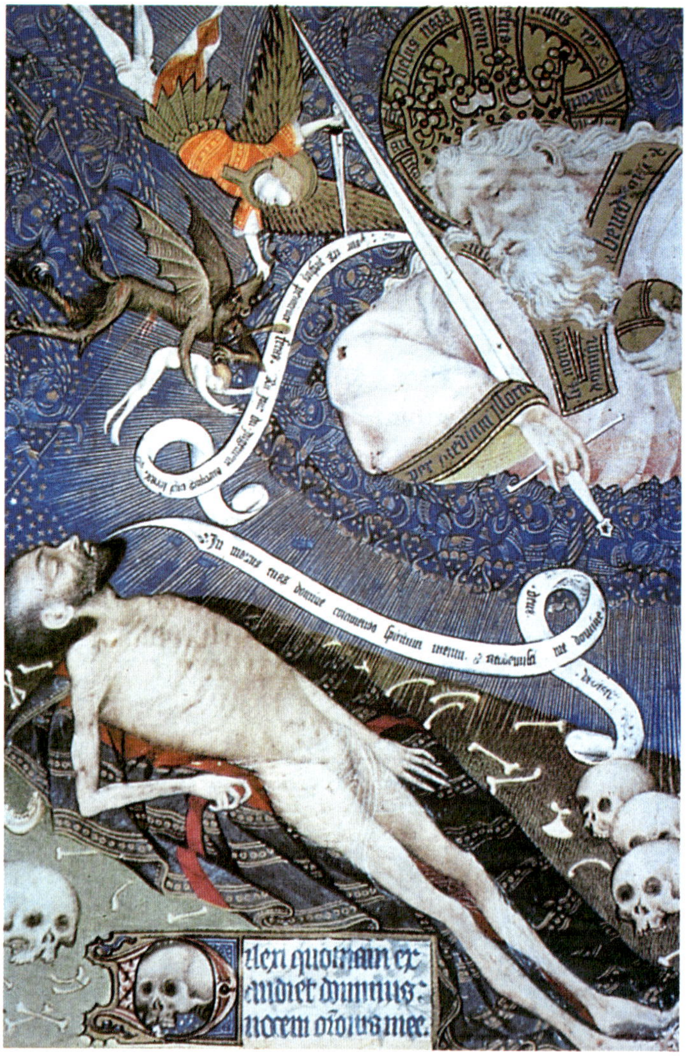

70 Miniatur aus den »Heures de Rohan«, Ein Sterbender empfiehlt seine Seele Gott, um 1418–25, 27 × 19 cm

den Hut mehr als wettgemacht. Dennoch stehen beide Heiligengestalten im Schatten der Muttergottes mit dem Kind, die als Mittelpunkt und sinnstiftendes Element der Szene am Himmel schweben, umgeben von einem an das Rund der Sonne erinnernden Kreis.

Der Schwarze Tod und die Künste

In einigen Kunstwerken der Gotik kommt das Elend der größten mittelalterlichen Katastrophe, des Schwarzen Todes, zum Ausdruck. Die Seuche, bei der es sich vermutlich um Beulen- und Lungenpest handelte, verwüstete Europa zwischen 1347 und 1351, ihr erlag fast ein Drittel seiner Bevölkerung. Viele Zeitgenossen sahen in dem Schwarzen Tod die Strafe Gottes an seinem verderbten Volk, der sie sich durch die unterschiedlichsten Bußübungen zu entziehen versuchten. Wie sehr der Tod und das Jüngste Gericht Künstler wie den Meister der Heures de Rohan beschäftigte, machen die Arbeiten deutlich. Wo die Welt der Brüder von Limburg noch ungetrübt war (siehe S. 55), zeigt die Miniatur *Ein Sterbender empfiehlt seine Seele Gott (70)* einen erschreckenden Realismus. Wir spüren, daß der unbekannte Künstler um die Unausweichlichkeit des Todes weiß. Die Schrecken des Sterbens werden noch verstärkt durch die Art, in der der pockenübersäte, abgezehrte Körper das Blatt für sich beansprucht: Er ist uns so nah, daß er uns unmittelbar berührt. Das letzte Gebet des Toten ist in lateinischer Schrift auf ein weißes Spruchband geschrieben: »In Deine Hände empfehle ich meine Seele; Du hast mich erlöst, oh Herr, Gott der Wahrheit.« Gott, Kugel und Schwert als Sinnbild seiner richterlichen Macht in Händen haltend, antwortet auf Französisch: »Für deine Sünden sollst du Buße tun. Am Tage des Jüngsten Gerichts wirst du bei mir sein.« Die kleinen Gestalten links oben in der Miniatur stellen den hl. Michael dar, der gerade mit Unterstützung einer Heerschar nur schwer erkennbarer Engel einen Teufel angreift, welcher sich mit der durch einen nackten Jüngling symbolisierten Seele des Verstorbenen davonzumachen sucht.

Sienesischer Optimismus

Andere Strömungen aus der Zeit der internationalen Gotik blieben vom Terror des Schwarzen Todes anscheinend unberührt. Uns in unserer hektischen Welt will es scheinen, als spräche aus vielen Werken gotischer Maler ein geradezu rührendes, glückliches inneres Sicherheitsgefühl. Darin mag auch etwas Märchenhaftes mitschwingen, wie in der *Begegnung der Hll. Antonius und Paulus (71)* des sienesischen Meisters Sassetta (Stefano di Giovanni, 1392–1450), die den noch andauernden Einfluß der französischen Buchmalerei beweist. Die beiden Eremiten treffen einander in einer Art Rotkäppchenwald und umarmen sich mit der Spontaneität von Kindern, womit sie sogar in der Einöde die Idee der Liebe bekräftigen.

Das Tafelbild gehört zu einem Zyklus, der die Geschichte des Einsiedlerabts Antonius erzählt, der nach der Überlieferung der Begründer des Mönchtums war. Oben im Bild sehen wir, wie der hl. Antonius im Alter von 90 Jahren nach einer Vision sein Einsiedlerleben aufgibt und sich auf den Weg zu dem hl. Einsiedler Paulus von Theben macht, der damals 113 Jahre zählte. Auf seiner Reise begegnet er einem Zentauren (einem aus Mensch und Pferd zusammengesetzten Fabelwesen), dem Symbol des Heidentums. Antonius segnet ihn und bekehrt ihn zum christlichen Glauben. Der Vordergrund zeigt das Ende der Geschichte. Die beiden Heiligen begrüßen einander freundlich. Ihre der Umarmung hinderlichen Stäbe liegen am Boden.

Abgesehen von einer kurzen Periode in den Jahren um 1430 lebten die Einwohner Sienas zur Zeit Sassettas in Frieden in einem republikanischen Herrschaftssystem, was der Förderung der Künste zugute kam. Sassetta war der bedeutendste Künstler im Siena des 15. Jh.s. Seine Kunst war von der sienesischen Gotik durchdrungen, doch griff er auch Einflüsse wegweisender florentinischer Meister wie die eines Masaccio (siehe S. 82) oder des Bildhauers Donatello (siehe S. 83) auf.

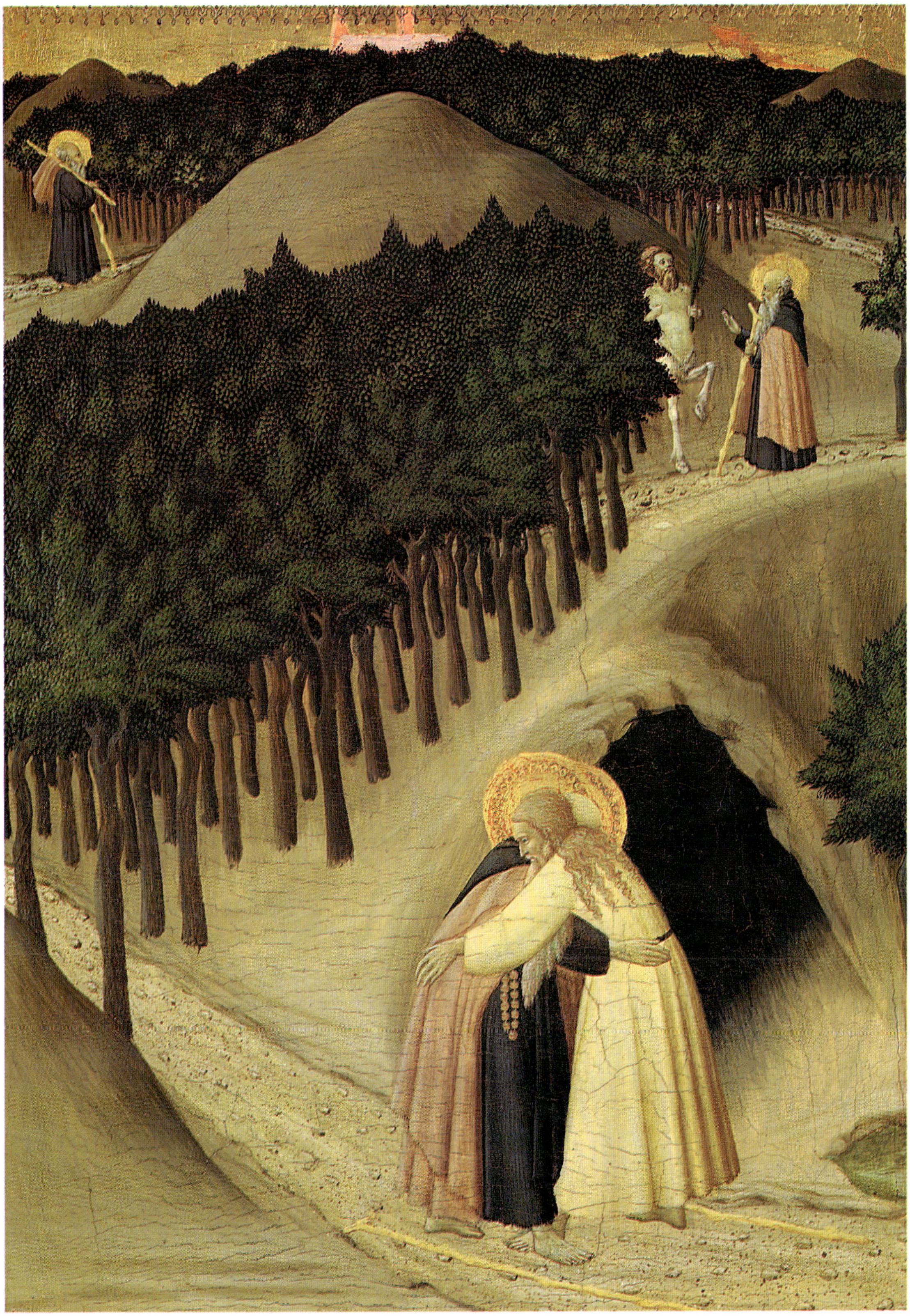

71 Sassetta, Die Begegnung der Hll. Antonius und Paulus, um 1440, 48 × 35 cm

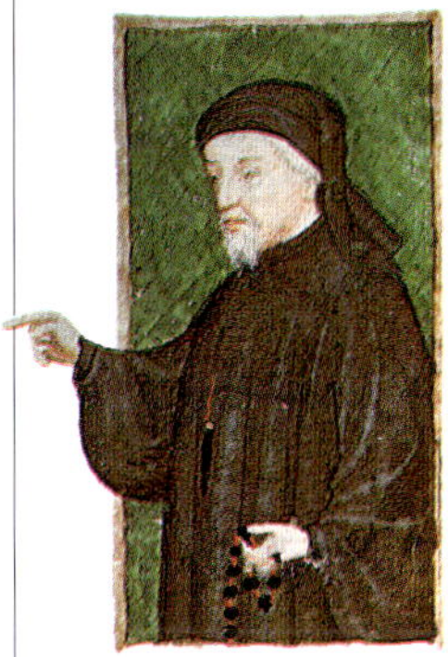

Chaucer

Um 1500 wurde das am englischen Hof übliche Französisch durch das Englische abgelöst, eine Entwicklung, die im kulturellen Bereich schon wesentlich früher die Schriften Geoffrey Chaucers erkennen lassen. Chaucer kam 1343 als Sohn einer wohlhabenden Londoner Familie zur Welt und wurde Gefolgsmann von König Edward III. Diese Position ermöglichte es ihm zu schreiben. Sein berühmtestes Werk, die »Canterbury Tales«, bietet einen Querschnitt durch die Gesellschaft des 14. Jh.s und war erstmals in einer Sprache verfaßt, die von jedermann im Lande verstanden wurde.

Sassetta Werkauswahl

Die Vision des hl. Thomas von Aquin (Rom, Vatikanische Museen)

Der hl. Franziskus verleugnet seinen irdischen Vater (London, National Gallery)

Mystische Hochzeit des hl. Franziskus (Chantilly, Musée Condé)

Die Extase des hl. Franziskus (Venedig, Redentore-Kirche)

Der selige Raniero von Borgo San Sepolero erscheint einem Kardinal (Staatliche Museen zu Berlin, Dahlem)

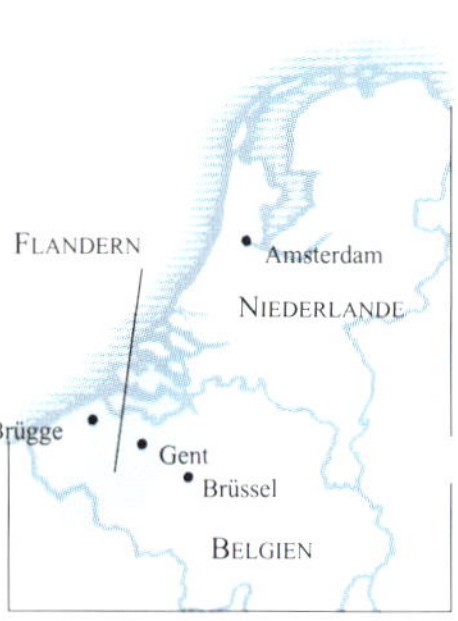

Die Niederlande
Im 15. Jh. erstreckten sich die Niederlande über das oben abgebildete Gebiet, dargestellt mit den heutigen Grenzen. Flandern (schattiert) stellte das Zentrum künstlerischen Schaffens dar. Man sprach sowohl niederländisch als auch flämisch.

Neue Impulse im Norden

Im 15. Jh. entwickelte sich der Internationale Stil der Gotik in zwei unterschiedliche und räumlich getrennte Richtungen, die man beide als revolutionär bezeichnen könnte. Die eine bildete sich im Süden, in Florenz, heraus und führte zur Geburt der italienischen Renaissance (siehe S. 82). Die andere – davon unabhängige, jedoch nicht weniger radikale – Veränderung in der Malerei vollzog sich nördlich der Alpen, vor allem in den Niederlanden. Mit ihr setzte die Renaissance des Nordens ein (siehe S. 148)..

Zu Beginn des 15. Jh.s entstanden in den Niederlanden Bilder, die eine ganz neue Naturnähe verraten. Die verführerische höfische Eleganz und die offenkundig dekorativen Elemente des Internationalen Stils sind einer eher bürgerlichen Schlichtheit gewichen. Hatte man beim Anblick von Heiligenbildern des 14. Jh.s das Gefühl, in den Himmel zu schauen, so holten die flämischen Maler nun das Heilige auf den Boden unserer realen Welt. Anstatt eine Art geistliches Drama in Szene zu setzen, dem die Welt als Kulisse diente, machten die Künstler nun häusliche Innenräume wie Wohn- und Schlafzimmer mit den Gegenständen des alltäglichen Lebens bildwürdig. Man spürt eine wachsende Versöhnung mit der Welt und die Akzeptanz des eigenen Platzes darin. Heute geht man davon aus, daß Robert Campin (tätig 1406–44), einer der Begründer dieser Bildauffassung und Lehrer von van der Weyden (siehe S. 67), identisch ist mit dem als Meister von Flémalle bekannten Künstler. Dieser Notname geht auf eine Gruppe von Tafelbildern zurück, von denen man annahm, daß sie aus der Abtei Flémalle bei Lüttich in Flandern stammten. Tatsächlich arbeitete Campin im flämischen Tournai, wo er 1423 die Bürgerechte erhielt.

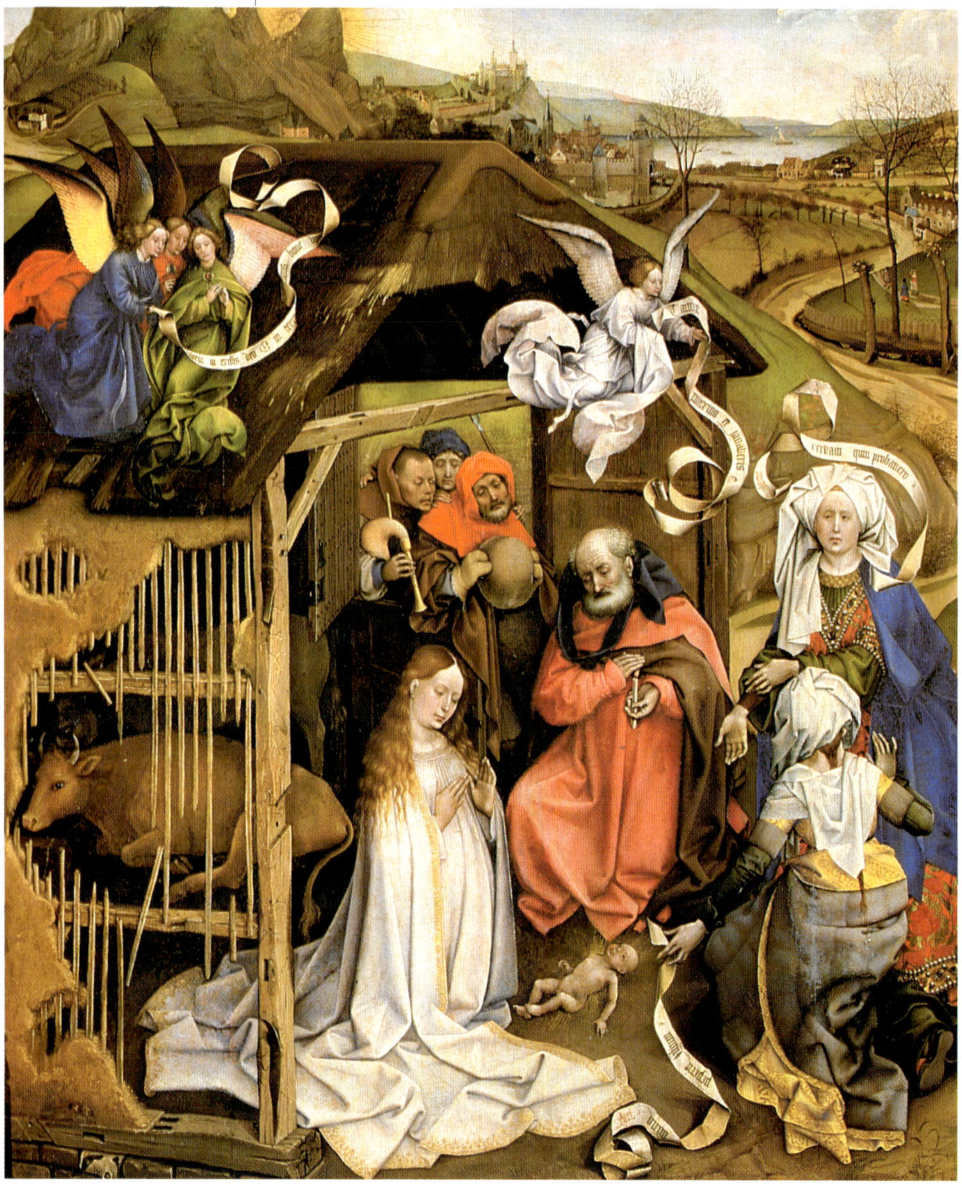

72 Robert Campin, Geburt Christi, um 1425, 87 × 73 cm

Das Heilige im täglichen Leben

In seiner *Geburt Christi (72)* nutzt Campin den Raum sehr intensiv, er zeigt eine Welt voller Individuen und unromantischer Realitäten des Lebens. Er porträtiert ein schwächliches Neugeborenes, eine mürrische Hebamme, derbe Hirten und eine Kuh in ihrem baufälligen Stall. Trotz des unleugbar religiösen Gehalts ist vieles dem zeitgenössischen Betrachter seltsam vertraut.

Noch eindrucksvoller ist Campins *Maria mit Kind vor dem Ofenschirm (73),* in dem die schlichte Häuslichkeit durch das Motiv des strohgeflochtenen Feuerschutzes entschlüsselt wird, der den Kopf der jungen Frau wie ein Heiligenschein hinterfängt. Das geöffnete Fenster in der linken oberen Ecke des Bildes gibt den Blick auf eine Stadt frei. Miniaturlandschaften wie diese findet man oft in der altniederländischen Malerei, und die Idee, die Welt durch ein Fenster wie in einer Kapsel einzuschließen, wurde später von den italienischen Künstlern häufig aufgegriffen.

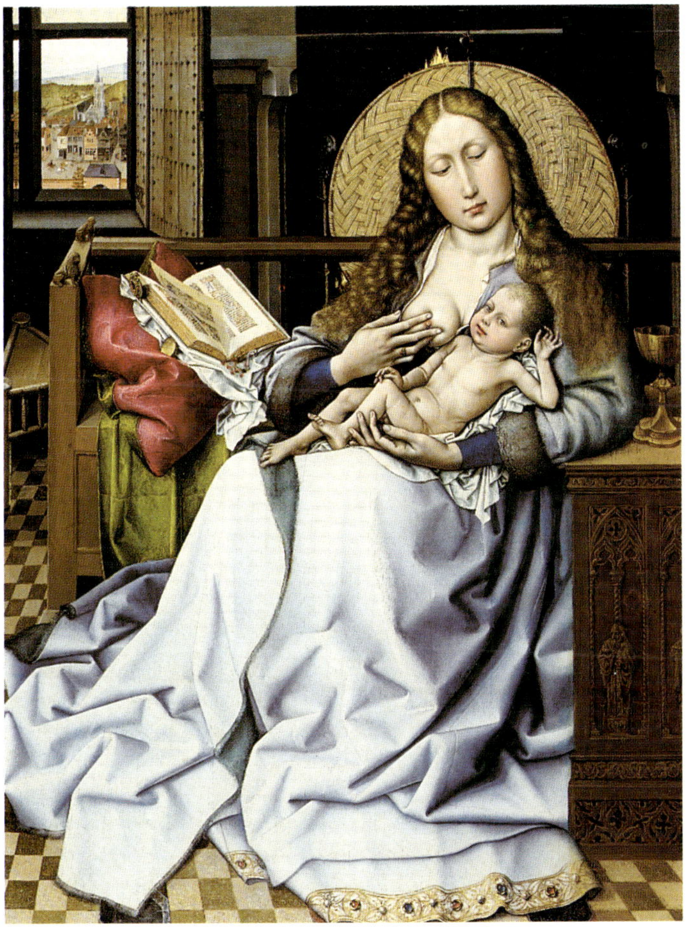

73 Robert Campin, Maria mit Kind vor dem Ofenschirm, um 1430, 63 × 49 cm

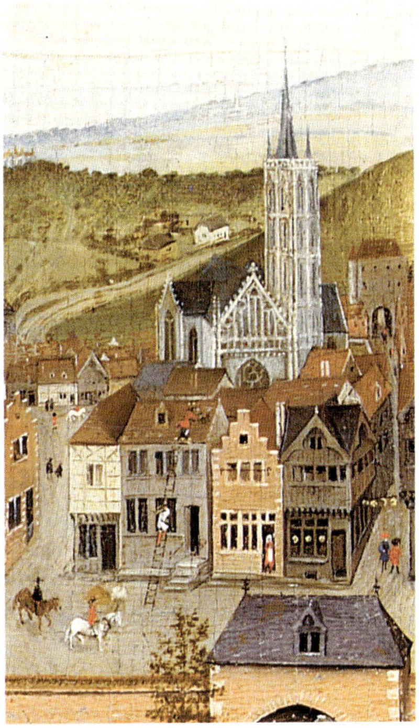

Flüchtiger Blick auf eine Stadt
Dieser Ausschnitt aus dem nebenstehenden Bild zeigt den Landschaftsausblick aus dem offenen Fenster. Campin stellt das geschäftige Treiben einer zeitgenössischen Stadt dar, die von einer gotischen Kirche beherrscht wird. Die Giebel der Häuser sind typisch für die damalige niederländische Architektur.

Notnamen
Der Begriff »Meister von …«, wie in »Meister von Flémalle«, wird von Kunsthistorikern benutzt, um einen anonymen Künstler zu bezeichnen oder einen Künstler, dessen Identität bis zu einem bestimmten Zeitpunkt nicht gesichert war oder noch nicht gesichert ist. Der Notname kann den Wirkungskreis des Künstlers nennen oder sich auf stilistische bzw. inhaltliche Aspekte seines Werks beziehen.

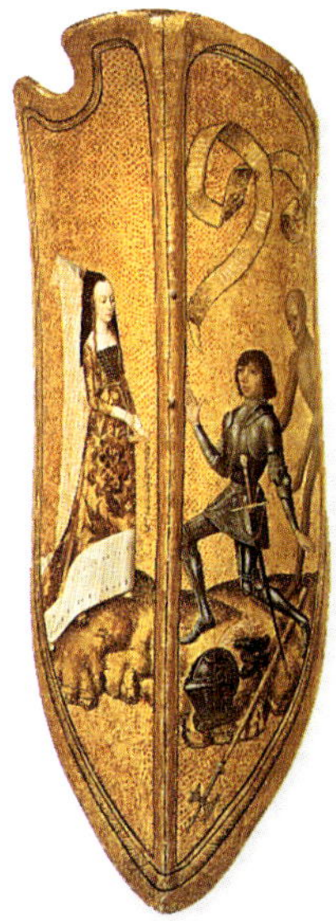

Ritterlichkeit
Viele profane Bilder des Mittelalters handeln von der Ritterlichkeit, die zur damaligen Auffassung von Rittertum gehörte. Im Laufe der Zeit löste die von Artusromanen inspirierte höfische Minne die üblichen Rittertugenden Furchtlosigkeit, Ehre, Höflichkeit, Loyalität und Keuschheit ab. Daraus entwickelte sich der Dienst für die unerreichbare Gebliebte, die reine Liebe. Auf diesem bemalten flämischen Schild kniet ein Ritter vor seiner Dame und gelobt, sie zu verehren oder zu sterben.

Biblische und reale Welt überlagern sich in Campins eigener Umwelt, dem bürgerlichen Interieur. Sind Heiliges und Profanes erst einmal vereinigt, ist es im illusionistischen Bild mit all seiner charakteristischen Individualität und Detailtreue möglich, das Geistige auszudrücken. Die sorgfältig-detaillierte Wiedergabe verleiht den alltäglichen Gegenständen eine stille, mystische Bedeutung und dem Raum eine geheimnisvolle Atmosphäre, die das scheinbar Gewöhnliche aufregend und überzeugend lebendig erscheinen läßt, eine Beobachtung, die auch für die Porträtmalerei gilt.

Seit der Antike gab es nun erstmals wieder Porträtmalerei im heutigen Sinne. Zuvor hatten ›porträtähnliche‹ Bilder bestimmten Funktionen wie etwa der Dokumentierung eines Ereignisses gedient. Robert Campin betrachtete die Menschen mit anderen Augen, und so gelangen ihm sehr persönliche Porträts. In dem *Bildnis einer Frau (74)* zieht das beseelte Gesicht das von der schlichten, aber kunstvoll drapierten weißen Kopfbedeckung gerahmt ist, die volle Aufmerksamkeit auf sich. Wir sind beeindruckt von dem Gesicht, und merken erst allmählich, daß es Campins meisterlicher Umgang mit Licht- und Farbwerten ist, den wir bewundern. Dieses Porträt ist ein gutes Beispiel für das Neuartige in der altnieder-

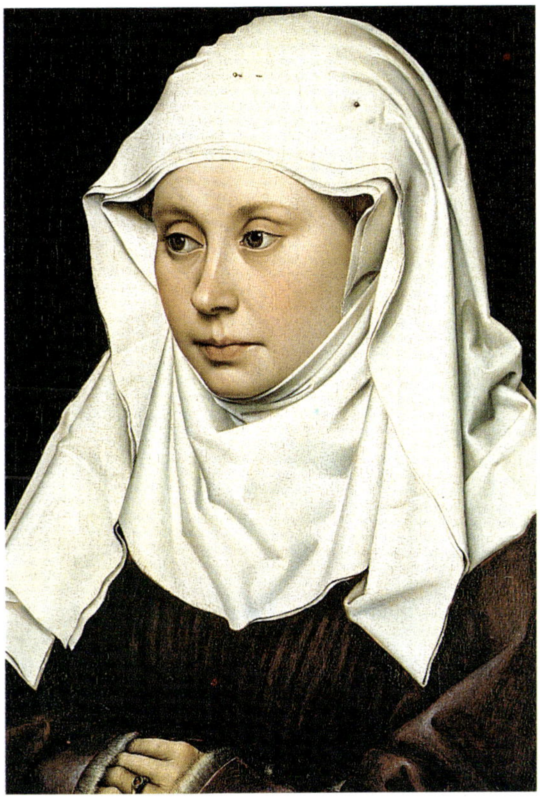

74 Robert Campin, Bildnis einer Frau, um 1420–30, 40 × 28 cm

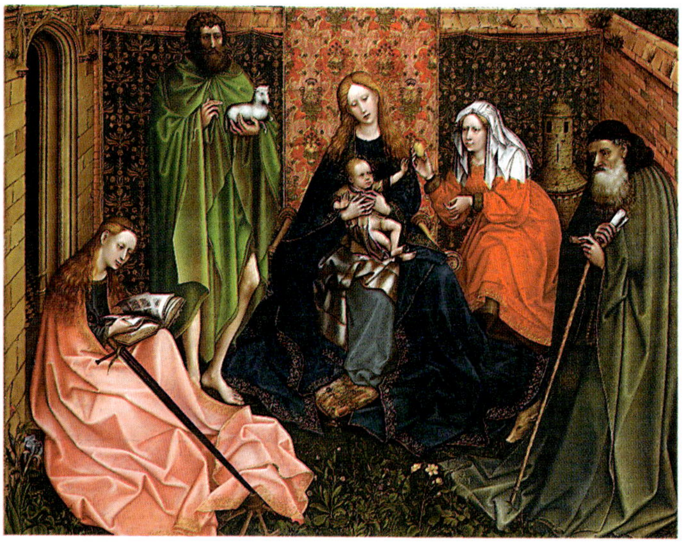

75 Nachfolger von Robert Campin, Maria und Kind mit Heiligen in einem umfriedeten Garten, um 1440–60, 120 × 148 cm

Sakrale Symbole
Religiöse Bildwerke bedienen sich oft einer eigenen Symbolsprache:
Apfel – Sünde, Sündenfall
Apfel, von Christus gehalten – Heil, Erlösung
Eber – Begierde
Geld – Habsucht
Taube – Heiliger Geist
Brunnen – ewiges Leben
Trauben – Blut Christi
Lilie – Reinheit, besonders der Jungfrau Maria
Löwe – Auferstehung
Pelikan – Leidensweg Christi (man nahm an, daß der Pelikan für seine Jungen sein eigenes Blut vergieße)
Olivenzweig – Frieden

ländischen Malerei. Für die Porträts gilt, daß nun weniger die Familie, sondern die Persönlichkeit im Mittelpunkt stand. Campin bildete einen neuen Porträttypus aus, den später auch van der Weyden übernahm (siehe S. 67).

In *Maria und Kind mit Heiligen in einem umfriedeten Garten (75)* vermittelt ein Nachfolger Campins einen ähnlichen Eindruck beruhigender Zuversicht, wie ihn Campin selbst in der *Geburt Christi (72)* erreicht. Der umfriedete Garten ist der Garten Eden – ein ›geregeltes‹ Paradies. Der von einer Mauer oder einem Zaun umgebene Garten ist traditionell ein Symbol für die Jungfräulichkeit Marias.

Ein neuer Realismus

Die innere Zuversicht oder stille Gelassenheit dieser Bilder erreicht ihren Höhepunkt bei Jan van Eyck (um 1390–1441), einem Zeitgenossen von Campin und ein Künstler mit starkem, langanhaltendem Einfluß auf sein Jahrhundert. Er hatte einen wachen Blick für jedes Detail in seiner Welt, wobei er nicht nur sah, sondern auch den Wert der Dinge erkannte. Seine Beobachtungsgabe ließ ihn auch die den einfachen, alltäglichen Dingen innewohnende Schönheit erfassen. Von seiner Person wissen wir nur wenig, aber in seinen Bildern teilt er mit uns seine Sicht der Welt.

Wie Vermeer (siehe S. 208), ein holländischer Maler des 17. Jh.s, führt uns van Eyck ins Licht und gibt uns das Gefühl, daß auch wir dazugehören. Van Eycks *Anbetung des Lammes (76)* mit seinen eindringlichen Details ist Teil eines großformatigen Wandelaltars, der sich bis heute in der Genter Kathedrale St. Bavo befindet und die Gläubigen in seinen Bann zieht. Die Rolle der beiden Brüder Jan und

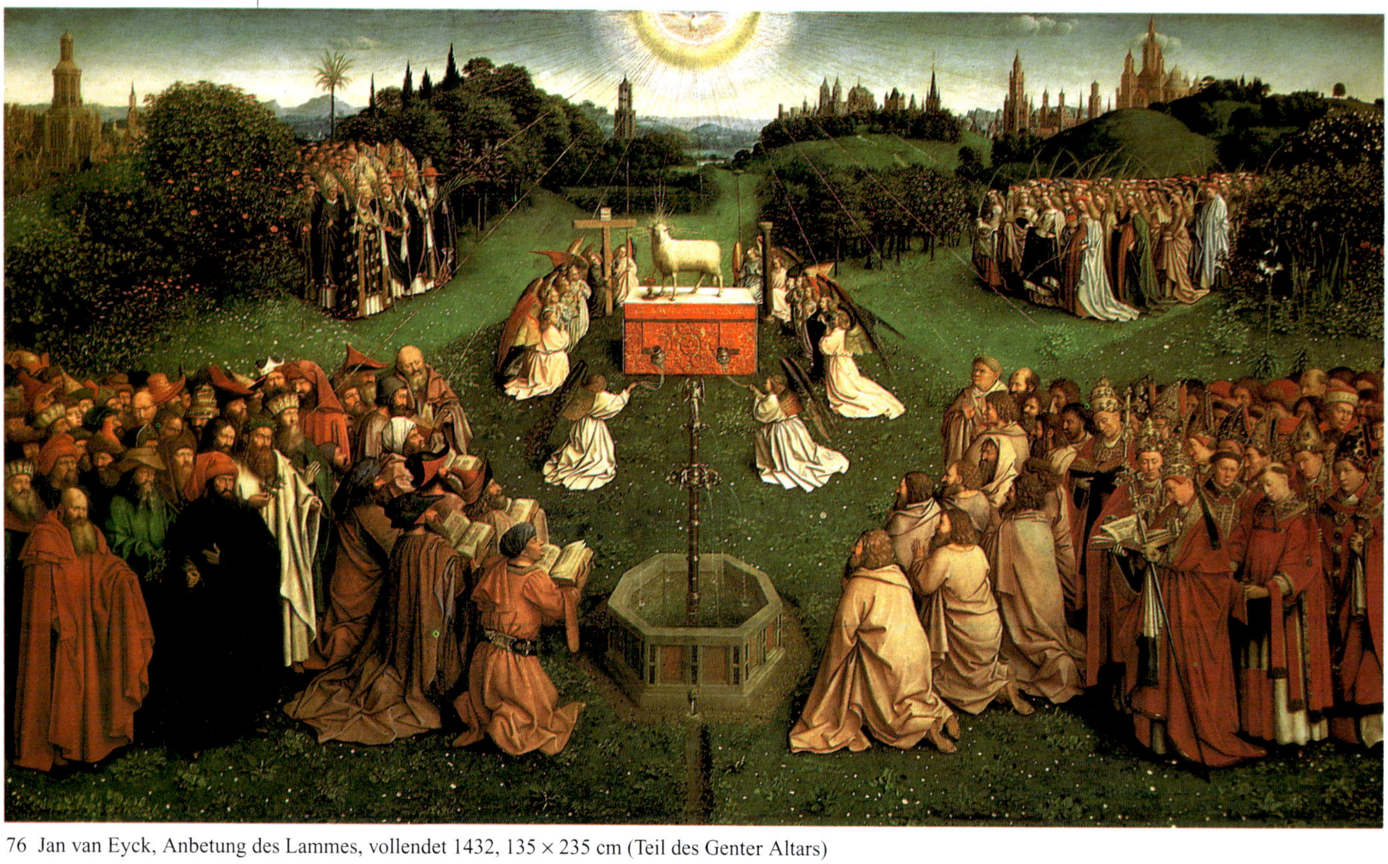

76 Jan van Eyck, Anbetung des Lammes, vollendet 1432, 135 × 235 cm (Teil des Genter Altars)

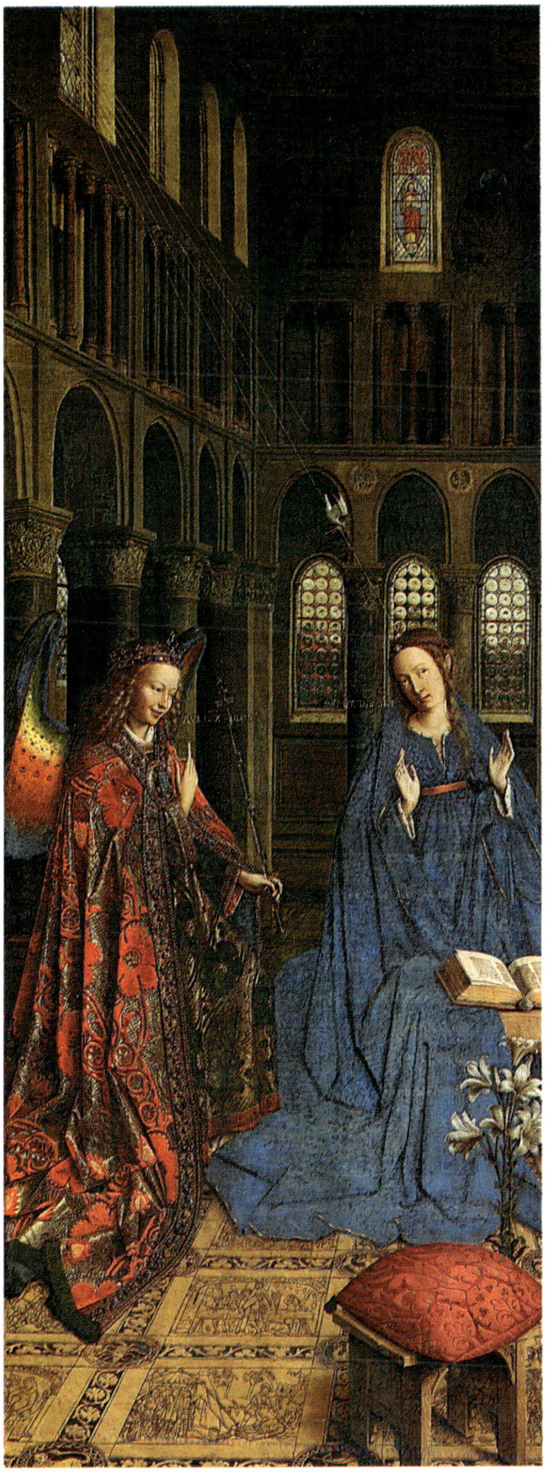

77 Jan van Eyck, Verkündigung, um 1434–36, 92 × 37 cm

Hubert van Eyck bei der Schaffung des *Genter Altars* wurde schon oft diskutiert: Ist Jan, über den die meisten Informationen überliefert wurden, der kreativere, oder ist es Hubert, von dem fast nichts bekannt ist? In der Inschrift wird jedenfalls Hubert der Vorzug gegeben: »Der Maler Hubert van Eyck, der von niemandem übertroffen wurde, begann das Werk; Johannes, in der Kunst der zweite, vollendete es im Auftrag des Jodocus Vijd.«

Die Mitteltafel zeigt das Opferlamm auf dem Altar, sein geweihtes Blut in einen Kelch spendend. Um den Altar herum haben sich Engel mit den Leidenswerkzeugen Christie – darunter Kreuz, Dornenkrone, Lanze, Geißel und Geißelsäule – versammelt; im Vordergrund sprudelt der Lebensbrunnen. Aus allen vier Himmelsrichtungen strömen die Andächtigen zusammen: es sind Propheten, Märtyrer, Päpste, heilige Jungfrauen, Pilger, Ritter und Eremiten. Wie bei derart wichtigen Auftragsarbeiten üblich, wurde das Bildprogramm wahrscheinlich von einem Theologen zusammengestellt, denn die Figuren stellen offensichtlich die Gemeinschaft der Heiligen dar. Am Horizont leuchtet das himmlische Jerusalem. Es ist eingebettet in eine üppige Landschaft, und seine Silhouette ähnelt der einer holländischen Stadt. Der Turm rechts im Bild ist vermutlich der des Doms von Utrecht.
Diese Tafel ist nur ein Teil des komplexen Altarwerks, das in seiner künstlerischen Vollkommenheit und seiner religiösen Überzeugungskraft bis heute seine mystische Wirkung auf den Betrachter nicht eingebüßt hat. Der ausgeklügelte spirituelle Gehalt des *Genter Altars* erfordert sehr viel eingehendere Analysen als die unsrigen. Wir beschäftigen uns lieber etwas näher mit einem von van Eycks kleineren Bildern, wie der hochformatigen, schlanken *Verkündigung (77)*.

Die symbolische Bedeutung des Lichts bei van Eyck

Beim Anblick der *Verkündigung* wird sich der Betrachter der weichen, behutsamen Lichtführung bewußt; hier ist alles, was von den Strahlen erfaßt wird, erleuchtet – angefangen bei dem in Halbdunkel getauchten Dachbereich bis hin zum glänzenden Widerschein auf dem Schmuck des Engels. Hätte die Helligkeit nicht diese weiche, einhüllende Qualität, wäre sie zu intensiv. Die sanfte, aber allgegenwärtige Beleuchtung ist kein natürliches, sondern ein spirituelles Licht, eine Metapher Gottes, der alles liebt, was er erschuf.

Der Symbolismus geht sogar noch tiefer: Der obere Teil der Kirche ist dunkel, dennoch erstrahlt das Einzelfenster mit der Darstellung Gottvaters. Darunter erinnern die drei schmucklosen lichtdurchfluteten Fenster an die Dreifaltigkeit und an Jesus als das Licht der Welt. Dieses heilige Licht verteilt sich in alle Richtungen, am deutlichsten jedoch liegt es auf der Jungfrau und versinnbildlicht so den Heiligen Geist, der seinen Schatten auf sie wirft: Aus seinem heiligen Schatten wird göttliche Helligkeit werden. Das aufgebauschte Gewand deutet die Vorahnung an, und Maria antwortet auf den Engelsgruß »Ave Gratia Plena« (»Sei gegrüßt voller Gnade«) mit einem demütigen »Ecce Ancilla Domini« (»Siehe, ich bin die Magd des Herrn.«). Zuvorkommend schreibt van Eyck ihre Worte so, daß sie auf dem Kopf stehen und

Verkündigungsbilder

Van Eyck war nur einer von vielen gotischen Künstlern, die die Verkündigung darstellten, und noch in der Renaissance war das Thema populär. Es ist der Moment aus dem Lukas-Evangelium, in dem der Engel Gabriel der Jungfrau Maria verkündet, daß sie einen Sohn gebären werde, der den Namen Jesus erhalten solle. Van Eyck siedelt die Begegnung in einem Kirchenraum an und folgt damit der für die Malerei des Nordens typischen Bildform. Italienische Renaissancekünstler wählen lieber einen Ort im Freien. Die Taube, begleitet von Lichtstrahlen, verkörpert den zur Jungfrau herabsteigenden Heiligen Geist.

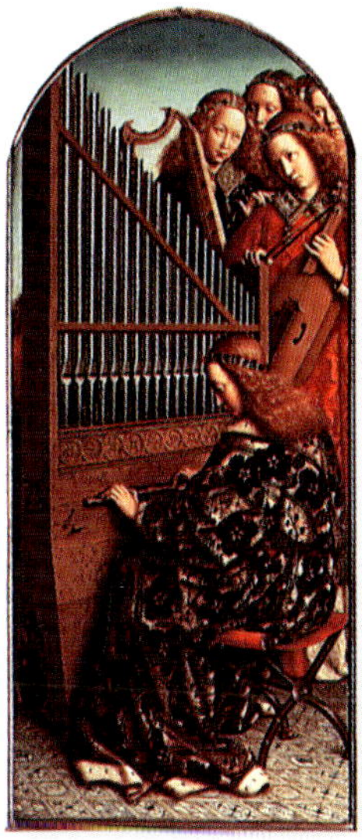

Musik

Einige bedeutende Fortschritte der Musik zur Zeit der Gotik waren die Verbesserung der Notenschrift und das Erscheinen der ersten gedruckten Noten um 1465. Im 15. Jh. entstanden neue Instrumente wie das Spinett und das Virginal. Dieses Bild befindet sich auf einem der äußeren Flügel von van Eycks *Genter Altar.*

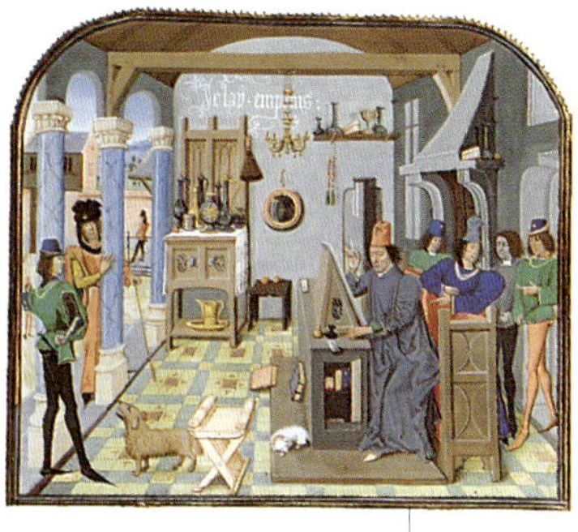

Kopierte Elemente
In dieser Buchillustration, die einem späteren flämischen Maler zugeschrieben wird, finden sich verschiedene Elemente aus der *Arnolfini-Hochzeit* wieder. Dazu zählen Inschrift, Spiegel, Rosenkranz und der kleine Besen.

vom Heiligen Geist gelesen werden können. Der Engel strahlt Freude und Güte aus, wohingegen die Jungfrau besorgt und verwirrt anmutet. Offensichtlich weiß sie, im Gegensatz zu dem Engel, welchen Preis sie für ihre Gottergebenheit zahlen muß. Kummer wird ihr Herz durchbohren, wenn ihr Sohn gekreuzigt wird; symbolisch erhebt sie die Hände, was zum einen eine Andachtshaltung bezeichnen, zum anderen aber auch eine unbewußte Vorahnung der Kreuzigung andeuten könnte.

Auf den Bodenfliesen der Kirche ist die Erschlagung Goliaths dargestellt (Goliath repräsentiert die im Grunde erfolglose Macht des Teufels). In Befolgung der durch den Engel überbrachten Botschaft muß Maria nun das schwere Kreuz ihrer Mutterschaft und Heiligkeit auf sich nehmen, dessen Mühen durch die Erschlagung des Riesen symbolisiert werden.

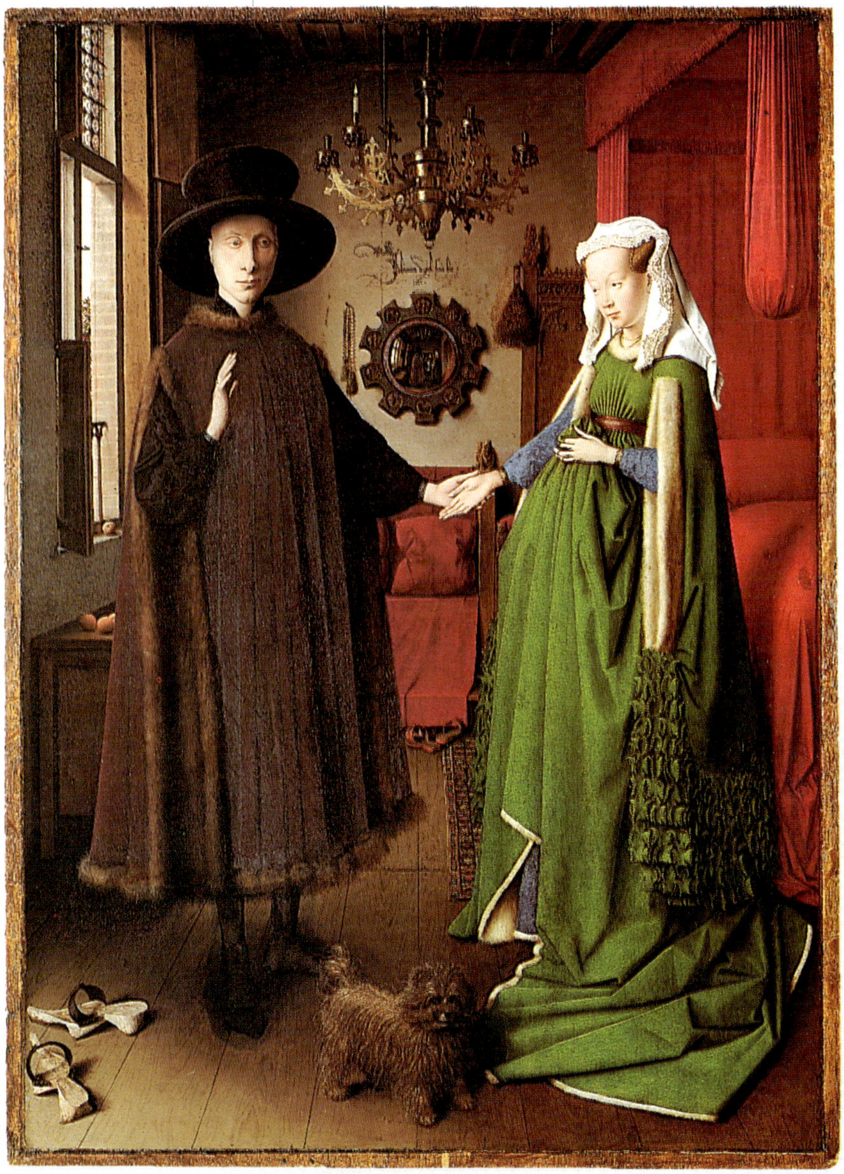

78 Jan van Eyck, Die Arnolfini-Hochzeit, 1434, 82 × 60 cm

Ölfarben: Ein neues Medium in der Malerei

Die Brüder van Eyck begannen ihre Karriere als Buchmaler. Die für ihr Werk charakteristische, äußerst feine Wiedergabe selbst winziger Details ist bezeichnend für die starke Affinität zu dieser Kunstform. Der größte Unterschied zwischen der Kunst der van Eycks und der Buchmalerei war das von ihnen verwendete Bindemittel.

Lange Zeit wurde Jan van Eyck fälschlicherweise die ›Entdeckung der Ölmalerei‹ zugeschrieben. Tatsächlich aber war die Ölmalerei bereits bekannt und wurde bei der Bemalung von Skulpturen sowie der Lasierung von Temperabildern eingesetzt. Die eigentliche Errungenschaft der van Eycks war es, nach zahlreichen Experimenten ein haltbares Bindemittel entwickelt zu haben, das gleichmäßig und nicht zu schnell oder zu langsam trocknete. Dies gelang ihnen durch das Mischen von Lein-, Hanf- und Nußölen unter Zusatz von Harzen.

Das Verdienst von Jan oder Hubert van Eyck war es, anstelle der bis dahin üblichen stumpf trocknenden Eitemperafarben, die Farbpigmente mit einem Bindemittel auf Ölbasis anzurühren und in mehreren dünnen, transparenten Schichten aufzutragen. Die Konsequenz waren Leuchtkraft, Lichtdurchlässigkeit und Farbintensität, da das Pigment nun von der Ölschicht umschlossen war, in der sich das Licht fing. So ließen sich Edelmetalle und -steine, aber auch – und das war sehr viel wichtiger – natürliche Lichteffekte überzeugend darstellen.

Jan van Eycks geniale und exakte Beobachtung des Lichts und seiner Effekte sowie seine durch dieses neue, transparente Medium verbesserte Maltechnik ermöglichten die Schaffung einer strahlend leuchtenden Realität. Die Entwicklung dieser Technik veränderte die Malerei entscheidend.

Das Porträt einer Hochzeit

Diesem titellosen Doppelbildnis von Jan van Eyck, das sich heute in der National Gallery in London befindet, wurde nachträglich der Titel *Die Arnolfini-Hochzeit (78)* gegeben. Es ist eine der feierlichsten Darstellungen eines Austauschs von Vertraulichkeiten zwischen zwei Menschen und offenbart die Bedeutung einer echten Ehe.

Das Bett, die einzelne brennende Kerze, der feierliche Augenblick der Vereinigung, in dem der junge Bräutigam seine erhobene Hand in die seiner Verlobten legen wird, das Obst, das treue Hündchen, der Rosenkranz, die unbeschuhten Füße – als Zeichen dafür, daß dies der Boden einer heiligen Vereinigung ist – und selbst der respektvolle Abstand zwischen Giovanni Arnolfini und seiner Frau, Giovanna Cenami, finden sich alle als Reflektion im Spiegel vereint. All diese Details schaffen einerseits eine feierliche Stimmung, andererseits führen sie dem Betrachter alle Möglichkeiten von menschlichen Tugenden und von Erfüllung vor Augen.

Die Arnolfini-Hochzeit

Da man ursprünglich annahm, daß dieses Bild eine Art Heiratsurkunde für Giovanni Arnolfini und Giovanna Cenami sei, die 1434 in Brügge heirateten, gab man ihm diesen Titel. Er war ein italienischer Kaufmann und sie stammte ebenfalls aus einer italienischen Kaufmannsfamilie. Die beiden ernsten, jungen Gesichter bringen ein für das Werk van Eycks typisches Gefühl liebevoller Verantwortung zum Ausdruck.

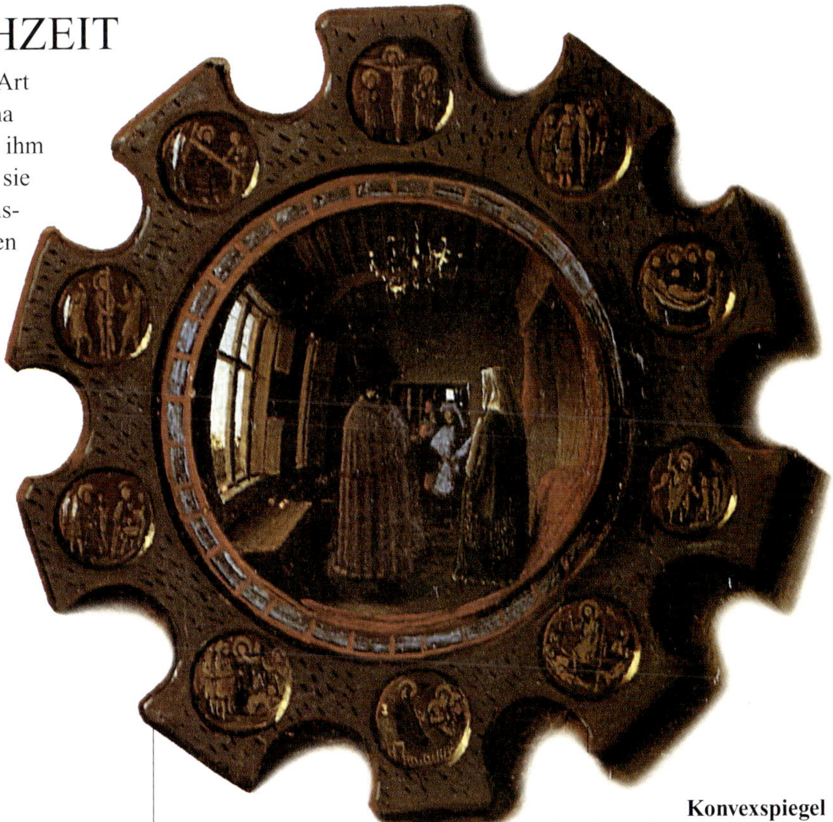

Konvexspiegel
Der Spiegel wurde mit meisterhafter Kunstfertigkeit gemalt. In seinen geschnitzten Rahmen sind zehn winzige Medaillons eingearbeitet, die Szenen aus dem Leben Christi darstellen. Noch bemerkenswerter ist jedoch die Reflektion im Spiegel, die van Eycks eigenes winziges Selbstporträt in Begleitung eines anderen Mannes zeigt, der möglicherweise der offizielle Trauzeuge war.

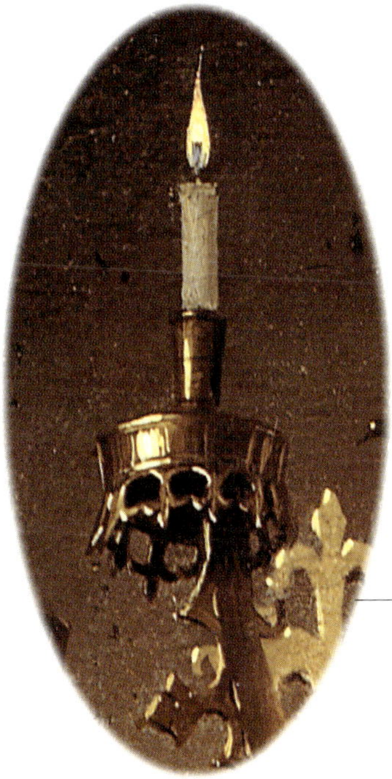

Symbolische Kerze
Die Flamme der einzelnen Kerze, die am hellichten Tage brennt, kann als Kerze der Braut interpretiert werden, als Ewiges Licht oder einfach als Andachtskerze. Ein weiteres Symbol ist die hl. Margarete, Schutzpatronin werdender Mütter, deren Statuette in die hohe Rückenlehne des Sessels eingeschnitzt ist.

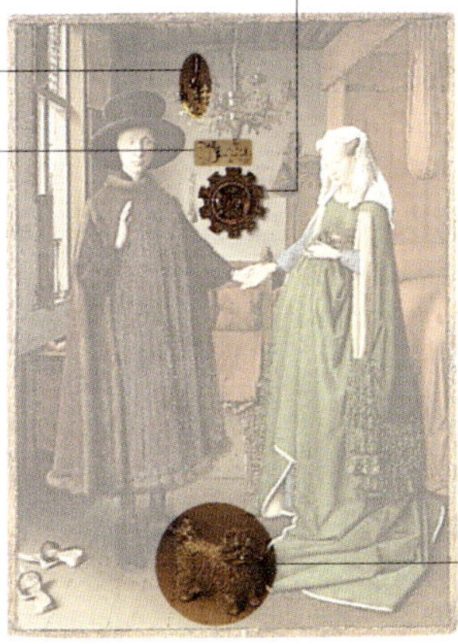

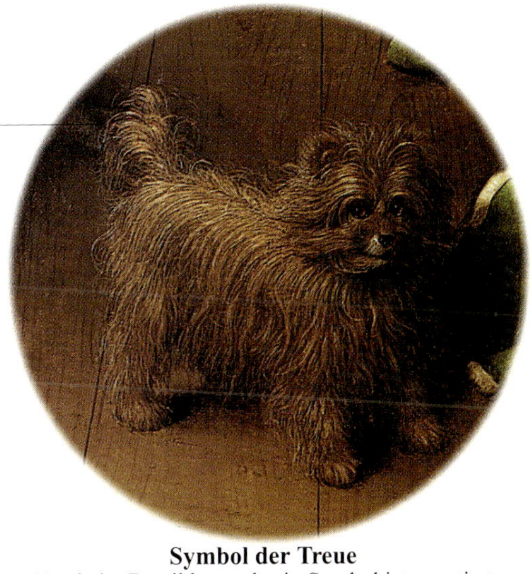

Symbol der Treue
Fast jedes Detail kann als ein Symbol interpretiert werden. Der Hund wird als Symbol der ehelichen Treue gewertet. Das Obst auf dem Fenstersims versinnbildlicht Fruchtbarkeit und die Vertreibung aus dem Paradies. Selbst bei den abgelegten Schuhen kann man davon ausgehen, daß sie nicht zufällig, sondern bewußt als Zeichen für die Heiligkeit der Hochzeit im Bild erscheinen.

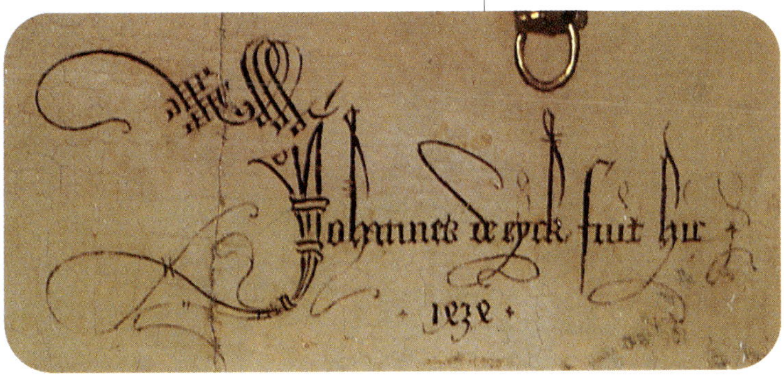

Kunstvolle Signatur
Im Flandern des 15. Jh.s fanden Hochzeiten eher in privatem Rahmen als in der Kirche statt. Van Eycks lateinisch abgefaßte Signatur in gotischer Urkundenschrift lautet »Jan van Eyck war anwesend« und wurde wiederholt als Zeichen dafür gewertet, daß der Künstler selbst als Trauzeuge fungiert habe.

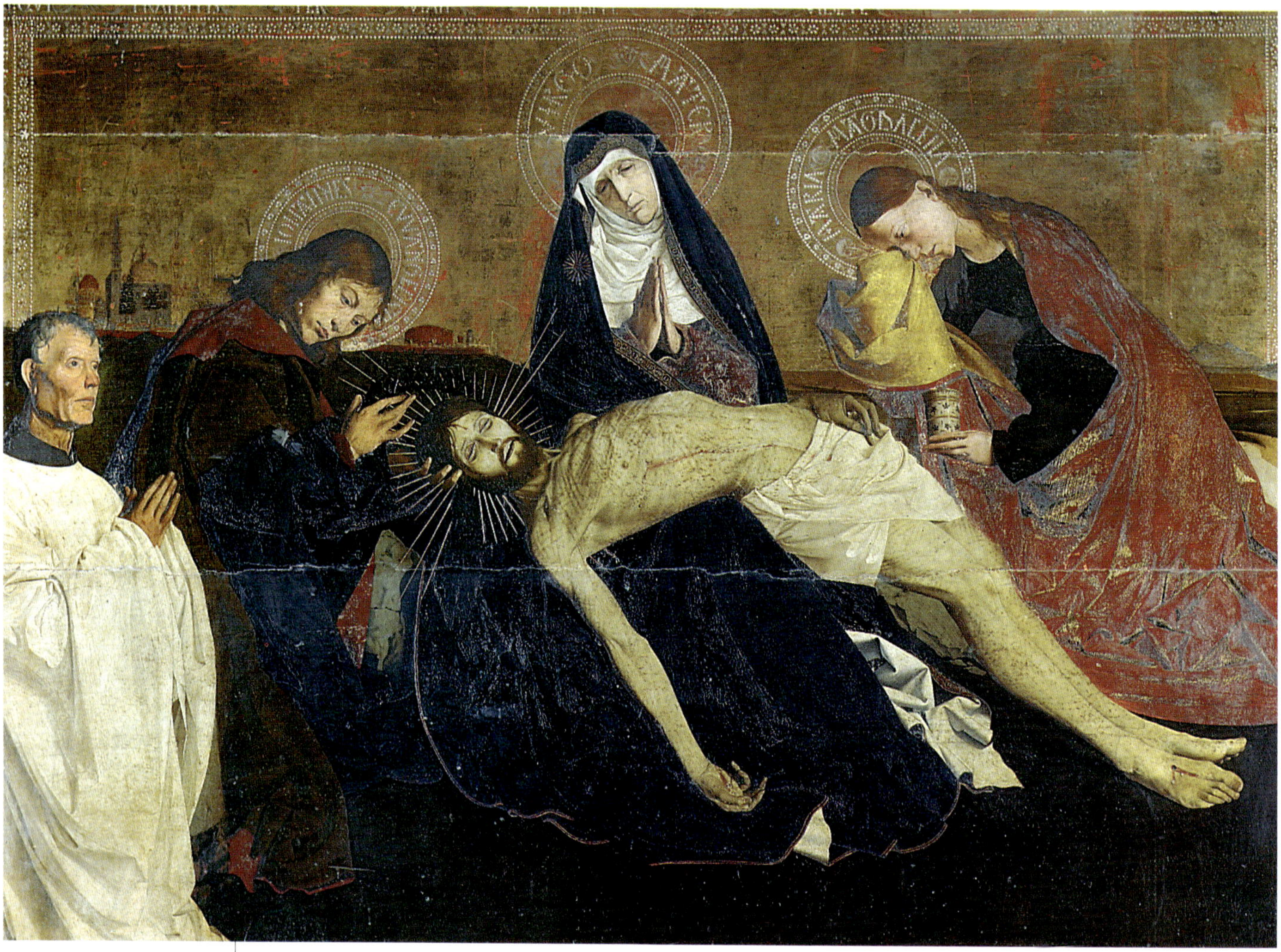

79 Enguerrand Quarton, Pietà, um 1455, 163 × 219 cm

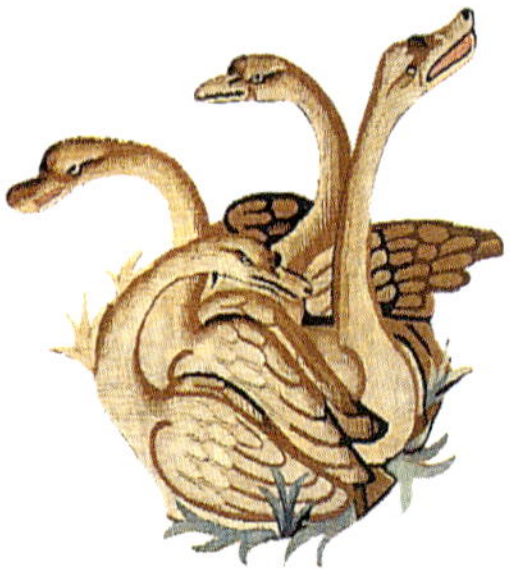

Wandteppiche
Im 15. Jh. waren die flämischen Städte Arras und Tournai bedeutende Zentren einträglicher Wandteppichmanufakturen. Die Devonshire-Hunting-Wandteppiche wurden 1425–30 auf den Webstühlen von Tournai gewirkt. Inhaltlich lassen sie sich mit der Hochzeit von Heinrich VI. von England und Margarete, Tochter des Königs René d'Anjou, in Verbindung bringen.

Verbreitung des Naturalismus

Der Beginn des niederländischen neuen Realismus wird auf das erste Viertel des 15. Jh.s datiert, und gegen Mitte des 15. Jh.s nahm er bereits großen Einfluß auf die Kunst im ganzen nördlichen Europa, bis hin nach Spanien und in den baltischen Raum. Die von Enguerrand Quarton aus dem französischen Avignon (tätig um 1450) gemalte *Pietà (79)* behält den flachen Goldgrund der Frühgotik und der byzantinischen Malerei, doch man nimmt ihn kaum wahr. Die gesamte Aufmerksamkeit gilt der hingebungsvollen Meditation über den Tod Christi. Die Szene spielt sich an keinem beschreibbaren irdischen Ort ab, sondern existiert lediglich im Herzen des andächtig betenden Stifters links im Bild. Hier wird deutlich, daß das gotische Zeitalter eine äußerst gefühlsbetonte Epoche war, in der man Tränen als natürlichen Ausdruck menschlicher Schwäche und Verwundbarkeit akzeptierte.

Der Künstler mit dem ungewöhnlichen Namen Petrus Christus (um 1420–72/3) ist ein weiterer Flame mit einem hintergründigen Sinn für emotionale Wahrheit. Er war ein Anhänger van Eycks, der möglicherweise sein Lehrer war, und viele seiner Werke

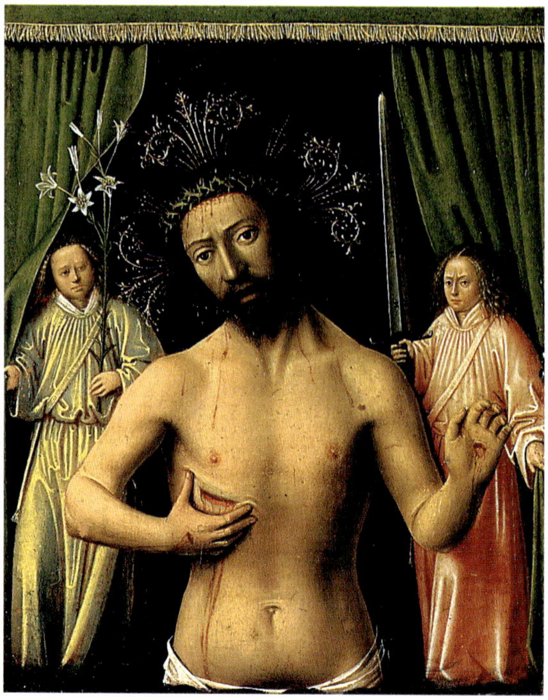

80 Petrus Christus, Schmerzensmann, um 1444–72/3, 11,5 × 8,5 cm

zeugen davon, daß er in der Tradition des älteren Flamen stand. Zu van Eycks Einfluß gesellte sich der von Antonello da Messina hinzu (siehe S. 111), dessen Kunst Petrus Christus sicherlich kannte. Daraus resultierte eine ›Italianisierung‹ von van Eycks Stil. Auf dem winzigen Bild *Schmerzensmann (80),* heute in Birmingham, zeigt der gepeinigte Jesus, der eine Dornenkrone trägt, drei seiner Wunden. Ihm zur Seite stehen zwei Engel, von denen einer eine Lilie und der andere ein Schwert in der Hand hält, die Symbole für Unschuld und Schuld: Es ist das Jüngste Gericht, bei dem ein jeder vor seinen Richter treten muß. Das eindringliche Bild lenkt die Aufmerksamkeit auf die Realität der Passionsgeschichte und deren Bedeutung für uns.

Der Einfluß Rogier van der Weydens

Rogier van der Weyden (1399/1400–64), ein Schüler von van Eyck und Campin, wurde in der ersten Hälfte des 15. Jh.s zum einflußreichsten Künstler des Nordens. Obwohl er seine Karriere erst mit Ende Zwanzig, also relativ spät, begann, war er sehr erfolgreich und leitete große Werkstätten mit vielen Gehilfen. Der Erfolg seiner Bilder am Hof von Philipp dem Guten, Herzog von Burgund (siehe Randleiste rechts), verhalf seiner Kunst zu langanhaltender Beliebtheit, auch außerhalb seines unmittelbaren Wirkungskreises. 1445 gelangten Gemälde von ihm bis nach Kastilien (Spanien), 1449 nach Ferrara (Italien).

Van der Weyden vermochte die Gefühle der Menschen meisterhaft wiederzugeben: er rührt uns auf eine Weise, die van Eyck nicht erreicht. Das womöglich beste Beispiel dafür ist seine *Kreuzabnahme Christi (81).* Das Thema an sich ist schon sehr emotionsgeladen; die Beschäftigung mit Toten ist eine leidvolle Erfahrung, vor allem, wenn es sich wie im Falle Christi um einen jungen Menschen handelt. Kein anderer Künstler hat diese Szene jemals mit erhabenerem Pathos erfüllt als van der Weyden. Wie auf einem großen plastischen Fries füllen die trauernden Heiligen die Fläche des Bildes. Die Haltung von Christus spiegelt sich in der seiner Mutter wider: Die Akzeptanz seines physischen Todes geht über ihre Kraft, sie stirbt einen emotionalen Tod und sinkt zu Boden.

Van der Weyden ergründet alle Formen und jedes Maß von Trauer, angefangen bei dem gefaßten und ernsten Schmerz des hl. Johannes (links im Bild) bis hin zu Maria Magdalena (rechts), die sich ihrer namenlosen Qual überläßt. Rogier van der Weyden bleibt dabei souverän Herr über die Gefühle, keins wirkt unglaubhaft. Und man fragt sich, wie es möglich sein kann, daß ein an sich so schreckliches Ereignis so schön anzuschauen ist.

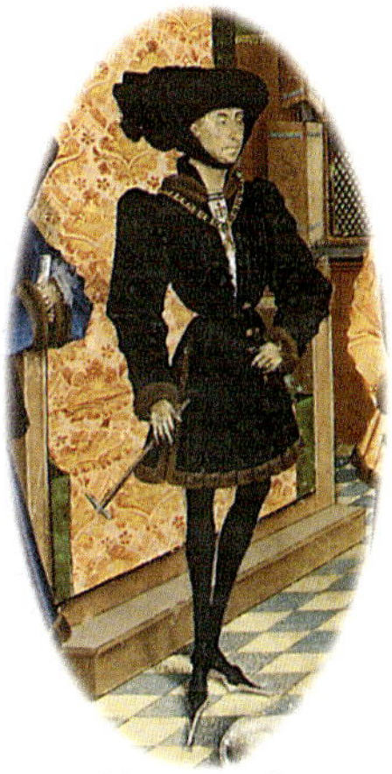

Philipp der Gute
Herzog Philipp der Gute von Burgund (1396–1467) war ein Bruder des Duc de Berry (siehe S. 55) und wie dieser ein großer Mäzen der Künste. Als Herzog von Burgund war er zugleich Graf von Flandern. 1425 trat van Eyck als offizieller Hofmaler und Oberstallmeister in seinen Dienst. Später wurde auch van der Weyden vom herzoglichen Hof gefördert. Man sagt Philipp Eitelkeit nach – hier trägt er die neueste Mode der damaligen Zeit zur Schau.

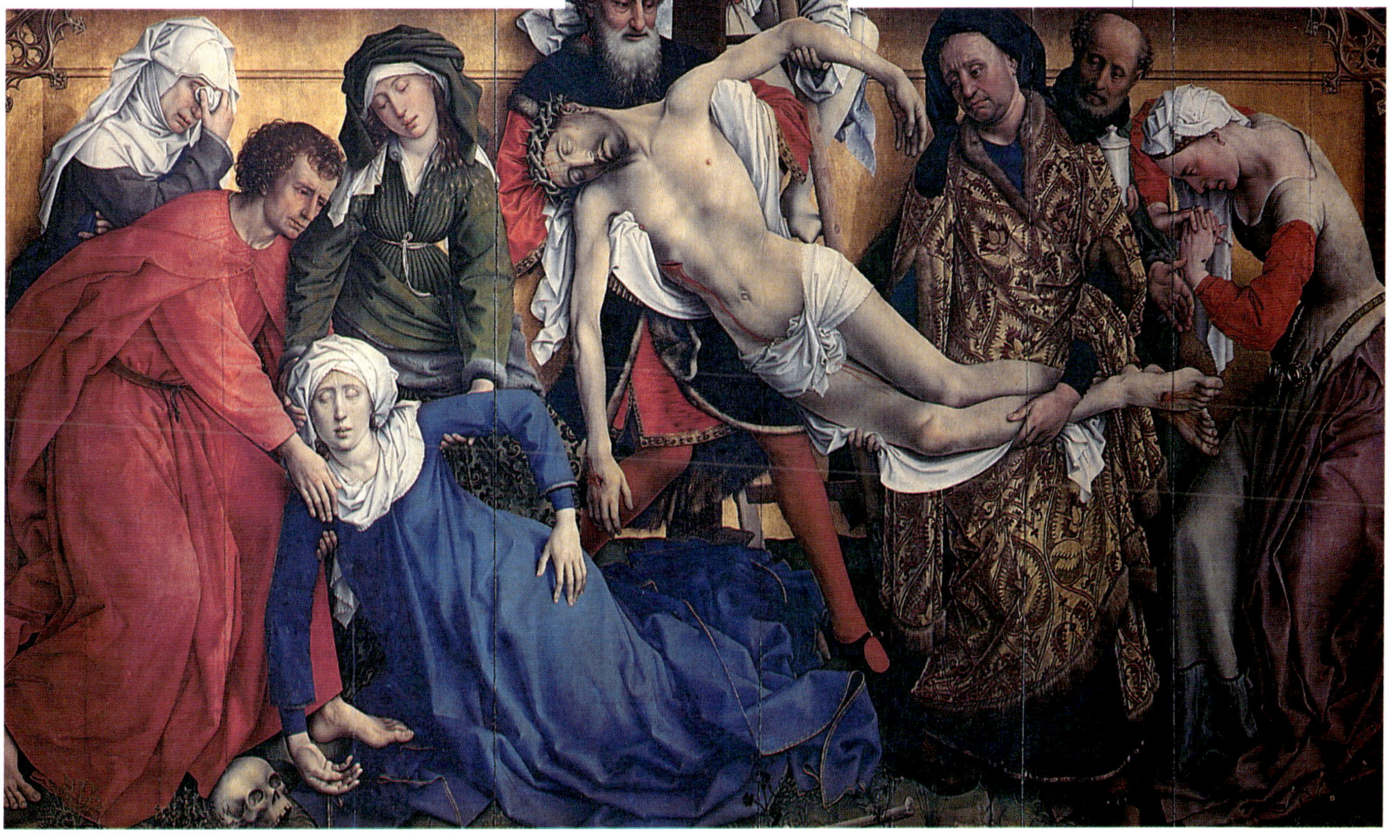

81 Rogier van der Weyden, Kreuzabnahme Christi, um 1435, 220 × 260 cm

Rogier van der Weyden Werkauswahl

Sforza-Triptychon
(Brüssel, Musée des Beaux-Arts)

Grablegung Christi
(Florenz, Uffizien)

Sakramentsaltar
(Antwerpen, Koninklijk Museum)

Columba-Altar
(München, Alte Pinakothek)

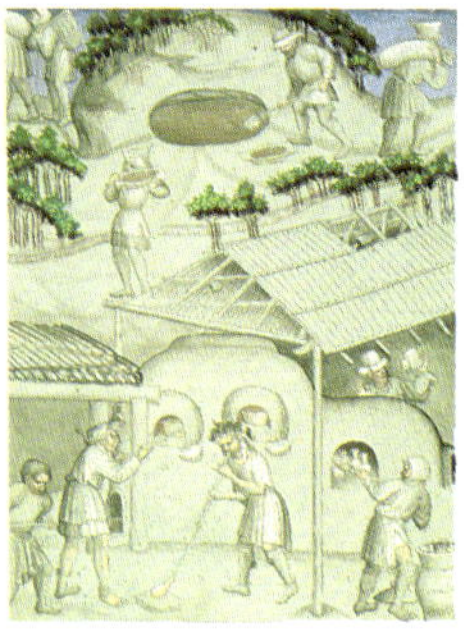

Zünfte

Im Europa des Mittelalters gehörten die meisten Gewerbetreibenden und Handwerker, darunter auch die Kunstmaler, Zünften an. Zünfte sorgten für die Sicherung der Einkommen eines bestimmten Handwerks, den Schutz von Gütestandards und soziale Vergünstigungen. Sie waren ein wichtiger Bestandteil des städtischen Lebens. Einige der größeren Zünfte, in denen mehrere Berufsgruppen vertreten waren, wurden in Bruderschaften aufgespalten, von denen jede ihren eigenen Schutzheiligen hatte.

Hugo van der Goes Werkauswahl

Die Anbetung der Heiligen Drei Könige
(Staatliche Museen zu Berlin, Dahlem)

Sündenfall
(Wien, Kunsthistorisches Museum)

Tod Mariä
(Brügge, Stedelijk Museum)

Maria mit Kind
(Frankfurt, Städel)

Das Gesicht

Durch die geringe Raumtiefe und den begrenzten Bildausschnitt wird in der *Kreuzabnahme Christi* ganz bewußt jede Ablenkung vermieden und die Aufmerksamkeit auf die Handlung konzentriert. Ähnliche Stilmittel verwendet van der Weyden in seinen Porträts. In diesem *Bildnis einer Frau (82)* wird der Blick des Betrachters auf das Gesicht gelenkt. Man glaubt hinter der etwas bemüht zur Schau getragenen Verschlossenheit eine leichte Verstimmtheit zu spüren. Und trotz ihrer ›Abwehr‹ ist es dem Künstler gelungen, uns die Dame nahezubringen. Ihre schmucklose Kleidung zeugt von Bescheidenheit. Ihre Identität als Marie de Valengin, die Tochter von Philipp dem

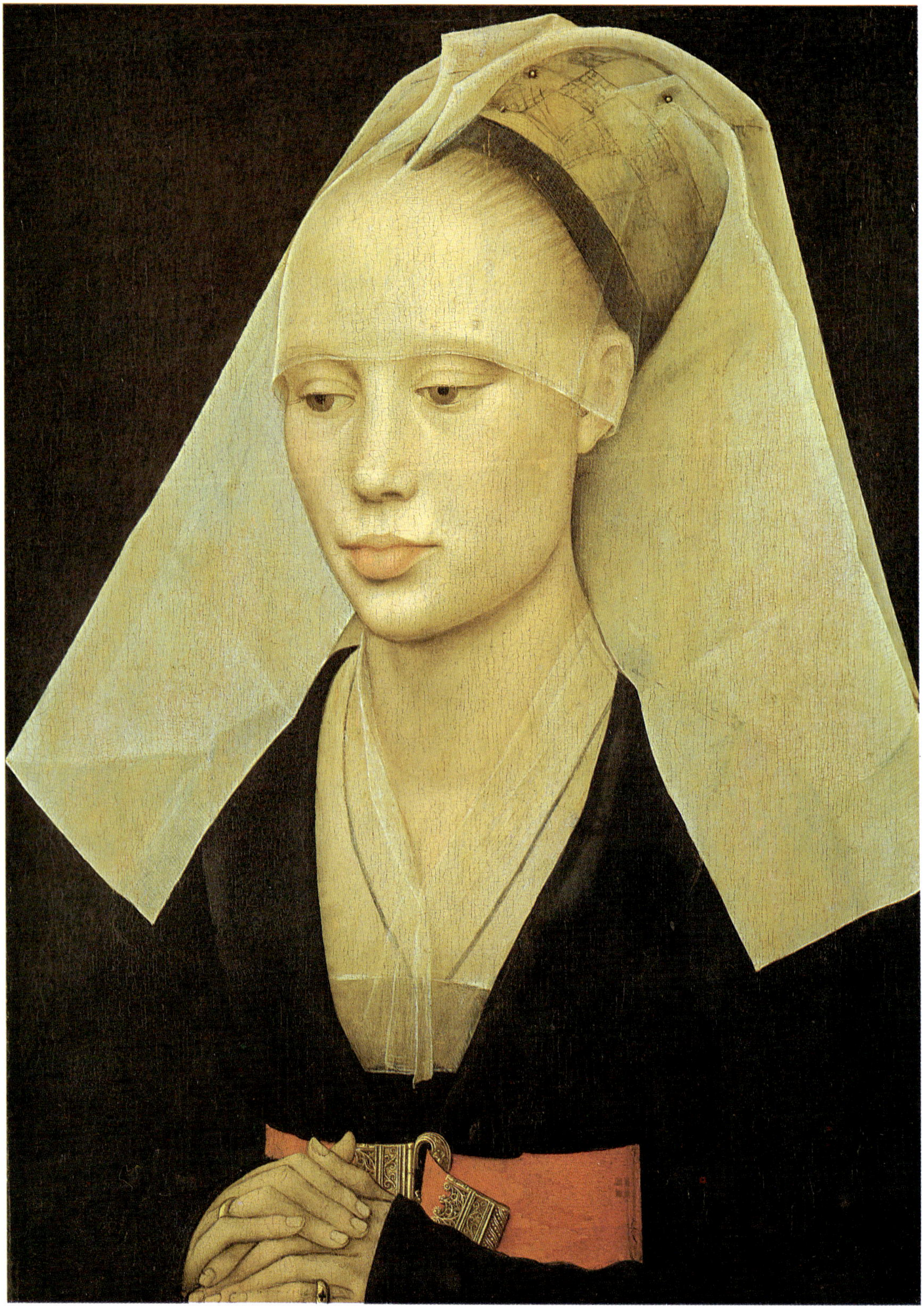

82 Rogier van der Weyden, Bildnis einer Frau, um 1460, 37 × 27,5 cm

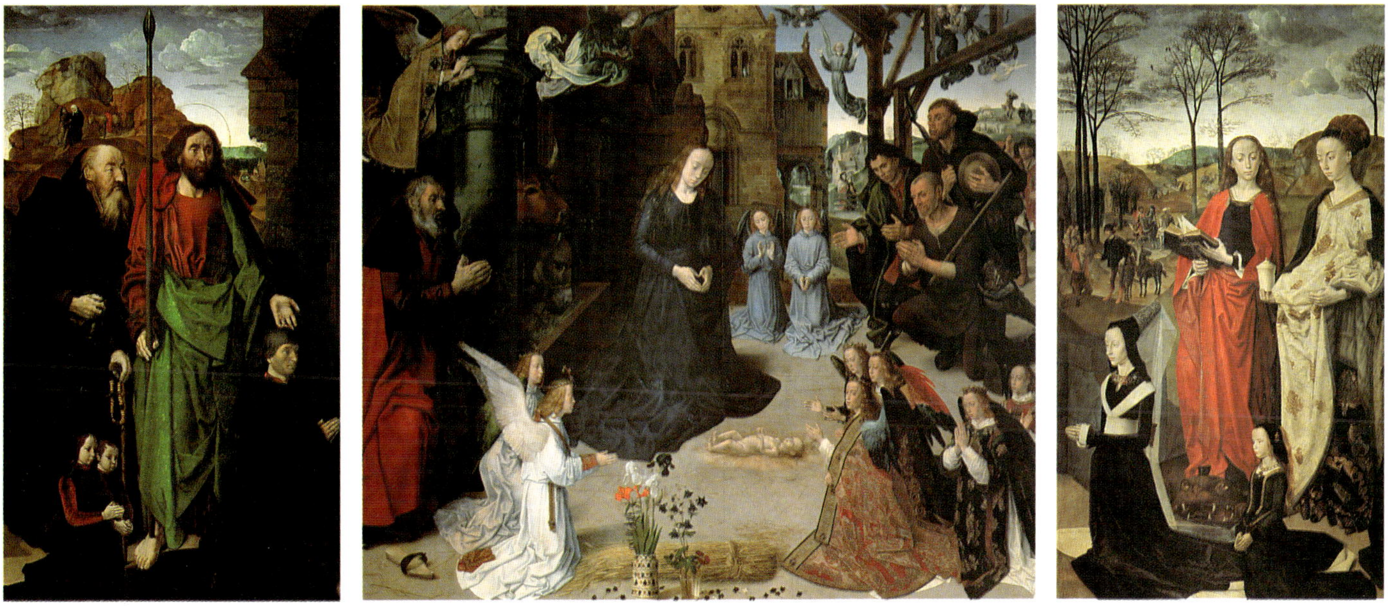

83 Hugo van der Goes, Portinari-Altar, um 1476, jeder Flügel 254 × 140 cm, Mitteltafel 254 × 305 cm

Guten, Herzog von Burgund (siehe S. 67), ist nicht gesichert. Dem modernen Betrachter fällt die außergewöhnlich hohe Stirn auf; sie galt zur damaligen Zeit als vornehm, weshalb man den Haaransatz mittels Pinzette korrigierte.

In großem Rahmen

Hugo van der Goes (um 1436–82) war ein außergewöhnlicher Maler und produzierte Bilder von verblüffenden Dimensionen, und zwar sowohl im wörtlichen Sinne als auch in bezug auf die unübertroffene Monumentalität seiner Figuren. Sein berühmtestes Werk, der *Portinari-Altar (83)*, der ursprünglich die Kirche des Krankenhauses Santa Maria Nuova in Florenz zierte und heute die Uffizien bereichert, übte in Italien nachhaltigen Einfluß aus. Auftraggeber war Tommaso Portinari, ein florentinischer Bankkaufmann mit Wohnsitz in Brügge, als Bevollmächtigter der Medici in Flandern tätig (siehe S. 93, 97). Die über 2,50 m Spannweite des geöffneten Altars waren durch ein ähnliches, zuvor in Florenz entstandenes Bild vorgegeben.

Hugo van der Goes litt an religiösen Wahnvorstellungen, glaubte seine Seele rettungslos verloren. Es wird berichtet, daß seine Angstzustände bisweilen mit beruhigender Musik erfolgreich behandelt werden konnten. Vor diesem Hintergrund mag man in dem Werk eine mühsam gezügelte Leidenschaft erkennen. Ohne diese biographische Information würde uns vielleicht nur die steife Würde beeindrucken. Wie schon auf den Seitenflügeln, sind auch auf der Mitteltafel, der *Anbetung der Hirten,* zwei unterschiedliche Größenmaßstäbe zu erkennen, wobei die Engel im Vergleich zu den übrigen Figuren auffällig klein erscheinen. Dies war ein gängiger Kunstgriff mittelalterlicher Malerei, um die wichtigen Gestalten zu betonen.

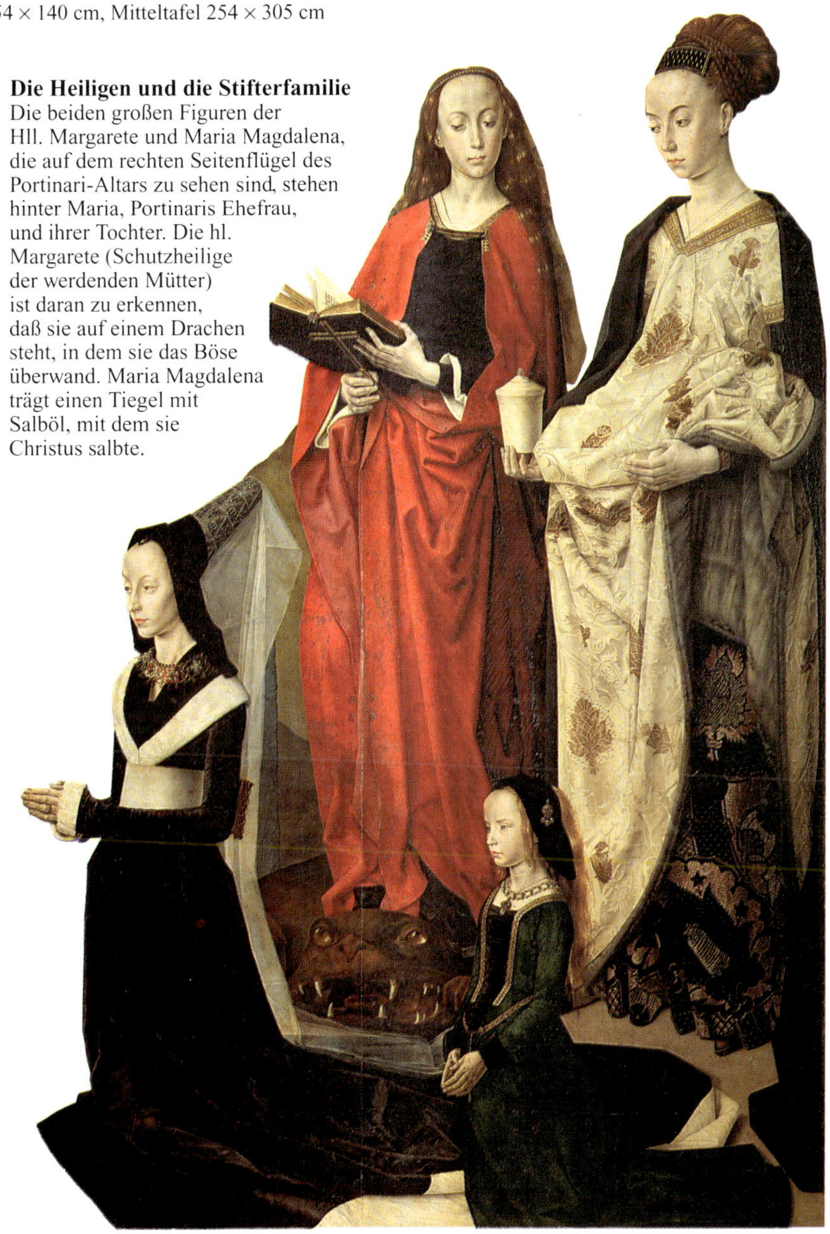

Die Heiligen und die Stifterfamilie
Die beiden großen Figuren der Hll. Margarete und Maria Magdalena, die auf dem rechten Seitenflügel des Portinari-Altars zu sehen sind, stehen hinter Maria, Portinaris Ehefrau, und ihrer Tochter. Die hl. Margarete (Schutzheilige der werdenden Mütter) ist daran zu erkennen, daß sie auf einem Drachen steht, in dem sie das Böse überwand. Maria Magdalena trägt einen Tiegel mit Salböl, mit dem sie Christus salbte.

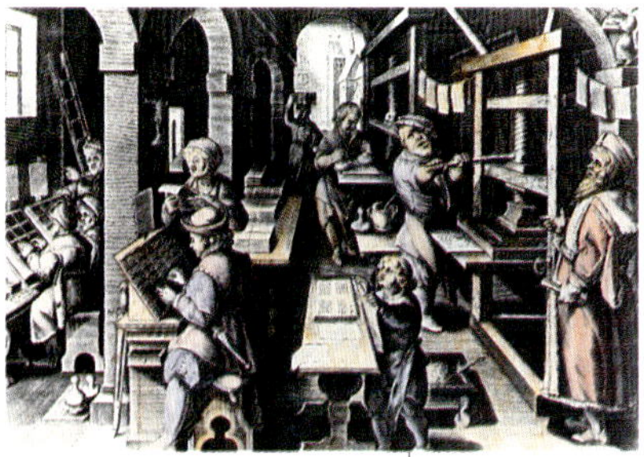

Buchdruck
Etwa um 1440 entwickelte Johannes Gutenberg aus Mainz den Druck mit beweglichen Lettern. Dieses Druckverfahren, das sich einzelner Buchstaben bediente, revolutionierte die Buchproduktion und damit die Verbreitung schriftlicher Informationen. Nun war nach dem Setzen einer Seite der Druck einer Vielzahl von Kopien möglich; die Typen ließen sich anschließend wieder trennen und zu einer anderen Seite zusammensetzen. Schon bald war der Buchdruck mit beweglichen Lettern in ganz Europa eingeführt. Damit war das Ende der handgeschriebenen Bücher besiegelt. Das Bild zeigt Drucker in Gutenbergs Werkstatt.

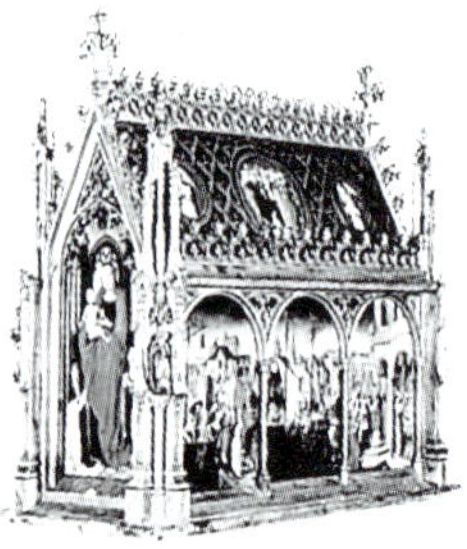

Schrein von Memling
Eines der berühmtesten Werke Memlings ist der Ursula-Schrein. Das mit Schnitzwerk verzierte hölzerne Kästchen hat die Form einer gotischen Kapelle und ist mit sechs Tafelbildern geschmückt. Die Tafeln erzählen die Legende der hl. Ursula und ihrer Pilgerreise mit 11 000 Jungfrauen von England nach Rom. Auf dem Rückweg wurden sie bei Köln von Heiden umgebracht. Heute ist der Schrein Mittelpunkt des Memling-Museums im belgischen Brügge.

Memlings Zurückhaltung

Hugo van der Goes hat es in seinen Bildern vermocht, die geistige Tiefe der Werke van Eycks mit der emotionalen Intensität der Arbeiten Rogier van der Weydens zu verbinden. In dem Punkt ist er seinen flämischen Kollegen wie Gerard David (siehe S. 71) und Hans Memling überlegen. Memling (auch Memlinc; um 1430/35–94) – er hat vermutlich in van der Weydens Werkstatt gelernt, ist aber auch von Dierick Bouts (siehe unten) beeinflußt – ging einen anderen künstlerischen Weg, der dem gebürtigen Deutschen in seiner Wahlheimat Brügge zu großem Ansehen verhalf.

Memling ist ein zurückhaltender Beobachter, seine künstlerische Annäherung an die Welt ist behutsam und unaufdringlich. Schon auf den ersten Blick strahlt sein *Bildnis eines Mannes mit Pfeil (84)* etwas Ansprechendes aus. Hinsichtlich der Bedeutung des Pfeils wurden bereits verschiedene Vermutungen angestellt; irgend etwas in dem freundlichen und sanftmütigen Gesichtsausdruck des Porträtierten scheint die Möglichkeit auszuschließen, daß es sich bei ihm um einen Soldaten handelt. Er macht den Eindruck eines sensiblen Menschen, aber seine Züge verraten auch Entschlossenheit. Angesichts solcher stillen Bildnisse vermag man sich kaum vorzustellen, daß etwa zur gleichen Zeit Hieronymus Bosch (siehe S. 72) seine bösartigen, haßverzerrten Gestalten malt.

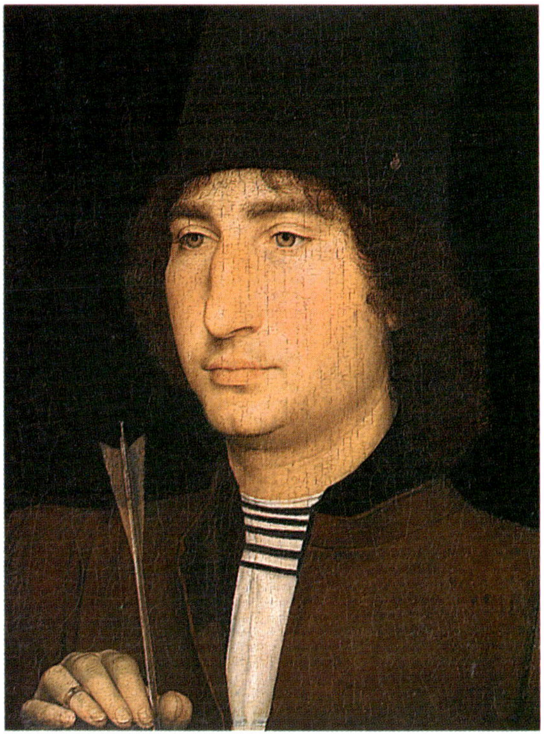

84 Hans Memling, Bildnis eines Mannes mit Pfeil, um 1470–75, 32,5 × 26 cm

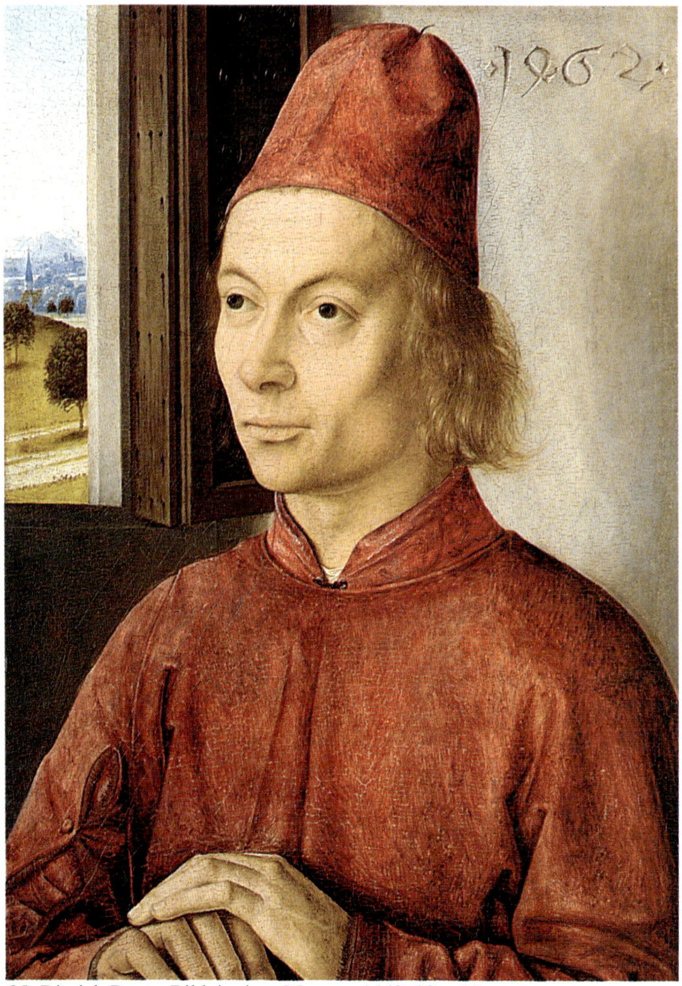

85 Dierick Bouts, Bildnis eines Mannes, 1462, 32 × 20 cm

Ein Schüler Rogier van der Weydens

Von allen nordischen Malern war der niederländische Maler Dierick (Dirk) Bouts (um 1415–75) am stärksten von Rogier van der Weyden geprägt, der vermutlich sein Lehrmeister war. Bouts arbeitete hauptsächlich in Leuven (Flandern), wo er 1468 zum offiziellen Stadtmaler ernannt wurde. Die feierliche Würde seiner Figuren und eine tiefe Frömmigkeit kennzeichnen die Bilder von Bouts. Auch die schlichte Komposition sowie die einfache Wiedergabe des Faltenwurfs in dem einfühlsam gemalten *Bildnis eines Mannes (85)* sind typisch für Bouts. Der beliebte Blick durch das geöffnete Fenster läßt sein Talent als Landschaftsmaler ahnen.

Spätgotische Malerei

Gerard David, Hieronymus Bosch und Matthias Grünewald, Albrecht Dürer, Lucas Cranach und Hans Holbein – sie alle waren nordische Künstler des frühen 16. Jh.s. Doch während die Bilder der ersten drei Maler Elemente der gotischen Tradition bewahren, lassen die Werke der letztgenannten starke Einflüsse der italienischen Renaissance erkennen (siehe S. 148–162). Im Norden Europas existierten also beide Kunstströmungen, Gotik und Renaissance, eine Zeitlang nebeneinander.

Ende des 15. Jh.s trat Gerard David (um 1460–1523) Memlings Nachfolge in Brügge an; er war ein äußerst erfolgreicher Künstler mit einer florierenden Werkstatt. Er malte zauberhafte Bilder, deren kindlich wirkende Mariendarstellungen spontan an die Gefühle des Betrachters appellieren. In *Ruhe auf der Flucht nach Ägypten (86)* hält Maria ihrem kleinen Sohn Trauben hin, ein Symbol für den Wein und den Leidensweg Christi als Erwachsener; ihr ruhiger, weltabgewandter Gesichtsausdruck verrät allerdings nichts von einer Vorahnung. Sie scheint mit ihrem Kind in einen zeitlosen Traum versunken zu sein, während der geschäftige hl. Joseph und der aufmerksame Esel alle Belastungen von ihr fernhalten.

Der unverwechselbare altniederländische Stil des frühen 15. Jh.s, wie er in Bildern Campins und van Eycks zu sehen ist (siehe S. 60–65), erreicht mit David seinen Höhepunkt. Bei ihm wird das Monumentale

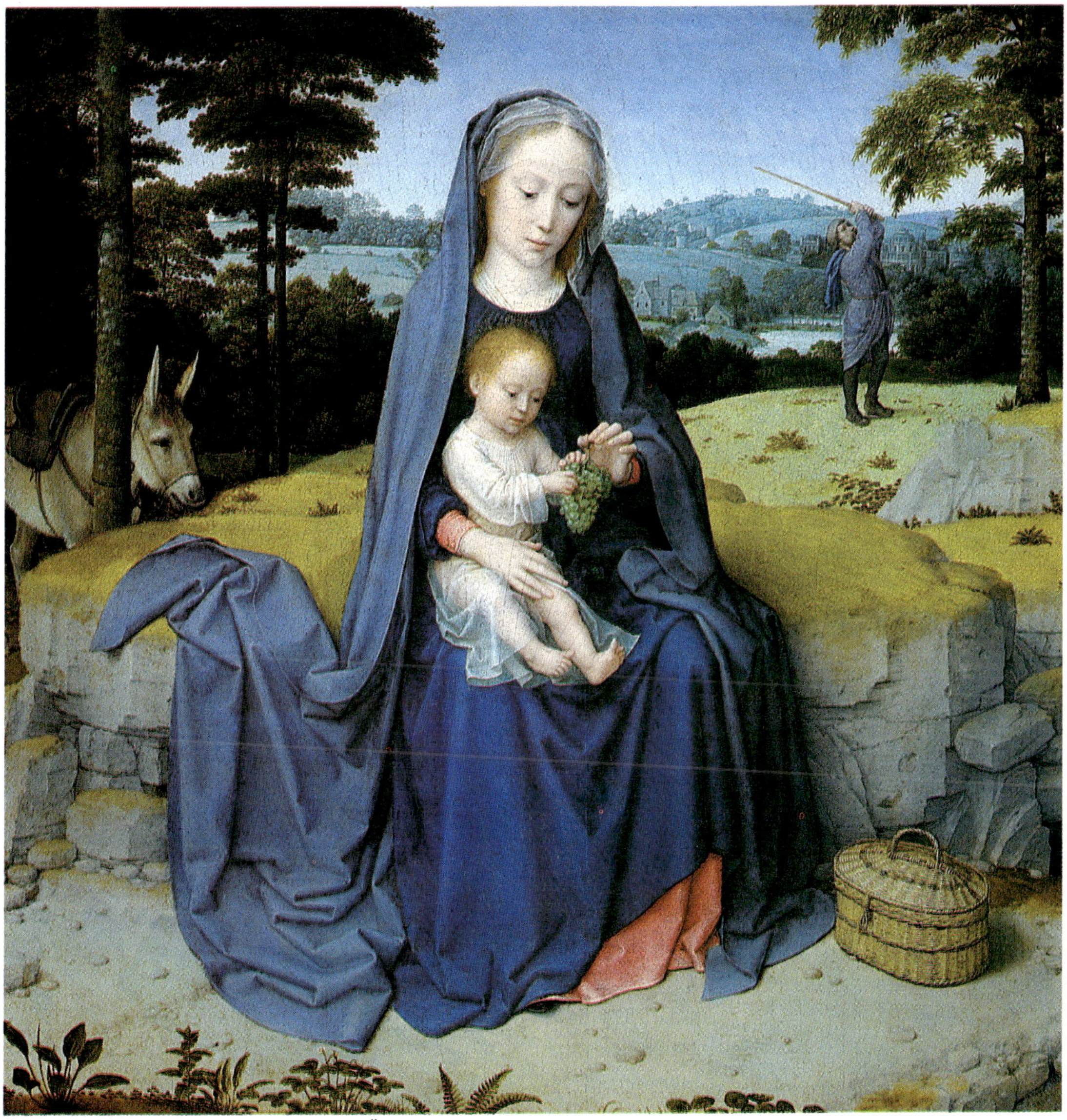

86 Gerard David, Ruhe auf der Flucht nach Ägypten, um 1510, 44 × 45 cm

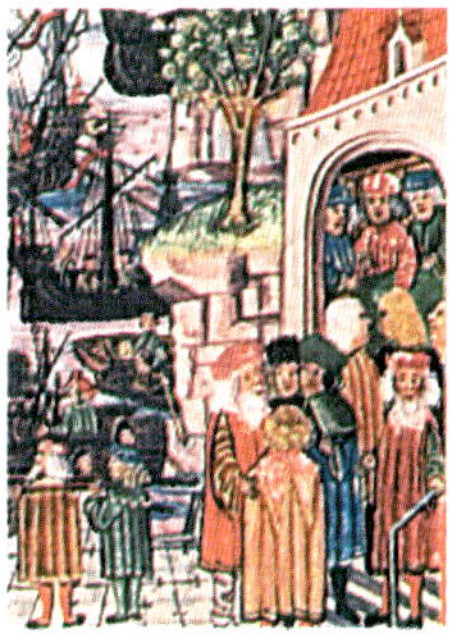

Die Hanse

Die Hanse wurde im 14. Jh. als Zusammenschluß deutscher Handelsstädte gegründet. Ziel war es, Kaufleute der Hansestädte in fremden Gebieten zu schützen und den Handel auszuweiten. Mit der Zeit wuchs der Bund auf 200 Städte in Deutschland, den Niederlanden und England an. Die Kaufleute der Hanse exportierten Wolle, Tuch, Metalle und Felle in den Osten und importierten Pigmente, Rohstoffe, Seide, Gewürze und eine Vielzahl anderer orientalischer Waren nach Europa.

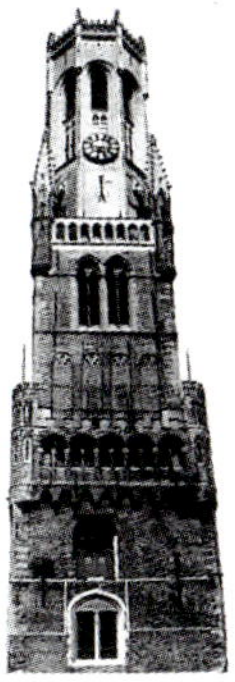

Brügge

Bis in das späte 15. Jh. war Brügge Zentrum des internationalen Handels in Nordeuropa. Brügge war eine selbstverwaltete Stadt und Sitz eines Kontors der deutschen Hanse. Trotz ihrer Selbstverwaltung stand die Stadt wie auch das restliche Flandern bis 1477 unter der Oberherrschaft des Herzogs von Burgund. Nachdem die Zufahrt zum Hafen versandete, mußte Brügge seine wirtschaftliche Vormachtstellung an Antwerpen abtreten.

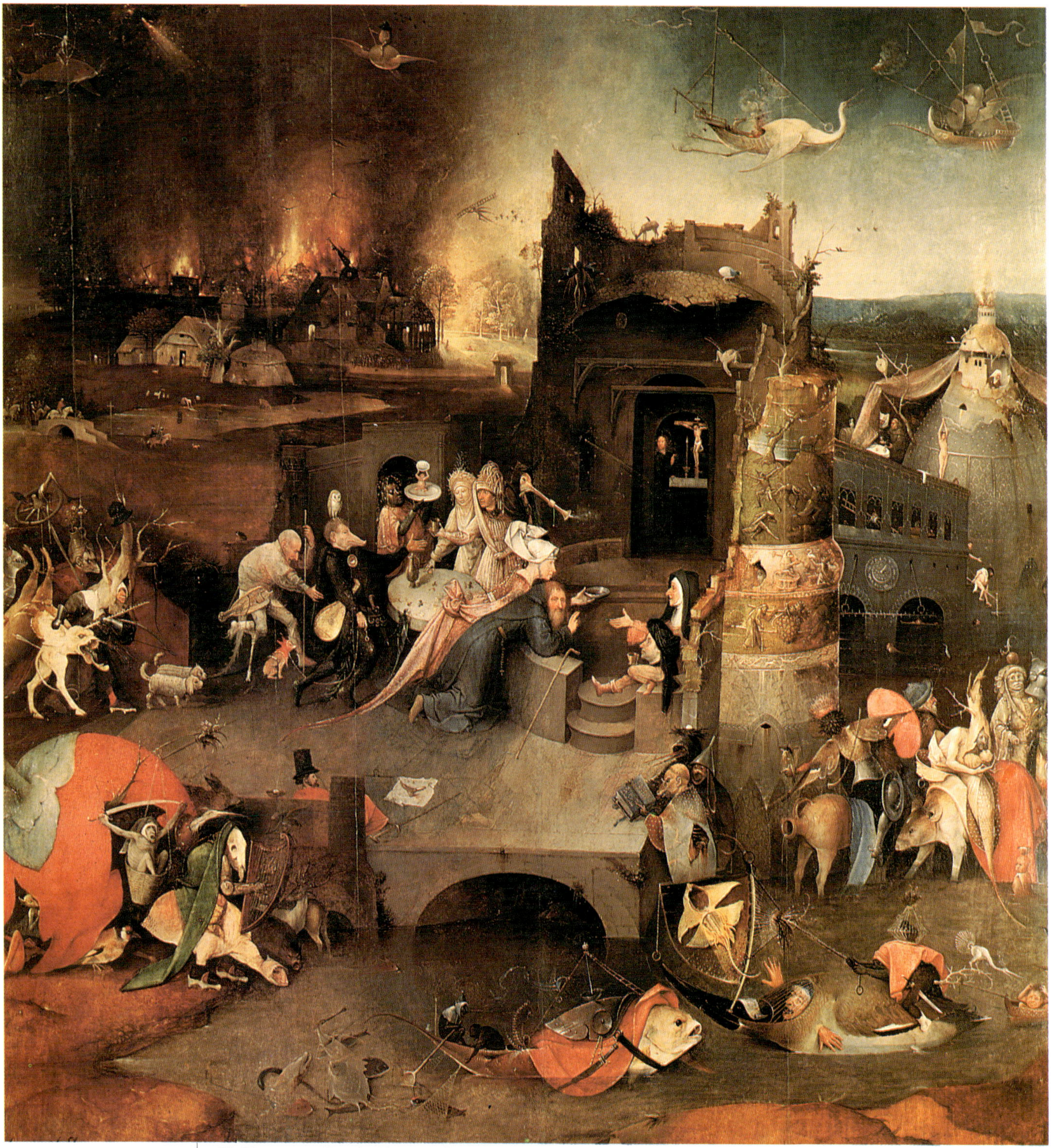

87 Hieronymus Bosch, Die Versuchungen des hl. Antonius (Mitteltafel), um 1505, 132 × 120 cm

Der hl. Antonius
Dieser Eremit (um 251–356) wird als Begründer des christlichen Mönchtums angesehen und hat die meiste Zeit seines Lebens zurückgezogen in der ägyptischen Wüste verbracht.

der nördlichen Tradition durch eine neue malerische Sehweise mit Leben erfüllt, wovon sich auch Quentin Massys und Jan Gossaert (siehe S. 163) beeinflussen ließen. Mit diesen beiden Künstlern fanden die verschiedenen Stilrichtungen des Nordens und des Südens wieder zusammen – wenn auch erst später, als die italienische Renaissance immer einflußreicher wurde. Doch selbst dann bewahrte sich die Kunst des Nordens ihren ausgeprägten Sinn für Wahrhaftigkeit.

Die Vision des Hieronymus Bosch

Hieronymus Bosch (1453–1516) ist in der flämischen Malerei ohne Vorbild, und seine Bilder verblüffen bis heute. Phantastisch und bedrohlich zugleich, sind sie zutiefst pessimistisch und spiegeln die Ängste und Sorgen der damaligen Zeit wider, die sich in erster Linie um den sozialen und politischen Umbruch drehten. In Boschs Leben ist vieles ebenso rätselhaft geblieben wie in seinen Bildern. Bekannt ist, daß er sich nach der holländischen Stadt s'Hertogenbosch nahe Antwerpen benannte, daß er einer extrem strenggläubigen religiösen Vereinigung, der Marienbruderschaft, angehörte, und daß er schon zu Lebzeiten berühmt war. Viele seiner Bilder zeugen von Frömmigkeit, und eine Reihe von ihnen hat die Passion zum Thema. Sein Ruhm beruht vor allem auf seinen phantastischen, voller kleiner Dämonen steckenden Werken, zu denen auch *Die Versuchungen des hl. Antonius (87)* zählt.

Die Mitteltafel dieses Triptychons stellt den von Dämonen geplagten knienden hl. Antonius dar. Von allen Seiten stürmen bizarre Ausgeburten der Phantasie auf ihn ein. So eigentümlich diese Bilder uns erscheinen mögen, für Boschs Zeitgenossen hatten sie wohl eine bestimmte Bedeutung, da sie auf flämische Sprichworte und religiöse Terminologie Bezug nehmen. Das Außergewöhnliche an diesen phantastischen Gestalten ist, daß sie mit voller Überzeugung gemalt wurden, sie sind ebenso real wie die ›wirklichen‹ Tiere und Menschen. Alles ist ein surrealistischer Alptraum.

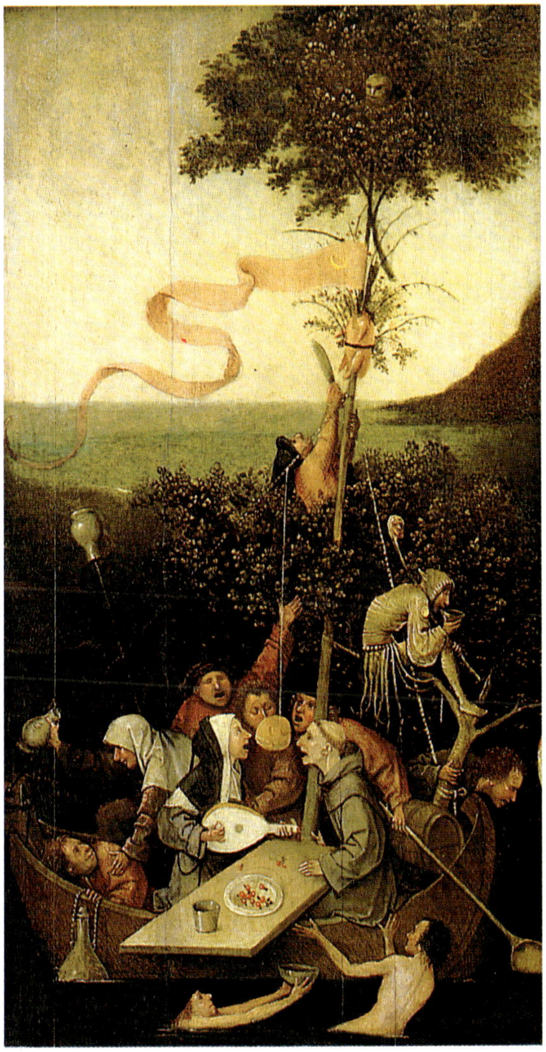

89 Hieronymus Bosch, Das Narrenschiff, um 1490–1500, 58 × 33 cm

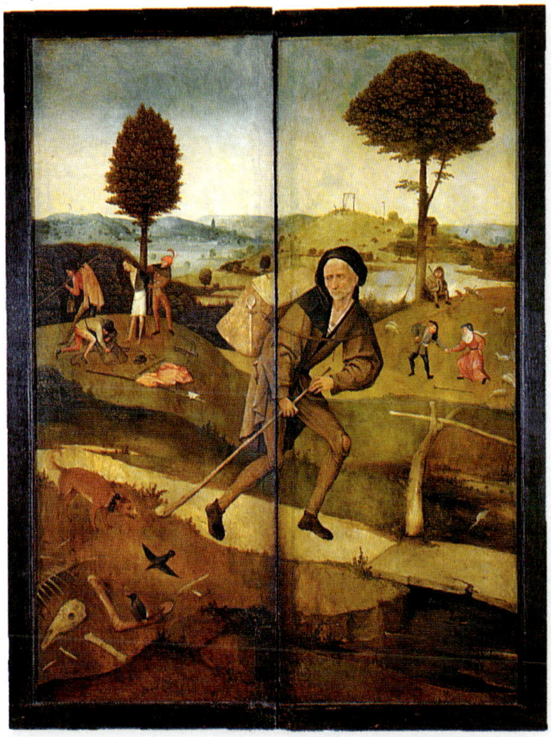

88 Hieronymus Bosch, Der Wanderer, Außentafeln des Heuwagens, um 1500–02, 135 × 90 cm

Auch jene Bilder, die der sichtbaren Wirklichkeit näher scheinen, wie *Der Wanderer (88),* beinhalten düstere Elemente. Da ist der Hund, der den von Armut gezeichneten Mann anknurrt, man sieht Tierknochen und Schädel im Vordergrund, im Hintergrund greifen Räuber einen Reisenden an, und am Horizont, über dem Kopf des Mannes, ist ein Galgen sichtbar. *Der Wanderer* befindet sich auf den Außenflügeln eines Triptychons, das in geöffnetem Zustand den Triumph der Sünde beklagt und damit Boschs pessimistische Sicht der menschlichen Existenz offenbart: Links erkennen wir die Verbannung aus dem Paradies, in der Mitte die unendliche Vielfalt der menschlichen Laster und rechts die daraus folgende Konsequenz – die Verbannung in die Hölle mit all ihren schrecklichen Qualen.

Allegorien in Bildern

Im *Narrenschiff (89)* stellt Bosch die ganze Menschheit als Passagiere auf einem das Menschengeschlecht symbolisierenden Schiff dar, einem kleinen Schiff, das durch das Meer der Zeit reist. Doch alle Reisenden sind Narren. Es ist Boschs Auffassung vom Leben: Der Mensch ißt, trinkt, flirtet, betrügt, spielt dumme Spiele und verfolgt unerreichbare Ziele. So treibt das Schiff ziellos umher und wird nie den sicheren Hafen erreichen. Die Narren sind keine Gottlosen, zumal ein Mönch und eine Nonne eine zentrale Stellung einnehmen, aber sie alle verharren in Unwissenheit. Bosch lacht – es ist ein sarkastisches Lachen.

Hieronymus Bosch Werkauswahl

Der Garten der Lüste (Madrid, Prado)

Der hl. Christophorus (Rotterdam, Museum Boymans-van Beuningen)

Die Dornenkrönung Christi (London, National Gallery)

Das Jüngste Gericht (Wien, Akademie der Bildenden Künste)

Kreuztragung (Gent, Musée des Beaux-Arts)

»Der Meister des Abscheulichen ... der Entdecker des Unbewußten.«

Carl Gustav Jung über Hieronymus Bosch

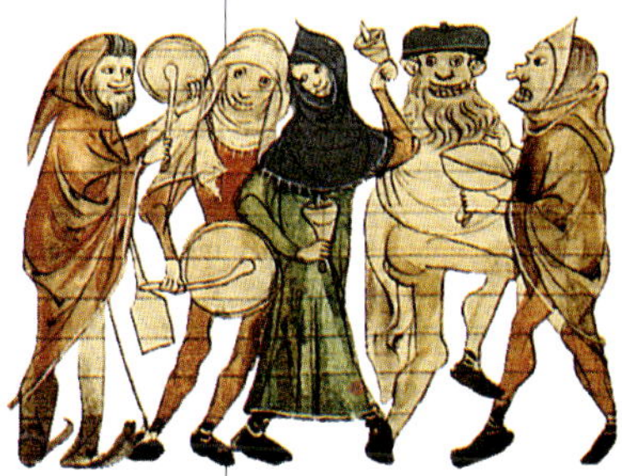

Drama

Gaukler wie diese aus einer französischen Miniatur des 14. Jh.s waren im mittelalterlichen Stadtbild ein gewohnter Anblick. Solche maskierten Schauspieler reisten als Truppe herum und führten auf der Straße oder in Privathäusern Darbietungen oder Mysterienspiele auf. Auch die Glaubensvereinigung, der Bosch angehörte, bot solche Mysterienspiele dar.

Tod des Geizhalses

Dieses moralisierende Tafelbild aus Boschs mittlerer Schaffensperiode zeigt, mit welchem Nachdruck die Torheiten und Laster der Menschheit aufgezeigt wurden. Es bildeten sich religiös-fanatische Sekten, und auch Bosch gehörte einer dieser strenggläubigen Gemeinschaften an.

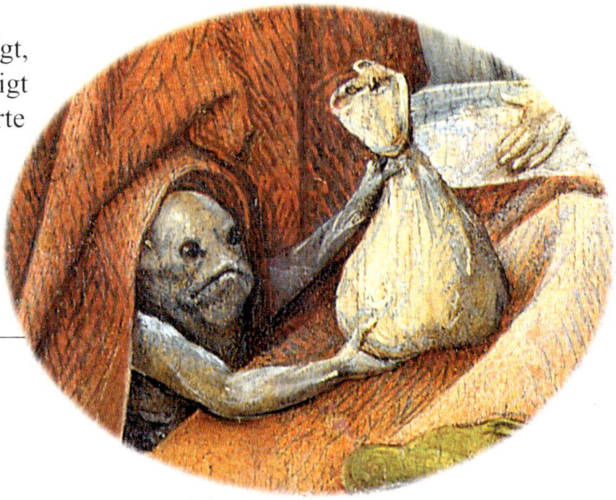

Eine letzte Versuchung
Ein skurriler Teufel, der um die Schwäche des Geizigen weiß, bietet ihm einen Sack voller Gold in der Hoffnung, er könne sich so die Seele des Geizhalses sichern. Es bleibt dem Betrachter überlassen, seine eigenen Schlüsse über den Ausgang dieses menschlichen Dramas zu ziehen. Doch die von zwanghafter Habgier zeugende Geste des Todkranken läßt vermuten, daß der Kampf längst verloren ist.

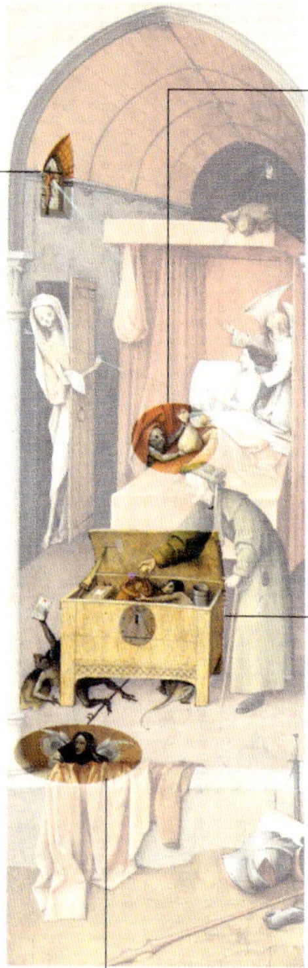

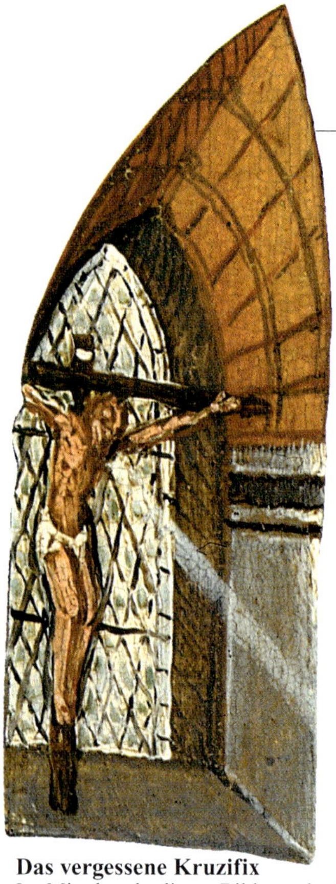

Das vergessene Kruzifix
Im Mittelpunkt dieses Bildes steht der Kampf um die Seele des Geizigen. Sein Schutzengel bittet, möglicherweise vergebens, um die Erlösung des sterbenden Mannes und ist bemüht, seine Aufmerksamkeit auf das kleine Kruzifix zu lenken, das, vom Geizhals unbemerkt, ganz oben links im Bild hängt.

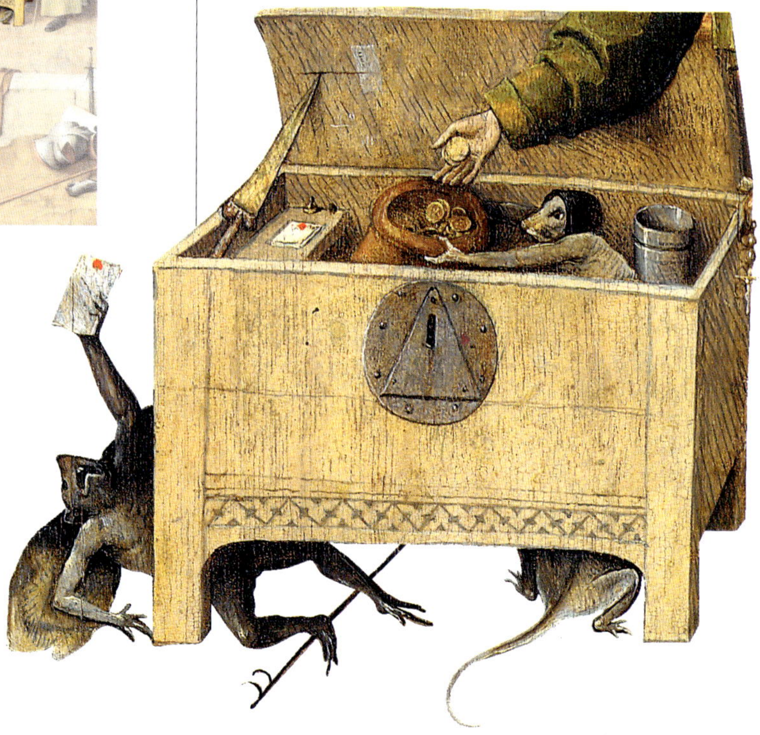

Im Mittelpunkt: das Geld
Sinneslust, Völlerei und materielle Habgier zählten zu den schlimmsten Lastern, vor denen die Priester besonders eindringlich warnten. Seine Habgier führt den Geizigen zur Verdammnis, und das um so sicherer, als sie ihn blind macht für die Gefahren, die seinem Seelenheil drohen. Aus diesem Grund kann nur der Betrachter das dämonische Ungeziefer in der Schatzkiste sehen, der Geizige erkennt es nicht, vergebens trägt er den Schlüssel der Kiste neben seinem Rosenkranz.

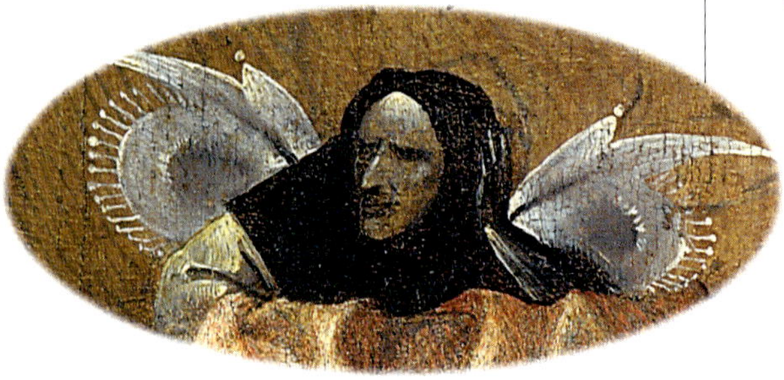

Ein Selbstporträt?
Vorn, inmitten der abgelegten Seidengewänder des Geizigen, blickt ein kleiner Dämon aus den Augenwinkeln auf den Betrachter. Ein Gesicht, das in Boschs Bildern häufig zu sehen ist: schmal, verhärmt und pessimistisch. Man hat darin ein Selbstbildnis vermutet.

Denn wer von uns segelt nicht in diesem Schiff der menschlichen Torheit, verspürt nicht dieses erbärmliche Unbehagen? Die düster- phantastischen Bilder Boschs gehen dem Betrachter nicht nur nahe, sie rütteln ihn auf. Sie konfrontieren uns mit der abscheulichen Fratze unserer innersten Selbstsucht. Bosch kehrt die innere Häßlichkeit nach außen, und darum wohl lösen seine mißgebildeten Dämonen ein Gefühl jenseits der Neugier aus. Im *Narrenschiff* sitzen nicht die anderen, sondern wir.

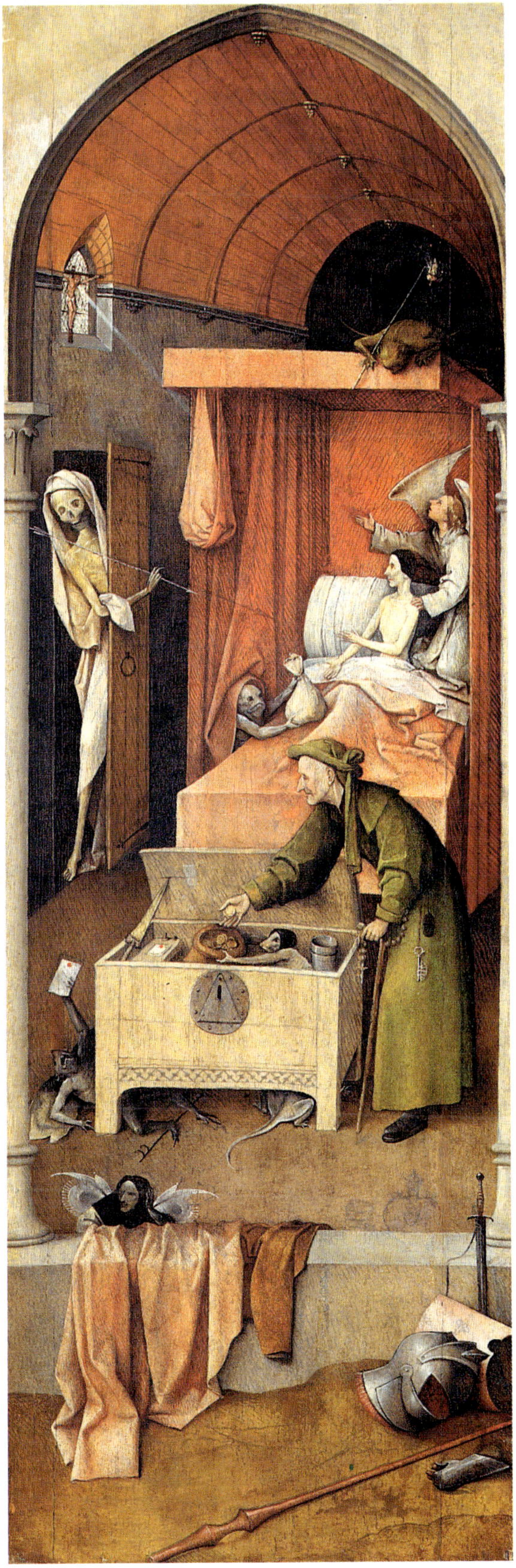

Eine Moralgeschichte

Ein anderes Tafelbild von Bosch, *Tod des Geizhalses (90),* dient jedem zur Warnung, der sich zu unreflektiert den Freuden des Lebens hingegeben hat und nicht auf den Tod vorbereitet ist. Wer könnte angesichts dieser Fabel gleichgültig bleiben? Bosch setzt das schmerzliche Szenario auf engstem Raum in einem langen Hochformat ins Bild. Der nackte Sterbende war einst ein mächtiger Mann. Vor dem Fußende des Bettes liegt seine Rüstung – nun durch ein niedriges Mäuerchen von ihm getrennt. Seine Reichtümer hat er im Kampf erworben. Der kranke Mann hat für sein Vermögen gekämpft und es ganz in seiner Nähe aufbewahrt. Er erscheint auf dem Bild zweimal; das zweite Mal fügt er – kerngesund, aber wegen seines Geizes schlicht gekleidet – seinem gehorteten Gold eine weitere Münze hinzu und strahlt vor Zufriedenheit. Überall im Zimmer halten sich Dämonen verborgen, der Tod schielt bereits lüstern durch die Tür, doch der Sterbende ist überrascht – der Tod kommt immer unerwartet. Nun beginnt seine letzte Schlacht, die er ohne Rüstung führen muß. Hinter ihm steht ein flehender Engel, vor ihm lauert ein Dämon, der ihm auch jetzt noch Gold anbietet. Neugierig beobachtet ein weiterer Dämon das Geschehen aus seiner Stellung über dem Bett. Das Ende der Geschichte bleibt offen. Als Betrachter hofft man, der Geizhals möge jetzt noch zur Einsicht gelangen, auf leere Besitztümer verzichten und den bevorstehenden Tod akzeptieren.

Grünewalds dunkle Vision

Die Gotik erblühte ein letztes Mal mit dem Werk des Deutschen Matthias Grünewald (um 1460–1528), der mit richtigem Namen Mathis Neithart oder später in seinem Leben Gothart hieß. Er war ein Zeitgenosse Dürers (siehe S. 152), doch während dessen Werk stark von der Renaissance beeinflußt war, blieben Grünewalds Bilder vom Wesen her gotisch. Schon die wenigen erhaltenen Werke weisen Grünewald als einen der ausdrucksstärksten Maler seiner Zeit aus. Keiner verstand es wie er, das qualvolle Leiden so schonungslos herauszuarbeiten und dennoch – anders als Bosch – die Hoffnung auf Erlösung aufrechtzuerhalten, wenn nicht gar zu stärken. Seine *Kreuzigung Christi (91)* ist Teil des aus zehn Tafeln bestehenden *Isenheimer Altars,* der sich heute in Colmar befindet. Er war eine Auftragsarbeit für das Antoniter-Kloster in Isenheim und sollte den Patienten des klösterlichen

90 Hieronymus Bosch, Tod des Geizhalses, um 1485–90, 93 × 30,5 cm

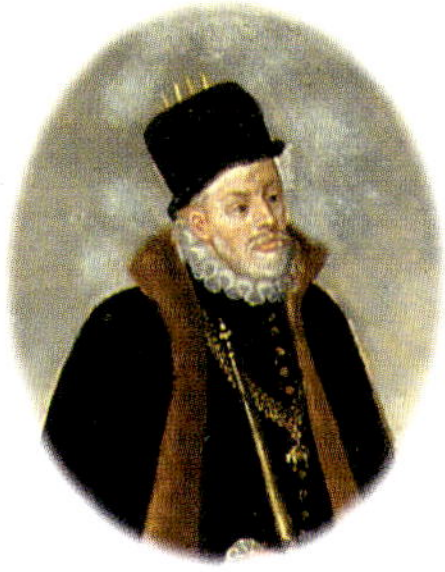

Philipp II.

Der spanische König Philipp II. (1527–98) war ein Bewunderer Boschs und trug eine umfangreiche Sammlung seiner Bilder zusammen. Als Sohn Kaiser Karls V. führte Philipp Spanien aus dem Mittelalter in die Neuzeit. Viele Bilder Tizians (siehe S. 131) entstanden in seinem Auftrag.

Tafelbilder

Zwar war das Malen auf Holztafeln in Europa allgemein verbreitet, doch nicht überall verwendete man das gleiche Holz. In Italien malte man gewöhnlich auf Pappel, während nördlich der Alpen Eiche, Kiefer, Silbertanne, Linde, Buche und Kastanie zur Verfügung standen. Die Rückseiten der italienischen Tafeln blieben rauh, im Norden Europas wurden sie hingegen sorgfältig bearbeitet. Tafeln aus Brügge trugen oft ein Siegel.

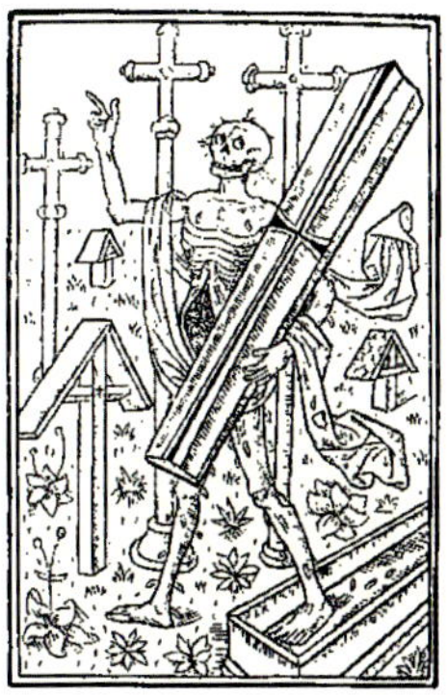

Das Ende der Welt

Wie meist gegen Ende eines Jahrhunderts, fürchteten auch um 1500 viele den Weltuntergang. Daher waren apokalyptische Bilder, die den Tod zeigten, beliebt.

»Wie ein Taifun künstlerischer Vollendung, der einen mitreißt, […] man verläßt ihn in einem Zustand anhaltender Halluzinationen.«

J. K. Huysmans über Grünewalds *Kreuzigung*

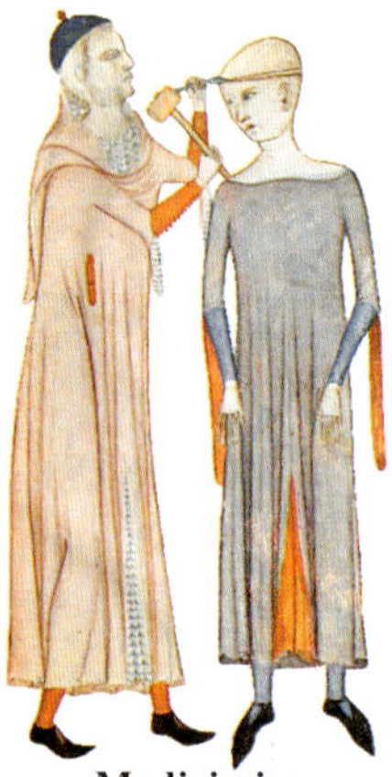

Medizin im Mittelalter

Bis zur Renaissance waren die Kenntnisse der Medizin nur rudimentär. Kräuterkuren, Aderlaß durch Blutegel oder ›Wunderheilungen‹ waren übliche Behandlungsmethoden bei Krankheiten und Gebrechen. Man vertraute auch auf die prophylaktische Kraft am Körper getragener Reliquien oder Bibeltexte. Diese Illustration aus dem 14. Jh. zeigt einen äußerst fügsamen Patienten, der sich einer primitiven Gehirnoperation unterzieht.

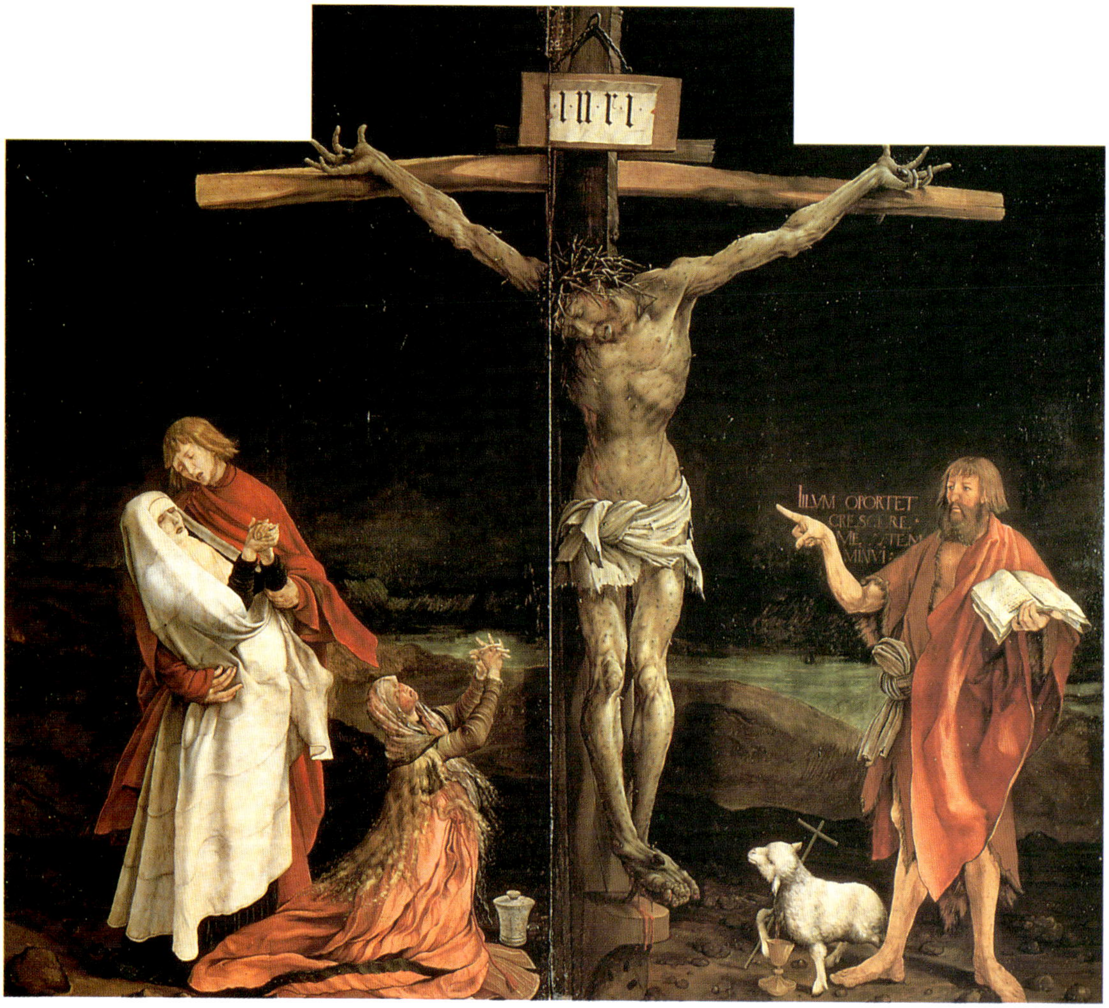

91 Matthias Grünewald, Kreuzigung Christi, um 1510–15, 270 × 305 cm

Krankenhauses seelischen Halt geben. Christus sieht auf dem Bild erschreckend aus. Als Folge der erlittenen Geißelungen und Folterungen ist seine Haut geschwollen und aufgerissen. In einem Krankenhaus, das auf Hautkrankheiten spezialisiert war, mußte eine solche Darstellung nachhaltigen Eindruck hinterlassen.

Die eingängigere *Kleine Kreuzigung (92)* konfrontiert den Betrachter mit dem eigentlichen Tod des Erlösers. Der Gekreuzigte beugt sich dem Betrachter entgegen, der dem Anblick von Christi Todesqualen nicht entrinnen kann, er ist allein gelassen mit dem Schmerz, gezwungen, sich der Wahrheit zu stellen. Im Alten Testament fällt oft der Begriff des »leidenden Gottesknechts«, und in Psalm 22 wird Jesus beschrieben als »ein Wurm und kein Mensch«: Dabei denkt man an den Christus von Grünewald. In dieser absoluten Hingabe an die Wahrhaftigkeit liegt eine der Stärken gotischer Malerei.

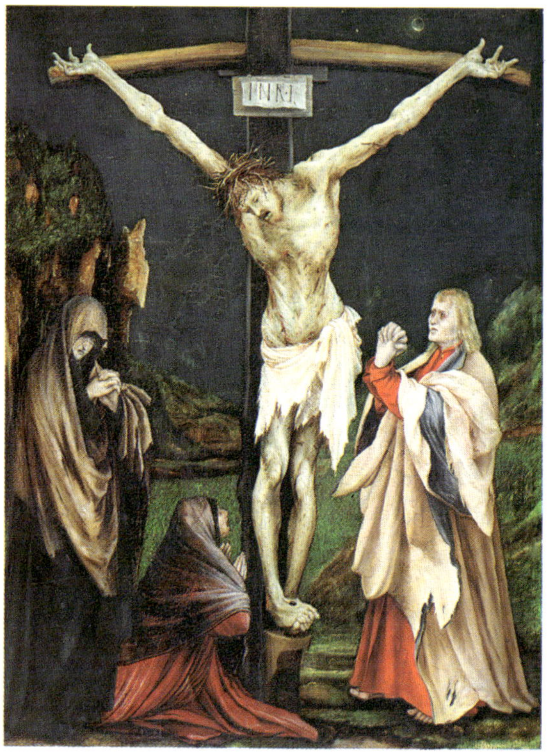

92 Matthias Grünewald, Kleine Kreuzigung, um 1502, 61 × 46 cm

KREUZIGUNG

Die *Kreuzigung Christi* ist die Mitteltafel von Grünewalds großem, mehrflügeligem *Isenheimer Altar.* Sie dokumentiert auf bemerkenswerte Weise schweres, bis zur Häßlichkeit entstellendes menschliches Leid. Da Grünewald für das Antoniter-Spital arbeitete, beruhte seine Darstellung von Leid auf Schmerzen und Qualen, die er bei den Patienten beobachten konnte.

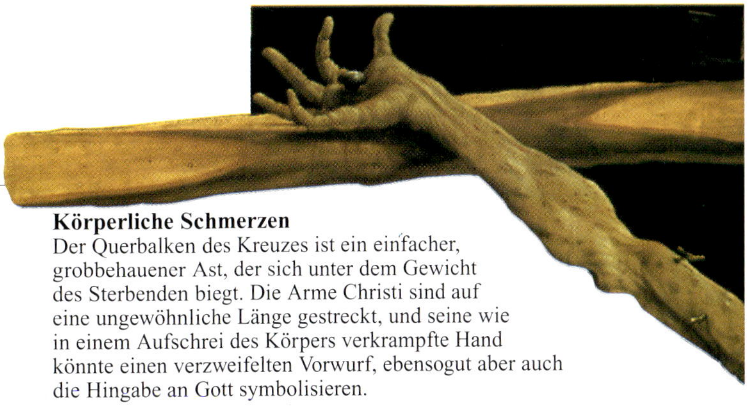

Körperliche Schmerzen
Der Querbalken des Kreuzes ist ein einfacher, grobbehauener Ast, der sich unter dem Gewicht des Sterbenden biegt. Die Arme Christi sind auf eine ungewöhnliche Länge gestreckt, und seine wie in einem Aufschrei des Körpers verkrampfte Hand könnte einen verzweifelten Vorwurf, ebensogut aber auch die Hingabe an Gott symbolisieren.

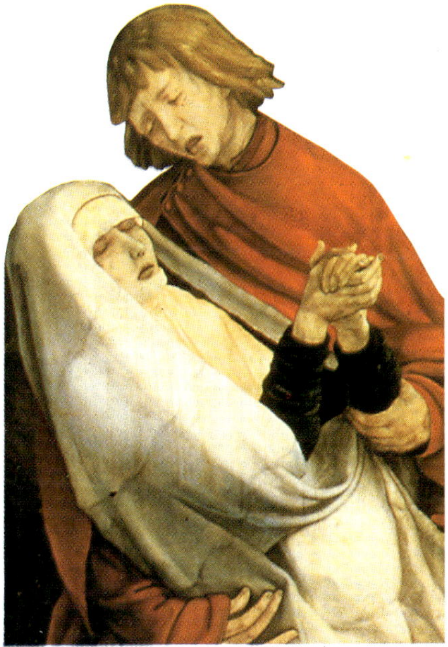

Trauernde Angehörige
Links im Bild, zu seiten des im Vergleich mit ihnen übergroßen, sterbenden Christus, stehen die seelisch zutiefst erschütterten Verwandten und Freunde. Maria bricht ohnmächtig zusammen. Ursprünglich hatte Grünewald sie als aufrecht stehende Person gemalt, später aber ließ er ihren Körper in diese mitleiderregende Haltung zusammensinken. Sie wird von dem verzweifelten Jünger Johannes gestützt.

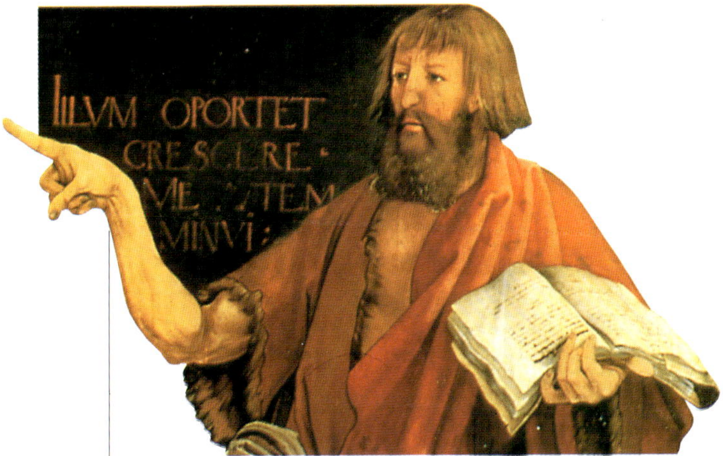

Die Prophezeiung Johannes des Täufers
Er steht barfuß da, gekleidet in Tierfelle, die von der Zeit zeugen, die er in der Wüste verbrachte. In der Hand hält er ein Buch. Trotz des schrecklichen Geschehens wirkt er ungebrochen und steht unerschütterlich hinter seiner prophetischen Überzeugung, die gegen den nächtlichen Himmel geschrieben steht: »Er muß wachsen, ich aber muß abnehmen.« Johannes überbringt die christliche Heilsbotschaft und damit die Hoffnung.

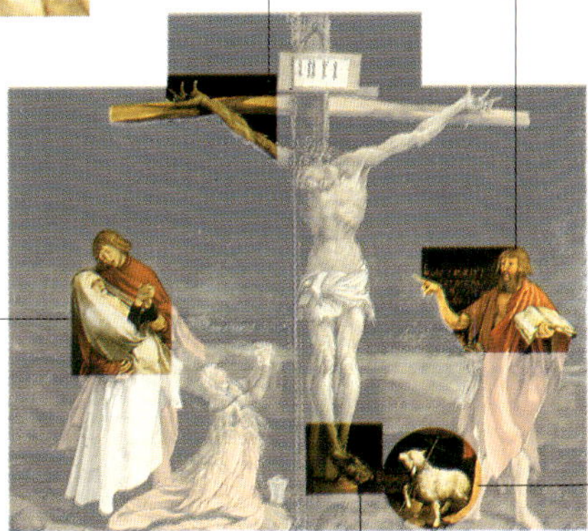

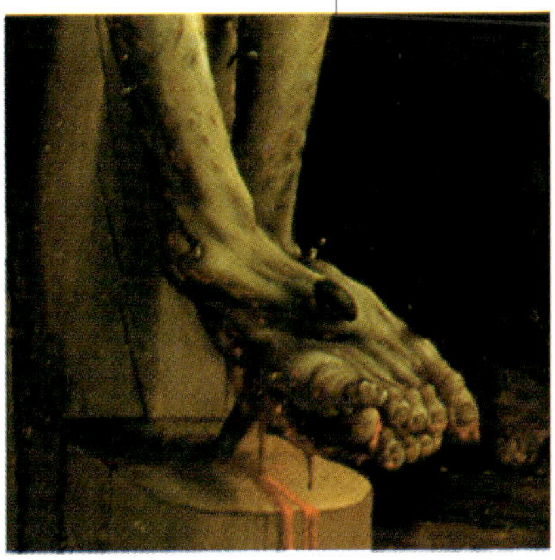

Todesqualen im Bild
Wir erkennen, wie sich die gotische Kunst mit Leiden, Sünde und Sterblichkeit auseinandersetzt. Christus wird als Opfer dargestellt, als körperlich abstoßend aufgrund der ihm widerfahrenen brutalen Behandlung und noch weit entfernt von den heroischen, athletisch schönen Christusfiguren der Renaissance. Grünewalds Schreckensvision ist eine Metapher für die höchste Stufe der Grausamkeit und Erniedrigung, zu denen die Menschheit fähig ist, aber auch für die höchste Gnade, die einem Menschen widerfahren kann, nämlich die Segnung durch den Herrn.

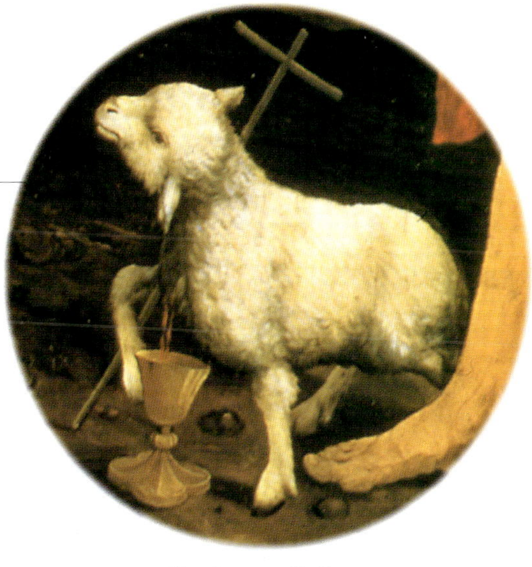

Das Lamm Gottes
Die Christen machten sich das Lamm, das Opfertier der Juden, als Symbol für den Opfergang Christi zu eigen. Es ist das Attribut Johannes des Täufers, der beim Anblick Jesu ausrief: »Siehe, das Lamm Gottes.« Meist trägt das Lamm ein Kreuz, und sein Opferblut fließt in einen Kelch.

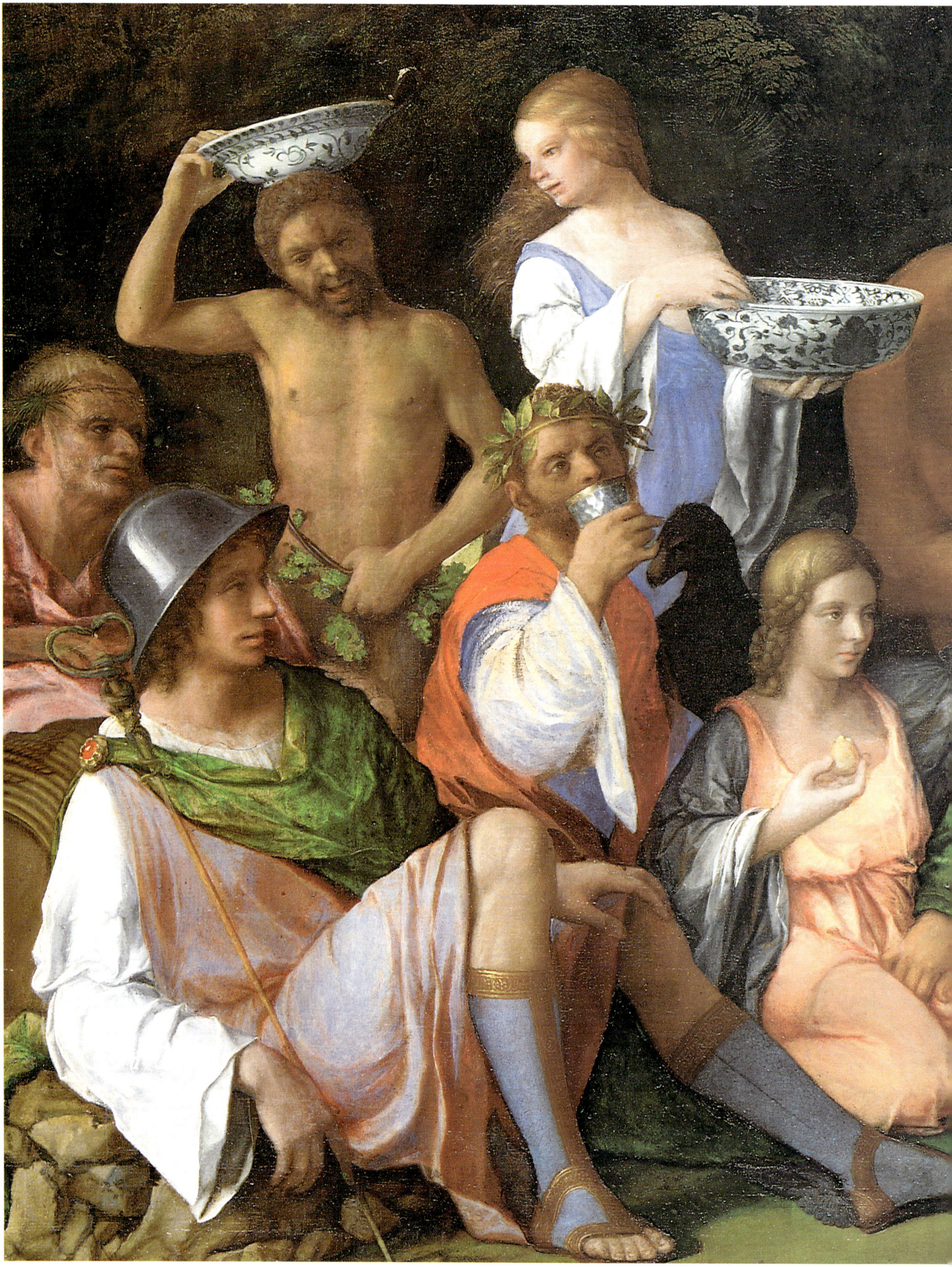

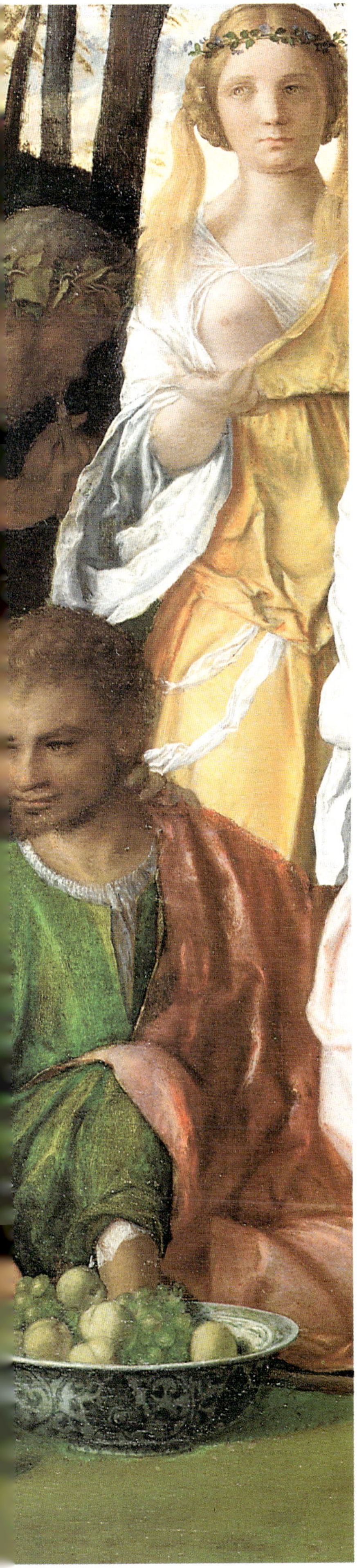

Italienische Renaissance

In Kunst und Wissenschaft, in Gesellschaft und Politik war Italien die prägende Kraft zur Zeit der Renaissance, jener an Innovationen reichen Epoche, die in Europa das Ende des Mittelalters besiegelte. Weil der neue Geist so viele unterschiedliche Bereiche erfaßte, hat der Begriff ›Renaissance‹ viele Inhalte, und auch die Malerei der Renaissance läßt sich nicht auf einen klar definierbaren Stil festlegen. Die gotische Malerei war die Kunst der mittelalterlichen Feudalgesellschaft und beruhte auf romanischen wie byzantinischen Traditionen. Die Kunst der Renaissance ist dagegen der Ausdruck eines neuen Lebensgefühls in einer neuen, sich schnell entwickelnden Zivilisation. Hier ist die Schwelle der Moderne, Werte, die in unserer abendländischen Gesellschaft bis heute von Bedeutung sind, werden hier formuliert.

Giovanni Bellini, Das Götterfest, 1514 (Ausschnitt)

Italienische Renaissance im Überblick

Die italienische Renaissancemalerei entwickelte sich schrittweise und wurde erstmals im Werk Giottos greifbar, der ein Jahrhundert vor Masaccio tätig war (siehe S. 46). Die Forderung nach wissenschaftlicher Genauigkeit und größerem Realismus erreichte in den Werken Leonardos, Raffaels und Michelangelos ihren Höhepunkt. Der Einfluß des Humanismus (siehe S. 82) spiegelte sich in der verstärkten Auseinandersetzung mit weltlichen Themen. In der Endphase der Renaissance gewann der Manierismus an Bedeutung.

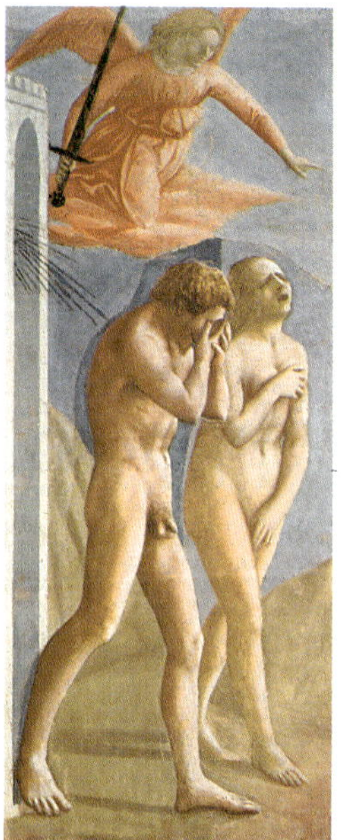

Masaccio, Adam und Eva, um 1427
Leonardo schrieb, Masaccio »zeige durch sein vollkommenes Werk, daß diejenigen, die sich von allem anderen eher als von der Natur – der Meisterin aller Meister – inspirieren ließen, sich vergebens mühen würden«. 1830 schrieb Eugène Delacroix über ihn, daß »er von eigener Hand die größte Revolution in der Malerei« durchführte. Diese Revolution war Ausdruck seiner Sicht der Welt, einer irdischen Welt aus Luft, Licht und Raum, in der sterbliche Wesen, wahrheitsgetreu und empfindsam dargestellt, leben und atmen (S. 83).

Piero della Francesca, Auferstehung Christi, um 1459–69
Beeinflußt vom römischen Klassizismus und den Neuerungen in Florenz, verbindet er in seinen Bildern komplexe, geometrische Strukturen, strahlende Farben und ein kristallines Licht (S. 102).

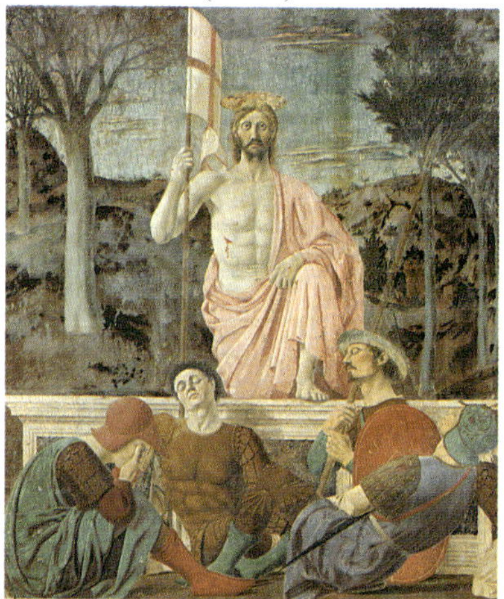

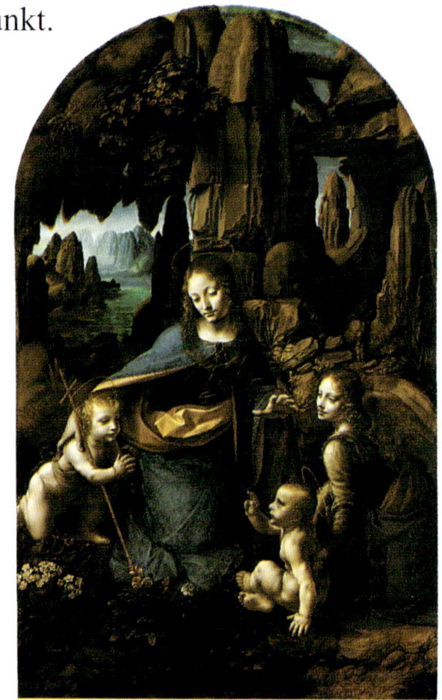

Leonardo da Vinci, Madonna in der Felsengrotte, um 1508
Leonardo war Maler, Bildhauer, Architekt, Erfinder, Ingenieur und Naturwissenschaftler. Die für ihn typischen, lyrisch geprägten Werke offenbaren seinen ungebrochenen Glauben an die Natur als Quelle der Inspiration (S. 120).

1420 — 1440 — 1460 — 1480 — 1500

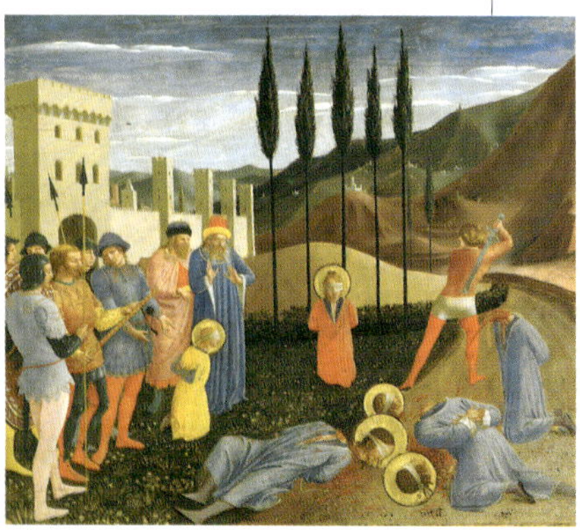

Fra Angelico, Enthauptung der Hll. Cosmas und Damian, 1438–40
Diese Szene ist auf der Predella in der Klosterkirche San Marco zu Florenz dargestellt. Fra Angelicos Gemälde strahlen eine sanfte, oft trügerische Anmut aus. Sie enthalten gotische Stilelemente, wenngleich sich die Figuren in real existierenden Landschaften bewegen und durch natürliches Licht hervorgehoben werden (S. 90).

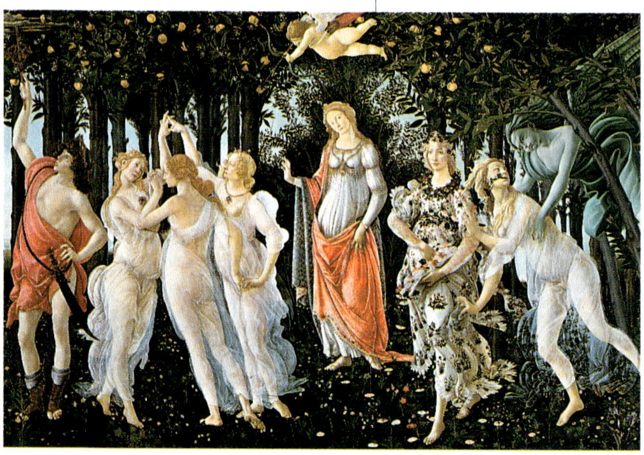

Sandro Botticelli, Frühling, um 1482
Botticelli hat in seinen weltlich inspirierten Bildern heidnische Allegorien und mythologische Szenen verarbeitet. Seine Gestalten sind für ihre sanfte, wehmütige Melancholie berühmt, die sich mit zunehmendem Alter des Künstlers verstärkt: Die Figuren wirken ausgezehrt, mit manchmal gequältem Ausdruck. Möglicherweise war dies eine Reaktion auf die politischen und religiösen Spannungen seiner Zeit (S. 94).

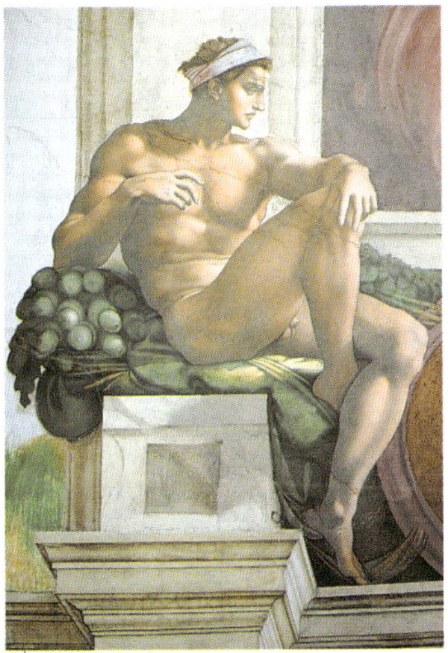

Michelangelo, Nackter Jüngling, aus der Sixtinischen Kapelle, um 1508–12
Auch Michelangelo gilt als Meister der Hochrenaissance. Im Gegensatz zum Lyrischen der Gemälde Leonardos zeichnen sich seine Arbeiten jedoch durch Schwere aus. Die in epischer Breite angelegten Szenen sind mit übermenschlichen Gestalten von strenger, athletischer Schönheit bevölkert (S. 122).

Tizian, Venus und Adonis, um 1560
Tizian war der größte Vertreter der venezianischen Kunst und einer der überragenden Künstler seiner Zeit, der die Entwicklung der abendländischen Malerei grundlegend beeinflußte. Unübertroffen ist die betörende, fragile Schönheit seines Spätwerks (S. 134).

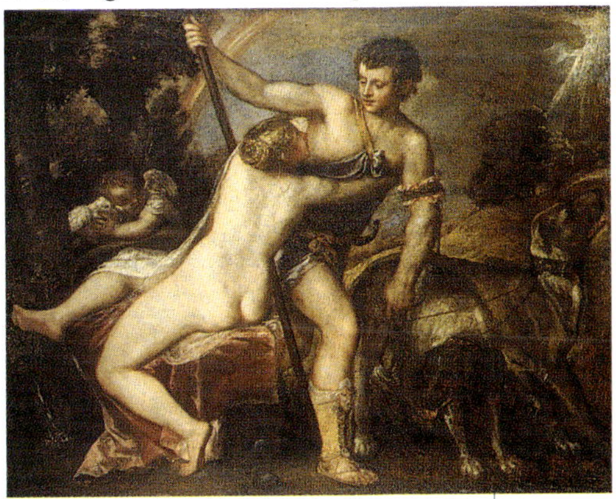

El Greco, Madonna mit Kind und den Hll. Martina und Agnes, um 1597–99
El Grecos Vorstellungskraft übersteigt bei weitem die stilisierenden Manipulationen späterer Manieristen. Nach einigen Rom- und Venedigreisen ließ er sich im spanischen Toledo nieder. Sein Werk strahlt eine mystische Inbrunst aus und gibt somit die religiöse Intensität im Spanien der Gegenreformation genauestens wieder (S. 145).

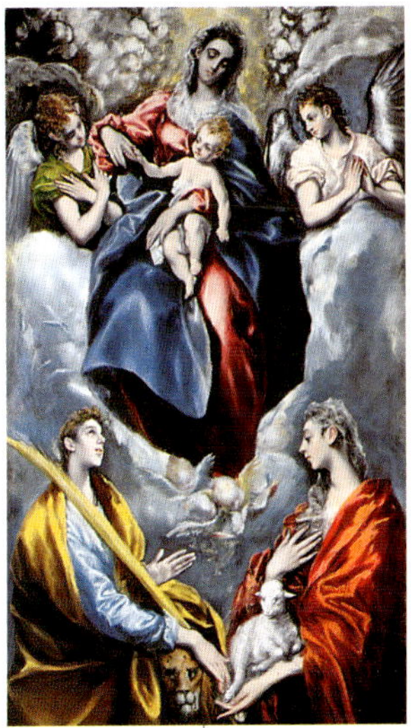

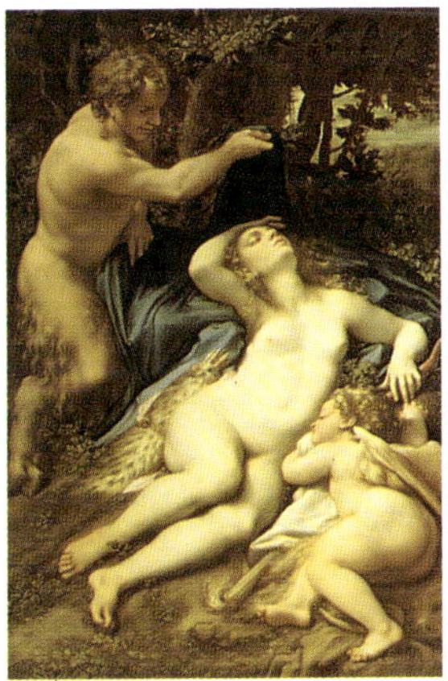

Correggio, Venus, Satyr und Cupido, um 1524-25
Correggios Ruf war zu seinen Lebzeiten größer als heute. Ebenso wie die Gemälde des Barockmalers Murillo (S. 198) mag auch Correggios Bildsprache dem heutigen Betrachter zu plakativ erscheinen. Doch jenseits des Offensichtlichen beweisen sie ein ehrliches Empfinden für Sinnlichkeit (S. 142).

1520 1540 1560 1580 1600

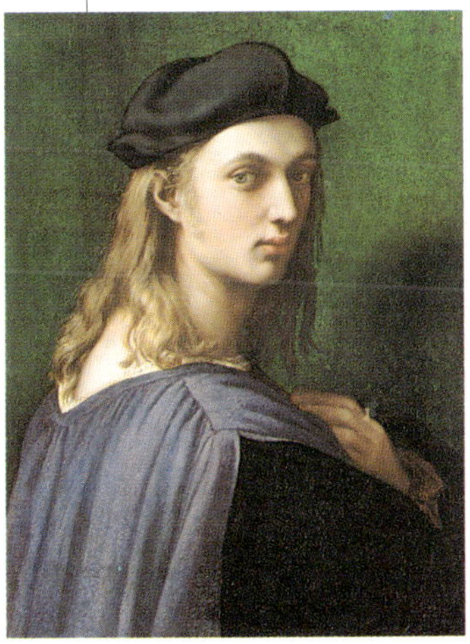

Raffael, Bindo Altoviti, um 1515
Raffael war ein Nachfolger Leonardos, fühlte sich aber ebenso zur klassischen Kunst hingezogen, weshalb seine Bilder eine heroische Größe und seine Porträts eine neuartige, anmutige Natürlichkeit besitzen (S. 128).

Tintoretto, Die Bekehrung des hl. Paulus, um 1545
Der venezianische Künstler Tintoretto war einer der führenden Maler der Spätrenaissance. Typisch für ihn sind verblüffende Kontraste in Farb- und Tongebung, schwungvolle Szenen und dramatische Bewegung. Aufgrund der religiösen Intensität und des leidenschaftlichen ›Expressionismus‹ seiner Gemälde, ordnet man ihn bereits dem Manierismus zu (S. 134).

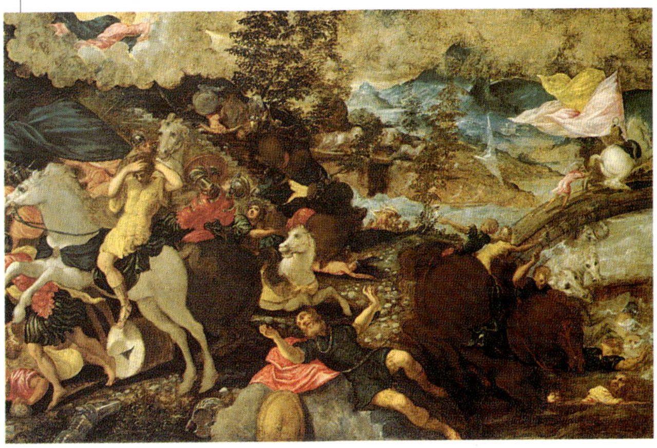

Die Frührenaissance

Der Begriff ›Renaissance‹, ›Wiedergeburt‹, bezeichnet eine drei Jahrhunderte währende Zeit weitreichender kultureller Leistungen. Die Idee der Wiedergeburt liegt allen Errungenschaften der Renaissance zugrunde: Künstler, Gelehrte, Wissenschaftler, Philosophen, Architekten und Fürsten glaubten, der Weg zu Größe und Erkenntnis läge in der Auseinandersetzung mit dem Goldenen Zeitalter der griechischen und römischen Antike. Dem gerade ausgeklungenen Zeitalter der Gotik, dem finsteren, ›barbarischen‹ Mittelalter, kehrten sie den Rücken und wandten sich, inspiriert durch den Humanismus, den geistigen und künstlerischen Errungenschaften ihrer Vor-Vorväter zu.

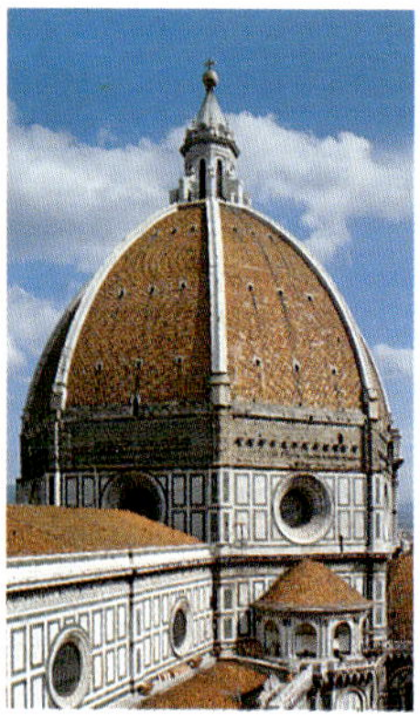

Brunelleschi und die Florentiner Architektur

Die Kuppel des Florentiner Doms gilt als das Hauptwerk des Architekten Filippo Brunelleschi. Sie hat einen Durchmesser von 45 m; die Marmorrippen an der Außenseite fassen mit geballter Kraft die gesamte Baumasse zusammen. Die Kuppel ist zweischalig und daher leichter als ein massives Gewölbe; beide Schalen sind so konstruiert, daß sie sich gegenseitig stützen. Nach seiner Fertigstellung im Jahr 1418 wurde der Dom zum Mittelpunkt der Stadt und ließ Florenz zur kulturellen Hauptstadt der Renaissance aufsteigen.

Humanismus

Der Humanismus stellte die menschliche Vernunft über die göttliche Offenbarung. Sein größter Theoretiker war Erasmus von Rotterdam (siehe S. 154), seine Grundlage waren Schriften antiker römischer und griechischer Autoren. Humanistische Bildung beinhaltete außerdem Kenntnisse der freien Künste wie Grammatik, Rhetorik, Poesie und Philosophie. Machiavelli und der Architekt Alberti (siehe S. 88) führten das humanistische Denken in die Diplomatie ein.

Die Malerei der Renaissance entstand in Italien in der Mitte des 13. Jh.s. Ihr Einfluß breitete sich bald über ganz Europa aus und erreichte Ende des 15. Jh.s seinen Höhepunkt. Wie schon Giotto (siehe S. 46) betrachteten die Künstler der Renaissance ihr Werk als Fortsetzung der großen antiken Tradition Griechenlands und Roms. Zwar gleicht Giotto in seiner freudig visionären Spiritualität den Künstlern der Gotik, doch sind seine Fähigkeit, biblische Erzählungen als realistische menschliche Dramen zu schildern, und seine Art, den Figuren Leben zu verleihen, charakteristisch für die Renaissance. Giotto wies in eine neue Richtung und schärfte den Blick dafür, wie sich humanistisches Gedankengut und antike Formensprache in einer künstlerischen Idee verbinden konnten. In Anlehnung an die griechische Antike und am Vorbild Giottos leiteten die Maler der frühen italienischen Renaissance eine neue Phase der bildlichen Darstellung ein, die auf der Realität der menschlichen Existenz beruhte.

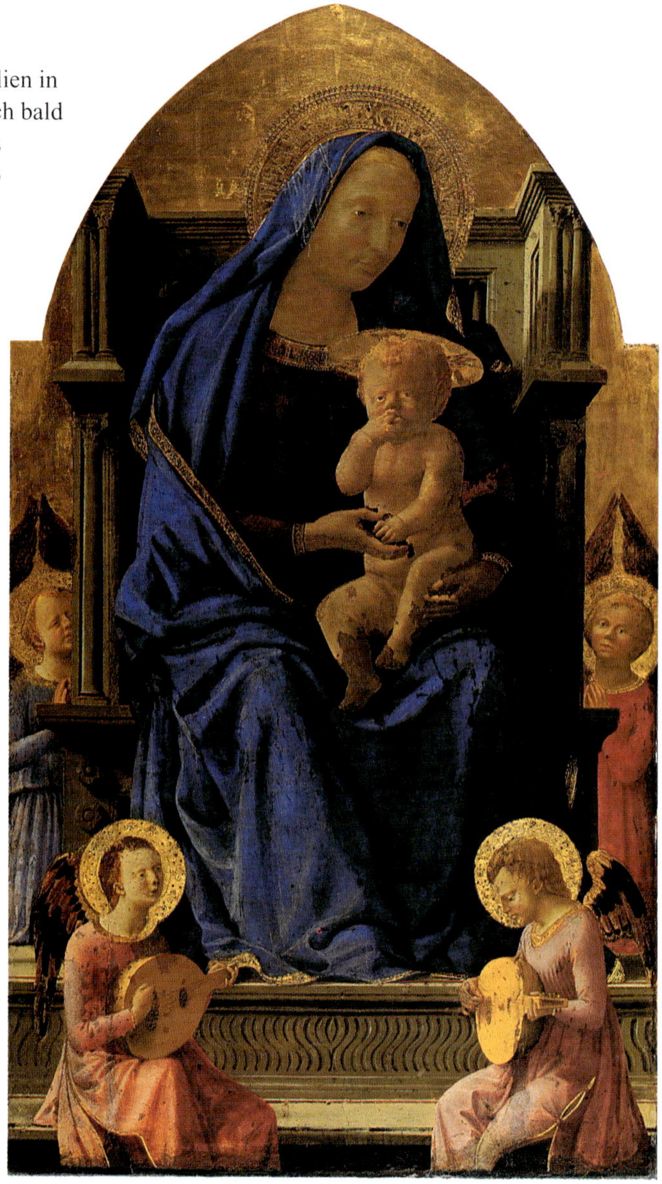

93 Masaccio, Madonna mit Kind, 1426, 135 × 75 cm

Masaccio und Florenz

Der Übergang von der Gotik zur Renaissance war nicht fließend, denn der nächste wirklich große italienische Maler nach Giotto (der 1337 starb) kam erst 1401 zur Welt und wurde daher erst knapp ein Jahrhundert nach Giottos Tod tätig. Verantwortlich für diese Verzögerung war auch der Schwarze Tod (siehe S. 58), der sich im 14. Jh. ausbreitete und weite Teile Europas verwüstete. 1347 hatte die Pest zuerst Italien erreicht und griff dann in den folgenden vier Jahren auf ganz Europa über – mit weitreichenden Folgen: Zusätzlich zu den gewaltigen menschlichen Verlusten erlebte die mittelalterliche Gesellschaft umfassende Veränderungen. Eine künstlerische Revolution im Norden, in den Niederlanden (siehe S. 60–70), führte die Malerei im Zuge eines zunehmenden Naturalismus und Säkularismus und mit verbesserter Technik in neue Richtungen. Im Süden schien es, als habe es Giotto nie gegeben, doch mit den Bildern des Florentiner Malers Masaccio (Tommaso de Giovanni di Simone Guidi, 1401–um 1428) erwachte ein zweiter Frühling. Masaccio ist der revolutionäre Begründer der Renaissancemalerei; er war nicht nur imstande zu begreifen, was Giotto mit seinen Bildern ins Leben gerufen hatte, er vermittelte es auch jenen, die folgten.

Obwohl Masaccio schon mit etwa 27 Jahren starb, stellt sein Werk eine außergewöhnliche Reife unter Beweis. Sein Name ist ein Spitzname und bedeutet in etwa ›Thomas, der Koloß‹. Und seine Kunst ist kolossal. Allerdings ist es die Kolossalität eines Genies, monumental, stark und überzeugend, das wahre Erbe Giottos, der die menschliche Gestalt und den Raum als dreidimensionale Erscheinung definierte. Eines von Masaccios frühen, für eine Kirche in Pisa gemalten Werken zeigt die bewußte Darstellung von Körperhaftigkeit. Auf dem Gemälde *Madonna mit Kind (93)*, der mittleren Tafel eines heute zerlegten Polyptychons (mehrteiliges Gemälde), wirkt die auf einem architektonisch gegliederten Thron sitzende Madonna in ihrer materiellen Präsenz fast plastisch, in Schatten gehüllt und streng, ihr Kind ist ein daumenlutschendes Baby, keine byzantinische Herrscherpersönlichkeit. Ebensowenig nimmt es – nicht einmal spielerisch – die ihm gebührende Huldigung entgegen, wie es etwa ein Gentile da Fabriano (siehe S. 56) unmittelbar zuvor im Sinne des vornehm raffinierten Internationalen Stils der Gotik formulierte. Dennoch wird das Pathos gesteigert: Hier sind Strenge und Verletzlichkeit wundersam vereint, und selbst die pausbäckigen musizierenden Engel besitzen eine gewisse Ernsthaftigkeit.

Verbindungen zur Bildhauerei

War Giotto von der Bildhauerkunst der Pisani (siehe S. 46) beeinflußt, so war es Masaccio von deren Florentiner Nachkommen, den Bildhauern Donatello (Donato di Niccolò di Betto Bardi, 1386–1466; siehe Randleiste rechts) und Lorenzo Ghiberti (1378–1455; siehe Randleiste S. 102). Die Bedeutung der Bildhauerei für die frühe Renaissancemalerei ist unverkennbar. Masaccio verdankt sein Gespür für dreidimensionale Formen, architektonischen Raum und Perspektive nicht zuletzt den technischen und wissenschaftlichen Pionierleistungen Donatellos, Ghibertis und des Florentiner Architekten Filippo Brunelleschi (1377–1446; siehe Randleiste links). Der Renaissancemalerei liegt ein im Wesen bildhauerischer Realismus zugrunde, der in der epischen Monumentalität Michelangelos während der Hochrenaissance (siehe S. 120) seinen Höhepunkt erreichen sollte.

So wie Giotto Pisanos Plastiken in Malerei umsetzte, ließ Masaccio sich von Donatellos Skulpturen und Reliefs inspirieren und verlieh seinen Gemälden Tiefe, indem er das Abbild eindeutig körperhafter Objekte in einem fiktiven Raum mit Mitteln der Perspektive schuf. Auch der modellierende Charakter von Licht und Schatten auf einem Objekt läßt sich an Skulpturen gut studieren.

Von nun an gehören die spielerisch eleganten Formen des Internationalen Stils der Vergangenheit an. Masaccio lebt in einer absolut ernsten Welt. Adam und Eva der *Vertreibung (94)* in der Florentiner Brancacci-Kapelle verleugnen ihre Gefühle nicht: Sie sind blind vor Schmerz und denken in ihrer erlittenen Schmach an nichts anderes als an das verlorene Glück; die einst reizvollen Züge der laut wehklagenden Eva sind verzerrt und appellieren an das Mitleid des Betrachters.

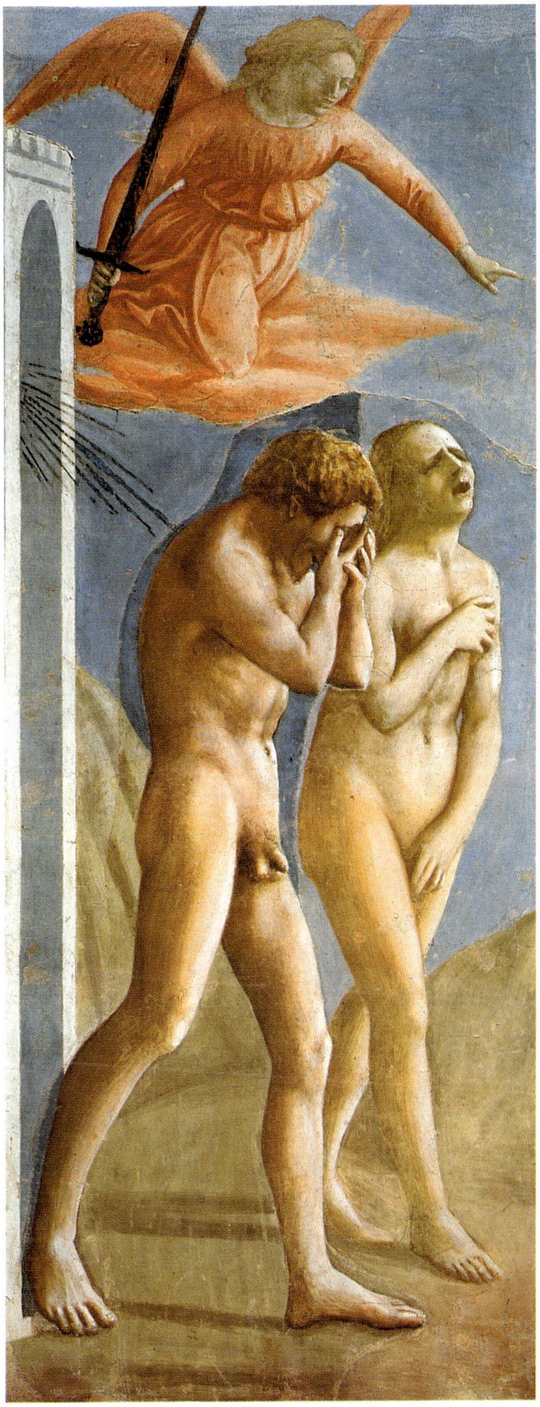

94 Masaccio, Die Vertreibung Adams und Evas aus dem Paradies, um 1427, 205 × 90 cm

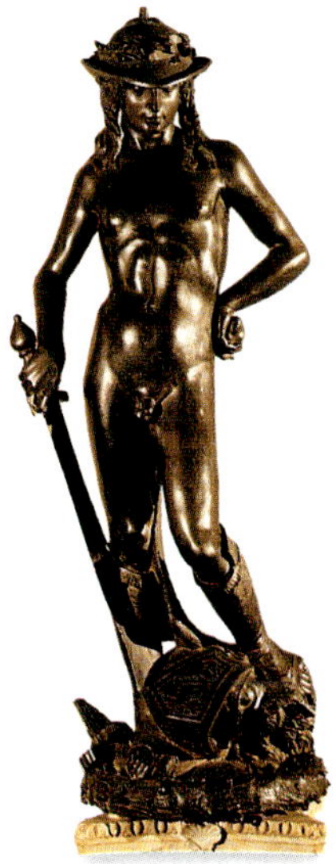

Donatellos David

Donatello gehörte zu einer Gruppe ausgezeichneter Bildhauer, die den Malern der Frührenaissance den Weg ebneten (siehe auch S. 105). Er reiste nach Rom, wo er sich von der Bewegungsfreiheit antiker Aktfiguren inspirieren ließ, und schuf später (um 1434) diese Bronzefigur des jungen König David. Dieses sehr sinnliche Werk war eine der ersten Aktstatuen der Renaissance.

Restaurierung von Fresken

Der Zahn der Zeit und insbesondere die heutige Umweltverschmutzung haben viele Renaissancefresken beschädigt. Um den Schaden zu beheben und neuen zu verhindern, wurden zahlreiche berühmte Werke, einschließlich Masaccios Fresken in der Brancacci-Kapelle und Michelangelos Deckenfresko in der Sixtinischen Kapelle (siehe S. 122), gründlich restauriert. Dies führte zu etlichen Kontroversen, da manche Kunsthistoriker der Meinung sind, die Arbeiten seien nicht mit dem notwendigen Einfühlungsvermögen ausgeführt worden. Einige behaupten, die Farbwertigkeit der Werke sei nicht berücksichtigt worden.

Die Dreifaltigkeit

Die Dreifaltigkeitslehre – die Dreiheit Gottes in einer Person – bildet die Grundlage des christlichen ›Mysteriums‹. Zum ersten Mal wird sie im Matthäus-Evangelium (28, 19) erwähnt, in dem Vater, Sohn und Heiliger Geist als Einheit genannt werden. Masaccios *Dreifaltigkeit* wurde 1425 für die Kirche Santa Maria Novella, Florenz in Auftrag gegeben. 1570 ist sie mit einem Gemälde Vasaris (siehe S. 98) ver- und erst 1861 wiederentdeckt worden.

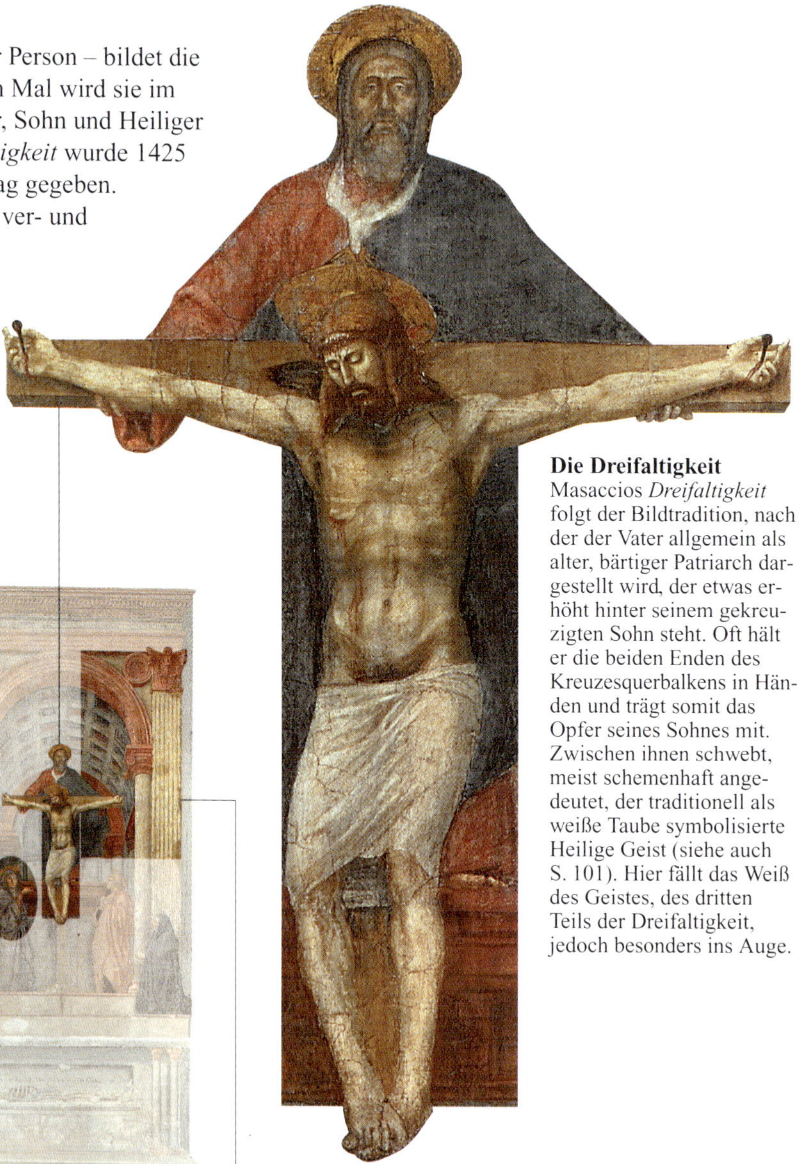

Die Dreifaltigkeit
Masaccios *Dreifaltigkeit* folgt der Bildtradition, nach der der Vater allgemein als alter, bärtiger Patriarch dargestellt wird, der etwas erhöht hinter seinem gekreuzigten Sohn steht. Oft hält er die beiden Enden des Kreuzesquerbalkens in Händen und trägt somit das Opfer seines Sohnes mit. Zwischen ihnen schwebt, meist schemenhaft angedeutet, der traditionell als weiße Taube symbolisierte Heilige Geist (siehe auch S. 101). Hier fällt das Weiß des Geistes, des dritten Teils der Dreifaltigkeit, jedoch besonders ins Auge.

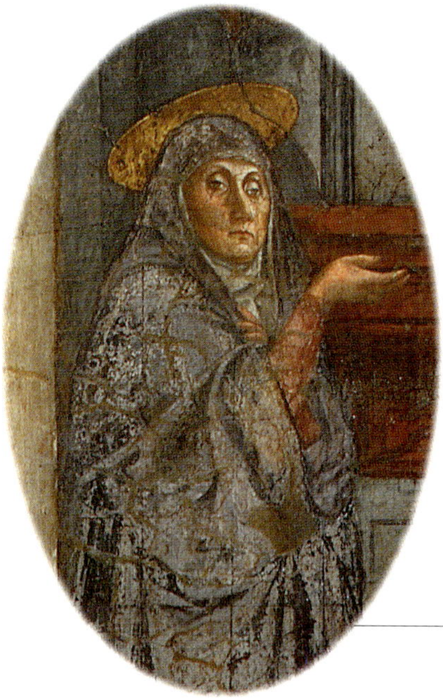

Muttergottes
Die Jungfrau Maria ist die einzige der nichtgöttlichen Personen, die uns direkt anschaut. Sie steht aufrecht und tränenlos da, die Hand zu einer gleichermaßen unerbittlichen wie flehenden Geste in Richtung ihres gekreuzigten Sohnes erhoben, und wirft dem Betrachter einen bedeutungsschweren, vorwurfsvollen Blick zu.

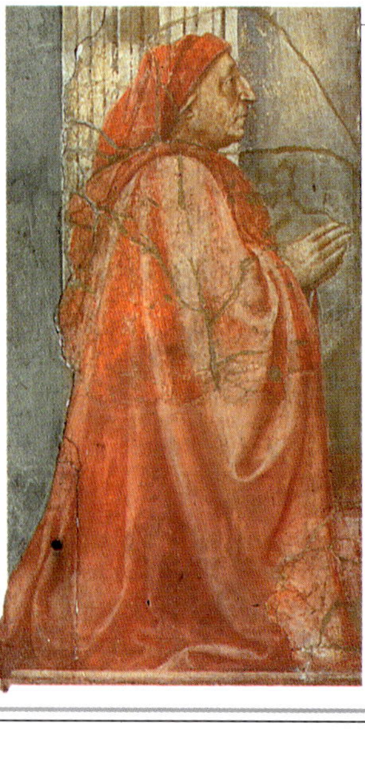

Die Stifter
Die Dreifaltigkeit, Maria und der hl. Johannes erscheinen ebenso plastisch-wirklich wie die beiden Stifter, die dennoch nicht völlig in die zeitlose Szene eingebunden sind. Räumlich gehören sie hinzu: Sie sind im selben Maßstab gemalt (gewöhnlich wurden die Stifter kleiner dargestellt) und in dasselbe Licht getaucht, das auch das Gewölbeinnere erhellt. Doch symbolisch bleiben sie ›außerhalb‹, da sie auf einer unteren Stufe knien, wodurch sie eher der Welt des Betrachters zuzuordnen sind.

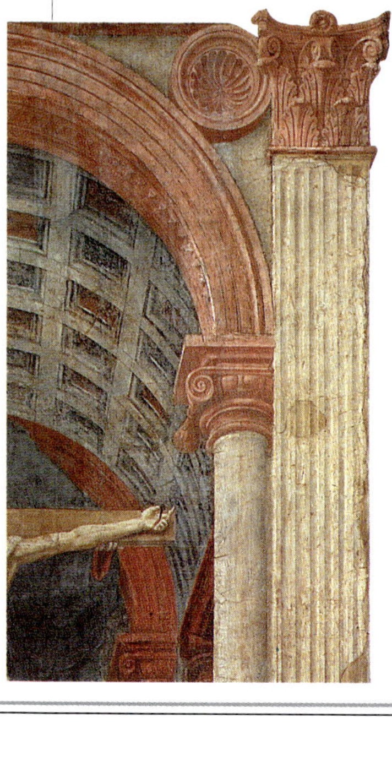

Die Perspektive
Vasari gibt seiner Bewunderung für Masaccios Dreifaltigkeit in einer Beschreibung der raffinierten räumlichen Darstellung Ausdruck: »Am schönsten aber ist, wenn man von den Figuren absieht, ein Tonnengewölbe perspektivisch gezeichnet und in Felder mit Rosetten geteilt, das so gut zurückgeht, daß es die Mauer zu durchdringen scheint.« Masaccio hatte Brunelleschis (S. 82) Perspektivkonstruktion so klar interpretiert, daß man lange Zeit glaubte, Brunelleschi sei selbst an der Fertigung des Gemäldes beteiligt gewesen.

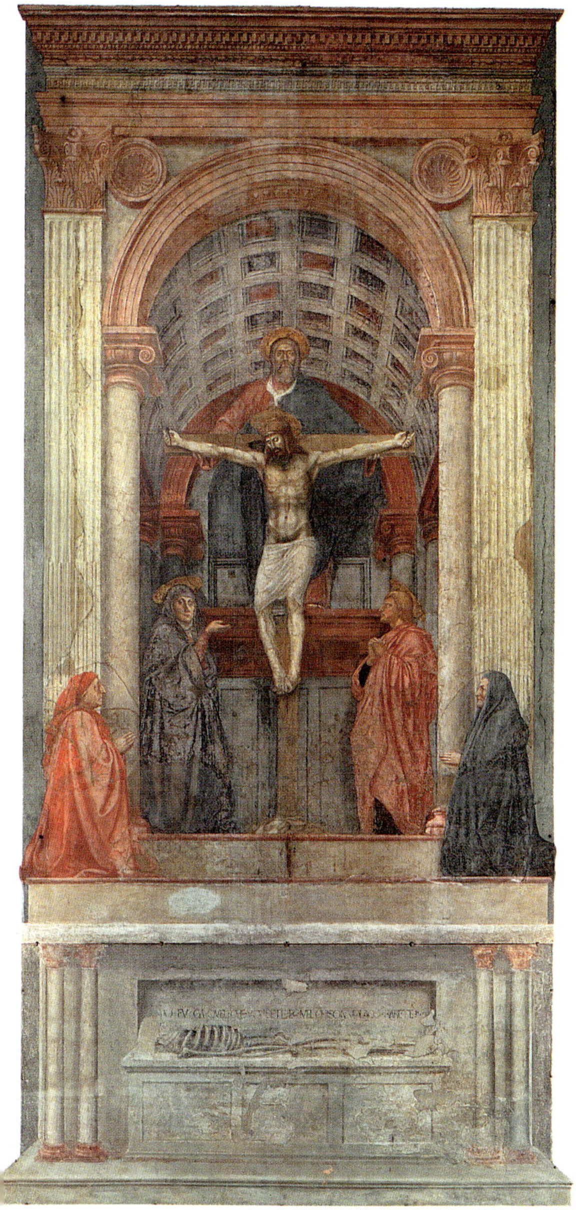

95 Masaccio, Die Dreifaltigkeit, um 1425, 670 × 315 cm

Masaccios Dreifaltigkeit

Nie zuvor hatte es einen Maler gegeben, der so gewaltig, so würdig, so edel und gleichzeitig doch so menschlich war. Das Außergewöhnliche an Masaccios *Dreifaltigkeit (95)* ist, daß uns hier eigentlich sechs *Menschen* gezeigt werden. Im Zentrum befinden sich Vater und Sohn. Wenngleich sie auf äußerst ergreifende Weise menschlich wirken (ein tatsächlich leidender Jesus bringt den Männern und Frauen, die ihm in seiner Todesstunde zur Seite stehen, Mitleid entgegen; ein wirklicher Gottvater bietet uns in aufrechter Würde seinen hingegebenen Sohn dar), können wir diese beiden erhabenen Gestalten durchaus als göttlich akzeptieren. Göttlichkeit ist ein Mysterium in sich, etwas, das uns unbegreiflich ist; doch Masaccio verschafft den Menschen Zugang zum Geheimnis der Dreifaltigkeit. Die Dreifaltigkeit bildet die alles beherrschende Symmetrieachse, zu deren Seiten sich die vier nichtgöttlichen Personen eingefunden haben. Nur eine von ihnen – Maria – schaut aus dem Bild heraus; sie nimmt damit, auch wenn es ihr schwerfällt, die Mittlerrolle zwischen Gott und den Menschen (die ja für den Tod ihres Sohnes verantwortlich sind) auf. Ihr gegenüber ist Johannes, der Lieblingsjünger, unverwandt auf den gekreuzigten Christus gerichtet.

Seitlich vor ihnen, am Bildrand, sind die Stifter zu sehen, die wie die übrigen Gestalten groß, klar umrissen und eindeutig präsent sind. Zu ihren Füßen befindet sich eine siebte Gestalt: ein Skelett, das Adam und somit jeden Menschen darstellt. Dies ist das Los eines jeden Menschen, das allem religiösen Glauben zugrunde liegt. Auf der steinernen Wand der flachen Nische steht geschrieben: »Ich war einmal, was Du bist, und was ich bin, wirst Du werden«. Diese Verbindung vom unausweichlichen Niedergang des Menschen mit seiner geistigen Erlösung entstammt mittelalterlichem Gedankengut.

Eine immense Kraft geht vom Werk dieses jungen Künstlers aus. Die *Schattenheilung durch den hl. Petrus (96)* befindet sich links des Altars der Brancacci-Kapelle in der unteren Bildzone (ihr entspricht rechts des Altars *Die Verteilung der Güter der Gemeinde durch den hl. Petrus).* Petrus schreitet dem Betrachter durch eine enge, mit Häusern im florentinischen Stil gesäumte Straße entgegen. Ein Mann in seiner Umgebung, der einen kurzen Steinmetzkittel trägt, könnte Donatello sein; ein anderer junger Mann mit leichtem Bartflaum ist vielleicht Masaccio selbst (der in der Art der Selbstporträts der damaligen Zeit dem Betrachter frontal zugewandt ist). Der Schatten Petri ist angesichts der Tatsache, das bis dahin noch keine Methoden, Schatten zu malen, entwickelt worden waren, bemerkenswert naturgetreu wiedergegeben. Auch die Kranken und Bettler sind für das frühe 15. Jh. erstaunlich realistisch dargestellt.

Masaccios Bemühen um das wahrhaftige Erscheinungsbild der Dinge brachte ihm von seiten des Kunsthistoriographen Vasari großes Lob (siehe S. 98):
»Da er [Masaccio] sehr scharf beobachtete, nahm er wahr, daß alle Figuren, die auch in der Verkürzung mit ihren Füßen nicht fest auf dem Boden, sondern auf den Fußspitzen ständen, nichts wert seien und der Wirklichkeit nicht entsprächen, und daß die Maler, die sie so darstellten, nur bewiesen, daß sie nichts von Verkürzungen verstünden. Wenn

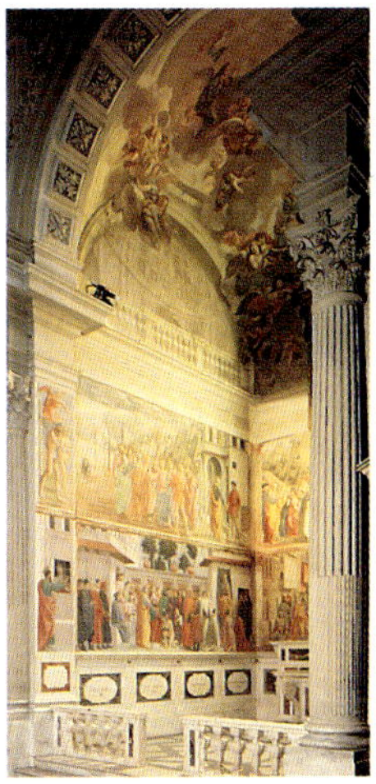

Die Brancacci-Kapelle

Einige der Fresken Masaccios schmücken die oberen Wandzonen der Brancacci-Familienkapelle in der Kirche Santa Maria del Carmine in Florenz. In der Spätrenaissance war der Freskenzyklus Vorbild für Florentiner Künstler und auch für Michelangelo (siehe S. 120).

Masaccio Werkauswahl

Die Kreuzigung des hl. Petrus
(Staatliche Museen zu Berlin, Dahlem)
Hl. Anna selbdritt
(Florenz, Uffizien)
Der Zinsgroschen
(Florenz, Brancacci-Kapelle)

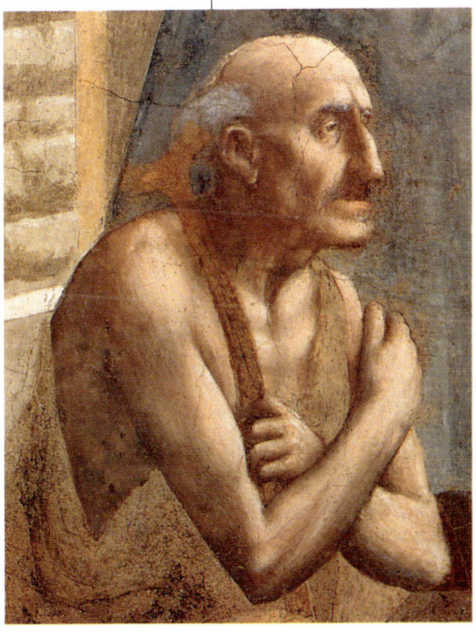

96 Masaccio, Die Schattenheilung, um 1428 (Brancacci-Kapelle, Ausschnitt)

Der hl. Matthias
Einer der Heiligen auf Masolinos Altargemälde für Santa Maria Maggiore in Rom ist Matthias (99). Er war im 4. Jh. Papst und ordnete der Legende nach den Bau der Kirche nach Anweisung der Muttergottes an, die ihm diese in einer Vision gegeben hatte. Bis heute beherbergt sie Reliquien von ihm. Es heißt, in Santa Maria Maggiore wird seit dem 5.Jh. jeden Tag die Messe gefeiert.

auch darin Paolo Uccello vorangegangen war und in seinen Werken manche Schwierigkeit beseitigt hatte, so brachte Masaccio trotzdem viele Abwechselungen und gab Verkürzungen viel besser und in allen möglichen Ansichten, was vorher noch nicht geschehen war. Das Kolorit seiner Bilder war harmonisch und zart, und er brachte die Fleischtöne der Köpfe und der nackten Körper in Einklang … und er verdient der Erfinder der Malerei genannt zu werden.«

Die ›kleinere‹ Kunst Masolinos

Das Neuartige von Masaccios Kunst wird im Vergleich mit Arbeiten des fast zwanzig Jahre älteren Masolino (Tommaso di Cristoforo Fini, 1383–um 1447) deutlich, mit dem er häufig zusammenarbeitete. Angeblich ist die Bezeichnung ›Masolino‹, ebenfalls ein Spitzname, geprägt worden, um den Unterschied zwischen dem ›Großen Thomas‹, Masaccio, und dem ›Kleinen Thomas‹, Masolino, hervorzuheben. Doch es ist nur der Vergleich, der ihn kleiner erscheinen läßt. Für sich betrachtet, sind seine gotischen Bilder, wie die anmutige *Verkündigung (97)* mit ihren elegant geschwungenen Linien, äußerst reizvoll. Wo Masolino aber mit dem größeren Tommaso zusammenarbeitete, wird auch bei ihm die Nähe zur Renaissance deutlich.

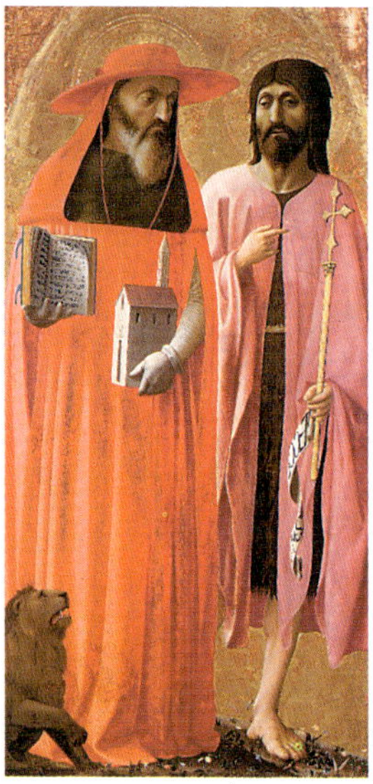

98 Masaccio, Die Hll. Hieronymus und Johannes der Täufer, um 1428, 115 × 55 cm

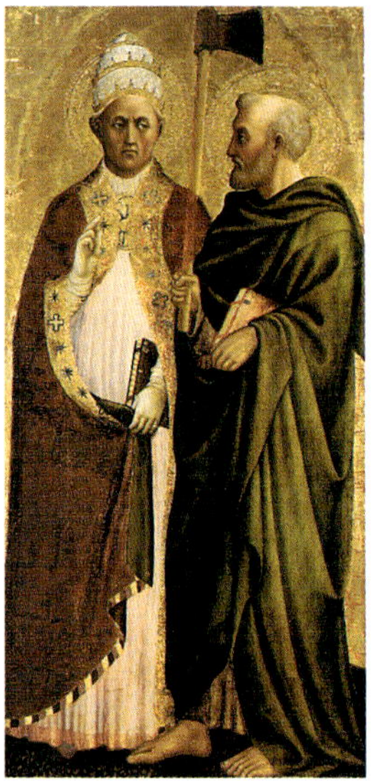

99 Masolino, Die Hll. Liberius und Matthias, um 1428, 115 × 55 cm

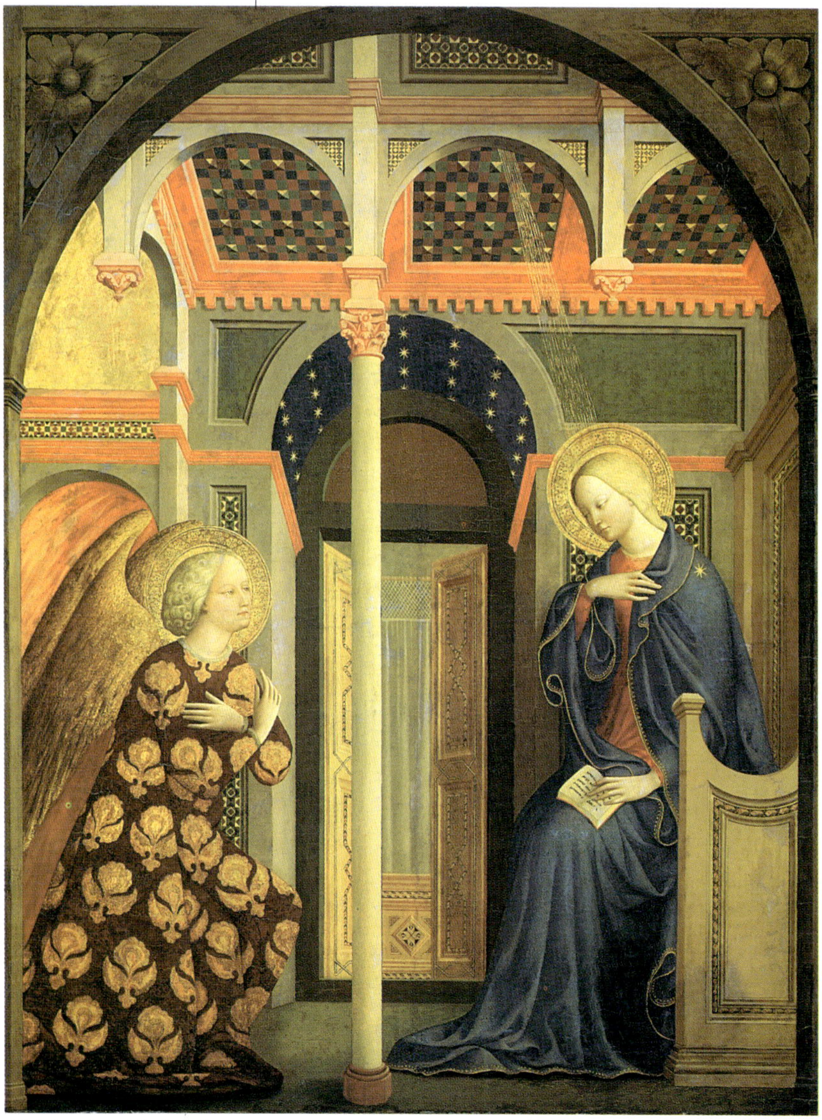

97 Masolino, Verkündigung, um 1425-30, 148 × 115 cm

Den besten Beweis dafür, daß Masolino durchaus über ein gewisses Entwicklungspotential verfügte, liefert eine Gegenüberstellung zweier Tafelbilder, die zu beiden Seiten eines Altargemäldes hängen und *Die Hll. Hieronymus und Johannes den Täufer (98)* sowie *Die Hll. Liberius und Matthias (99)* darstellen. Alle vier Heiligen zeigen das für Masaccio typische plastische Erscheinungsbild, und während sie früher als eigenhändig galten, werden heute weite Teile der zweiten Tafel Masolino zugeschrieben.

Neue Impulse von Domenico

Der Venezianer Domenico Veneziano (Domenico di Bartolomeo, tätig um 1438–61) gehört zu den bedeutendsten Florentiner Meistern der Frührenaissance – nicht nur wegen seiner eigenen Arbeiten, sondern auch als Lehrer von Piero della Francesca (siehe S. 100).

Domenicos Bilder sind durchdrungen von einem wunderbaren, aus einer einzigen Quelle stammenden Licht, das die Figuren im Raum verankert. Es ist eine erste imponierende Kostprobe des wassergeborenen Silberlichts, jenem schimmernden Geschenk venezianischer Künstler für die Malerei. Wir bewundern den großen Masaccio – den leuchtenden Domenico lieben wir. Sein *Hl. Johannes in der Wüste (100)* ist ein Meisterwerk. Licht ergießt sich in blendender Klarheit über eine kantige, feindliche Dürrelandschaft mit dem entblößten Heiligen als einzigem Ausdruck von Milde. Er hat seine weltlichen Kleider abgestreift wie

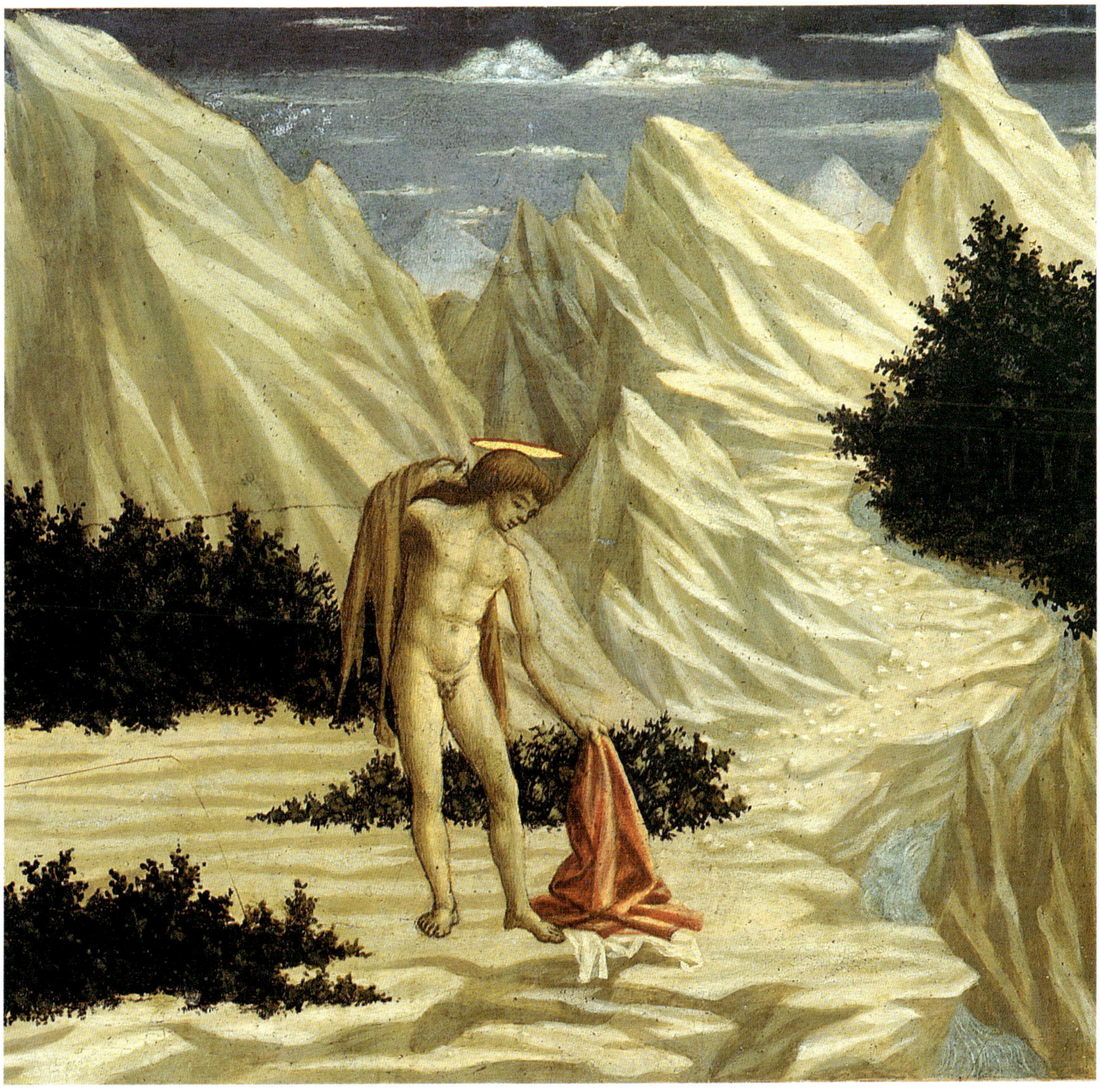

100 Domenico Veneziano, Der hl. Johannes in der Wüste, um 1445, 28,5 × 32,5 cm

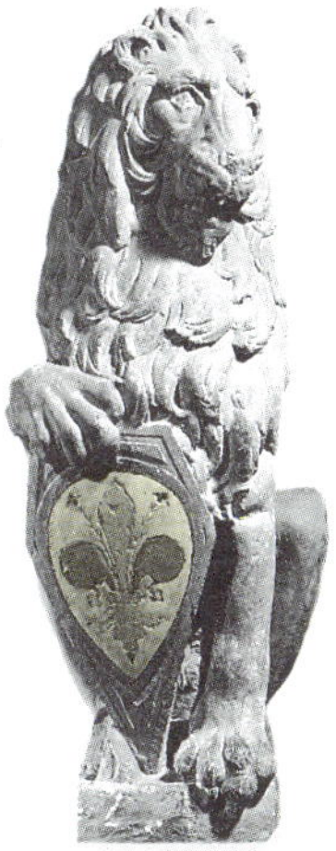

Der Marzocco

Dieser Wappenlöwe, als Marzocco bekannt, und das Lilienwappen, das er hält, waren Symbole der Republik Florenz. Die Skulptur wurde 1418–20 von Donatello für die päpstlichen Gemächer in Santa Maria Novella geschaffen, befindet sich jedoch heute im Museum Bargello in Florenz.

ein junger Athlet, der sich auf den Wettkampf vorbereitet. Daß es sich dabei um einen inneren Kampf handelt, ist hier feinsinnig verdeutlicht. Wenn die Berufung dem Jüngling, der sie erfüllen muß, auch alles abverlangt, so schöpft er Kraft aus der Abgeschiedenheit der Landschaft.

Zwischen diesem antikisierenden Jüngling mit seinem christlichen Heiligenschein und der an die niederländische Kunst erinnernden Landschaft, die ihn umgibt, besteht eine seltsame Beziehung, da dieses Nebeneinander die Begegnung von geistiger, heidnischer und physischer Welt symbolisiert. Man kann die verfeinerte Bildsprache der Renaissance im Vergleich mit der eher gotisch-linearen Erzählweise eines Gemäldes gleicher Thematik *(101)* von Giovanni di Paolo (um 1402–82) gut erkennen: Die Geschichte des jungen Heiligen, der wie ein jugendlicher Abenteurer ausgesandt wird, sein himmlisches Glück zu suchen, entrollt sich hier vor unseren Augen mit einer nun fast kindlich anmutenden Unbefangenheit.

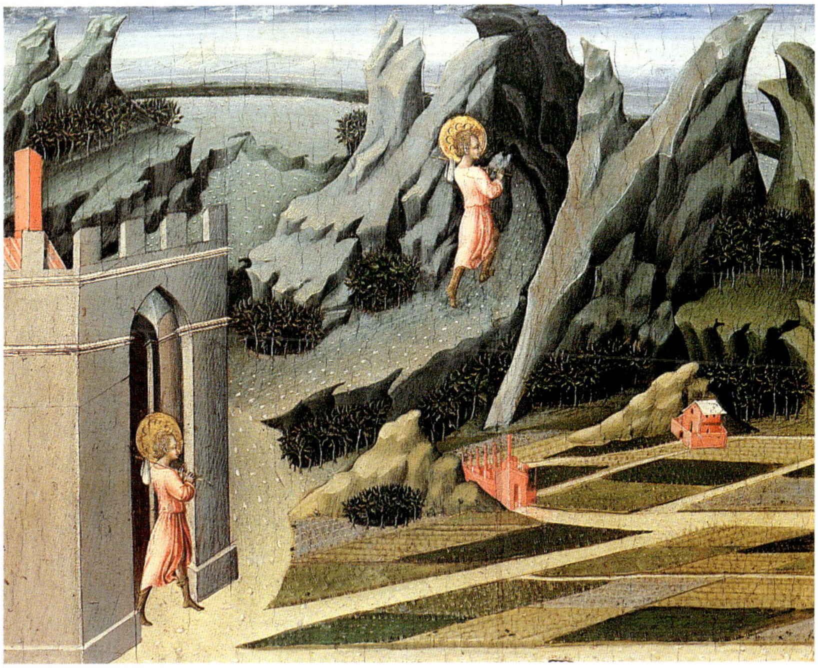

101 Giovanni di Paolo, Johannes der Täufer zieht sich in die Wüste zurück, um 1454, 30 × 39 cm

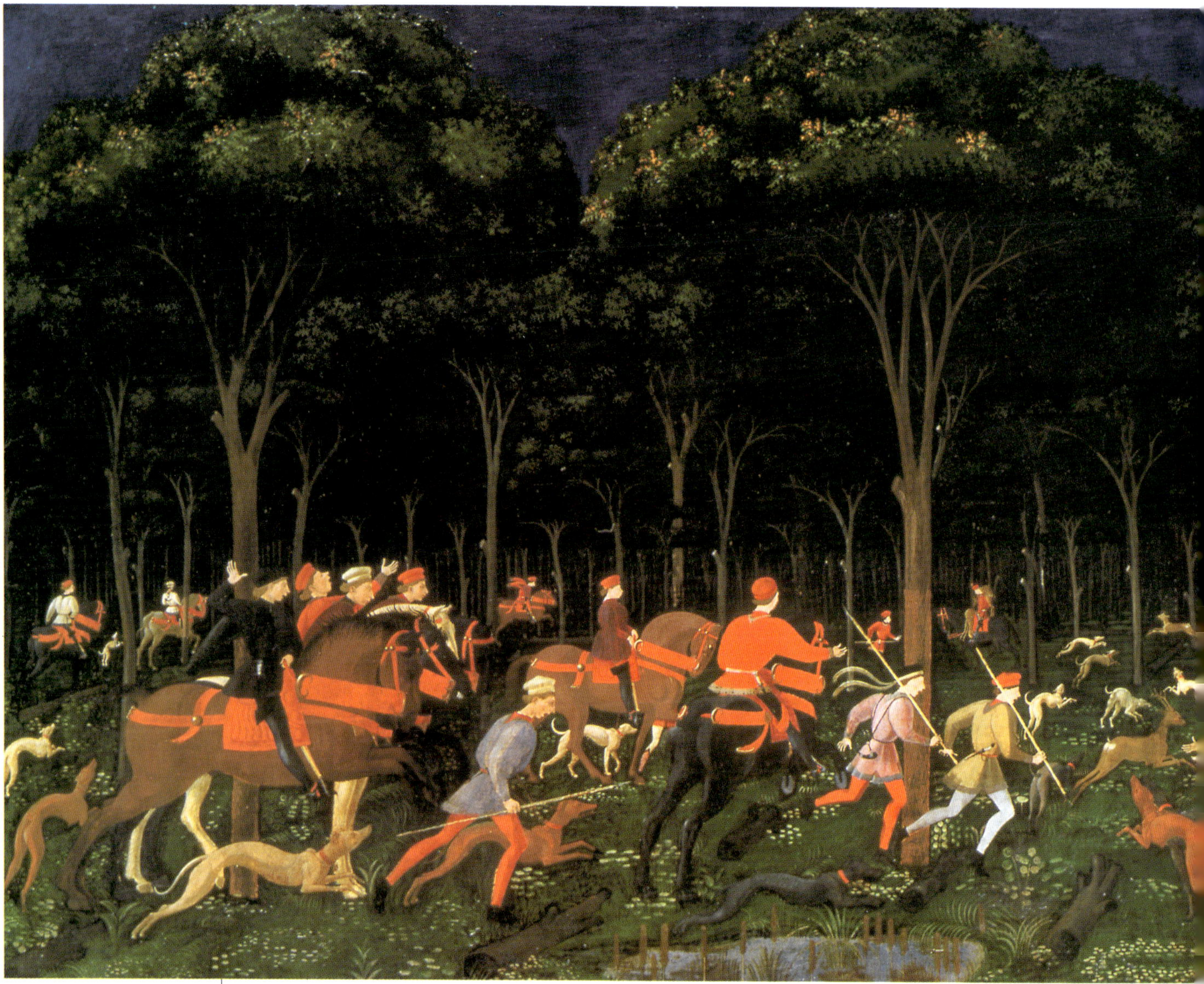

102 Paolo Uccello, Die Jagd im Wald, um 1460, 75 × 178 cm

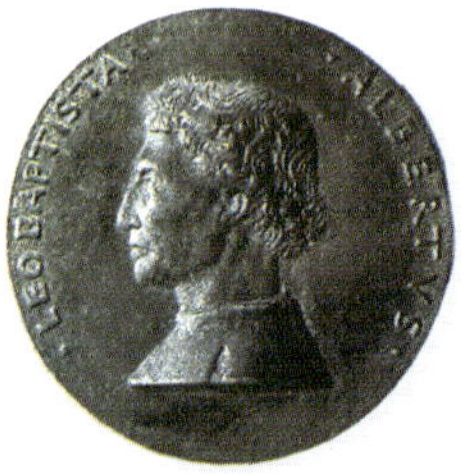

Alberti
Auch der Florentiner Künstler, Architekt und Altertumsforscher Leon Battista Alberti (1404–72) entwickelte ein System zur Konstruktion der Perspektive, das auf zweidimensionale Gemälde angewandt werden konnte.

Perspektive als Wissenschaft in der Kunst

Was den Florentiner Künstler Paolo Uccello (Paolo di Dono, 1396/97–1475) am meisten fesselte, war weniger die Darstellung des Lichts, sondern vielmehr die Raumwirkung der Perspektive. Bezeichnenderweise war er zu Beginn seiner künstlerischen Laufbahn bei dem Architekten Ghiberti (siehe Randleiste S. 102) in die Lehre gegangen.

Vasari erzählt, Uccello habe einmal die ganze Nacht an seiner Wissenschaft gearbeitet und darüber alle weltlichen Banalitäten vergessen. Seine Ehefrau habe ihn rufen hören: »Oh, wie großartig ist diese Perspektive!« Und als sie ihn ins Bett zu kommen bat, soll er geantwortet haben, er wolle seine »süße Geliebte, die Perspektive« nicht verlassen. Er war dabei von einer intellektuellen Leidenschaft ergriffen, die vielleicht zu einer ziemlich trockenen Kunst geführt hätte.

Die Perspektive bietet die Möglichkeit, dreidimensionale Objekte im Raum gemäß unserer optischen Wahrnehmung (und in direktem Widerspruch zu einer rein symbolischen und dekorativen Art der Darstellung) abzubilden: Gegenstände erscheinen kleiner, je weiter sie entfernt sind; die Wände eines Korridors oder die Baumreihen einer Allee scheinen aufeinanderzutreffen, je weiter sie in die Ferne reichen. Die perspektivischen Gesetze beruhen auf diesen zusammenlaufenden Linien, die sich schließlich zu einem einzigen, festen ›Fluchtpunkt‹ vereinen, der sichtbar – wie bei einer Allee, die sich so weit erstreckt, wie das Auge reicht – oder nicht sichtbar sein kann, dann aber die Vorstellung auslöst, die zusammenlaufenden Linien eines Raumes würden sich jenseits der in der Ferne liegenden Wand noch weiter fortsetzen.

Uccellos *Die Jagd im Wald (102)* zeigt deutlich, wie sehr ihn die Perspektive faszinierte. Alles ist hier auf einen kaum erkennbaren flüchtenden Hirsch in der Ferne ausgerichtet. Die hellen Jäger mit ihren Pferden, Hunden und Treibern stürmen in Richtung

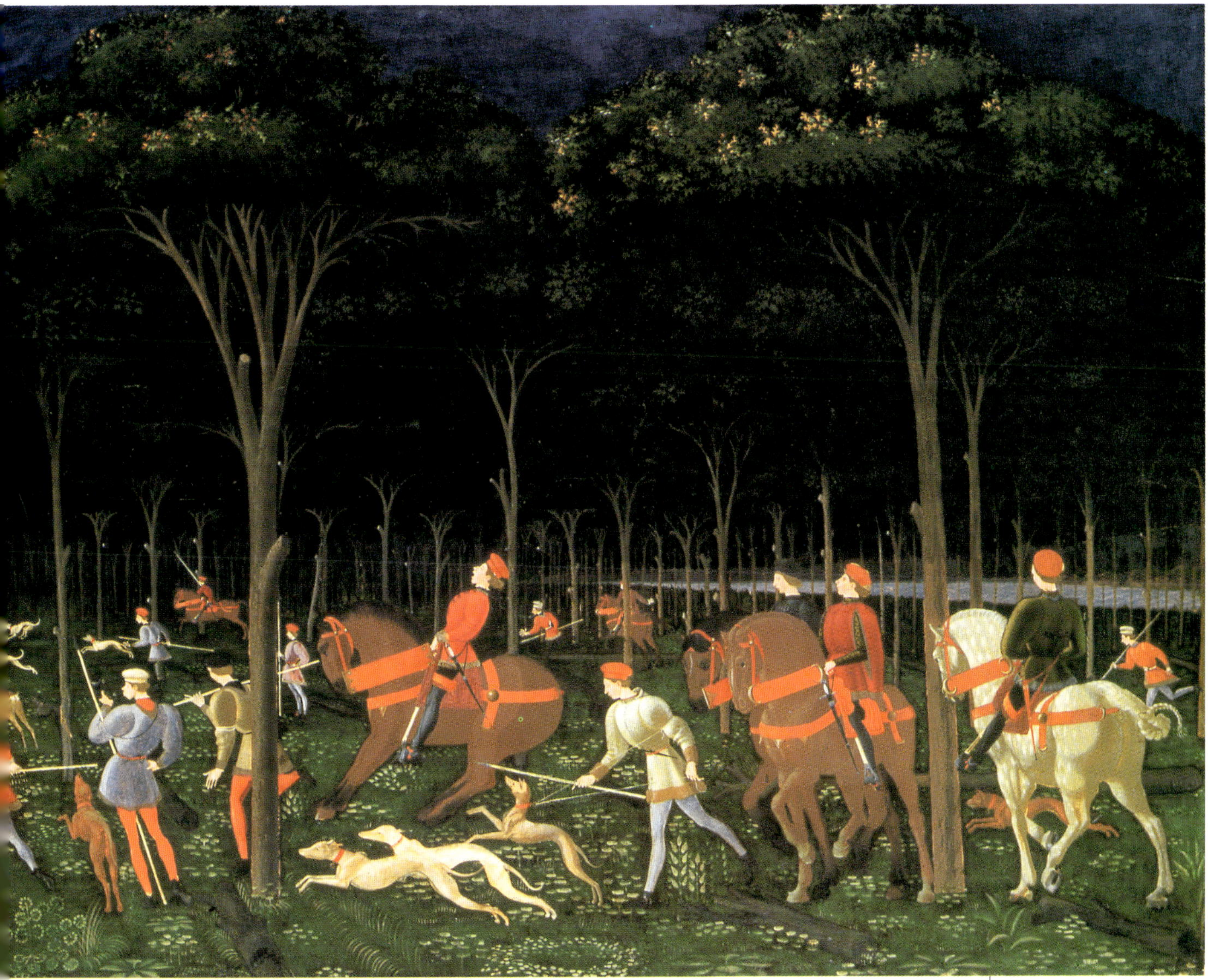

des Tiers zwischen den schlanken, nackten Baumstämmen durch eine dunkle Waldlandschaft. Doch hinter all dieser Hetze steckt mathematisches Kalkül. Uccello war nicht der erste Florentiner, der sich mit der Perspektive auseinandersetzte. Brunelleschi, der Architekt der revolutionären Kuppel des Florentiner Doms (siehe Randleiste S. 82), stellte um 1413 die lineare Perspektive als Element architektonischer Zeichnungen vor. Doch es war Leon Battista Alberti (siehe links), der den Weg für die Umsetzung der Perspektive in die Malerei ebnete. Sein Traktat »Über die Malerei« von 1435 übte einen weitreichenden Einfluß auf die zeitgenössischen Künstler aus, den man nicht hoch genug schätzen kann. So kam es, daß nach Uccello, Brunelleschi und vor allem Alberti jeder Künstler auf die potentielle Bedeutung dieser neuen, erstaunlichen Erkenntnis aufmerksam geworden war.

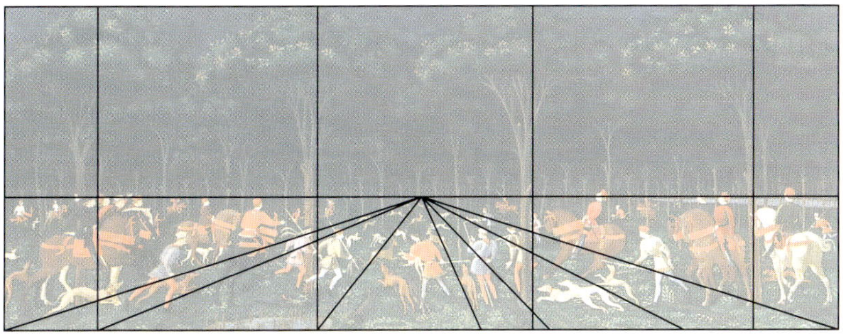

Der Fluchtpunkt
Wie Uccello in seinem Bild *Die Jagd im Wald* die Perspektive konstruiert hat, zeigt diese verkleinerte Version. Die Linien wurden nachträglich hinzugefügt, um die Elemente der Gesamtkomposition, die das Auge zum Fluchtpunkt hinführen, besser hervorzuheben. Im Fluchtpunkt verschwindet der das Rudel anführende Hirsch im Wald.

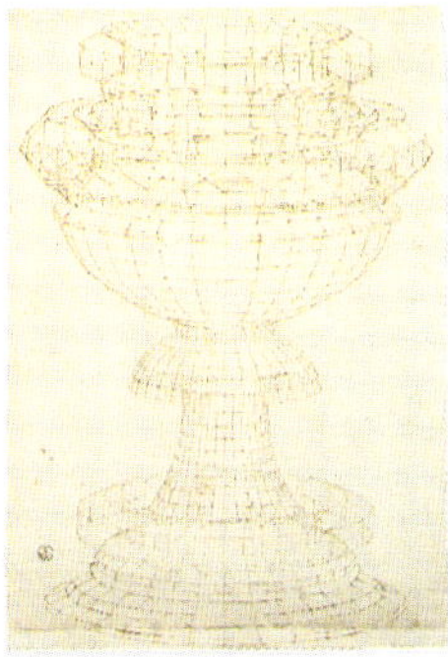

Uccellos Studien
Die komplexe perspektivische Struktur, die den Gemälden Uccellos zugrunde liegt, war das Ergebnis akribischer Studien. Hier konstruiert er das perspektivische Bild eines dreidimensionalen Gegenstandes auf der Fläche.

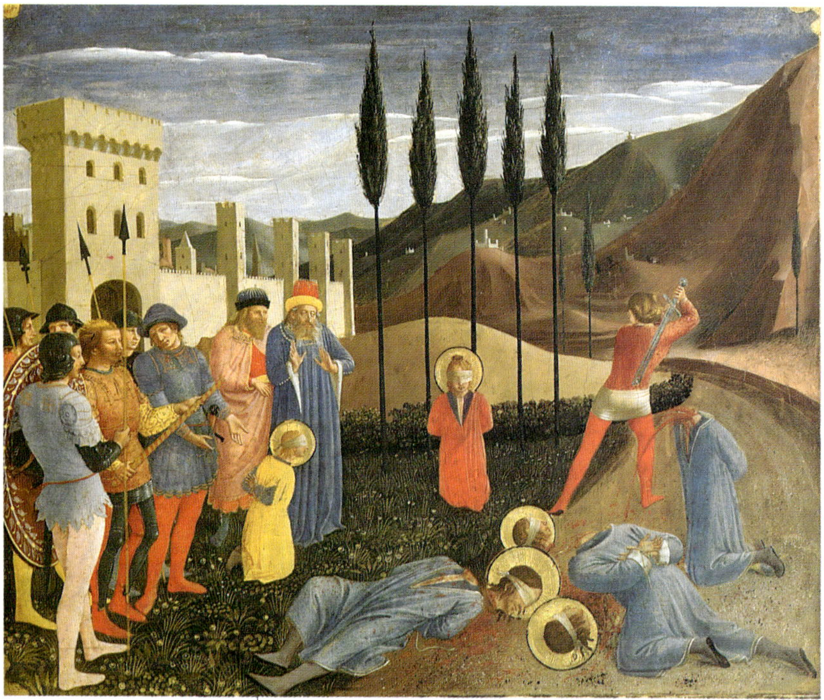

103 Fra Angelico, Enthauptung der Hll. Cosmas und Damian, um 1438–40, 37 × 46 cm

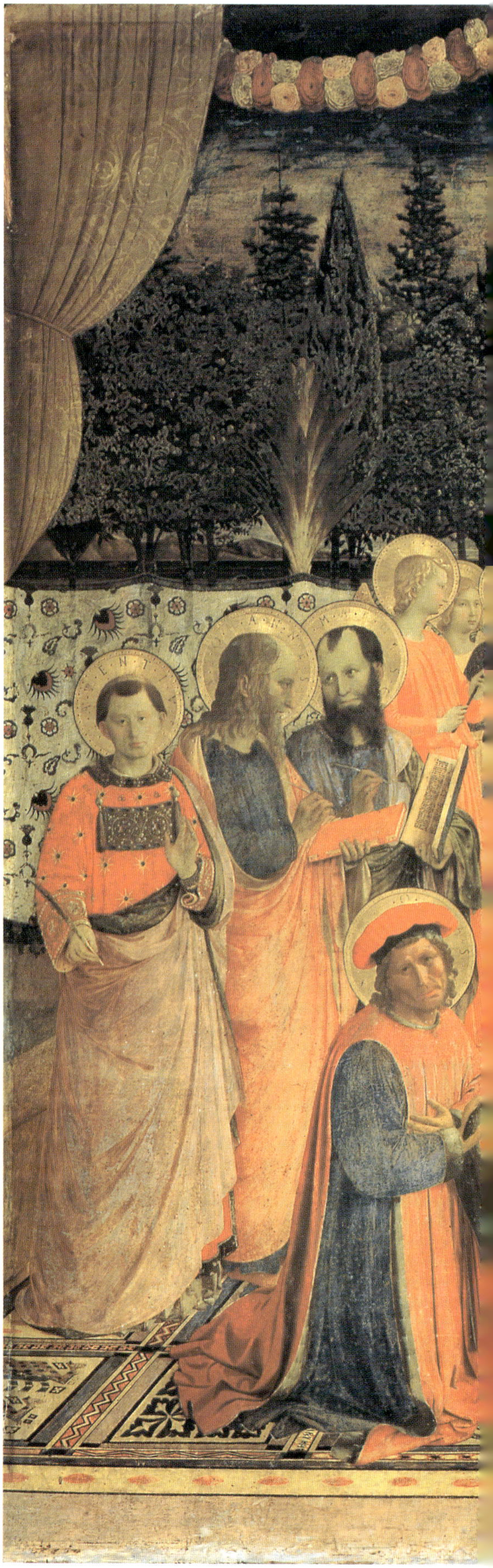

Die fromme Kunst Fra Angelicos

Der Dominikanermönch Fra Angelico (Fra Giovanni da Fiesole, um 1387–1455) war etwa zur selben Zeit wie Masaccio tätig. Seine Malerei zeichnet sich durch große religiöse Kraft und bemerkenswert klare, ätherische Farben aus.

Trotz der Assoziationen, die sein Name hervorrufen mag, ist Fra Angelico von einer gesunden Menschlichkeit durchdrungen und genießt in diesem Sinne auch die materielle Welt an sich. Die *Enthauptung der Hll. Cosmas und Damian (103)* läßt keine Frage unbeantwortet. Die Szene ist von intensiver chromatischer Leuchtkraft geprägt, Gestalten und Farbtöne werden vom schonungslosen Licht eines Sommermorgens überflutet. Von der Klarheit der weißen Türme, über die hohen, dunklen Zypressen bis hin zu der sanft geschwungenen Hügelkette im Hintergrund ist die Landschaft vollständig ausgearbeitet. Mit Binden vor den Augen zum Schutz gegen die Helligkeit und den Greuel warten die beiden Heiligen auf ihr Schicksal, während die drei bereits enthaupteten, deren Köpfe mit den Heiligenscheinen auf die Wiese rollen, in ihrem schmutzig-scharlachroten Blut liegen. Hier sieht man den Tod, wie er wirklich ist, gemalt ohne melodramatischen Anklang, sondern mit der Gelassenheit des absolut Gläubigen.

Wir wenden uns lieber der *Thronenden Madonna mit Kind, Engeln und Heiligen (104)* zu, die zwar bezaubernd, aber dennoch konventionell wirkt, da die eleganten, kraftvollen Linien und die starken lokalen Farben aus der gotischen Tradition abgeleitet sind. Bei genauerem Hinsehen läßt sich erkennen, daß Fra Angelico auf jeden Fall von den fortschrittlichen Ten-

Sacra conversazione

Fra Angelicos *Thronende Madonna mit Kind, Engeln und Heiligen* ist ein frühes Beispiel für den neuen Renaissance-Bildtyp, der Sacra conversazione. Die Heiligen stehen nicht mehr jeder für sich wie in einzelnen Feldern, sie haben ihre ›Nischen‹ verlassen, um sich zu seiten der thronenden Madonna mit Kind zum ›heiligen Gespräch‹ zu versammeln. Eine beliebte Variation war die Verlobung der hl. Katharina mit dem Jesuskind, ein Thema, das häufig als Danksagung für einen Sieg in Auftrag gegeben wurde.

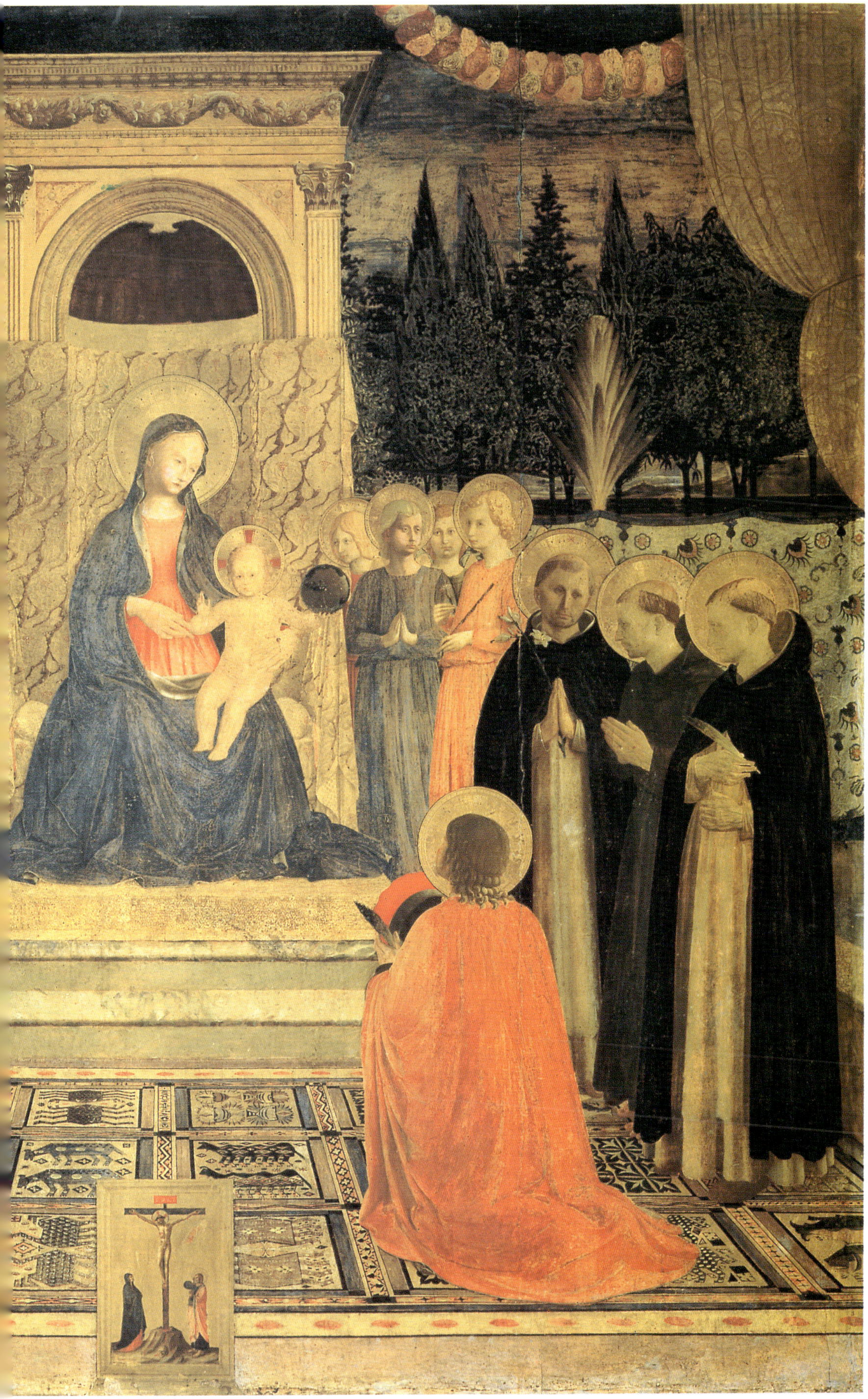

104 Fra Angelico, Thronende Madonna mit Kind, Engeln und Heiligen, um 1438–40, 220 × 229 cm

San Marco und die Dominikaner

Der Dominikanerorden, dem auch Fra Angelico angehörte, zog 1436 in das Florentiner Kloster San Marco ein. Es war von Cosimo de' Medici gegründet worden, welcher der Bibliothek über 400 klassische Texte schenkte. Fra Angelico malte in San Marco zahlreiche seiner bekanntesten Fresken, unter anderen die *Verkündigung*.

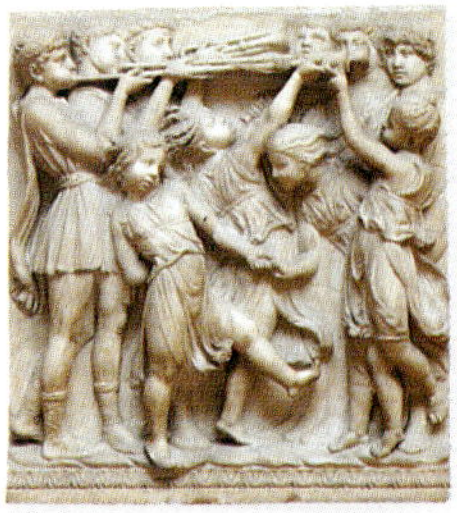

Luca della Robbia

Der zu seinen Lebzeiten allseits bewunderte Florentiner Bildhauer Luca della Robbia (1400–82) schuf zwischen 1431 und 1438 die wunderschöne Marmor-Cantoria (Sängerkanzel) für den Florentiner Dom. Reliefs, die musizierende, singende und tanzende Engel, Knaben und Mädchen zeigen, erzählen den 150. Psalm.

Fra Angelico Werkauswahl

Legende der Hll. Cosmas und Damian (München, Alte Pinakothek)

Die Verkündigung (Florenz, Kloster San Marco)

Marienkrönung (Paris, Louvre)

Madonna und Kind mit den Hll. Dominikus und Petrus Martyr (Cortona, San Domenico)

Das Jüngste Gericht (Staatliche Museen zu Berlin, Dahlem)

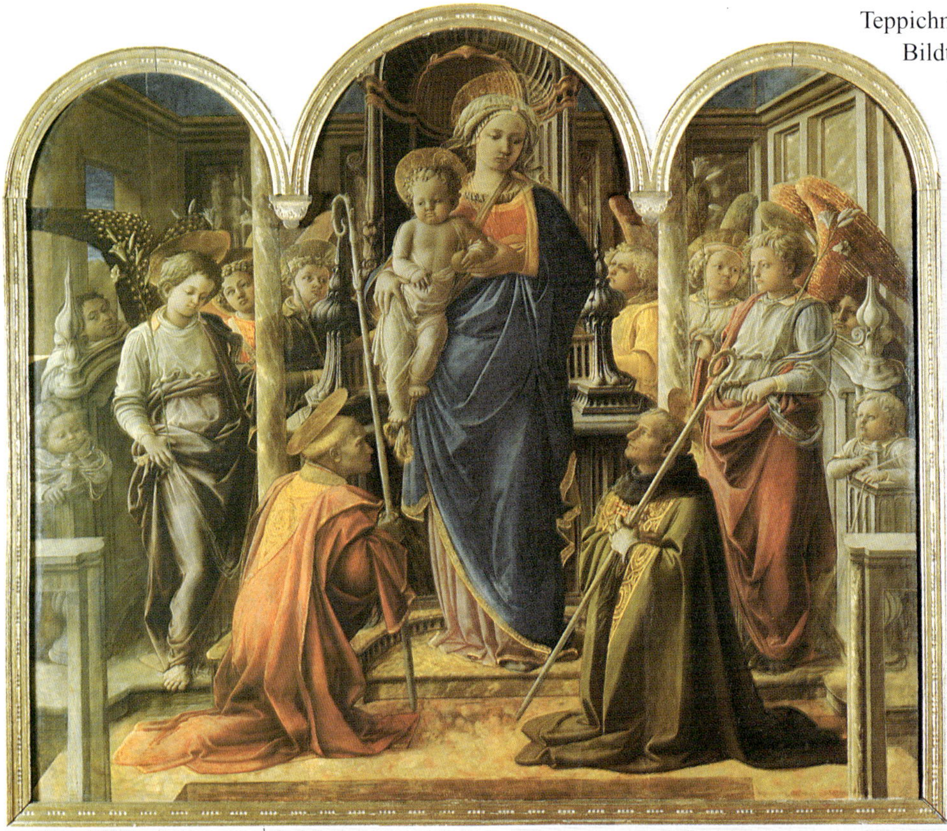

105 Fra Filippo Lippi, Madonna mit Kind, um 1440–45, 215 × 224 cm

Fra Filippo Lippi Werkauswahl
Verkündigung
(München, Alte Pinakothek)
Madonna mit Kind
(Florenz, Uffizien)
Madonna, das Kind verehrend
(Staatliche Museen zu Berlin, Dahlem)

denzen in der Malerei – was die Perspektive und besonders die Verwendung des Lichts betrifft – gewußt haben muß und in der Darstellung des konkreten Raumes sichtlich durch die Bildhauerei beeinflußt war. In einem wohlkonstruierten Bildraum stehen reale Gestalten in natürlichen Proportionen nebeneinander. Doch einige Details in dieser gemessenen Szene, etwa das originelle figürliche Teppichmuster und die kleine, aber bezeichnende Bildtafel mit der Kreuzigung genau auf der Mittelachse der Darstellung, sind erfrischend unkonventionelle Einfälle. Wie das Teppichmuster hinter der Kreuzigungstafel ist auch die Waldlandschaft hinter dem Marienthron zugleich real gegenwärtig wie unseren Blicken entzogen.

Sakrales und Profanes

War Fra Angelico das Musterbeispiel des guten Mönches, so war Fra Filippo Lippi (um 1406–69) das Gegenteil. Ersterer hatte sich in jugendlicher Reife für das Mönchsdasein entschieden und wurde von seinen Mitbrüdern bewundernd ›Bruder Engel‹ (Fra Angelico) genannt. Im 19. Jh. galt er als Heiliger. Der junge Filippo (Lippo) hingegen war als Waise ausgesetzt und von den Carmelitermönchen in Florenz aufgezogen worden. Obwohl sich auf skandalöse Weise abzeichnete, daß er für ein genügsames, keusches Leben denkbar ungeeignet war, wurde an dem, was seine Bestimmung zu sein hatte, festgehalten. Glücklicherweise findet die Geschichte ein gutes Ende, da er schließlich einer Frau begegnete, die er verehrte (übrigens auch eine Nonne, die man auf ebenso unbedachte Weise ›verordnet‹ hatte wie ihn). Beide wurden von ihren Gelübden entbunden und erhielten den ehelichen Segen.

Filippo Lippis Version der von Engeln und Heiligen eingerahmten *Madonna mit Kind (105)* kann durchaus mit der seines wirklich frommen Mitbruders Schritt halten (siehe S. 91). Lippis Fassung entstand einige Jahre, nachdem Masaccio seine Fresken für die Brancacci-Kapelle in Florenz fertiggestellt hatte (siehe S. 85), und verleugnet dessen Einfluß nicht.

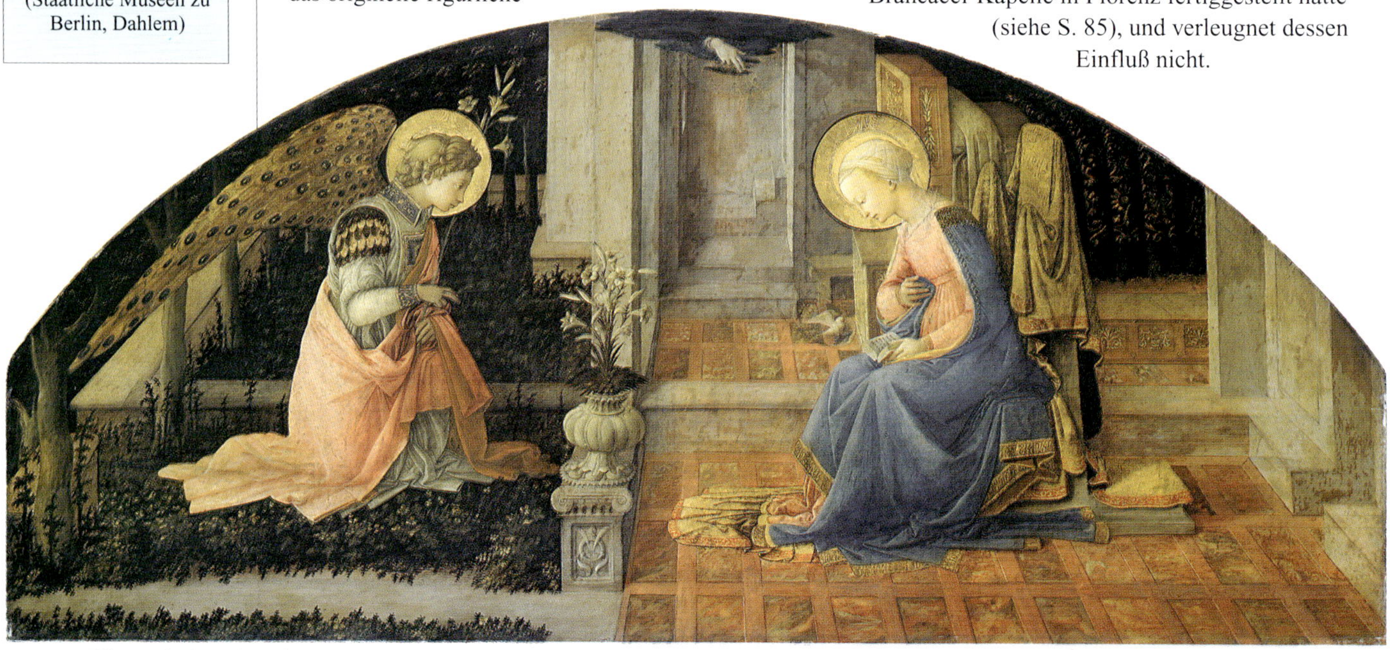

106 Fra Filippo Lippi, Verkündigung, um 1448–50, 68 × 152 cm

Die gestalterische Monumentalität, die Lippi bei Masaccio kennengelernt hatte, wurde jedoch durch eine Feinheit gemildert, wie sie auch bei Fra Angelicos Bildern zu finden ist. Eine zunehmende mystische Verklärtheit seiner Figuren verrät den wachsenden Einfluß der Niederländer in Italien.

Lippis Jungfrau ist von vollendeter Körperhaftigkeit. Sie wirkt lebendig und statuenhaft zugleich, während das pausbäckige Kind eher geringschätzig auf den knienden hl. Frediano herabblickt. Auch die beiden in dem verwirrend lichtdurchfluteten Raum aneinandergedrängten Engel besitzen eine unverkennbare Präsenz. Hier passiert zuviel: Die hinteren Marmorwände rücken uns entgegen, und die juwelenstrahlende Helligkeit von Stoffen und Formen wirkt beinahe erdrückend. Reduziert man diese Szene jedoch auf das Wesentliche, muß man eingestehen, daß kaum ein Maler so ergreifend wie Fra Lippi ist.

In seiner *Verkündigung (106)* ist alles zart und stimmungsvoll, angefangen bei den durchscheinenden, vorzüglich wiedergegebenen Stoffen bis hin zur sanftmütigen Maria und dem behutsamen Engel. Dieses Tafelbild war wohl Teil der Schlafzimmerdekoration eines berühmten Adligen, womöglich des Piero de' Medici, der ein Förderer Lippis war. Das Familienwappen der Medici – drei Federn in einem Diamantring – ist unter der Lilienvase in Stein gemeißelt; auf dem Gegenstück, den *Sieben Heiligen (108)*, haben alle Heiligen als Namenspatrone der männlichen Familienmitglieder einen Bezug zu den Medici. Die sieben sitzen leicht entrückt auf einer marmornen Gartenbank, und nur der hl. Petrus Martyr, der hier mit seinem Attribut, dem Hackmesser im Kopf, abgebildet ist, wirkt niedergeschlagen. Filippo scheint den unerschütterlichen Glauben besessen zu haben, Heilige seien generell glücklich, eine Überzeugung, die sein Sohn teilt. Lippi der Jüngere, Filippino (1457–1504), der für viele Jesuskindbilder seines Vaters Modell gesessen hatte, wurde später selbst Maler. Er war zehn Jahre, als sein Vater starb und sich Botticelli (siehe S. 94), der bei Lippi dem Älteren in die Lehre gegangen war, seiner annahm. So zeigt das Werk des Sohnes die verhaltene Glückseligkeit der Bilder des Vaters, überschattet von Botticellis Gespür für die Anfälligkeit des Menschen. Von Filippinos Bildern geht eine stille Sanftheit aus. *Tobias mit dem Engel (107)* ist ergreifend, doch irgendwie ›nicht von dieser Welt‹.

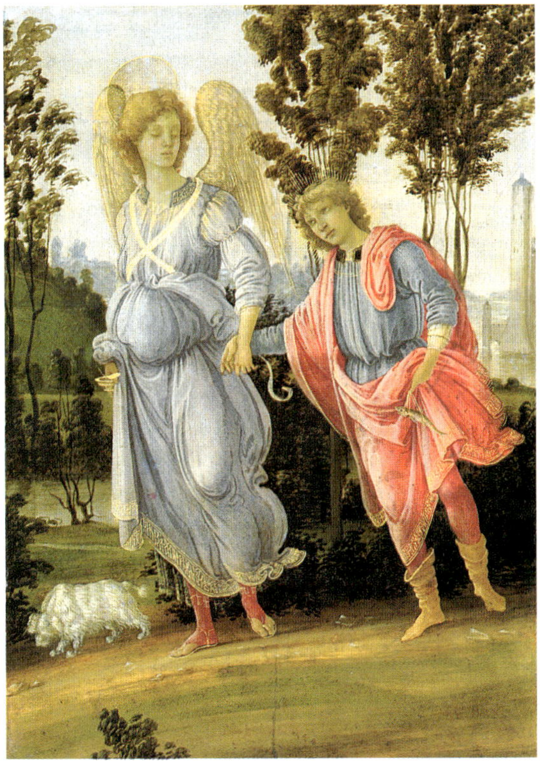

107 Filippino Lippi, Tobias mit dem Engel, um 1480, 32,5 × 23,5 cm

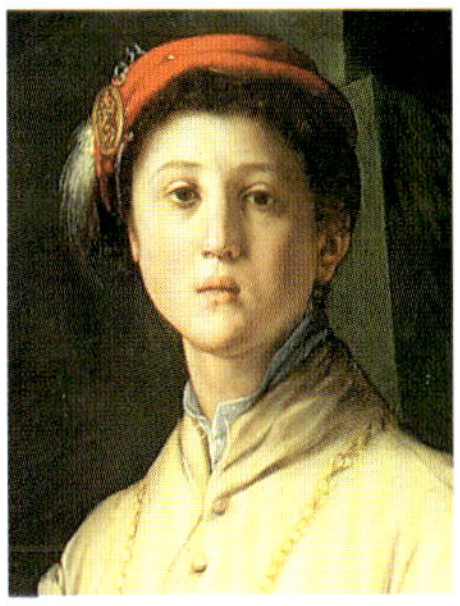

Cosimo de' Medici

Fast das ganze 15. und 16. Jh. hindurch beherrschte die Familie Medici das politische Leben in Florenz. Cosimo (1389–1464) wurde 1433 nach Padua verbannt, förderte aber nach seiner Rückkehr Handel, Landwirtschaft und den Bau öffentlicher Gebäude und gab bei Ghiberti, Brunelleschi, Donatello und Fra Angelico Arbeiten in Auftrag. Er gründete auch die Medici-Sammlung in der Biblioteca Laurenziana und beschäftigte einige der angesehensten Übersetzer und Kopisten seiner Zeit. Dieses 1537 gemalte Porträt stammt von Jacopo Pontormo (siehe S. 139–141).

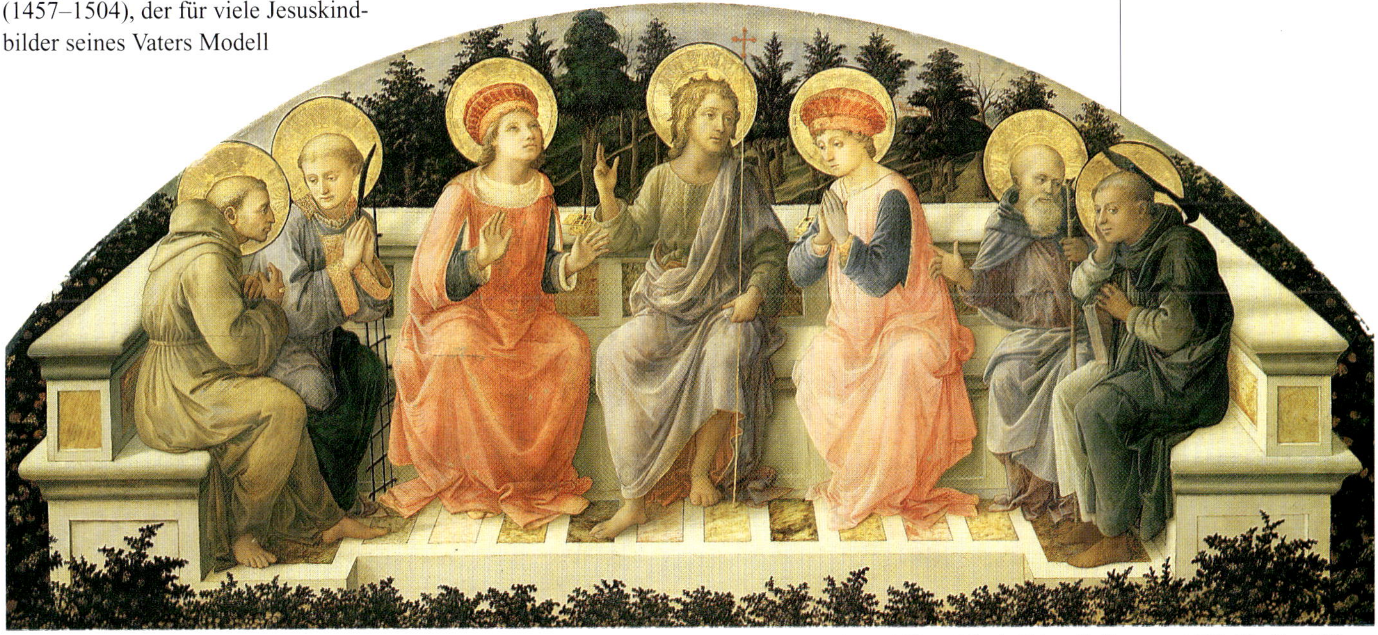

108 Fra Filippo Lippi, Sieben Heilige, um 1448–50, 68 × 152 cm

Neuplatonismus
Diese Schule verbindet im 3. Jh. n. Chr. Elemente der Lehren Platons, Pythagoras' und Aristoteles' miteinander. Im 15. Jh. wird sie überarbeitet und mit dem christlichen Glauben in Einklang gebracht. Im neuplatonischen Weltbild sind Ideen wichtiger als Dinge, ist die Seele mit Tugenden ausgestattet, die sie befähigt, einen inneren Zugang zu Gott zu schaffen. Cosimo de' Medici gründete 1459 die Platonische Akademie zu Florenz und rief dort Marsilio Ficino (1433–1499) in seine Dienste, den damals besten Theoretiker und Übersetzer antiker Texte.

Botticellis präzise Poesie

Der nächste große Maler der Florentiner Schule auf den Spuren Masaccios ist Sandro Botticelli (1444/45–1510). Seine Markenzeichen, die scharf konturierten, schlanken Gestalten und eine wild-bewegte Linienführung, sind von der brillanten Zeichenkunst der Brüder Pollaiuolo (siehe links unten) inspiriert. Die anatomische Wahrhaftigkeit, die zum Beispiel Antonio Pollaiuolos *Martyrium des hl. Sebastian* etwas Nüchtern-Wissenschaftliches verleiht, sucht man bei Botticelli allerdings vergebens. Seine profunden Kenntnisse der Perspektive und der Anatomie finden nur soweit Eingang in seine Bildsprache, daß sie den rein poetischen Charakter seiner Visionen nicht ge-

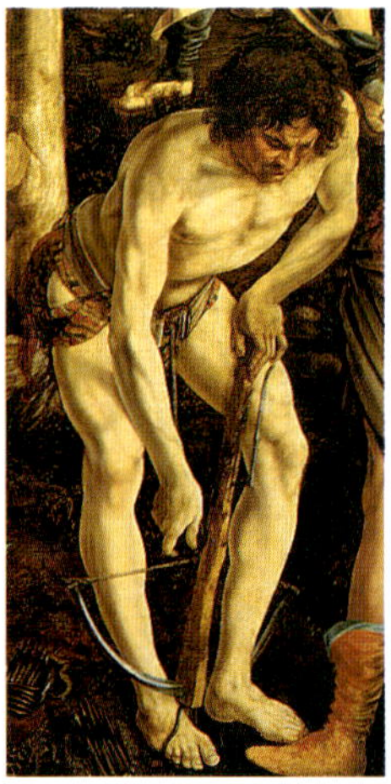

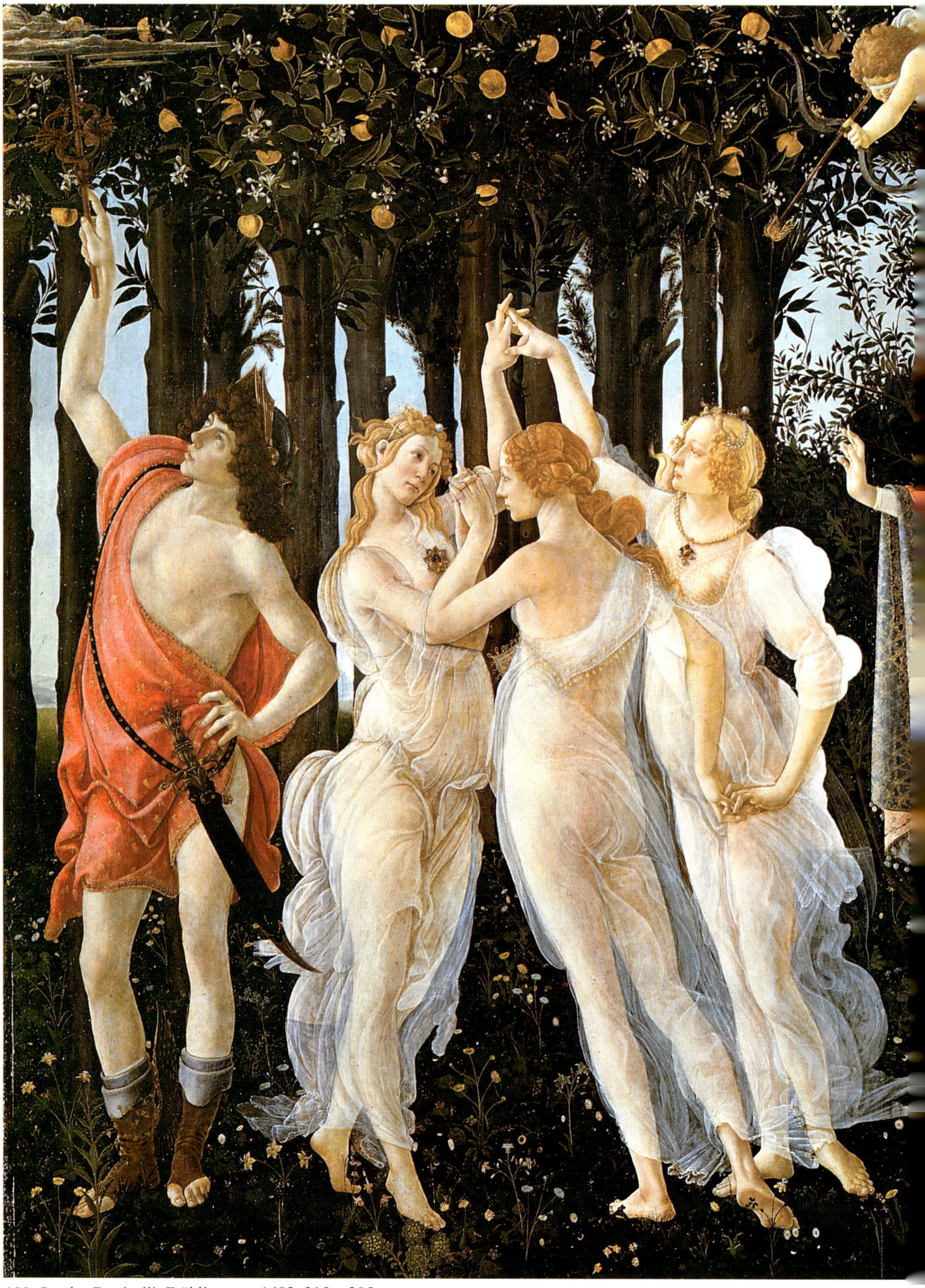

109 Sandro Botticelli, Frühling, um 1482, 315 × 205 cm

Anatomische Genauigkeit
Botticellis Werk war von den Arbeiten des Florentiner Künstlers Antonio Pollaiuolo (um 1431–98) und dessen Bruder Piero (um 1441–94/96) beeinflußt. Vasari (siehe Randleiste S. 98) rühmt Antonio als einen der ersten Künstler, der seine Menschendarstellung auf eigenhändige anatomische Studien an Leichen stützt. Sein 1475 vollendetes *Martyrium des hl. Sebastian*, aus dem dieser Ausschnitt stammt, beweist seine Fortschritte.

fährden. Kaum jemals haben zwei Gemälde soviel Eleganz und lyrische Schönheit vereint wie Botticellis Darstellungen des *Frühling (109)* und der *Geburt der Venus* (siehe S. 96), in denen er den heidnischen Mythos mit gebührlichem Ernst und die Venus in Gestalt der Jungfrau Maria präsentiert. Und kaum jemals hat ein Bild (in diesem Fall der *Frühling)* so viele unterschiedliche Deutungsversuche und Kommentare provoziert. Mögen sich die Gelehrten auch streiten, der Betrachter kann auf Interpretationen verzichten. In dieser Allegorie auf das Leben, die Schönheit und das Wissen, die durch Liebe geeint werden, fängt Botticelli die Frische des Frühlingsmorgens ein, dessen blasses Licht durch die hohen, geraden und bereits

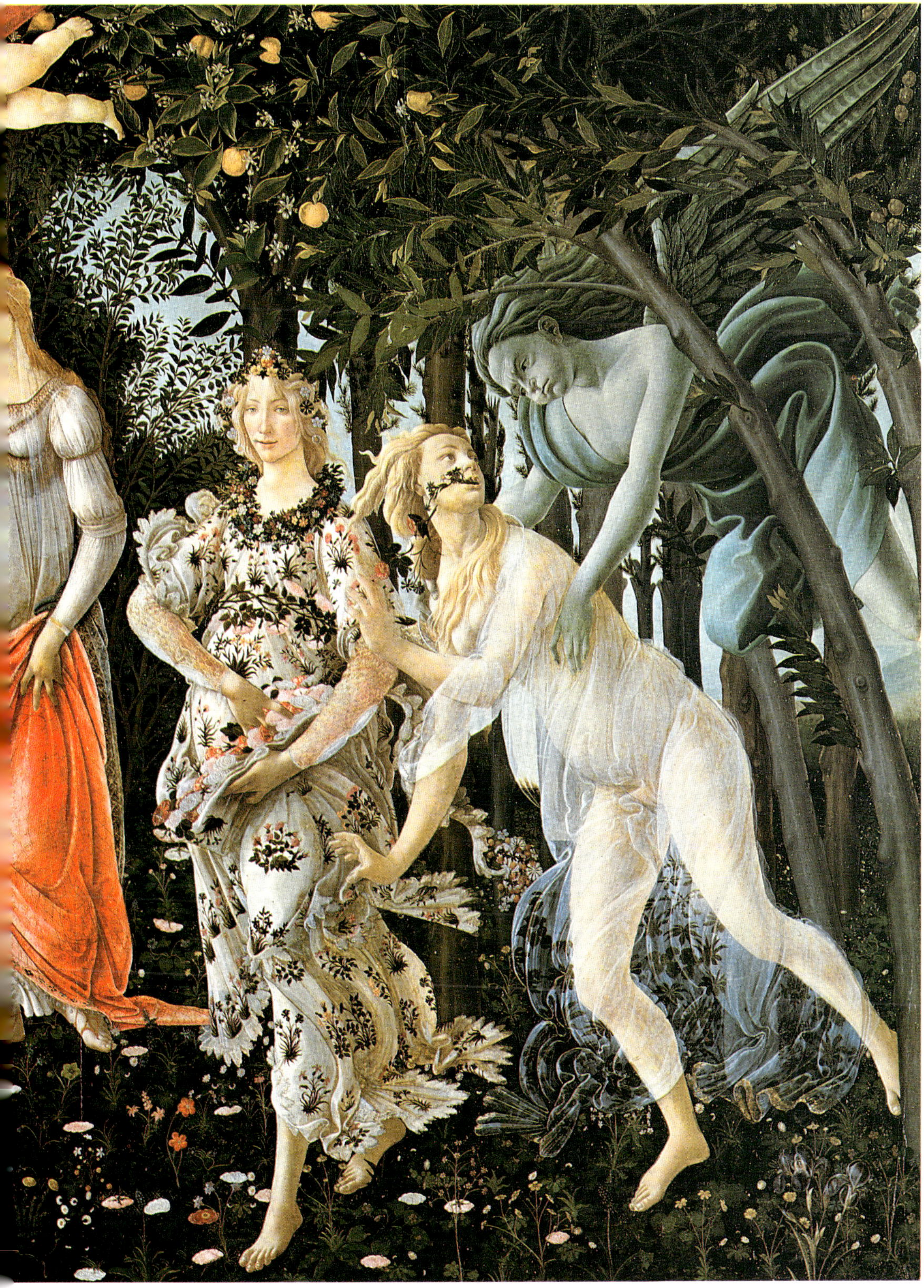

»...es scheint beinahe, als sei er [Botticelli] gewissermaßen von der Idee besessen, die unkörperlichen Tastwerte und Bewegungswerte zu vermitteln.«

B. Berenson,
Die italienischen Maler der Renaissance, 1896 (englische Ausgabe; deutsche Ausgabe 1925)

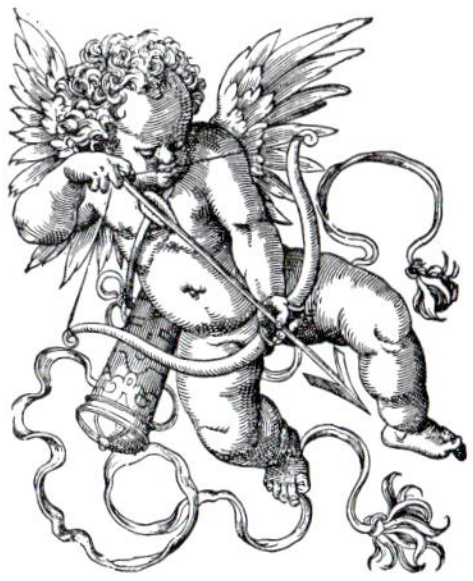

Mythologische Gestalten

Botticellis *Frühling* ist eine Allegorie auf die Harmonie zwischen Natur und Menschheit und enthält neben Venus (die Verbindung zwischen Natur und Kultur) und Merkur auch zahlreiche andere mythologische Gestalten. Am rechten Bildrand sieht man, wie Zephir (Westwind) Chloris (Göttin der Vegetation) jagt, die sich dann in die Blumengöttin Flora verwandelt. Ein Cupido mit verbundenen Augen schießt seine Pfeile auf die drei Grazien (die Dienerinnen der Venus) ab, die man für die Verkörperung von Anmut, Schönheit und Festesfreude hielt. Auch die Abbildung oben zeigt Cupido, eine der populärsten Figuren in der Kunst der Renaissance.

Die Geburt der Venus

Dieses weltliche Werk wurde auf Leinwand gemalt, einem Material, das damals preisgünstiger war als die für Kirchen und höfische Malerei verwandten Holztafeln. Für ein so großes Gemälde wäre Holz als Träger unpraktisch gewesen. Leinwand war außerdem bevorzugter Malgrund für die Bilder profaner und heidnischer Thematik, die im 15. Jh. zur Dekoration italienischer Landvillen in Auftrag gegeben wurden.

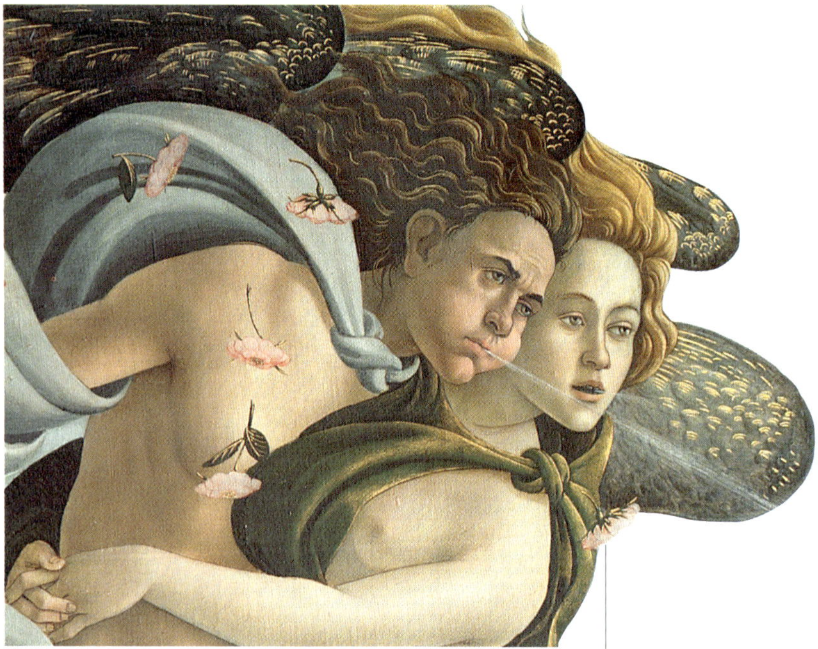

Der Westwind
Zephir und Chloris kommen Arm in Arm angeschwebt. Der rotgesichtige Zephir (die griechische Bezeichnung für ›Westwind‹) bläst kräftig die Wangen auf, während die liebliche Chloris ihren warmen Atem sanft verhaucht, der Venus an die Küste trägt. Um sie herum regnet es Rosen mit goldenem Blütenherz.

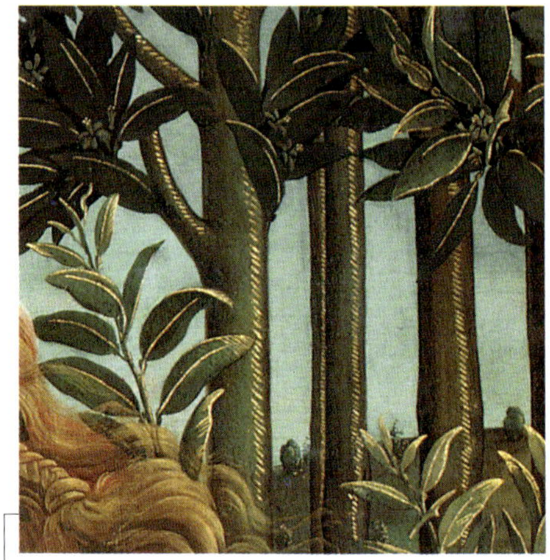

Die bewaldete Küste
In Anlehnung an den Garten der Hesperiden aus der griechischen Mythologie gehören die Bäume zu einem blühenden Orangenhain, dessen kleine weiße Blüten mit Gold benetzt sind. Überall auf dem Gemälde schimmert Gold als Zeichen von Kostbarkeit, das der Venus als Göttin gebührt. Alle dunkelgrünen Blätter haben goldene Mittelrippen und Ränder, die drei Baumstämme sind durch goldene Schraffuren plastisch herausgearbeitet.

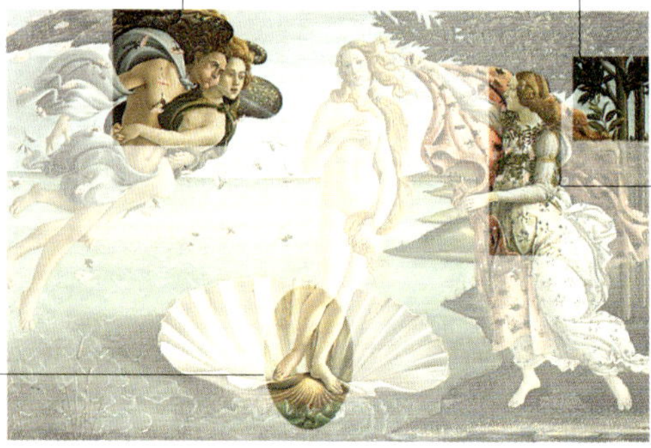

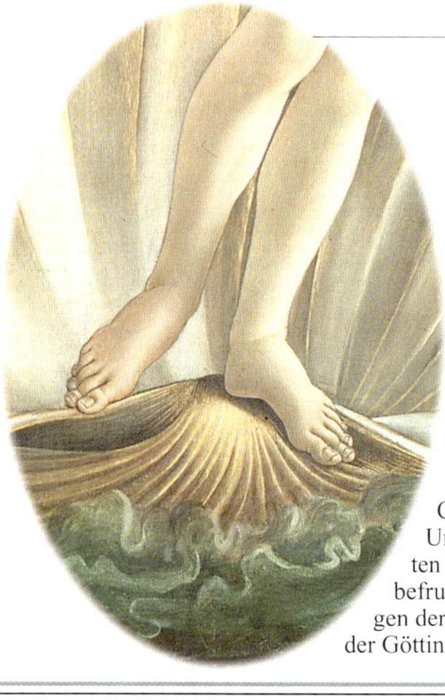

Die Muschel
Botticellis gerade schaumgeborene Venus schickt sich eben an, in anmutiger Drehung aus der riesigen goldenen Muschelschale heraus auf den Strand zu treten. Sie wurde gezeugt, als der Titan Chronos seinen Vater, den Gott Uranus, kastrierte. Die abgetrennten Genitalien fielen ins Meer und befruchteten es. Wir sind nicht Zeugen der Geburt, sondern der Landung der Göttin im zypriotischen Paphos.

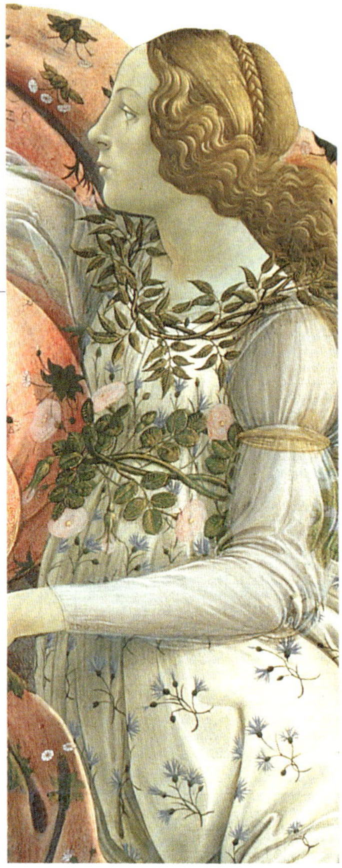

Die Nymphe
Sie könnte durchaus eine der drei Horen sein, der griechischen Jahreszeitengöttinnen und Gefährtinnen der Venus. Ihr üppig verziertes Kleid wie auch die prächtige Robe, die sie der Venus entgegenhält, sind mit roten und weißen Gänseblümchen, gelben Schlüsselblumen und blauen Kornblumen bestickt – Frühlingsblumen, die im Einklang mit dem Thema Geburt stehen. Die Nymphe trägt ein Myrtengewinde – die Myrte ist der Baum der Venus – und eine Schärpe aus rosa Rosen, wie sie auch die Göttin Flora auf Botticellis *Frühling* schmückt (S. 94f.).

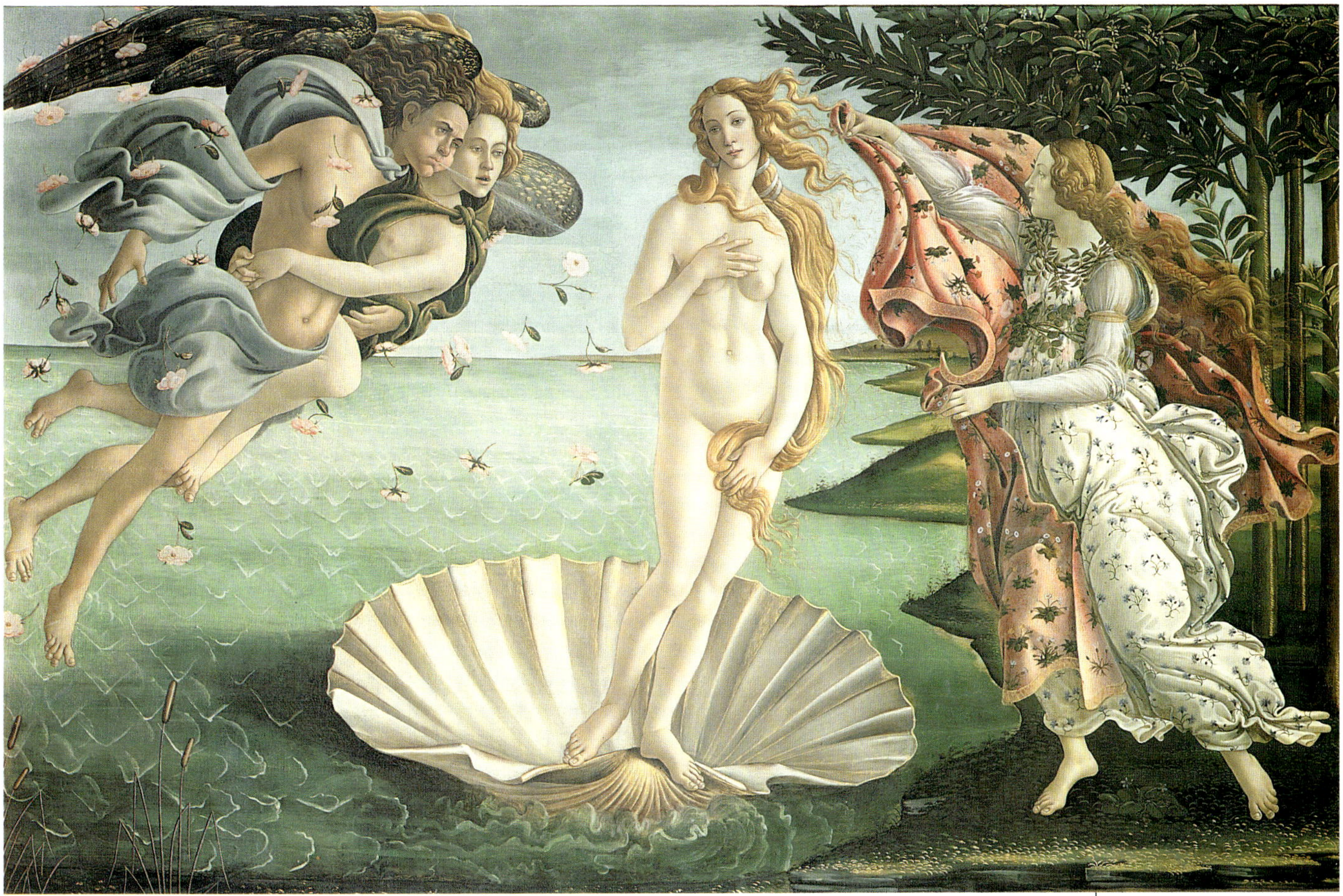

110 Sandro Botticelli, Die Geburt der Venus, um 1485–86, 175 × 280 cm

mit goldenen Früchten beladenen Bäume scheint, seien es nun Orangen oder die mythischen goldenen Äpfel der Hesperiden, die ewige Jugend, Liebe oder Fruchtbarkeit verheißen.

Rechts umarmt Zephir, der warme Frühlingswind, die Gottheit Flora – oder ist es Chloris, die, in ein durchscheinendes Gewand gekleidet, sich seinen Avancen entzieht? Sie ist im Augenblick ihrer Metamorphose zur Flora dargestellt, ihr Atem verwandelt sich in Blumen, die auf dem Land Wurzeln schlagen. Neben ihr sehen wir Flora als Göttin (oder vielleicht ihre Tochter Persephone, die – wie es sich für die Schutzpatronin der Blumen geziemt – die Hälfte ihrer Zeit unter der Erde zubringt), die in all ihrer Pracht, in Blüten gekleidet, nach vorn tritt. Ihr duftiges Gewand ist von einer Rosenranke gegürtet, und Rosen streut sie auf ihren Weg.

In der Mitte steht die sanfte, würdevoll geistige Freude verheißende Venus, über ihr der kindliche Amor (Cupido), der seine Liebespfeile abschießt. Links sind die drei Grazien in schweigsam verträumtem Tanz zu sehen, von den anderen zeitlich entrückt, wie der leichte Wind andeutet, der ihre Haare und ihre Kleider in die der Brise des Zephir entgegengesetzte Richtung weht. Der Götterbote Merkur bildet den männlichen Gegenpart zu Zephir. Zephir erfüllt die Szene mit Leben, bläst mit der Wärme Liebe in die winterliche Welt, während Merkur der Vermittler, der die Hoffnungen der Menschen aufnimmt und ihnen den Weg zu den Göttern ebnet, die läuternde Kraft verkörpert.

Alles an diesem wunderbaren Bild ist zutiefst lebensbejahend, trotzdem ist niemand vor Schmerz oder Unglück gefeit: Amor fliegt mit verbundenen Augen, und die Grazien scheinen in ihre eigene Glückseligkeit versunken, ihre Zuwendung zu den Menschen mithin zweifelhaft. Die poetische Szene hat als wehmütigen Unterton die Sehnsucht nach etwas, das wir nicht besitzen können, wie sehr wir uns ihm auch verbunden fühlen. Selbst die sanften, doch kraftvollen Farben verraten diese Ambivalenz: Unverkennbar sind die Figuren körperhaft präsent, und dennoch scheinen sie zugleich körperlos, eher ein Traum als eine Darbietung von Realität.

Dieses Verlangen, diese auf beklemmende Weise nicht greifbare Traurigkeit, liegt wie ein Schatten auf dem lieblichen Antlitz der Venus, die von den Winden an unsere düsteren Gestade getragen wird, wo das sie erwartende Gewand, auch wenn es noch so prachtvoll ist, ihre Natürlichkeit beengt. *Die Geburt der Venus (110)* scheint uns zu sagen, daß wir die Liebe unbekleidet nicht anschauen dürfen, da wir zu schwach und womöglich zu verdorben sind, um ihre Schönheit zu ertragen.

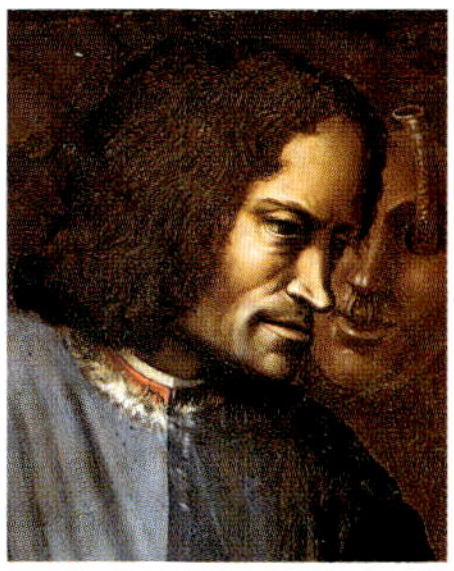

Lorenzo de' Medici

Lorenzo ›Il Magnifico‹ (der Herrliche), der 1469 an die Spitze der Familie Medici trat, war ein mutiger, wenn auch selbstherrlicher Regent. Als Förderer der Künste unterstützte er neben Michelangelo und Leonardo da Vinci auch viele andere Künstler. Auch Botticelli profitierte zum Teil von seiner Gunst; sein Hauptgönner war jedoch ein Vetter des ›Magnifico‹, Lorenzo di Piero Francesco de' Medici, auch Lorenzino genannt.

Die Heiligen Drei Könige

In den Evangelien ist von drei Weisen aus dem Morgenland die Rede, die ein Stern nach Bethlehem führte, als Christus geboren wurde. Im 2. Jh. wurden diese Weisen (griech. magoi) Gegenstand von Volkslegenden. Man hielt sie für Könige, gab ihnen Namen und verstand sie als Verkörperung der drei Lenensalter. Einer von ihnen war gewöhnlich schwarz und stand stellvertretend für Afrika. Im 16. Jh. zählte zu ihrem Gefolge häufig auch die Stifterfamilie.

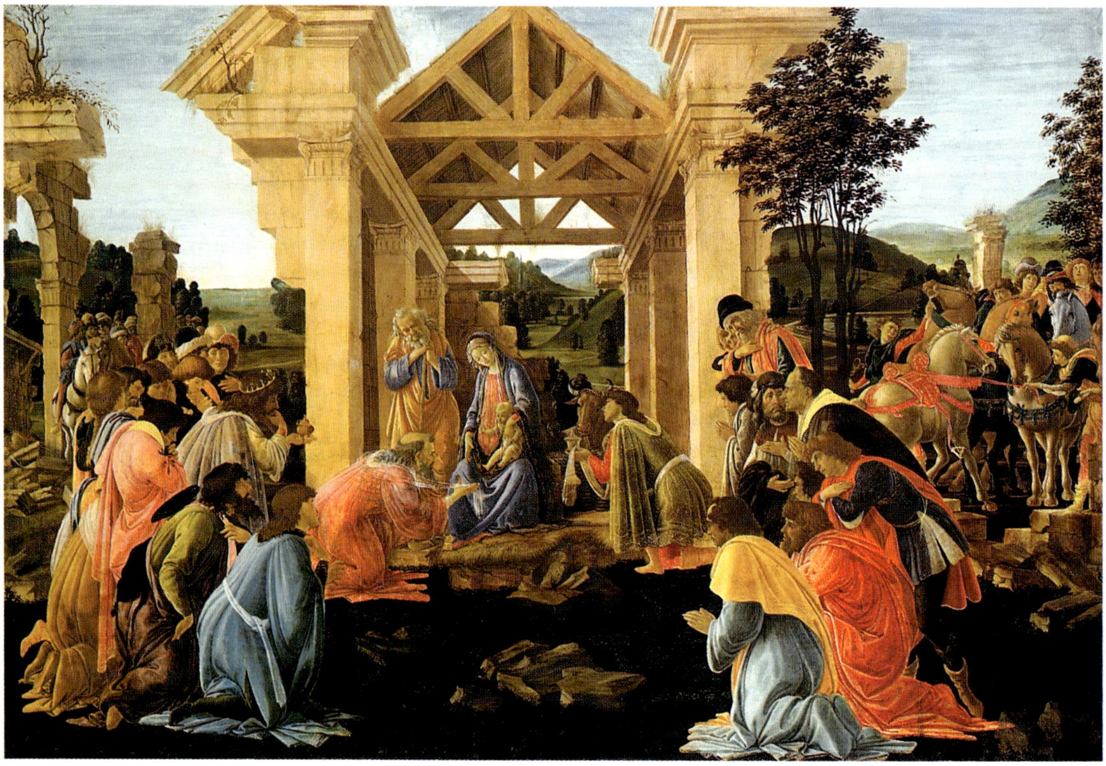

111 Sandro Botticelli, Die Anbetung der Heiligen Drei Könige, um 1485-86, 175 × 280 cm

Botticelli hatte akzeptiert, daß auch das Heidentum eine Religion war und eine zutiefst philosophische Bedeutung in sich bergen konnte. Seine religiösen Gemälde manifestieren diesen Glauben, verschmelzen alle Wahrheiten zu einer einzigen.

Er scheint eine persönliche Vorliebe für das Thema der *Anbetung der Heiligen Drei Könige (111)* gehabt zu haben, die er in einer klassischen Ruinenlandschaft ansiedelte. Zwar entsprach es dem Glaubensverständnis der Renaissance, daß die Geburt Christi die Hoffnungen eines jeden erfüllen und die Errungenschaften der Vergangenheit vervollkommnen würde. Doch kein Maler empfand dies so intensiv wie Botticelli. Wir fühlen, daß er diese psychische Vergewisserung brauchte, daß der Bewegung der in offenem Kreis inbrünstig Betenden, die erst im stillen Mittelpunkt mit Maria und dem Kind in der symmetrischen Ruinenarchitektur zur Ruhe kommt, Botticellis eigene innere Unruhe zugrunde liegt. Selbst die grünen Hügel in der Ferne wogen im Einklang mit der vom menschgewordenen Gott wie von einer magnetischen Kraft angezogenen Menschenmenge.

Botticellis Unruhe war die Unruhe seiner Umgebung. Um das Jahr 1490 schüttelte eine politische Krise die Stadt Florenz. Die Macht der Medici zerbrach und es folgte eine vierjährige, extrem religiöse Herrschaft unter dem Eiferer Savonarola (siehe Randleiste rechts). Möglicherweise als Reaktion darauf oder aus einem unbestimmten Verlangen nach eigenen stilistischen Experimenten heraus schuf Botticelli in jener Zeit eine Reihe eher schwerfällig wirkender religiöser Werke.

Die fremde Welt des Piero di Cosimo

Im Gegensatz zu Botticelli, der in der aufgeklärten Atmosphäre des Hofes der Medici lebte, war Piero di Cosimo (1462–1521) ein Einzelgänger, der sich in eine Art selbstgewählte Abgeschiedenheit zurückzog, als wolle er seine Energie bewahren und Antworten suchen. (Man erzählt, er habe nur von gekochten Eiern gelebt – die er gleich zu 50 Stück kochte –, als wolle er die Befriedigung der weltlichen, rein körperlichen Bedürfnisse auf ein Minimum reduzieren.) Aus seinem Gemälde *Die Heimsuchung mit den Hll. Nikolaus und Antonius Abt (112)* spricht ein tiefes Gespür für Körperschwere. Wir sehen die von der Verkündigung noch verwirrte Jungfrau Maria, die ihre ältere, ebenfalls mit einer wundersamen Schwangerschaft gesegnete Base Elisabeth begrüßen kommt, wobei sich die beiden Frauen in Ehrfurcht gegenübertreten. Beide sind ganz erfüllt von dem Gedanken an das Kind in ihrem Leib. Gleich wird Elisabeth Maria erzählen, daß der ungeborene Johannes der Täufer in ihrem Leib vor Freude über die Nähe des ungeborenen Jesus hüpfte. Piero zeigt uns lediglich die ehrfürchtige Berührung der beiden Frauen. Doch gerade das Unausgesprochene verleiht der Begegnung ihre Bedeutsamkeit.

Wie bei allen Gemälden Pieros finden sich indes auch hier fremdartige Elemente. Die Frauen werden von zwei älteren Heiligen flankiert: Es sind der an den drei Goldkugeln zu seinen Füßen kenntliche hl. Nikolaus (die Mitgift, die er anonym in das Haus eines verarmten Vaters mit drei heiratsfähigen Töchtern warf, siehe S. 53) und der hl. Antonius Abt mit

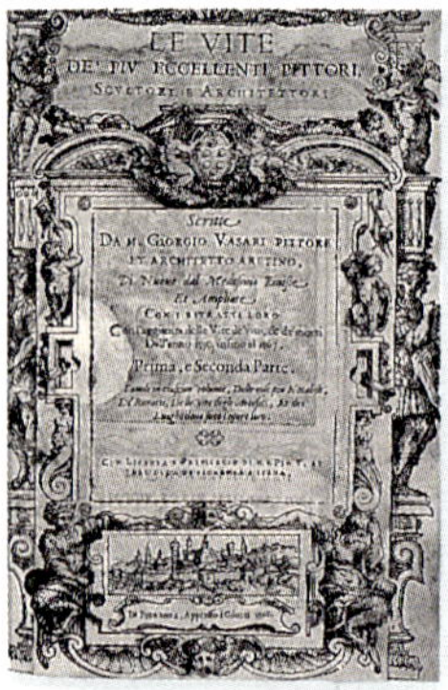

Giorgio Vasari

Zwar galt Vasari (1511–74) als begabter Maler und Architekt, doch dauerhaften Ruhm erntete er als Kunsthistoriograph und Kritiker. Diese Abbildung zeigt das Frontispiz eines seiner berühmtesten Werke mit dem Titel »Lebensbeschreibungen der berühmtesten Architekten, Bildhauer und Maler«. Mit diesem 1550 veröffentlichten Buch erschien erstmals eine kritische Bewertung von Künstlern. Mit der Unterstützung Cosimos de' Medici rief Vasari die Accademia del Disegno ins Leben, eine der ersten Kunstakademien Europas.

seinem unromantischen Attribut, dem Schwein, das zufrieden im Hintergrund wühlt. Rechts hinter Elisabeth spielt sich eine wilde, von Gewalt erfüllte Szene ab, die den Bethlehemitischen Kindermord darstellt, während im Schatten hinter Maria eine stille, fast unscheinbare Geburt Christi stattfindet. Sehen die in ihr Buch bzw. in ihre Notizen vertieften Heiligen diese Dinge vor ihrem geistigen Auge? Was ist Wirklichkeit, und was ist Vorstellung? Wir werden hier mit verschiedenen Wahrnehmungsebenen konfrontiert. »Die Fremdheit in Pieros Hirn«, die Vasari (siehe Randleiste links) ihm nachsagt, wird noch offenkundiger in den profanen Bildern wie in dieser rätselhaften *Allegorie (113)* mit der Meerjungfrau, einem seltsamen weißen Hengst und einer flügeltragenden Jungfrau, die auf einer kleinen Insel steht und das Tier an einer Schnur hält. Die Episode ist reizvoll, aber welche Bedeutung soll sie haben? Pieros Interesse für Tiere und Exotisches kommt in vielen seiner Bilder zum Vorschein. Dem *Porträt der Simonetta Vespucci* fügte er eine Schlange hinzu, einer *Mythologischen Szene* einen Satyr und einen Hund, und eine *Jagdszene* stattete er mit verschiedenartigen anderen Tieren aus.

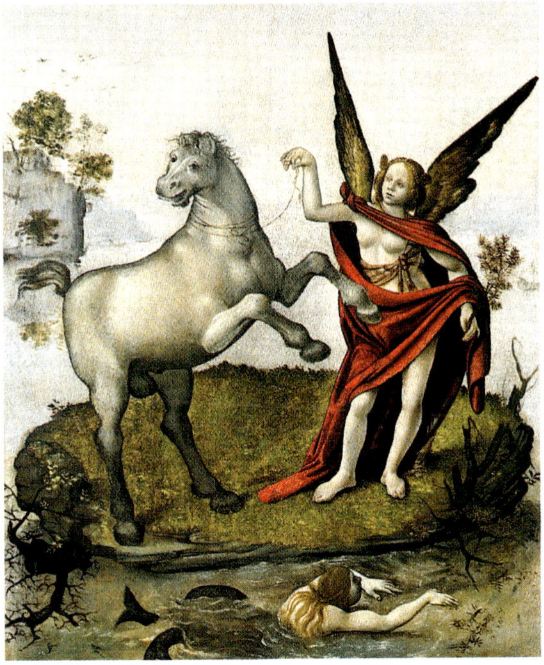

113 Piero di Cosimo, Allegorie, um 1500, 56 × 44 cm

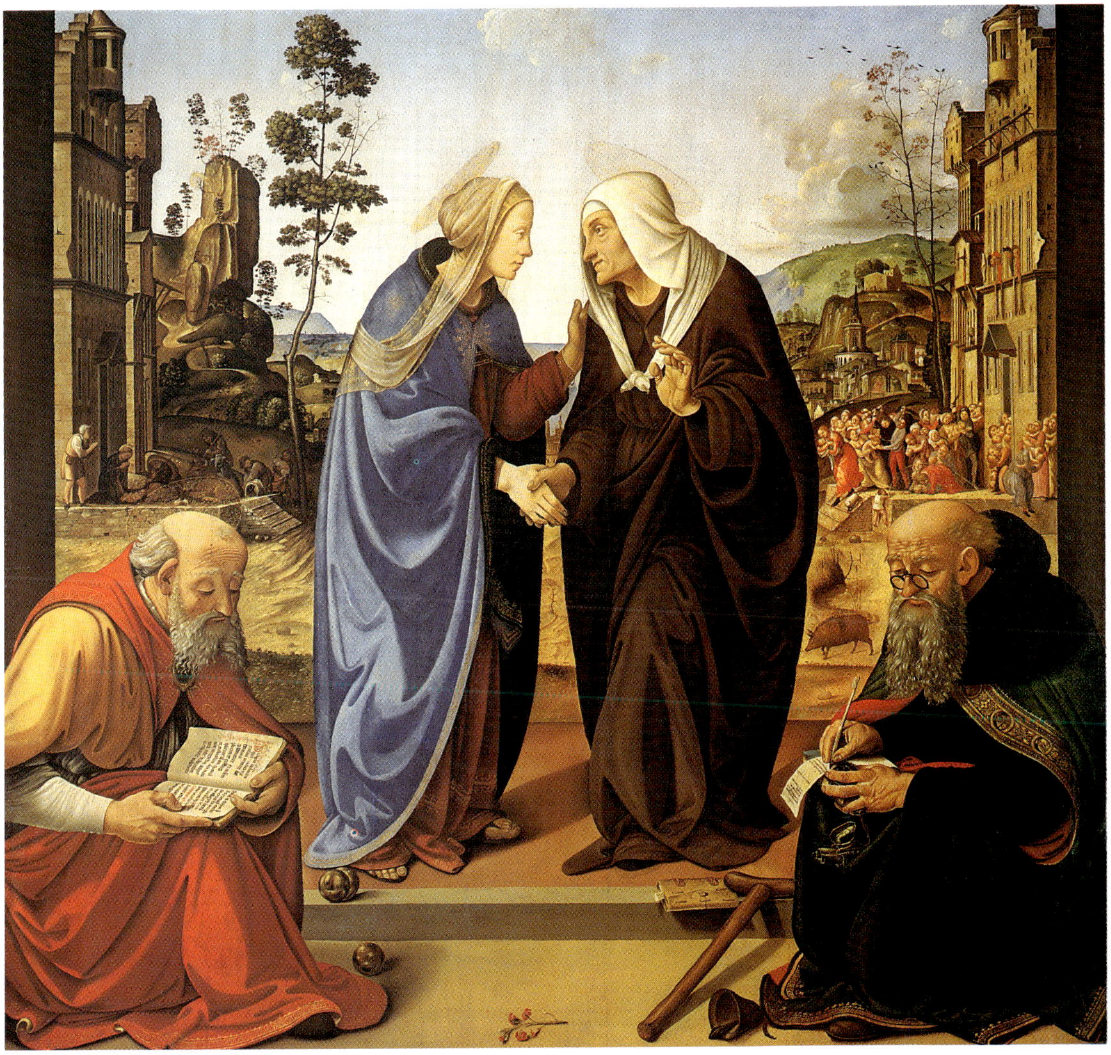

112 Piero di Cosimo, Die Heimsuchung mit den Hll. Nikolaus und Antonius Abt, um 1490, 184 × 189 cm

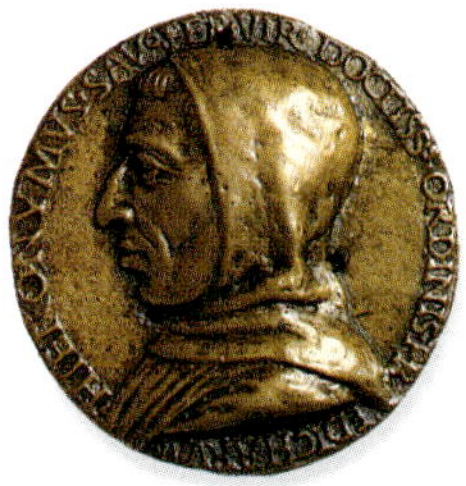

Savonarola

Dieses Medaillon mit dem Porträt des Dominikanermönchs, Reformators und Märtyrers Girolamo Savonarola (1452–98) stammt von Ambrogio della Robbia. Als Prior von San Marco übte Savonarola harte Kritik an der Herrschaft der Medici. Der Sturz des Piero de' Medici im Jahr 1494 machte Savonarola zum eigentlichen Herrscher über Florenz. Er setzte eine Volksregierung ein, die sich auf einen Rat aus 3200 Bürgern stützte und sich zum Ziel setzte, in allen Bereichen des täglichen Lebens religiösen Gehorsam zu erzwingen. Unglücklicherweise wurde die Stadt in den folgenden Jahren von Hungersnot, Pest und Krieg heimgesucht, wodurch Savonarolas Beliebtheit so stark litt, daß er zum Verlassen der Stadt aufgefordert wurde. Er wurde zum Ketzer erklärt, 1498 gehängt und sein Körper verbrannt.

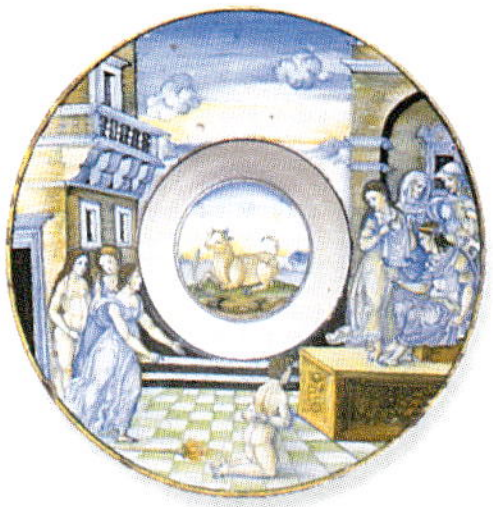

Majolika

Die als Majolika bezeichnete zinnglasierte Irdenware (eine Art Fayence) war zur Zeit der Renaissance in Italien sehr beliebt. Der Name ist von der spanischen Insel Mallorca abgeleitet, über die ursprünglich die aus Nordafrika und dem Nahen Osten kommende Töpferware importiert wurde. Diese Schale stammt von Niccolò Pellipario.

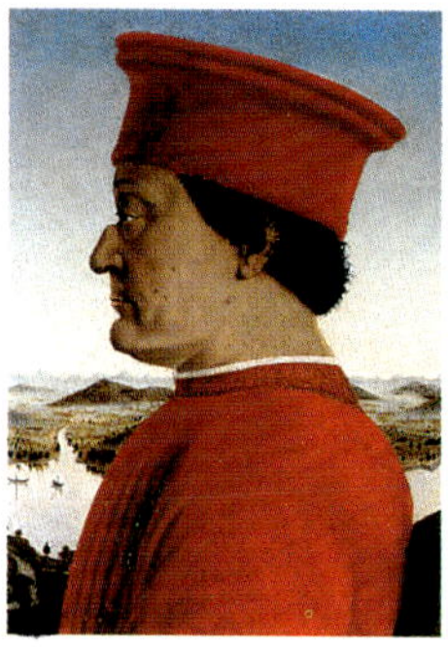

Der Herzog von Urbino

Piero della Francesca porträtierte seinen Mäzen, den ersten Herzog von Urbino (oben). Der Herzog war während der regionalen Feldzüge des 15. Jh.s Anführer mehrerer Armeen, aber auch ein namhafter Gelehrter. Er besaß eine umfassende Bibliothek, und seine Hofhaltung in Urbino war eine der einflußreichsten in Italien.

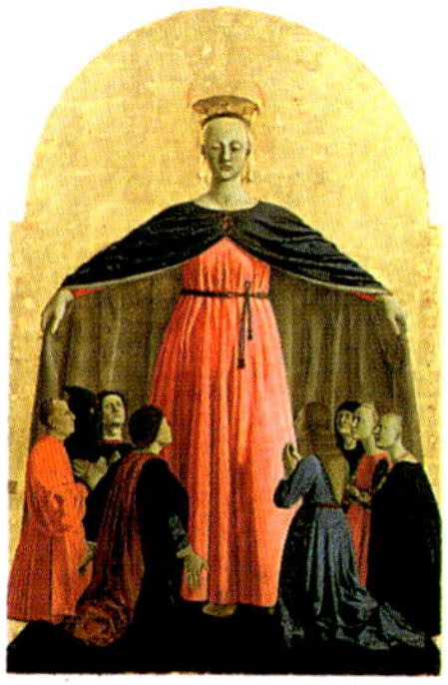

Die Misericordia

Die Compagnia della Misericordia wurde im 13. Jh. in Florenz gegründet, um Werke der Barmherzigkeit zu verrichten wie z. B. Kranke in Hospitäler transportieren und Tote beerdigen. 1445 beauftragte die Gesellschaft Piero della Francesca, ein Altargemälde für Sansepolcro zu malen. Die zentrale Figur dieses Werks ist die Schutzmantelmadonna als Patronin der Misericordia. Die Organisation ist auch heute noch tätig.

Piero della Francesca, der stille Genius

Zu Recht ist Piero della Francesca (um 1410/20–92) heute bekannter als sein Namensvetter, doch das war nicht immer so. Sein zutiefst stilles und ruhiges Werk konnte nicht lange Interesse wecken, die verhaltene Ausdruckskraft wurde als unbedeutend mißverstanden. Dabei gehört Piero della Francesca zweifellos zu den großen Malern. Er wurde in der kleinen umbrischen Stadt Sansepolcro in Mittelitalien geboren. Pieros umfangreiches Werk läßt in dem sanft abgestuften Licht und im bildhauerischen Stil die Einflüsse Masaccios (siehe S. 82) und Donatellos (siehe Randleiste S. 83) erkennen und verrät in der strahlenden farblichen Klarheit sowie in dem völlig neuen Interesse an einer ›realen‹ Landschaft die Hand seines Lehrmeisters Domenico Veneziano (siehe S. 86) einerseits und flämische Züge andererseits. Als sein Augenlicht im Alter schwächer wurde, wandte sich Piero seiner zweiten Passion zu: der Mathematik und einer ihrer Disziplinen, der Perspektive (siehe S. 88). Wie Alberti (siehe Randleiste S. 88) verfaßte er Abhandlungen über die Mathematik in der Kunst.

Sakrale Landschaften

Die Taufe Christi (114) geschieht in einer Ebene der Zeitlosigkeit, wenngleich der kleine Fluß und die terrassierten Hügel für die umbrische Landschaft typisch sind. Pieros Bewunderung für die Kunst der Antike, mit der er sich um 1450 in Rom intensiv beschäftigt hatte, kommt in den würdevollen und antikisierenden Gestalten Christi, des hl. Johannes und der Engel zum Ausdruck. Wie der Stamm, Säule der Natur, die Krone des Baumes stützt, so stützt Jesus, Säule der Menschheit, die Krone der Schöpfung. Formal schafft der Baum die Verbindung zu den majestätischen Gestalten der wartenden Engel. Johannes der Täufer – ein weiterer vertikaler, leicht geneigter Schwerpunkt – spendet feierlich mit dem Wasser des Flusses, das der Legende nach zu Christi Füßen verebbte, das Sakrament der Taufe. Ein sich entkleidender, nach vorn gebeugter Büßer entspricht dieser Reihung von Vertikalen, obwohl er sie zugleich variiert. Eine Gruppe von Schriftgelehrten, deren Gewänder sich in dem reglosen Wasser hell widerspiegeln, ist in eine Debatte vertieft. Die unsichtbare Kraft, der Heilige Geist, ist in dem reinen, kristallinen Morgenlicht und in der Gestalt der mit ausgebreiteten Flügeln schwebenden Taube allgegenwärtig und heiligt die Taufe; goldene (jetzt kaum mehr sichtbare) Strahlen, die auf Christi Haupt niedergehen, machen dies deutlich. In dieser Taufgruppe könnte sich einzig die Taube in dem klaren Wasser spiegeln, was jedoch nicht geschieht: niemand außer uns nimmt sie wahr. In dem Sonnenlicht und dem hohen Himmel, in den Blumen und den einfachen leuchtenden Gewändern ist so viel Poesie, daß wir, die wir der Szene andachtsvoll beiwohnen, ebenso wie der Künstler überzeugt sind, gesegnet zu werden.

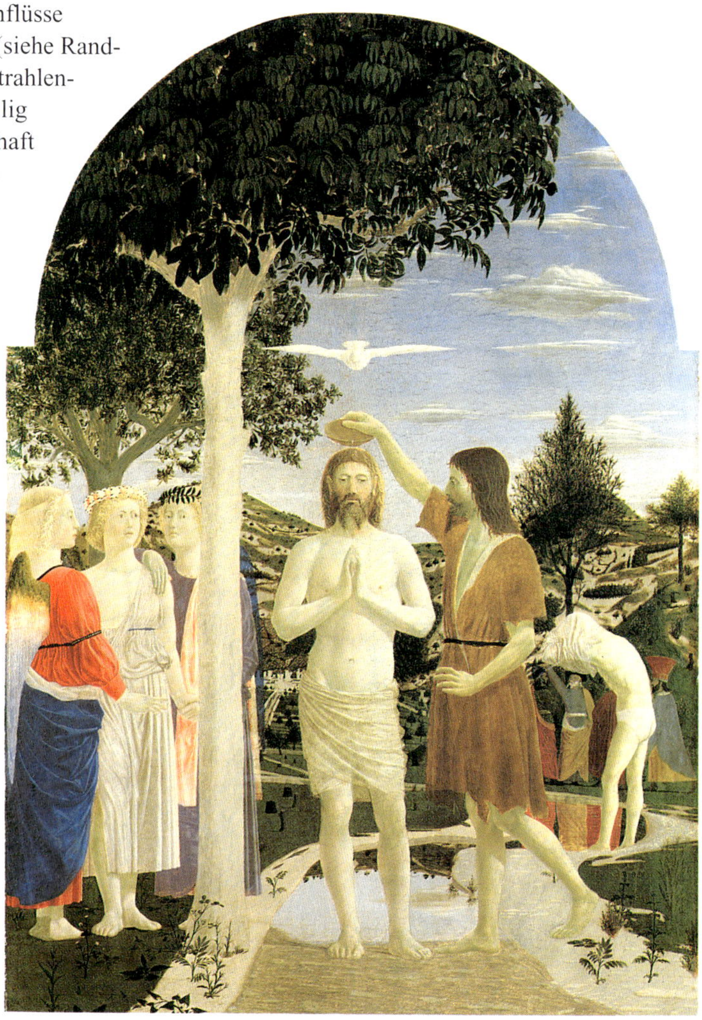

114 Piero della Francesca, Die Taufe Christi, um 1450, 168 × 117 cm

Selbst kleine Details wie etwa die gewölbte Blätterfülle der über den Köpfen aufragenden Baumkronen scheinen heilige Bedeutung zu haben. Doch niemals wirkt diese Symbolik aufgesetzt, nie drängt der Künstler eine Interpretation auf. Man erkennt, daß alles in seinen Bildern mathematisch konstruiert ist, um die größtmögliche Wirkung zu erzeugen. Es lassen sich sogar Diagramme erstellen, als Beweis dafür, daß der dem Bild zugrundeliegende Aufbau wohldurchdacht ist. Dennoch reagieren wir spontan auf den Gehalt, die ausgewogene Komposition nur unbewußt wahrnehmend. Denn Piero della Francesca besitzt die seltene Gabe, perfekte Konstruktion in emotionale Konzentration zu überführen.

DIE TAUFE CHRISTI

Ursprünglich war dieses Bild die Mitteltafel eines mehrteiligen Altars. In ihrer Verhaltenheit mag die Darstellung des feierlichen Taufrituals über die raffinierte Bildkomposition hinwegtäuschen, die man auf strenge mathematische Proportionen reduzieren kann. Dennoch wirkt das Bild nicht konstruiert und seelenlos.

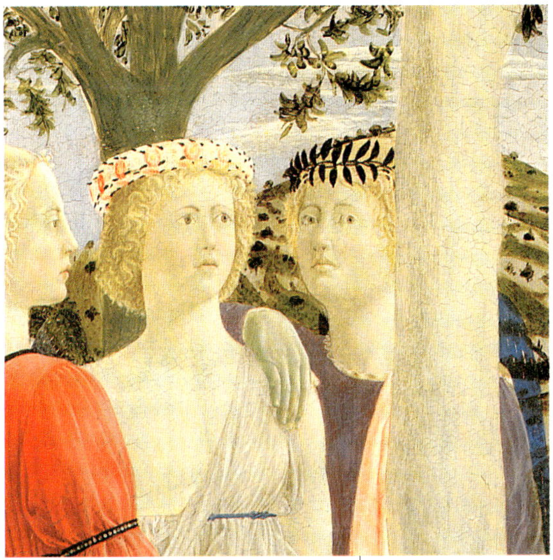

Die Engel
Die Engel werden durch den Baum von der irdischen Welt getrennt. Unbefangen, beinah lässig halten sie sich an den Händen, ganz ›unhimmlisch‹ stehen sie mit den Füßen fest auf dem Boden. Sie bezeugen Christi Taufe und bekräftigen deren Bedeutung mit heiterer Bestimmtheit. Ganz unterschiedliche Schwingen haben sie herabgetragen: die Flügel des hinten stehenden Engels sind blau-transparent mit schimmernden Goldreflexen. Eigentlich will er sie wohl vor uns verbergen, aber einen schmalen Streifen sehen wir doch.

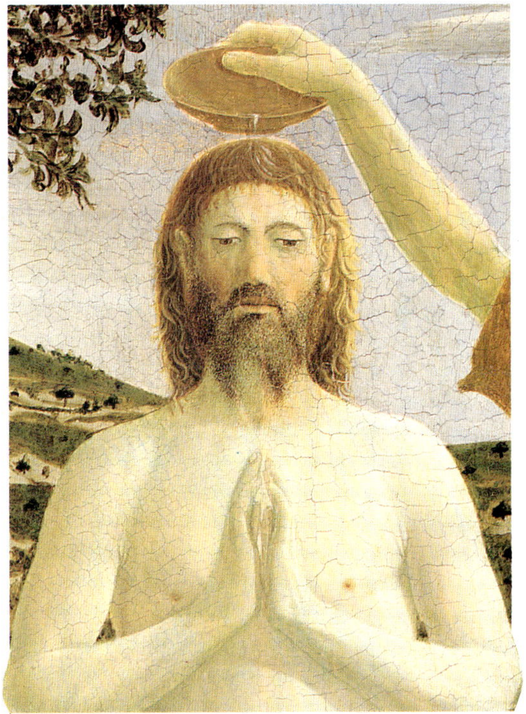

Christus
Die rituelle Segnung wird in tiefer, stiller Andacht vollzogen, die in den gemessenen Gesten von Johannes und Jesus zum Ausdruck kommt. Der Körper Christi besitzt die Blässe einer blendendweißen Muschel. In der äußeren Reinheit spiegelt sich seine symbolische Reinigung durch die Taufe wider – über die der Heilige Geist von oben in Gestalt einer weißen Taube wacht. Eine Art spirituelles Kräftefeld trennt Johannes von Christus. Er geht zwar auf Christus zu, berührt ihn aber nicht.

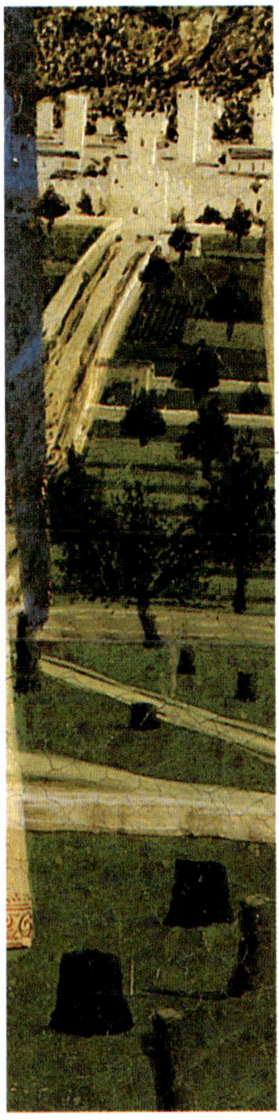

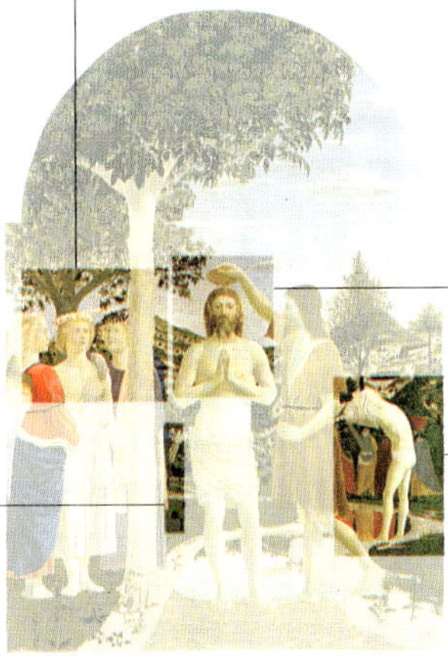

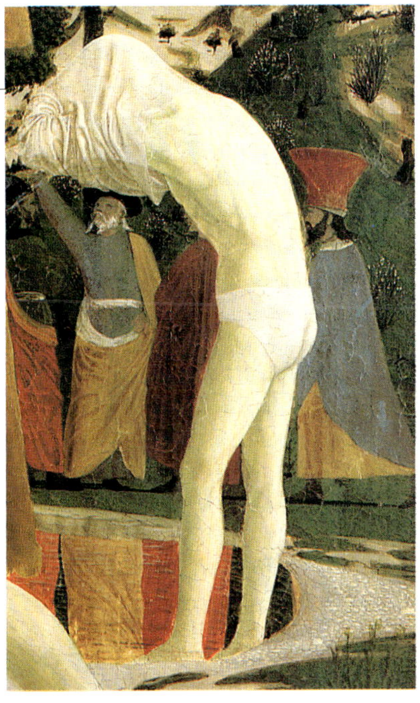

Die Stadt in der Ferne
Piero präsentiert uns die kleine Stadt Sansepolcro, die mit ihren Befestigungstürmen bemitleidenswert klein und unbedeutend in der Ferne liegt. Daß Piero sich mit dieser typisch umbrischen Landschaft befaßt, unterscheidet ihn sofort von seinen Zeitgenossen und ist Ausdruck eines neuen Naturalismus, der in der niederländischen Kunst wurzelt.

Die gebeugte Gestalt
Die halbnackte, am Flußufer stehende Gestalt im Mittelgrund des Bildes streift ihre Kleider in Erwartung der eigenen Taufe ab. Ihre Nacktheit symbolisiert die Demut vor dem Allmächtigen und steht in Kontrast zur Gewandung der Hohenpriester, die am weitesten entfernt stehen und denen in der Hierarchie Pieros die kleinste Statur zukommt. Die Identität des Büßers bleibt verborgen – ein Hinweis auf das neue Leben, das er nach der Taufe beginnt. Sein Körper ist wie der Christi in strahlend helles Licht getaucht.

Die Kreuzeslegende

Einige frühe Fresken aus der italienischen Renaissance schildern die mittelalterliche Kreuzeslegende von den Anfängen als Ast vom Baum der Erkenntnis im Paradies bis zur Wiederauffindung durch Kaiser Heraklius im 7. Jh. In Pieros Version (siehe rechts) befiehlt König Salomon, den Ast für den Bau seines Palastes zu verwenden. Da er jedoch zu breit ist, dient er dann als Steg über einen Fluß. Als die Königin von Saba Salomon besuchen kommt, huldigt sie dem Holz und berichtet, in einer Vision sei ihr offenbart worden, das Holz werde eines Tages für das Kreuz Christi verwandt werden.

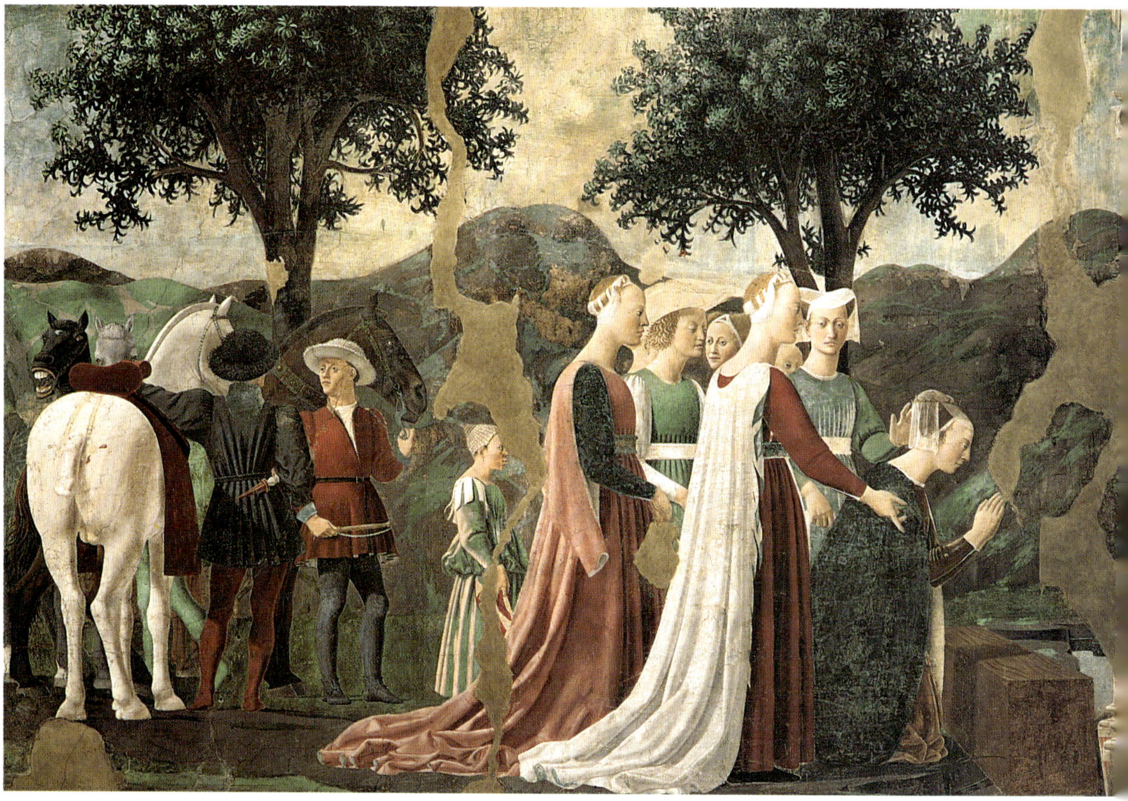

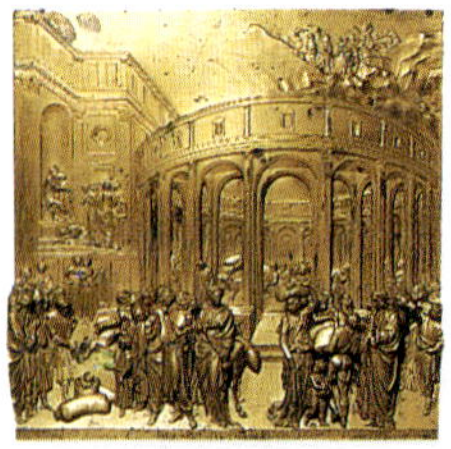

Die Türen des Baptisteriums

1401 wurde ein Wettbewerb für die bronzene Osttür des neben dem Florentiner Dom gelegenen Baptisteriums ausgeschrieben. Sieben Bildhauer, unter ihnen auch Brunelleschi (siehe Randleiste S. 82), wurden um eine Darstellung des Themas »Isaaks Opferung« gebeten, und Lorenzo Ghiberti (1378–1455) gewann. In Abwandlung des ursprünglichen Programms wurden dann Szenen aus dem Leben Christi ausgewählt, zu deren Vollendung Ghiberti 20 Jahre benötigte. Schließlich brachte man diese Tafeln an der Nordtür an. Dann erst begann Ghiberti mit den Arbeiten für die Osttür. Michelangelo nannte die zehn Bildfelder, zu denen auch das oben dargestellte gehört, »Paradiestür«.

Pieros Meisterwerke

Alle Bilder von Piero della Francesca erscheinen uns meisterhaft, doch sein Hauptwerk sind zweifellos die Fresken für die Kirche San Francesco in der Stadt Arezzo, in der Nähe seines Geburtsortes. Die *Kreuzeslegende (115)* läuft als Bilderfries rings um die Wände und erzählt in allen Einzelheiten die Geschichte vom Ursprung des Kreuzes als Ast am Baum der Erkenntnis, bis zu der wundersamen Auffindung des Kreuzes durch die hl. Helena, die Mutter Konstantins des Großen. Obwohl nur eine Legende, behandelt Piero sie mit großer Wahrhaftigkeit. Wenn die Königin von Saba auf ihrem Weg zu König Salomon innehält, da sie »das Holz des Kreuzes verehrt«, verrät uns ihr in stiller Ergriffenheit gebeugter Nacken, was Verehrung bedeutet.

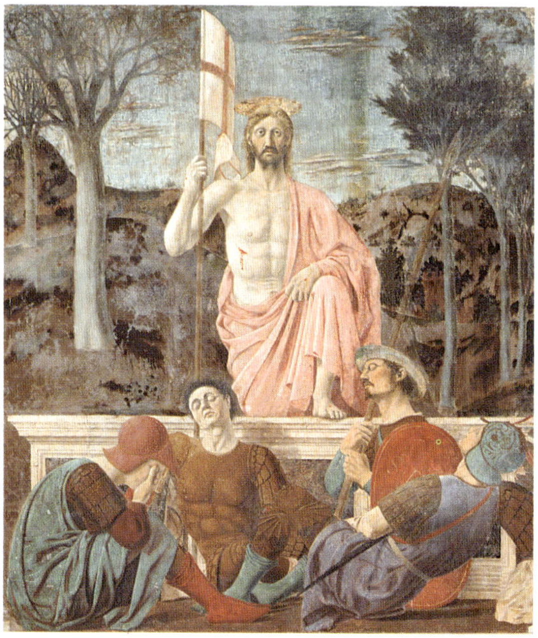

116 Piero della Francesca, Auferstehung Christi, um 1459–69, 225 × 200 cm

Wenngleich sie und ihre Jungfrauen, bildlich gesprochen, aus demselben Holz geschnitzt sind (große, biegsame Schönheiten mit Schwanenhälsen), so erfaßt doch nur die Königin die Herausforderung des Heiligsten und kniet ungeachtet ihrer hohen Stellung demütig nieder. Die Pagen hinter ihr plaudern bei den Pferden, und die Hofdamen schauen ihr interessiert zu. Nur sie allein begreift die ganze Dimension der Auffindung. Wie immer bei Piero liegt über dieser Szene eine tiefe Ruhe, als wolle er alle Bewegung erstarren lassen und die dargestellte Episode für die Ewigkeit festhalten.

Ein weiteres Werk, die *Auferstehung Christi (116)*, wird tatsächlich als größtes Gemälde beschrieben, das jemals gemalt wurde (bestenfalls Velázquez' Werk *Las Meninas* sei ihm ebenbürtig; siehe S. 194). Die beiden Meisterwerke sind jedoch kaum zu vergleichen, da Pieros Bild von einzigartiger Erhabenheit ist. Der feierlich heldenhafte Christus kehrt leidenschaftslos und heraldisch als melancholisch mitleidsvoller Eroberer ins Leben zurück und hebt die schlafende Welt auf eine neue Daseinsebene. Das Werk wurde für das Rathaus von Sansepolcro geschaffen – was auf italienisch soviel wie »Heiliges Grab« bedeutet.

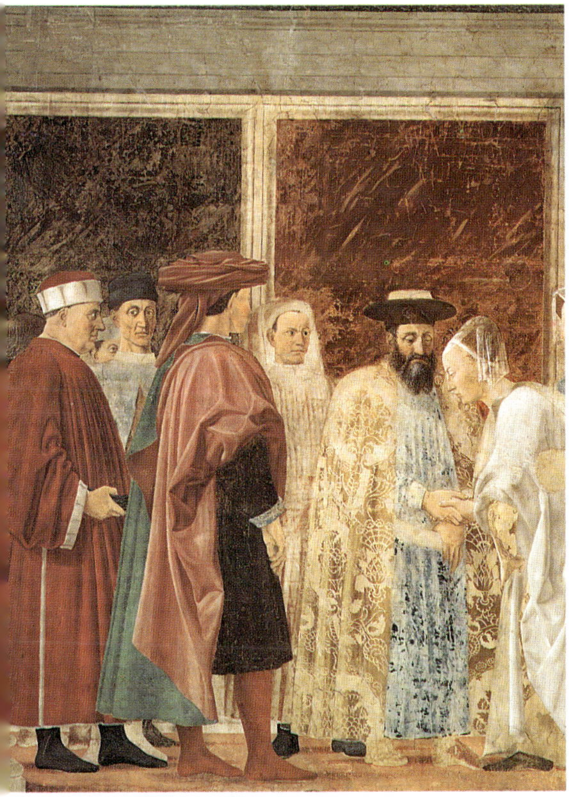

115 Piero della Francesca, Die Kreuzeslegende: Die Anbetung des Heiligen Holzes; Die Begegnung Salomons mit der Königin von Saba, um 1452–66, 335 × 747 cm

Mantegnas plastische Strenge

Etwas von Pieros ernster Ruhe ist auch bei Andrea Mantegna (1431–1506) zu finden, dem ersten großen Künstler aus Norditalien. Er ist insofern zur Florentiner Schule zu rechnen, als seine Kunst die charakteristische Mischung von Antikenrezeption und Naturwissenschaft zeigt. Doch als führender Künstler Norditaliens gehörte er ebenso zum Einflußbereich des nahen Venedig. Zum ersten Mal wird er als junger Mann erwähnt, der vor Gericht darum kämpfte, sich von seinem Lehrer und Adoptivvater Francesco Squarcione zu befreien.

Man ist versucht, in Mantegna den Einzelkämpfer zu sehen, der sich nicht nur seine rechtliche Unabhängigkeit erstreitet, sondern auch um das intellektuelle Konzept seiner Fresken für die Wände der Eremitani-Kapelle ringt. Leider ist fast das gesamte Werk während des Zweiten Weltkriegs zerstört oder beschädigt worden, doch genügt das Erhaltene, um die fast beunruhigende Originalität seines malerischen Ansatzes deutlich zu machen.

Was uns neuartig erscheint, war für Mantegna wohl eher die Rückkehr zu alten Werten, denn er verwirft den entspannteren Malstil der gerade entstehenden venezianischen Schule. Er mag insofern von der Lehre bei Squarcione profitiert haben, als dieser zumindest eine unübertroffene Sammlung von Zeichnungen alter Meister besaß, doch die plastische Qualität der Arbeiten Mantegnas läßt vermuten, daß er von Donatello beeinflußt war, dessen Werk er kannte (siehe Randleisten S. 83 und S. 105). Viele von Mantegnas Bildern wirken wie gemalte Reliefs, die Donatellos und Ghibertis Bildhauerarbeiten (siehe Randleiste links) sehr verwandt scheinen, und diese Werke beeinflußten anschließend die Malerei der Hochrenaissance, insbesondere die Raffaels (siehe S. 125).

Auf manchen mag Mantegnas Kunst aufgrund ihrer Tendenz zum Bildhauerischen blutleer wirken. Sie ist streng, monumental und ehrlich, aber man spürt sein Bemühen, nicht zuviel preiszugeben – eine unlösbare Aufgabe, weil jeder große Künstler nur aus sich selbst heraus schaffen kann. Somit ist der Versuch, etwas verbergen zu wollen, ebenso aufschlußreich wie der Wunsch, sich zu exponieren. Mantegna hatte Padua verlassen, um Hofmaler in Mantua zu werden, wo er den *Tod Mariä (117)* malte, ein großartiges Bild, in dem Emotion zu einer Art eisiger Leidenschaft gefriert. Die um die Totenbahre versammelten Apostel sind von Kummer – minuziös von Mantegna beobachtet – niedergedrückt. Maria ist angesichts des gleichmachenden Todes in ganz eigener Schlichtheit dargestellt. Das dramatische Geschehen wird eingerahmt von und damit verankert in der weitläufigen Landschaft Mantuas, die in unwirklicher Vollkommenheit hinter dem Fenster schimmert. Das Wasser ist reglos, die Wälle täuschen menschliche Unverwundbarkeit vor, und die friedvolle Sonne taucht Seen, Paläste, Priester und die tote Muttergottes in ein ruhiges Licht.

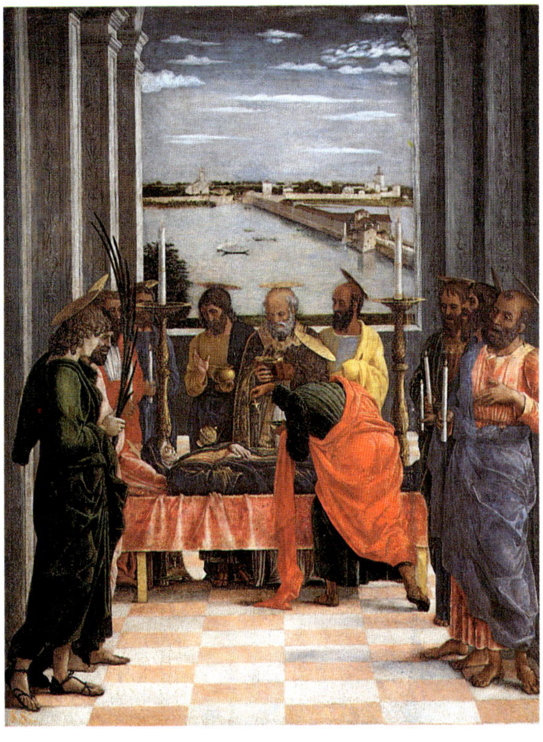

117 Andrea Mantegna, Der Tod Mariä, um 1460, 54 × 42 cm

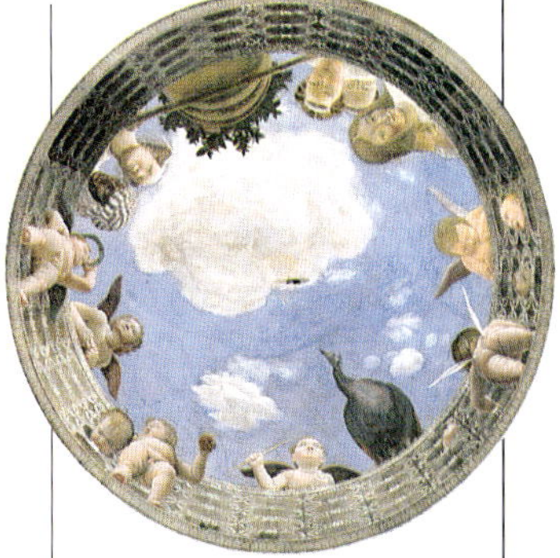

Perspektivisch gesehen

Dieses Fresko malte Mantegna zwischen 1465 und 1474 an die Decke des Gonzaga-Palastes in Mantua. In der runden Öffnung auf den Himmel verkürzt er die Putten besonders extrem und kommentiert damit auf humoristische Weise Albertis Erkenntnisse über die Perspektive (siehe S. 89).

Piero della Francesca Werkauswahl

Schutzmantelmadonna (Sansepolcro, Pinacoteca Comunale)

Madonna del Parto (Monterdi, Santa Maria a Nomentana)

Der hl. Hieronymus in der Wüste (Staatliche Museen zu Berlin, Dahlem)

Sinopien

Abgeleitet von dem Namen einer speziellen hellroten Erdfarbe, meint der Begriff die rote Vorzeichnung eines Freskos. Gewöhnlich bleiben diese Zeichnungen verborgen und kommen erst in Schadensfällen wieder ans Licht, wie 1966 in Florenz, als anläßlich der Restaurierungsarbeiten von Hochwasserschäden einige Fresken von ihren Trägerwänden entfernt wurden. Die Sinopien zeigen oft Abweichungen von der Endfassung und gewähren Einblicke in die Arbeitsweise der Künstler.

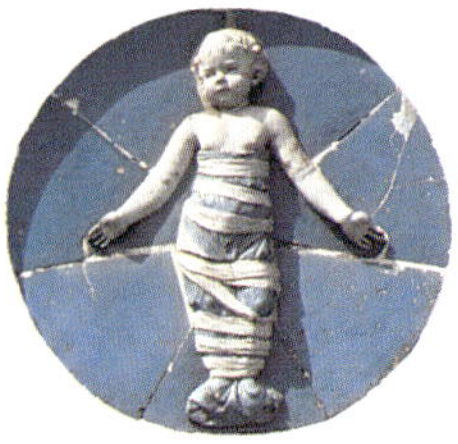

Ospedale degli Innocenti

Dieses Medaillon eines Wickelkindes ziert die Fassade des Florentiner Hospitals, das zur Aufnahme von Waisen und kranken Kindern gegründet wurde. Das 1426 vollendete Waisenhaus wurde von Brunelleschi (siehe Randleiste S. 82) entworfen und gebaut und wird häufig als das früheste Renaissancegebäude bezeichnet.

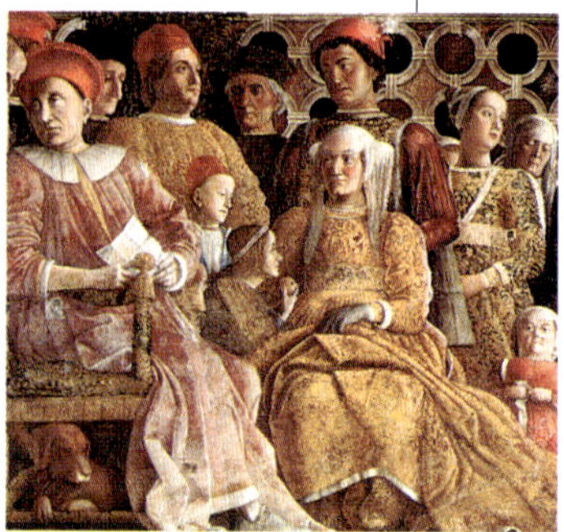

Die Familie Gonzaga

Der Mantuaner Hof der Gonzaga galt als wichtiges Zentrum der Künste. Ludovico Gonzaga war ein großzügiger Mäzen, der sich am Medici-Hof orientierte. Da ihn sein dortiger Aufenthalt zu einem Stadterneuerungsplan inspirierte, beauftragte er Alberti (siehe Randleiste S. 88) mit dem Bau mehrerer Kirchen. Auch Mantegna profitierte als Künstler von Gonzagas Großzügigkeit. Die Abbildung oben zeigt einen Ausschnitt aus einem Familienporträt der Gonzaga, das er 1474 vollendete.

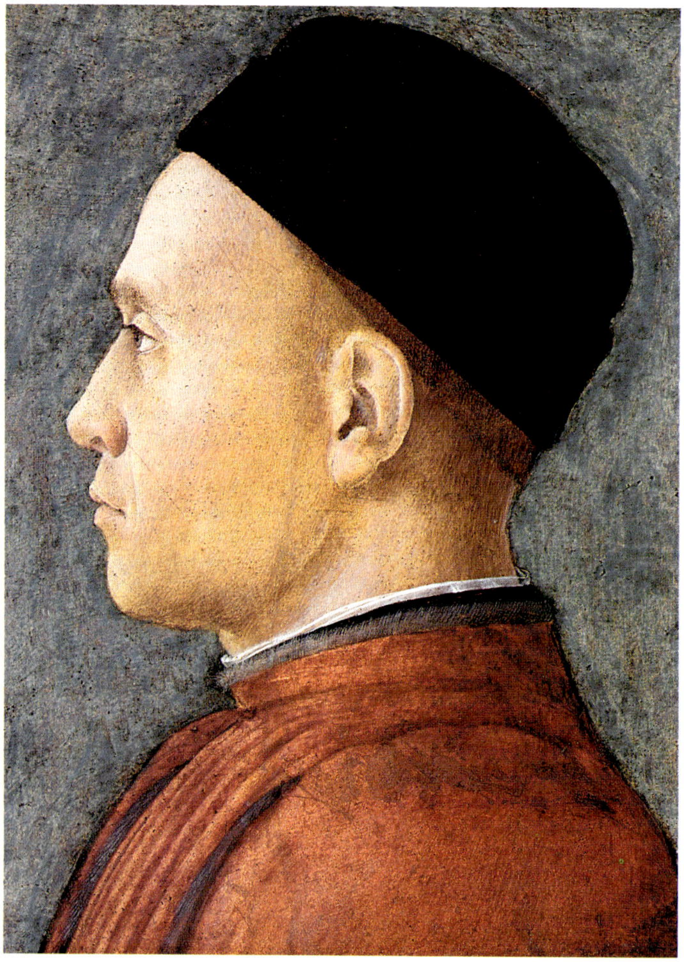

118 Andrea Mantegna, Bildnis eines Mannes, um 1460, 24 × 19 cm

Bildnisse der Familie Gonzaga

Mantegna erhielt den Auftrag, die Mitglieder der einflußreichen Mantuaner Familie Gonzaga zu porträtieren. Selbst in diesen halboffiziellen, sehr unmittelbaren Bildern begnügt sich Mantegna nicht mit der Darstellung der tatsächlich sichtbaren Erscheinung, er vermittelt uns auch den Porträtierten zugeordnete ideale moralische Grundwerte. Dies wird in diesem kleinformatigen Werk, dem *Bildnis eines Mannes (118)*, deutlich. Wir kennen ihn nicht, aber wir sind bereit, ihm Tugenden wie Pflichterfüllung und Mut zu bescheinigen.

Mantegnas Grisaillemalerei

Das Körperhafte, Bildhauerische von Mantegnas Malerei wird naturgemäß in der Grisaille (monochrome, die Wirkung und Farbe steinerner Skulptur nachahmende Malerei) besonders deutlich. Die Beschaffenheit des Gemäldes ähnelt Stein, der jedoch von seiner Hand ganz mit Leben erfüllt wurde. Das dramatische Bild mit *Judith und Holofernes (119)*, auf dem die junonische Heldin ungerührt vor das Zelt tritt, in dem sie eben den Unterdrücker ihres Volkes ermordet hat, wirkt wie gemeißelt. Judith scheint distanziert, unbeteiligt zu sein. Die Art, wie ihre Augen blicklos auf dem abgeschlagenen Haupt ruhen, das sie ihrer Dienerin reicht – und dessen Antlitz sie von sich ab- und unszuwendet – , verrät ihre Weigerung, sich mit ihrer Tat auseinanderzusetzen. Dem übrigen Leichnam hat sie entschlossen den Rücken zugekehrt. Anhand der ›versteinerten‹ Reglosigkeit der Gestalten läßt sich der Aufruhr der Gefühle ermessen, der so groß ist, daß die Psyche sich nur durch vollkommene Verdrängung schützen kann.

Dieses Paradoxon, eine besondere Gabe Mantegnas, ist auch in einer weiteren Version *(120)* desselben Themas zu beobachten, nun jedoch in melancholisch reichen Farben dargestellt. Die steinerne Unfarbe des Zeltes und der in seinem Schatten stehenden Figuren wird auf dem Washingtoner Gemälde zu wohlgefälligen, strahlenden Rosa-, Orange-, Ocker- und Blaugrüntönen, die Distanz signalisieren, während die Dubliner Variante *(119)* Intensität ausdrückt. Beide sind von ruhiger, prächtiger Schönheit, die sich unvergeßlich einprägt.

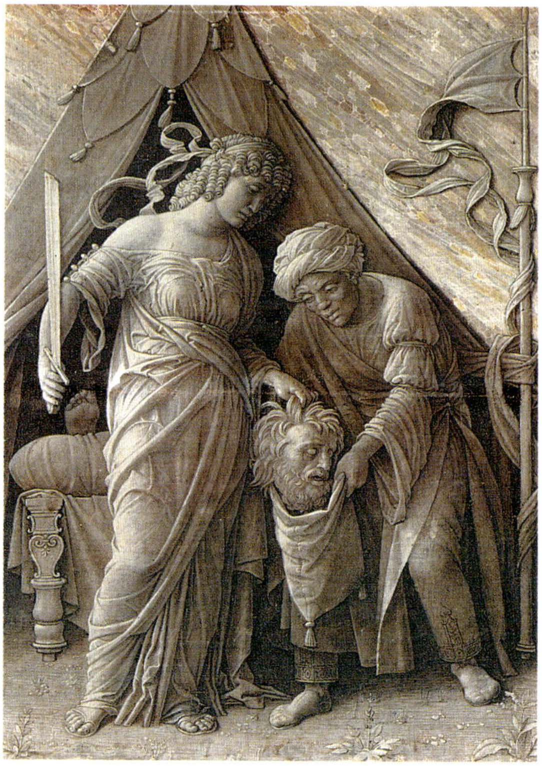

119 Andrea Mantegna, Judith und Holofernes, 1495–1500, 48 × 37 cm

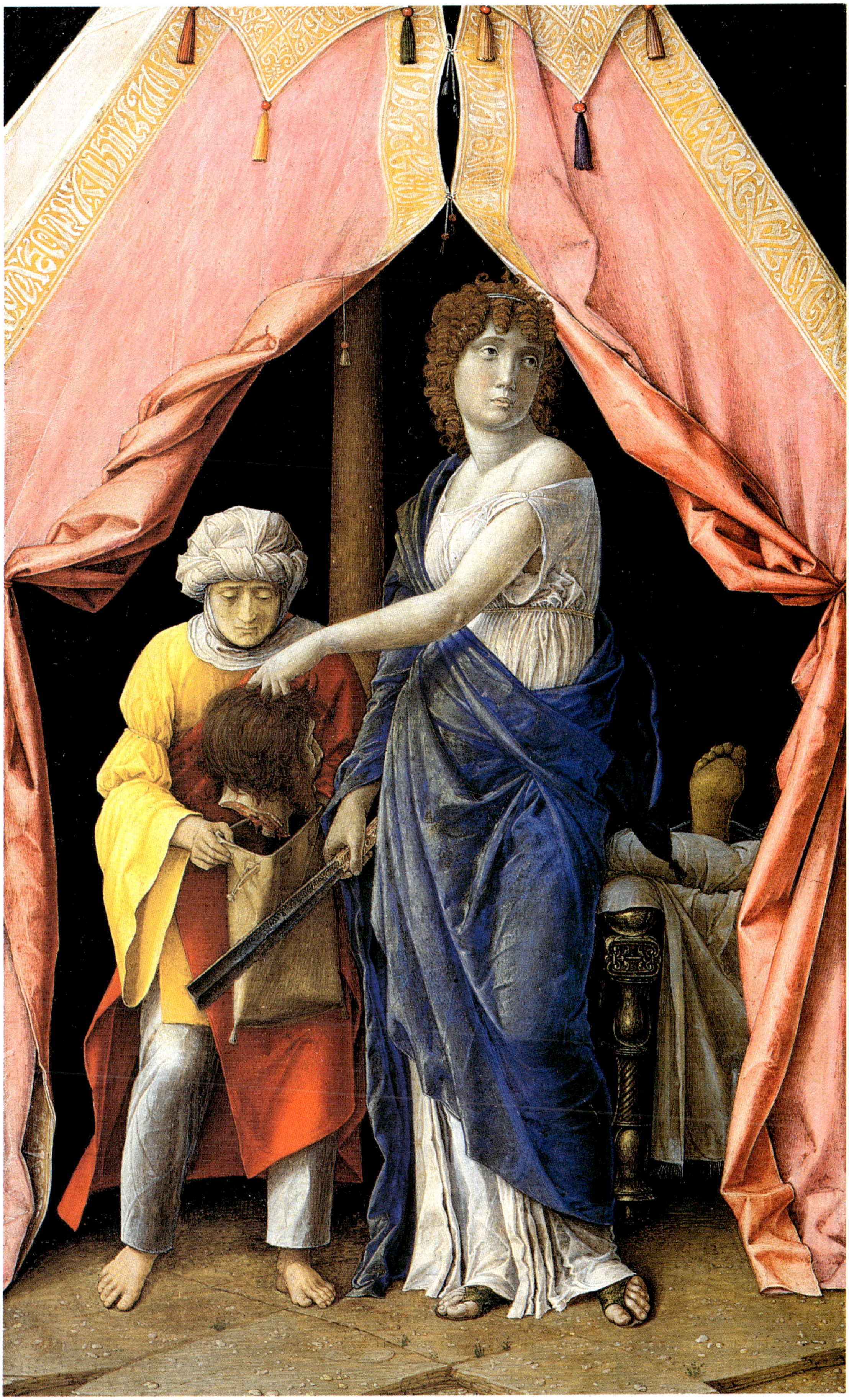

120 Andrea Mantegna, Judith und Holofernes, um 1495, 30 × 18 cm

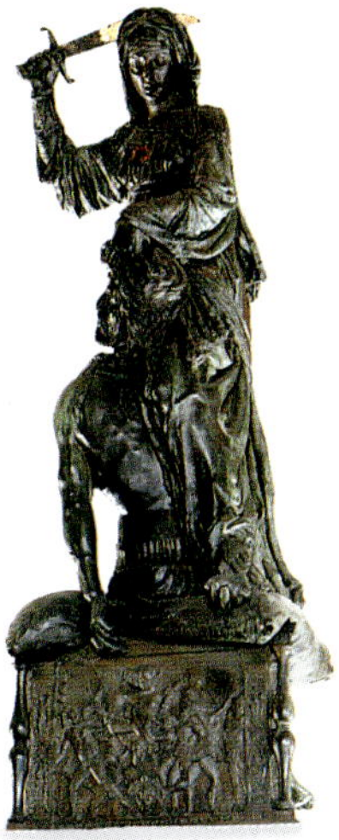

Donatellos Judith

Als enger persönlicher Freund von Cosimo de' Medici genoß Donatello so große künstlerische Freiheit, daß er 1456 diese äußerst umstrittene Plastik der den Holofernes tötenden Judith schaffen konnte. Die jüdische Heldin, die zum Schutze ihres Volkes den (assyrischen) Philistergeneral Holofernes ermordete, stellt die Verkörperung des Sieges der Demut über den Stolz dar. Allerdings wurde die Bronzefigur von vielen Florentinern als zu irritierend empfunden, weshalb sie sich erfolgreich für deren Beseitigung von der Piazza della Signoria einsetzten.

Andrea Mantegna Werkauswahl

Kreuzigung (Paris, Louvre)

Der hl. Sebastian (Wien, Kunsthistorisches Museum)

Toter Christus (Mailand, Brera)

Madonna und Kind mit Magdalena und Johannes dem Täufer (London, National Gallery)

Die Heilige Familie (Dresden, Gemäldegalerie)

Der tote Christus mit zwei Engeln (Kopenhagen, Statens Museum for Kunst)

Die Renaissance in Venedig

In Venedig entwickelte sich eine neue, im wesentlichen ›malerisch‹ ausgerichtete Tradition. Zwar befaßten auch die venezianischen Künstler sich mit Problemen der Perspektive und der Geometrie, wobei sie unweigerlich von der fruchtbaren Kunst des Florenz der Medici – der Wiege der Renaissance – beeinflußt wurden, doch die venezianische Malerei konzentrierte sich weniger auf bildhauerische Formen und exakte Darstellungen, sondern setzte sich schwerpunktmäßig mit Farben sowie mit der Licht- und Schattenwirkung auseinander. Von Beginn an pflegte sie eine lyrische Grundstimmung, die sich gänzlich von der Florentiner Tradition unterschied.

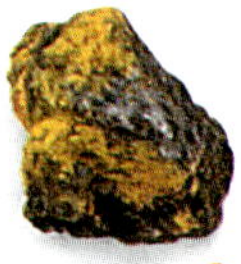

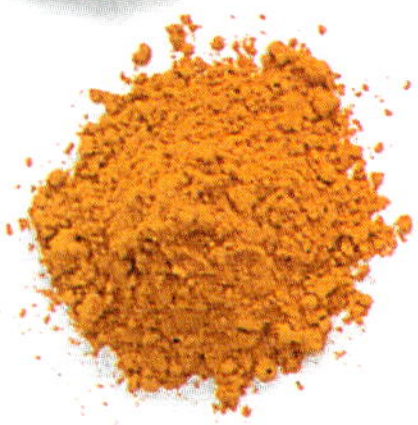

Der venezianische Handel

Im 16. Jh. war Venedig eine unabhängige, mächtige Stadt und besaß ein staatseigenes Schiffsarsenal mit 10 000 Arbeitern. Die Stadt galt als Italiens Tor zum Mittelmeer für den Seiden-, Farben- und Gewürzhandel. Venedig war als Handelszentrum für Farbpigmente berühmt, und es ist bekannt, daß u. a. Raffael einen Gehilfen von Rom hierher sandte, um spezielle Farben zu kaufen.

Giovanni Bellini (um 1430–1516) gebührt das Verdienst, die Malerei weitergeführt und dabei den Lauf der gesamten abendländischen Malerei grundlegend beeinflußt zu haben. Er gehörte einer erfolgreichen Künstlerfamilie an, zu der sein Vater Jacopo (um 1400–70) und sein Bruder Gentile (1429–1507) zählten. Der Vater (ein Schüler von Gentile de Fabriano; siehe S. 56) unterrichtete seine Söhne selbst, auf diese Weise die venezianische Kunsttradition an die nächste Generation weitergebend. Und wie die Frührenaissance mit der Florentiner Kultur des 15. Jh.s entstanden war, wurden die beiden Generationen der Familie Bellini für das venezianische Erbe der Hochrenaissance des späten 15. und frühen 16. Jh.s verantwortlich.

Der Einfluß Mantegnas

Wenngleich Mantegna (siehe S. 103) als Einzelfall betrachtet werden muß, so unterhielt er doch eine enge und fruchtbare Beziehung zu den Bellini in Venedig (durch die Ehe mit Giovannis und Gentiles Schwester Nicolosia hatte er sogar in die Familie eingeheiratet). Auch umgekehrt wirkte die herbe Schönheit in Mantegnas Arbeiten auf die Werke seiner Schwäger. Für Giovanni Bellini war es ein leichtes, die karge Größe Mantegnas mit einem wohldosierten

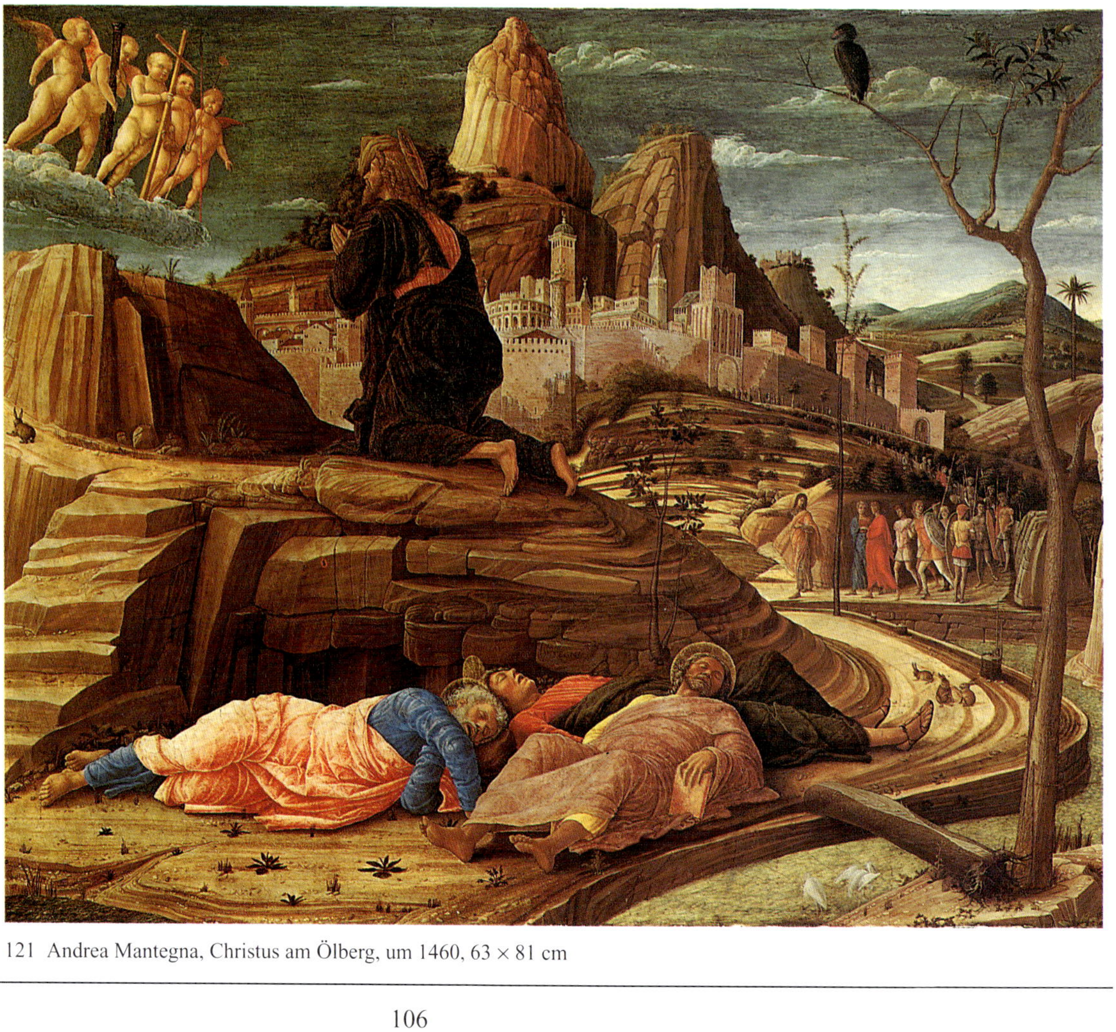

121 Andrea Mantegna, Christus am Ölberg, um 1460, 63 × 81 cm

Christus am Ölberg

Berühmte Künstler der Renaissance wie Bellini, Mantegna und El Greco (siehe S. 146) nahmen sich des Themas an. Nach dem Letzten Abendmahl, vor seiner Festnahme, zog Christus sich auf den Ölberg zum Gebet zurück. Hier ringt er mit seiner menschlichen Schwäche und seinem göttlichen Glauben an seine Wiederauferstehung. In den Renaissancedarstellungen kniet Christus gewöhnlich auf einem Felsplateau, während die Jünger schlafen.

Hauch der ihm eigenen Anmut zu modifizieren. Ein Beispiel soll dies verdeutlichen.

Beide Maler haben die Ölbergszene bearbeitet, und zufällig hängen beide Bilder heute in der Londoner National Gallery. Mantegnas Version *(121)* soll etwa fünf Jahre vor der des Bellini *(122)* entstanden sein, der sein eigenes Werk zeitlebens als geringer betrachtete. Der Gedanke an einen Wettstreit ist naheliegend. Beide Künstler haben die Handlung in einer öden, der Verlassenheit Christi angemessenen Felslandschaft angesiedelt, und beide suchen sich mit den stark verkürzt dargestellten Aposteln in der Figurenperspektive zu übertreffen. Beide zeigen den betenden, auf einem Steinvorsprung isolierten Christus halb abgewandt, seine menschliche Angst vor uns verbergend. Auf beiden Bildern sehen wir, wie in der Ferne, unter der Führung des Verräters Judas, die Häscher herbeieilen, um Jesus gefangenzunehmen.

Doch sind in beiden Arbeiten feine Unterschiede festzustellen, die nicht nur darin bestehen, daß Mantegna weit mehr an der tatsächlichen geophysikalischen Felsstruktur interessiert ist, sondern auch darin, daß Bellinis Welt weniger aggressiv und herausfordernd wirkt. Es mag sich hier nur um Nuancen handeln, aber indem die Landschaft sanfter gestaltet ist, ändert sich der emotionale Ausdruck des Bildes, und es wird vieldeutiger. Hier entfaltet Bellini seine größte Begabung, sein Gespür für Licht in all seinen Varianten. Bei Mantegna erleben wir die heilige Zeit, die »Stunde«, von der Jesus gesprochen hat, losgelöst von der weltlichen Zeit des gewöhnlichen Tages. Ebenso wie die massige, erstarrte Stadt scheint auch Mantegnas Himmel ewig. Bellini zeigt uns statt dessen eine wirkliche, matt schimmernde Stadt am Horizont, über die sich ein zarter, frühmorgendlicher Himmel spannt. Das Licht vertreibt mit seiner Wärme die kalte Nacht, die Jesus in verzweifeltem Gebet durchlitten hat. Anstelle der plastisch-statuarischen Engelsgruppe bei Mantegna, die den Menschensohn mit den Leidenswerkzeugen und damit mit seinem unausweichlichen Schicksal konfrontiert, schwebt bei Bellini der tröstende Engel einsam und ätherisch wie eine sich in Wolken auflösende Dämmererscheinung.

In reiferem Alter entwickelte Bellini Licht als Symbol von Heiligkeit, die er so dem Betrachter vermitteln konnte, ohne dabei jemals konkret werden zu müssen. Bellini ist ein außergewöhnlicher Künstler, der viel Sinn für das Schöne und ein Bewußtsein für gestalterische Bedeutung besaß, ein Mensch, der im Sichtbaren auch das Nicht-Sichtbare erkannte und darstellte, was sein Werk auf allen Ebenen ergreifend macht. Es gibt kein Bellini-Gemälde, auf das wir nicht mit Freude und einem tieferen Verständnis für das Wesen unserer Existenz reagieren.

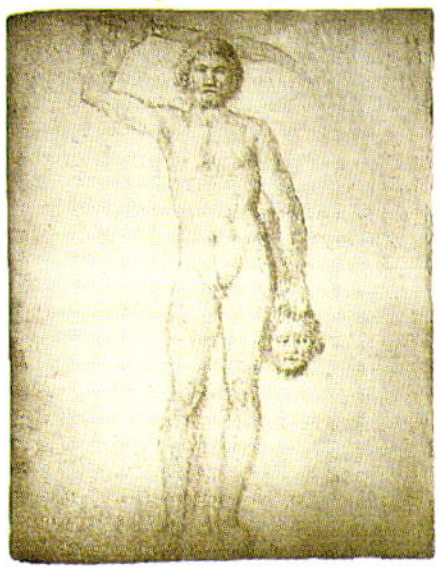

Die Bellini

Die Bellini waren eine der bekanntesten und erfolgreichsten Malerfamilien der Renaissance. Das Silberstift-Skizzenbuch des Vaters Jacopo war eine wahre Fundgrube für seinen Sohn Giovanni, der wiederum den jungen Giorgione und Tizian inspirierte. Es enthält Gestalten aus der antiken Mythologie (wie den oben dargestellten Perseus mit dem Kopf der Gorgo), aber auch biblische Themen sowie Phantasieszenen.

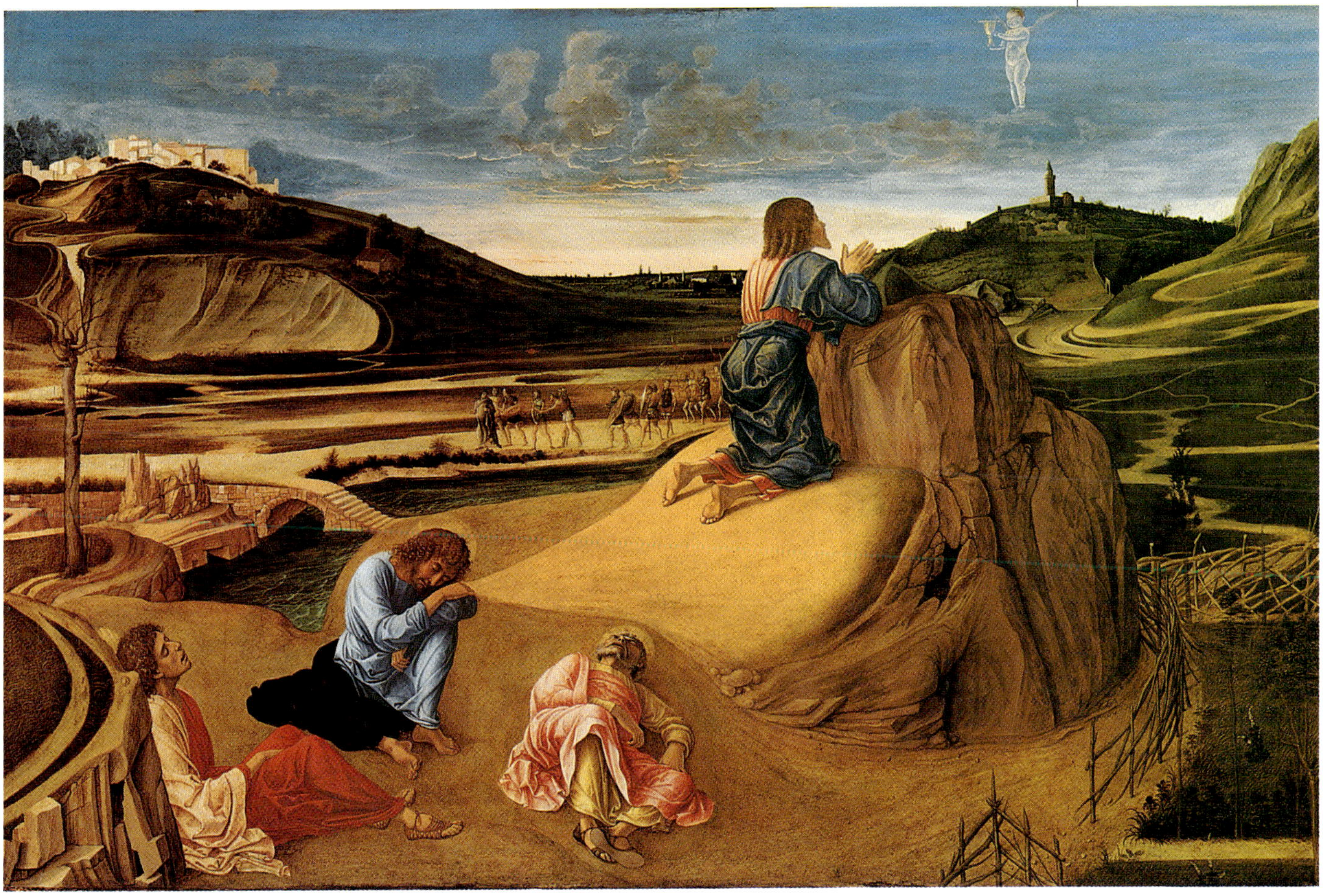

122 Giovanni Bellini, Christus am Ölberg, um 1460, 81 × 127 cm

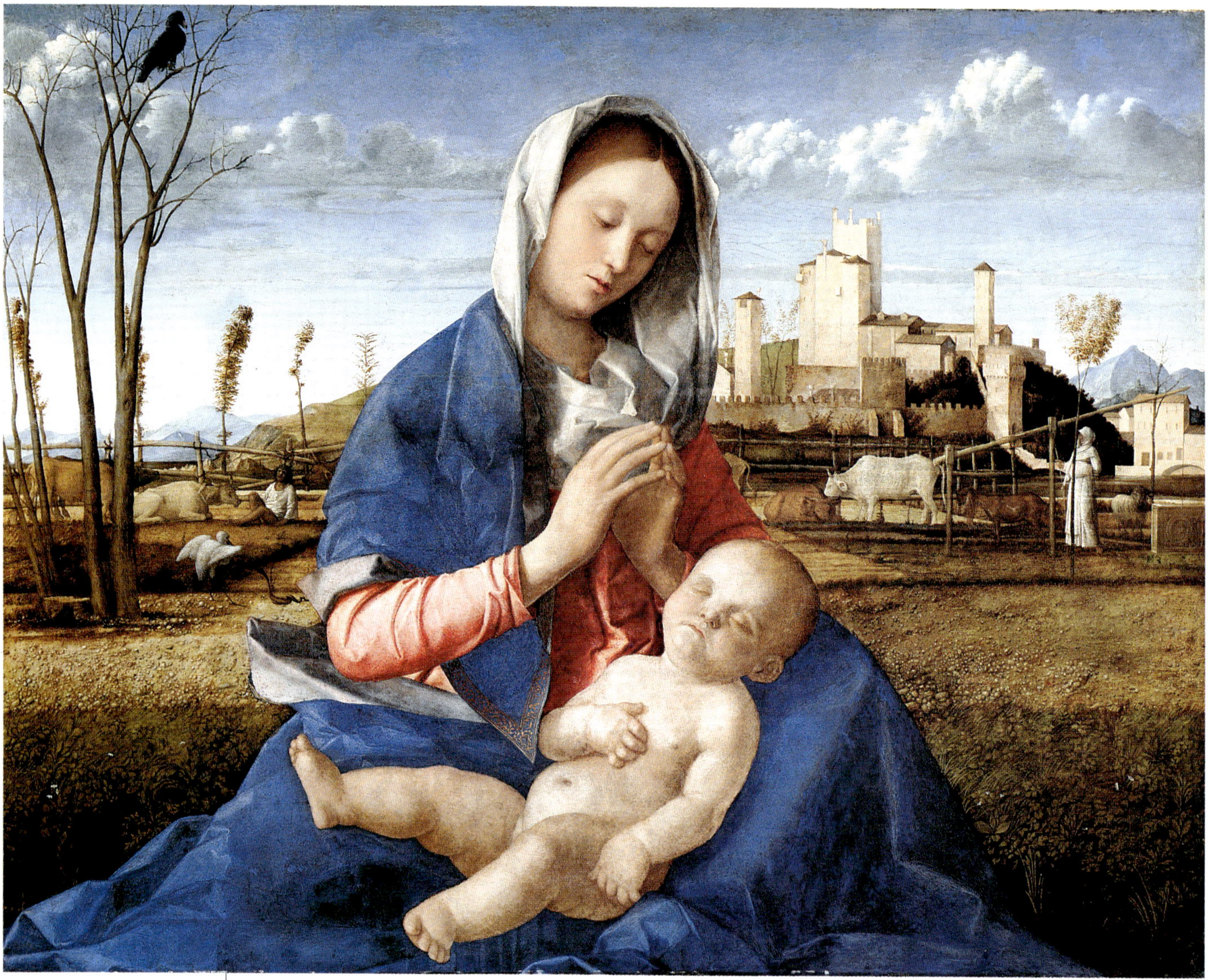

123 Giovanni Bellini, Madonna del Prato, um 1500–05, 67 × 86 cm

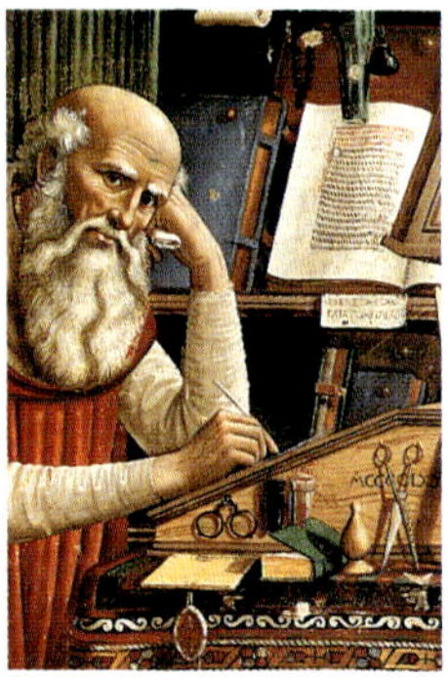

Der hl. Hieronymus
Dieser Ausschnitt aus Ghirlandaios *Hieronymus* zeigt das Schreibgerät, zum Kopieren alter Texte. Hieronymus war eine beliebte Figur der Renaissancekunst, da er das Ideal eines humanistischen Gelehrten verkörperte. Sein Meisterwerk ist die Übersetzung der Bibel ins Lateinische.

Obwohl die *Madonna del Prato (123)* bei allem Zauber, der von ihr ausgeht, auf den ersten Blick als konventionelles Muttergottesbild erscheint, ist das Gemälde in seiner zurückhaltenden Darstellungsform beinahe revolutionär. Die Gelehrten hatten von jeher Florenz gegen Venedig gestellt, seit Vasari (siehe Randleiste S. 98) den von ihm verehrten Michelangelo so zitierte, er habe die Form über die Farbe gestellt und die Konzentration der Venezianer auf die Farbe kritisiert. In diesem Sinne ist Giovanni Bellini der ›erste‹ venezianische Maler. Er weckt in uns ein Bewußtsein für eine magische, über allem liegende Helligkeit, ein spürbares Licht, in dem alle Farben auf das Wundervollste erstrahlen. In dieser Farbenwelt steht der Mensch nicht mehr nur in der Natur, er ist vielmehr Teil der Natur geworden. Die Beschaffenheit des kargen Bodens, die niedrigen Gitterzäune und der arretierte Ziehbrunnen – aus all dem spricht eine unaufdringliche Aufrichtigkeit, die in rätselhafter, unerklärlicher Beziehung zu der stark pyramidenförmig angelegten Mutter mit Kind in der Bildmitte steht.

Die Mariendarstellung war in der Renaissance sehr beliebt. Es gab kaum einen Künstler, der sich nicht an diesem Thema versuchte, und der Grund liegt auf der Hand: In der ›Madonna mit Kind‹ läßt sich nicht nur eine spezifische Besonderheit des Christentums (in dem das Menschsein Christi ein zentrales Mysterium ist) darstellen, sondern auch das Menschliche an sich, auf das alle Religionen gründen.

Jeder Künstler hatte eine Mutter, und jeder ist durch sie in gewisser Weise geformt worden. Diese fundamentale Tatsache der menschlichen Existenz zu erforschen, übt auf jeden Künstler eine unwiderstehliche Faszination aus. Niemand behandelte dieses grundlegende Thema mit solcher Empfindsamkeit wie Bellini. Jede seiner Madonnen besitzt eine ästhetische und geistige Ausstrahlung, die sie unvergeßlich macht. Sein Verständnis von Mutterschaft und Kindheit bewegt sich auf einer elementaren Ebene, was in seinen Madonnen zum Ausdruck kommt. Zwar handelt es sich hier nur um ein Beispiel, doch um eines von exzellenter Qualität.

Madonna del Prato

Bellini war berühmt für seine Madonnenbilder. Von seinen erhaltenen Werken sind allein 14 Gemälde diesem Thema gewidmet. Es ist einer der ältesten religiösen Bildtypen, doch Bellini verstand es, dieses mittlerweile zu einer formelhaften Darstellung, einer Ikone, gewordene Motiv mit Leben zu füllen und Heiliges mit Menschlichem überzeugend zu verbinden.

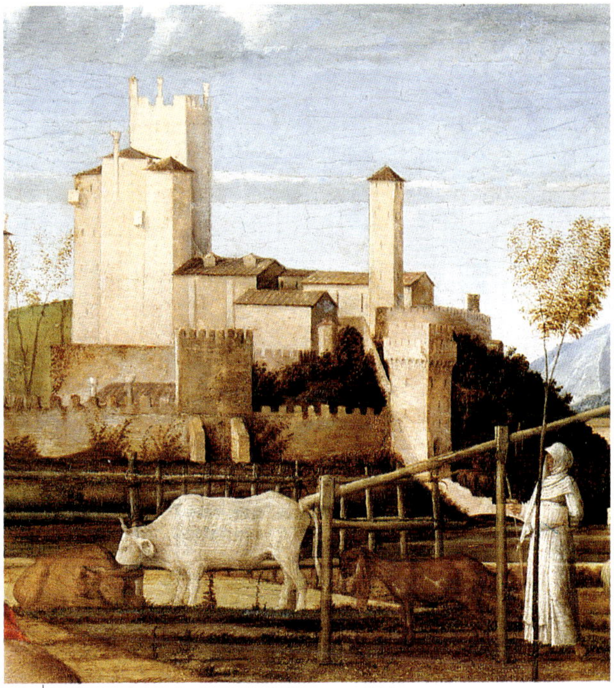

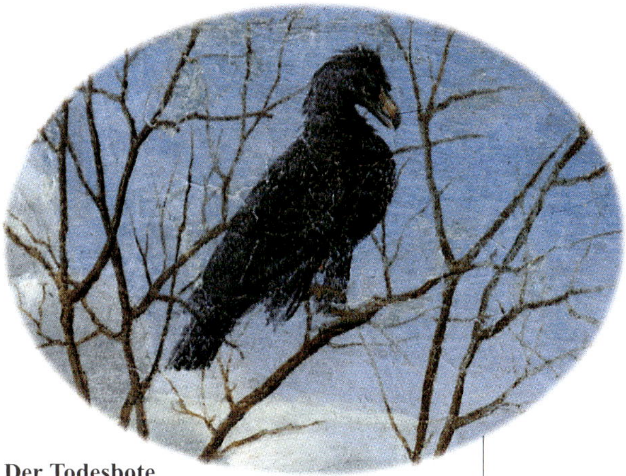

Der Todesbote
Auffällig thront ein großer Rabe über der Wiese, als Mahner an den allgegenwärtigen Tod. Im Vergleich zu der beeindruckenden Ruhe der Madonna mit Kind, die das Leben nach dem Tod verkörpert, ist er jedoch nur von geringer Bedeutung. Der Vogel sitzt hoch oben in kahlen,verkümmerten Bäumen, die sich kaum merklich im blassen Licht des Himmels wiegen. Obwohl ihm eine symbolische Rolle zukommt, ist er doch in die natürliche Lebensabfolge eingebunden.

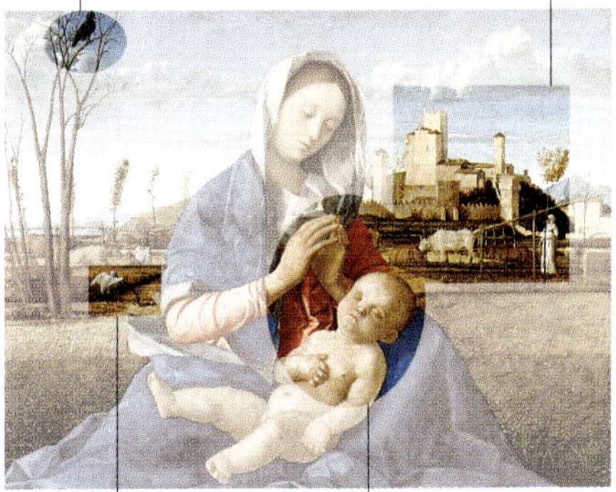

Die venezianische Landschaft
Rechts im Bild – durch die monumentale Marienfigur von den Todesmotiven getrennt – fällt der Blick auf eine ländliche Szene. Trotz der düsteren Anwesenheit des Todes nimmt das tägliche Leben in der Welt der Menschen seinen Lauf. Am Himmel zieht eine schwerelose Wolkenreihe langsam über die sanft schimmernden Befestigungsmauern der kleinen Stadt dahin. Sie steht für Handel und Regierung und liegt in angemessener Entfernung – neben dem zentralen Thema von ›Leben und Tod‹, kommt ihr nur untergeordnete Bedeutung zu. Hier ist kein ummauerter Garten, in dem Cherubine und Engel zwischen exotischen Blumen und gestutzten Hecken schweben, sondern eine wirkliche, greifbare Welt – Bellinis Welt – in der Umgebung von Venedig.

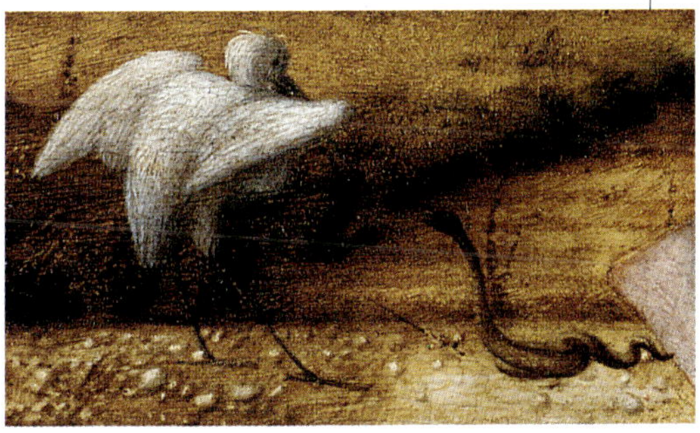

Der Kampf um Leben und Tod
Den Silberreiher, der im Mittelgrund mit einer Schlange kämpft, könnte man beinah übersehen. Mit drohend ausgebreiteten Flügeln treibt er die Schlange vor sich her. Diese Verfolgungsjagd symbolisiert den Kampf zwischen Gut und Böse, könnte sich aber auch auf Christi Todeskampf und die Ursache seines Opfertodes – das Eindringen der Schlange in den Paradiesgarten – beziehen. (Interessanterweise sind auch im Vordergrund von Mantegnas *Christus am Ölberg* ein paar Silberreiher zu beobachten, siehe S. 106.)

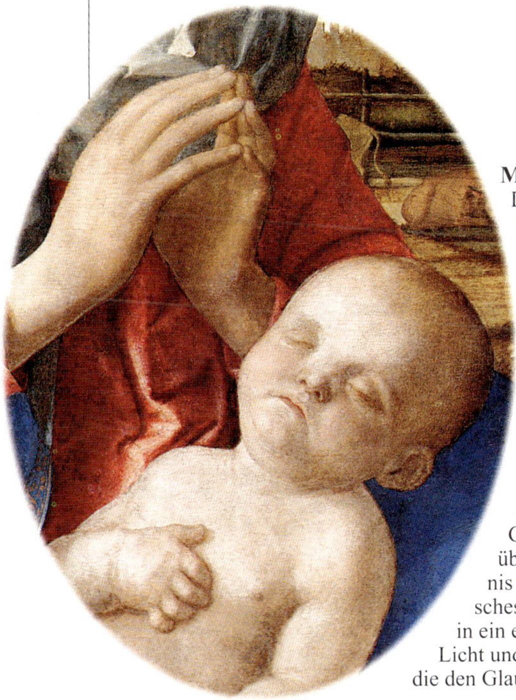

Mutter und Kind
Das Blau und Rot von Marias Gewand wirkt wie eine Steigerung der Farben aus der sie umgebenden materiellen Welt. Im Gegensatz zu den majestätisch thronenden Madonnen (man denke an Duccios *Maestà*, S. 42) sitzt sie entsprechend der Tradition des 14. Jh.s demütig auf dem nackten Boden. Doch ihre dreieckige Kontur erinnert an das Dreieck der Heiligen Dreifaltigkeit. Gleichwohl bleibt ihre Demut überzeugend. Hierin liegt Bellinis Größe: Er vereint Symbolisches und Wirkliches, taucht alles in ein einigendes – natürliches – Licht und erzeugt eine Realitätsebene, die den Glauben an Maria stärkt.

Die italienischen Stadtstaaten
Norditalien war während der Renaissance die wohlhabendste Region Europas. Um 1400 waren Genua und Venedig mit jeweils etwa 100 000 Einwohnern die Haupthandelszentren. Florenz galt mit 55 000 Einwohnern als Gewerbe- und Verkaufszentrum. Ein als ›campanilismo‹ (›Liebe zum Glockenturm‹) bekannter städtischer Stolz war charakteristisch für die Stadtbewohner Italiens.

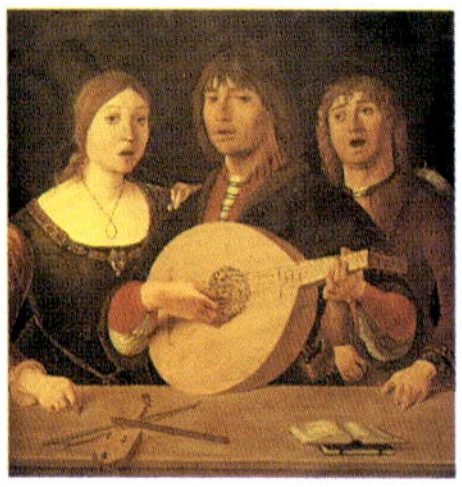

Musik der Renaissance
Dieses um 1500 datierte Gemälde von Lorenzo Costa zeigt einen Lautenspieler und einen Sänger, die eine ›frottola‹ vortragen, ein einfaches Lied für eine oder mehrere Stimmen mit instrumentaler Begleitung. Während des 16. Jh.s wurde dies die vorherrschende Form gehobener Musik. Die ›frottola‹ entwickelte sich später zum Madrigal.

Giovanni Bellini Werkauswahl
Pietà
(Mailand, Brera)
Heilige Allegorie
(Florenz, Uffizien)
Madonna mit Kind, Johannes dem Täufer und der hl. Katherina
(Venedig, Accademia)
Der Doge Leonardo Loredan
(London, National Gallery)
Madonna mit Kind
(Bergamo, Accademia Carrara)

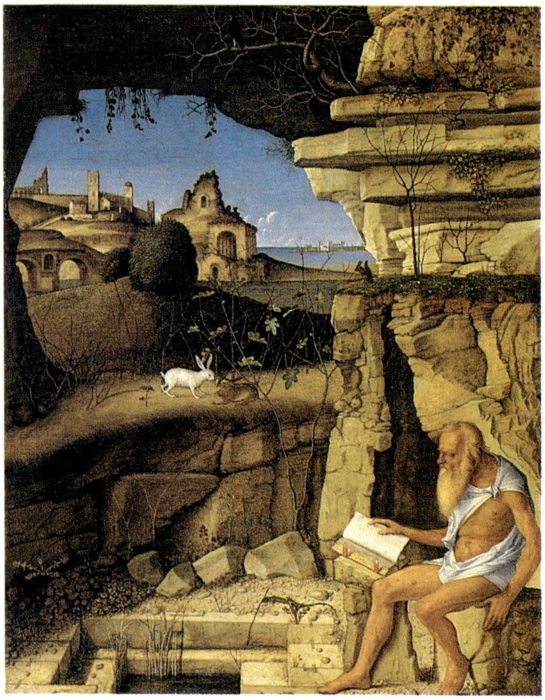

124 Giovanni Bellini, Der hl. Hieronymus in der Wüste, um 1480–90, 49 × 39 cm

Der hl. Hieronymus in der Wüste (124) überrascht den Betrachter durch die ›Nebenrolle‹, die Bellini seinem Hauptakteur zugewiesen hat: Nicht den großen Heiligen nehmen wir als erstes wahr, auch nicht den Löwen, der bequem in dessen Rücken liegt. Unser erster Blick fällt auf den wunderschönen weißen Hasen, der ebenso lässig an den Blättern knabbert, wie der Heilige sich seiner geistigen Nahrung, dem Buch, zuwendet. Wird der hl. Hieronymus, der namhafte Gelehrte, hier nur am Rande dargestellt, so erstrahlt das kleine Tier im winterlichen Sonnenlicht und bringt uns die Schönheit der Schöpfung mit ihren Felsen, Blättern, Seen und Steinen zu Bewußtsein.

Kein geringerer als Tizian (siehe S. 131) schuf von dem *Götterfest (125),* einem prächtigen Werk Bellinis, eine noch glanzvollere Version. Dennoch trägt sie den Stempel Bellinis: Alle Götter sind durch Attribute und Szenen aus ihren Legenden charakterisiert, und über allem liegt ein goldenes Licht von hoher klassischer Würde. Daß Bellini sich im Alter, nachdem er Giorgione und Tizian (die eine völlig neue Phase der Malerei einleiteten) den Weg geebnet hatte, wiederum von jüngeren Künstlern anregen ließ, seinen Stil entsprechend modifizierte und selbst achtzigjährig noch

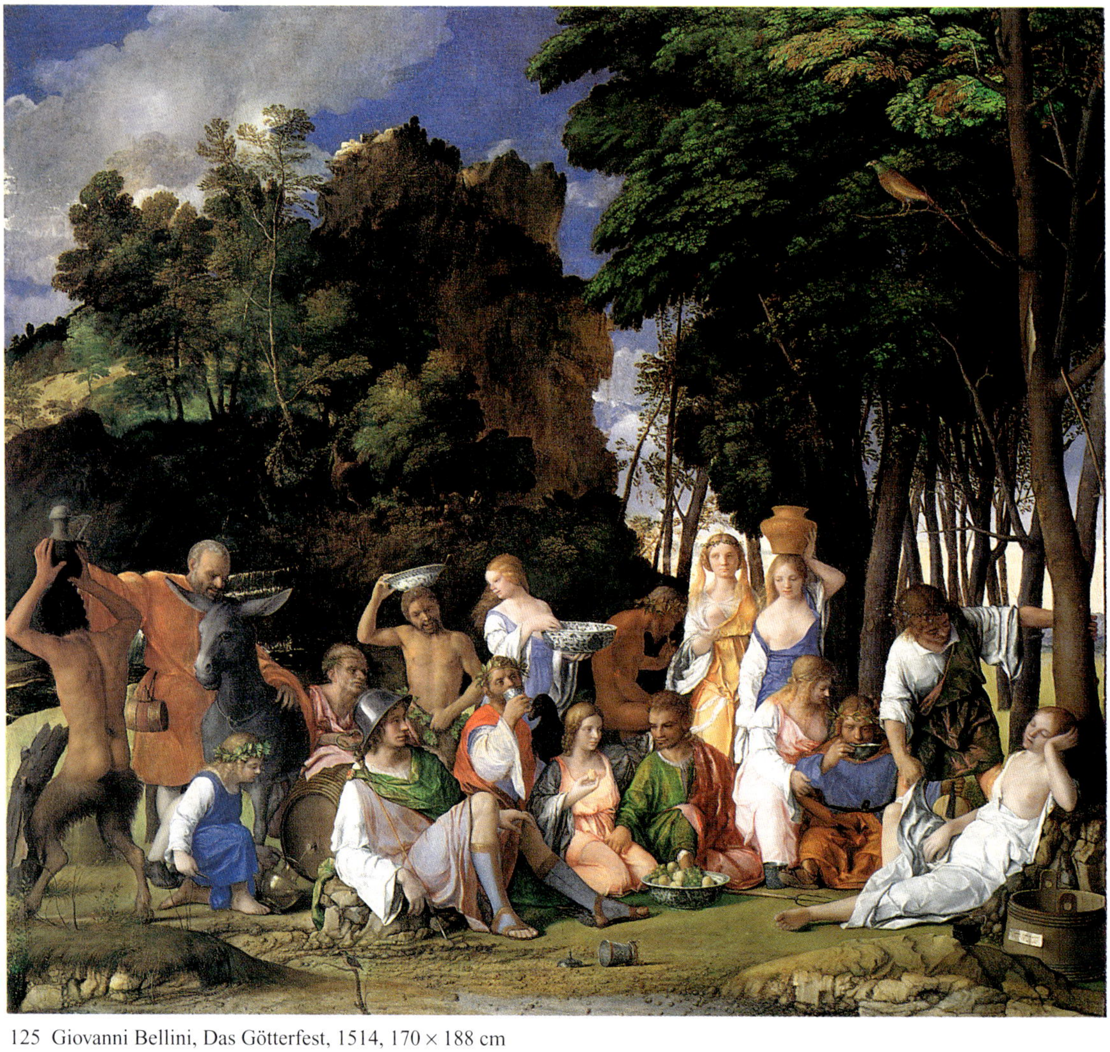

125 Giovanni Bellini, Das Götterfest, 1514, 170 × 188 cm

Meisterwerke schuf, kann als weiterer Beweis seiner künstlerischen Größe gelten.

Die Ölmalerei und der flämische Einfluß in Venedig

Wenn Bellini schließlich Mantegnas Einfluß hinter sich ließ, so gab es andere, vielleicht weniger bedeutende Künstler, die sich auf ihrem Wege an ihm orientierten, eigene Gipfel erklommen und dort verweilten.

Der sizilianische Künstler Antonello da Messina (um 1430–79) ist eine recht verblüffende Figur, zumal Vasari ihn fälschlicherweise nur dafür würdigte, daß er die von van Eyck verwandte Ölfarbe in Italien bekannt machte (siehe S. 64). Antonello ist der erste bedeutende Künstler Süditaliens, der allerdings zu keiner süditalienischen Schule gehörte, sondern statt dessen vom Ausland, von der flämischen Kunst, beeinflußt wurde.

Mit seinen deutlichen Anleihen bei der flämischen Kunst wird Antonello zum wichtigen Bindeglied zwischen Italien und den Niederlanden. Sein Besuch in Venedig im Jahr 1475, wo er mit Giovanni Bellini in Kontakt kam, sollte für die Geschichte der venezianischen Malerei eine große Rolle spielen.

Ob nun Antonello die Ölmaltechniken erst nach Venedig gebracht hat, nachdem sie bereits von den flämischen Künstlern perfektioniert worden waren, oder ob er sich sein Detailwissen über dieses Medium in Neapel angeeignet hatte (wo er vermutlich bei einem flämisch beeinflußten Lehrer in die Schule gegangen war) und dann auf Künstler wirkte, die bereits mit Ölfarben experimentierten, ist eigentlich nicht wichtig. Was zählt, ist das Ergebnis: Die Ölmalerei wurde in Italien ausschließlich von venezianischen Künstlern auf den Weg gebracht, erst dann verbreitete sie sich in anderen Kunstzentren.

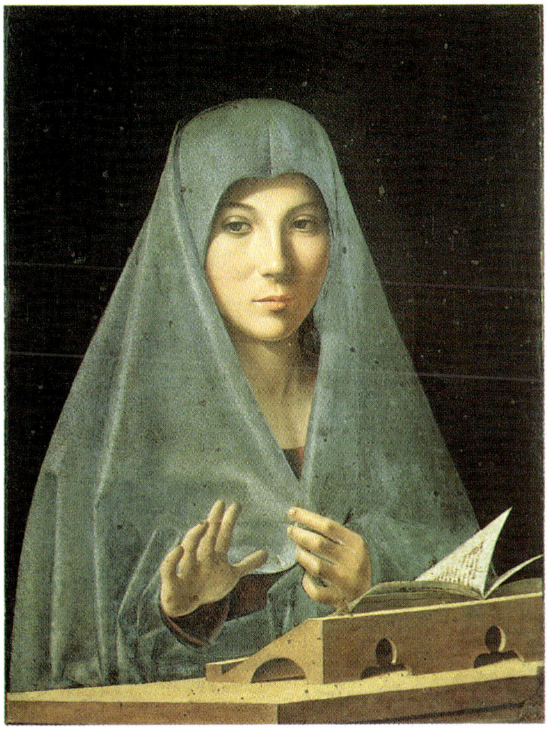

127 Antonello da Messina, Maria der Verkündigung, um 1465, 45 × 34 cm

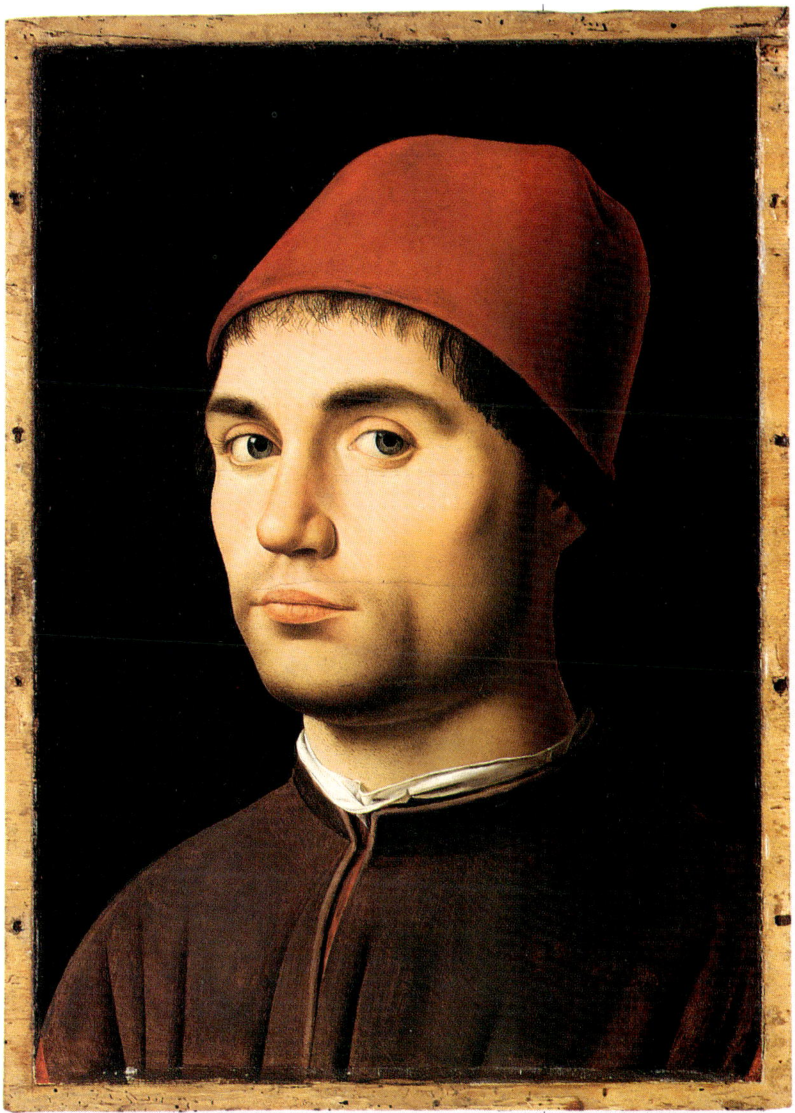

126 Antonello da Messina, Bildnis eines jungen Mannes, um 1465, 35 × 25 cm

Antonello selbst bedarf solcher Verdienste nicht. Am Beispiel von Piero della Francesca (siehe S. 100) und besonders von Mantegna erkannte er die Bedeutung optischer Wahrhaftigkeit. Seine Formen sind extrem klar konturiert, und in der absoluten Detailtreue spürt man den flämischen Einfluß. Seine Bildgegenstände sind in ein äußerst romantisches Licht getaucht.

Das *Bildnis eines jungen Mannes (126)* scheint ungeachtet der etwas grobknochigen Züge von innen erleuchtet. In der großartigen *Maria der Verkündigung (127)* zeigt sich Antonellos einzigartige Kunst der Beschränkung in ihrer ganzen gesteigerten Ausdruckskraft. Er wählt nicht die traditionelle Bildform mit dem Engel, sondern zeigt allein die in sich gekehrte Maria, deren Andacht unterbrochen wurde.

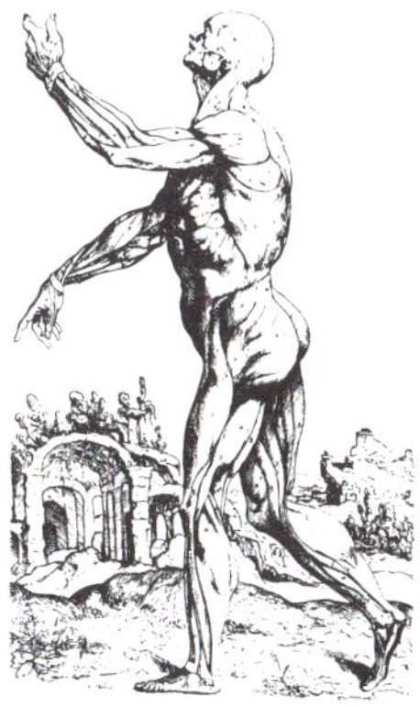

Moderne Anatomie

Der flämische Professor Andreas Vesalius (1514–64) ist der Verfasser von »De Humani Corporis Fabrica«, dem ersten Standardwerk moderner Anatomie. Die Illustrationen zu dem Buch entstanden angeblich in Tizians Werkstatt in Venedig.

Zeitgenössische Künste

1437
entwickelt der englische Musiker John Dunstable den musikalischen Kontrapunkt.

1450
wird die Vatikanische Bibliothek gegründet.

1459
wird die Platonische Akademie in Florenz gegründet.

1461
beginnen die Bauarbeiten am Palazzo Pitti in Florenz.

1484
werden Ficinos Übersetzungen der Schriften Platos veröffentlicht.

1495
gründet Aldus Manutius in Venedig die Aldinische Druckerei.

Die Faszination der Äußerlichkeit

Auch Carlo Crivelli (um 1430–um 1495) gehört einer venezianischen Künstlerfamilie an. Wie Antonello da Messina erarbeitet er sich einen scharf ausgeprägten, unverwechselbaren Stil, der Elemente von Mantegna mit einer manieriert gekräuselten Linienführung verbindet. ›Modisch‹ ist das Wort, das einem hier sofort einfällt.

Crivellis Werk offenbart die Hinwendung zu einer Welt des Scheins, zu der perfekten Abbildhaftigkeit der Dinge, aber nie zu der geistigen Substanz des Dargestellten, was angesichts der ausschließlich religiösen Thematik verwundert.

Crivelli brilliert geradezu in der Schilderung der Stofflichkeit der Dinge: Er bezaubert den Betrachter mit der Rundung einer Frucht oder dem schweren Faltenwurf eines Damastrockes und bezieht ihn so in seine Freude an prächtigen Gegenständen ein. Versucht er sich an gefühlsbetonten Themen, so mag uns vielleicht eine gewisse Verlegenheit überkommen. Auf seinem ureigensten Gebiet ist er jedoch exzellent. Seine *Thronende Madonna mit Kind und Stifter (128)* strahlt soviel Eleganz und Persönlichkeit aus (man achte auch auf die drachenartigen Armlehnen des Throns: das Böse muß sich der Religion unterwerfen), daß wir den kleinen knienden Stifter fast übersehen. Ihm gilt das eigentliche Interesse des Künstlers, das nicht auf Heiligkeit und Anbetung gerichtet ist, sondern auf das Wechselspiel der Formen.

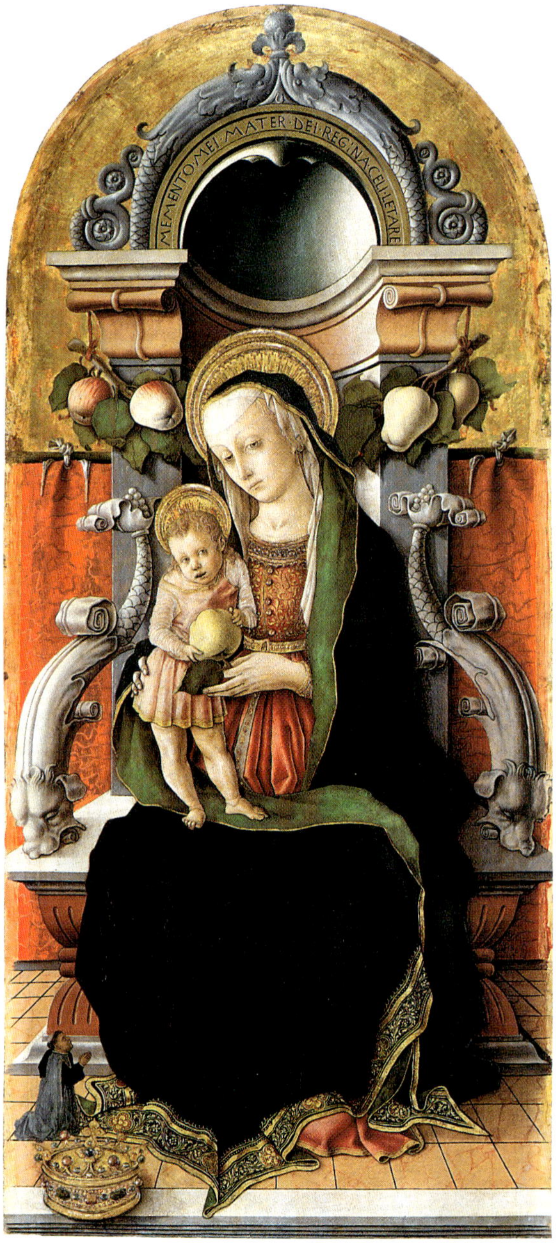

128 Carlo Crivelli, Thronende Madonna mit Kind und Stifter, um 1470, 130 × 55 cm

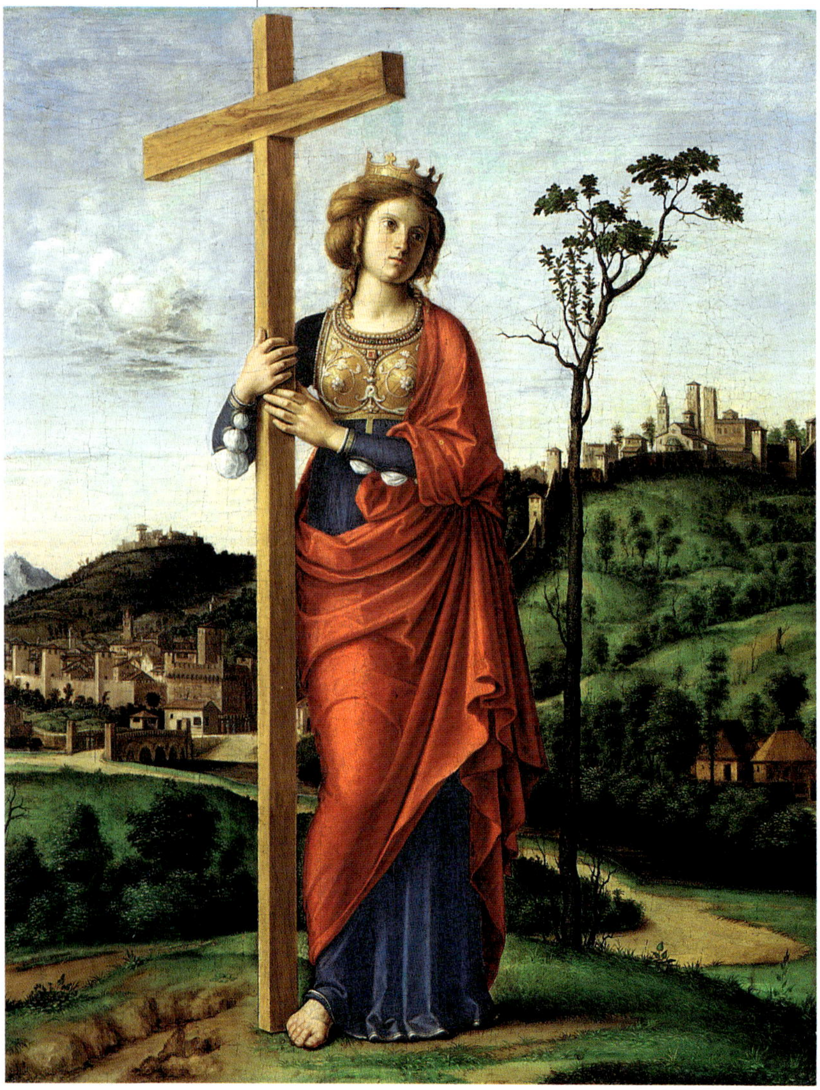

129 Cima da Conegliano, Die hl. Helena, um 1495, 40 × 32,5 cm

Cima da Conegliano (Giovanni Battista Cima, um 1459–1517/18) verbrachte sein ganzes Leben in der Umgebung Venedigs, in der kleinen Provinzstadt Conegliano (von der sein Name abgeleitet ist). Am stärksten beeinflußt hatte ihn Mantegna, obwohl seine frühen Werke auch den Stempel Giovanni Bellinis tragen. Cima zählt nicht zu den großen Malern, und er entwickelte sich künstlerisch im Laufe seines Lebens auch nur wenig weiter. Allerdings besaß er eine spontane Naivität, ein Gespür für Schickliches und außerdem ein reiches technisches Repertoire, was sein Werk so ansprechend machte. *Die hl. Helena (129)* macht seine Kunstauffassung deutlich. Zwischen dem schlanken Kreuz und einem schlanken Lebensbaum wirkt sie groß und stattlich und steht beherrschend vor den grünen Hügeln im Hintergrund. Diese werden von kleinen Städten bekrönt, und wir spüren, daß die Entdeckung des Kreuzes (siehe Randleiste S. 102) das Leben der Bürger verändert hat. Deshalb ist Helena nicht zufällig so dominant. Ihre Statur ist für das Bild von ebensolcher Bedeutung wie ihre königliche Haltung und ihre strenge Selbstbeherrschung.

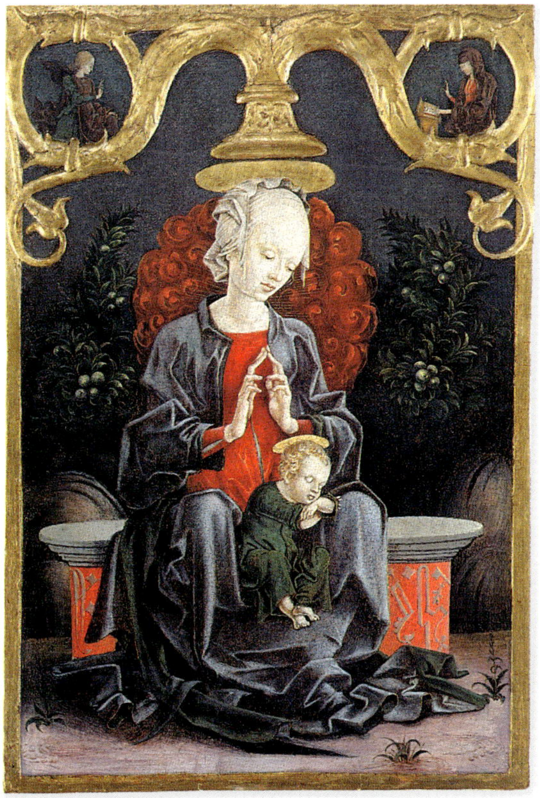

130 Cosimo Tura, Madonna mit Kind in einem Garten, um 1455, 53 × 37 cm

Die Schule von Ferrara

Tura und Cossa, Künstler aus dem unabhängigen Stadtstaat Ferrara (siehe Randleiste S. 115), waren ebenfalls Zeitgenossen und Bewunderer Mantegnas. Cosimo Tura (um 1430–95) war vielleicht der bedeutendere von beiden. Wie Crivelli geht auch er nur selten in die Tiefe, bietet uns aber eine durchgängig sehr exakt bearbeitete und geschönte Oberfläche mit einem ähnlich metallischen Ton. Geist und Zartheit sprechen aus dem Gemälde *Madonna mit Kind in einem Garten (130)*, das sich durch eine vorzügliche Gestaltung und gewagte Farbkontraste auszeichnet. Die Jungfrau spitzt ihre langen, schmalen Finger über dem entspannt zwischen ihren Knien eingeschlafenen Kind, als wolle sie ihm einen behüteten Raum schaffen, während sich hinter ihr rosenähnliche Arabesken wie zu einem weichen Kissen ranken. Man spürt das Anlehnungsbedürfnis dieser beiden zarten Gottesgeschöpfe: Der nachtschwarze Hintergrund, erhellt nur von wenigen Lichtreflexen auf Früchten und Blättern, wirkt bedrohlich.

An die Stelle dieser geheimnisvollen Dunkelheit tritt bei Francesco del Cossa (um 1435–77) glänzendes Licht. Zwar war auch Cossa Ferrareser, doch gehört seine zugleich lebendige und verklärte *Hl. Lucia (131)* zur Florentiner Tradition. An ihr erkennen wir die klar definierten Konturen Mantegnas und etwas von dem eigentümlich Metallischen, das die Werke seines Zeitgenossen Tura auszeichnet, hier jedoch durch die Verwendung der sanfter leuchtenden Ölfarben gemildert ist.

Cossas hl. Lucia wirkt so monumental und in ihrer goldenen Atmosphäre gleichzeitig so leicht und licht, daß man erst nach einiger Zeit in dem vermeintlichen Blütenzweig in ihrer Hand zwei Augen erkennt: Man glaubte fälschlicherweise, daß der Heiligen bei der Folter die Augen herausgerissen worden seien (siehe Randleiste rechts).

Die hl. Lucia

Die frühchristliche italienische Märtyrerin soll viele Folterungen überlebt haben. Man versuchte sie zu verbrennen, riß ihr die Zähne aus und schnitt ihr die Brüste ab, bis man ihr schließlich mit einem Dolch den Hals durchschnitt. Eine Legende berichtet, sie sei gestorben, weil man ihr die Augen herausgerissen habe. Die ihr als Attribut beigegebenen Augen – der Name Lucia bedeutet ›Licht‹ – führten zu dieser Fehlinterpretation.

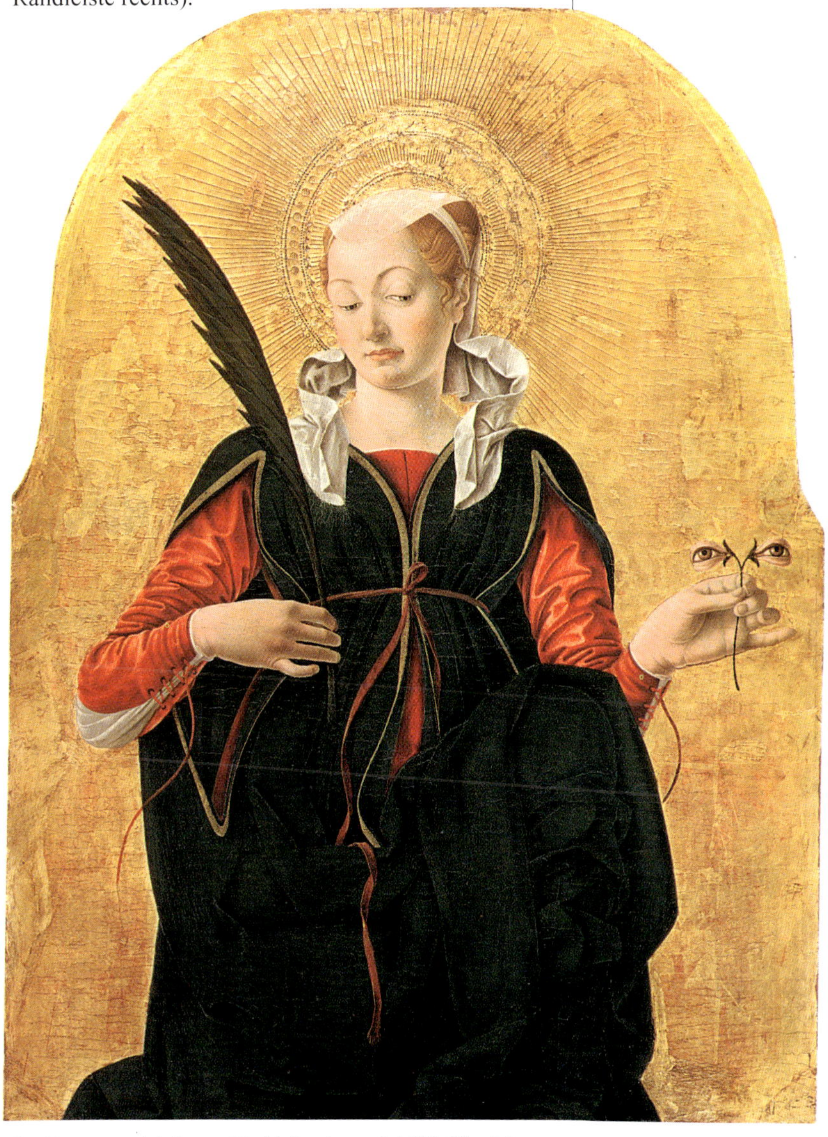

131 Francesco del Cossa, Die hl. Lucia, nach 1470, 79 × 56 cm

Die Geschichte von Hasdrubals Frau

Hasdrubal war ein karthagischer Feldherr, der im 2. Jh. v. Chr. gegen die Römer kämpfte. 146 v. Chr. ergab er sich Scipio. Seine Frau soll sich seiner Feigheit so sehr geschämt haben, daß sie sich und ihre Kinder in das Feuer beim Tempel stürzte, in dem sie Schutz gesucht hatten.

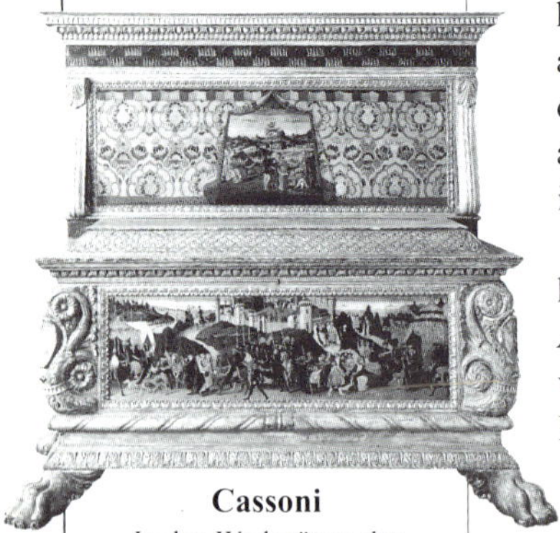

Cassoni

In den Werkstätten der Renaissancemaler entstanden nicht nur Bilder und Altartafeln, sondern auch Platten, Truhen (cassoni), Betten und Wappenschilde. Die ›cassoni‹ waren geschnitzte und bemalte Intarsientruhen, in denen Leinen, Kleider und Haushaltsgeräte gelagert wurden. Bräute benutzten die oftmals mit Bildgeschichten und Familienwappen verzierten ›cassoni‹ häufig zur Aufbewahrung ihrer Aussteuer.

Die Flucht nach Ägypten

Nachdem Joseph im Traum gewarnt worden war, daß Herodes das Jesuskind ermorden wolle, floh er mit Maria und dem Kind nach Ägypten. Die Geschichte ihrer Flucht war in der Kunst der Renaissance ein beliebtes Thema und wurde oft mit wachenden Engeln und einer dramatischen Abendlandschaft ausgeschmückt.

Der letzte große Künstler aus Ferrara, Ercole de' Roberti (um 1450/56–1496), behielt die Nüchternheit und klassische Strenge Mantegnas, Turas und Cossas bei. *Hasdrubals Frau und ihre Kinder (132)* mag vielleicht ungewöhnlich erscheinen, doch die Angst der sich wehrenden Kinder spricht für sich.

Carpaccio erzählt Geschichten

Obwohl Vittorio Carpaccio (um 1460–1526) Venezianer war, stand er deutlich unter dem Einfluß der Schule von Ferrara und auch Gentiles, des Bruders von Giovanni Bellini. Vermutlich war Carpaccio bei Jacopo, dem Vater der Brüder Bellini, in die Lehre gegangen und auch Gehilfe Giovannis gewesen. Besonders charakteristisch für ihn ist seine Kunst des Geschichtenerzählens, die er meisterhaft beherrscht. Seine Aufmerksamkeit für Details mag an die Naivität mittelalterlicher Künstler erinnern, doch ist er ein äußerst geschickter Maler, der anekdotische Züge amüsant um ihrer selbst willen in seine Bilder einbaut.

Carpaccio kann aber auch über das Pittoreske hinauswachsen. Die Darsteller der *Flucht nach Ägypten (133)* scheinen auf den ersten Blick dem vollen Ernst der Lage keineswegs angemessen: Maria ist äußerst kostbar gekleidet und hat offensichtlich aus einem ihrer rosaroten Seidentücher eine Tunika für Joseph drapiert. Doch macht der Handlungsrahmen die Ungerührtheit schnell vergessen. Beim Anblick des wirklichkeitsgetreu nachempfundenen Sonnenuntergangs verstehen wir, warum Carpaccio als großer Künstler gilt. Er zeigt uns eine in Licht getauchte unauffällige Stadt an einem See und ihre Umgebung – nicht imposant, sondern undramatisch und dennoch völlig zufriedenstellend und überzeugend.

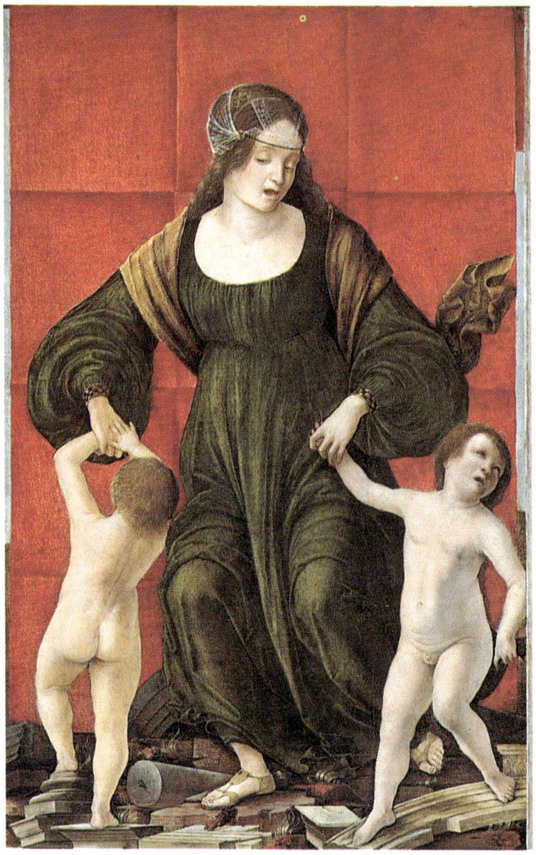

132 Ercole de' Roberti, Hasdrubals Frau und ihre Kinder, um 1480–90, 47 × 30,5 cm

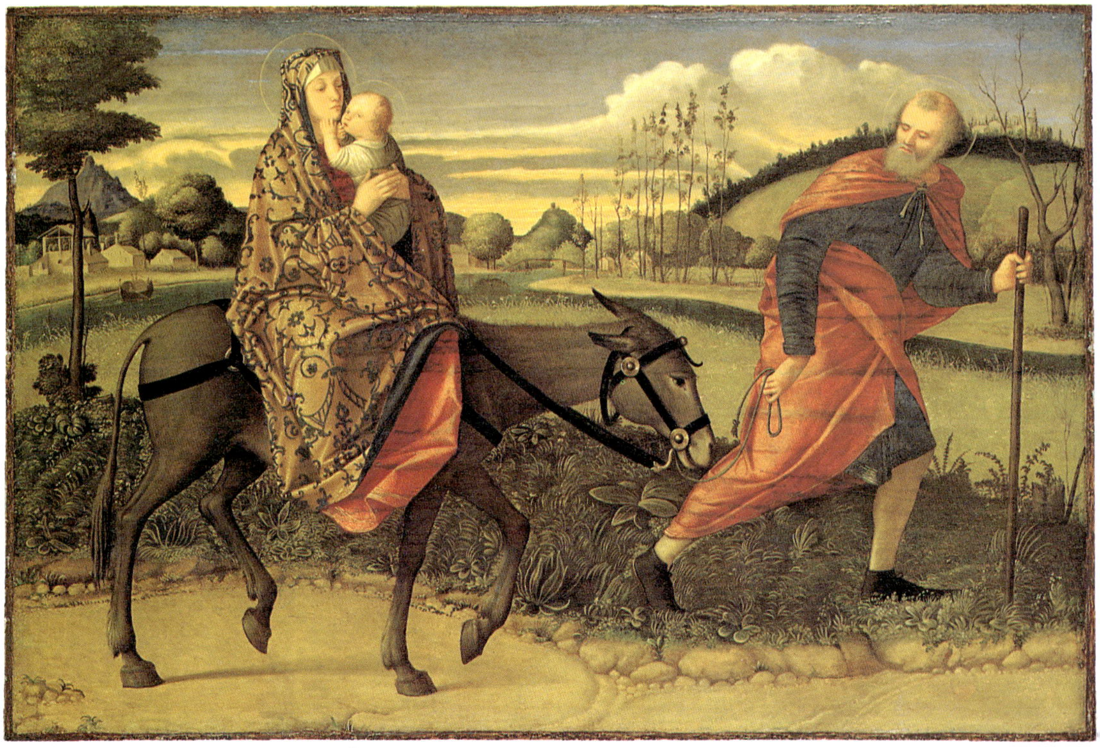

133 Vittore Carpaccio, Die Flucht nach Ägypten, um 1500, 72 × 112 cm

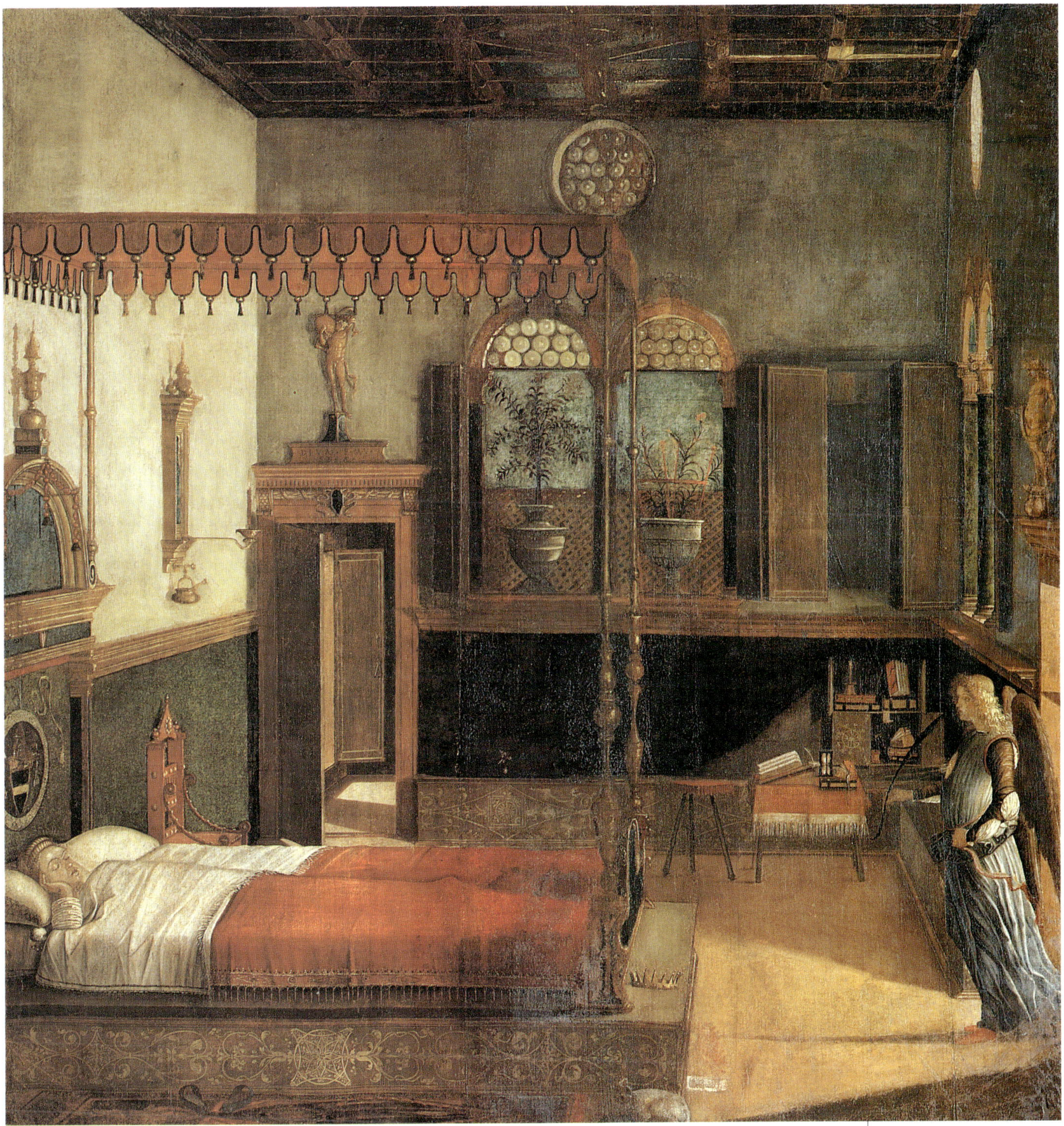

134 Vittore Carpaccio, Der Traum der hl. Ursula, 1494, 275 × 265 cm

Seinen Legendenzyklen verleiht Carpaccio eine bewußt gotisierende Atmosphäre, wie etwa der *Traum der hl. Ursula (134)* erkennen läßt. Das Bild gehört zu einer Reihe von Gemälden, die Carpaccio für die Sankt-Ursula-Bruderschaft schuf. Ursula war eine britannische Prinzessin, die eine Pilgerfahrt mit 11 000 zum Christentum bekehrten Jungfrauen nach Rom anführte. Auf dem Rückweg werden alle in Köln von den Hunnen niedergemetzelt. Noch liegt Ursula jedoch daheim in ihrem Bett (das nebenbei sehr kunstvoll gearbeitet ist), und im Traum erscheint ihr der Engel mit dem Palmzweig und kündet ihr das bevorstehende Martyrium an. Carpaccios akribische Abbildung der Einrichtung ermöglicht Historikern einen Einblick in die Lebensumstände im Venedig des 15. Jh.s. Diese gewissenhafte Darstellung der sichtbaren, aus vielen kleinen Dingen liebevoll zusammengesetzten Welt taucht im 18. Jh. in den Arbeiten des venezianischen Malers Canaletto wieder auf (siehe S. 234).

Ferrara

Im Zeitalter der Renaissance entwickelte sich Ferrara zu einem lebhaften Zentrum der Künste. Der Hof der Este protegierte Künstler aus ganz Italien. Im 15. Jh. entstanden beeindruckende Profanbauten, darunter der Palazzo dei Diamanti.

DIE HOCHRENAISSANCE

Renaissance bedeutet ›Wiedergeburt‹, und es ist naheliegend, daß sie sich zwangsläufig weiterentwickeln mußte. Wenn einmal etwas entstanden ist, so beginnt es zu wachsen, und die Malerei, die zur Hochrenaissance ausreifte, macht da keine Ausnahme. Jetzt treffen wir einige der bedeutendsten Künstler, die es je gab: die großen Florentiner Leonardo da Vinci und Michelangelo, den Umbrier Raffael und die Venezianer Tizian, Tintoretto und Veronese.

In ihren Anfängen sind die Laufbahnen der vier Meister der Hochrenaissance – Leonardo, Michelangelo, Raffael und Tizian – vergleichbar: Jeder begann als Lehrling eines Malers, der bereits einen guten Ruf genoß, folgte zunächst der Malweise seines Meisters und entwickelte dann einen eigenen Stil.

Der erste von ihnen, Leonardo da Vinci (1452–1519), war der ältere der beiden Florentiner Meister. Er ging

Sfumato

Dieser von dem italienischen Wort ›fumo‹ (Rauch) abgeleitete Begriff wird vor allem für Leonardos Werk verwandt. Er bezeichnet einen fließenden, kaum wahrnehmbaren Übergang zwischen verschiedenfarbigen Flächen. Die Fähigkeit, scharfe Konturen unmerklich zu verschleiern, galt besonders in der Porträtmalerei als Qualitätsmerkmal.

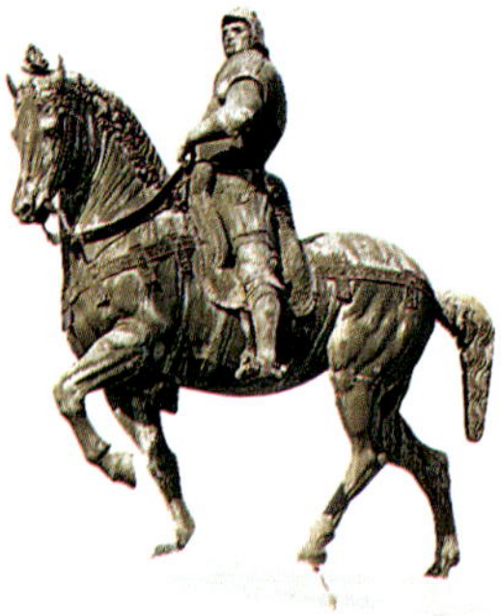

Reiterdenkmal

Um 1481–96 schuf Verrocchio dieses Denkmal des Bartolommeo Colleoni. In der Renaissance waren Reiterbildnisse ein beliebtes Herrschaftssymbol. Diese Popularität geht auf den Einfluß der antiken Statue des Kaisers Marc Aurel zurück, die in Rom auf dem Kapitol stand. Sowohl Donatello als auch Verrocchio schufen Werke zum Gedenken an Heerführer der Renaissance.

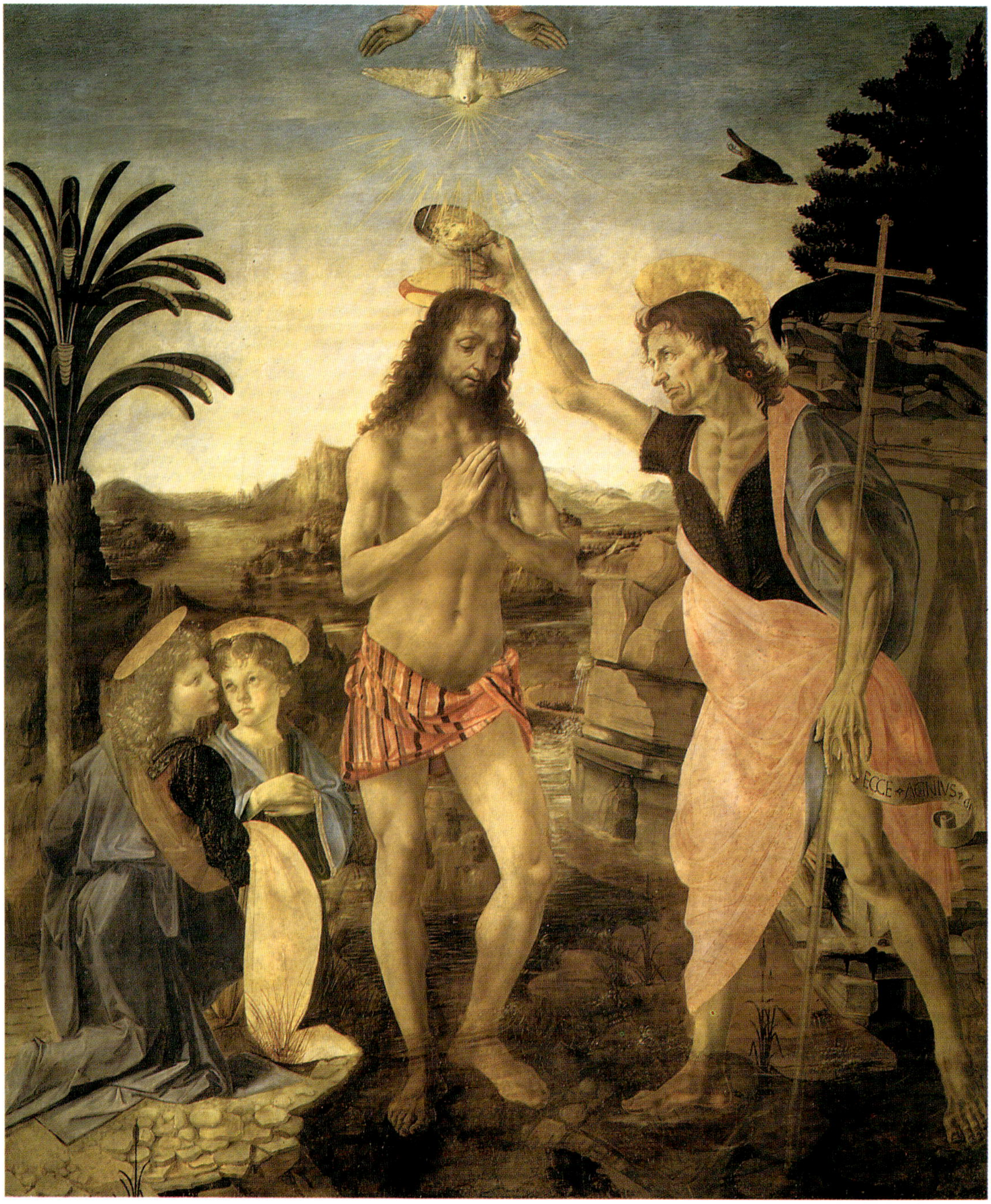

135 Andrea del Verrocchio, Die Taufe Christi, um 1470, 180 × 152 cm

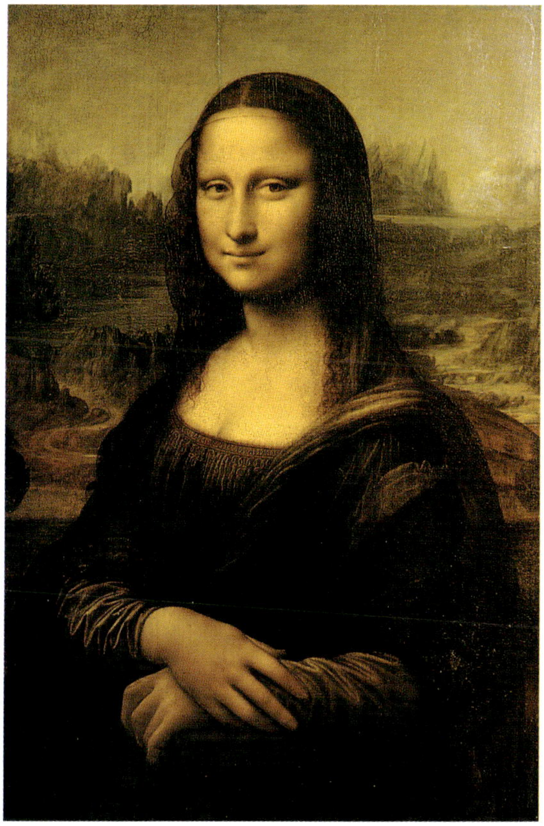

136 Leonardo da Vinci, Mona Lisa, 1503, 77 × 53 cm

bei Andrea del Verrocchio (1435–88), einem engagierten Maler, der vor allem als Bildhauer zu Ruhm gelangt war (siehe Randleiste links), in die Lehre. Verrocchio übte auch auf das frühe Werk Michelangelos (siehe S. 120) einen beträchtlichen Einfluß aus. Das bekannteste Gemälde Verrocchios ist die berühmte *Taufe Christi (135)*, berühmt deshalb, weil der junge Leonardo den verträumt romantischen Engel ganz links gemalt haben soll, der im Vergleich mit dem direkt neben ihm knienden Engel seines Meisters äußerst positiv abschneidet.

Das Universalgenie

Es gibt wohl keinen Künstler, der dieses Prädikat mehr verdient hätte als Leonardo. Er war der uneheliche Sohn eines Notars in der kleinen Stadt Vinci in der Toskana, wurde aber von seinem Vater legitimiert, der auch seine Ausbildung finanzierte. Man mag sich fragen, ob die geistige Unabhängigkeit Leonardos nicht vielleicht eine Folge seines unklaren Status im Kindesalter war. Zweifelsfrei ein Universalgenie, besaß er fast zu viele Begabungen und war zudem ein außerordentlich schöner Mann mit einer herrlichen Singstimme, stattlich gebaut, ein exzellenter Mathematiker, ein furchtloser Wissenschaftler … die Aufzählung könnte endlos fortgesetzt werden. Es lag wohl an dieser überreichen Vielfalt von Talenten, daß er seine künstlerische Arbeit auf die leichte Schulter nahm, selten ein Bild vollendete und manchmal vorschnelle technische Experimente machte. So ist z. B. das *Letzte Abendmahl* im Speisesaal des Mailänder Klosters Santa Maria delle Grazie heute fast verloschen, da die innovativen Techniken zur Vorbereitung von Fresken zu unausgereift waren.

Dennoch sind die von ihm erhaltenen Werke die poetischsten Bilder, die je geschaffen wurden. Die *Mona Lisa (136)* hat nur einen Nachteil, für den sie im übrigen nichts kann: Sie ist zu berühmt. Man kann sie nur hinter einer dicken Glasscheibe sehen, im dichten Gedränge ehrfürchtig staunender Touristen. Obwohl sie heute fast allgegenwärtig ist, bleibt ihre magische Ausstrahlung davon unberührt und spottet dem zutiefst menschlichen Drang, alles verstehen zu wollen. Doch angesichts der Mona Lisa bleiben wir stumm.

Allen drei Frauenbildnissen von Leonardo ist eine geheimnisvolle Versunkenheit gemein. Am reizvollsten zeigt sich diese Eigenschaft bei der *Cecilia Gallarani (137)*, am rätselhaftesten bei der *Mona Lisa* und am herausforderndsten bei der *Ginevra de' Benci (138)*. Die *Mona Lisa* objektiv zu betrachten, ist

»Oberstes Ziel eines Malers ist es, eine flache Ebene wie einen reliefartigen, aus dieser Fläche heraustretenden Körper aussehen zu lassen.«

Leonardo da Vinci

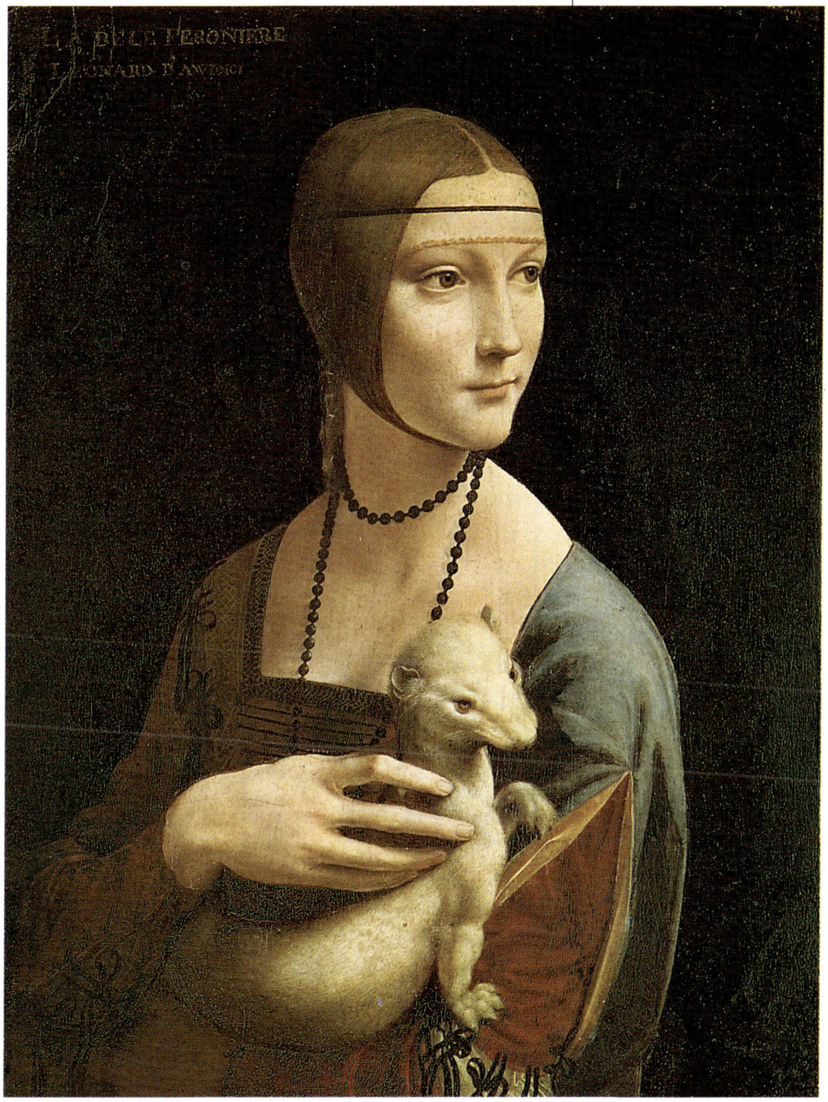

137 Leonardo da Vinci, Cecilia Gallarani, um 1485, 54 × 39 cm

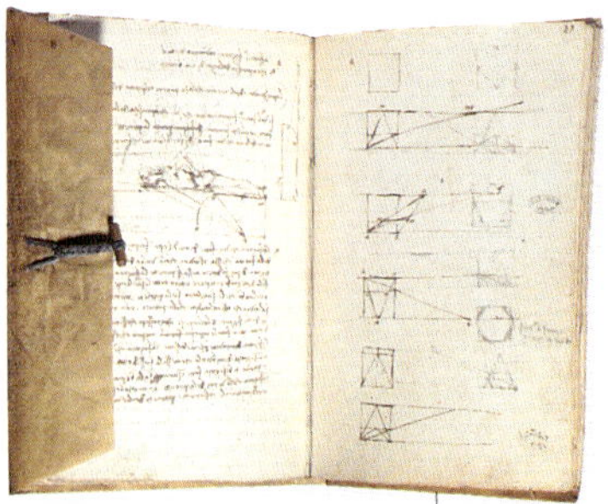

Leonardos Theorien
Zwischen 1473 und 1518 verfaßte Leonardo eine Reihe von Schriften, die dann zum »Trattato della pittura« (Abhandlung über die Malerei) zusammengefaßt wurden. Ein Teil daraus, den er 1492 schrieb, ist der linearen Perspektive gewidmet. Die oben abgebildete Seite zeigt seine Technik zur Übertragung einer Figur auf die gebauchten Flächen eines Gewölbes. Diese Technik war Vorbild für einen später entstandenen Bildtyp, der als ›trompe l'œil‹ (Augentäuschung) bezeichnet wird.

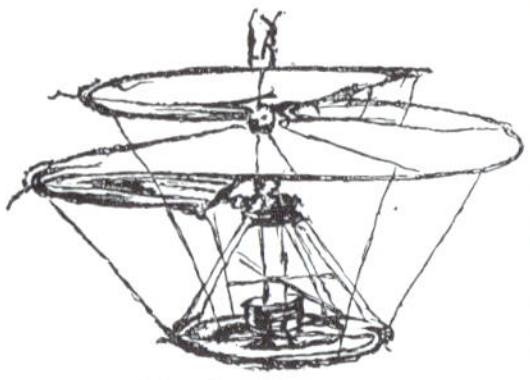

Erfindungen
Leonardos Skizzen zeugen von seinem grenzenlosen Forschergeist. Neben anatomischen Studien und Karikaturen fertigte er zahlreiche Zeichnungen an, auf denen unterschiedliche Erfindungen mechanischer Objekte wie Kriegsmaschinen, Wassermühlen, Spinnmaschinen, Panzerwagen und sogar Hubschrauber (siehe oben) abgebildet sind.

schwierig, vermutlich stellt man zu viele Erwartungen an sie. Vielleicht kann man ein weniger berühmtes Porträt, das der Ginevra de' Benci, unvoreingenommener anschauen. Sie besitzt jene reine, beinahe überirdische Schönheit, die das Wesen der Kunst Leonardos ausmacht.

Die verborgene Identität

Ginevra de' Benci lächelt nicht. Ernst, fast schmollend schaut die junge Frau an uns vorbei. Ihr Mund ist sichtlich verstimmt zu einer eigensinnigen Linie verzogen, ihr stolzer, vollkommener Kopf sitzt selbstbewußt auf dem unbeugsamen, säulenartigen Hals, und ihre Augen scheinen sich zu verengen, weil sie den Maler und seine Kunst ertragen muß. Kindlich zarte Ringellöckchen, die so gar nicht zu dem spröden Gesichtsausdruck passen wollen, fallen in Kaskaden von der breiten, schimmernden Stirn (übrigens die Stirn einer der begabtesten Intellektuellen ihrer Zeit). Die gleiche feine Pinselführung definiert die dünnen in ihrer stacheligen Struktur kontrastierenden Nadeln des Wacholderstrauches.

Das einsame Gewässer, der Dunst, die dunklen Bäume und die schimmernden Reflexe auf der reglosen Wasseroberfläche, all dies umgibt die Porträtierte und hebt sie hervor. Sie ist voller Leben, aber absolut unnahbar. Hingerissen von ihrer vollkommenen Gestalt, beobachtet Leonardo und zeigt uns den spinnwebfeinen Schleier über ihrem Dekolleté und den zart geröteten Hals. Ihr Wesen verbirgt sie; was der Künstler uns offenbart, ist eben dieses Verbergenwollen, eine Selbstversunkenheit, die den äußeren Glanz zurückläßt.

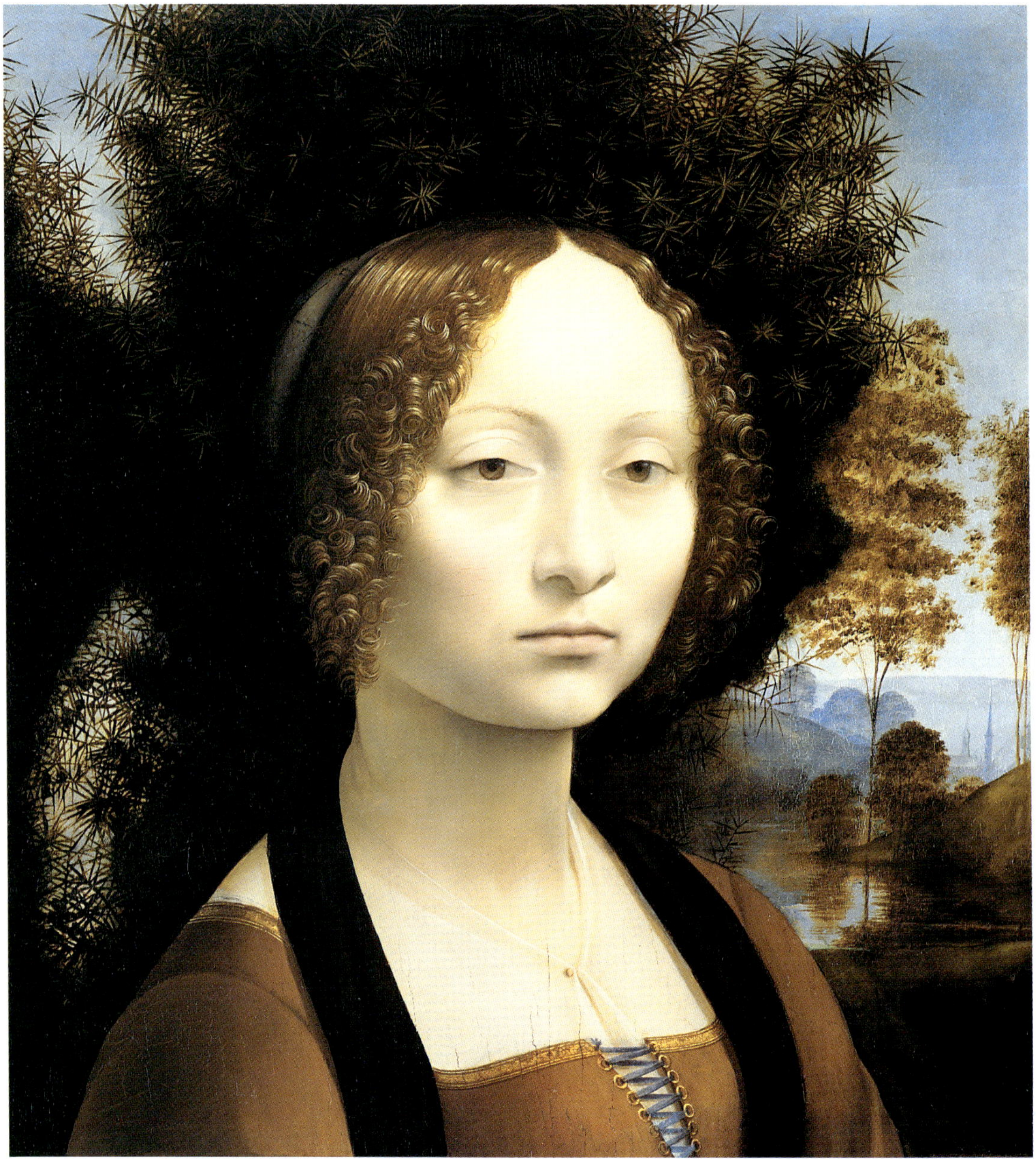

138 Leonardo da Vinci, Ginevra de' Benci, um 1474, 39 × 37 cm

GINEVRA DE' BENCI

Vasari (siehe Randleiste S. 98) beschrieb Leonardos vorzügliches Porträt der Ginevra de' Benci als »schönes Ding«. Ursprünglich war es größer, wurde aber wegen einer Beschädigung beschnitten. Die Rückseite des Gemäldes schmückt ein Kranz aus Lorbeer und Palmen, der einen Wacholderzweig einrahmt. Ein Schriftband trägt die Aufschrift: »Sie ziert ihre Schönheit mit Tugend.«

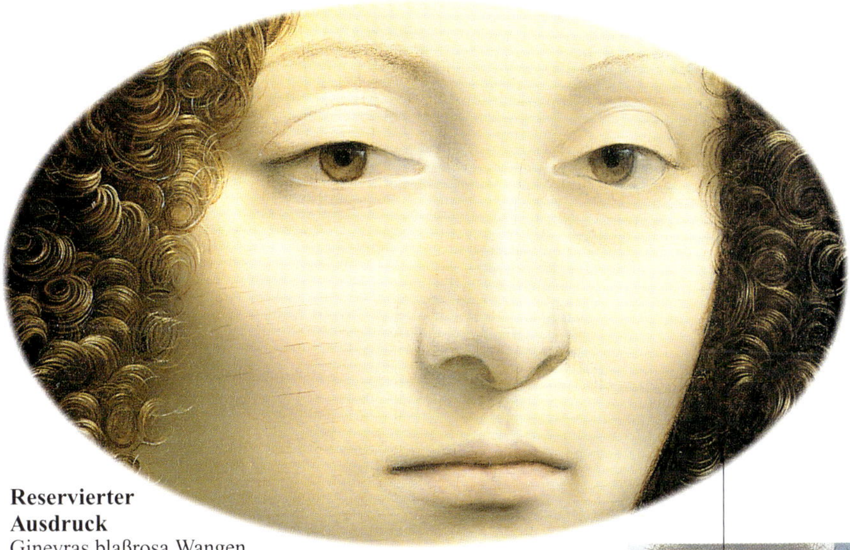

Reservierter Ausdruck
Ginevras blaßrosa Wangen und Lippen sind äußerst zart und zurückhaltend gemalt. Der Effekt ist so subtil und kühl, daß er auf bewundernswerte Weise innere Zurückhaltung und strenge Gefühlskontrolle verrät. Die halbgeschlossenen Lider werfen Schatten auf die Iris der Augen, wobei mit den kaum sichtbaren Lichtreflexen in ihren Augen die Kommunikation erschwert wird. Ihr Blick geht über unsere Schultern hinweg.

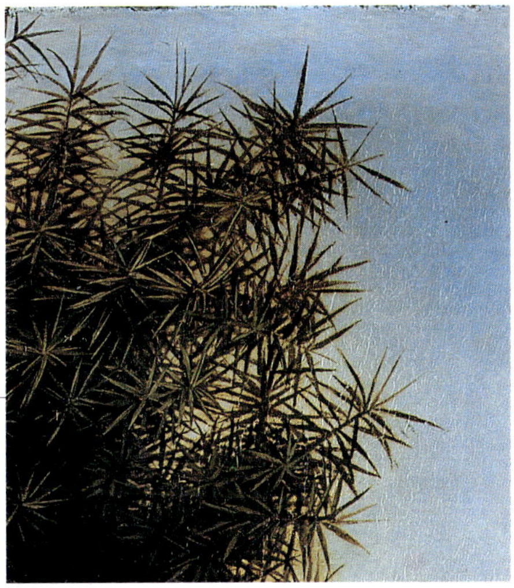

Die Wacholderblätter
Der Name der jungen Frau, Ginevra, bezieht sich auf das italienische Wort ›ginepro‹, das Wacholder bedeutet. Deshalb hat Leonardo ihre blasse, marmorhafte Schönheit gegen die dunklen, widerborstigen Blätter des Wacholderstrauches gesetzt. Man kann sich gut vorstellen, daß auch sie etwas Widerspenstiges an sich hat. Außerdem ruft diese Kulisse Erinnerungen an den bitteren Geschmack des Wacholderschnapses wach, der aus den Beeren bereitet wird.

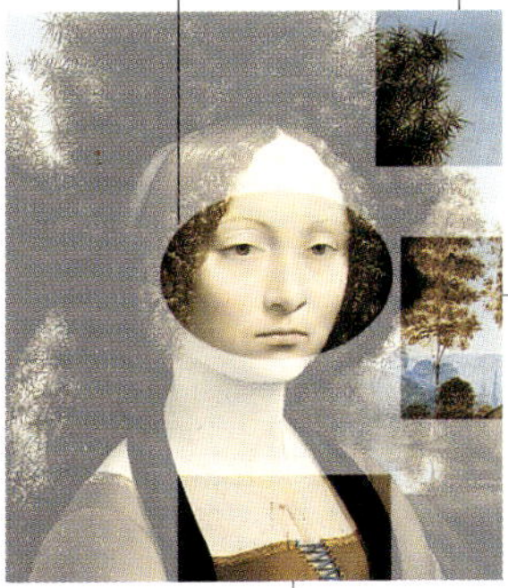

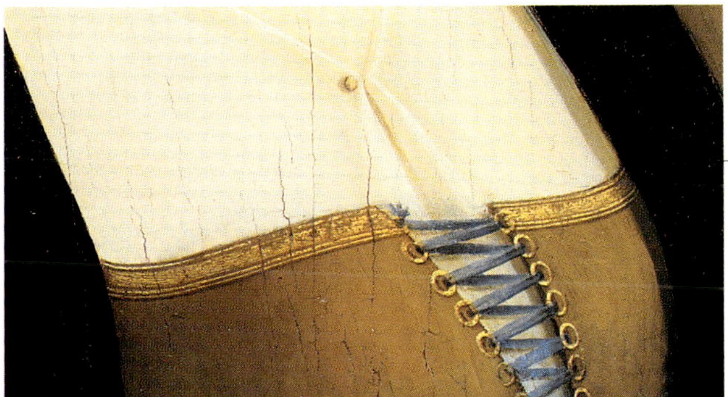

Die Haut unter dem Mieder
Ginevras Haut ist mit weichen, ›unsichtbaren‹ Pinselstrichen wiedergegeben. Dies ist durch Naß-in-Naß-Arbeiten und die Verwendung dünner Lasuren möglich, so daß die Farben übergangslos verschmelzen. Man sieht das Dekolleté durch einen spinnwebfeinen Schleier, der hier nur hauchzart angedeutet ist und vielleicht unbemerkt bliebe, würde er nicht von einer goldenen Nadel zusammengehalten.

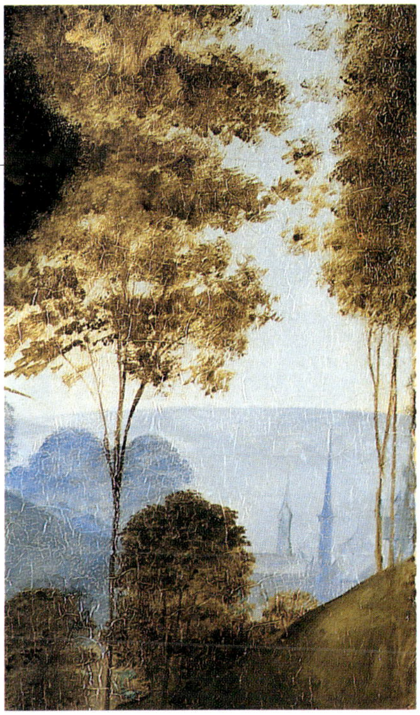

Die schemenhafte Landschaft
Im Gegensatz zu der Frau in ihrer körperhaften Präsenz geht durch die Landschaft im Hintergrund ein Zittern wie von dunstiger Luft, das mit Hilfe dünnflüssiger Farbe erzielt wird. Alle Pinselstriche sind sichtbar übereinander aufgetragen; die Bäume haben staksig dünne Stämme, die wie von zittriger Hand zart gemalt sind – ein vorzügliches Beispiel für Leonardos ›sfumato‹ (siehe Randleiste S. 116).

Leonardo da Vinci Werkauswahl

Verkündigung (Florenz, Uffizien)

Das Letzte Abendmahl (Mailand, Santa Maria delle Grazie)

Anna selbdritt (Paris, Louvre)

Die Madonna Benois (St. Petersburg, Eremitage)

Madonna mit Kind und Blumenvase (München, Alte Pinakothek)

»... Ich kann nicht unter dem Druck von Herren, geschweige denn von Farbe leben.«

Michelangelo-Zitat aus Vasaris »Lebensbeschreibungen der berühmtesten Architekten, Bildhauer und Maler«

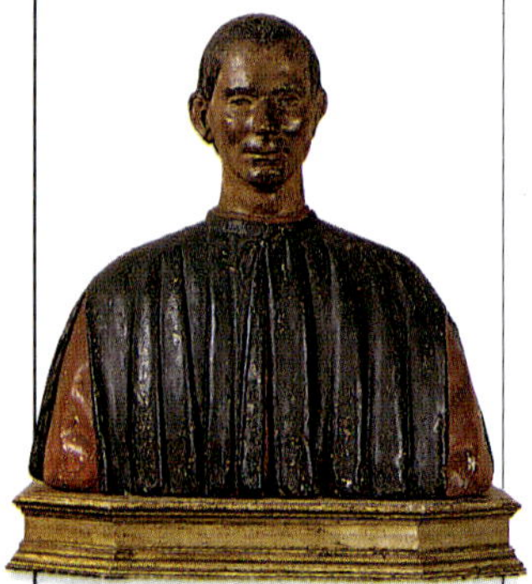

Machiavelli

Der Florentiner Staatsmann Niccolò Machiavelli (1469–1527) ging als Verfasser von »Il Principe« (Der Fürst, 1532), einer Analyse politischer Macht, in die Geschichte ein. Sein Hauptargument war, daß ein Herrscher zum Bösen bereit sein müsse, wenn er der Ansicht sei, daß Gutes daraus entstehen werde. Nach seinem Tod geriet er in den Ruf eines unmoralischen Zynikers. In unserem Jahrhundert betrachtet man seine Ideen differenzierter.

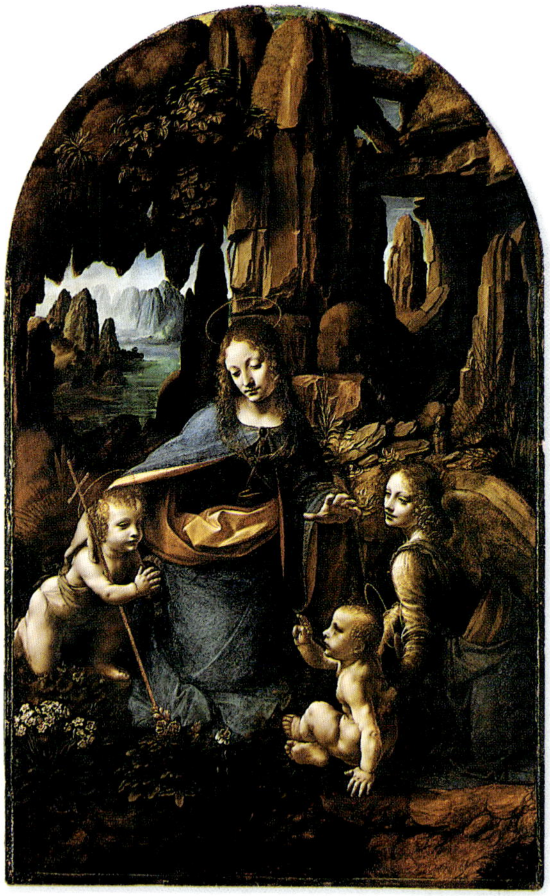

139 Leonardo da Vinci, Madonna in der Felsengrotte, um 1508, 190 × 120 cm

Innere Tiefe

Leonardos Hand ist oft schon an dem engelhaft feinen Haar und den weichen Konturen zu erkennen. Die Formen fließen unmerklich ineinander (›sfumato‹, siehe Randleiste S. 116), ein Wunder der Lasuren, die solche subtilen Verbindungen von Farben und Formen zulassen. Das Engelsgesicht auf dem als *Madonna in der Felsengrotte (139)* bekannten Londoner Gemälde oder das Gesicht der Jungfrau in der Pariser Version des gleichen Bildes strahlen eine innere Weisheit, eine künstlerische Weisheit aus, die ohne Vergleich in der Malerei ist.

Diese konkurrenzlose Eigenschaft bedeutet aber auch, daß Leonardos Einfluß nur bei wenigen Malern wiederzufinden ist: Es scheint, als habe er in einer anderen Welt als sie gelebt. Immerhin war er dem Ruf des französischen Königs Franz I. nach Frankreich gefolgt. Diejenigen, die ihm nacheiferten, wie der Mailänder Bernardino Luini (um 1485–1532), fingen jedoch nur das Äußere ein, wie das kaum merkliche Lächeln oder die weichen Übergänge *(140)*.

Der Schatten eines großartigen Künstlers hat seine Eigenarten. Die in Rembrandts Schatten tätigen Maler fühlten sich so vollkommen in seinen Stil ein, daß ihr Werk nicht mehr von seinem zu unterscheiden ist. Doch Leonardos Kunst war zu erdrückend, sein Schatten zu tief, zu dunkel und zu übermächtig.

Michelangelo, die dominierende Kraft in Florenz und Rom

Im Gegensatz dazu übte Michelangelo Buonarroti (1475–1564) einen äußerst nachhaltigen Einfluß aus. Auch er war schon zu Lebzeiten als überlegener Künstler anerkannt. Aber wieder imitierten die Nachfolger den Meister nur an der Oberfläche, in seiner muskulösen, gigantischen Größe, weil ihnen die Inspiration fehlte. Sebastiano del Piombo (um 1485–1547) verwandte für seine *Auferstehung des Lazarus* sogar eine Zeichnung (zumindest eine Skizze), die Michelangelo für ihn gemacht hatte. Das daraus hervorgegangene Bild ist zweifelsohne ein Meisterwerk, doch wirkt es im Vergleich zu Michelangelos eigenen Bildern melodramatisch.

Michelangelo sträubte sich gegen das Malen und schwor mit der für ihn charakteristischen Vehemenz, sein einziges Werkzeug sei der Meißel. Als Florentiner von vornehmer Herkunft und Mitglied des niederen Adels weigerte er sich nach Kräften gegen jede Art von Zwang. Nur die Macht des Papstes vermochte es, ihn zur Ausmalung der Sixtinischen Kapelle zu bewegen, wo er widerstrebend das größte durchgehende Fresko der Welt vollendete. Wenn seine Zeitgenossen seine ›terribilità‹ erwähnten, spielten sie damit auf sein furchteinflößendes Wesen an. Und bis heute ist die Begegnung mit Michelangelo furchteinflößend geblieben: Wir erschauern vor seiner ungeheuren Vorstellungskraft ebenso, wie vor seinem Wissen um die spirituelle Bedeutung von Schönheit. Schönheit war für ihn etwas Göttliches, eine der Möglichkeiten, durch die Gott sich der Menschheit offenbart.

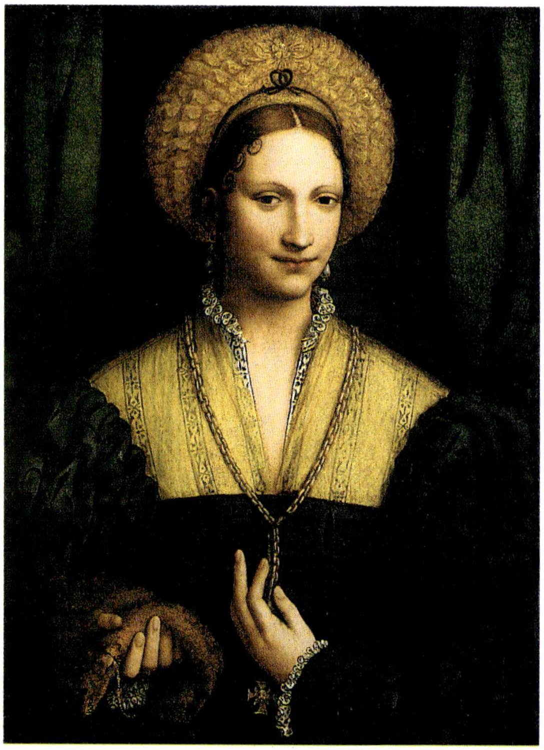

140 Bernardino Luini, Bildnis einer Dame, um 1520–25, 77 × 57 cm

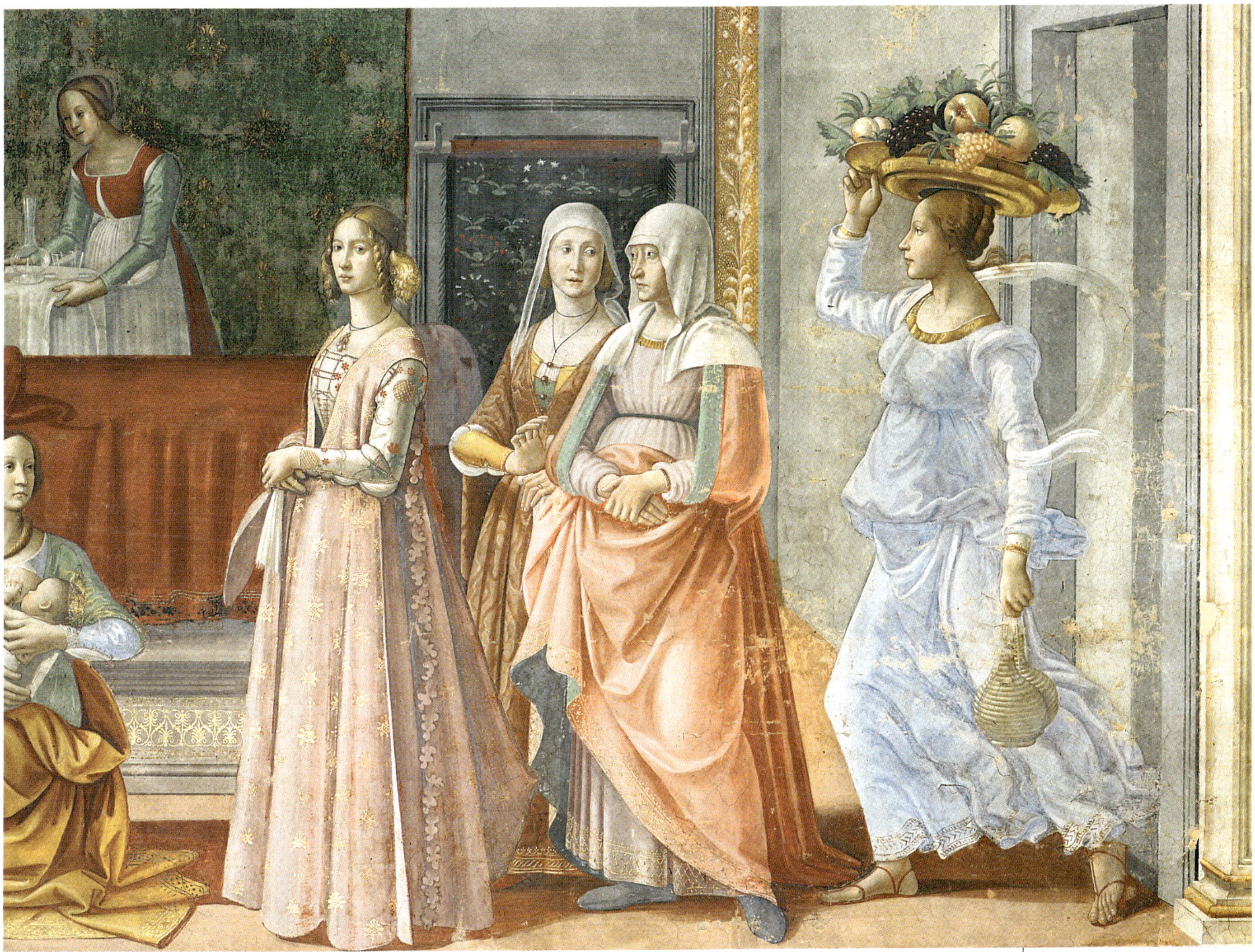

141 Domenico Ghirlandaio, Die Geburt Johannes' des Täufers, um 1485–90 (Ausschnitt aus einem Fresko)

Wie Leonardo hatte auch Michelangelo einen guten Florentiner Lehrmeister gehabt, den beeindruckenden Maler Domenico Ghirlandaio (1449–94). Später behauptete er, nie einen Lehrer gehabt zu haben – eine Aussage, die für sich spricht. Daß Ghirlandaio ihn dennoch früh beeinflußt hatte, beweist sein kraftvoller Umgang mit dem Meißel, und es wird deutlich in den Kreuzschraffuren seiner Zeichnungen, einem technischen Kunstgriff, den er zweifellos bei seinem Meister gelernt hatte. Kaum etwas an einem Werk wie der *Geburt Johannes' des Täufers (141)* scheint angetan, den jungen Michelangelo beeindruckt zu haben, dessen frühe Bilder – wie diese dramatische *Heilige Familie* (*142*; auch als Tondo Doni bekannt) – so ganz anders aussehen. Die kühle, unpersönliche Schönheit mag nicht jedermanns Geschmack sein, doch an die schöpferische Kraft erinnert man sich noch, wenn man gefälligere Gemälde bereits wieder vergessen hat.

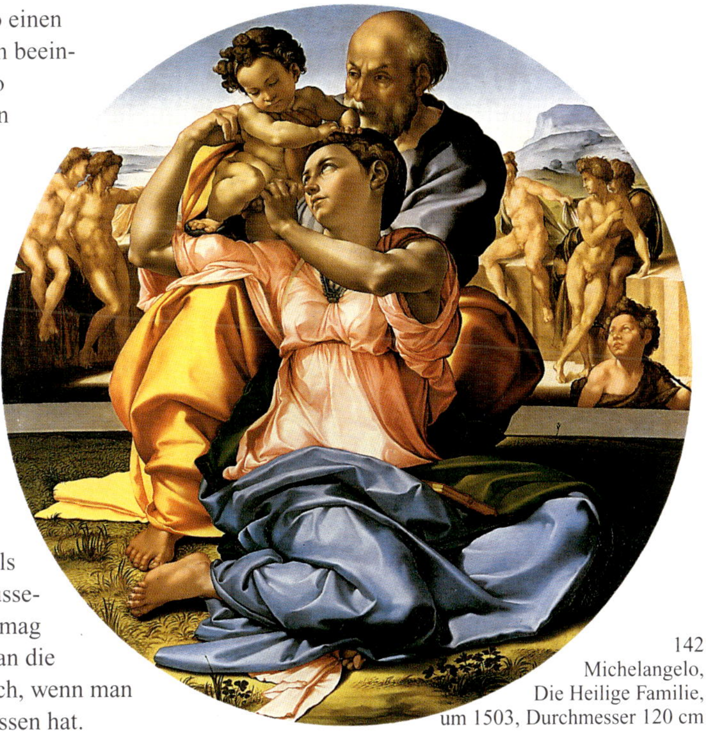

142
Michelangelo,
Die Heilige Familie,
um 1503, Durchmesser 120 cm

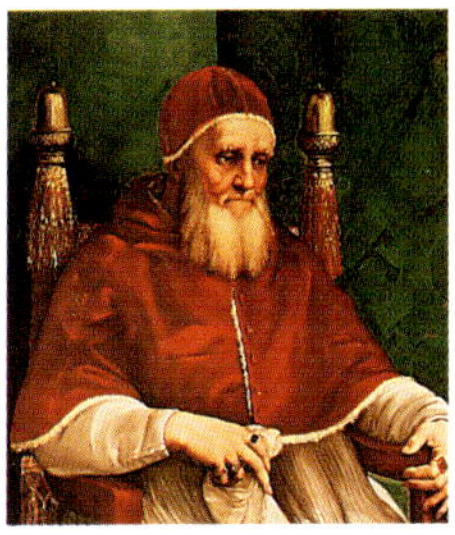

Papst Julius II.
Als Julius II. 1503 Papst wurde, stellte er die päpstliche Autorität über die römischen Barone wieder her und trat erfolgreich für die Wiedereinsetzung der Medici in Florenz ein. Er war ein großzügiger Förderer der Künste und beauftragte Bramante mit dem Bau der Peterskirche, Michelangelo mit der Ausmalung der Sixtinischen Kapelle und Raffael mit der Ausschmückung der vatikanischen Gemächer.

Michelangelo Werkauswahl

Pietà
(Rom, St. Peter)
Bacchus
(Florenz, Bargello)
Brügger Madonna
(Brügge, Kirche Onze Lieve Vrouwe)
Grablegung
(London, National Gallery)
Kreuzigung Petri
(Rom, Vatikanische Museen)

Die Sibyllen

Sie waren Seherinnen im alten Griechenland und in Rom. Wie die jüdischen Propheten des Alten Testaments hielten auch viele Sibyllen ihre Weissagungen in Büchern fest. Erstere sagten allerdings unaufgefordert voraus, während die Sibyllen nur sprachen, wenn sie zu besonderen Fragen um Rat gebeten wurden. Manchmal antworteten sie auch in Rätseln.

Die Sixtinische Kapelle

Das Deckenfresko in der Sixtinischen Kapelle offenbart Michelangelos Genialität auf nachdrückliche Weise. Es wurde kürzlich gesäubert und restauriert, wobei die ursprüngliche Leuchtkraft der Farben wieder zum Vorschein kam. Die von ungeheurer Lebenskraft zeugenden Figuren galten seit ihrer Erschaffung als einzigartig. Heute kann man diese herrlichen Gestalten wieder in ihrer ursprünglichen Farbenpracht bewundern. Wer die Sixtinische Decke nur in ihrer gedämpften, brauntonigen Patina kannte, wird gewiß überrascht sein.

Das an der Decke geschilderte Programm der Schöpfungsgeschichte ist anspruchsvoll. Wie sollte es auch nicht, wenn der Maler und ebenso die theologischen Inhalte es sind. Auch die den gemalten Architekturrahmen zwischen den biblischen Darstellungen belebenden nackten Jünglinge erleichtern den Zugang nicht. Sie sind von übermenschlicher Schönheit *(143)*, und man glaubt bei ihrem Anblick so etwas wie eine allgemein gültige Wahrheit zu erkennen. Wir können sie nicht in Worte fassen oder theologisch interpretieren: Sie bleibt Michelangelos Vision.

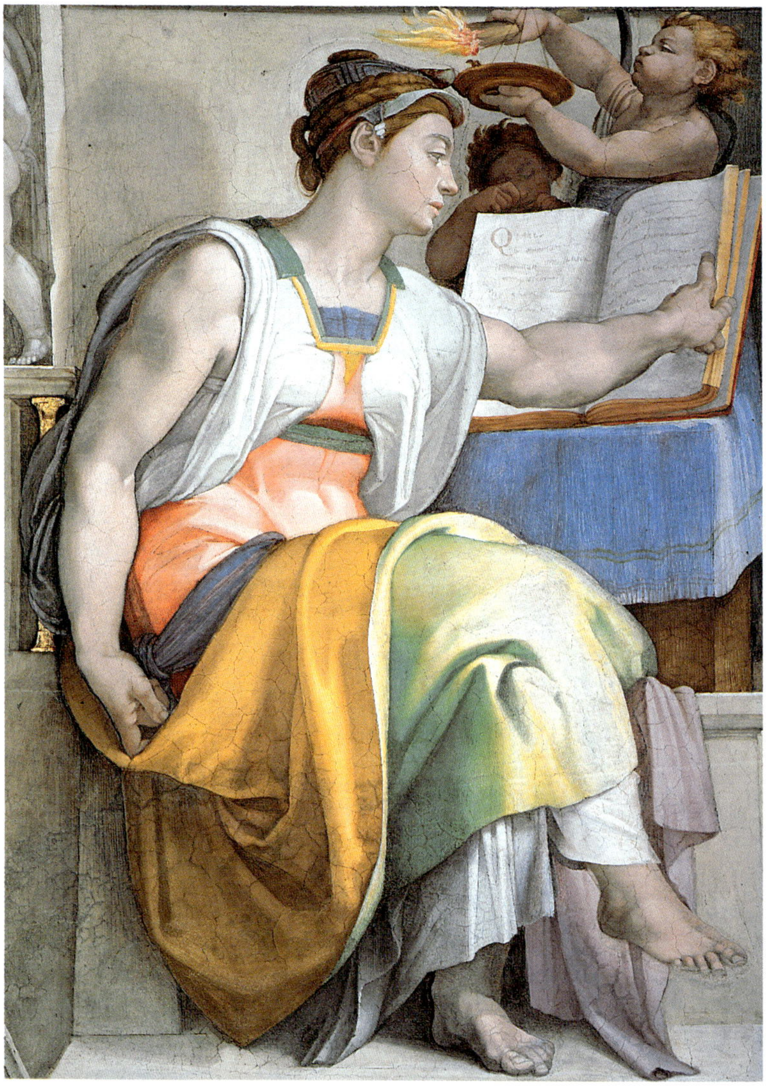

144 Michelangelo, Die Erythräische Sibylle, aus dem Deckenfresko der Sixtinischen Kapelle, 1508–12

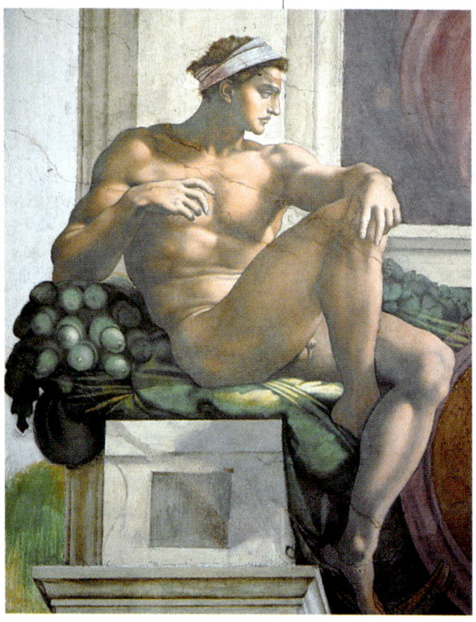

143 Michelangelo, Jüngling, aus dem Deckenfresko der Sixtinischen Kapelle, 1505–12

Seherinnen und Propheten

Eine vergleichbare, wenn auch leichter zu verstehende Energie geht von den großen Propheten und Seherinnen aus, die in ›Nischen‹ unter halbnackten Athleten sitzen. Sibyllen wurden in Griechenland und Rom (siehe Randleiste links) als Orakel verehrt. Eine der berühmtesten war die Sibylle von Cumae, die Äneas auf seiner Reise in die Unterwelt führte. Michelangelo war gebildet, literarisch interessiert und tief religiös. Für ihn war der Schöpfer in seiner Göttlichkeit furchtbar, erhaben in seiner strengen Reinheit. Die Seherinnen und Propheten, die in heiliger Berufung Gottes verborgenem Antlitz nahekommen durften, sind dementsprechend ernste, integre Gestalten. Die Sibylle von Erythrä *(144)* ist ganz auf ihr Buch konzentriert. Michelangelo hat darauf verzichtet, die Sibyllen in historischer Tracht darzustellen oder an die Legenden zu erinnern, die über sie erzählt werden. Sein Interesse richtete sich auf ihren symbolischen Wert für die Menschheit, den Beweis dafür, daß es immer geistig erleuchtete Menschen gab, die von den traurigen Wirrungen und der Blindheit ihrer Zeit unberührt blieben.

Daß Michelangelo den heidnischen Mythen der Sibylle im Herzen (das nach christlicher Strenggläubigkeit verlangte) fremd gegenüberstand, verstärkt den dramatischen Gehalt nur. Da wir alle unsere Verwundbarkeit als Menschen spüren, spenden uns diese gottähnlichen menschlichen Gestalten, obwohl wir ihnen nur im Bild und nicht in der Wirklichkeit begegnen, tiefen Trost. Einige der Sibyllen sind als alte, gebeugte und in ihrer prophetischen Hellsicht beunruhigte Seherinnen dargestellt.

Die Erythräische Sibylle

Das Deckenfresko in der Sixtinischen Kapelle zeigt ringsum Sibyllen aus der griechischen und römischen Antike im Wechsel mit den Propheten des Alten Testaments. Der Gott der Juden sprach zu den Propheten. Die Sibyllen waren weise Frauen mit außergewöhnlicher geistiger Inspiration, so daß sie den Menschen die Botschaften der Götter nahebringen konnten. Während die Propheten nur den Juden weissagten, prophezeiten die Sibyllen den alten Griechen. Die Erythräische Sibylle lebte in der ionischen Stadt Erythrä (im heutigen Südwesten der Türkei).

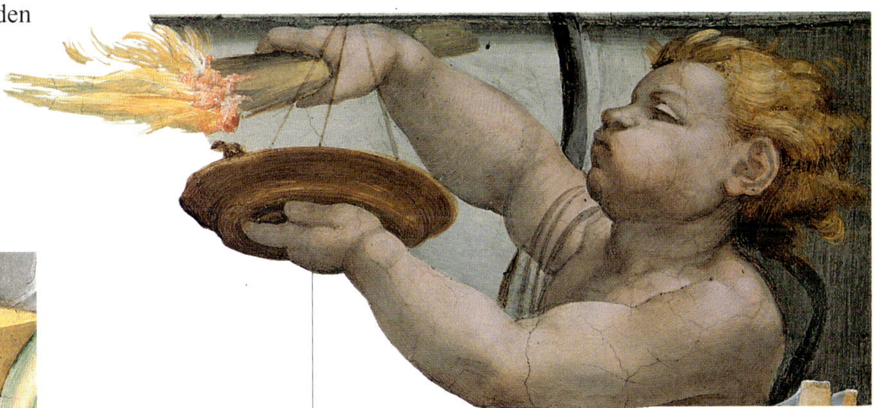

Symbolisches Licht
Der Cherubin hält eine angezündete Fackel. Die auflodernde Flamme ähnelt einem feurigen Vogel oder der Flamme des Heiligen Geistes im Pfingstwunder. Die Sibylle braucht nicht darauf zu warten, daß die Lampe ihr Helligkeit spendet: Ihr Licht kommt von innen, wobei die Zuverlässigkeit ihrer Vision im Kontrast zu dem düsteren kleinen Engel steht, der sich mit kindlichen Fäusten die Augen reibt.

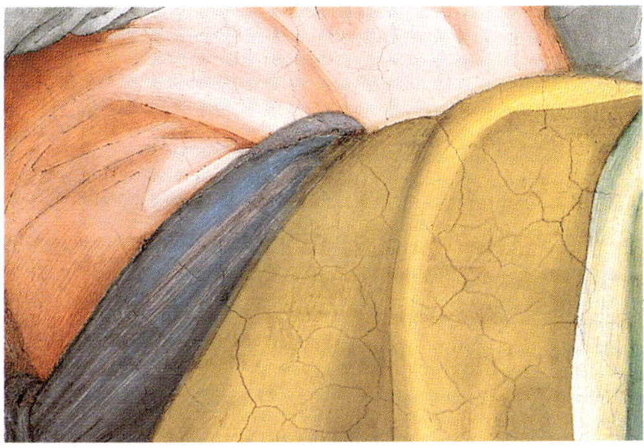

Das fließende Gewand
Michelangelos Originalfarben sollen eine verblüffend intensive Leuchtkraft besessen haben. Die Fresken in der Sixtinischen Kapelle dunkelten im Laufe der Zeit stark nach. In diesem Jahrhundert wurden drei Versuche – der letzte zwischen 1980 und 1990 – unternommen, ihr ursprüngliches Aussehen wiederherzustellen.

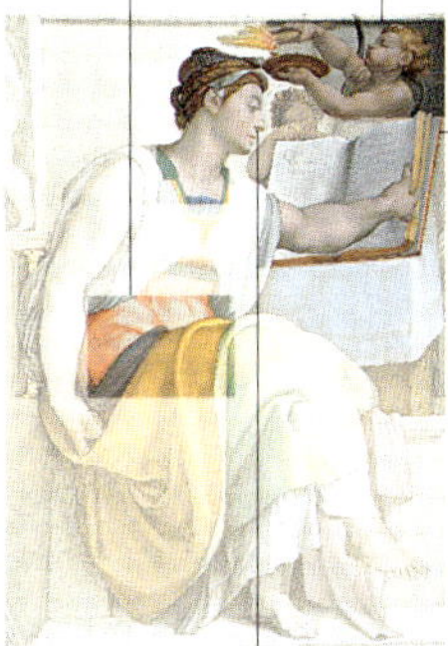

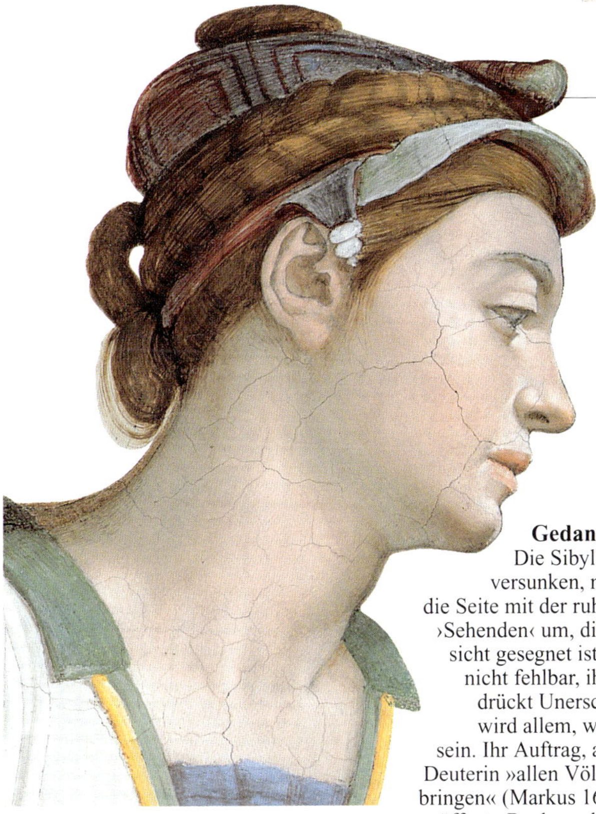

Gedanken
Die Sibylle lehnt sich, in ihr Buch versunken, nach vorn. Sie blättert die Seite mit der ruhigen Behutsamkeit einer ›Sehenden‹ um, die mit göttlicher Hellsicht gesegnet ist. Sie ist erleuchtet und nicht fehlbar, ihr würdevoller Kopf drückt Unerschrockenheit aus: Sie wird allem, was sie sieht, gewachsen sein. Ihr Auftrag, als Erleuchtete und Deuterin »allen Völkern gute Kunde zu bringen« (Markus 16,15), wird durch das geöffnete Buch verdeutlicht.

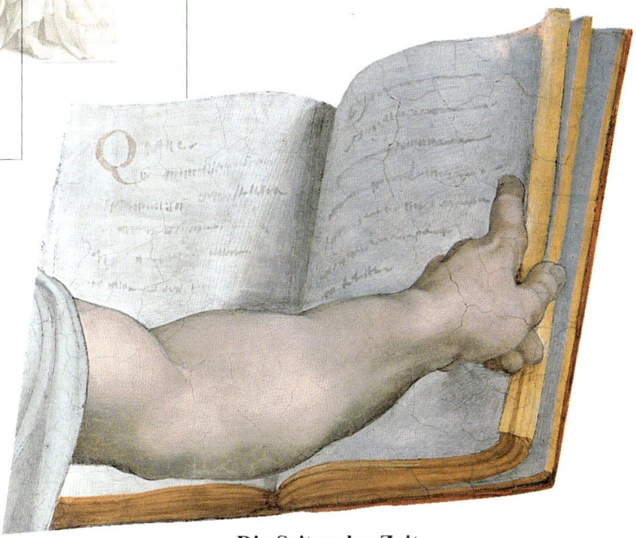

Die Seiten der Zeit werden umgeblättert
Die Gestalt der friedvollen Sibylle gibt uns ein Gefühl innerer Sicherheit. Mit nur einem muskulösen Arm schlägt sie die Seiten der Zukunft auf, während sie den anderen entspannt herabhängen läßt. Sie ist bereit, sich zu erheben und zu handeln, verharrt jedoch noch in Konzentration auf das Gelesene. Das Buch ruht auf einem mit blauem Tuch bedeckten Ambo als Symbol seines göttlichen Inhalts. Die Farben schimmern in herrlicher Pracht, wobei die Rosatöne durch die Intensität des Lichts einen weißlichen Glanz erhalten.

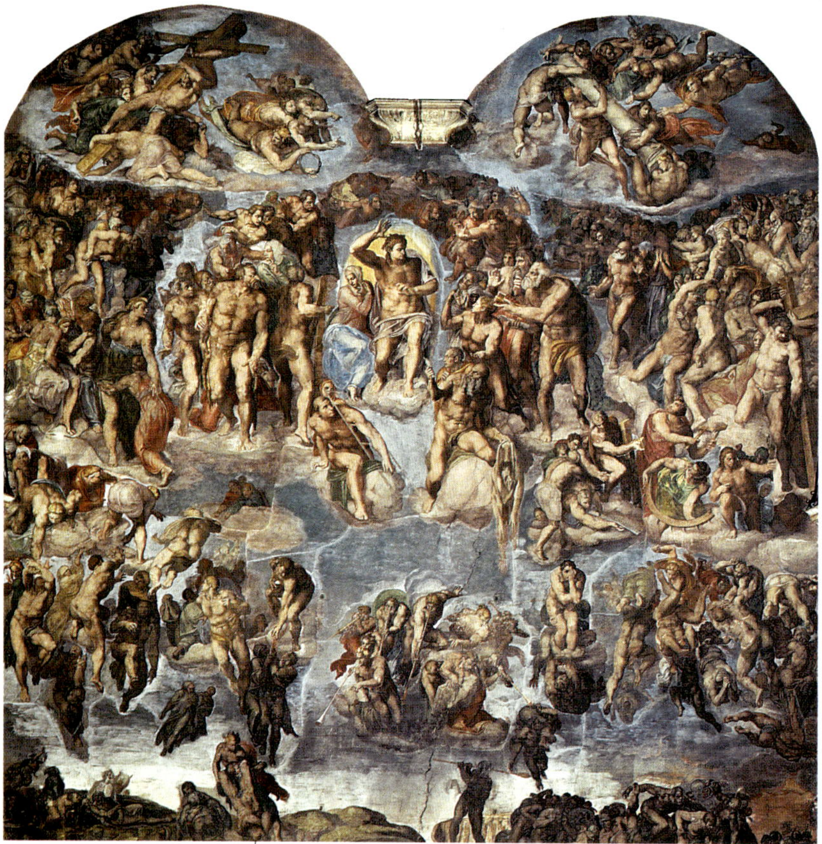

145 Michelangelo, Das Jüngste Gericht, Westwand der Sixtinischen Kapelle, 1536–41, ca. 14,6 × 13,4 m

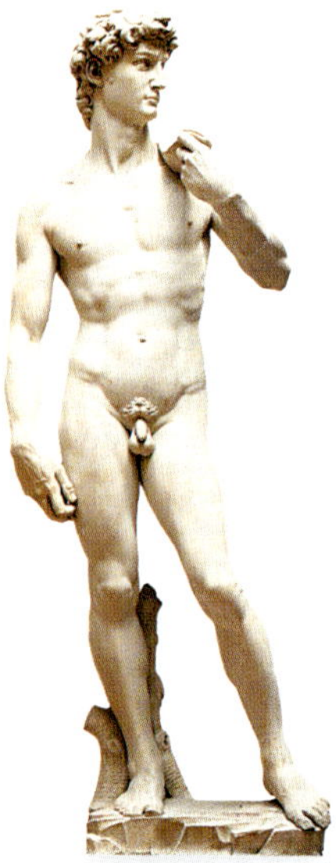

Michelangelos David
Michelangelo begann seine Arbeit an der kolossalen Figur des David 1501. Die 4,34 m hohe Skulptur nahm 1504 ihren Platz vor dem Palazzo Vecchio ein. Man hatte sich – nicht ganz einmütig – für den David entschieden, um die Macht und Entschlossenheit der Republik Florenz zu signalisieren. Im 19. Jh. wurde die Statue in der Accademia aufgestellt.

Es ist die Herrschaft Gottes, nicht seine Vatergüte, die in dem *Jüngsten Gericht (145)* zum Ausdruck kommt, der erschreckendsten uns bekannten Darstellung dieses Themas. Wir erleben Michelangelos endgültige Verurteilung einer Welt, die er für hoffnungslos verdorben hielt, ein im wesentlichen ketzerisches Urteil, wenngleich es damals durchaus dem allgemeinen Glaubensempfinden entsprach. Der richtende Christus wirkt wie ein gewaltiger, rachsüchtiger Apoll. Die Gewalt, die von diesem furchteinflößenden Gemälde ausgeht, entspringt der tragischen Hoffnungslosigkeit des Künstlers. Michelangelo stellt sich sogar selbst in dem Jüngsten Gericht dar, allerdings nicht als unversehrten Menschen, sondern in Gestalt einer abgezogenen Haut, einer leeren, toten Hülle, ihres Körpers beraubt durch die Last seines künstlerischen Seins. Es bleibt der einzige tröstliche Gedanke, daß diese abgezogene Haut dem hl. Bartholomäus gehörte, der, wenn auch lebendig geschunden, auf wunderbare Weise gerettet wird.

Ebenso gelassen wie die Erythräische Sibylle scheint der heroische Adam in der *Erschaffung Adams (146)*, der dem Schöpfer matt seine Hand entgegenhält, ungeachtet der Todeskämpfe, die ihn als Lebenden erwarten.

Einflüsse auf Raffael

Nach den schwierigen Künstlerpersönlichkeiten Leonardo und Michelangelo ist es fast erholsam, sich Raffael (Raffaello Sanzio, 1483–1520), dem dritten italienischen Malergenie zuzuwenden. Geboren in der Kleinstadt Urbino, einem künstlerischen Zentrum, erhielt er seine Grundausbildung bei seinem Vater. Dieser sandte ihn später zu Pietro Perugino (um 1450–1523), der wie Verrocchio und Ghirlandaio ein äußerst begabter Künstler war. Doch während Leonardo und Michelangelo schnell über ihre Lehrer hin-

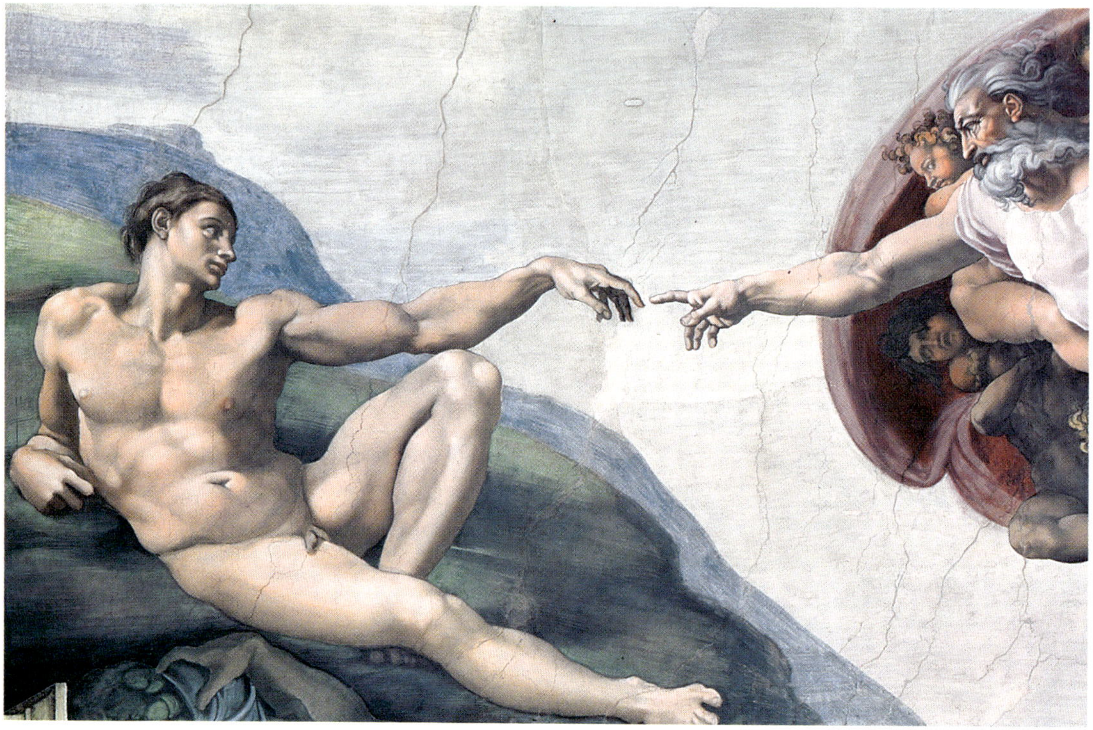

146 Michelangelo, Die Erschaffung Adams, aus dem Deckenfresko der Sixtinischen Kapelle, 1511–12

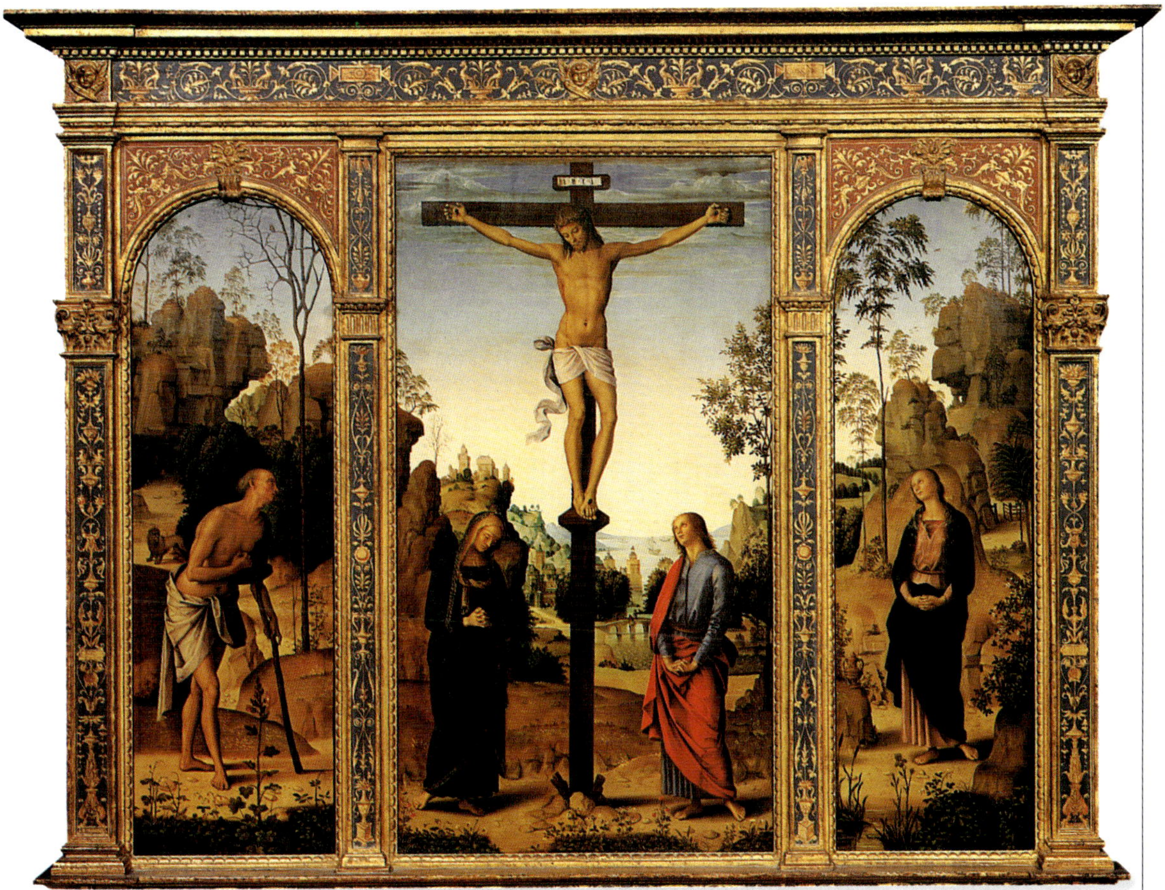

Raffael Werkauswahl

Madonna Ansidei (London, National Gallery)
Sixtinische Madonna (Dresden, Gemäldegalerie)
Baldassare Castiglione (Paris, Louvre)
Papst Leo X. mit zwei Kardinälen (Florenz, Uffizien)
Madonna im Grünen (Wien, Kunsthistorisches Museum)
Die Heilige Familie aus dem Hause Canigiani (München, Alte Pinakothek)

auswuchsen und sich deren Einflüsse später völlig verlieren, besaß Raffael von Anfang an ein ausgereiftes Talent. Was immer er sah, nahm er in sich auf und wuchs mit allem, was man ihm beibrachte. Ein früher Raffael kann einem Perugino ziemlich ähnlich sein. Lange Zeit hatte man daher Peruginos Gemälde *Der Gekreuzigte zwischen Maria und Johannes und die Hll. Hieronymus und Maria Magdalena (147)* für ein Werk Raffaels gehalten, bis schließlich bewiesen wurde, daß es schon 1497, als Raffael erst 14 Jahre alt war, in den Besitz der Kirche von San Gimigniano gelangt war. Es ist aufgrund der ruhig emotionalen und eher frommen als leidenschaftlichen Ausstrahlung unzweifelhaft ein Perugino. Faszinierend ist, daß man bei dieser Darstellung ruhigen Glaubens unmittelbar an den notorischen Unglauben des Künstlers denken muß, den Vasari als Atheist beschrieben hatte. Perugino malte Auftragsarbeiten, keine persönlichen Bekenntnisse, das mag für das Fehlen echten Gefühls verantwortlich sein.

Der frühe Raffael

In einem frühen Raffael, wie dem kleinformatigen Bild *Der hl. Georg kämpft mit dem Drachen (148)*, das er mit gut zwanzig Jahren malte, spiegelt sich der sanfte Stil Peruginos in der kleinen betenden Prinzessin wider. Doch der feurige Ritter mit seinem klugen Pferd und der in seiner bedrohlichen Kraft überzeugend dargestellte Drache würden weit über Peruginos

147 Pietro Perugino, Der Gekreuzigte zwischen Maria und Johannes und die Hll. Hieronymus und Maria Magdalena, um 1485, Mitteltafel 101 × 57 cm

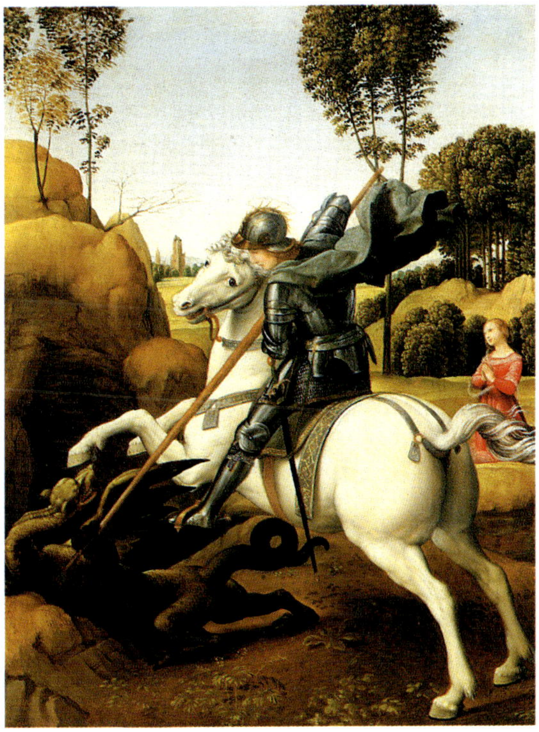

148 Raffael, Der hl. Georg kämpft mit dem Drachen, 1504–06, 28 × 22 cm

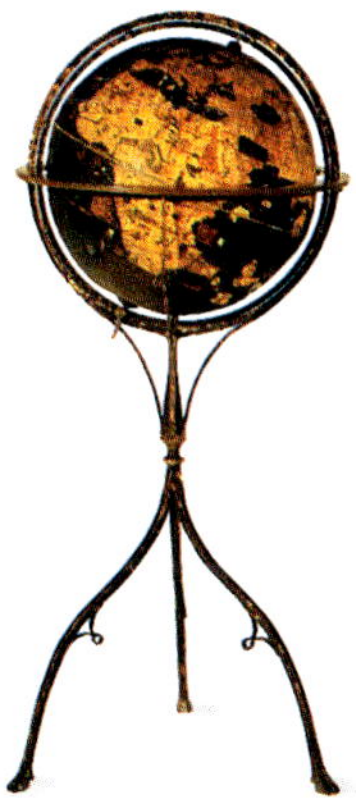

Der Globus der Entdecker

Im 15. Jh. wurde die bis dato bekannte Welt größer, da Forscher mit der Entdeckung Amerikas und des Fernen Ostens neue Welten eröffnet hatten. Dank der Landkarten der Entdecker wurde 1492 die Herstellung des ersten Erdglobus möglich. Die Maler profitierten von fremden Erden und Mineralien für Pigmentfarben.

Der hl. Georg

Die Darstellung des hl. Georg mit dem Drachen symbolisiert in der Kunst die Bekehrung eines heidnischen Landes zum Christentum. Der Ort der Bekehrung wird häufig von einer jungen Frau verkörpert. Der hl. Georg ist der Schutzpatron zahlreicher europäischer Städte und seit 1222 auch von England.

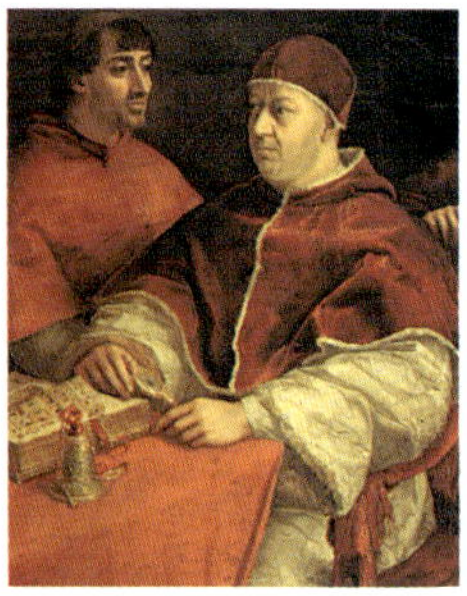

Papst Leo X.
Als zweiter Sohn Lorenzo de' Medicis (siehe Randleiste S. 97) gelangte Papst Leo X. (reg. 1513–1521) mühelos in dieses hohe Amt. Vor allem ist er als Förderer der Künste in Erinnerung, der in Rom eine griechische Universität gründete. Er unterstützte auch Raffael (der dieses Bildnis malte). Obwohl er als geistiges Oberhaupt des Christentums zweifellos ungeeignet war, kommt ihm aufgrund seines Verständnisses für das menschliche Bedürfnis nach großer Kunst und Architektur doch zentrale Bedeutung zu. Diese Verweltlichung trug zweifelsohne zum Entstehen der Reformation bei (siehe Randleiste S. 169).

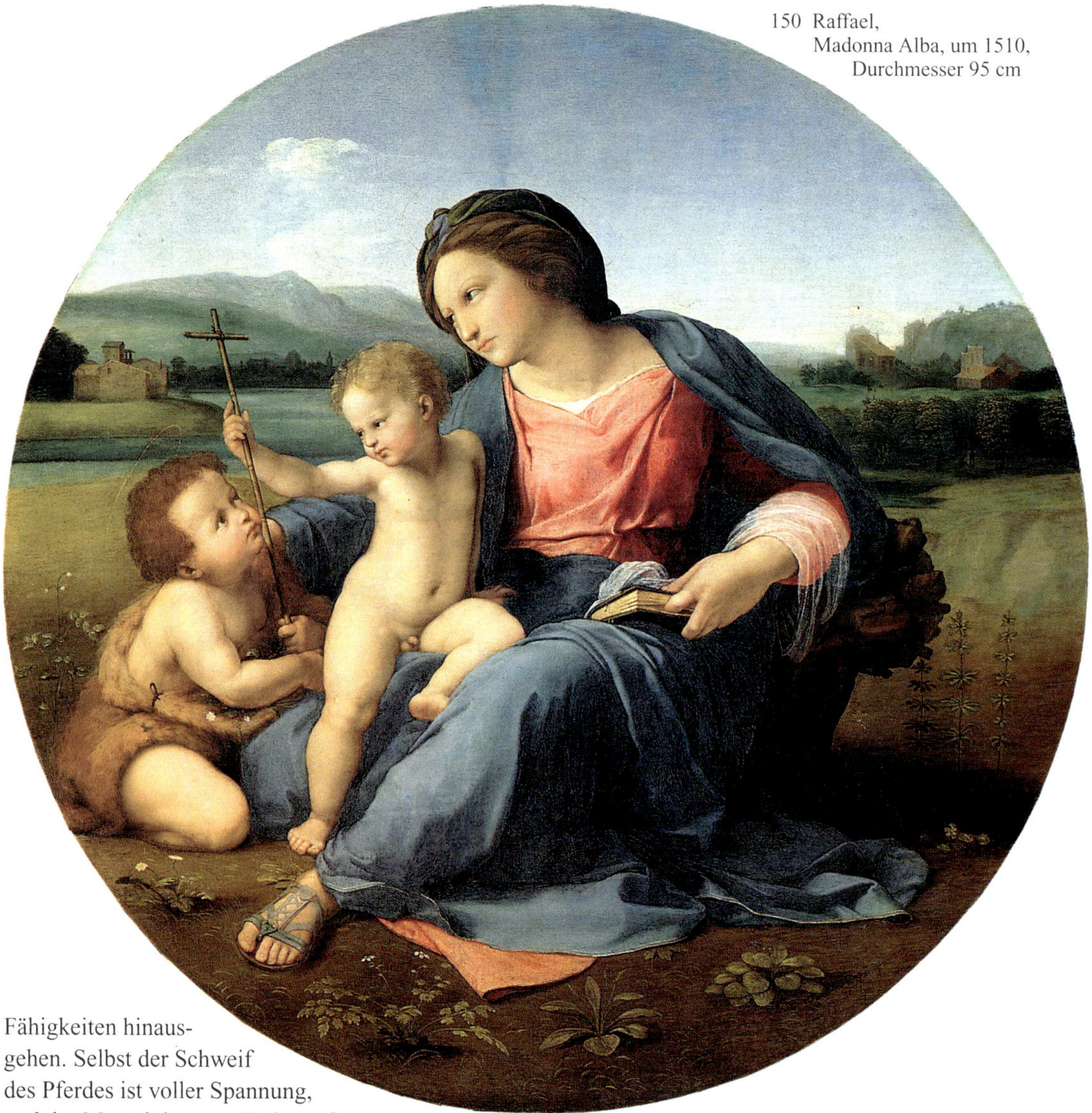

150 Raffael, Madonna Alba, um 1510, Durchmesser 95 cm

Fähigkeiten hinausgehen. Selbst der Schweif des Pferdes ist voller Spannung, und der Mantel des zum Todesstoß ansetzenden Heiligen flattert hoch in der Luft. Seinen ersten Florenzaufenthalt (1504–08) widmete Raffael hochgesteckten Zielen. Zu jener Zeit war sowohl Leonardo als auch Michelangelo dort tätig, deren neue – insbesondere von Leonardo beeinflußte – Arbeitsmethoden und -techniken er sich aneignete. Man ist geneigt, in einem Werk wie der *Kleinen Madonna Cowper (149)* mit ihren weichen Konturen und der vollkommenen Ausgewogenheit den Einfluß Leonardos zu erkennen. Sowohl das Gesicht der halb lächelnden, halb betenden, ganz auf ihr Kind eingehenden Jungfrau als auch das des Kindes, das sich bei seiner Mutter wohl fühlt und uns in entrückter Lieblichkeit verträumt anblickt, besitzen jene Innerlichkeit Leonardos, die hier aber fest und unproblematisch wirkt. Hinter der vor einer Mauer sitzenden Maria sehen wir eine friedliche bäuerliche Landschaft mit einer Kirche und angrenzenden Gebäuden auf einem Hügel.

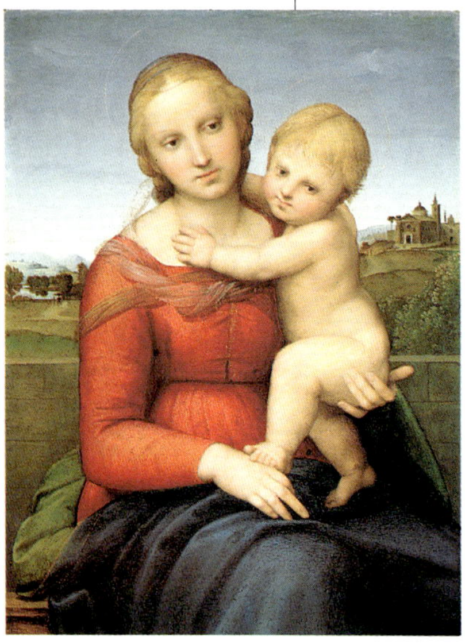

149 Raffael, Kleine Madonna Cowper, 1505, 60 × 45 cm

Raffaels späteres Werk

Raffael nahm das Thema ›Madonna mit Kind‹ mehrmals wieder auf, ging es jedoch immer auf sanfte, intime Weise an. Dennoch besitzt die *Madonna Alba (150)* auch etwas Michelangelesk-Heroisches. Sie bleibt die zarte, zärtliche Raffael-Madonna, aber sie ist körperhafter. Sitzmotiv und Körperhaltung sind großartig in das Tondoformat hineinkomponiert. Den ausgebreiteten Armen Mariens scheint sich die Welt anzupassen, die Natur bietet ihr Halt, folgt den Bewegungslinien ihres Körpers, einer dynamischen Harmonie aus parallelen und sich kreuzenden Diagonalen. Maria ist bewegt, sie bewegt, und wir verstehen, daß die Liebe nichts Statisches ist, sie wird gegeben und sie kehrt zurück. Raffael starb sehr jung, und so ist sein Leben gekennzeichnet von beständiger Weiterentwicklung. Er besaß die außergewöhnliche Begabung, auf jede Bewegung in der Welt der Kunst zu reagieren und sie in sein Werk einzubeziehen.

Die Madonna Alba

Ebenso wie Bellini wurde Raffael ein ›Madonniere‹ – ein Madonnenmaler. Wie Bellinis *Madonna del Prato* (siehe S. 108f.) ist die *Madonna Alba* in freier Landschaft abgebildet. Doch hier hört jeglicher Vergleich mit Bellini auf. In der *Madonna Alba* ist der Einfluß Michelangelos deutlicher – nicht zuletzt wegen des in Anlehnung an dessen *Heilige Familie* (um 1503) verwandten Rundformats, das Raffael in Rom gesehen hatte (siehe S. 121).

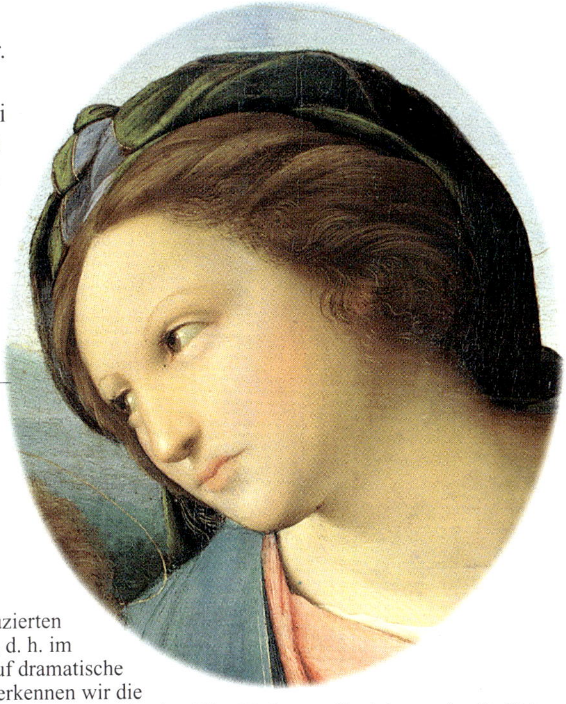

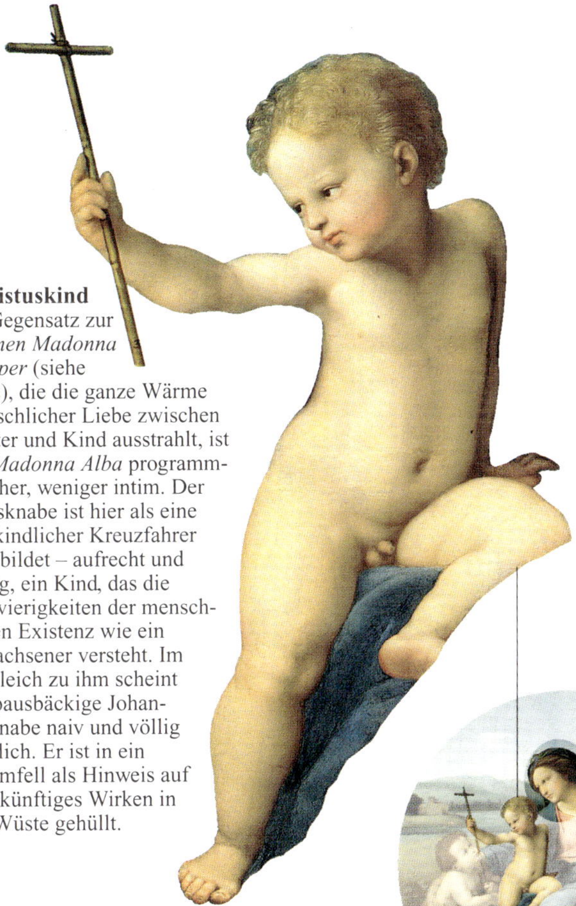

Das Christuskind
Im Gegensatz zur *Kleinen Madonna Cowper* (siehe links), die die ganze Wärme menschlicher Liebe zwischen Mutter und Kind ausstrahlt, ist die *Madonna Alba* programmatischer, weniger intim. Der Jesusknabe ist hier als eine Art kindlicher Kreuzfahrer abgebildet – aufrecht und mutig, ein Kind, das die Schwierigkeiten der menschlichen Existenz wie ein Erwachsener versteht. Im Vergleich zu ihm scheint der pausbäckige Johannesknabe naiv und völlig kindlich. Er ist in ein Lammfell als Hinweis auf sein künftiges Wirken in der Wüste gehüllt.

Geistige Stärke
In der reduzierten Farbigkeit, d. h. im Verzicht auf dramatische Kontraste erkennen wir die zurückhaltend sanfte Stärke der Alba-Madonna, die sich von der Gefühlsbetontheit der ›bunten‹ Cowper-Madonna unterscheidet. Der gesamte Habitus der Alba-Madonna sowie ihr ruhiger, melancholischer Blick drücken Würde, innere Kraft und Festigkeit aus. Sie schließt nicht die Augen vor dem kleinen Holzkreuz, das die Kreuzigung Christi symbolisiert.

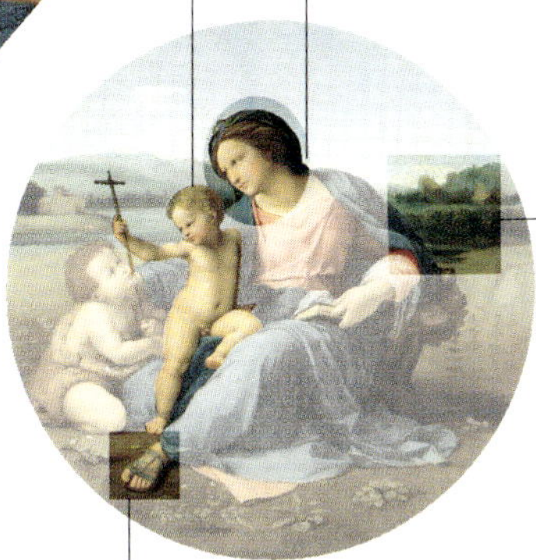

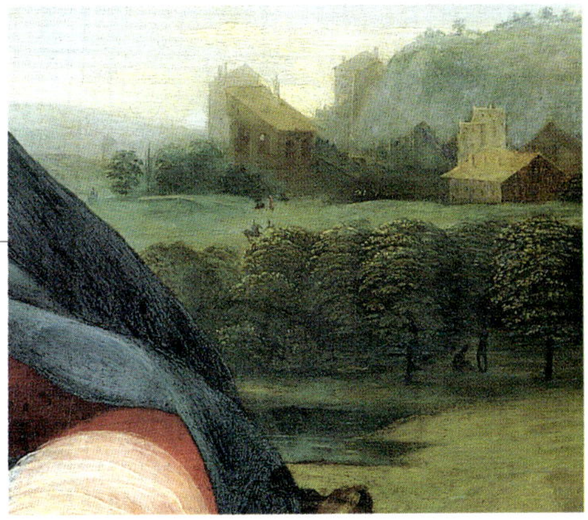

Die umbrische Landschaft
Hinter der Gestalt der Madonna, in der offenen umbrischen Landschaft, liegt ein kleiner Wald voller seltsamer, kugelkroniger Bäume. Dahinter, noch weiter entfernt, sind kleine Reiter zu sehen, zu winzig, als daß man erkennen könnte, womit sie gerade beschäftigt sind. Neben der bildfüllenden Madonnengestalt mit dem wissenden Blick werden sie selbst, wird ihr Tun zur Bedeutungslosigkeit reduziert.

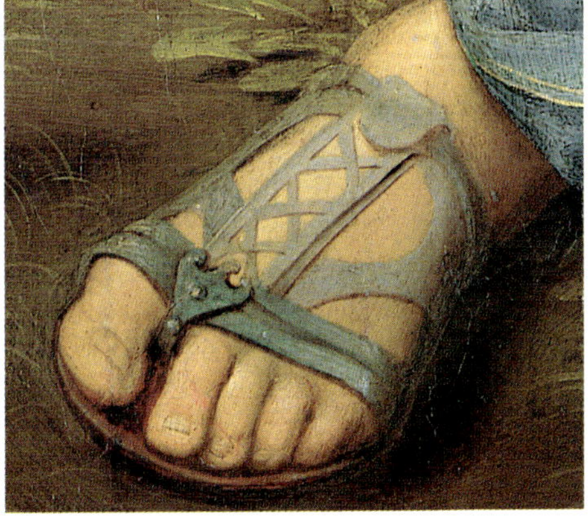

Der Fuß der Madonna
Die soldatisch anmutende Sandale der Madonna betont deren dynamische Haltung. Wie ihr Sohn wirkt sie stark und gefestigt. Der Boden, auf dem sie sitzt, ist mit kleinen, zum Teil blühenden Blumen übersät, deren Blätter auf der Erde fragil und zart scheinen. Der hl. Johannes hat Blumen gepflückt, kleine Anemonen, die hinter ihm wachsen. Außerdem erkennt man weißen Löwenzahn, Wegerich, ein Veilchen und drei noch nicht erblühte Lilien.

Die Schule von Athen

Auf Raffaels Fresko sind zahlreiche antike Denker dargestellt: In der Mitte Platon und Aristoteles, die beiden größten Philosophen des Altertums; links von ihnen Sokrates im Gespräch mit einigen jungen Männern; auf den Stufen liegend Diogenes. Weiter sind zu erkennen: unten links Pythagoras, auf einer Tafel seine Lehre von den Proportionen erklärend, und ganz rechts Ptolemäus, der versunken den Himmelsglobus betrachtet.

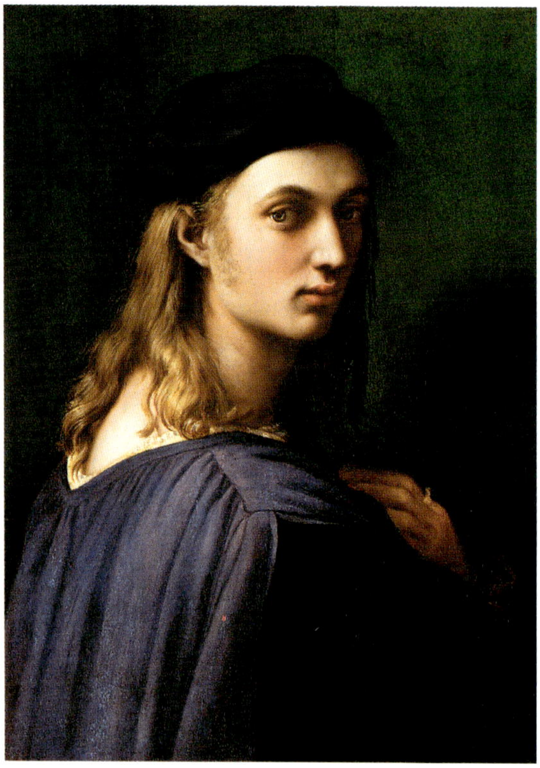

151 Raffael, Bindo Altoviti, um 1515, 60 × 44 cm

Seit Vasari (siehe Randleiste S. 98) das von Bindo Altoviti in Auftrag gegebene Bild als »sein Porträt im jugendlichen Alter« beschrieb, vermuten Kunsthistoriker in diesem strahlend schönen Jüngling Raffael selbst, der ungewöhnlich gutaussehend, blond und nachdenklich gewesen sein soll, so daß dieses Bildnis ihm entsprechen könnte. Allerdings steht jetzt fest, daß es den jungen, damals erst 22jährigen Bindo zeigt *(151;* der 33jährige Raffael hatte nur noch fünf Jahre zu leben). Raffael war ein scharf beobachtender Porträtist, der seine Modelle mühelos durchschaute, ihr Ego dann aber höflicherweise so gestaltete, wie sie es am liebsten sehen wollten. Diese Dualität des Blicks hinter die Fassade und des gleichzeitigen Respekts vor ihr verleiht Raffaels Bildnissen inhaltliche Tiefe. Wir erkennen und wissen Dinge, die wir nicht sehen, und so betrachten wir nicht nur eine Person, wir begegnen einer Persönlichkeit. Bindo Altoviti war schön, erfolgreich (als Bankier) und wohlhabend – fast wie Raffael selbst. Vielleicht verband die beiden während des Malens eine Art Komplizenschaft. Das Gesicht Altovitis liegt halb im Schatten, als wolle Raffael ihm seine Rätselhaftigkeit, sein Reifen, sein persönliches Schicksal belassen. Doch in den geschwungenen Linien des Mundes ahnen wir eine Empfindsamkeit, die den herausfordernden, fast provozierenden Blick der tiefliegenden Augen ausgleicht. Wie zufällig teilen sich die langen seidigen Locken im Nacken und geben den Blick frei auf ein Stück bloßer Haut oberhalb von

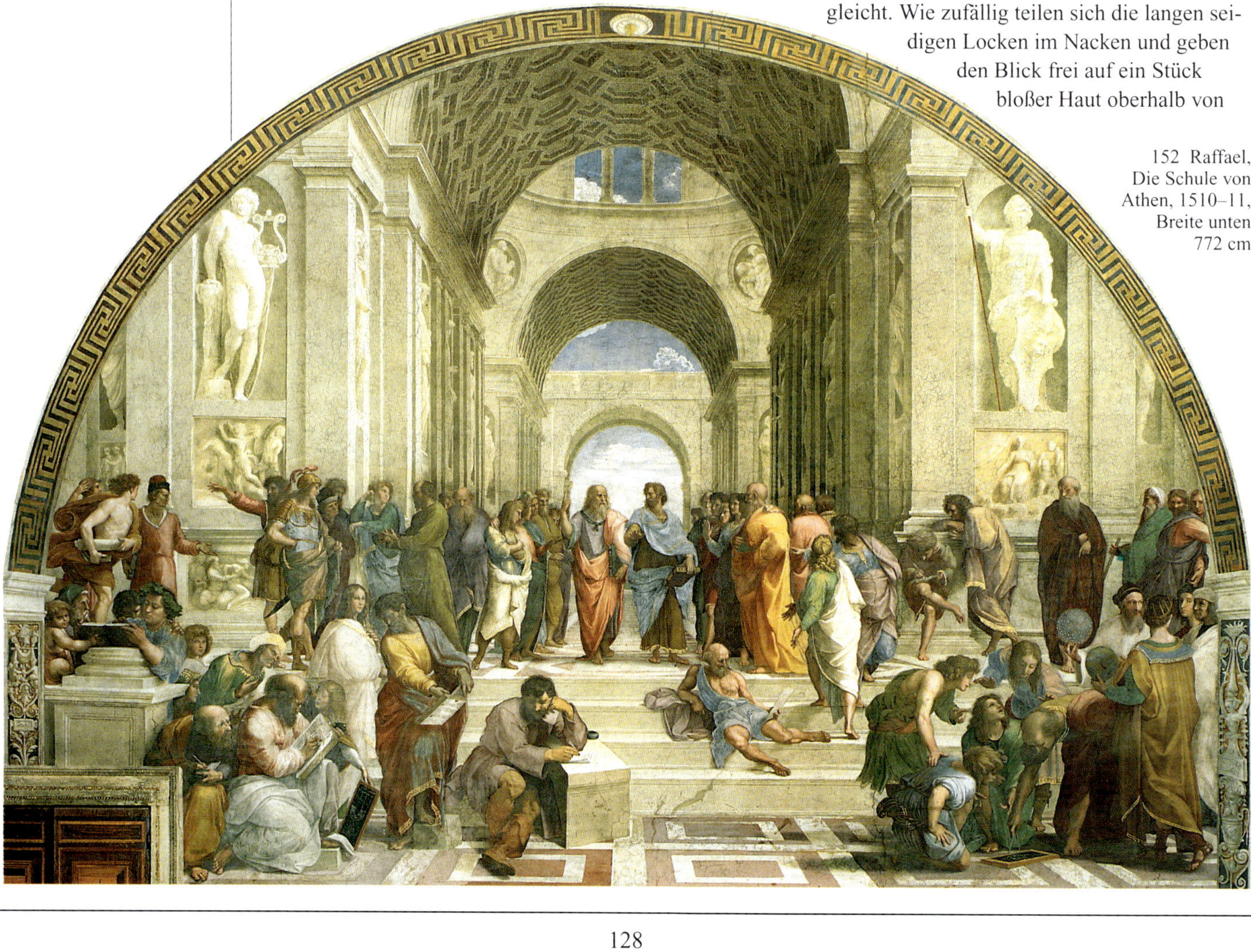

152 Raffael, Die Schule von Athen, 1510–11, Breite unten 772 cm

Hemd- und Wamsausschnitt. Der Rükken liegt im Licht, die Hand, die Bindo Altoviti vor seine Brust hält, liegt im Schatten. Die Bedeutung dieser Geste ist nicht eindeutig: drückt sie einfach Wohlbefinden aus, oder soll auf den Ring aufmerksam gemacht werden?

Bindo Altoviti erscheint nicht in einem natürlichen Raum, er steht sozusagen im Nichts, vor einem dunklen, schattenhaften Grün, das seine Jugend jeglicher zeitlichen Dimension enthebt. So blickt er furchtlos, denn in der Kunst wird seine Jugend ewig sein. Dennoch liegt in der ihn umgebenden Dunkelheit, in der Schwärze, in der sich die Gewandärmel verlieren, eine Bedrohung. Dem Betrachter, der weiß, wie kurz Raffaels eigenes Leben war, mag der Gedanke an ein Selbstporträt verführerisch plausibel erscheinen. Es heißt, jedes Porträt spiegele den Künstler selbst wider, da man nie genügend Distanz zum eigenen Leben habe, um wie Gott mit Scharfblick erkennen zu können, was objektiv ist. Somit sehen wir hier beide Männer: den Porträtisten und den Porträtierten. Heutzutage ist Raffael nicht mehr ›in‹, denn wirkliche Perfektion und Makellosigkeit wissen in unserer oberflächlichen Zeit nur wenige zu schätzen. Dennoch kann sich kaum jemand diesen Ikonen menschlicher Schönheit entziehen: Seine vatikanischen Wandgemälde haben auch neben den Deckenfresken der Sixtinischen Kapelle Bestand, die *Schule von Athen (152)*, das Denkmal menschlicher Geistesleistung, steht in ihrer klassischen Größe außerhalb jeder Konkurrenz. Raffaels anhaltende Wirkung auf nachfolgende Künstlergenerationen ist um so beeindruckender, wenn man sein kurzes Leben bedenkt.

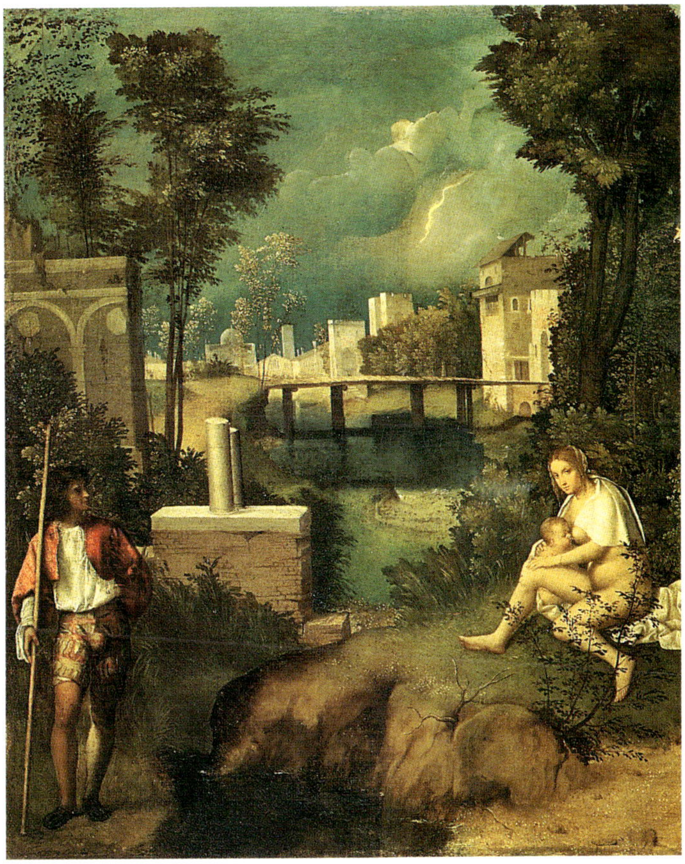

153 Giorgione, Der Sturm, 1505–10, 83 × 73 cm

Die venezianische Hochrenaissance

Raffaels Werke vermitteln etwas wie eine glückliche Gewißheit, ein Zugehörigkeitsgefühl. In diesem Vertrauen scheint er sich wesentlich von dem Venezianer Giorgione (Giorgio da Castelfranco, 1477–1510) zu unterscheiden. Auch Giorgione war hochbegabt, und auch er starb viel zu früh. Selbst die wenigen, angeblich von ihm stammenden Werke sind umstritten, wenngleich sie alle eine verblüffend nostalgische Anmut zur Schau tragen, die sonst nirgendwo in der Kunst zu finden ist. Giorgione absolvierte seine Lehrzeit in der Werkstatt des großen venezianischen Malers Giovanni Bellini (siehe S. 107), dessen weiche Konturen und warme, glühende Farben sich in seinem Werk fortsetzen. Im Gegensatz zu Raffael scheint er nicht von dieser Welt zu sein, nicht einmal im Hinblick auf seinen verfeinerten Stil, der auch seine großen Nachfolger Tizian (siehe S. 131) und Tintoretto (siehe S. 134) prägt. Ihn bewegt ein anderer Geist, auf den wir unbewußt reagieren, auch wenn wir nicht immer die Logik seiner Werke verstehen.

Der Sturm (153) ist eines seiner meistdiskutierten Werke überhaupt. Seine Bedeutung für die Entwicklung der venezianischen Malerei besteht in der vorrangigen Darstellung der Landschaft um ihrer selbst willen. Glücklicherweise ist sich die Kunstkritik hier in der Urheberschaft einig. Doch wer ist der statuarische, trotz des Sturmes nicht aus der Ruhe zu bringende Soldat, und wer ist die entblößte, ihr Kind stillende Zigeunerin, die sich augenscheinlich keinerlei Gesellschaft bewußt ist? Versuche, die Szene als neuartige Version der Flucht nach Ägypten zu deuten, scheitern gewöhnlich gerade an dieser Nacktheit. Daneben existieren zahllose Interpretationsvorschläge, alle sehr phantasievoll und dennoch nicht völlig unwahrscheinlich.

Auch wissenschaftliche Untersuchungen, die ergaben, daß der erste Entwurf zu dem Gemälde noch eine zweite, in dem Fluß badende Nackte enthielt, konnten kein Licht in diese Sache bringen. Die ›wahre Bedeutung‹ mag uns verborgen bleiben. Aber vielleicht liegt gerade darin der Sinn des Bildes. Wir sehen, wie die Welt durch das überraschende Aufleuchten eines plötzlichen Blitzes erhellt wird und können in dieser Erleuchtung Geheimnisse erblicken, die bis dahin in Dunkelheit gehüllt waren.

»Mögen wir andere Werke als Gemälde bezeichnen, die Werke Raffaels leben; das Fleisch pocht, der Atem kommt und geht, jedes Organ lebt, überall pulsiert Leben.«

Vasari, Lebensbeschreibungen der berühmten Architekten, Bildhauer und Maler

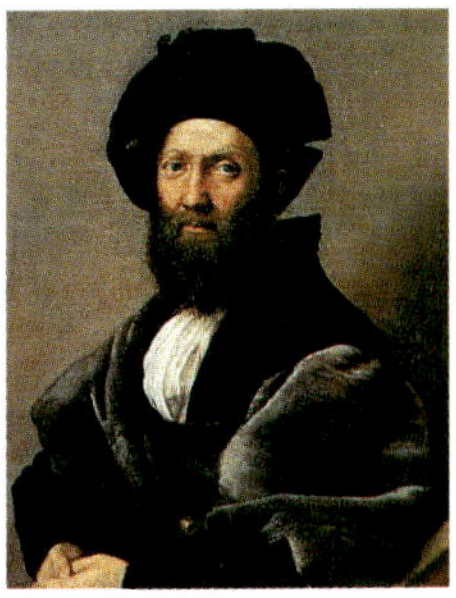

Baldassare Castiglione

Dieses Porträt von Raffael zeigt den Diplomaten und Schriftsteller der Renaissance, Baldassare Castiglione. Zu Beginn des 16. Jh.s stand er im Dienste zahlreicher italienischer Fürsten. Seine 1528 veröffentlichte Abhandlung »Il Cortegiano« beschrieb den Hof in Urbino und legte die korrekte höfische Etikette fest. Das Buch war ebenfalls eine gemeinverständliche Darlegung humanistischer Philosophie.

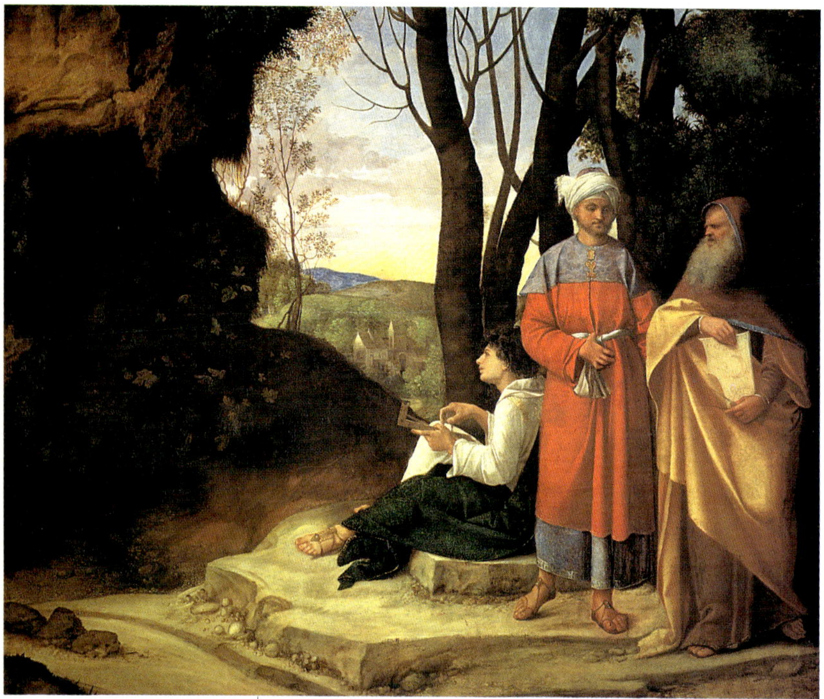

154 Giorgione (vollendet von Sebastiano del Piombo), Die drei Philosophen, um 1509, 121 × 141 cm

Die lyrische Stimmung, die Giorgiones Bildern (soweit wir sie kennen) eigen ist, veränderte die Kunst der venezianischen Hochrenaissance und ging auch später nie ganz verloren. Auch wenn *Die drei Philosophen (154)* von Michelangelos Freund Sebastiano del Piombo vollendet wurden, atmen sie doch Giorgiones Poesie. Auf die eigentliche Thematik scheint es dem Künstler gar nicht angekommen zu sein. Womöglich hatte er ursprünglich ein Bild der Heiligen Drei Könige (siehe Randleiste S. 98) aus dem Morgenland geplant, die zur Weihnachtszeit den Stern von Bethlehem erblickten und zur Krippe zogen. Giorgione entwickelte die Vorstellung, die drei Könige seien Astronomen und Sterndeuter gewesen, gedanklich weiter und gelangte somit zur Auseinandersetzung mit der philosophischen Suche nach Wahrheit in den Sternen, die mit Hilfe eines Sextanten ausgewertet und gedeutet werden.

Auch hier finden wir eine Darstellung der drei Lebensalter: Der ernsthafte Jugendliche nimmt das Werk in Angriff, das der reife Mann geistig verarbeitet und diskutiert und der alte Weise in dem prächtigen Seidengewand aufs Papier bringt. Jedes Detail der Dreiergruppe hat eine psychologische Bedeutung: Der in frühlingshafter Einfachheit gekleidete Knabe fühlt sich einsam, wie es Jugendliche häufig tun. Wer kann ihre Träume und Hoffnungen teilen? Die beiden erwachsenen Männer sind sich, scheinbar im Gespräch, zugewandt, wirken jedoch beide ebenso allein wie der eifrige Junge. Sie sind älter, ruhiger und behandeln ihr Problem mit gewichtigem Ernst. Der Philosoph in der Mitte sieht wie ein Geschäftsmann aus, der sich die Hände zum Arbeiten frei hält. Der ältere Mann neben ihm hält als sichtbares Zeichen seiner gedanklichen Arbeit eine Himmelskarte in den Händen.

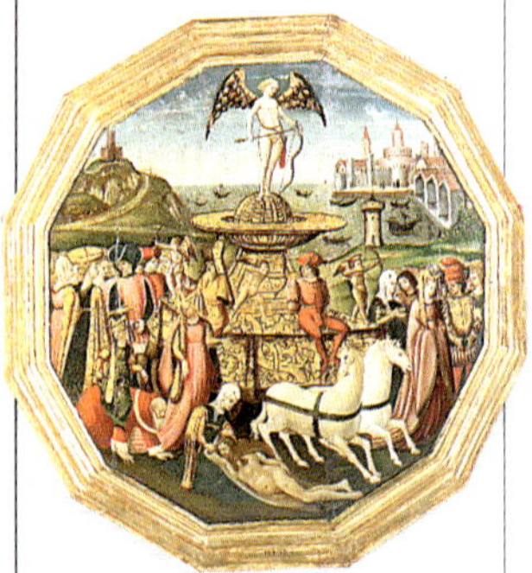

Geburtstabletts

Wie die ›cassoni‹ (siehe Randleiste S. 114) sind auch die Geburtstabletts eine Eigentümlichkeit der Renaissancekunst. Diese farbenprächtig bemalten Holztabletts wurden normalerweise dazu benutzt, Wöchnerinnen Geschenke zu bringen, und gingen dann in den Familienbesitz über. Dieses Beispiel aus der ersten Hälfte des 15. Jh.s stellt den Triumph der Liebe dar. Die zwölfeckige Form ist typisch für die Zeit.

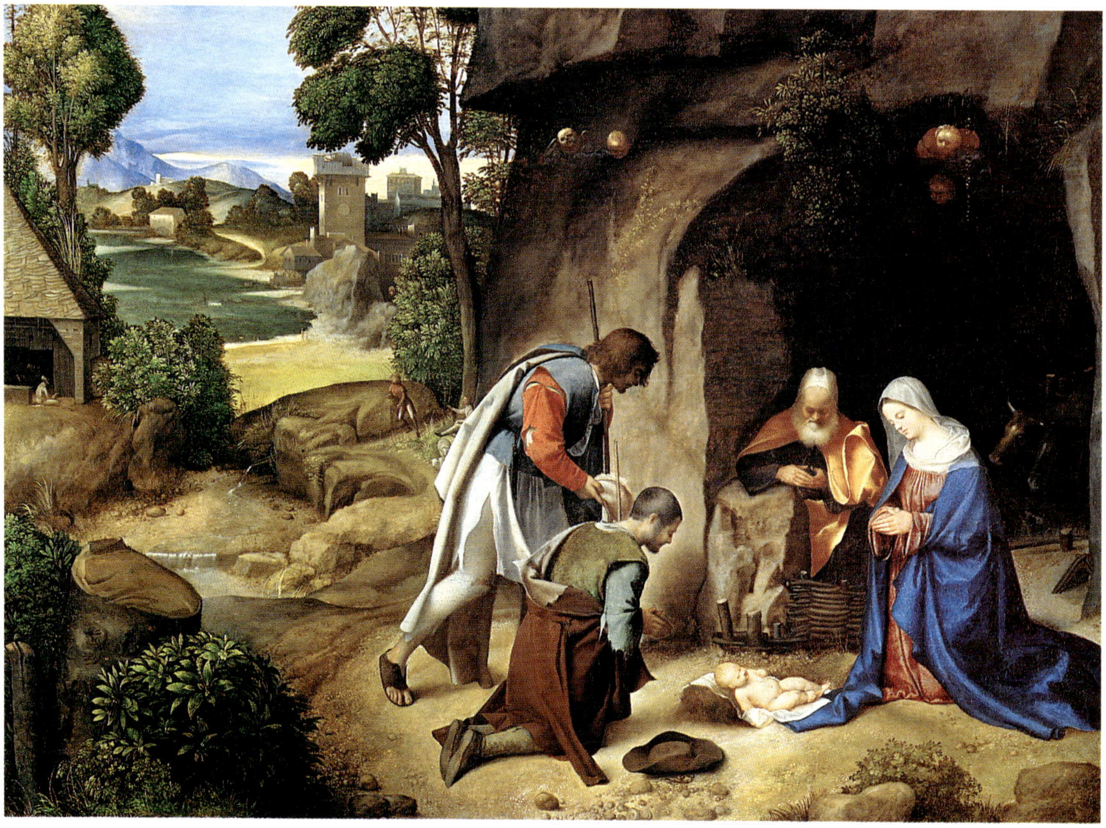

155 Giorgione, Die Anbetung der Hirten, um 1505–10, 91 × 111 cm

Die Menschen nehmen nur die Hälfte des Bildes ein. Der Rest – der ihnen ihre Bedeutung verleiht – besteht aus Bäumen und Felsen. In dem Felsen liegt eine dunkle Höhle und dahinter eine üppige, im späten Sonnenlicht leuchtende Landschaft.

Hier eröffnen sich zwei Möglichkeiten: die dunkle Höhle, also Unbekanntes, zu erkunden oder hinaus in die vertraut schöne Landschaft zu ziehen, mit anderen Worten sich nach innen zu wenden oder nach außen. Jeder der Männer muß diese Entscheidung für sich allein treffen.

Es ist die Landschaft mit ihrer herbstlichen Stimmung, die dem Werk seine Prägnanz verleiht. Kunsthistoriker möchten in dem bärtigen alten Mann die Verkörperung der Aristotelischen Lehre sehen, in der mittleren, orientalisch gewandeten Gestalt eine Anspielung auf die islamische Lehre und in dem Jüngling mit Sextanten die neue Naturphilosophie, die wir heute ›Forschung‹ nennen. Doch eigentlich scheint dies für das Verständnis bedeutungslos. Wesentlich sind der poetische Gehalt, die leise innere Schwermut, die Erlesenheit.

Tizians Vorboten

Ein hervorragendes Beispiel dafür, wie fließend die Übergänge zwischen Giorgione und Tizian sind, der mit Sicherheit einige Bilder des frühverstorbenen Giorgione vollendete, ist die auch unter dem Namen ›Allendale-Geburt‹ bekannte *Anbetung der Hirten (155)*. Heute wird mehrheitlich die Meinung vertreten, sie sei vollständig von Giorgione, obwohl sie ebensogut von Tizian stammen könnte. Im Grunde ist das verschwommene Abendlicht das Thema des Bildes, oder zumindest hat ihm das Hauptaugenmerk des Künstlers gegolten. Diese unter dem Einfluß Giorgiones entstandene Betonung von Licht und Landschaft war auch später eines der größten Anliegen Tizians. Das Licht hält alles, worauf es fällt, zusammen, und trotz der Dinge, die sich im Hintergrund abspielen, ist das Gemälde von Stille und Ruhe geprägt.

Das rege Treiben des normalen Lebens ist zum Stillstand gekommen. Eltern, Kind und Hirten scheinen in eine zeitlose Träumerei versunken, einen endlosen Sonnenuntergang, der sich nie nach der Uhrzeit richten wird. Selbst die Tiere scheinen ins Gebet vertieft, und der Eindruck, nicht ein tatsächliches, sondern ein geistiges Ereignis zu erleben, wirkt äußerst überzeugend. Giorgione hebt uns über unsere materiellen Grenzen hinweg, ohne diese allerdings zu verleugnen.

Der ›moderne‹ Tizian

Im Gegensatz zu Giorgione und Raffael erreichte Tizian (Tiziano Vecellio, um 1488–1576) ein hohes Alter und gehörte zu den wenigen begnadeten Künstlern, die sich in jeder Schaffensphase veränderten, weiterentwickelten und noch im hohen Alter sehr produktiv waren. Die frühen Werke Tizians sind von außerordentlicher Schönheit, die späteren einfach unvergleichlich.

Bevor Tizian bei Giorgione arbeitete, verbrachte er einige Zeit in der Werkstatt Giovanni Bellinis (siehe S. 107). Bellinis Meisterschaft in der Ölmaltechnik, die einen Wandel in der venezianischen Malerei herbeigeführt hatte, war für Tizians Werk, und auch für den Weg der nachfolgenden abendländischen Malerei, ungeheuer wichtig. Tizians Gemälde strahlen eine Freiheit aus, die bereits auf die klassische Moderne hinweist. Die Farbe wird nach ihrer jeweiligen Ausdrucksstärke bewertet – im Einklang, aber dennoch im Unterschied zum erzählerischen Inhalt der Bilder. Tizian ist vielleicht der bedeutendste aller großen Renaissancemaler. Anders als seine Vorgänger, die als Graveure, Zeichner für Goldschmiede und in anderen Handwerkskünsten ausgebildet waren, widmete er

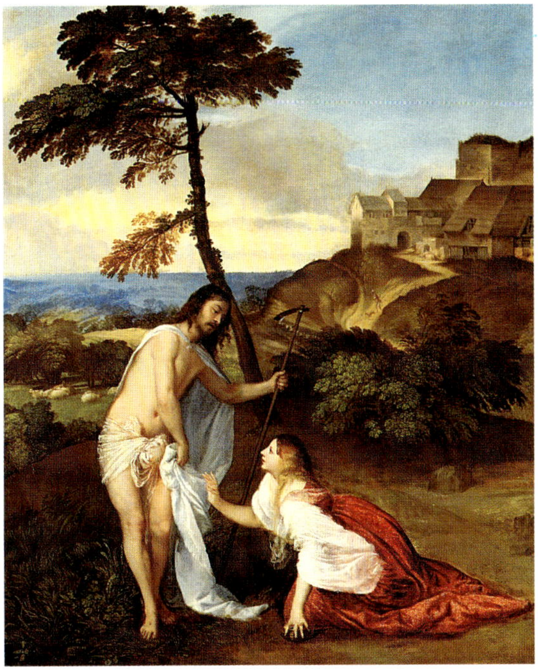

156 Tizian, Christus erscheint Magdalena (Noli me tangere), um 1512, 109 × 91 cm

seine gesamte Kraft dem Malen und wurde so zum Prototyp des modernen Malers. *Christus erscheint Magdalena (Noli me tangere) (156)* zeigt, welches Vergnügen dem jungen Tizian das menschliche Wechselspiel zwischen der leidenschaftsvollen Magdalena in ihrem üppig drapierten, weit fallenden Gewand und Christus bereitete, der sich in vollendeter Höflichkeit von ihr zurückzieht. Während der auferstandene und damit losgelöste Christus sich fast tänzerisch dreht, liegt sie ob der bedrückenden irdischen Verstrickungen am Boden. Ein kleiner Baum weist auf das noch junge Erlöstsein. Bis zu den blauen Hügeln in der Ferne erstreckt sich eine großartige Landschaft. Wir spüren die Einsamkeit und müssen uns fragen, ob es nicht die des Künstlers ist. Doch im Grunde birgt diese Stimmung eine irdische Kraft.

Tizian Werkauswahl

Himmlische und irdische Liebe (Rom, Galleria Borghese)

Bacchanal (Madrid, Prado)

Venus von Urbino (Florenz, Uffizien)

Bildnis eines Mannes (London, National Gallery)

Madonna mit dem Kaninchen (Paris, Louvre)

Bildnis eines bärtigen jungen Mannes (Staatliche Museen zu Berlin, Dahlem)

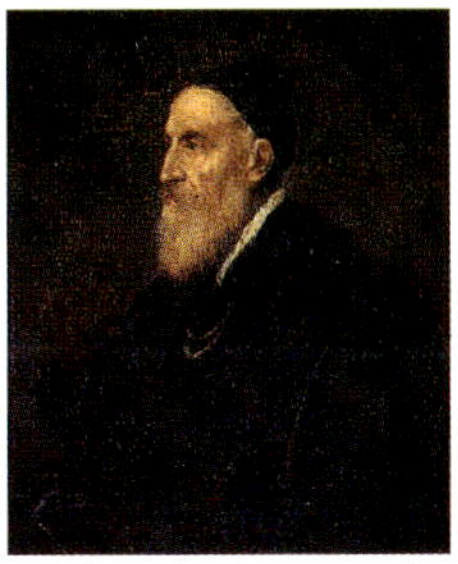

Tizians Selbstporträt

Dieses Bild vollendete Tizian im hohen Alter. Er hatte die Ölmaltechniken revolutioniert und übte später Einfluß auf Künstler wie Tintoretto und Rubens aus. In Santa Maria dei Frari in Venedig wurde er feierlich zu Grabe getragen.

Noli me tangere

Tizians Gemälde (siehe links) schildert, wie Christus nach seiner Auferstehung Maria Magdalena erscheint. Er verbietet ihr, ihn zu berühren (Noli me tangere), trägt ihr aber auf, den Jüngern von seiner Auferstehung zu berichten. Da Maria ihn für einen Gärtner hielt, ist er hier mit einer Hacke abgebildet.

Ranuccio Farnese

Ranuccio Farnese (1530–65) war der Enkel von Papst Paul IV. und gehörte einer der einflußreichsten Familien Italiens an. Dieses Porträt entstand 1542. Als Ordensvorsteher des Jerusalemer St.-Johannes-Hospitals (der Malteserritter), dessen Wahrzeichen, das Malteserkreuz, seinen Mantel schmückt, hatte er bereits eine privilegierte Stellung. Im gleichen Jahr entstand das Bildnis einer jungen Adligen, der kleinen Clarissa Strozzi. In beiden Bildern wird die Spannung zwischen der verspielten Welt der Kinder und der Verantwortlichkeit, die die Porträtierten im Erwachsenenleben erwartet, deutlich.

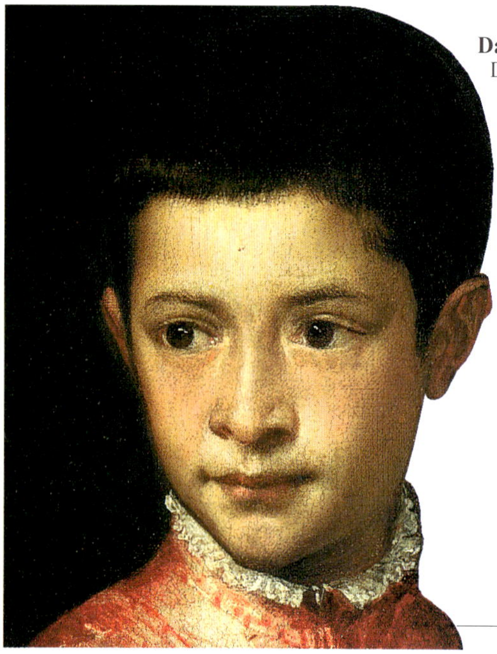

Das Bild der Jugend
Der Junge besitzt die frische, makellose Haut eines Kindes, Lichtreflexe lassen seine Augen strahlen. Scheu weicht er dem Blick des Betrachters aus, wobei sein noch kaum ausgeprägter Mund Belustigung verrät. Die zarte Pausbäckigkeit des noch unschuldigen Kindes steht in scharfem Kontrast zu den erdrückenden militärischen Utensilien.

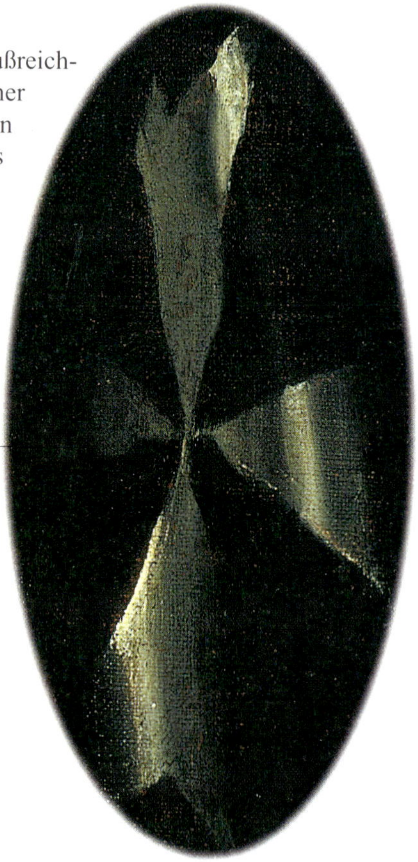

Das militärische Symbol
Das Wappenkreuz auf Ranuccios Mantel ist von metallischem Glanz. Der Lichtauffall wird mittels pastoser weißer Farbe auf dem Grau simuliert. Es ist das Malteserkreuz, das Wahrzeichen der Malteserritter, eines im 13. Jh. gegründeten Ritterordens. Dieser hatte sich ursprünglich die Leitung eines Jerusalemer Krankenhauses für Soldaten, die im Heiligen Land auf Kreuzzügen verwundet worden waren, zum Ziel gesetzt.

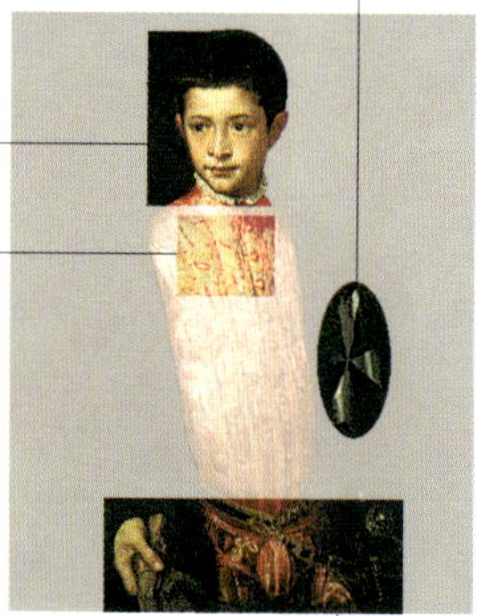

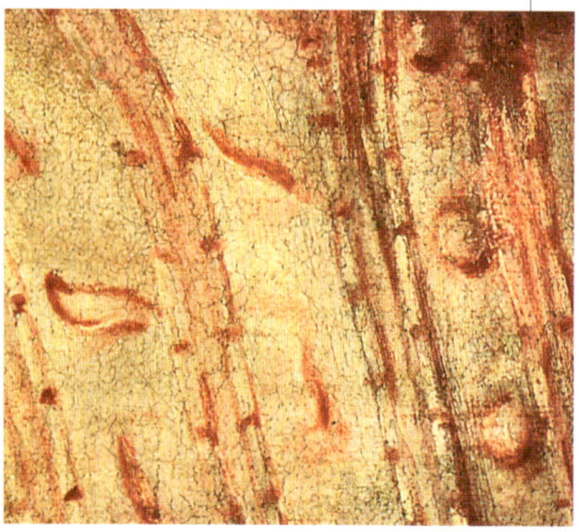

Das Wams des Jungen
Der Betrachter richtet spontan den Blick auf das rotgolden strahlende Satinwams des Jungen, das einen Kontrast zu der warmen, pfirsichfarbenen Röte seiner Wangen bildet. Das auf die Brust des Jungen fallende Licht läßt den Stoff glänzen und schimmern, wodurch das Rot von dem leuchtenden Gold und Silber überstrahlt wird. Die vielen kleinen karmesinroten ›Schlitze‹, die in Verbindung mit den Waffen unterschwellig die Vorstellung von Gewalt und Schmerz auslösen, verraten die zarte Verwundbarkeit des Jungen.

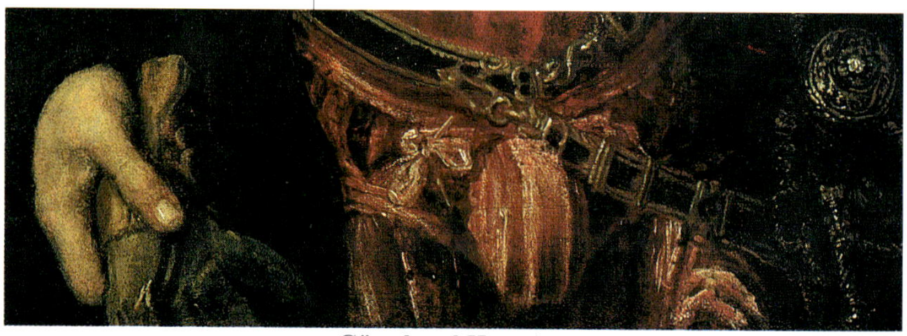

Gürtel und Hosenlatz
Unten auf dem Bild sind die Attribute der Männlichkeit zu sehen – der markant vorspringende Hosenlatz, verschlossen, aber kräftig. Die Familie setzte in Ranuccio und die mutmaßlichen Erben, die er verhieß, große Hoffnungen. Gürtel und Schwert, dessen stählerner Schein durch kleine, aufgetupfte Pinselstriche erzeugt wird, sind miteinander verbunden. Tizians Porträt basiert auf dem Gegensatz zwischen der jugendlichen Unschuld (Ranuccio ist etwa zwölf Jahre) und dem äußeren Prunk eines Mitglieds einer der mächtigsten italienischen Adelsfamilien.

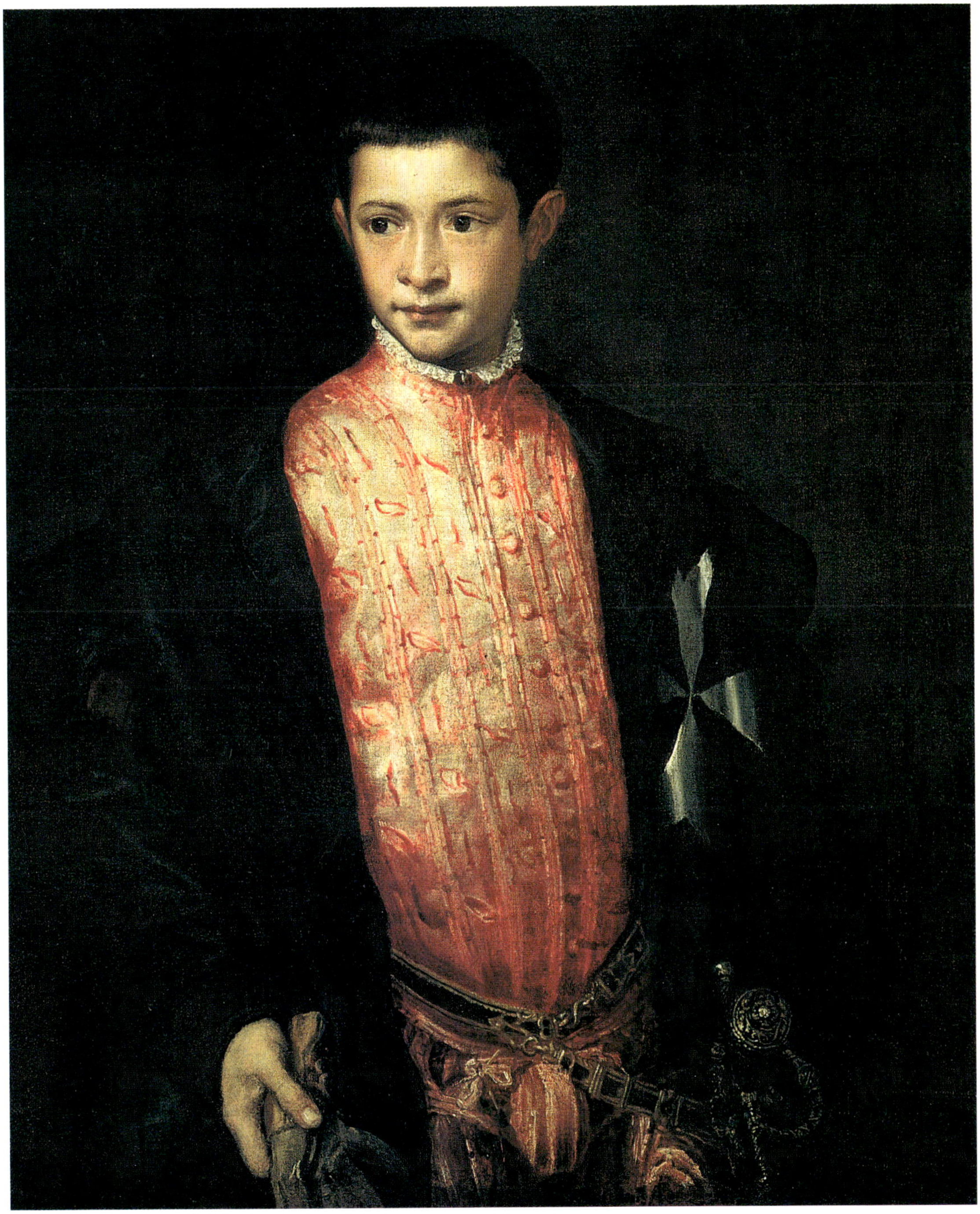

157 Tizian, Ranuccio Farnese, 1542, 90 × 74 cm

Der Porträtist Tizian

Dieses Porträt *(157)* aus Tizians mittlerer Schaffensperiode erweist den Maler als gereiften, schöpferischen Künstler. Das Bild ist nicht mehr das Produkt eines eher technischen Umsetzens von Gesehenem, es scheint aus einer tieferen Wahrnehmung hervorzusteigen, so daß man den Eindruck gewinnt, das Gemälde sei spontan gewachsen.

Ranuccio Farnese ist hier in prächtigem höfischem Schmuck porträtiert. Auf seinem Mantel erstrahlt ein Silberkreuz, und auch auf dem Degengriff schimmert Licht. Doch der heraldische und kriegerische Aspekt bleibt hier im Schatten. Wirklichkeit ist für den Jungen der Handschuh in der anderen, sichtbar entblößten Hand – bereit, die Last des Lebens sowohl unerschrocken als auch ungeschützt auf sich zu nehmen. Sein junges Gesicht ist noch nicht vom Leben gezeichnet und blickt erwartungsvoll und voll jugendlicher Unschuld.

Wir bewundern die Würde, die Tizian hier für angemessen hält, sind aber gleichzeitig von der alles verschattenden Dunkelheit ergriffen, in der Ranuccio wie ein einsames Licht wirkt.

Tizians Augen sehen tief. Es gelingt ihm, nicht zuletzt mit Hilfe seiner außerordentlichen Kunstfertigkeit, uns das wahre Ich eines Menschen mit all den

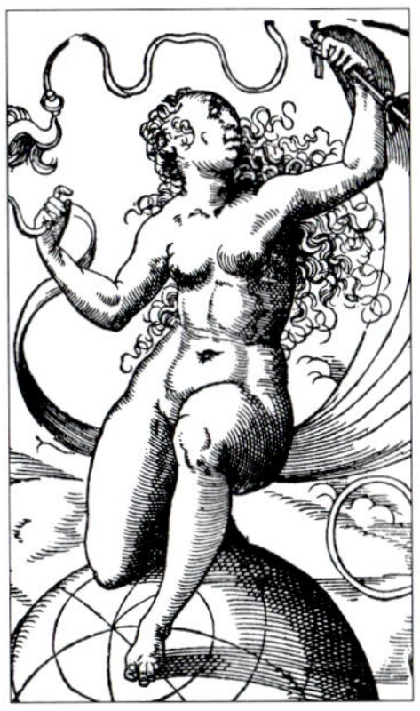

Venus und andere Mythen

Tizians Spätwerk ist vor allem in den *poesie*, einer Reihe von Gemälden für Philipp II. von Spanien, stark von mythologischen Themen bestimmt. Die Renaissancemaler – allen voran Botticelli, Giorgione, Bronzino und Correggio, aber auch Tizian – haben eine Vorliebe für Venus, die römische Göttin der Liebe und Fruchtbarkeit und die Mutter des kleinen Liebesgottes Amor.

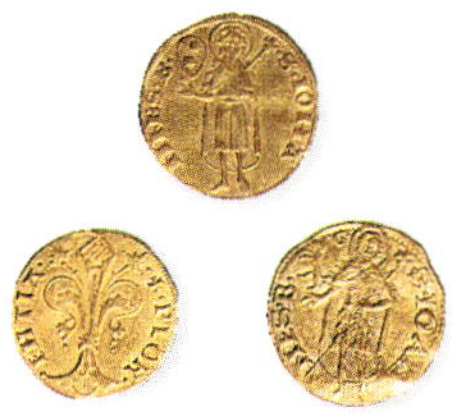

Das italienische Bankwesen

Die erste moderne Bank wurde im 12. Jh. in Venedig eröffnet. Aber es waren die Florentiner Banken mit Niederlassungen in der ganzen Welt, die in der Zeit der Renaissance zu den bedeutendsten Banken Europas aufstiegen. Die einflußreiche Familie Medici verdankte einen Großteil ihres Wohlstands und ihrer Macht ihren Bankgeschäften. Diese Goldflorin (oben) wurden in Florenz geprägt und waren dort in Umlauf.

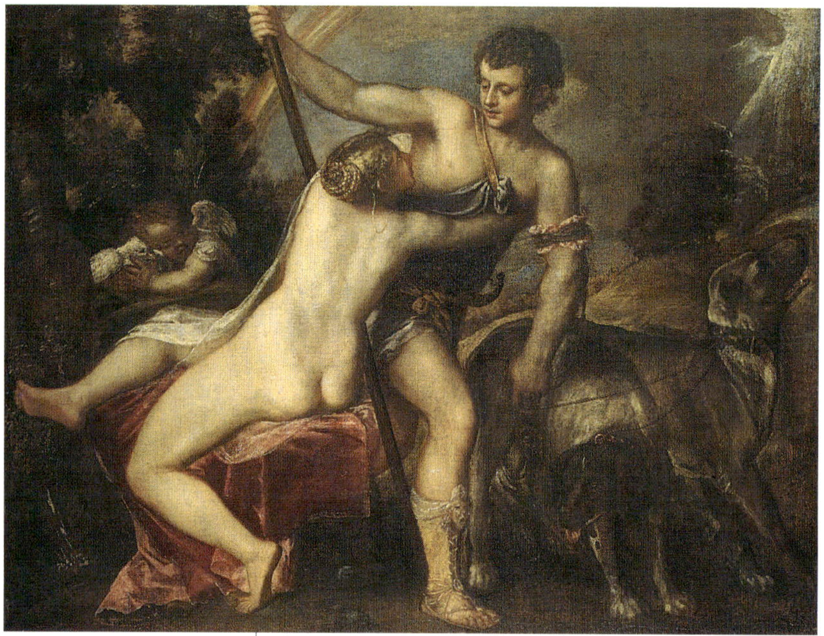

158 Tizian, Venus und Adonis, um 1560, 107 × 136 cm

zugehörigen Schwächen vor Augen zu führen und dennoch ein Bild von einzigartiger Schönheit zu schaffen.

Tizians Spätwerk

In den letzten Jahren seines Lebens malte Tizian zahlreiche mythologische Szenen von ebenso tiefer Poesie wie die Werke des lange verstorbenen Giorgione, doch überschattet von einer dunklen, melancholischen Tonigkeit. Zuweilen nahm er eine Bildkomposition wieder auf, als sei er unzufrieden und suche sie zu vervollkommnen. Auf diese Weise entstand auch das Gemälde *Venus und Adonis (158)*, auf dem die Liebesgöttin den jungen, schönen Adonis anfleht, bei ihr zu bleiben, wohl wissend, daß er bei der Jagd getötet werden wird. Adonis will nicht auf sie hören, da er sich – ein typisches Merkmal jugendlicher Unerfahrenheit – für unsterblich hält. Er steht für die vielen jungen Männer, die in den Krieg oder ins Abenteuer ziehen, während Venus sich als Stellvertreterin aller Frauen müht, ihn zurückzuhalten. Sie, die von allen Männern begehrt wird und von allen Göttinnen die lieblichste und die am meisten geliebte ist, versagt, denn die Aufregungen der Jagd üben auf Adonis einen noch größeren Reiz aus als Liebesfreuden. Er weist Venus ungeduldig zurück. Dies mag auch eine Anspielung auf das Verhältnis zwischen einer älteren Frau und einem jüngeren Mann sein, denn Venus ist unsterblich, während Adonis, der sich ebenfalls dafür hält, tragisch enden muß.

Es sind die vibrierenden Farbtöne, die Tizians Spätwerk so wunderbar erscheinen lassen. Venus wendet uns den Rücken zu, aber noch die Kehrseite der Liebesgöttin ist reizvoll. Adonis bildet zu ihrer Sanftheit das harte, männliche Pendant. Ihr geflochtenes und aufgestecktes Haar signalisiert Besonnenheit. Sie ist nicht die zerzauste Geliebte aus dem Schlafgemach, denn die beiden schlafen ja unter einem drückenden Himmel im Freien. Auch die großen Hunde spüren, weiser als ihr Herr, daß etwas nicht stimmt, und selbst Amor weint voller Mitleid.

Starke Gefühle

Tizian ist ein solch überragender Künstler, daß uns die Aussage des viktorianischen Kunsthistorikers

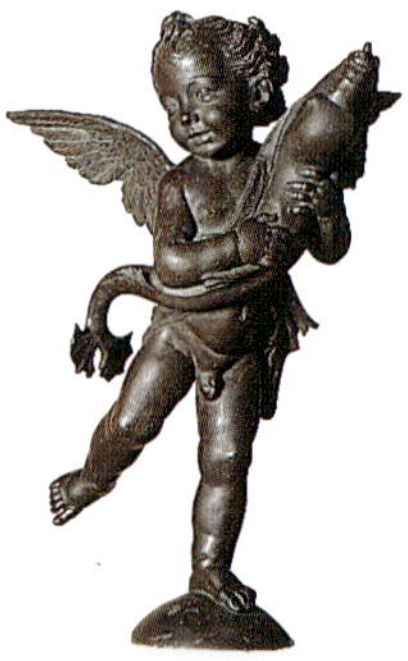

Putti

Diese nackten, oft flügeltragenden Kinder, ›putti‹ genannt (Plural des italienischen ›putto‹ = kleiner Junge), begegnen auf vielen Gemälden und Skulpturen der Frührenaissance. Das Motiv geht auf die antiken Eroten, kleine Erosfiguren, zurück. In der Renaissancekunst wird ihnen daher die Rolle der Liebesgötter, aber auch der Engel zugewiesen. Dieser Bronzeputto mit Delphin wurde um 1470 von Verrocchio geschaffen (siehe S. 116).

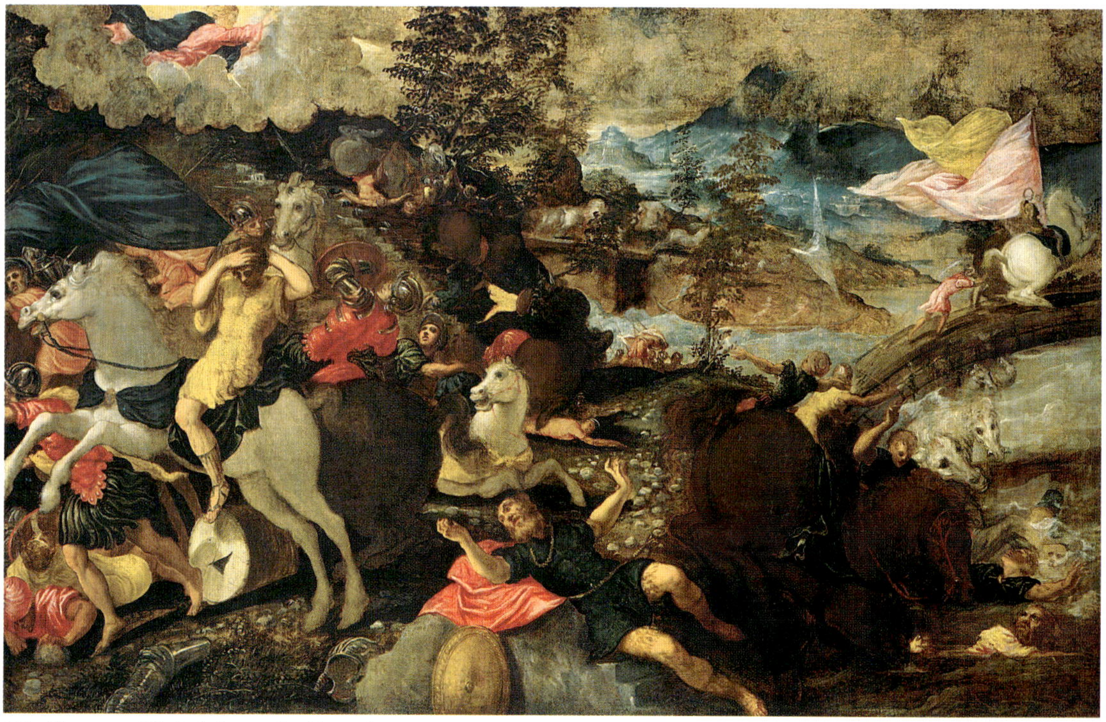

159 Tintoretto, Die Bekehrung des hl. Paulus, um 1545, 152 × 236 cm

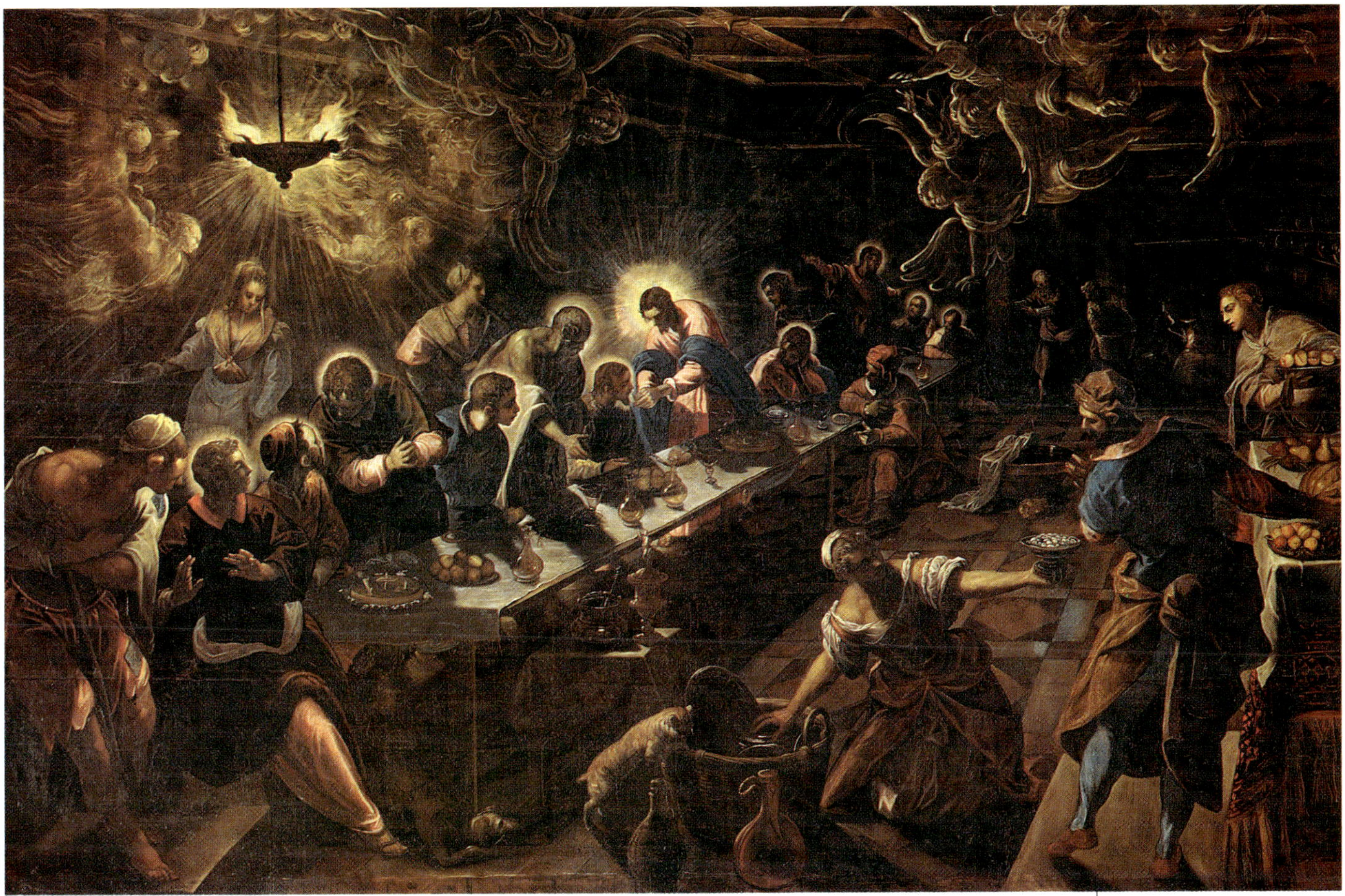

160 Tintoretto, Das Letzte Abendmahl, 1592–94, 366 × 569 cm

John Ruskin, er würde von Tintoretto (1518–94) noch übertroffen, überrascht. Tintoretto hieß eigentlich Jacopo Robusti, erhielt aber in Anspielung auf den Beruf seines Vaters den Beinamen Il Tintoretto, ›kleiner Färber‹, unter dem er auch bekannt wurde. Tintorettos erklärtes Ziel soll es gewesen sein, die Farbgebung Tizians mit dem Zeichnerischen Michelangelos zu verbinden. Michelangelo hätte einem Venezianer sicher grundsätzlich jedes Gefühl für Zeichnung abgesprochen. Tintoretto war jedoch insofern kein typischer weich modellierender Venezianer, als er mit furioser Phantasie malte, wobei er immer wieder Änderungen einfließen und zu einem Ganzen verschmelzen ließ.

Etwas von dieser Aggressivität bleibt in den Bildern präsent: Alles ist dramatisch bewegt, aufgeregt. Nur ein wirklich großes Talent kann diese energiegeladene Spannung bändigen und sie zugleich wahrhaftig und bescheiden erscheinen lassen. Daher sprechen uns auch alle bedeutenden Werke Tintorettos mit ihrer absoluten Ehrlichkeit und ihrer überwältigenden Gefühlskraft an. Ein sehr frühes Werk, *Die Bekehrung des hl. Paulus (159)*, die er als etwa Zwanzigjähriger malte, offenbart uns diese ungezügelte Vorstellungskraft.

Die meisten Maler wählen den dramatischen Augenblick, in dem der noch nicht Bekehrte vom Pferd gestürzt ist und entsetzt auf dem Rücken liegend die göttliche Botschaft empfängt. Doch keiner von ihnen gestaltet diese Szene mit so wilder Turbulenz wie Tintoretto. In seiner Version treibt die gesamte sichtbare Welt ins Chaos, als das Göttliche in die Sphäre des Irdischen einbricht. Rechts geht ein Pferd mit Reiter und wehendem Banner durch, links steigt ein anderes Pferd erschrocken wiehernd in die Höhe, seinen Reiter, der furchtsam die Arme über den Kopf schlägt, im nächsten Moment abwerfend. Berge schwanken, Bäume wogen hin und her, Menschen taumeln, fallen, und unheilvolle Wolken verdunkeln den Himmel. Paulus liegt in der Mitte, im Schatten des gestürzten Pferdes. Er aber reagiert nicht panisch, sondern streckt verzagend die Hände empor und fleht um Rettung.

Viele dieser dramatischen Bilder sind noch in Venedig an ihrem ursprünglichen Ort zu finden. *Das Letzte Abendmahl (160)* hängt noch immer im Altarraum von San Giorgio Maggiore (siehe rechts). Es ist eine sehr subjektive Version des Themas. Von dem Geschehen unter den Aposteln ist nur wenig zu sehen (nach Judas, der gewöhnlich einen Schwerpunkt bildet, muß man lange suchen). Tintorettos einziges Interesse gilt der Austeilung der Kommunion, und wenngleich das Sakrament in eine handlungsreiche Szene eingebettet ist, wirkt doch bis auf Christus und

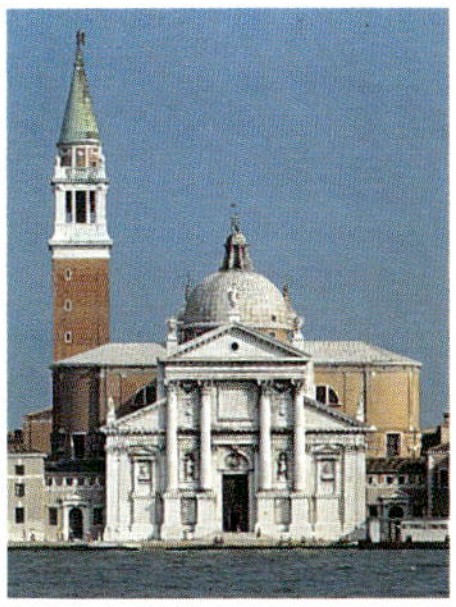

Der Architekt Palladio

Der einflußreiche Architekt Andrea Palladio (1508–80) schuf eine Reihe von Bauten in Vicenza; sein berühmtestes Werk jedoch ist vielleicht San Giorgio Maggiore in Venedig. Die 1565 begonnene Kirche hat die Fassade eines antiken Tempels.

Christus auf dem See Genezareth

Tintorettos Kunst erschließt sich am ehesten im Vergleich, in diesem Fall mit Duccios Schilderung (siehe S. 44) der Szene, in der Christus zuerst Petrus und Andreas beruft. Auch hier ist Christus am See Genezareth inmitten eines gewaltigen Sturmes zu sehen. Er steht auf dem Wasser und ruft die erstaunten Apostel zu sich. Doch während Duccios Tafelbild vollkommene Gewißheit ausstrahlt und den Augenblick der Offenbarung in Ruhe verewigt, gibt Tintorettos Gemälde den Blick auf eine ungewisse Welt voller Gefahren, Zweifel und Verwirrung frei.

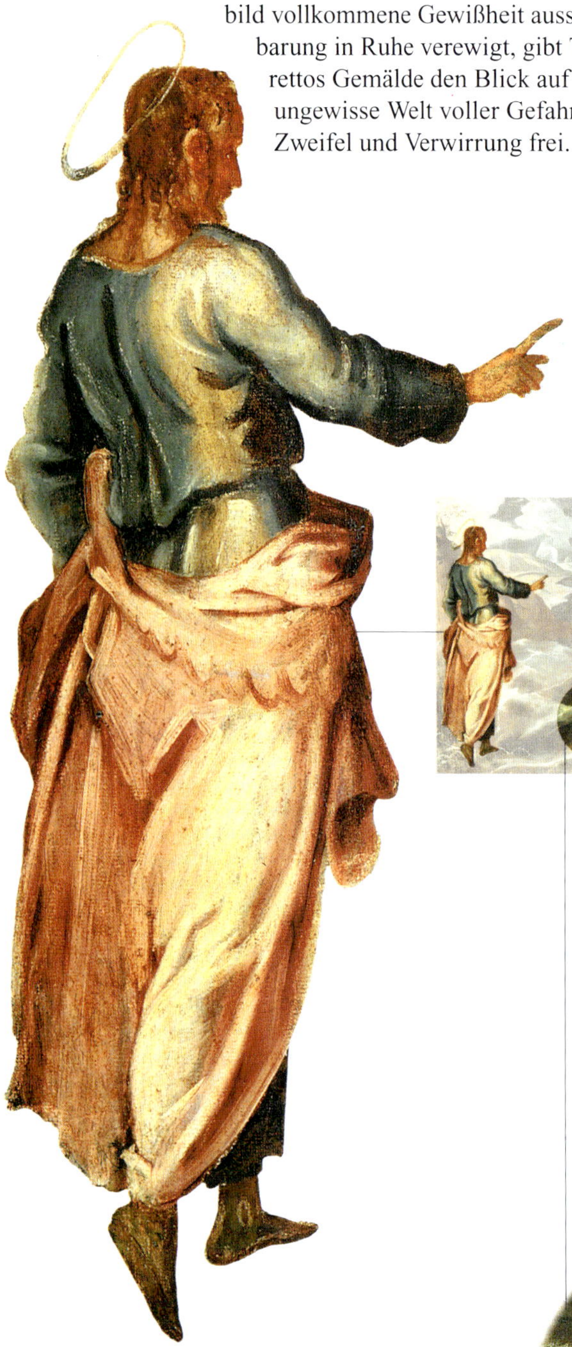

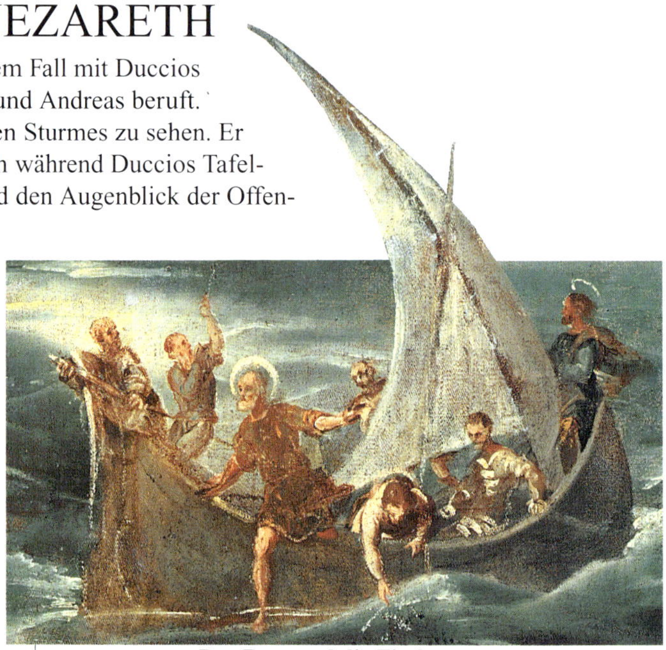

Das Boot und die Fischer
Das ganze Gemälde ist von scharfen, kantigen Formen und wilden Zickzackbewegungen bestimmt, und das Boot macht keine Ausnahme. Die Fischer sind mit zügigem Pinsel gezeichnet. Nur zwei von ihnen tragen einen Heiligenschein: Petrus (mit der helleren Glorie), der scheinbar ohne einen Gedanken an die Gefahr ins Wasser springt, um zu Christus zu gelangen, und ein anderer Apostel, der das Boot an die Küste steuert.

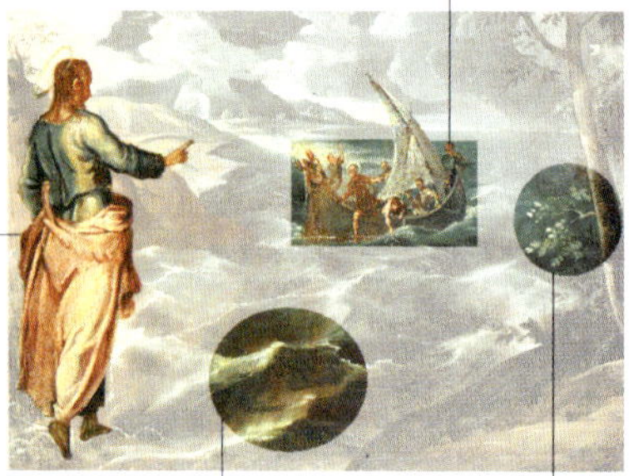

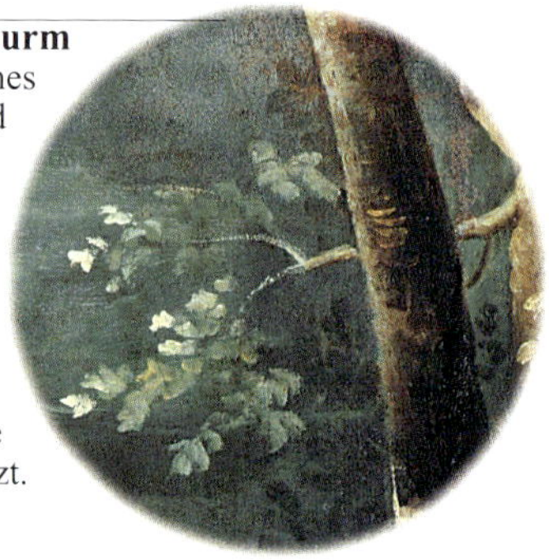

Die Ruhe im Sturm
Inmitten des gewaltigen Sturmes sind nur die Gestalt Christi und der aufrechte Baum ruhig. Alles ist in Aufruhr, doch ein kleiner Zweig blüht – ein Symbol der Hoffnung – und scheint von dem unbändigen Sturm völlig verschont. Seine graugrünen Blätter und die winzigen weißen Blüten sind als einzelne, dicke Farbkleckse gesetzt.

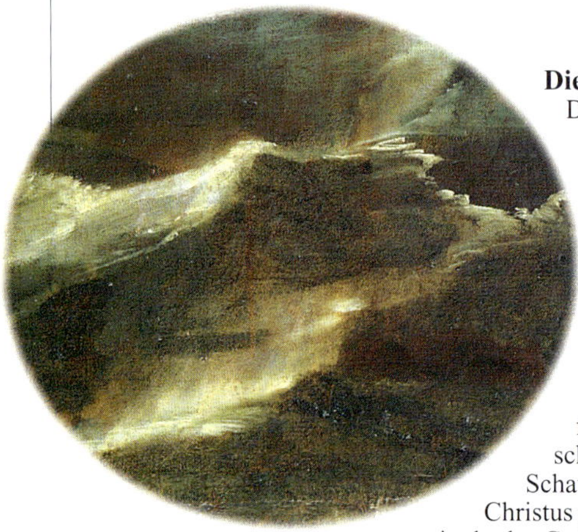

Die visionäre Gestalt
Mit raschen Pinselzügen, aber dennoch bravurös, sind die Gewänder Christi gemalt (wobei der Heiligenschein nur ein Hauch weißer Farbe ist). Im pastosen Farbauftrag gewinnt das Obergewand Jesu Festigkeit. Das seltsam metallische Rosa ist einer Lasur mit Karmesinrot zu verdanken. Tintorettos Christus ist Teil einer gänzlich visionären Welt. Er wirkt körperlos. Seine Füße sind schemenhaft mit weißer Farbe skizziert, durch die das Grün des Meeres hindurchschimmert, und sein Finger verschmilzt mit der fernen Küste.

Die stürmische See
Die peitschenden Wellen setzen sich in den windbewegten Wolken am Himmel fort. Den Grün- und Grautönen der aufgewirbelten Wellen wurden Erdfarben beigemischt; und der warme, rote Grund scheint – wo Wasser und Erde sich verbinden – hindurch, so daß der Eindruck der zerstörerischen Macht der Wellen sich noch verstärkt. Die zickzackförmigen Wellen mit ihren messerscharfen, mit Deckweiß konturierten Schaumkronen führen das Auge von Christus zum Boot und zurück und vermitteln das Gefühl, die Erde würde sich öffnen.

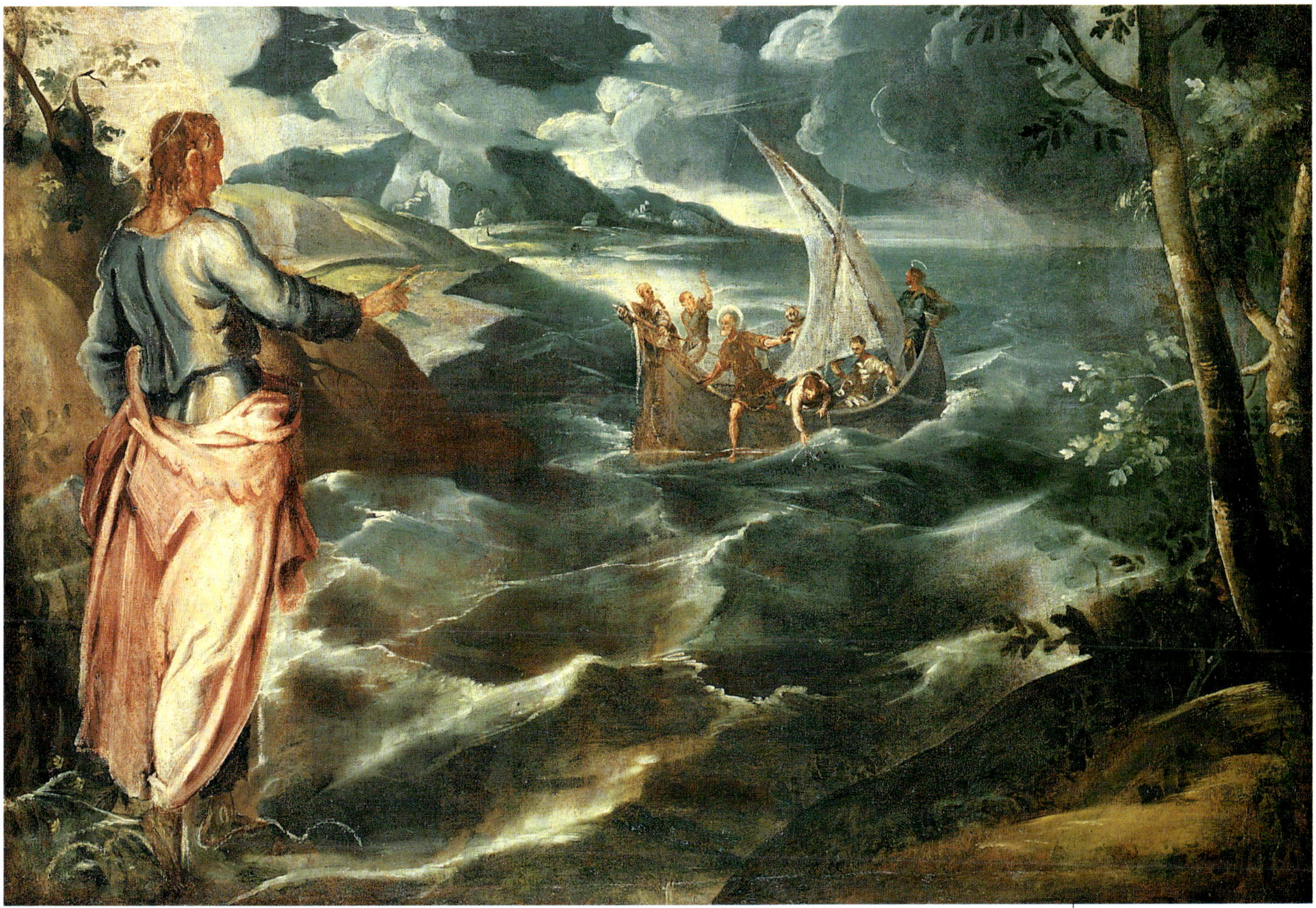

161 Tintoretto, Christus auf dem See Genezareth, um 1575–80, 117 × 169 cm

die himmlische Speise alles unwirklich. Es hat den Anschein, als sei allein Christus wirklich existent. Engel manifestieren sich in den Strahlen seiner Glorie und verblassen wieder; Menschen werden nur dort der Finsternis entbunden, wo das göttliche Licht des Heilands auf sie fällt. Nicht an einem realen Geschehen teilzunehmen, werden wir aufgefordert, sondern uns wird die Offenbarung einer religiösen Wahrheit zuteil. Wir müssen glauben – oder wir sehen nur.

Ein Spätwerk Tintorettos zeigt *Christus auf dem See Genezareth (161)*. Es ist ein Bild von gewaltiger emotionaler Intensität, das keineswegs einen zeitlich erstarrten Augenblick zeigt, sondern viel mehr, als man in einem auflodernden Moment überhaupt mitteilen könnte. Es ist, als könne das Leben niemals lange genug angehalten werden, um das Heilige zu offenbaren, und deshalb arrangiert Tintoretto eine provozierend zeitlose Szene. Gebieterisch steht Christus auf dem wild bewegten Meer und ruft seine Jünger zu sich. Die Fischer (und damit die Menschen) sind verängstigt, der Wildheit des Meeres und den Sturmwolken hilflos ausgeliefert. Die Stimme Jesu erlöst sie aus ihrer furchterfüllten Anonymität. Petrus springt freudig ins Wasser, die Augen nur auf Jesus gerichtet. Obwohl die Wellentäler zwischen Diener und Meister sich begierig öffnen, läßt Tintoretto keinen Zweifel daran, daß die beiden sich begegnen werden. In Gottes Gegenwart wird die Naturgewalt machtlos und besitzt folglich keinen Einfluß auf die Gott Suchenden. Nach wie vor bedrohlich, ist sie doch nicht länger gefährlich. Christus schaut nicht uns an, sondern mit uns auf Petrus, der zu glauben wagt.

Selbst ein so lieblich profanes Bild wie *Der Sommer (162)* besitzt die für Tintoretto charakteristische ekstatische Vitalität, die das Korn zu »unsterblichem Weizen« macht, wie der englische Kleriker und mystische Dichter Thomas Traherne (um 1638–74)

Tintoretto Werkauswahl

Kreuzigung (Venedig, Scuola di San Rocco)
Susanna im Bade (Wien, Kunsthistorisches Museum)
Christus bei Maria und Martha (München, Alte Pinakothek)

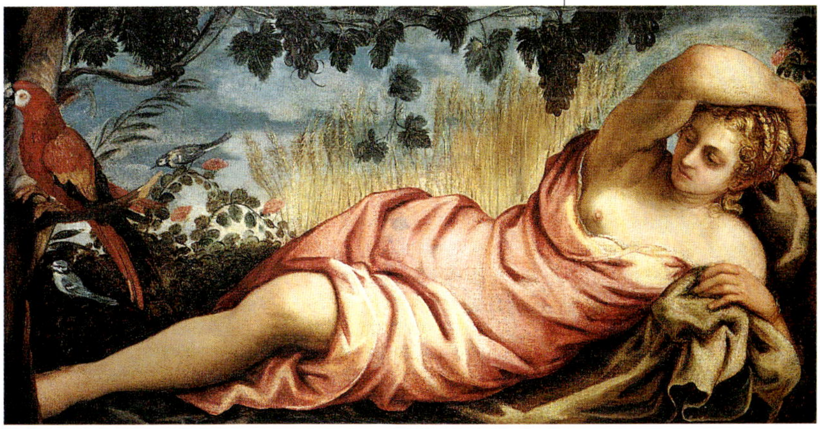

162 Tintoretto, Der Sommer, um 1555, 106 × 194 cm

Veronese Werkauswahl

Die Hochzeit zu Kana (Paris, Louvre)

Die Familie von Darius vor Alexander (London, National Gallery)

Gastmahl im Hause des Levi (Venedig, Accademia)

Madonna der Familie Cuccina (Dresden, Gemäldegalerie)

Venus und Adonis (Madrid, Prado)

Christus im Garten Gethsemane (Mailand, Brera)

sagen würde. Dieses profane Bild gemahnt an Veronese, den dritten großen venezianischen Künstler.

Veronese und die materielle Welt

Veronese (Paolo Caliari, 1528–88) galt als erster ›reiner‹ Maler, denn er stand dem Inhalt seiner Bilder nahezu gleichgültig gegenüber, da er von einer ›abstrakten‹ Empfindsamkeit für Farben und Töne beseelt war. Seine Werke scheinen von innen heraus und sind dekorative Kunst edelster Art.

Veroneses Kunst mag nicht so tiefgründig sein wie die eines Tizian oder Tintoretto, doch wird sie auch leicht unterschätzt. Seine Begeisterung für die Erscheinung der Dinge und ihre ideale Schönheit, verleiht seinem Werk hohes Niveau. Er zeigt uns nicht die Wahrheit, wohl aber den wahren Glanz, indem er die Stofflichkeit der Objekte mit äußerstem Ernst zelebriert.

Will man das Oberflächliche so ernst nehmen, muß man ihm einen höheren Wert zuweisen. *Die hl. Lucia mit Stifter (163)* von Veronese ist keine Märtyrerin im eigentlichen Sinne; der Maler erwartet, daß wir die Geschichte dieser Heiligen bereits kennen. Was er uns hier vorführt, ist der Glanz einer ganz in Satin, Seide und sonnenüberflutete Schönheit gehüllten jungen Frau. Ihr liebliches Gesicht ist verzückt und leicht schüchtern. Bei genauerer Betrachtung der Märtyrerpalme, die sie eher bescheiden verbirgt als stolz präsentiert, entdeckt man auch ihr vertrautes Attribut, ein Auge. Die Anspielung könnte kaum dezenter sein, sie ist nur der Form halber gemacht worden. Der betagte Stifter wirkt eher wie ein Bewunderer im weltlichen als im theologischen Sinn.

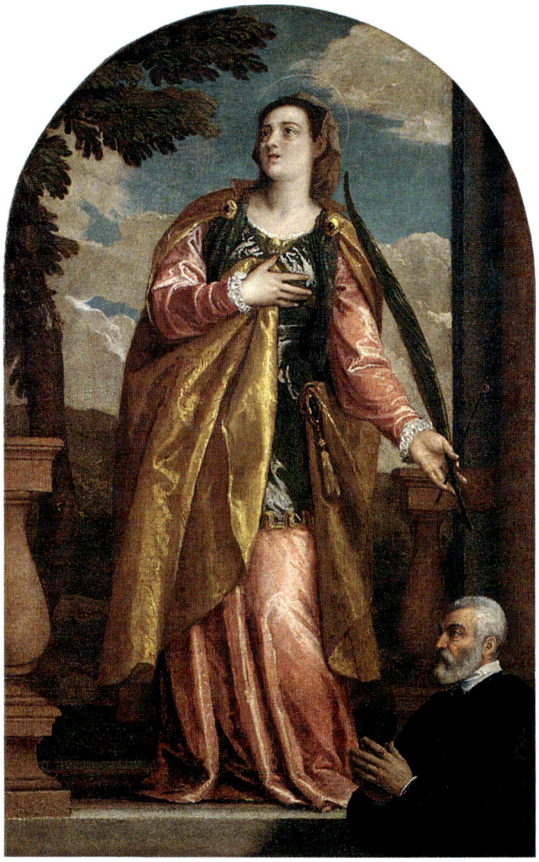

163 Paolo Veronese, Die hl. Lucia mit Stifter, um 1580, 180 × 115 cm

Die Auffindung Mose (164) hat denselben gesunden Hang zum Irdischen: aus dem kostbaren Kleid der Pharaotochter spricht augenscheinliches Vergnügen am Materiellen. Alle, auch der Säugling Moses, sind schön, elegant und glücklich. Jeder Darsteller dieser Szene sieht erfrischend unkompliziert aus. Links und rechts sorgen Bäume für eine ausgewogene Landschaft. Die Herrin schaut das hübsche Kind liebevoll an. Nicht die biblische Szene interessiert Veronese, sondern das Schöne an sich.

Es ist einfach, Veronese zu unterschätzen und seine prachtvollen Gemälde auf eine rein dekorative Funktion zu reduzieren. Doch im Moment, wo das Dekorative erhoben wird zum Erlebnis von Schönheit, ist die Schwelle zur Kunst überschritten. In Veroneses Werken offenbart sich uns das ganze Potential der materiellen Welt – einer Welt, die wunderschön ist.

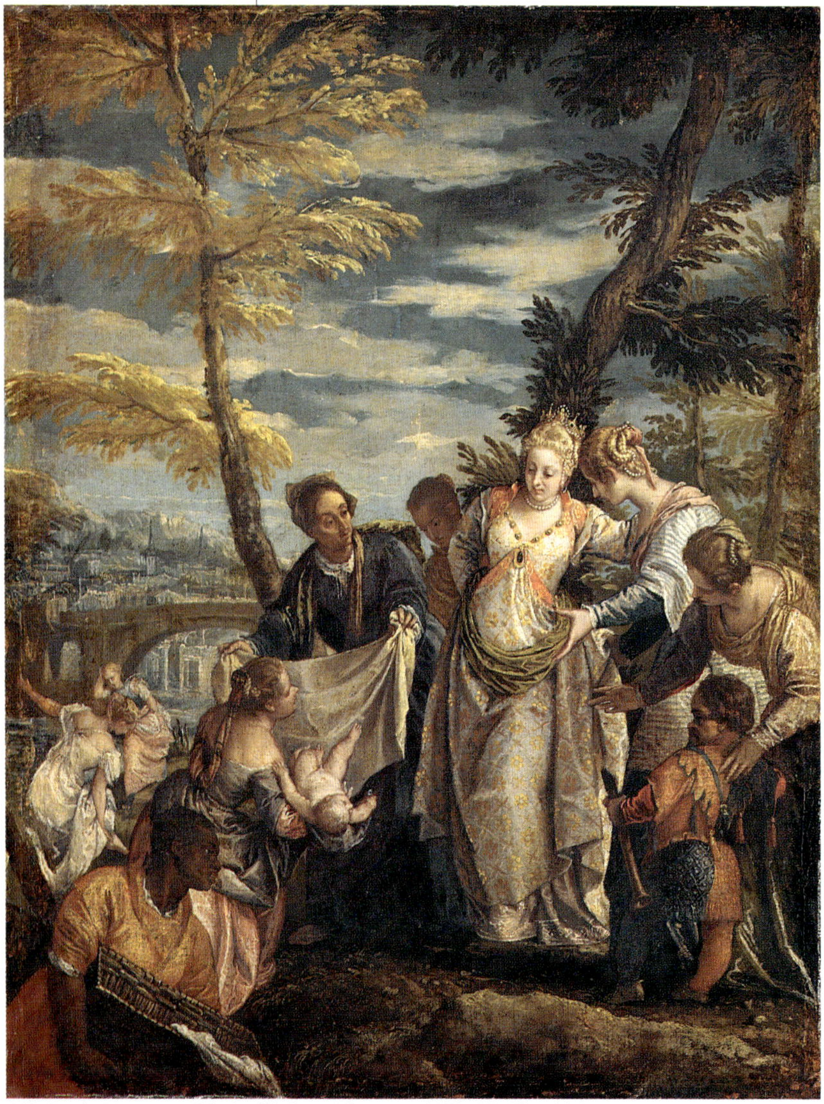

164 Paolo Veronese, Die Auffindung Mose, um 1570–75, 58 × 44,5 cm

DER ITALIENISCHE MANIERISMUS

Ebenso wie der Ausdruck ›Renaissance‹ bezieht sich auch der Begriff ›Manierismus‹ auf eine breite Bewegung mit unterschiedlichsten Ausprägungen und bezeichnet eher eine bestimmte künstlerische Grundhaltung als irgendeinen Stil. Die manieristische Kunst entwickelte sich aus der Hochrenaissance und blieb ungefähr 60 Jahre populär, von 1520 bis 1580. Sie stand unter dem Einfluß von Künstlern der Hochrenaissance wie etwa Michelangelo und Raffael (der 1520 starb).

Die Biblioteca Laurenziana

1523 beauftragten die Medici Michelangelo mit dem Entwurf eines Bibliotheksgebäudes, das 10 000 Bücher und Handschriften fassen sollte. Die Biblioteca Laurenziana wurde ein Vorläufer manieristischer Architektur. Erst 1559 entwarf Michelangelo das Treppenhaus, das als Meisterwerk dekorativer, klassisch-antik inspirierter Baukunst gilt.

Das Wort ›Manierismus‹ ist vom italienischen ›maniera‹ abgeleitet, das im 16. Jh. ›Stil‹ im Sinne von höchst verfeinerter Stilisierung bedeutete. Die Malerei des Manierismus zeichnet sich durch eine selbstbewußt raffinierte, oft erdachte oder übertriebene Eleganz der Figuren aus sowie durch eigenwillige Farbkontraste, komplizierte Bildkompositionen, technische Bravour und eine fließende Linienführung, die bei den Malern sehr beliebt war. Da wundert es nicht, wenn manieristische Gemälde häufig höchst ›manieriert‹ wirken.

Frühe manieristische Malerei in Florenz

Zur Zeit der Hochrenaissance waren ungewöhnlich viele weniger bedeutende Maler am Werk, Künstler, die in dem Bemühen, den Betrachter anzusprechen, ihn in Erregung zu versetzen, maßlos übertrieben und so einen fließenden Übergang zum Manierismus darstellten. Die Arbeiten der großen Manieristen kennzeichnet dagegen eine emotionale Spannung, die äußerst wirkungsvoll sein kann.

Rosso (Giovan Battista di Jacopo di Gaspare, 1494–1540) war nach Frankreich ausgewandert und dort unter dem Namen Rosso Fiorentino, ›der Florentiner‹, bekannt. In seiner Kunst scheint er die Erwartungshaltung des Betrachters beinahe mutwillig zu enttäuschen. Mit Vorliebe wählte er kühne, unharmonische Farbkontraste, und seine Gestalten füllen häufig den gesamten Bildrahmen aus. Die Szene *Moses verteidigt die Töchter Jethros (165)* zeigt zum Beispiel ein phantastisches Durcheinander nackter Körper – riesige, aufgeregte, michelangeleske Ringerfiguren mit einem bleichen, erschrockenen, halb entkleideten Mädchen, das fassungslos inmitten dieses Gemetzels verharrt. Rosso zeigt keine konkreten Gewalttaten, er malt die Gewalt an sich, und zwar prägnant und fachmännisch.

Auch Pontormo (Jacopo Carucci, 1494–1557) war eine eigenwillige, übersensible Künstlerpersönlichkeit. Man weiß, daß er sich manchmal aus der Welt zurückzog, um in völliger Einsamkeit zu leben. Wie Rossos wirken auch seine Werke exaltiert und fremdartig und beeindrucken uns durch eine Art exzessiver Spannung.

Pontormo und Rosso gingen beide bei dem Florentiner Maler Andrea del Sarto (1486–1531) in die Lehre, dessen weiche Formen, sanfte Farben und gefühlsbeladene Gesten ein Gegengewicht zu den ausgeprägt muskulösen Körpern des in Rom tätigen Michelangelo bildeten. Die dunkel-samtige Süße seiner Bilder war insofern einflußreich, als sie den Übergang von den klassizistischen Formen der Hochrenaissance zu einer neuen manieristischen Ausdrucksweise ermöglichte.

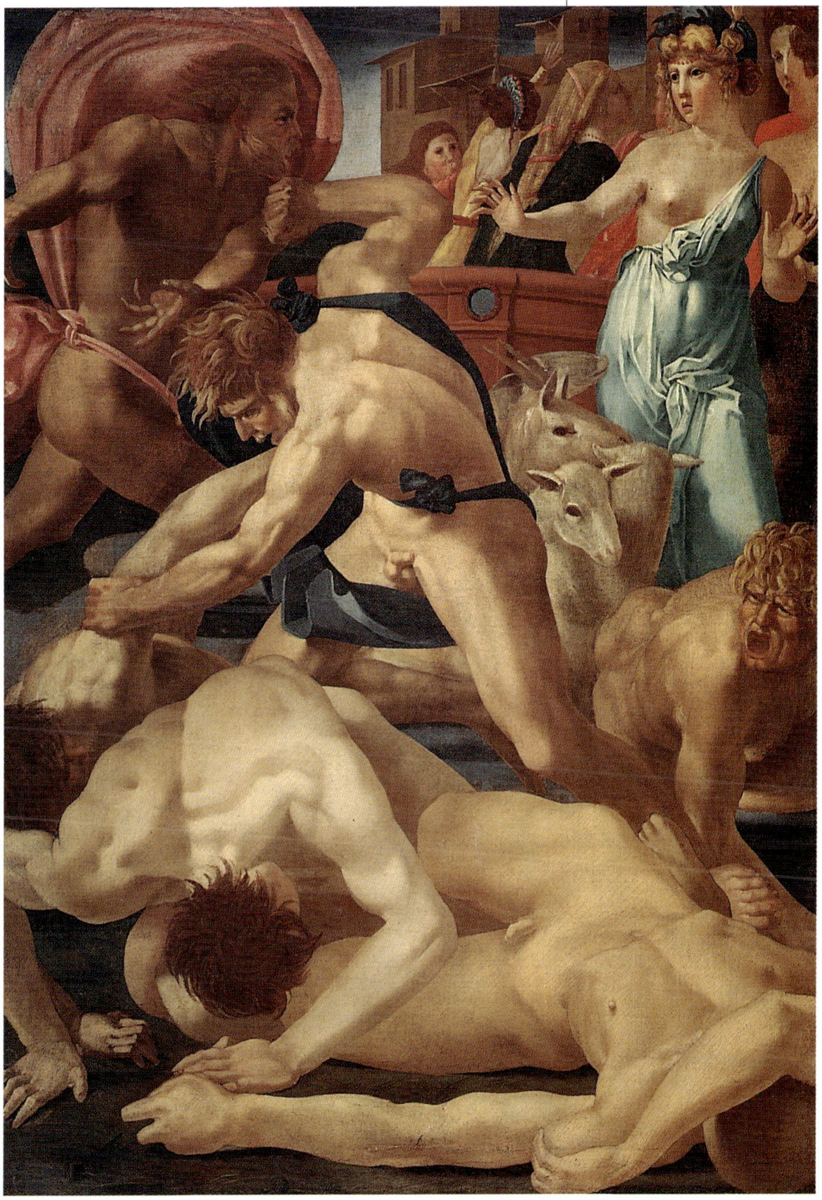

165 Rosso Fiorentino, Moses verteidigt die Töchter Jethros, um 1523, 160 × 117 cm

Santa Felicità
In der Capponi-Kapelle der Florentiner Kirche Santa Felicità befindet sich der Altar mit Pontormos *Grablegung Christi*. Als die Kirchenfassade 1564 neugestaltet wurde, fügte Vasari eine Vorhalle hinzu, die einen Korridor vom Palazzo Pitti trug.

Das beinah monochrome *Bildnis eines jungen Mannes (167)* ist ein gutes Beispiel für den subtilen Farbeinsatz Andrea del Sartos, mit dem er bei seinen Zeitgenossen große Anerkennung fand.

Pontormos Meisterwerk ist die für den Altar einer Florentiner Privatkapelle gemalte *Grablegung Christi (166)*. Die Intensität der Farben verleiht dem Bild ein kühl-unwirkliches Strahlen, das einerseits die extremen Gefühle transportiert, andererseits aber auch ganz praktisch der Dunkelheit der Kapelle entgegenwirken sollte. Über allem liegt eine Stimmung von Verwundbarkeit und Verlust, die um so mehr unser Mitleid erregt, als die athletisch schönen, schmalgliedrigen, klassischen Körper in deutlichem Gegensatz zu den angsterfüllten, verwirrten Gesichtern stehen. Pontormos *Bildnis des Niccolò Ardinghelli (168)* mit dem schmalen, aristokratischen Gesicht des Prälaten, das sich über dem kastanienbraunen Bart erhebt, verrät eine brillante Beobachtungsgabe. Eingeengt von den Wänden seiner Kammer, steht er fest und defensiv da, den Blick mit herausfordernder Arroganz auf uns gerichtet, die wir seinen Anblick dennoch als angenehm empfinden.

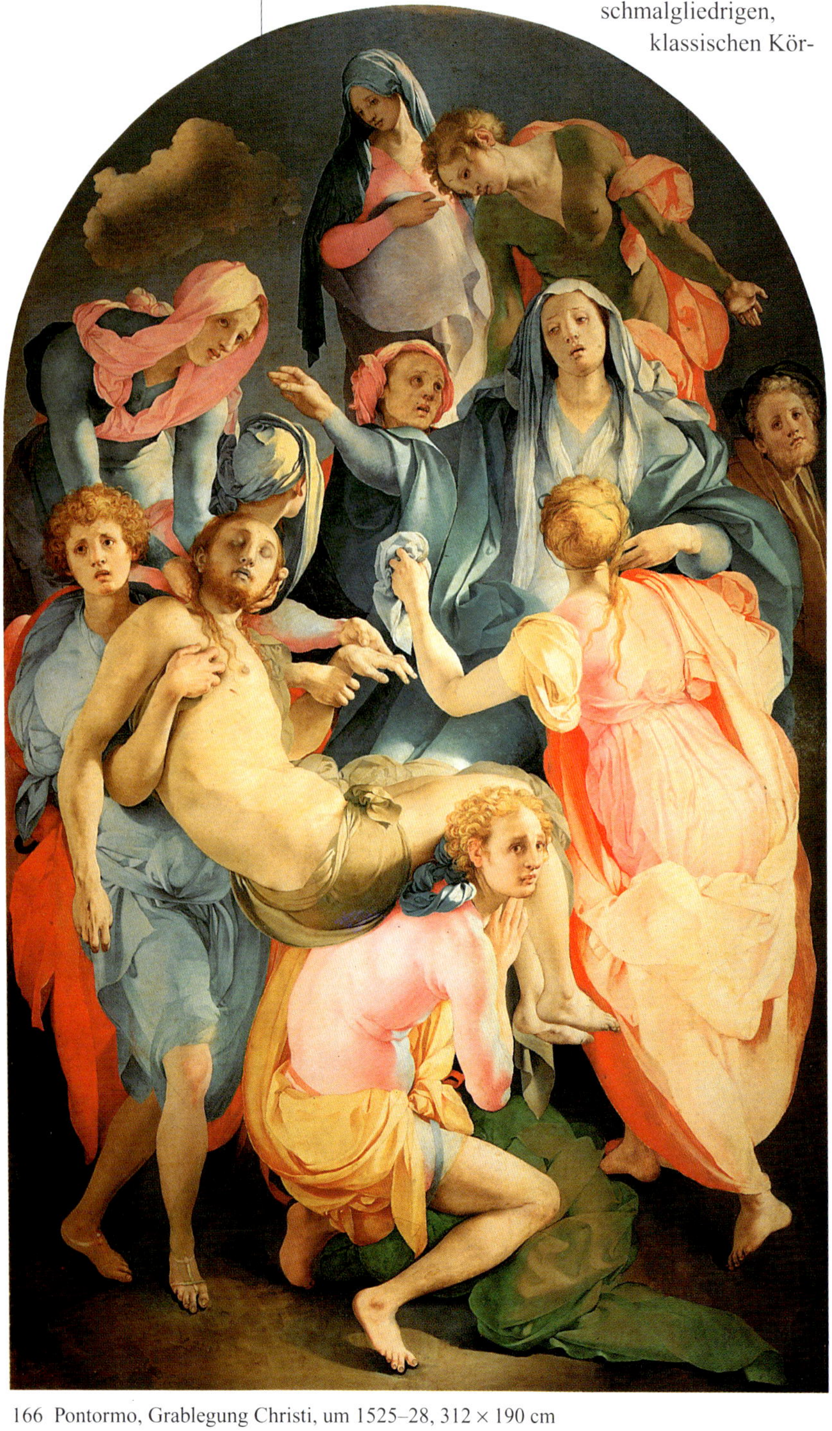

166 Pontormo, Grablegung Christi, um 1525–28, 312 × 190 cm

167 Andrea del Sarto, Bildnis eines jungen Mannes, um 1517, 72,5 × 57 cm

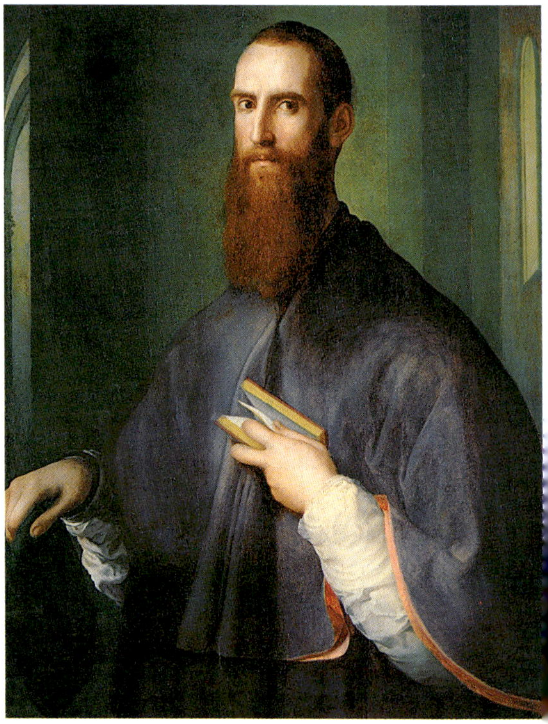

168 Pontormo, Bildnis des Niccolò Ardinghelli, um 1540–43, 102 × 79 cm

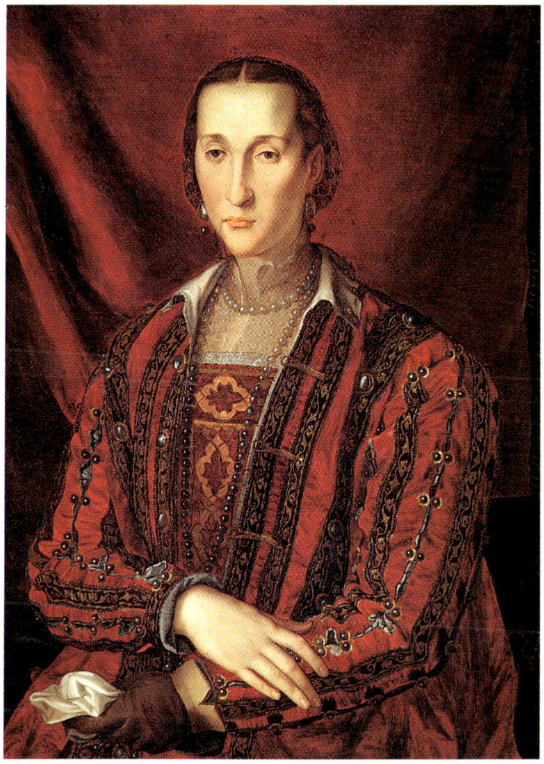

169 Agnolo Bronzino, Eleanora von Toledo, um 1560, 85 × 65 cm

Bronzinos kühler Blick

Pontormo war der Lehrmeister und eine Art Pflegevater Agnolo Bronzinos (1503–72). Doch selbst Bronzino blieb der Zugang zu Pontormos Einsiedelei versperrt. Dies mag daher rühren, daß Pontormo ein auf fanatische Weise tief gläubiger Mensch war und in dem Werk seines Schützlings störende Untertöne wahrgenommen hatte. Der kalte Glanz in Bronzinos Arbeiten kann bei aller Bewunderung seines Könnens eine Annäherung unmöglich machen.

Bei Hofe fand man Bronzino keineswegs unzugänglich. Im Gegenteil: Seine eisigen, eher strengen Porträts fanden so viel Anerkennung, daß er in Florenz zum führenden Maler des Manierismus avancierte. Die von ihm porträtierte *Eleanora von Toledo (169)* posiert in ihrer steifen, mit kostbaren Perlen beladenen Robe und schaut ziemlich gelangweilt drein.

Bronzinos *Allegorie mit Venus und Amor (170)* trug ursprünglich den Titel *Venus, Amor, Torheit und Zeit* und war von Cosimo I. von Florenz als Geschenk für Franz I. in Auftrag gegeben worden. Vasari beschrieb das Gemälde als vielschichtige Allegorie sinnlicher Freuden mit unbestimmten Gefahren, die unter der Oberfläche lauern. Manch einer sah darin eine Bezugnahme auf den Inzest, der als widernatürlich galt. 1986 lieferte ein Arzt mit der Interpretation als Allegorie der Syphilis einen neuen Beitrag zur Diskussion. Die qualvolle Gestalt auf der linken Seite stelle eine Fülle von klinischen Krankheitssymptomen sowie einige Nebenwirkungen der im 16. Jh. üblichen Behandlung dar. Dieser Lesart zufolge besteht die Allegorie darin, daß die verbotene Liebe von der Falschheit begleitet ist, die hier eine Honigwabe darbietet. Ein Kind, das trügerisches Verlangen symbolisiert, eilt freudig erregt herbei. Das Ergebnis dieser unwissenden Umarmung ist die Syphilis. Die Zeit entlarvt die Krankheit, indem sie das blaue Tuch wegzieht und so die Wahrheit enthüllt, die vor Venus und Amor verborgen wird.

Correggios Spiritualität

Der in Parma lebende Correggio (Antonio Allegri, um 1489–1534) gilt als Renaissancemaler mit dem Gemüt eines Manieristen. Er war einer der ganz großen Künstler, der sich zwar intensiv mit der Körperhaftigkeit befaßte, sich aber trotzdem des Lichtes und seiner geistigen Bedeutung bewußt war. Corregio war ein Nachfolger Mantegnas (siehe S. 103), und jene innere Festigkeit läßt seine Exzesse vernünftig und beinah liebenswert erscheinen. Ein Aufenthalt in Rom, wo Correggio als junger Mann Michelangelos und Raffaels Werke (siehe S. 120f. und S. 124f.) im Original gesehen hatte, bedeutete einen Wendepunkt

Zeitgenössische Künste

1542
gründet Cosimo de' Medici die Universität in Pisa.

1548
wird in Paris das Hotel de Bourgogne, das erste überdachte Theater, eröffnet.

1553
erscheint die Violine in ihrer heutigen Form.

1561
kommt der englische Philosoph Francis Bacon zur Welt.

1578
werden in Rom die Katakomben entdeckt.

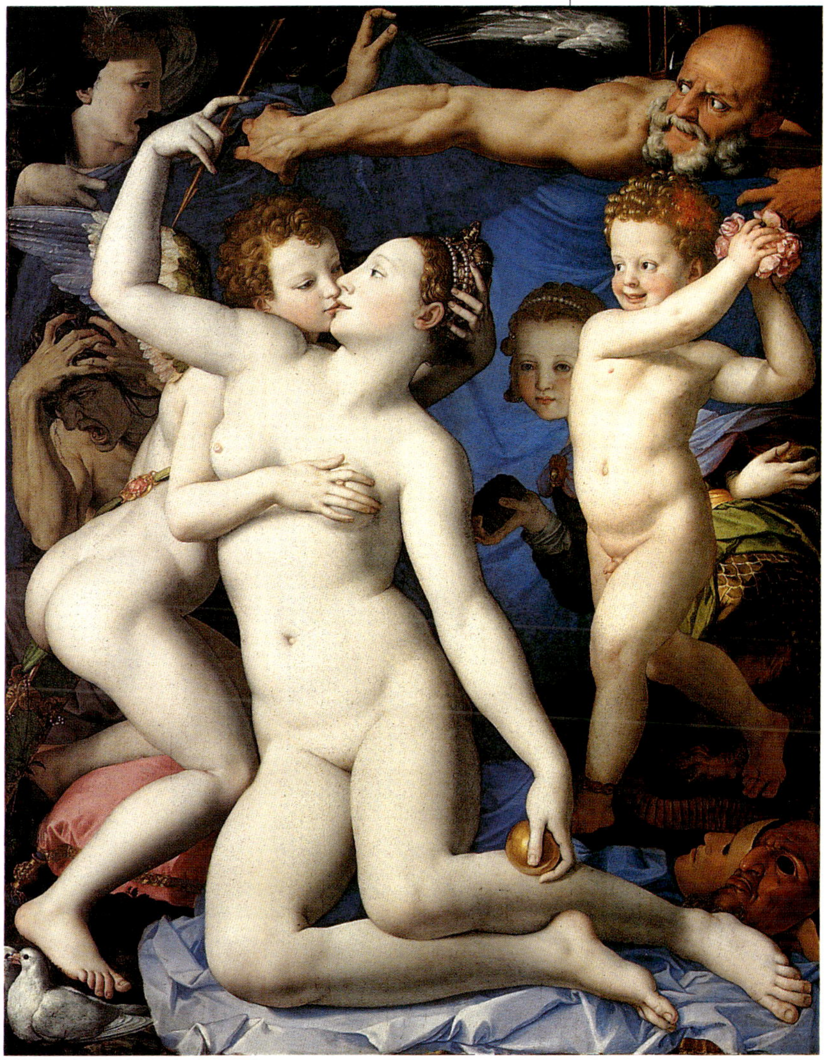

170 Agnolo Bronzino, Allegorie mit Venus und Amor, um 1545, 146 × 116 cm

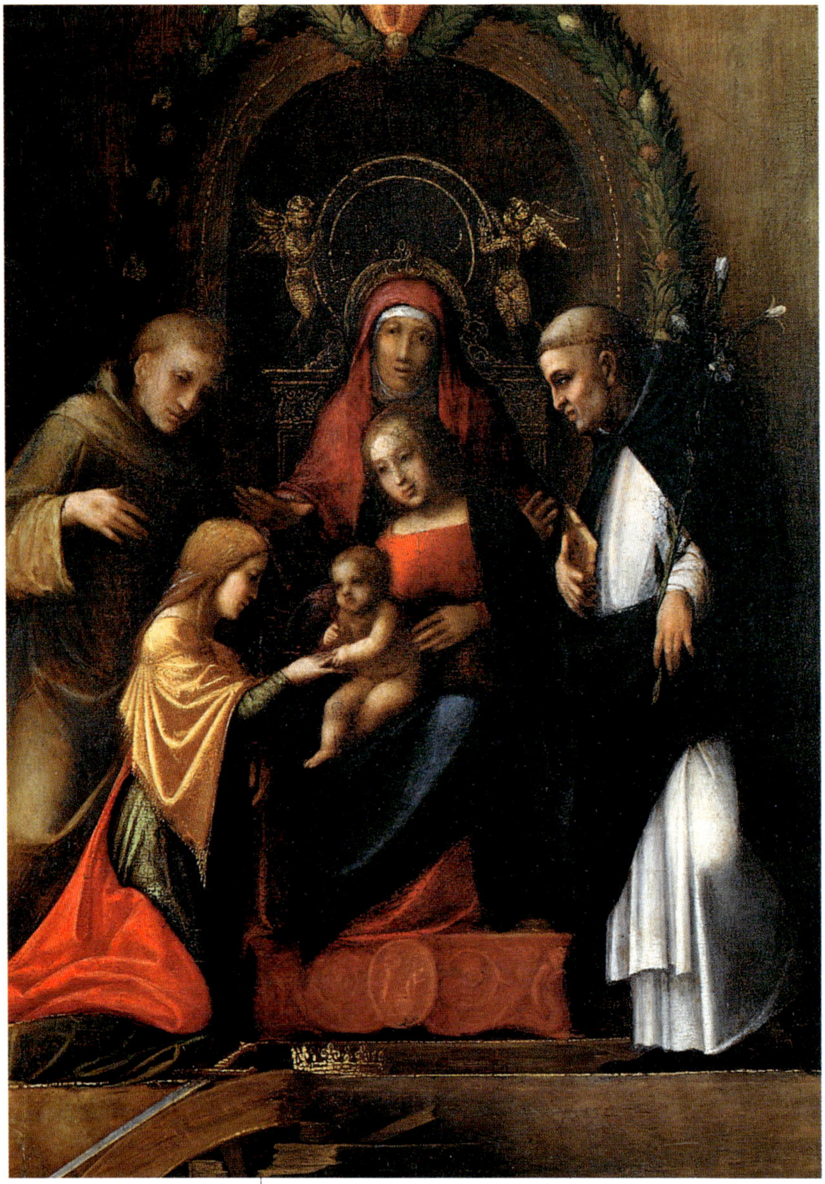

171 Correggio, Die mystische Verlobung der hl. Katharina, um 1510–15, 28 × 21 cm

Correggio Werkauswahl

Allegorie der Tugend (Paris, Louvre)

Christi Geburt (Dresden, Gemäldegalerie)

Mariä Himmelfahrt (Parma, Dom, Kuppelfresko)

Jupiter und Io (Wien, Kunsthistorisches Museum)

Leda mit dem Schwan (Staatliche Museen zu Berlin, Dahlem)

in der künstlerischen Identität des Malers. Schon bald gehörte er zu den führenden Künstlern Parmas. Wenngleich Correggios *Venus, Satyr und Cupido*, (gen. Der Schlaf der Antiope) *(172)* eine deutlich erotische Ausstrahlung besitzt, so spricht aus der Fleischlichkeit auch eine gewisse paradiesische Unschuld, wie sie in der Zeit vor der Vertreibung natürlich gewesen sein mag. Jeder Körper reflektiert das Mondlicht unterschiedlich, die Proportionen sind nicht ganz stimmig – liebenswerte Mängel, die das Bild immer weniger unmoralisch erscheinen lassen.

Dieselbe Art fleischlicher Anmut liegt in seinen religiösen Bildern wie der *Mystischen Verlobung der hl. Katharina (171)*. Die Legende, daß Katharina eine Vision gehabt habe, in der das Jesuskind ihr einen Verlobungsring ansteckte, wird hier nicht mehr wörtlich genommen. Sie hat eine tiefere Bedeutung, die in Verbindung mit der Heiligung und vor allem dem Keuschheitsgelübde zu sehen ist. Genau das stellt Correggio dar. Eine junge Frau, hinter ihr vermutlich der hl. Sebastian gleichsam als der Ehepartner, auf den sie verzichtet, gelobt Keuschheit. Während der junge Mann etwas zu lieblich erscheint, wirken Frau und Kind sanft überzeugend, wobei die Dinge im Hintergrund deutlicher auf den Preis für diese Verlobung hinweisen.

Correggio war als Wegbereiter des Manierismus bedeutender denn als Manierist selbst. Sein größter Beitrag zum Manierismus und zum Barock (siehe S. 176) sind in der Tat seine illusionistischen Deckenfresken, mit denen er das Kuppelinnere großer Kirchen in Parma ausschmückte. Leider lassen sich diese Fresken nicht zufriedenstellend reproduzieren, so daß man sich selbst in den Dom von Parma begeben muß, um die lichtüberflutete *Himmelfahrt Mariä* zu erleben, bzw. in die Kirche San Giovanni Evangelista, um, den Kopf in den Nacken gelegt, einen angestrengten Blick auf die *Erscheinung des hl. Johannes Evangelist* werfen zu können. Nur vor Ort werden wir Correggios perspektivisches Können und seine grandiose Vortäuschung von Wirklichkeit angemessen würdigen können.

Parmigianinos Eleganz

Parmigianino (Girolamo Francesco Maria Mazzola, 1503–40) verstand es, die komplexe Wirklichkeit mit erlesener Anmut darzustellen. *Die Madonna mit dem langen Hals (173)* ist sein bekanntestes und charakte-

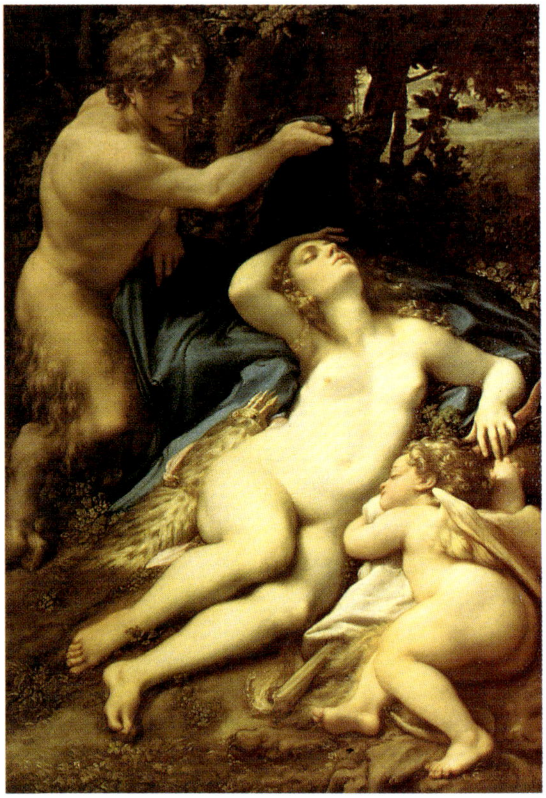

172 Correggio, Venus, Satyr und Cupido, 1524–25, 190 × 124 cm

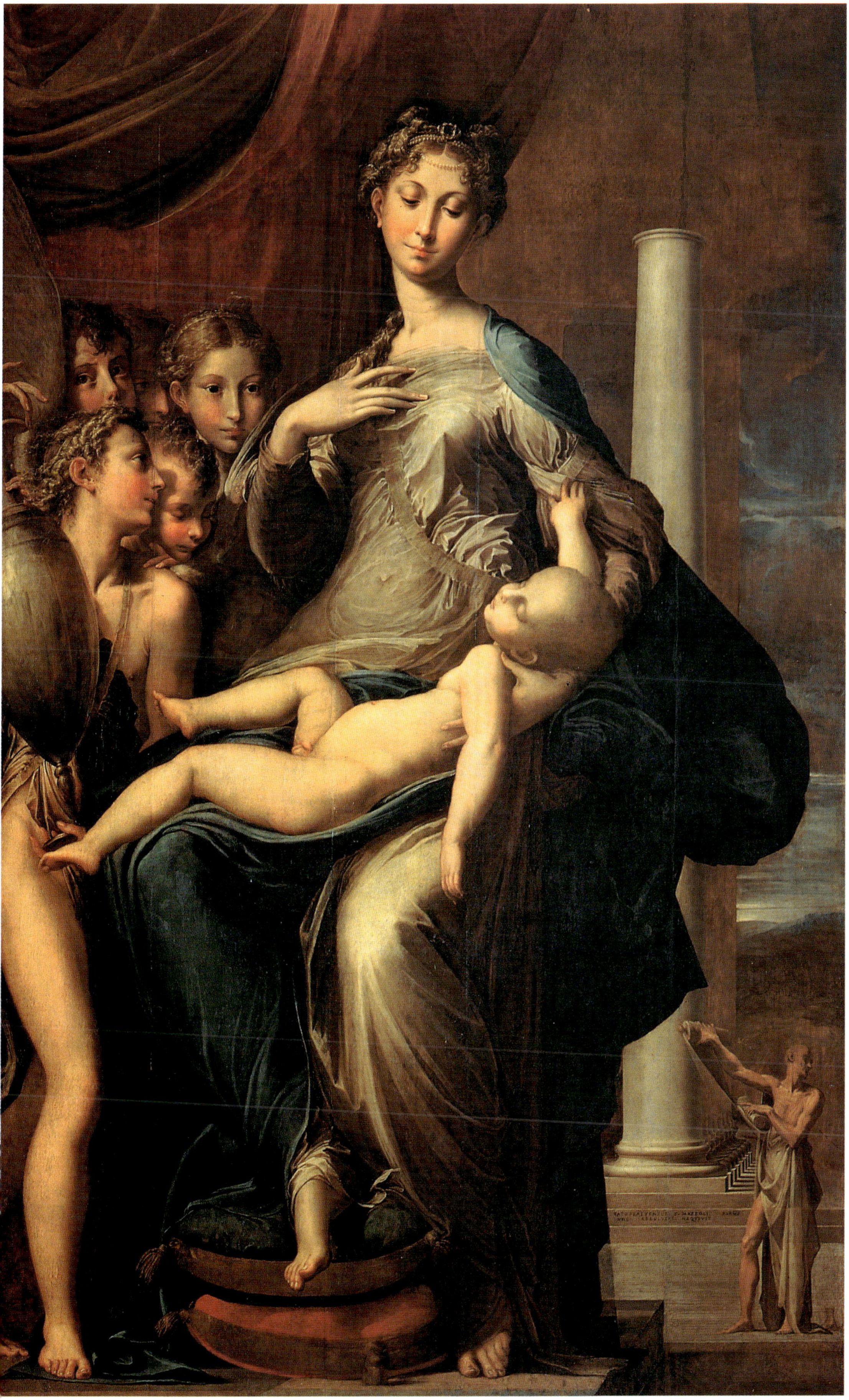

173 Parmigianino, Die Madonna mit dem langen Hals, 1534–40, 215 × 132 cm

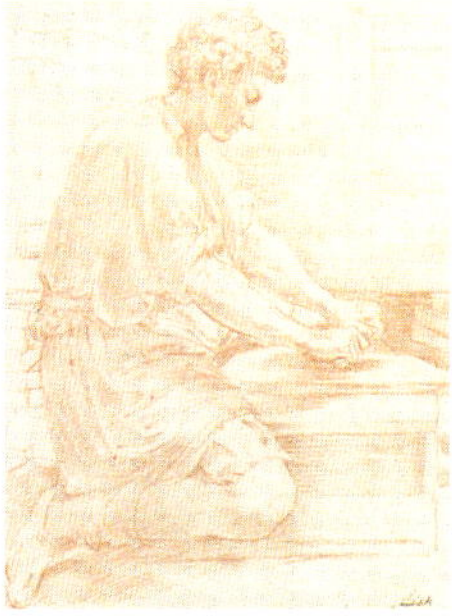

Pigmente

Diese Rötelzeichnung von Parmigianino zeigt einen Werkstattgehilfen beim Mahlen von Pigmenten. Während ihrer Lehrzeit lernten die angehenden Künstler, Pigmente zu identifizieren, zu mahlen und zu mischen. Für die Ölmalerei mußten die Pigmente mit Ölen aus Leinsamen, Walnüssen, Sonnenblumenkernen, Mohnsamen oder anderen Pflanzenölen und einem Bindemittel vermischt werden. Schichtete man Farben in hauchdünnen Lasuren übereinander, so konnte man eine durchscheinende Farbtiefe erreichen, die mit Eitempera unmöglich war.

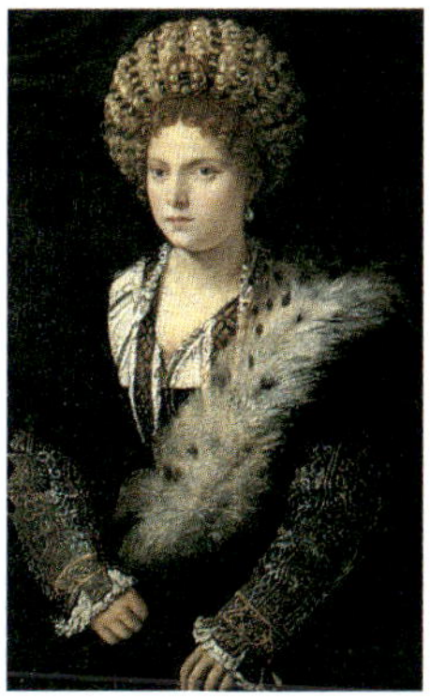

Isabella d'Este

Die zur Zeit der Renaissance aufgrund ihres außergewöhnlichen Talents und ihrer intellektuellen Fähigkeiten verehrte Isabella d'Este (1474–1539) war eine große Gönnerin der Literatur und der Künste. Sie scharte einen erlesenen Zirkel von Intellektuellen um sich und rief neben Correggio die großen Künstler ihrer Zeit in ihre Dienste. Sie wurde oft porträtiert, u. a. von Leonardo und Tizian (siehe oben).

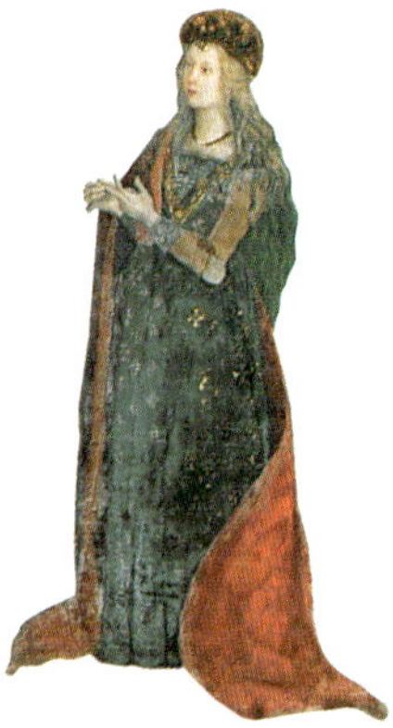

Lucrezia Borgia
Als Tochter des Borgia-Papstes Alexander VI. mußte Lucrezia (1480–1519) ihre Eheschließung in den Dienst der politischen Karrieren ihres Vaters und ihres Bruders stellen. Als Ehefrau des Herzogs von Ferrara stand sie einem regen höfischen Leben vor und förderte zahlreiche Künstler, zu denen auch Dosso Dossi gehörte. Ihr geradezu sprichwörtlich schlechter Ruf geht auf Verleumdungen zurück. Sie hätte verdient, als Kunstmäzenin und Wohltäterin in die Geschichte einzugehen.

ristischstes Bild. Anmutig schwerelos thront Maria inmitten einer gänzlich unwirklichen Kulisse aus Ruinen und drapierten Vorhängen. Sie hält ihr extrem langgliedriges Kind zwar unsicher, aber nicht gefährdet auf dem Schoß, denn in dieser Welt sind Alltäglichkeiten wie Schwerkraft ohne Belang. Auch der langbeinige, hinreißend schöne Engel links im Bild verdient unsere Bewunderung. Wie die Säule im Hintergrund strebt alles nach oben, als wolle es gen Himmel schweben und uns mit seinem Schwung emporheben.

Dossi in Ferrara

Der Ferrareser Dosso Dossi (um 1490–1542) ist mit demselben Maß an Phantasie gesegnet wie Parmigianino. Er war Hofmaler bei Lucrezia Borgia, und man mutmaßte, daß sie ihn zu seiner rätselhaften *Circe mit ihren Geliebten in einer Landschaft (174)* inspiriert habe. Es ist ein in doppeltem Sinne bezauberndes Bild, nicht zuletzt weil man beim flüchtigen Betrachten zunächst vielleicht Circes linkes Bein vermißt. Es ist nicht wirklich vergessen, sondern nur unter Stoff verborgen, aber es hat den Anschein, als schreite sie im Moment durch eine uns unsichtbare Tür in diese Welt. Circe blickt nicht triumphierend auf ihre verwandelte Menagerie, ihr Gesicht drückt eher Melancholie und Sehnsucht aus, Gefühle, die die Farben der Landschaft zu dämpfen scheinen.

Lotto in Venedig

Denselben Hauch von Melancholie zeigen auch die Bilder Lorenzo Lottos (um 1480–1556), eines höchst empfindsamen Malers, der seine Traurigkeit mit einer kühlen menschlichen Neugier untermalt. Mit geneigtem Kopf blicken uns seine Figuren ernst-herausfordernd an. Lotto ist vornehmlich für seine originellen Porträts berühmt, doch auch eine Märtyrerin bleibt von seinen eigenwilligen Ideen nicht verschont. *Die hl. Katharina (175)* neigt ihren hübschen Kopf zur Seite und schaut uns versonnen an. Das mit Nägeln versehene Rad hält sie großzügig vor uns verborgen, indem sie es mit den üppigen Falten ihres grünen Umhangs bedeckt, während ihre Hand bequem auf der Rundung ruht. Für den Künstler sind die Attribute ihres Martyriums ebenso Dekoration wie die Perlenkrone; trotzdem ist unser Glaube an sie ungebrochen. Vielleicht vermag nicht jeder an diese Katharina als Heilige glauben, aber daß Lotto hier eine wirkliche Frau malte, kommt mit großer Eindeutigkeit zum Ausdruck.

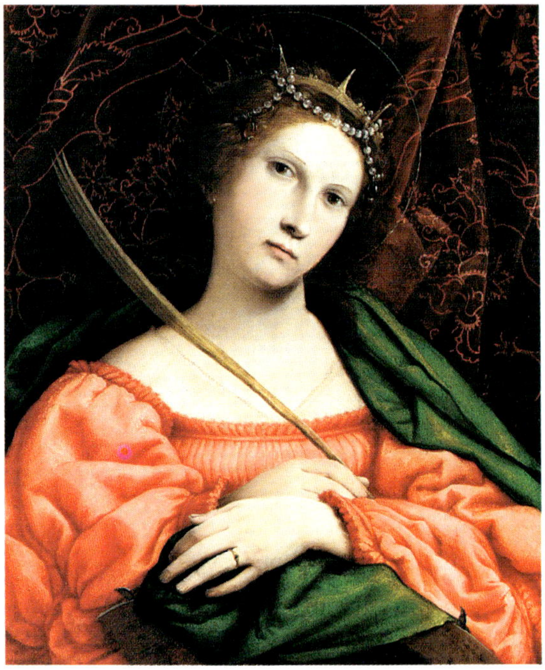

175 Lorenzo Lotto, Die hl. Katharina, um 1522, 57 × 50 cm

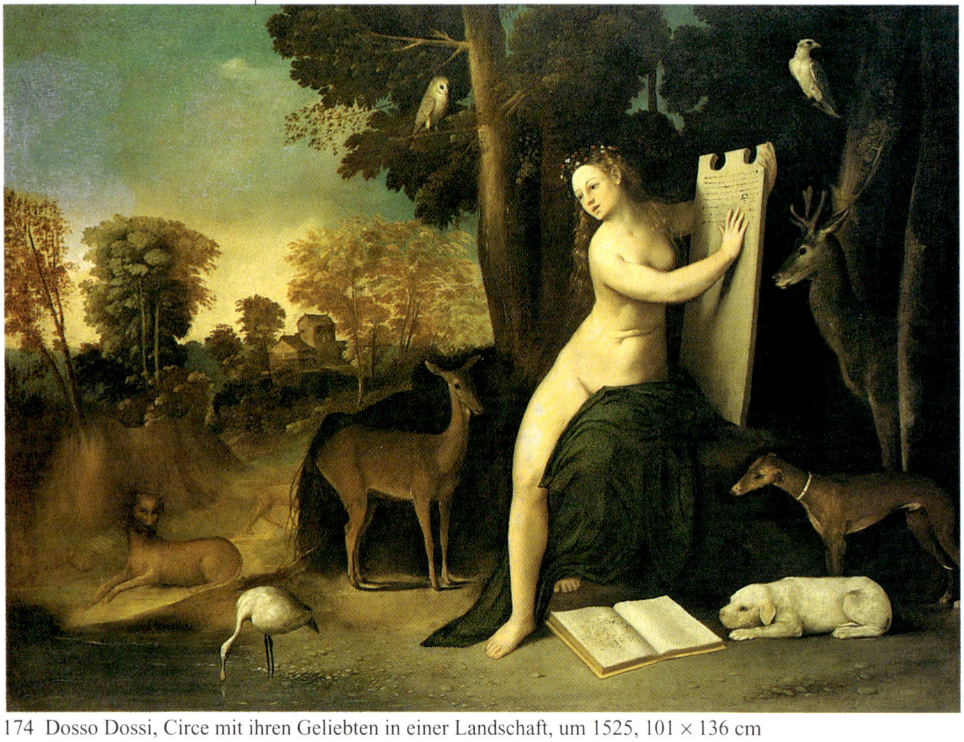

174 Dosso Dossi, Circe mit ihren Geliebten in einer Landschaft, um 1525, 101 × 136 cm

Beccafumi in Siena

War Dossi der letzte große Künstler der Hochrenaissance in Ferrara, so hatte Domenico Beccafumi (1486–1551) dieselbe Bedeutung für Siena. Mit seinen unvermittelten Hell-Dunkel-Übergängen, seinen merkwürdig proportionierten Gestalten und seinen ungewöhnlich beißenden, an den Florentiner Manieristen Rosso Fiorentino (siehe S. 139) erinnernden Farben gehört er nicht zu den Malern, deren Bilder es einem einfach machen. Man mag den Eindruck gewinnen, Beccafumis Gestalten streben auf beunruhigende Weise nach oben, wobei seine Kenntnisse der Perspektive zwar ausreichend sind, ihre

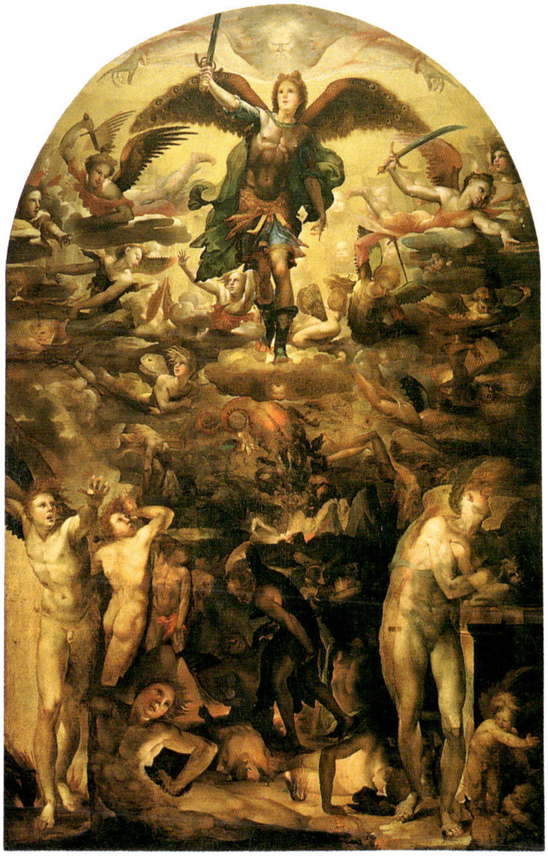

176 Domenico Beccafumi, Der Sturz der Engel, um 1524, 345 × 225 cm

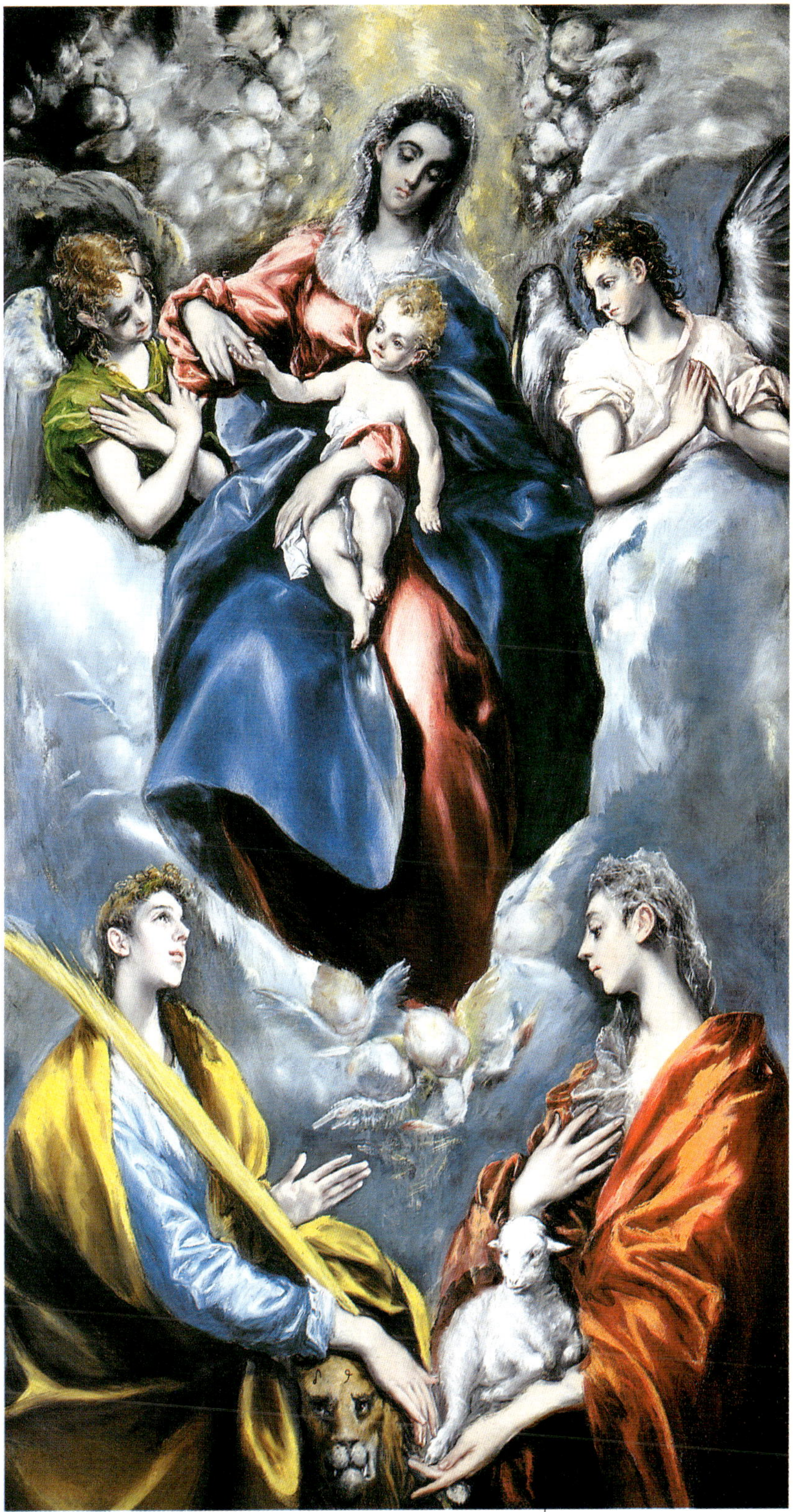

177 El Greco, Madonna mit Kind und den Hll. Martina und Agnes, 1597–99, 194 × 103 cm

Anwendung dagegen äußerst eigenwillig ist. *Der Sturz der Engel (176)* ist ein Durcheinander schwach beleuchteter, in ihrem Schrecken unglaubwürdiger Gestalten, die mit der für die Sieneser charakteristischen Freundlichkeit dargestellt sind (siehe S. 43).

El Grecos Vision

Der großartigste Manierist überhaupt ist der spanische Maler El Greco (Domenikos Theotokopoulos, 1541–1614, ›El Greco‹ genannt, weil er auf Kreta geboren wurde). Wo seine künstlerischen Wurzeln genau liegen, ist nicht einfach zu bestimmen, da er zwischen Venedig, Rom und Spanien hin- und herreiste (und sich schließlich in Toledo niederließ). Der christliche Glaube, so wie er damals in Spanien gelebt wurde, war Grundlage seiner Malerei, und seine Werke sind eine Mischung aus Leidenschaft und Zurückhaltung, religiösem Enthusiasmus und Neuplatonismus, beeinflußt vom Mystizismus der Gegenreformation (siehe S. 176; Randleiste S. 187).

El Grecos langgestreckte, endlos aufwärts strebende Gestalten, seine intensiven, ungewöhnlichen Farben, seine leidenschaftliche Auseinandersetzung mit der Thematik, seine Inbrunst und seine Energie, all dies führte zu einem absolut unverwechselbaren, individuellen Stil. Das Erbe der venezianischen, florentinischen und sienesischen Kunst verknüpft er – nicht unbedingt auf formaler, aber auf geistiger Ebene – mit der byzantischen Tradition, die er auf Kreta als Lehrling eines Ikonenmalers kennengelernt hatte. In Wahrheit malt El Greco ausschließlich Ikonen, wobei es jene innere geistige Tiefe ist, die seinen seltsam gewundenen Figuren ihre ›natürliche‹ Heiligkeit verleiht.

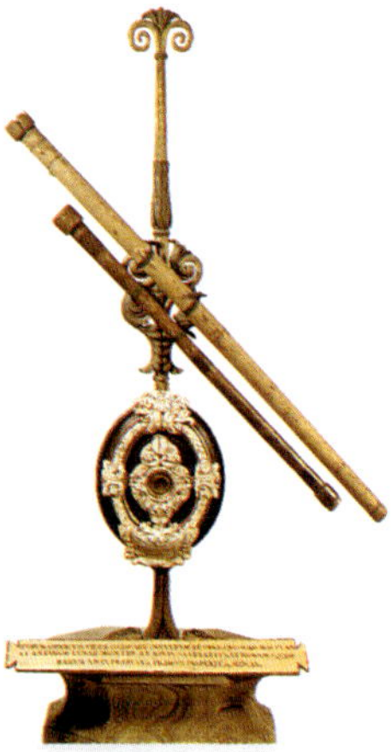

Galileo Galilei
Der größte Philosoph, Physiker und Astronom der Renaissance war Galilei (1564–1642). Er vertrat die Meinung, die Welt sei heliozentrisch ausgerichtet (d. h. sie drehe sich um die Sonne), weshalb die Kirche ihn für einen Ketzer hielt. Er entwickelte ein Teleskop (siehe oben), das stark genug war, um damit die Berge und Täler auf dem Mond zu erkennen. 1633 wurde er wegen seiner astronomischen Lehren unter Hausarrest gestellt und später gezwungen, sie öffentlich zu widerrufen.

El Greco Werkauswahl
Dame mit Weißfuchspelz (Glasgow, Pollock House)
Begräbnis des Grafen Orgaz (Toledo, Kirche Santo Tome)
Auferstehung (Madrid, Prado)
Entkleidung Christi (München, Alte Pinakothek)
Traum Philipps II. (El Escorial, Madrid)
Don Fernando Niño de Guevara (Winterthur, Sammlung Oskar Reinhart)

Die *Madonna mit Kind und den Hll. Martina und Agnes (177)* hebt uns über unseren natürlichen Lebensbereich hinaus, der unten im Bild durch den nachdenklichen Löwen der hl. Martina und das in unnatürlicher Pose auf dem Unterarm der hl. Agnes balancierende Lamm angedeutet wird. Der Märtyrerpalme der hl. Martina kommt ebenso wie den langen, überschlanken Fingern der hl. Agnes Signalfunktion zu. Vorbei an den flatternden Engelsflügeln und dem aufgeblähten Madonnengewand, die jeweils von den seltsam flachen, für El Greco charakteristischen Wolken in der Mittelachse gehalten werden, zieht es uns unaufhaltsam empor. Weiter und weiter steigen wir entlang des Mariengewandes nach oben, bis wir zum inhaltlichen Mittelpunkt des Werks gelangen, dem Kind, und zu dem heiteren Antlitz der Muttergottes über ihm. Wir sind zwar ständig in Bewegung, werden aber nie uns selbst überlassen, sondern von El Greco über betende Gestalten in den Bildecken geführt und geleitet.

Offene Fragen

Bilder von der Eindringlichkeit wie El Grecos *Laokoon (178)* können im Betrachter das Bedürfnis wekken, sich dem psychischen Druck durch Verweigern zu entziehen. Und genau bis an diese Grenze scheint El Greco uns bringen zu wollen. Auch wenn uns vieles an dem Bild unverständlich bleibt, spüren wir doch, daß hier etwas Ungeheuerliches vor sich geht. Der literarische Bezug zur Sage vom trojanischen Priester und seinen Söhnen ist zwar unmißverständlich (siehe S. 20), doch wer sind die nackten Frauen, von denen eine anscheinend zwei Köpfe hat? Auch wenn man in dem zusätzlichen Kopf den Hinweis auf den unvollendeten Zustand des Bildes erkennt, scheint er auf mysteriöse Weise passend. Nach El Grecos Tod war *Laokoon* vorübergehend übermalt, wobei man den ›zweiten Kopf‹ beseitigt und die Scham der Nackten züchtig verhüllt hatte.

Die Schlangen sehen nicht sehr bedrohlich aus, und wir fragen uns, warum diese muskulösen Männer solche Mühe haben, sie zu bezwingen. Wir spüren, daß hier keine in sich schlüssige Geschichte erzählt, sondern eine Allegorie inszeniert wird, daß wir das Böse und die sündhafte Versuchung am Werk sehen, wie sie diese ungeschützten Menschenkörper überwältigen. Nicht einmal die Felsen, die ebensowenig greifbar sind wie der hohe, bewölkte Himmel, wirken in ihrer Stofflichkeit überzeugend. Je rätselhafter dieses Werk ist, desto stärker zieht es uns in seinen Bann. Denn in El Grecos Bildern ist nicht das Sichtbare der Bedeutungsträger, sondern das darin Verborgene. Mit seiner individuellen Bildsprache hat es El Greco verschlüsselt, und so führt auch nur über die Bildsprache der Weg zum Verständnis. Wir müssen mehr als nur sehen, und was wir bruchstückhaft erkennen, erscheint uns seltsam vertraut.

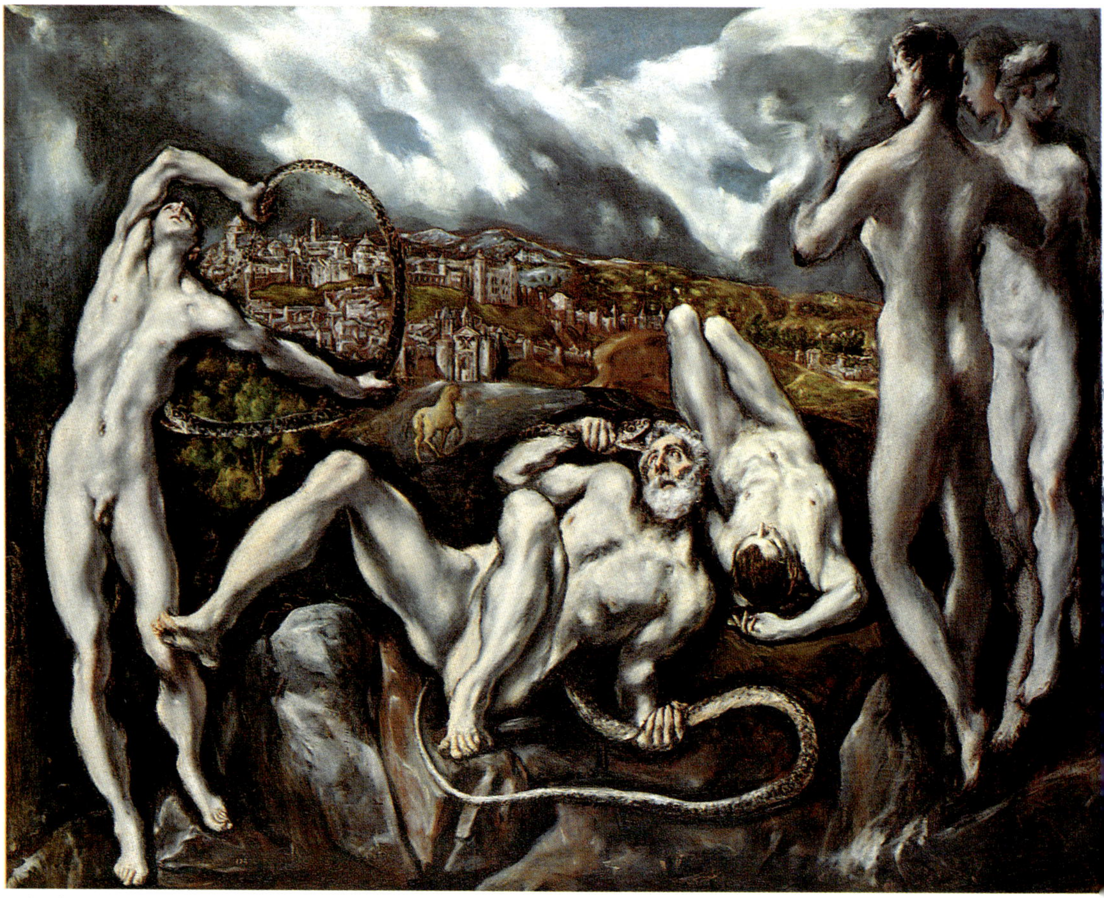

178 El Greco, Laokoon, um 1610, 137 × 173 cm

Laokoon

Vordergründig schildert das Gemälde ein bekanntes Ereignis aus Vergils »Äneis«. Laokoon versuchte, die Trojaner davon abzubringen, das verräterische Holzpferd in die Stadt zu lassen (das dann zur Plünderung Trojas führte). In einer Textvariante wird der Priester Laokoon von Schlangen getötet, die Apoll geschickt hatte, um seinen Verstoß gegen den priesterlichen Zölibat zu bestrafen (bei Vergil griffen die Götter offen auf seiten der Griechen ein).

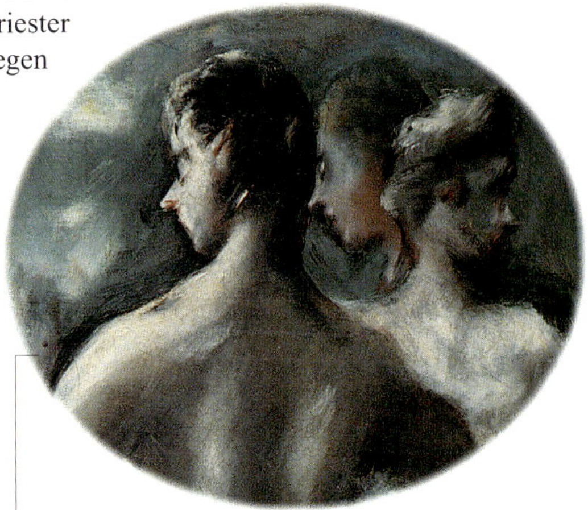

Rätselhafte Zeugen
Wer die gleichgültig die Szene beobachtenden Gestalten sind, ist ein Rätsel. Eine von ihnen, eine Frau, hat offenbar zwei Köpfe, von denen einer aus dem Bild herausschaut. Diese Figuren könnten Apoll und Athene sein, die als Zeugen der Bestrafung Laokoons herabgestiegen sind.

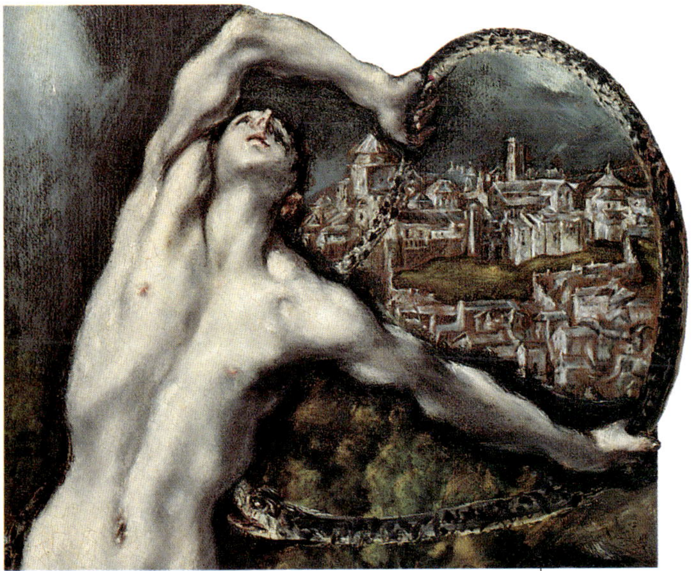

Die sich windende Schlange
Der fast geschlossene Kreis von ringendem Jüngling und sich windender Schlange wird zum Symbol kraftvoller Spannung. Mit Bangen verfolgen wir, ob der Junge ebenso wie sein tot auf dem Boden liegender Bruder enden wird. El Grecos einzigartiger, unorthodoxer Stil läßt solche ungewohnten Freiheiten zu. Den ausgestreckten Arm des Jungen entlang verläuft ein breites schwarzes Band, das die krampfhafte Streckung, die verzweifelte Anstrengung des Jungen betonen und auch die marmorne Blässe der Haut hervorheben soll.

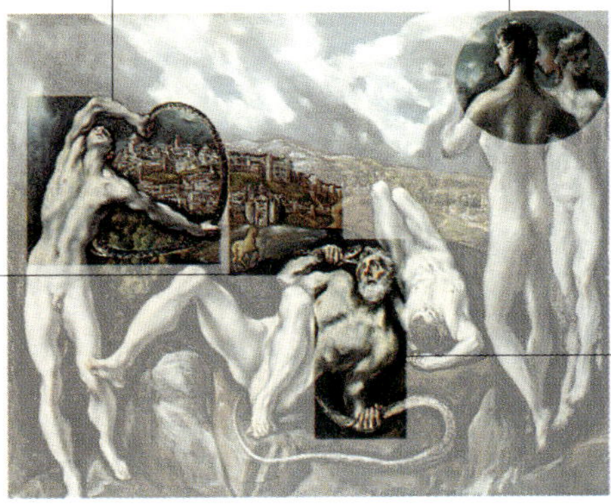

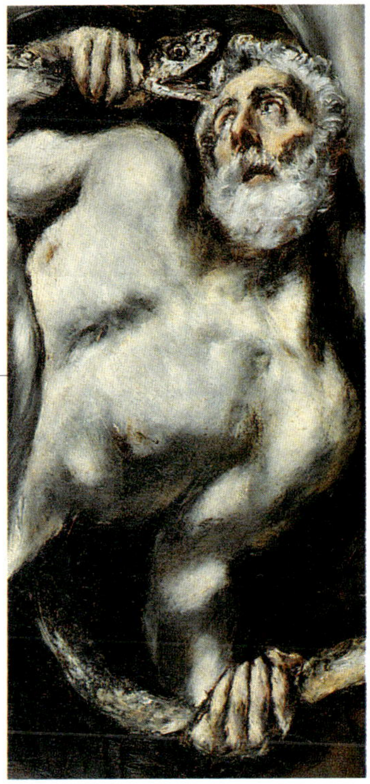

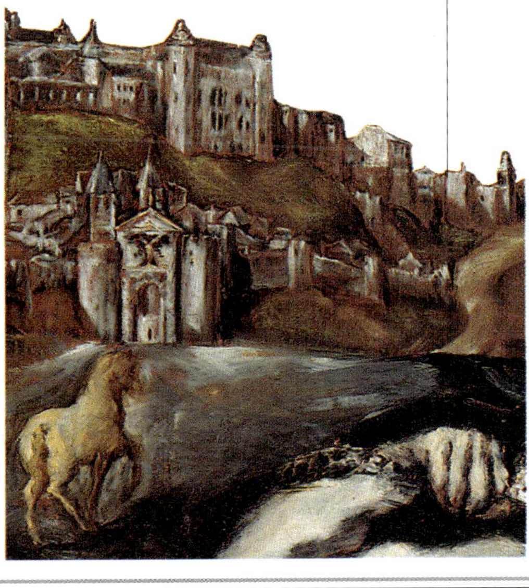

Ein spanisches Troja
Ein allegorisches Pferd im Hintergrund trabt auf die Stadt zu, die sich unter einem drückenden, Weltuntergangsstimmung vermittelnden Himmel ausbreitet. Es ist eine schöne Landschaft, deren pulsierender roterdiger Boden mit einem Netz aus Silber-, Blau- und Grünschattierungen überzogen ist. Allerdings ist dies nicht das antike Troja, sondern El Grecos Heimatstadt Toledo in Spanien. El Greco malte *Laokoon* zur Zeit der spanischen Gegenreformation und verlagerte dieses Drama mit seiner allegorischen Bedeutung, in dem gegen das Gebot todbringender, rachelüsterner Götter verstoßen wird, unmißverständlich in sein zeitgenössisches Spanien. Dies ist ein Hinweis auf die Religiosität des Künstlers.

Das Antlitz des Leidens
Der von Qual gezeichnete Kopf Laokoons ist ein Beispiel für den leichten, raschen und fedrigen Pinselstrich, der für den Künstler typisch ist. Wo Haut auf Haut stößt – zwischen den Fingern, Lippen und an den Nasenlöchern – verwendet er Karmesinrot und Zinnober, um dem totenähnlichen, stahlgrauen Fleisch Leben einzuhauchen.

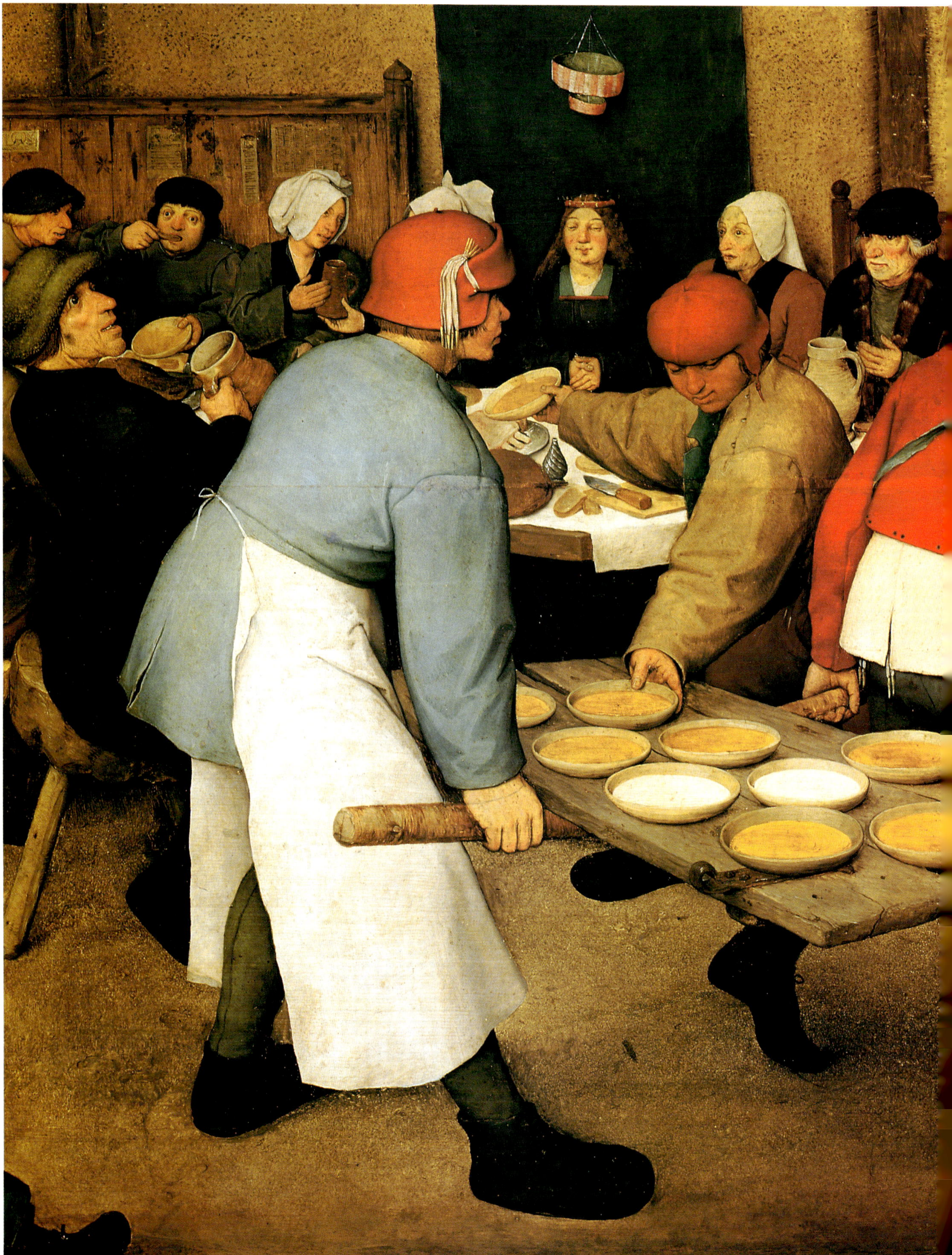

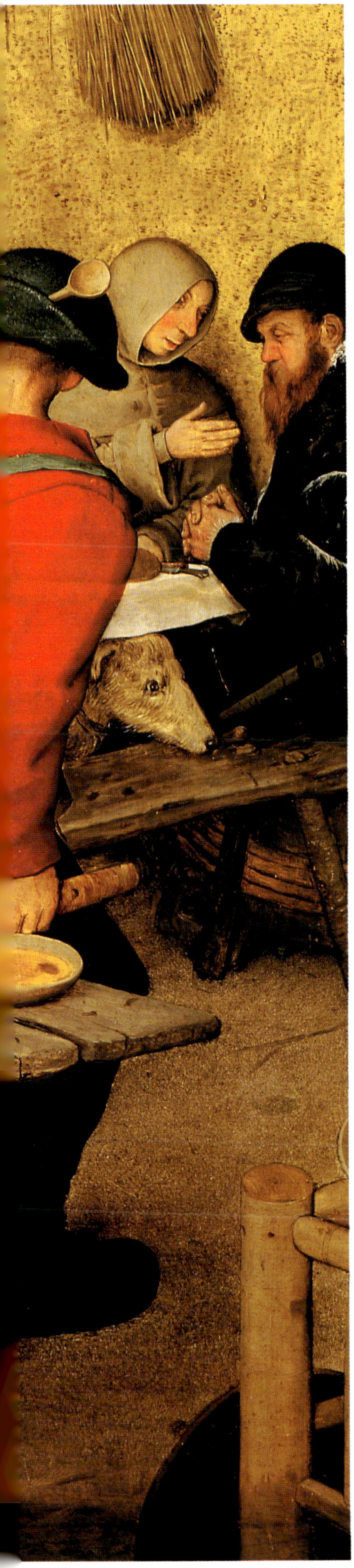

Renaissance des Nordens

Nachdem wir das Kapitel Gotik mit dem angsterfüllten Realismus des Matthias Grünewald zunächst abgeschlossen hatten, um uns mit der italienischen Renaissance als fulminantester Strömung zu beschäftigen, kehren wir nun in den Norden zurück und sehen uns an, was dort weiter geschah. Im 16. Jh. begann für die Malerei in den Niederlanden und in Deutschland ein neues Zeitalter. Die Künstler im nördlichen Europa wurden durch die großartigen Neuerungen im Süden beeinflußt, viele von ihnen reisten nach Italien und studierten dort. Das Anliegen der Renaissance, moderne Wissenschaft und Philosophie auf die Kunst zu übertragen, zeigte nun auch im Norden Auswirkungen. Allerdings waren die Ausgangspunkte in den beiden Kulturen unterschiedlich. In Italien waren die Veränderungen angeregt durch den Humanismus und die von ihm propagierte Wiedergeburt der Werte des klassischen Altertums. Im Norden war der Wandel eher geprägt von der Reformation, der Rückbesinnung auf frühchristliche Werte und der Auflehnung gegen die Autorität der Kirche.

Pieter Bruegel, Bauernhochzeit, um 1567–68 (Ausschnitt)

Renaissance des Nordens im Überblick

Im Norden entstand die Renaissance aus der Sichtweise, dem Realismus Albrecht Dürers. Andere deutsche und niederländische Maler ließen sich von den Impulsen aus dem Norden zu genauer Beobachtung und naturgetreuer Abbildung anregen, sei es in der Landschaftsmalerei (Patinir und Bruegel d. Ä.) oder in der Porträtmalerei (Holbein). Wie in Italien mündete die Renaissance auch im Norden in eine manieristische Phase, die hier allerdings etwa eine Generation länger dauerte als im Ursprungsland, wo der Manierismus bereits um 1600 aus der Mode kam.

Albrecht Dürer,
Maria mit dem Kind, um 1496–99
Dürers Werk ist durch große Präzision gekennzeichnet, die es ihm erlaubt, das Wesen seiner Figuren abzubilden. Gleich, ob es sich um Porträts oder religiöse Inhalte handelt, sieht er den Menschen geradewegs ins Herz (S. 153).

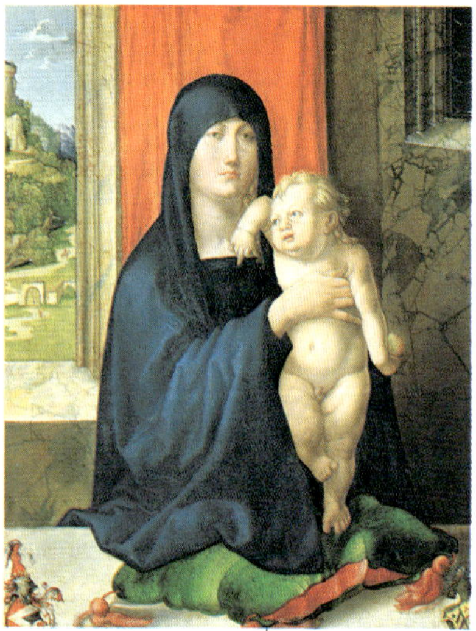

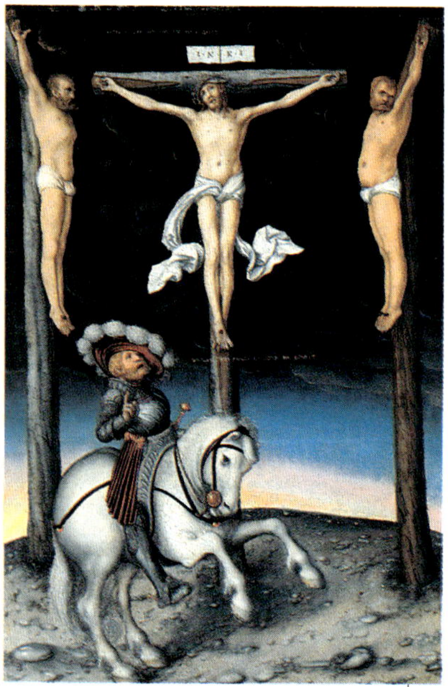

Lucas Cranach d. Ä.,
Kreuzigung mit dem gläubigen Hauptmann, 1536
Im Laufe seines langen Arbeitslebens entwickelte Cranach zwei Stile. Populäre Gemälde, z. B. Akte, schuf er privat für reiche Mäzene, höfische Bilder dagegen im öffentlichen Auftrag. Dabei handelte es sich entweder um Porträts oder um Bilder religiösen Inhalts. Diese Kreuzigungsszene, die auf die Geschichte des Hauptmanns im Evangelium anspielt, veranschaulicht, wie Cranach bei religiösen Bildern verfuhr. Seine Ehrlichkeit wird etwas gedämpft durch seine persönliche Hinwendung zum Humanismus und seine Befürwortung der Reformation, die den Wert religiöser Bilder in Frage stellte (S. 158).

1500 **1515** **1530** **1545**

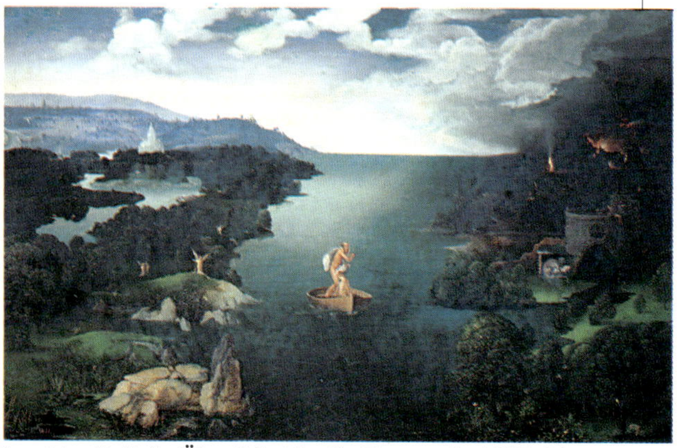

Joachim Patinir, Überfahrt in die Unterwelt, 1515–24
In diesem Werk Patinirs aus der frühen nordischen Renaissance sind noch gotische Elemente zu erkennen. Charon, der mythische Fährmann, bringt seine Fahrgäste in den Hades, die antike Unterwelt, die hier ähnlich wie bei Hieronymus Bosch (siehe S. 72) als vom Krieg zerstörte Landschaft mit brennenden Gebäuden und gemarterten, verzweifelten Menschen dargestellt ist. Zugleich ist das Werk ein früher Vorläufer der nordischen Landschaftsmalerei (S. 166).

Hans Holbein d. J.,
Christina von Dänemark, 1538
In Holbeins Werk finden wir eine andere Erscheinungsform der Porträtkunst als bei Dürer. Holbein konnte die Oberfläche zeigen, ohne das Innenleben des Modells zu hinterfragen. Dieser distanzierte Ansatz kam seiner Arbeit als Hof- und Porträtmaler Heinrichs VIII. von England sehr zustatten. Christina war keine Königin, sondern Herzogin von Mailand und Mitglied des dänischen Adels. Sie gewährte Holbein lediglich eine dreistündige Audienz, bei der die Entwürfe für dieses kraftvolle Bild entstanden (S. 160).

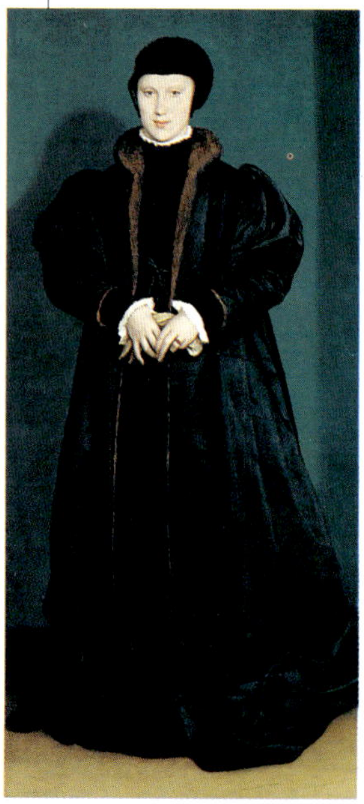

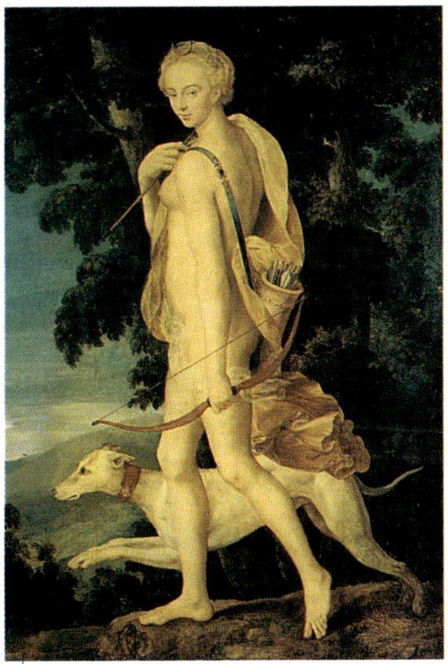

Schule von Fontainebleau, Diana als Jägerin, um 1550
Das gotische Schloß Fontainebleau bei Paris wurde unter Franz I. (1514–47) zu einem Zentrum des kulturellen und künstlerischen Lebens. Der König beschäftigte Maler und Bildhauer aus Italien, und Fontainebleau öffnete so der Kunst des Südens das Tor zum Norden. Für die Dichter der Schule von Fontainebleau war Diana die wichtigste Göttin, sogar noch vor Venus. Diese Darstellung Dianas zeigt deutlich die geschwungene Linienführung und dekorative Pose, die für den Manierismus typisch werden sollte (S. 164).

Joachim Wtewael, Das Urteil des Paris, um 1615
Wtewael war einer der führenden Vertreter des Manierismus in den nördlichen Niederlanden. Sein Werk zeigt sein Bemühen um die elegante Wiedergabe der Figuren; dabei stellt er die Personen stets in geschraubten Posen und mit charakteristischen kühlen Farben dar. Die Szene weist die für Manieristen typische künstliche Szenerie auf, hier ein von eleganten Geschöpfen bevölkertes imaginäres Waldstück (S. 165).

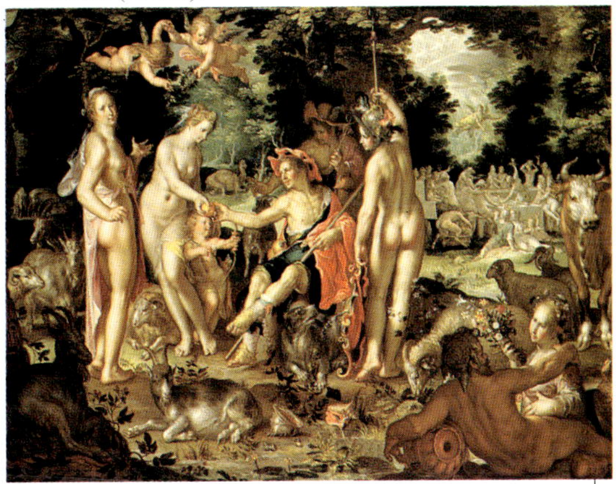

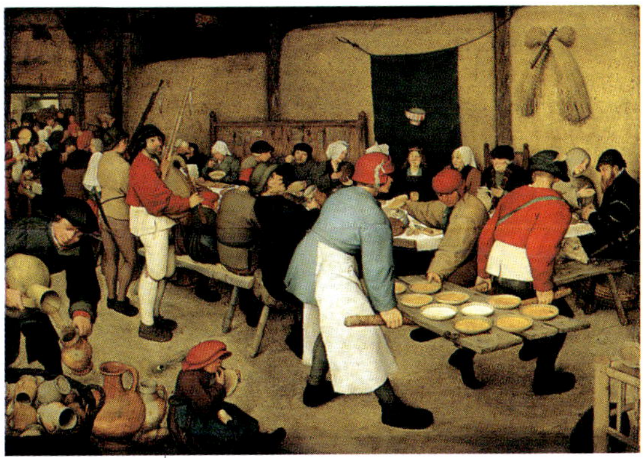

Pieter Bruegel d. Ä., Bauernhochzeit, 1567–68
Dieses Werk ist eines von vielen, auf denen Bruegel das Leben der Bauern zu seiner Zeit darstellte. Für einen gebildeten Intellektuellen wie ihn war es außergewöhnlich, sich so intensiv mit der prallen Lebendigkeit dieser Szenen auseinanderzusetzen. Bei allem derben Humor, der in Bruegels Bauernbildern zum Ausdruck kommt, lassen sie doch auch ein fast schuldbewußtes Mitleid mit den erbärmlichen Lebensbedingungen der Landbevölkerung erkennen (S. 168).

1560 | **1575** | **1590** | **1610**

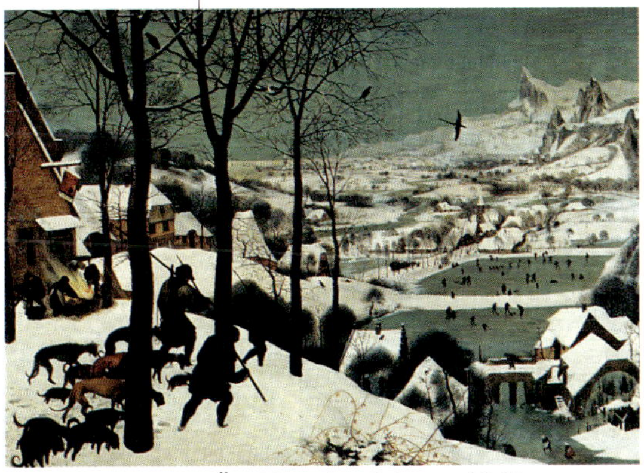

Pieter Bruegel d. Ä., Jäger im Schnee, 1565
Bruegels Universalität umfaßte die Kunst der Landschaftsmalerei ebenso wie die Konzentration auf die menschliche Natur. 1565 malte er eine Reihe von Landschaften mit Bezügen zu den Monaten des Jahreslaufs. Er führte damit die Tradition der Kalenderbilder weiter, die schon in den sogenannten ›Stundenbüchern‹ (siehe S. 55) Ausdruck gefunden hatte. Aus den Monatsbildern sind bisher nur die ländlichen Szenen wie *der düstere Tag* bekannt (siehe S. 171).

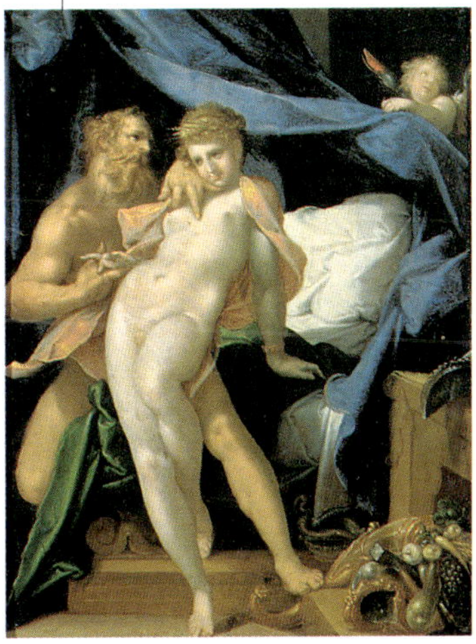

Bartholomäus Spranger, Vulkan und Maja, um 1590
Die sinnlichen Posen, und die Atmosphäre des Phantastischen machen dieses Bild zu einem Schlüsselwerk des Manierismus (S. 165)

Dürer und die Porträtkunst

Albrecht Dürer Werkauswahl
Mädchen mit rotem Barett (Staatliche Museen zu Berlin, Dahlem)
Bernhard von Resten (Dresden, Gemäldegalerie)
Muttergottes mit der Nelke (München, Alte Pinakothek)
Dreikönigsaltar (Florenz, Uffizien)
Adam und Eva (Madrid, Prado)
Allerheiligenbild (Wien, Kunsthistorisches Museum)

Dürer war ein so bedeutender Künstler und ein so intensiv forschender, weitsichtiger Denker, daß er den Renaissance-Gedanken gewissermaßen verkörperte, und seine Werke wurden von seinen Zeitgenossen im Norden wie im Süden bewundert. Im 16. Jh. entwickelte sich eine neue Käufergruppe. Waren es früher nur Aristokraten, so leistete sich nun auch das Bürgertum Kunst, besonders Druckgraphik. Das anbrechende Jahrhundert brachte mit dem Humanismus ein Interesse an Wissenschaft mit sich, es entstand ein Absatzmarkt für Bücher, die vielfach mit Holzschnitten verziert wurden. Dürers Werke bilden eine Seite der deutschen Porträtkunst, die andere Seite verkörpert Holbein, der Meister des höfischen Porträts.

Der größte deutsche Vertreter der Renaissance war Albrecht Dürer (1471–1528). Sein Leben ist uns besser bekannt als das vieler zeitgenössischer Künstler, denn wir haben beispielsweise Briefe von ihm selbst und von seinen Freunden. Dürer reiste viel und fand – wie er sagte – im Ausland mehr Anerkennung als zu Hause. Von der italienischen Malerei beeinflußten sein Schaffen vor allem die Venezianer, allen voran der großartige Bellini (siehe S. 106), der bereits ein alter Mann war, als Dürer ihn kennenlernte. Dürer war außerordentlich gebildet und der einzige nordeuropäische Künstler, der die komplexe italienische Auseinandersetzung zwischen Wissenschaft und Kunst voll und ganz nachvollziehen konnte. Seine eigene Abhandlung über die Proportion wurde 1528 veröffentlicht. Doch obwohl wir soviel über sein Tun wissen, ist es schwer, sein Denken zu beurteilen.

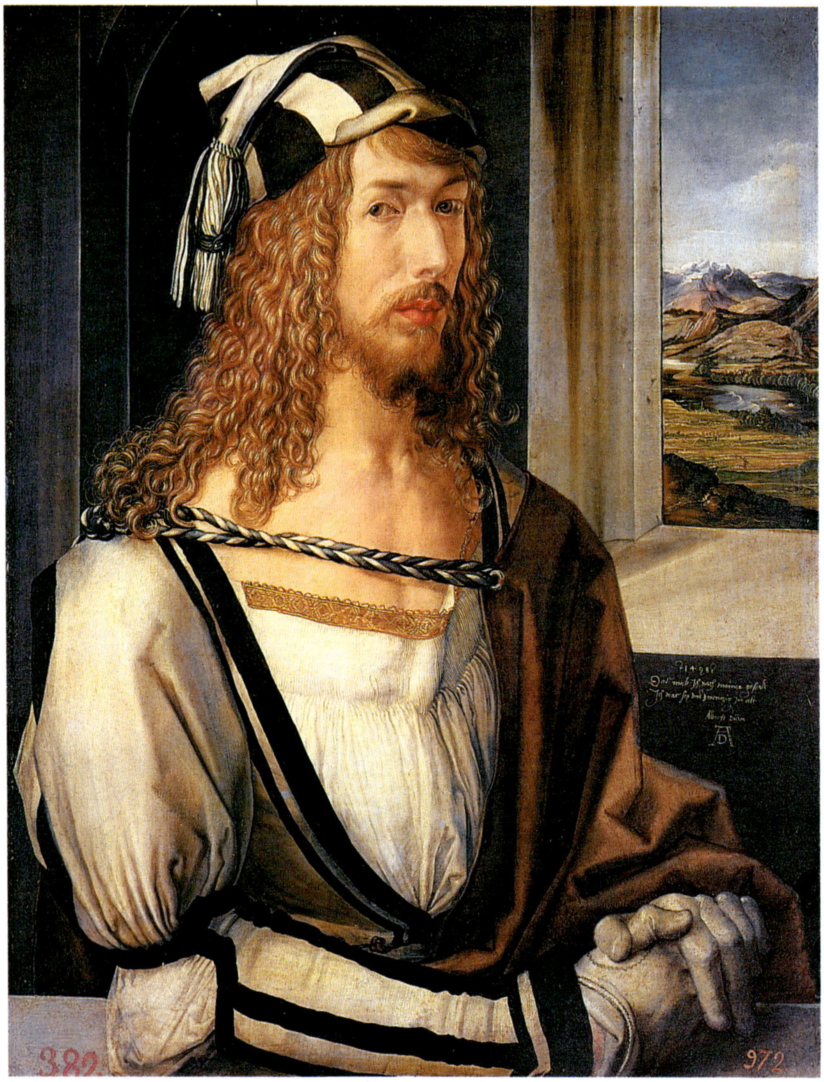

179 Albrecht Dürer, Selbstbildnis mit Landschaft, 1498, 40 × 52 cm

Dürer scheint ein beträchtliches Maß an Selbstwertgefühl besessen zu haben, zugleich aber zutiefst von seiner menschlichen Unvollkommenheit überzeugt gewesen zu sein. In allem, was er tat, spüren wir eine gewisse Dringlichkeit, als wäre die Arbeit ein Ersatz für Glück. Seine Ehe war von den Eltern arrangiert worden, und seine Freunde hielten seine Frau Agnes für niederträchtig und übellaunig, wenn auch heute niemand beurteilen kann, wie das Verhältnis zwischen den Eheleuten tatsächlich aussah. Trotz aller scheinbaren Offenheit war Dürer ein zurückhaltender Mann, und vielleicht ist es diese melancholische Zurückhaltung, die sein Werk so bewegend macht.

In Deutschland wurde ein Künstler noch weitgehend als Handwerker angesehen. Das war bitter für Dürer, dessen *Selbstbildnis mit Landschaft (179)* – das zweite von dreien – ihn als schlanken, aristokratischen, stolzen und eitlen jungen Mann mit Ringellöckchen ausweist, der Gelassenheit zur Schau trägt. Seine modische, aufwendige Kleidung verrät ebenso wie die dramatische Berglandschaft, die man durch das Fenster sieht (und die seinen erweiterten Horizont andeuten soll), daß er sich selbst für alles andere als einen beschränkten Provinzler hielt. Vor allem betont Dürer seine Würde, und genau diese Eigenschaft gestand er auch anderen zu.

Schon ein kleines, frühes Werk Dürers macht dies deutlich. Seine *Maria mit dem Kind (180)*, die ausdrücklich dem venezianischen Vorbild der ›Nahaufnahme‹ einer Halbfigur folgte, wurde früher für ein Werk Bellinis gehalten. Für Dürer war Bellini ein Maler, der das Ideal wirklich werden lassen konnte. Doch Dürer konnte niemals voll und ganz an das Ideal glauben, auch wenn er darum rang. So wirkt denn auch seine Maria etwas profan, das Jesuskind

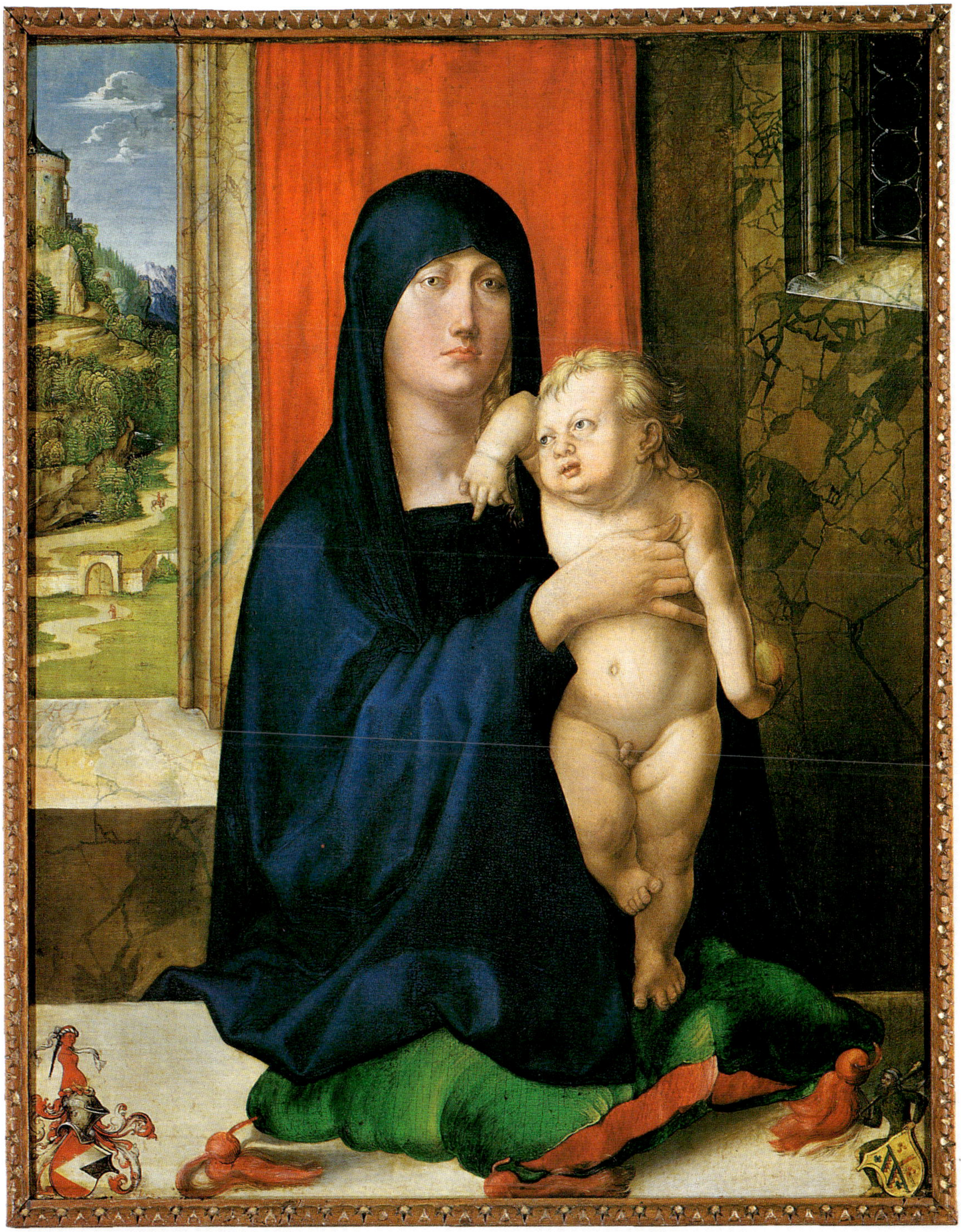

180 Albrecht Dürer, Maria mit dem Kind, um 1497, 40 × 50 cm

hat eine Stupsnase und Pausbacken. Doch das Kind hält seinen Apfel mit genau der gleichen Handstellung wie Eva auf Dürers großartigem Kupferstich von Adam und Eva, und diese Haltung ist bedeutsam. Das Kind scheint zu seufzen und verbirgt hinter seinem Rücken die verbotene Frucht, die der Menschheit Verderben brachte, so daß Christus wiedergeboren werden mußte, um sie zu erlösen. Wir sehen ihn in einem mit kostbarem Marmor verzierten Gemach aus dem Fenster in eine bergige Waldlandschaft mit Burg blicken. Das kleine, traurige Jesuskind steht vor der Wahl zwischen dem bequemen Leben oder dem beschwerlichen Aufstieg, doch seine in Gedanken versunkene Mutter scheint ihm dabei nur wenig Hilfe zu bieten.

Die großen Werke Dürers besitzen einen fast obsessiven Zug. Man spürt die Ernsthaftigkeit seiner Sensibilität, die nach der inneren Wahrheit der abgebildeten Figuren sucht. Diese innere Welt ist es, die Dürer interessiert, ein inneres Bewußtsein, das nicht sichtbar in einer äußeren Form enthalten ist, doch durch die Hülle hindurchstrahlt.

»Ich glaube, daß die Vollkommenheit von Form und Schönheit in der Summe aller Menschen liegt.«

Dürer, Vier Bücher von der menschlichen Proportion, 1528

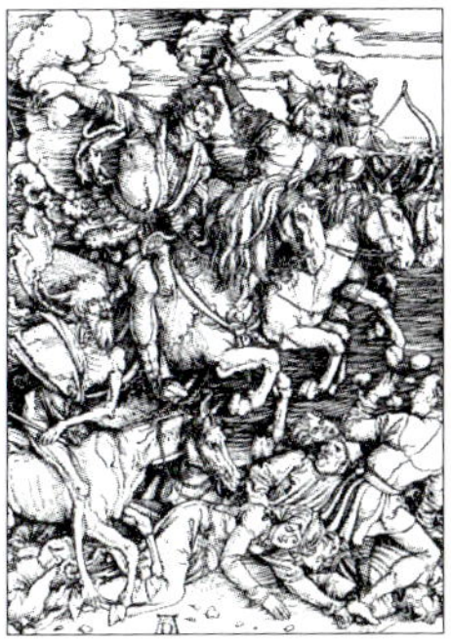

Dürers Holzschnitte

1498 schuf Dürer seine erste große Serie von Holzschnitten, Illustrationen zur Apokalypse (Offenbarung des Johannes). Im Laufe seines Lebens fertigte er über 200 Holzschnitte an. Das oben gezeigte Bild ist ein Ausschnitt aus den *Vier apokalyptischen Reitern,* einer allegorischen Darstellung von Pest, Krieg, Hunger und Tod.

Kunst in Deutschland und in den Niederlanden

Während der Hochrenaissance kamen zahlreiche italienische Künstler nach Nordeuropa, standen jedoch in der Regel der nordischen Malerei eher kritisch gegenüber. Gleichwohl hatte der Norden eine starke Tradition von Kunst und Gelehrsamkeit aufzuweisen. Es gab viele künstlerische und intellektuelle Zentren, etwa Wien, Nürnberg und Wittenberg.

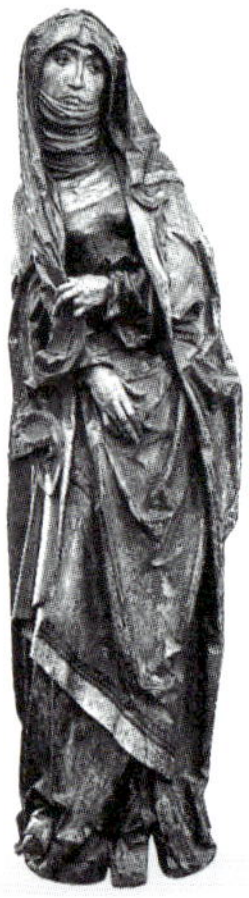

Deutsche Holzschnitzerei

Die deutsche Kunst des 16. Jh.s war noch stark von der mittelalterlichen Tradition der feinen Holzschnitzerei beeinflußt. Im 16. Jh. wurden die Figuren bewegter, die Linienführung wurde fließender. Bevorzugter Werkstoff war Lindenholz. Dieses unter dem Namen *Trauernde Muttergottes* bekannte Beispiel stammt von dem großen süddeutschen Künstler Tilman Riemenschneider, einem der bedeutendsten Holzschnitzer der deutschen Renaissance.

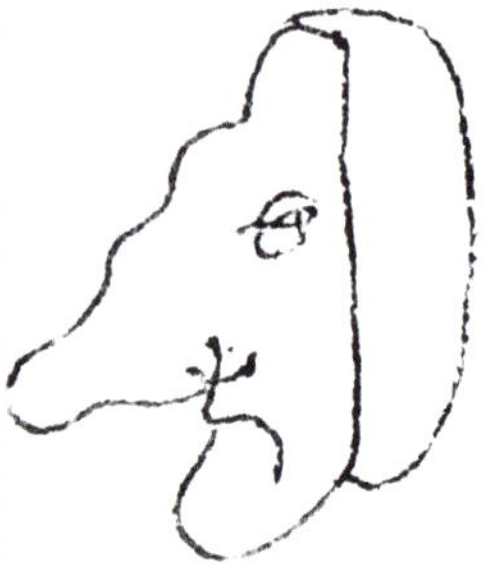

Erasmus von Rotterdam

Desiderius Erasmus (1466–1536), der holländische Humanist und Philosoph, war eine der führenden Persönlichkeiten der Renaissance des Nordens. Er lehrte an den Universitäten von Oxford und Cambridge. Seine Schriften nahmen die religiösen Vorstellungen Luthers vorweg, wenn er sich auch später gegen die extreme Haltung der Reformatoren wandte. Das hingekritzelte Selbstporträt stammt aus einem seiner Notizbücher.

Dürer, der die gotische Kunst und die Philosophie der deutschen Vergangenheit zurückwies, gilt als erster protestantischer Maler von Rang. Martin Luther (siehe Randleiste S. 156) war für ihn der »christliche Mann, der mir aus so großen Ängsten half«. Dürers geheime Ängste waren es wohl, die dafür sorgten, daß sein Stolz niemals zu Selbstgefälligkeit wurde. Es besteht zwar kein Anlaß zu vermuten, ein katholischer Künstler hätte ein Bild wie die *Vier Apostel (181)* nicht gemalt oder zumindest Johannes und Petrus (biblische Apostel) nicht gleichberechtigt neben Paulus und Markus gestellt (Jünger, die nicht von Christus ausgesandt wurden, obwohl sie seine Lehren mit Eifer verkündeten), doch klingt hier eine eindeutig protestantische Haltung an.

Diese vier Figuren verkörpern die vier Temperamente. Dürer war stets an medizinischen und den damit verbundenen psychologischen Fragen interessiert, denn die Menschen erschienen ihm geheimnisvoll, und dieses Geheimnis versuchte er zu ergründen.

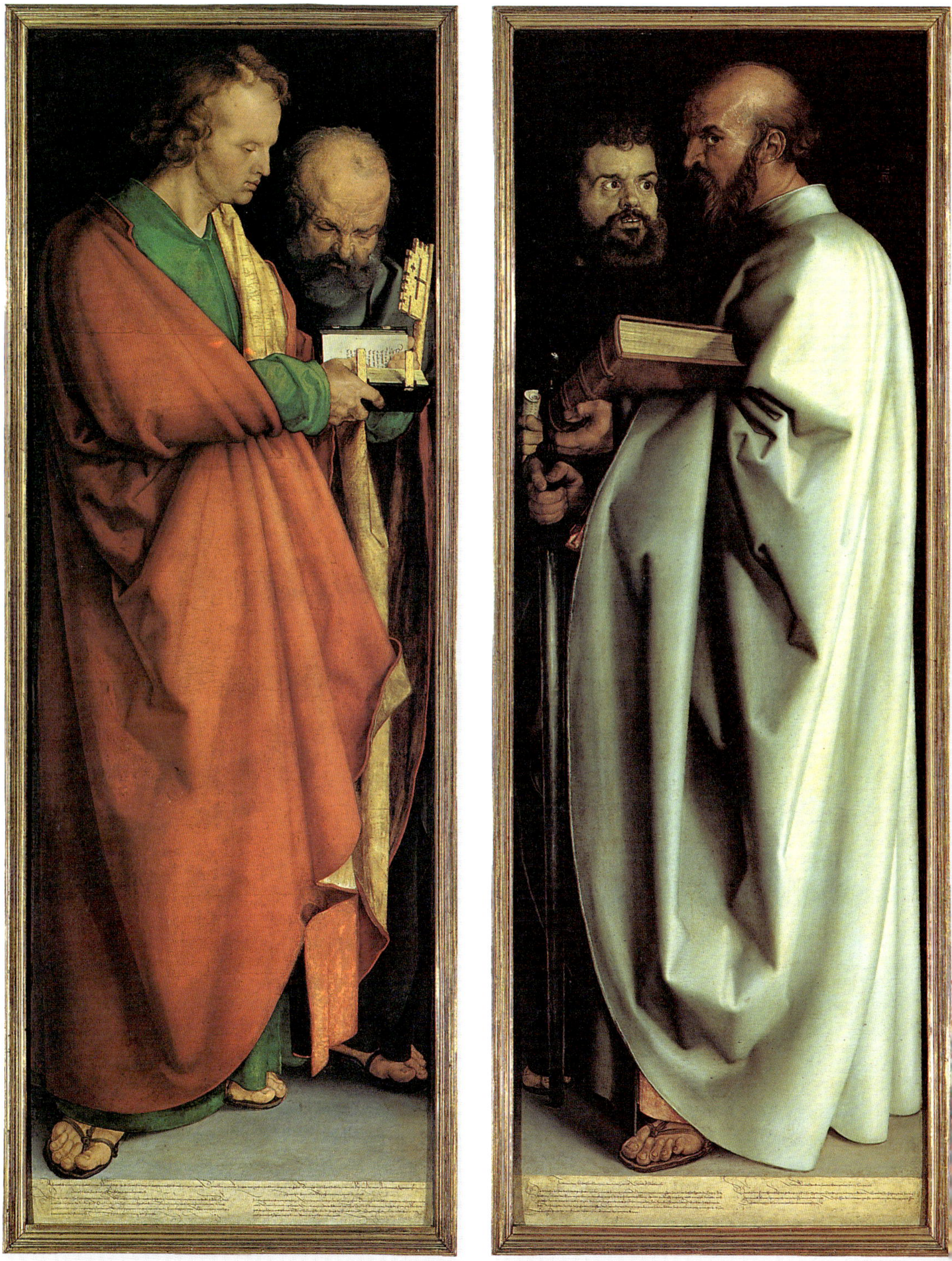

181 Albrecht Dürer, Die vier Apostel, 1526, je Tafel 215 × 75 cm

DIE VIER APOSTEL

Zusammen bilden die vier Apostel ein Ganzes, so wie die vier Temperamente in ein und demselben Individuum vorhanden sind. Dürer bildet viele Dinge gleichzeitig ab: die Ganzheit des Menschen, die Einheit, die eine Kirche ausmacht, das Bedürfnis nach einem Gemeinschaftsleben ohne Hierarchie und die Anliegen der unterschiedlichen Menschentypen. Die Gemälde sind unendlich befriedigend, in sich geschlossen, kraftvoll, fast plastisch in der räumlichen Gestaltung.

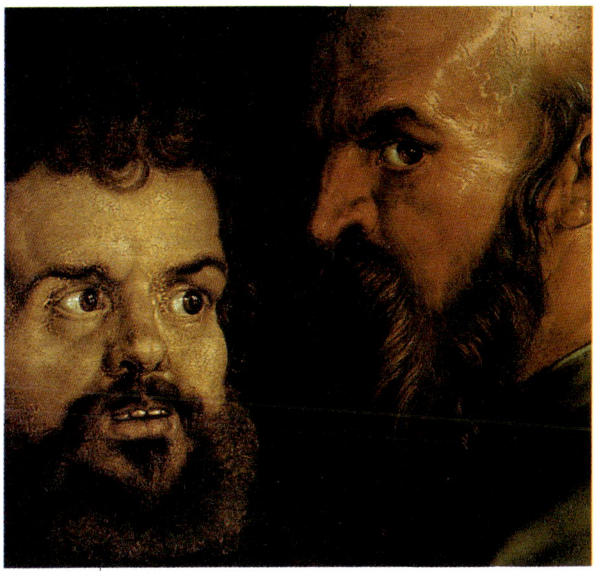

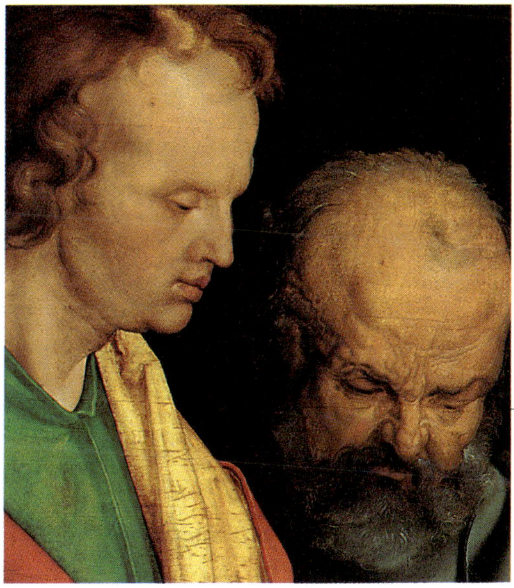

Johannes und Petrus
Johannes ist der Sanguiniker, voller Hoffnung und innerem Frieden. Seine geröteten Wangen passen zu dem flammenden Rot seines Mantels und zu den kastanienfarbenen Locken, die sein wohlgeformtes Gesicht einrahmen. Als einer der Evangelisten hält er ein Buch in der Hand. Petrus, der Phlegmatiker, trägt den Schlüssel des Himmelreichs mit Gelassenheit. Sein kahler Schädel glänzt, sein Gesicht ist ausdruckslos, der Körper hinter Johannes' voluminöser Gestalt praktisch verborgen.

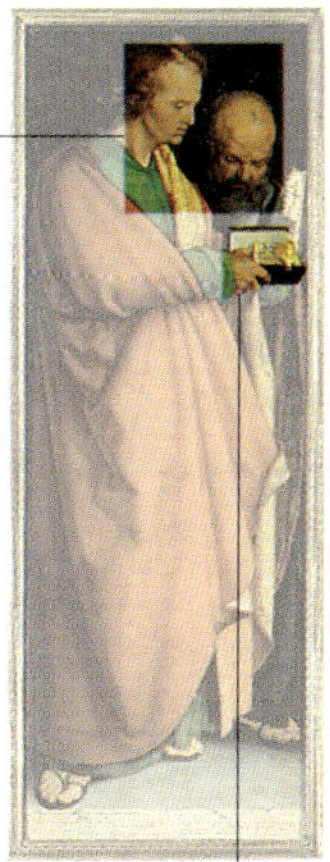

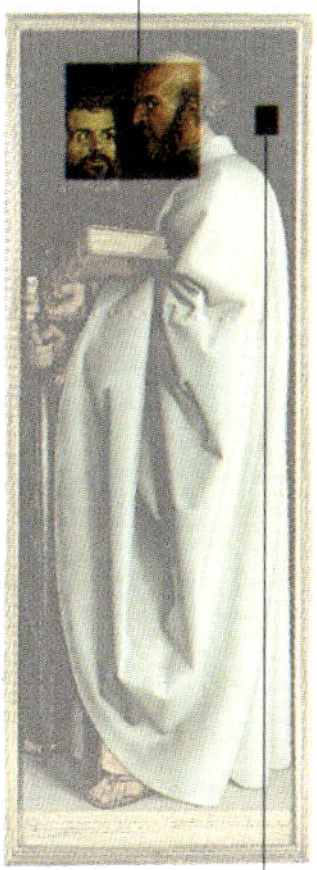

Markus und Paulus
Markus mit den zornigen Augen ist der Choleriker; er blickt nach rechts aus dem Bild heraus, als wolle er eine Gefahr abwehren. Er wird praktisch verdeckt von der Gestalt des Melancholikers Paulus, des hochgewachsenen Grüblers, der sein Evangelium ebenso fest hält wie sein Schwert und den Betrachter mißtrauisch aus dem Augenwinkel anschaut. Paulus wirkt sehr plastisch mit seinem wallenden Mantel, der in schweren, schwarze Schatten werfenden Falten herabfällt. Die Schatten gehören zur Melancholie, sprechen jedoch auch von großer Würde.

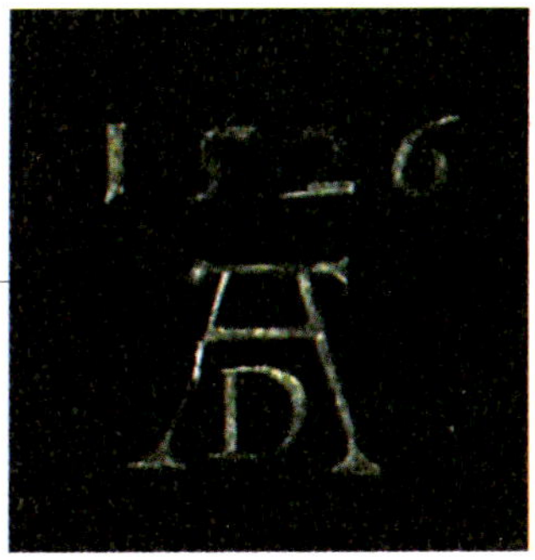

Monogramm und Jahreszahl
Dürers charakteristisches ›AD‹-Monogramm erscheint auf fast allen seinen Werken. Als wollte er betonen, daß er kein Italiener, sondern Deutscher war, ignorierte er für gewöhnlich die gängige Praxis, seiner Signatur eine lateinische Phrase hinzuzufügen. In den seltenen Fällen, in denen er es tat, bezeichnete er sich selbst als »Albertus Durer Noricus« – Albrecht Dürer aus Nürnberg.

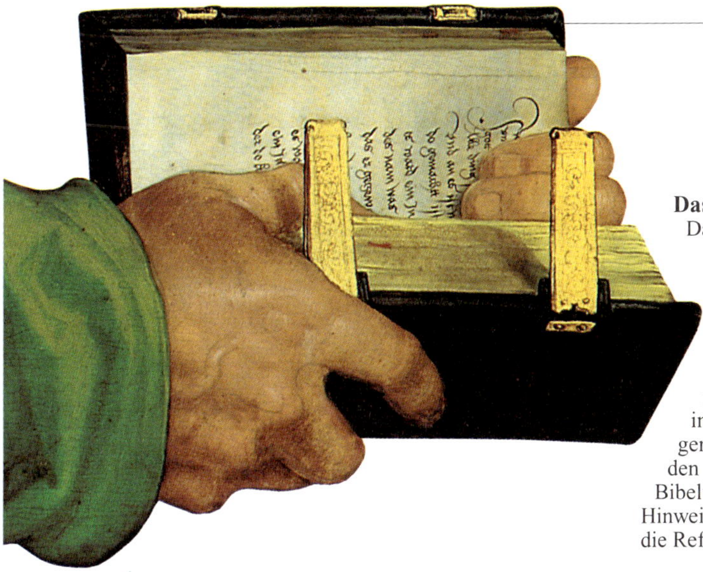

Das Johannes-Evangelium
Das übliche Attribut des hl. Johannes ist der Abendmahlskelch, wie er symbolhaft noch heute bei der Kommunion verwendet wird. Dürer löst sich von dieser Tradition und legt ihm das Johannes-Evangelium als Attribut in die Hand. Die aufgeschlagene Seite ist lesbar und weist den Text als Luthers deutsche Bibelübersetzung aus: ein weiterer Hinweis auf Dürers Sympathien für die Reformation.

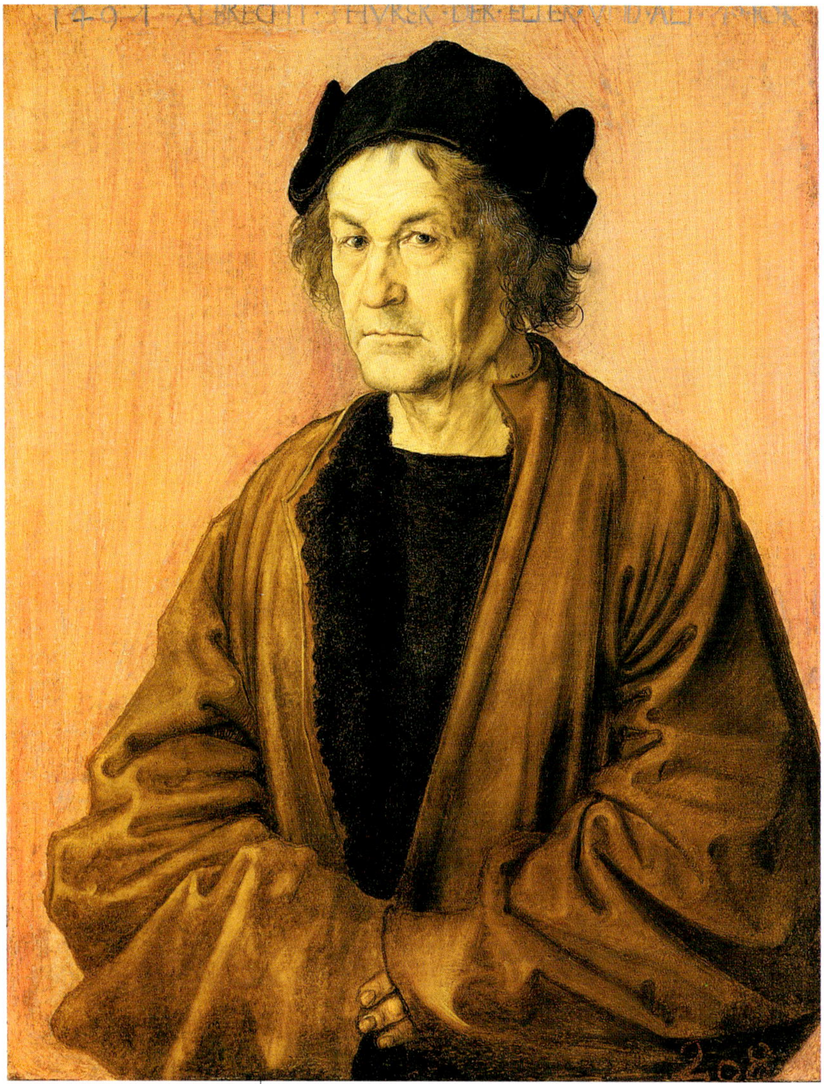

182 Albrecht Dürer, Der Vater des Künstlers, 1497, 50 × 40 cm

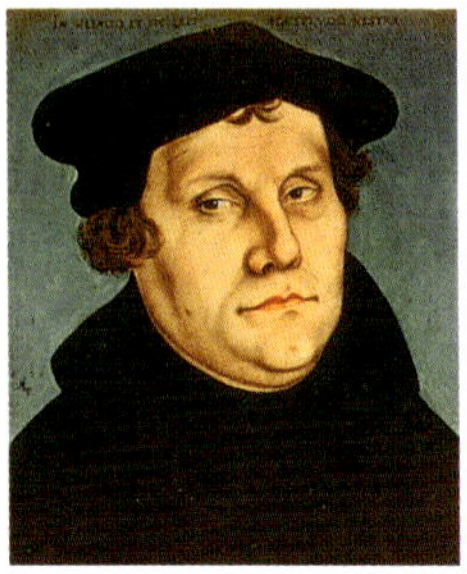

Martin Luther
Dieses Porträt des Reformators Martin Luther (1483–1546) stammt von Cranach. 1517 entwarf Luther seine 95 Thesen, mit denen er die Dekadenz der Kirche anprangerte. 1521 übersetzte Luther, zu dieser Zeit unter Hausarrest, das Neue Testament ins Deutsche. Um das Jahr 1547 hatten sich schon weite Teile Deutschlands zum Protestantismus bekannt.

Dürer kam aus einer ungarischen Goldschmiedsfamilie. Sein Vater ließ sich 1455 in Nürnberg nieder. Im Bild *Der Vater des Künstlers (182)* zeigt Dürer das Gesicht seines Vaters mit respektvollem Feingefühl. Es wirkt wie gezeichnet, präzise und forschend, was dem Abbild einen Zug von Strenge verleiht. Der Rest des unvollendeten Bildes stammt möglicherweise nicht von Dürer selbst. Der Hintergrund bedarf noch der Gestaltung, und auch die Kleidung des Modells ist kaum mehr als ein Entwurf.

Die verführerischen Akte des Lucas Cranach

Lucas Cranach d. Ä. (1472–1553) wurde ein Jahr nach Dürer geboren. Er war ebenso selbstbewußt wie dieser, seine Bilder sind jedoch weniger durchgeistigt. Schon früh bekam Cranach Abdrucke von Dürers Holzschnitten in die Hand, und seine Vertrautheit damit sollte nachhaltigen Einfluß auf seine Maltechnik mit ihrer scharfen Präzision und brillanten Farbgebung ausüben.

Cranach besaß sozusagen zwei Seelen in seiner Künstlerbrust. Seine bekanntesten Werke sind die höchst verführerischen Akte, mit denen er seine adligen Mäzene erfreute. Die koketten Damen entsprechen durchaus dem modernen Geschmack: Sie sind schlank, selbstbewußt, nicht selten exzentrisch. Sie besitzen eine Art überfeinerte Sexualität, die jedoch kalt und neckend ist. Man könnte vermuten, daß Cranach eigentlich nichts an Frauen lag, daß er sie vielleicht sogar gefürchtet hat. Seine *Ruhende Quellnymphe (183)* hat Köcher und Bogen an einen Ast

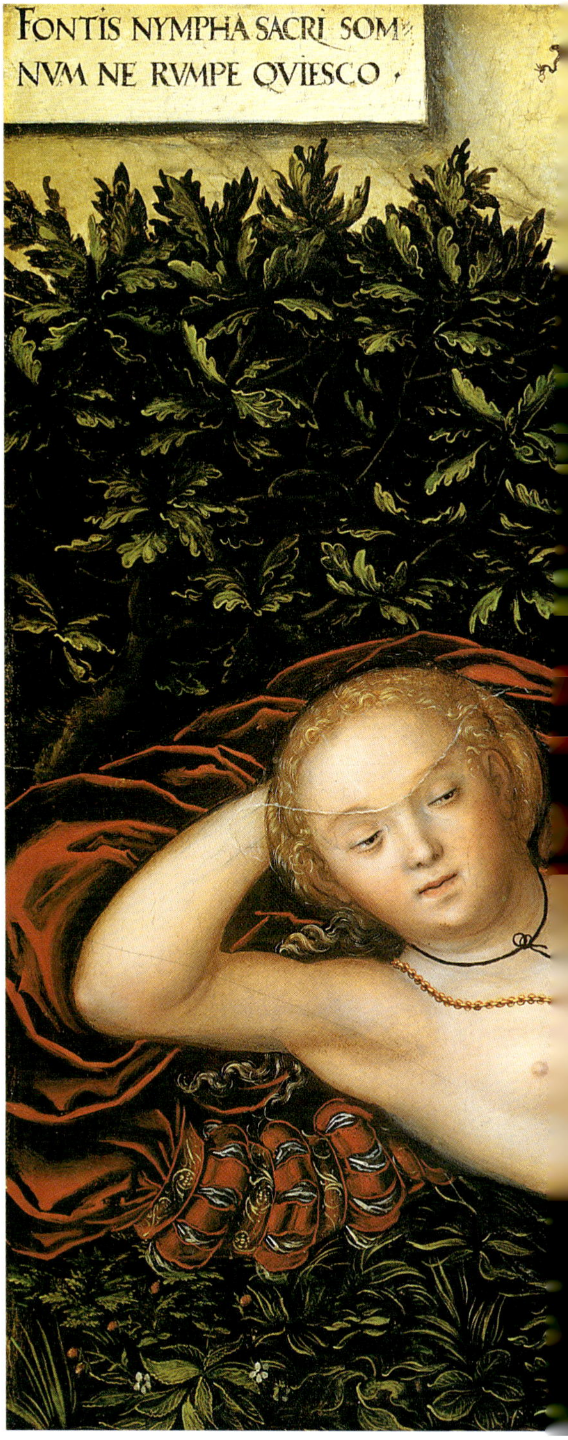

gehängt, doch die beiden Rebhühner (Venusvögel) deuten an, daß sie nicht auf Tiere, sondern auf das menschliche Herz Jagd macht. Ein durchsichtiger Seidenschleier lenkt den Blick auf ihren Schoß, indem er vorgibt, ihn zu bedecken, und sie zeigt herausfordernd ihren Schmuck. Sie liegt an den weichen Samt ihres Kleides gelehnt und gibt sichtlich nur vor zu schlafen. Wie sie da liegt, ist sie fast Teil der Landschaft, in gewisser Weise deren Quintessenz. Die lateinische Inschrift in der oberen linken Ecke des Bildes gemahnt daran, daß es sich um die Nymphe einer heiligen Quelle handelt. Trotz ihrer provozierenden Nacktheit ist dies kein weltliches Bild. Wir werden aufgefordert, ihre geheiligte Ruhe nicht zu stören. Liebe, sagt uns Cranach, ist etwas, dem wir uns mit feinfühliger Ehrfurcht annähern müssen. Die Landschaft, die sie umgibt, ist voller Anspielungen. Gleich neben ihr öffnet sich im Felsen die geheimnisvolle Grotte, als weibliche Höhle wiederum ein Symbol der Sexualität. Im Hintergrund liegt die Welt des Handels und der Schlachten, der Kirche und der Familie, in der Fortpflanzung ein Gebot ist.

Das Heilige Römische Reich
Es war eine Konföderation von Königreichen und Fürstentümern ganz Europas, wobei die deutschen Länder stets den Kern bildeten. Der Kaiser wurde von den deutschen weltlichen und kirchlichen Kurfürsten gewählt.

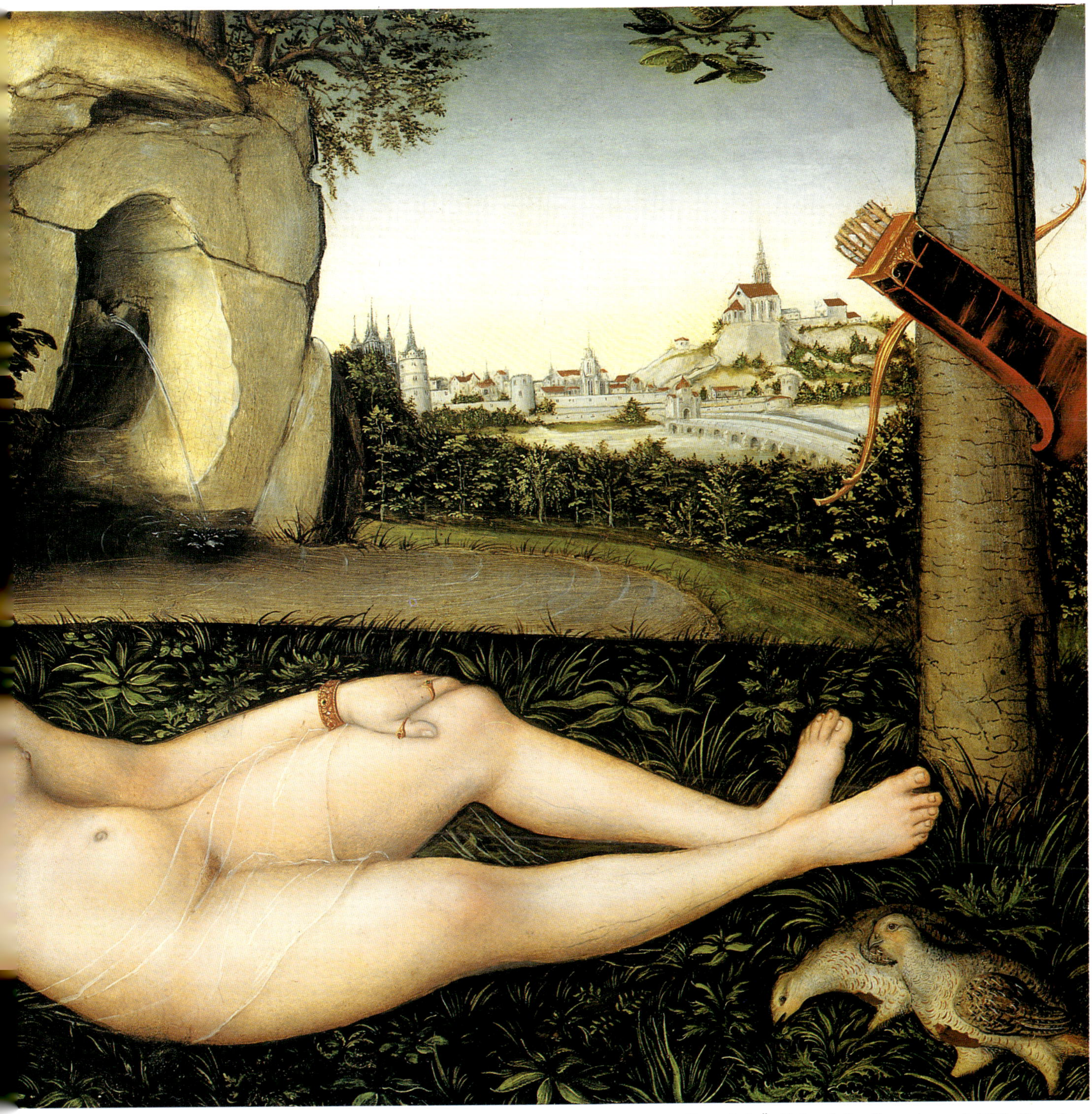

183 Lucas Cranach d. Ä., Ruhende Quellnymphe, nach 1537, 48 × 73 cm

Lucas Cranach Werkauswahl
Kreuzigung Christi
(Wien, Kunsthistorisches Museum)
Das Goldene Zeitalter
(München, Alte Pinakothek)
Ruhe auf der Flucht
(Staatliche Museen zu Berlin, Dahlem)
Simson und Delila
(Dresden, Gemäldegalerie)
Torgauer Altar
(Frankfurt, Städel)

Cranach als Hofmaler

Auch als ›seriöser‹ Maler war Cranach an den deutschen Fürstenhöfen sehr gefragt. Es handelte sich um kleine, (eher oberflächlich) fromme Höfe. Cranach unterhielt einen großen Werkstattbetrieb, der mit dem Kopieren seiner populärsten Bilder beschäftigt war. Die religiösen Sujets sind, wenn auch in Glaubensfragen untadelig, nicht immer ganz überzeugend: Der Hauptmann der *Kreuzigung (185)* wirkt als Söldnerführer mit seinem monströsen Federhut und der reichverzierten Rüstung unter dem Kreuz deplaziert.

Wenn Cranach dagegen die religiöse Thematik beiseite läßt, sind die Porträts seiner Zeitgenossen von hypnotischer Kraft. Zahlreiche der höfischen Porträts sind kunstvoll extravagante, von einer zutiefst dekadenten Stimmung beherrschte Bilder. Die Akribie in der Darstellung des Kleides, der fein gearbeiteten Halsketten, des welligen Haars und das bei allem Pomp wehmütige Kindergesicht machen seine *Sächsische Prinzessin (184)* zu einer der ansprechendsten Kinderdarstellungen in der bildenden Kunst. Das Mädchen ist zugleich königlich und verletzlich, eine Prinzessin im prachtvollen Schmuck ihrer Goldketten und ihrer scharlachfarbenen, weiß abgesetzten Robe, und dennoch ein Kind, dessen weit aufgerissene Augen unschuldige Neugier ausdrücken.

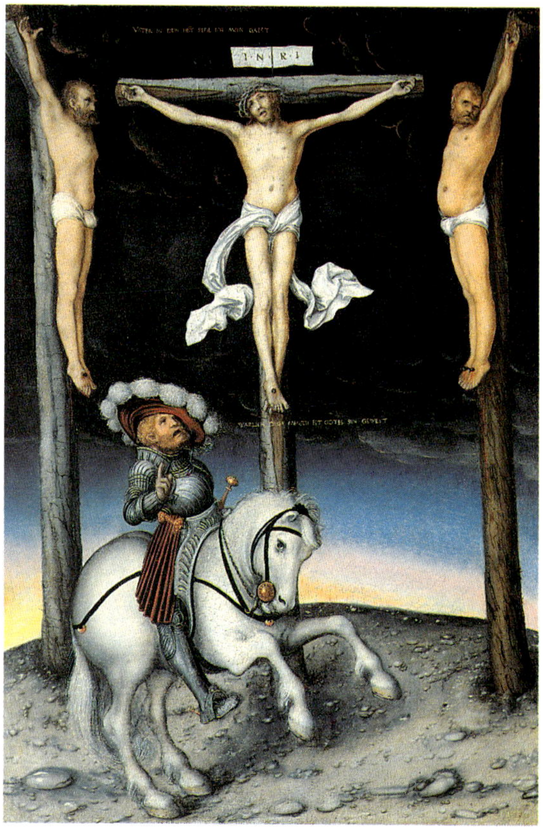

185 Lucas Cranach d. Ä., Kreuzigung mit dem gläubigen Hauptmann, 1536, 50 × 35 cm

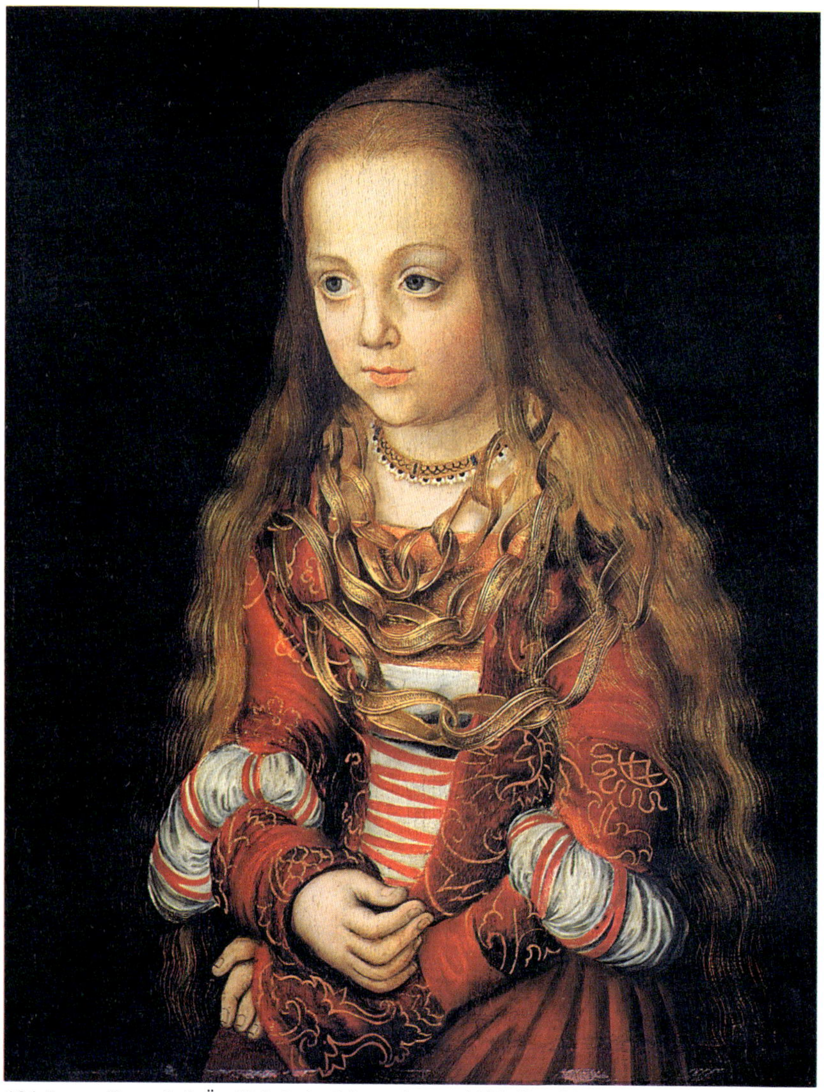

184 Lucas Cranach d. Ä., Sächsische Prinzessin, um 1517, 43 × 34 cm

Hans Holbein der Jüngere

Cranachs überreich gekleidetes, allzu üppig geschmücktes Mädchen steht in einem interessanten Kontrast zu Holbeins kleinem Knaben *(186)*, der die Pracht seines Gewandes mit Gelassenheit trägt. Natürlich ist der Junge nicht vergleichbar mit einer sächsischen Adligen, er ist vielmehr der einzige Sohn Heinrichs VIII. von England.

Hans Holbein d. J. (1497/98–1543) ging bei seinem Vater in Augsburg in die Lehre, verließ jedoch Deutschland schon früh, um nach Basel zu gehen. Dort lernte er den Reformator Erasmus von Rotterdam kennen (siehe Randleiste S. 154). Erasmus verschaffte ihm Zugang zum englischen Königshof, wo Holbein schließlich Heinrich VIII. selbst als Mäzen gewinnen konnte.

Die englische Vorliebe für das Porträt wurde von Holbeins scharfsichtiger, subtiler und zugleich respektvoller Sichtweise auf seine Modelle ebenso befriedigt wie von seiner unendlich präzisen und dennoch schmeichelnden Maltechnik.

Der kleine Edward wurde von seinem ängstlichen Vater gehütet wie sein Augapfel. Und wie einen Apfel stellt Holbein ihn auch dar: rund, süß, gesund und rot-

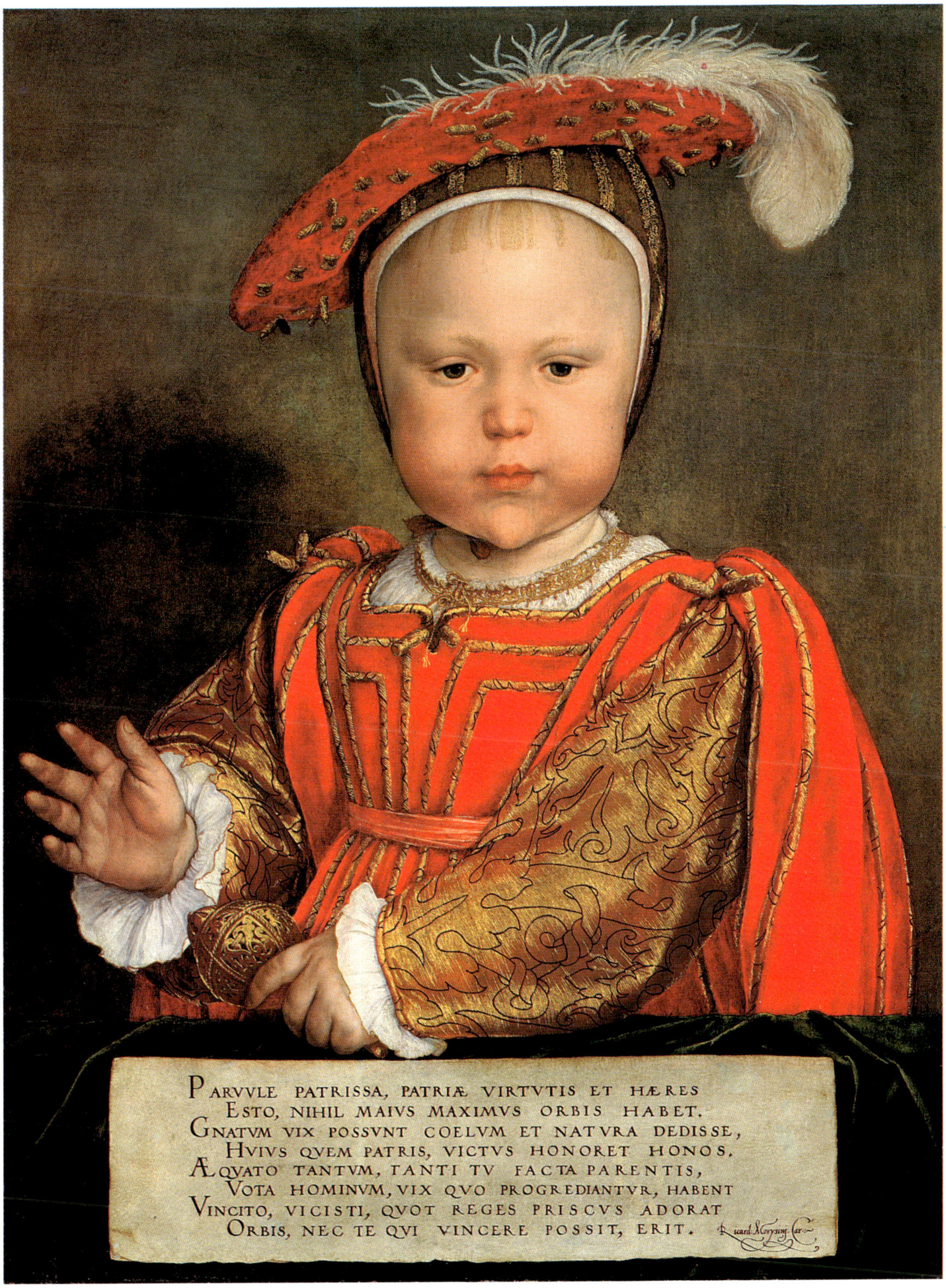
PARVVLE PATRISSA, PATRIÆ VIRTVTIS ET HÆRES
ESTO, NIHIL MAIVS MAXIMVS ORBIS HABET.
GNATVM VIX POSSVNT COELVM ET NATVRA DEDISSE,
HVIVS QVEM PATRIS, VICTVS HONORET HONOS.
ÆQVATO TANTVM, TANTI TV FACTA PARENTIS,
VOTA HOMINVM, VIX QVO PROGREDIANTVR, HABENT
VINCITO, VICISTI, QVOT REGES PRISCVS ADORAT
ORBIS, NEC TE QVI VINCERE POSSIT, ERIT.

186 Hans Holbein d. J., Edward VI. als Kind, um 1538, 57 × 44 cm

wangig. Es fällt schwer zu glauben, daß Edward, der schon mit 15 Jahren starb, so ein strammes Baby gewesen sein soll, doch Holbein führt ihn uns strotzend vor Gesundheit und mit angeborener Würde vor. Dieses Kleinkind ist ein Prinz, der so eminent wichtige Sohn, den Heinrich VIII. von all seinen Frauen so inbrünstig zu bekommen gehofft hatte. Man könnte meinen, daß Holbeins tiefes Interesse für die menschliche Persönlichkeit und für die Gesichtszüge, die ein Individuum von allen anderen unterscheiden, bei einem Kind wenig Spielraum gehabt hätte, denn ein Kind ist keine fertige Persönlichkeit, in ihm schlummern noch alle Möglichkeiten der späteren Entfaltung. Doch genau dieses Potential zeigt uns Holbein. Das Gesicht hat noch die Weichheit eines Babys, doch auch schon die Härte eines Monarchen. Wir sehen einen künftigen Herrscher vor uns, ein königliches Kind, Edward VI.

Zeitgenössische Künste

1512
taucht erstmals der Begriff ›Maske‹ im Zusammenhang mit dem poetischen Drama auf.

1515
werden die ersten staatlichen Manufakturen zur Herstellung von Tapisserien in Frankreich eröffnet.

1520
gründet Franz I. die königliche Bibliothek in Fontainebleau.

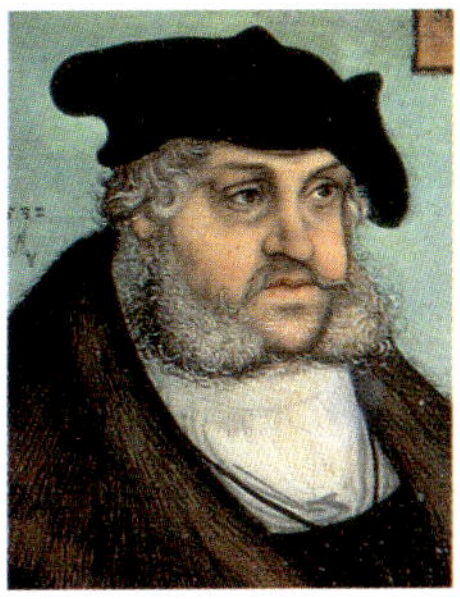

Friedrich der Weise
Lucas Cranach verbrachte den größten Teil seiner Karriere als Hofmaler im Dienst des sächsischen Kurfürsten Friedrich des Weisen. Das Kurfürstentum Sachsen war ein unabhängiger Staat mit erblichem Fürstentitel (und zugleich Teil des Heiligen Römischen Reiches, siehe Randleiste S. 157), das Friedrich 1486 erbte. Als intelligenter, fortschrittlich denkender Mann gründete er die Universität von Wittenberg und lud Luther ein, Vorlesungen über die Reform der Kirche zu halten. Für Künstler und Dichter war er ein großzügiger Mäzen.

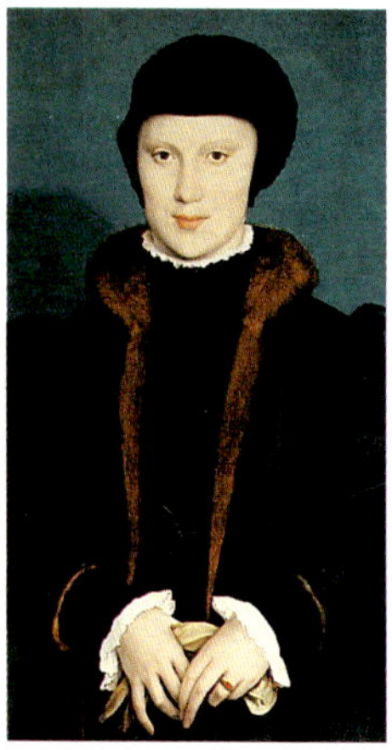

Holbein als Hofmaler

Holbein verließ Basel 1526 und übersiedelte nach England, wo er Hofmaler Heinrichs VIII. wurde. Sein erster Aufenthalt dauerte sieben Jahre, in denen er zahlreiche Mitglieder der englischen Aristokratie porträtierte. Als Hofmaler sollte er die potentiellen Ehefrauen des Königs malen, dies gelang ihm aber nur bei Anna von Cleve und Christina von Dänemark, der Herzogin von Mailand (siehe oben), die Heinrich dann doch nicht heiratete. Er schuf auch ein Wandgemälde, das Heinrich VIII. neben Jane Seymour zeigte. Es befand sich im Palast von Whitehall, wurde aber bei einem Brand 1698 zerstört.

Hans Holbein Werkauswahl

Unbekannter Mann mit Brief und Handschuhen (Basel, Kunstsammlung)

Der Kaufmann Georg Gisze (Staatliche Museen zu Berlin, Dahlem)

Thomas und John Godsalve (Dresden, Gemäldegalerie)

Heinrich VIII. (Stiftung Thyssen-Bornemisza, Madrid)

Bildnis eines deutschen Kaufmanns (Windsor, Royal Collection)

Jane Seymour (Wien, Kunsthistorisches Museum)

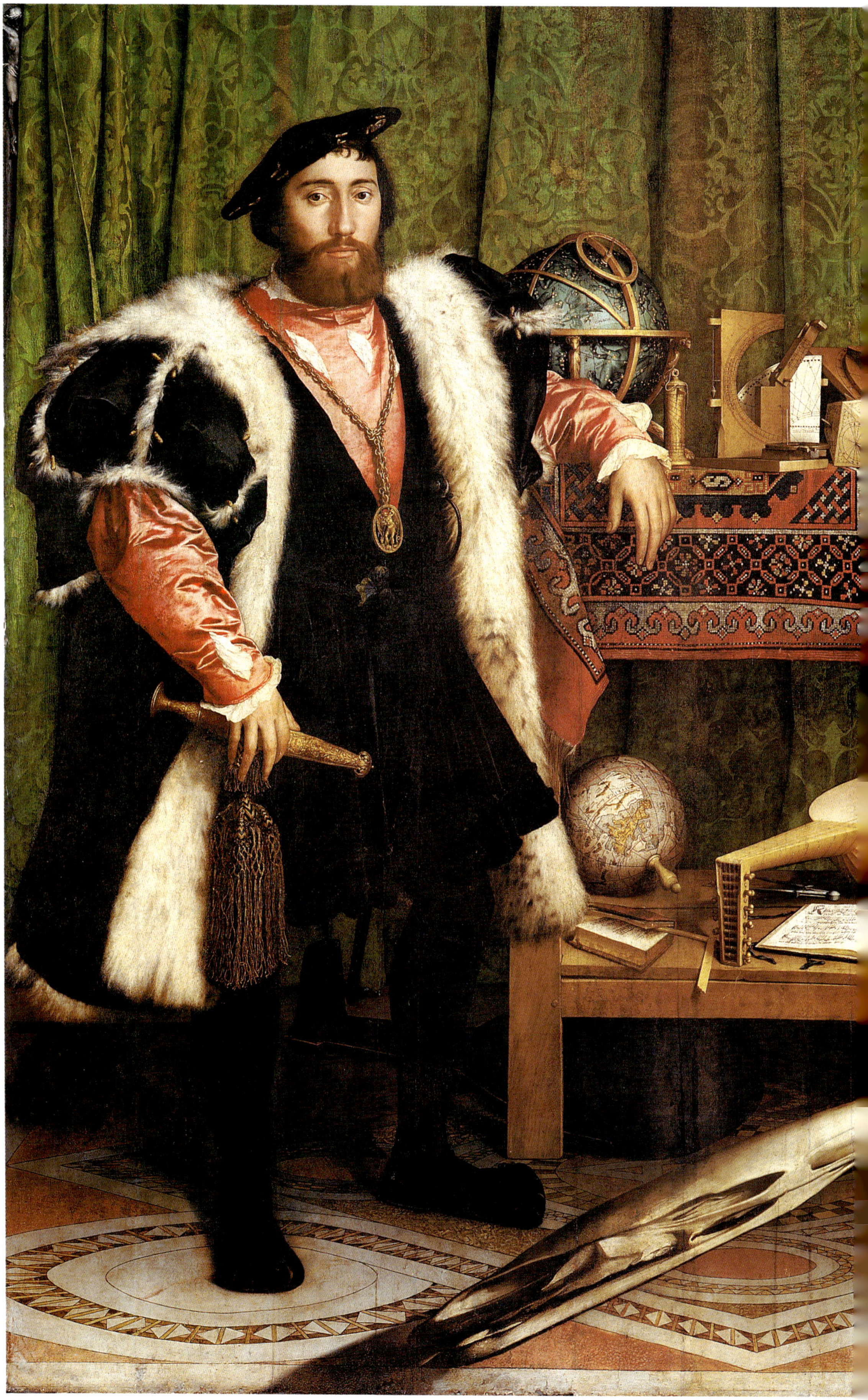

187 Hans Holbein d. J., Die Gesandten, 1533, 207 × 210 cm

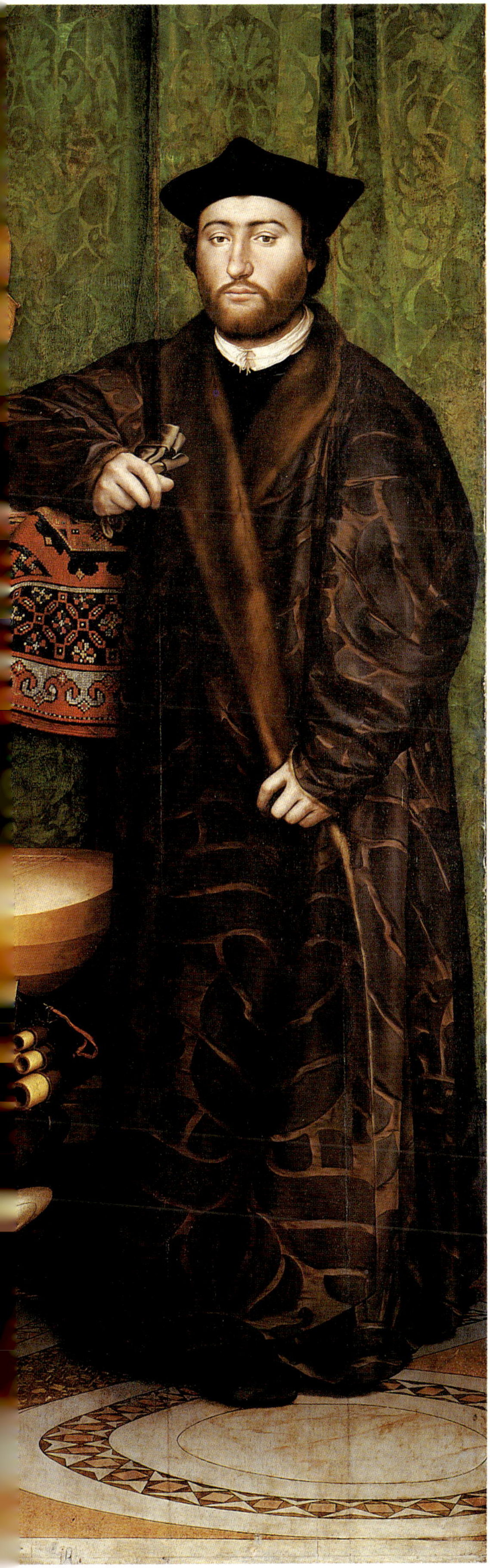

Ansprucharsvolle Vergänglichkeit

Erst in seinen Porträts der Reichen und Mächtigen zeigt sich das volle Ausmaß von Holbeins Können. *Die Gesandten (187)* ist ein Denkmal für zwei unermeßlich reiche, gebildete und mächtige junge Männer. Jean de Dinteville (links) war 1533, als das Doppelporträt entstand, französischer Botschafter in England und erst 29 Jahre alt. Rechts von ihm sieht man Georges de Selve, einen angesehenen Gelehrten, der kurz zuvor als Bischof eingesetzt worden war, mit nur 25 Jahren. Zum Zeitpunkt der Entstehung des Bildes war er zwar noch kein Diplomat, wurde jedoch später französischer Botschafter in Venedig, das damals unter spanischer Herrschaft stand.

Das Bild steht in einer Tradition von Werken, die gelehrte Männer mit ihren Büchern und Instrumenten zeigen. Zwischen den beiden Franzosen steht ein Tisch mit einer oberen und einer unteren Platte. Die auf der oberen Platte abgebildeten Gegenstände dienen zum Studium des Himmels, die auf der unteren zu irdischen Beschäftigungen gebildeter Menschen. Ganz links auf der oberen Platte steht ein Himmelsglobus – eine Landkarte des Sternenhimmels – in einem Rahmen, mit dessen Hilfe man astronomische Messungen vornehmen konnte, daneben eine elegante tragbare Sonnenuhr aus Messing; sodann ein Quadrant, ein Navigationsinstrument, mit dem die Position eines Schiffes während der Fahrt berechnet werden kann, indem man Positionsveränderungen der Fixsterne mißt. Rechts davon sieht man eine polyedrische (vieleckige) Sonnenuhr und ein weiteres astronomisches Instrument, ein Torquetum, das in Verbindung mit den Quadranten eingesetzt wurde, um die Position von Himmelskörpern zu bestimmen.

Fast unbeachtet hängt in der oberen linken Ecke des Bildes ein silbernes Kruzifix, darauf verweisend, daß das letzte Ziel, die Erlösung, trotz aller Pracht und aller wissenschaftlichen Fortschritte nicht vergessen werden darf.

Auf der unteren Tischplatte liegt ein Buch, das sich als damals neue, 1527 erschienene Rechenlehre für Kaufleute erweist. Dahinter versinnbildlicht ein Globus die geographischen Kenntnisse der Zeit. Das aus dem Buch ragende Zeichendreieck dürfte die Kunst des Kartenzeichnens repräsentieren. Die Laute war das wichtigste höfische Musikinstrument jener Zeit und steht für die irdische Liebe zur Musik. Am Wirbelkasten der Laute erkennt man eine gerissene Saite als Symbol für den plötzlichen Tod. Unter der Laute liegt neben einem Zirkel aufgeschlagen das Lutherische Gesangbuch. Die Flöten daneben waren in allen Gesellschaftsschichten beliebte Instrumente.

Vor diese großartige Darstellung von Jugend und Pracht schleudert Holbein jedoch in den Vordergrund seine Mahnung an die Sterblichkeit des Menschen. Aus einem bestimmten Winkel gesehen, entpuppt sich die seltsame Form als Totenschädel, der durch eine sogenannte Anamorphose raffiniert verzerrt wird.

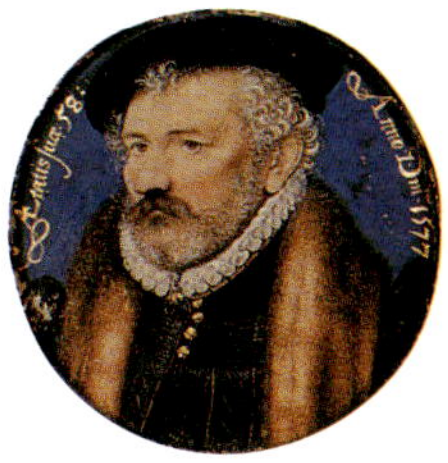

Renaissance-Miniaturen

Im 16. Jh. brachte Heinrich VIII. die Miniaturmalerei wieder in Mode, die im 15. Jh. schon einmal sehr beliebt gewesen war. Nicholas Hilliard (1547–1619) war der erfolgreichste Miniatur-Porträtist. Für seine exquisiten Meisterwerke setzte er seine Künste als Maler ebenso ein wie sein Können als Goldschmied. Meist beschränkte sich eine Miniatur auf Kopf und Schultern und hob Details mit leuchtenden Farben hervor. Diese schlichte Miniatur zeigt Richard Hilliard, den Vater des Künstlers.

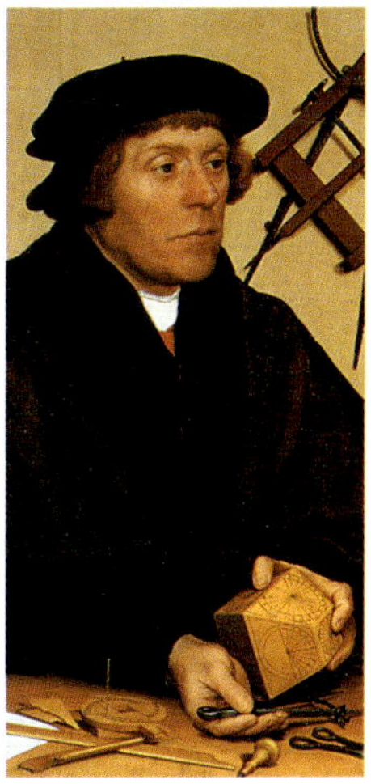

Nikolaus Kratzer

Holbein und Nikolaus Kratzer schlossen 1527 bei der Arbeit an einer Decke im Greenwich Palace Freundschaft. Kratzer war Astronom und Astrologe und soll Holbein die Instrumente geliehen haben, die auf dem Bild der *Gesandten* zu sehen sind. 1519 wurde er zum ›Hofastronom und Königlichen Uhrenwärter‹ ernannt und regte Heinrich VIII. an, die Wissenschaft und Mathematik zu fördern. Dieses Bildnis von Holbein zeigt Kratzer bei der Arbeit an einer polyedrischen Sonnenuhr.

Sir Brian Tuke

Sir Brian war unter Heinrich VIII. mit dem Hofamt des Königlichen Postgouverneurs betraut. Als Holbein ihn porträtierte, war er 57 Jahre alt, und die lateinischen Worte auf dem zusammengefalteten Blatt Papier vor ihm bezeugen seine Bereitschaft, seinem baldigen Tod entgegenzusehen. In der Renaissance konnte das Leben vorzeitig durch die Pest oder die Ungnade eines Monarchen enden. Sir Brian Tuke gelang es, sich seine Gesundheit und die Gunst des Königs zu bewahren.

Meist porträtierte Holbein hochgestellte Persönlichkeiten, doch es gibt auch einige Bilder, die Einblick in sein Privatleben geben. Eines davon ist das eindrucksvolle Bildnis der *Familie des Künstlers (188).* Die meisten Künstler haben ihre Familien gemalt, doch dieses Bild ist sicher das traurigste. Holbein lebte nur kurze Zeit in Basel mit Frau und Kindern zusammen (die Gründe mögen politischer, religiöser oder finanzieller Natur gewesen sein), und die tragische kleine Gruppe weist alle Merkmale ungeliebter Menschen auf.

Die Ehefrau mit den glanzlosen Augen hält ihre Kinder nach unten gedrückt: schlichte, blasse kleine Wesen, aus denen Freudlosigkeit und Leid spricht. Holbein, der es so genial verstand, das menschliche Gesicht zu manipulieren, kann nicht absichtlich vorgehabt haben, ihre Misere so deutlich zu zeigen und sein eigenes Versagen so drastisch zum Ausdruck zu bringen. Es ist, als wäre die Kunst dieses eine Mal stärker als der Künstler gewesen.

Holbein ging bereits als Jugendlicher in die Schweiz und arbeitete später in England für Heinrich VIII. Während Dürer und die von ihm beeinflußten Künstler (also praktisch alle deutschen Renaissancemaler mit Ausnahme von Holbein) sich sehr für die Persönlichkeit des Modells interessierten, war Holbein äußerst zurückhaltend. Als Hofmaler bleibt er diplomatisch und wahrt einen würdevollen Abstand. Wir sehen die äußere Erscheinung eines Menschen, aber wir dringen niemals in sein Innerstes ein. Die einzige Ausnahme bildet das Porträt von Holbeins Frau und Kindern, und das macht dieses Bild so interessant. Hier läßt er den höfischen Schild einmal sinken. Er war kein guter Ehemann und Vater, und während er bei jedem anderen Porträt mit hervorragender Technik brilliert, hält er hier inne, vielleicht schuldbewußt, und blickt tiefer, wenn er die Familie malt, die er verlassen und vernachlässigt hat.

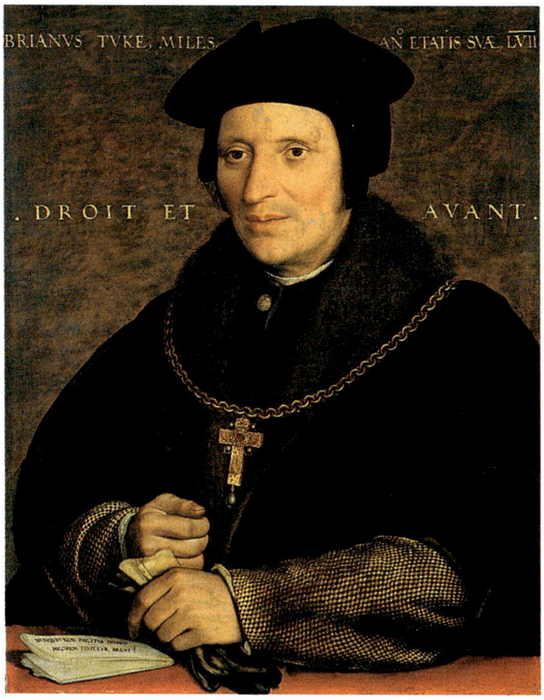

189 Hans Holbein d. J., Sir Brian Tuke, um 1527, 49 × 39 cm

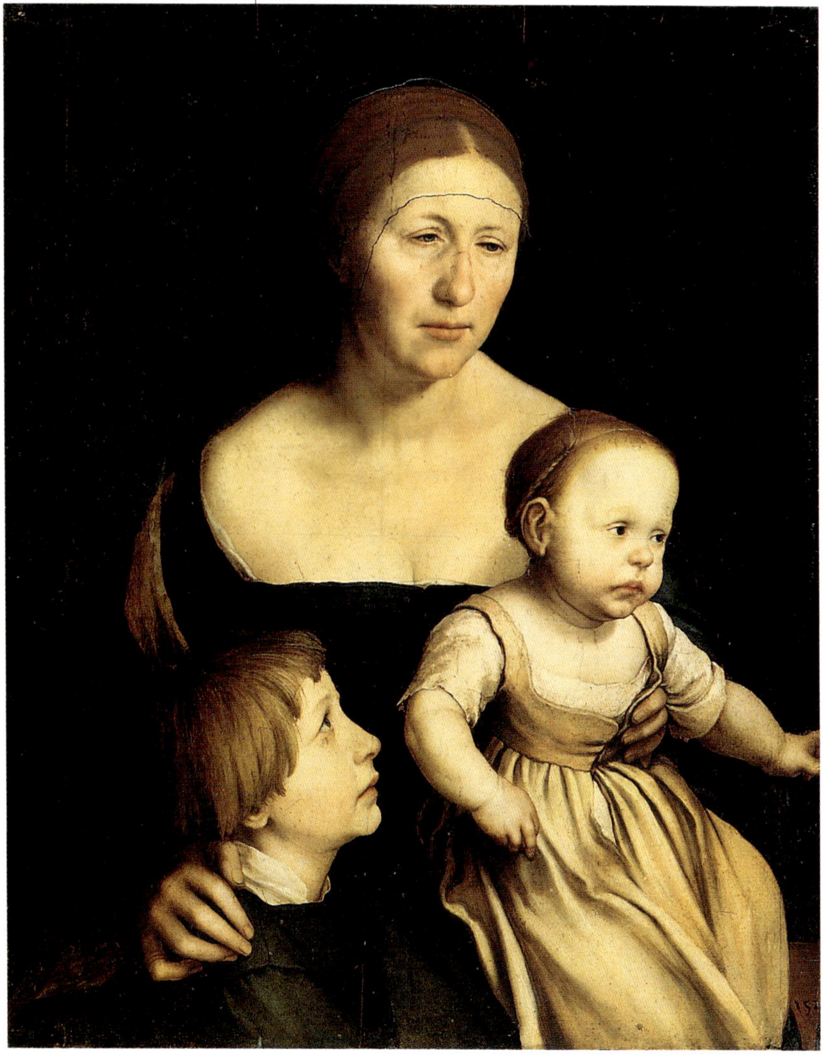

188 Hans Holbein d. J., Die Familie des Künstlers, um 1528, 77 × 65 cm

Das Bildnis des *Sir Brian Tuke (189)* mit seinem schlauen, sensiblen Gesichtsausdruck, seiner Haltung unbeirrbarer Redlichkeit und dem angedeuteten Lächeln ist dagegen ein typisches Holbein-Porträt. Ein zusammengefaltetes Blatt Papier vor ihm auf dem Tisch trägt ein Bibelzitat, in dem Hiob Gott um Erholung von seinen Ängsten bittet. Auch ohne zu wissen, daß Tuke im Dienst Heinrichs VIII. stand, könnten wir erraten, daß er ein edler, aber gefährdeter Mann war, wenn er auch letztlich Erfolg hatte.

Holbeins Werke wirken niemals kalt oder unbeteiligt, wie man bei den *Gesandten,* bei *Christina von Dänemark* und bei *Sir Brian Tuke* unschwer erkennt, doch er bewahrt seine Modelle vor psychologischer Enthüllung und schützt damit indirekt sich selbst, ganz im Gegensatz zu Dürer, der sich ebenso wie sein Modell entblößt – bildlich gesprochen.

Manierismus des Nordens

Der italienische Einfluß auf die hiesigen Maler, die noch ganz der gotischen Tradition verhaftet waren, bewirkte zunächst in manchen Fällen eine noch ungeschickte Stilmischung. Es gibt Elemente werkimmanenter Monumentalität, etwa in der Malerei Jan Gossaerts (siehe unten) und Lucas Cranachs d. Ä. (siehe S. 156); andererseits fließen manieristische Tendenzen in die Malerei ein. Sie ist gekennzeichnet durch einen eher oberflächlichen, wenn nicht gar aufgesetzten italianisierenden Glanz.

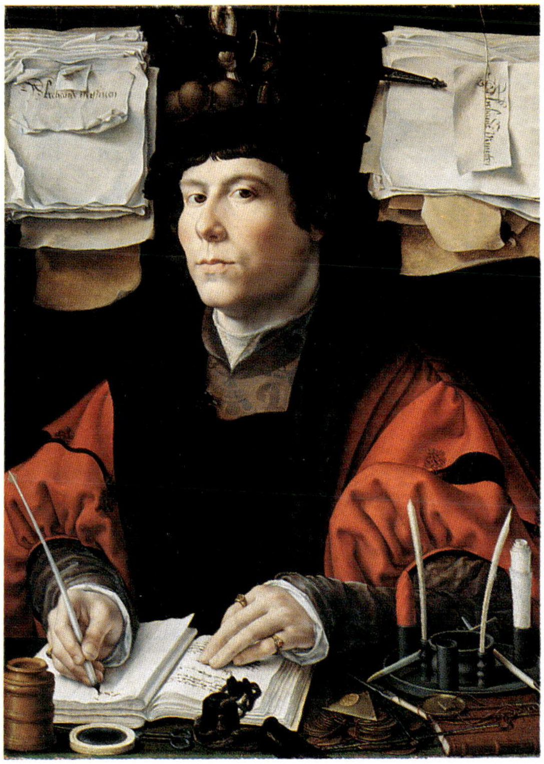

190 Jan Gossaert genannt Mabuse, Bildnis eines Kaufmanns, um 1530, 63,5 × 48 cm

Zwei niederländische Maler schlagen die Brücke zwischen Gotik und Renaissance: Gossaert und Patinir. Jan Gossaert (um 1478–1532) machte sich sogar auf, um in Italien zu arbeiten. Dort wurde er von Michelangelo und Raffael beeinflußt, die noch tätig waren, und legte sich den italienisch klingenden Beinamen ›Mabuse‹ nach seiner Heimatstadt Maubeuge in der Provinz Hennegau zu.

Wir haben es also mit einem niederländischen Künstler zu tun, der die Beobachtungsgabe eines van Eyck (siehe S. 64), verbunden mit der Aufrichtigkeit eines Rogier van der Weyden (siehe S. 67) als Erbe in sich trägt, jedoch zugleich das klassische Ideal sucht. Einige seiner Werke sind sehr bewegend, wenn nämlich das Sujet seiner seltsamen Mischung von Talenten und Intentionen entgegenkommt, wie in dem etwa 20 Jahre nach Grünewalds *Kreuzigung Christi* (siehe S. 76) entstandenen *Bildnis eines Kaufmanns (190)* in seinem Kontor, umgeben von diversen Gerätschaften, Kontobuch und Abrechnungen als Hinweis auf seine Tätigkeit. Das Bildnis unterscheidet sich deutlich von den meisten anderen Vertretern der Gattung in der Region, die eine kraftvolle eigenständige Tradition bildeten und sich klassizistischen Einflüssen aus Italien widersetzten.

Die gleiche Diskrepanz spürt man auch bei Gossaerts *Danae (191),* diesmal allerdings wunderschön dargeboten: In einer klassizistischen italienischen Nischenarchitektur mit Ausblick auf ein grandioses Stadtbild sitzt gelassen-erwartungsvoll ein flämisches Mädchen, während der göttliche Goldregen (Zeus wohnt ihr in dieser Gestalt bei) wie verdichtetes Licht zu ihr herabfällt.

Jan Gossaert Werkauswahl

Mann mit Rosenkranz (London, National Gallery)

Maria mit dem Kind (Paris, Musée Marmottan)

Ein Herr (Kopenhagen, Statens Museum for Kunst)

Christus am Ölberg (Staatliche Museen zu Berlin, Dahlem)

Dame als Magdalena (Antwerpen, Museum Mayer van den Bergh)

Adam und Eva (Madrid, Stiftung Thyssen-Bornemisza)

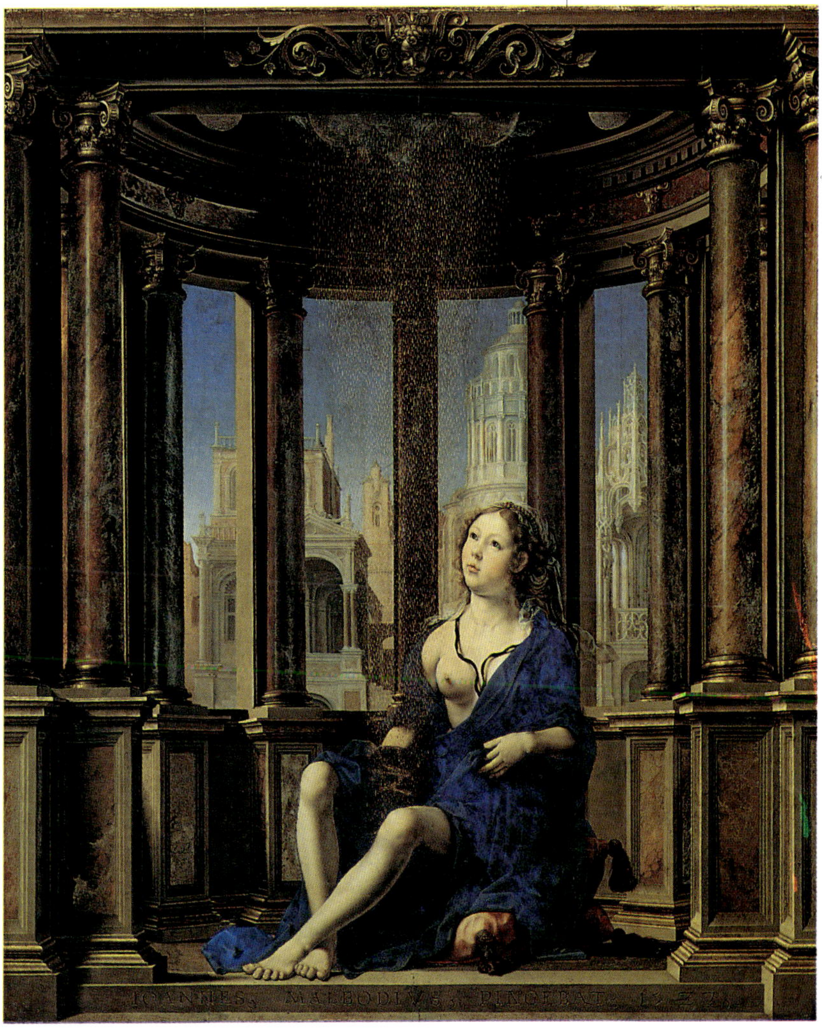

191 Jan Gossaert, genannt Mabuse, Danae, 1527, 115 × 95 cm

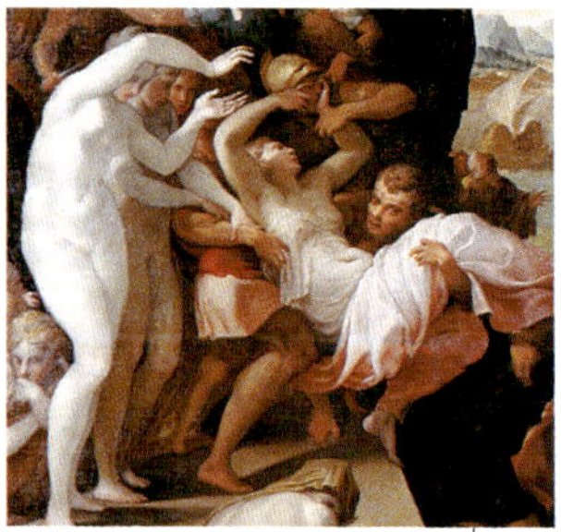

Der Hof von Fontainebleau
Einer der herausragenden Künstler am Hof von Fontainebleau war Francesco Primaticcio, der 1530–60 elegante Skulpturen und Gemälde schuf, z. B. den *Raub der Helena* (siehe oben). Der Stil ist selbstbewußt, sinnlich und elegant, die Betonung liegt auf dem weiblichen Akt als Symbol der Säkularisierung der Kunst im 16. Jh.

Die Schule von Fontainebleau

Wenn Frankreich überhaupt zu den ›nordischen‹ Ländern gezählt werden kann, dann höchstens in dem Sinne, daß es nördlich von Italien liegt. Insofern sind Jean Clouet (1485/90–1540/41) und die Schule von Fontainebleau typische Beispiele der Renaissancemalerei des Nordens. Als Mäzen zog Franz I. italienische Künstler an den Königshof in Fontainebleau. Das hochherrschaftliche, königliche Image, das die italienischen Manieristen ihren Modellen verliehen, beanspruchte Franz auch für sich. Der Florentiner Maler Rosso Fiorentino (siehe S. 139) und später Francesco Primaticcio (1504–70; siehe links), der in Bologna geboren wurde und in Mailand in die Lehre ging, beeinflußten den Hof mit ihrer kultivierten Lebensart.

Clouet, ein gebürtiger Franzose und Hofmaler unter Franz I., stellt uns seinen Brotherrn *(192)* als die Verkörperung des Königs schlechthin vor. Der Bildausschnitt und die Mode der Zeit tun ein übriges, um den Eindruck aufgeplusterten Herrschertums zu erzeugen, und wir stehen fassungslos vor der Selbstverständlichkeit, mit der hier die Pose übermenschlicher Größe eingenommen wird. Die Künstler der Schule von Fontainebleau (von denen viele heute namentlich nicht mehr bekannt sind) machten sich die eleganten Formen italienischer Gäste wie Rosso zu eigen, bewahrten sich aber einen kühlen Realismus, der ihre Werke von der Glätte des italienischen Manierismus abhebt.

Diana als Jägerin (193) mit ihrem springenden Jagdhund und dem sie umgebenden Dickicht ist eine echte Waldnymphe. Unschuldig und weit entfernt von der koketten nackten Jägerin Cranachs (siehe S. 157), ist sie voller anmutiger animalischer Kraft, wie sie so leichtfüßig ausschreitet.

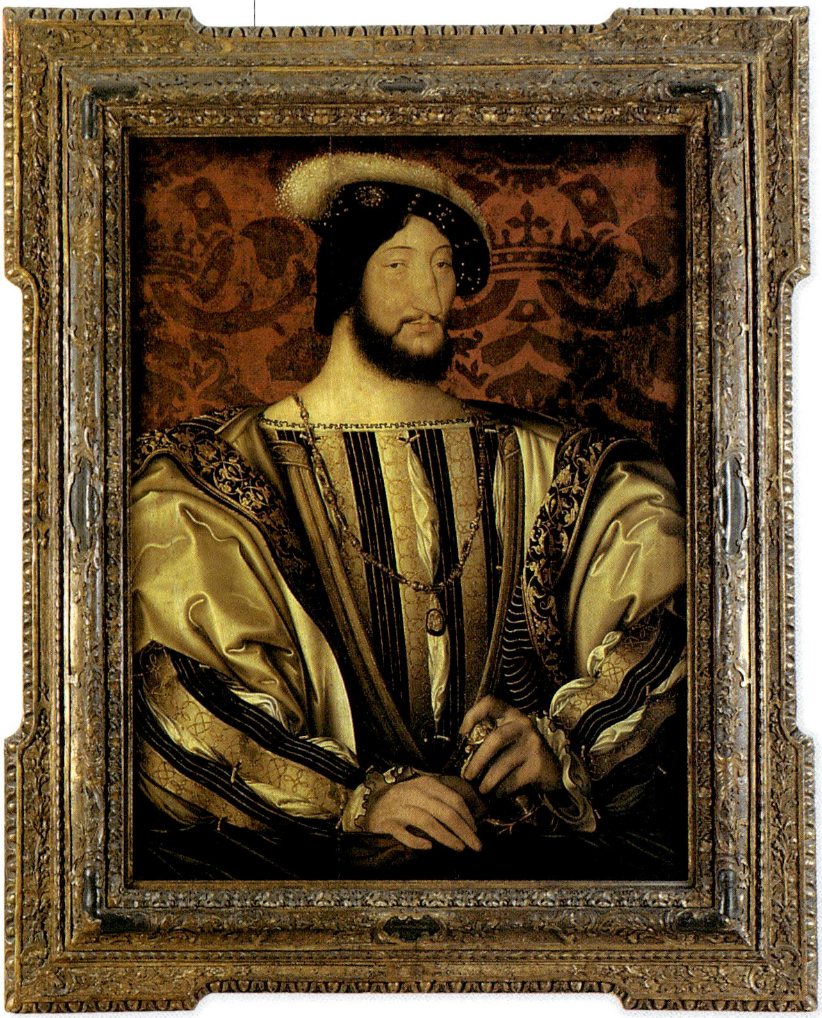

192 Jean Clouet, Franz I., um 1525, 97 × 73 cm

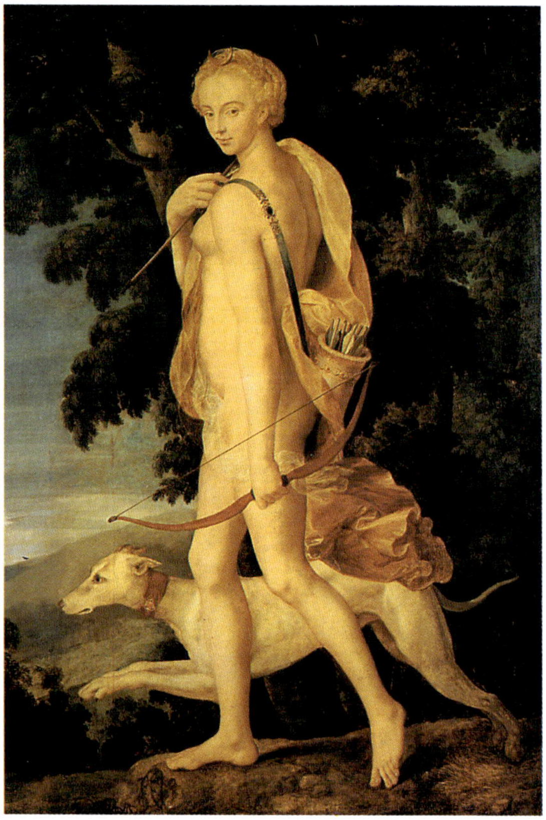

193 Schule von Fontainebleau, Diana als Jägerin, um 1550, 190 × 132 cm

Ausbreitung des Manierismus im Norden

Die langgestreckte, anmutige und leicht unwirkliche Art der Darstellung blieb nicht auf Fontainebleau beschränkt, sie setzte sich durch, und auch abseits von Paris entstanden schöne Beispiele für diesen Stil.

Ein Vertreter dieser Strömung war zum Beispiel Joachim Wtewael (oder Uytewael, 1566–1638) aus dem nördlichen Teil der Niederlande, etwa im heutigen niederländischen Staatsgebiet. Er wurde in Utrecht geboren und reiste schon früh nach Italien und Frankreich, bevor er sich in seiner Heimatstadt niederließ. Er entwickelte sich zu einem wichtigen Vertreter des Manierismus in seinem Land, obwohl er die Fortschritte in der naturalistischen Darstellung von Zeitgenossen wie Dürer und Cranach weitgehend ignorierte.

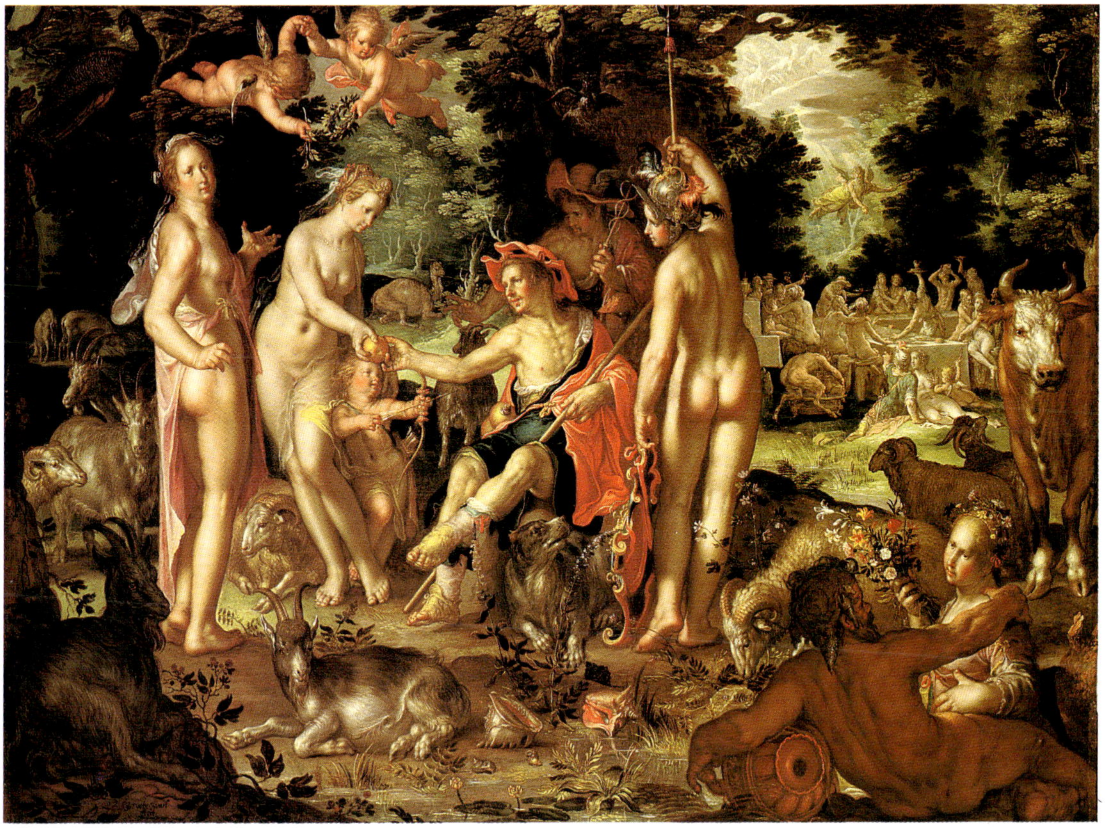

194 Joachim Wtewael, Das Urteil des Paris, um 1615, 55 × 74 cm

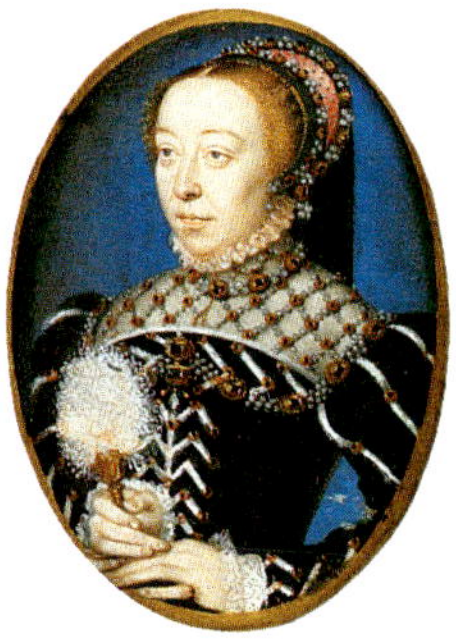

Die Religionskriege
Nach dem Tode Heinrichs II. von Frankreich 1559 stand seine Frau Katharina de' Medici (oben) im Rampenlicht der französischen Politik. In dem sich ausbreitenden Protestantismus sah sie eine Bedrohung. Sie soll 1572 den Befehl für das Massaker in der Bartholomäusnacht auf den 24. August gegeben haben. In dem sich anschließenden sechstägigen Tumult wurden Tausende von Protestanten niedergemetzelt. Zahlreiche Kunstwerke erinnern an diesen grauenhaften Vorfall.

Wtewaels *Urteil des Paris (194),* bei dem der trojanische Prinz Paris den goldenen Apfel der Göttin reicht, die er für die schönste hält, ist eine äußerst manieristische Phantasterei. Die selbstbewußten Posen der drei Göttinnen, die weltmännische Geste, mit der Paris seine alles entscheidende Wahl trifft, selbst die anwesenden Tiere gehören mit ihren geschwungenen Hörnern und schlanken Beinen zu jener eigenen mythisch-romantischen Welt, in der sich der Manierismus entfaltet.

Ein weiterer manieristischer Maler war der Flame Bartholomäus Spranger (1546–1611). Auch der gebürtige Antwerpener reiste schon als junger Mann nach Italien und Frankreich. Er arbeitete in Wien und ließ sich dann in Prag nieder. 1581 wurde Spranger Hofmaler Kaiser Rudolfs II. Er beeinflußte nachhaltig die Akademie von Haarlem.

Sprangers *Vulkan und Maja (195)* strahlt eine fast beunruhigende erotische Kraft aus. Maja ist über den Schenkel des massigen, finsteren Vulkan so weit zurückgebeugt, daß sie sich auf dem Bett abstützen muß, um ihrem unsicheren Standmotiv – fragwürdigen – Halt zu geben. Vulkans aufdringlich ausgestreckter Mittelfinger zielt auf ihr Herz, und sie windet sich suggestiv unter diesem Ansturm. Auch wenn das Bild uns unangenehm berührt, ist es dennoch kraftvoll und auf eigenartige Weise schön. Die Leichtigkeit und aristokratische Unschuld, die der Malerei von Fontainebleau eigen war, geht mehr und mehr verloren, je weiter der Manierismus sich von den sonnigen Hainen des höfischen Paris entfernt. Die Malerei Sprangers und seiner Nachahmer zeichnet sich durch eine fast düstere Stimmung aus, die nirgends wirklich greifbar, aber überall latent vorhanden ist.

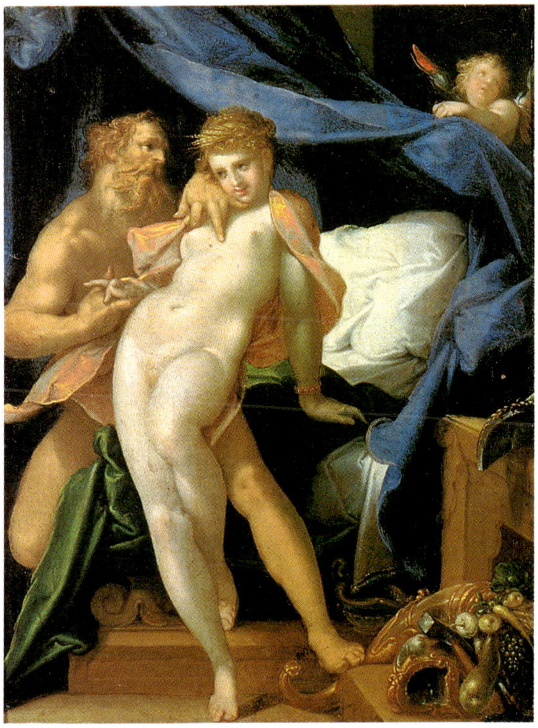

195 Bartholomäus Spranger, Vulkan und Maja, um 1590, 23 × 18 cm

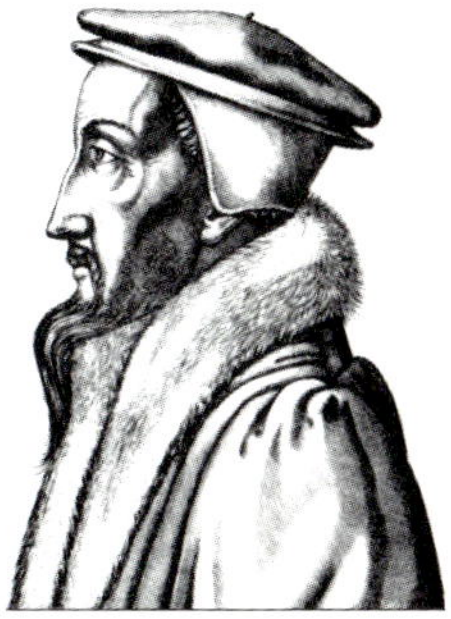

Der Calvinismus
Die grundlegende Doktrin des Reformators Johannes Calvin lautete, das Schicksal des Menschen sei von Gott vorherbestimmt und Erlösung liege allein in Gott. Anders als Luther (Randleiste S. 156) glaubte Calvin nicht an die tatsächliche Wandlung von Brot und Wein in den Leib Christi. Der Calvinismus ist zwar streng, beinhaltet jedoch auch die Vorstellung von Demokratie und sozialer Verantwortung.

LANDSCHAFTSMALEREI

Die Landschaftsmalerei wurde zu einer charakteristischen Ausdrucksform der nordeuropäischen Malerei des 16. Jh.s. Vorher hatte es Miniaturlandschaften gegeben, die durch Fenster und offene Türen von Interieurs zu erspähen waren (siehe S. 61). Diese dekorativen Elemente erreichten nun allmählich ein ihnen gemäßes Format und wurden damit zu einer Art großer Bühne für die kleinen Aktivitäten der Menschheit. Doch erst Bruegel befreit die Natur aus ihrer Rolle des untergeordneten Hintergrundes für menschliche Belange und führt sie in ihrer ganzen Pracht vor Augen.

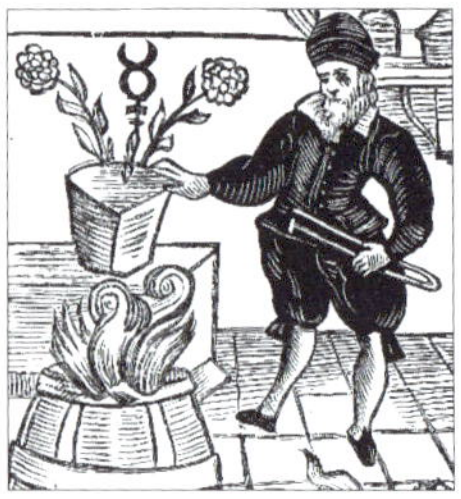

Alchimie
Im 16. und 17. Jh. erlebte die Kunst der Alchimie im Norden Europas eine neue Blüte. Die Alchimisten hielten es für möglich, unedle Metalle in Gold zu verwandeln. Sie waren auch der Überzeugung, das Universum werde von einem Zauberer (dem Magus) regiert, und setzten Amulette, Symbole und Diagramme ein, um mit den verborgenen Kräften der Welt in Kontakt zu treten.

Der flämische Maler Joachim Patinir (um 1480 bis um 1525) ist eines der Bindeglieder zwischen der Welt der Gotik und der Renaissance. Während Jan Gossaert (siehe S. 163) zwischen Norden und Süden vermittelte, stellte Patinir eine Verbindung zwischen Vergangenheit und Zukunft her. Seine Vorstellungen sind noch gotisch, und er besitzt ein zutiefst mittelalterliches Weltbild von der Erde als Spielball in Gottes Hand, doch er hat zugleich auch einen prophetischen Sinn für Entfernungen und Räume in einer echten Landschaft. Wir finden Dürers Einfluß (siehe S. 152) in ihm wieder, zumal dessen Drucke damals schon verbreitet waren (siehe Randleiste S. 153). Wir erkennen darüber hinaus auch Anklänge an mittelalterliche Buchmalereien (siehe S. 28). Das Bild *Überfahrt in die Unterwelt (196),* auf dem die Hölle als Kriegsschauplatz dargestellt ist, ist ein gutes Beispiel für Patinirs Stil.

Die deutsche Landschaftsmalerei

Albrecht Altdorfer (um 1480–1538) war ebenso wie sein Landsmann Lucas Cranach d. Ä. (siehe S. 156) ein ›Stubenhocker‹. Vielleicht hat er einige der topographischen Aquarelle gesehen, die Dürer von seinen Reisen nach Italien mitbrachte. Nach Altdorfers eigenen Fahrten am Donauufer entlang wurde die Landschaftsmalerei zu seiner Leidenschaft. Altdorfers Landschaften muten ausgesprochen magisch an. Sie sind mit rauhen Wäldern und einsamen, von Wölfen belauerten Lichtungen durchsetzt, erschreckend und

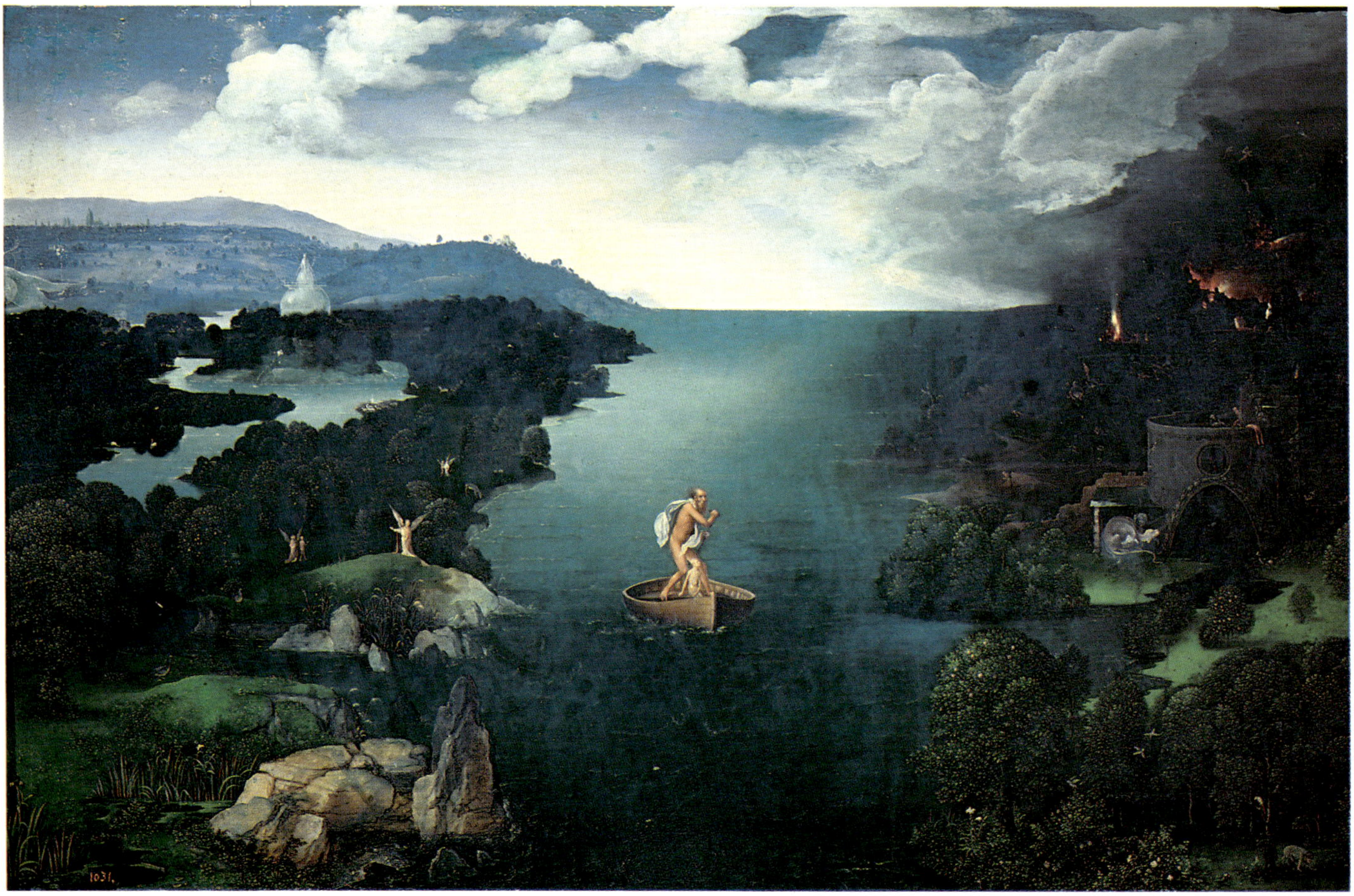

196 Joachim Patinir, Überfahrt in die Unterwelt, 1515–24, 63 × 102 cm

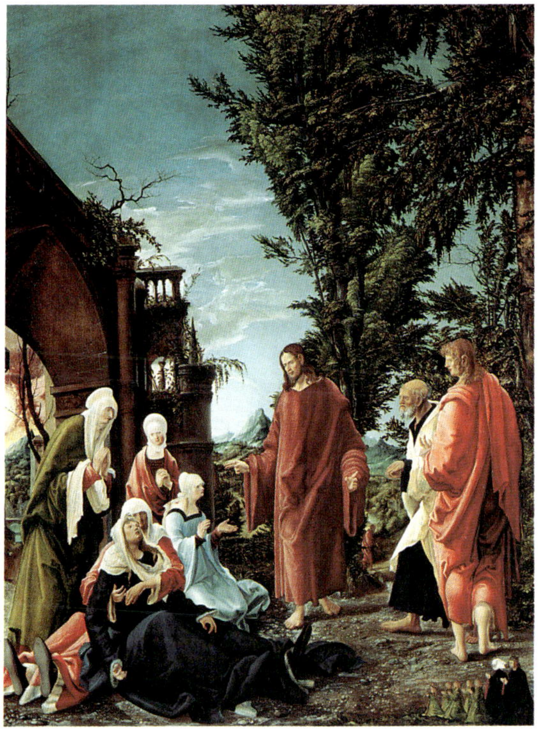

197 Albrecht Altdorfer, Abschied Christi von Maria, um 1513–14, 140 × 110 cm

großartig zugleich, bis hin zu Anklängen an Übersinnliches. Altdorfer behält die Fäden in der Hand, doch die Bedrohung wird spürbar.

Die *Donaulandschaft mit Burg (198)* ist eines der frühesten Gemälde, das keine Menschen zeigt. Es wirkt allein durch die Qualität des Himmels, der Bäume, des fernen Flusses, der blauen Berge. Der Maler bietet uns einen romantischen Ersatz für die Menschheit an, einen reineren und für die ätherischen Himmelsräume offeneren Bereich. Altdorfer glaubte an den sakramentalen Wert dessen, was er malte, und überzeugt damit auch den Betrachter.

Aber er kann auch Menschen in seine Landschaften hineinsetzen und damit erstaunliche Wirkungen erzielen. Von dem Bild *Abschied Christi von Maria (197)* geht eine seltsam unbeholfene Kraft aus. Die vagen, graziös gemeinten Gesten sind völlig flach, und die übergroßen Füße der Trauernden neben Maria wirken fast schon komisch. Es besteht eine deutliche Trennung zwischen den Burgruinen links, auf der Seite der Frauengruppe, und den hohen, verwobenen Bäumen der Männerwelt auf der rechten Seite. Eine Kommunikation scheint nicht möglich zu sein, die Figuren akzeptieren offenbar ihr bitteres Los; dem Betrachter wird schmerzlich bewußt, daß dies wohl bei jedem Abschied der Fall ist. Diese anrührende Szene wird zu einem bedrückend eindringlichen Bild, das man nicht leicht vergißt.

Altdorfers Bilder halten oft Überraschungen bereit und mehr Figuren, als man glaubt. Auch sein Sinn für Allegorisches gehört hierher. Er äußert sich in einer Form von Landschaft, die mit einer verborgenen moralischen Aussage unterlegt ist. Vollkommen enträtseln werden wir ein Altdorfer-Bild deshalb nie. Immer bleibt etwas offen, doch vielleicht ist das der Grund, warum sein Werk noch immer so schön und interessant auf uns wirkt.

Pieter Bruegel d. Ä.

Der einzige, der Dürers Ruhm gleichkommt, ist der als ›Bauern-Bruegel‹ bekannte Pieter Bruegel (1525–69). Der in Breda in der flämischen Provinz Brabant geborene Künstler war der Stammvater einer ganzen Dynastie von malenden Jans oder Pieters; doch keiner von ihnen war so beeindruckend wie Pieter der Erste. Der Beiname ›Bauern-Bruegel‹ ist insofern irreführend, als er ein weitgereister, sehr kultivierter Mann war, der den Humanisten nahestand und von dem gelehrten Kardinal Granvella gefördert wurde. Trotz seiner Reisen, die ihn um 1553 nach Frankreich und Italien führten, wurde sein

Albrecht Altdorfer Werkauswahl

Geburt Christi (Staatliche Museen zu Berlin, Dahlem)

Der Sebastiansaltar (Chorherrenstift St. Florian)

Die Alexanderschlacht (München, Alte Pinakothek)

Lot und seine Töchter (Wien, Kunsthistorisches Museum)

Landschaft mit Brücke (London, National Gallery)

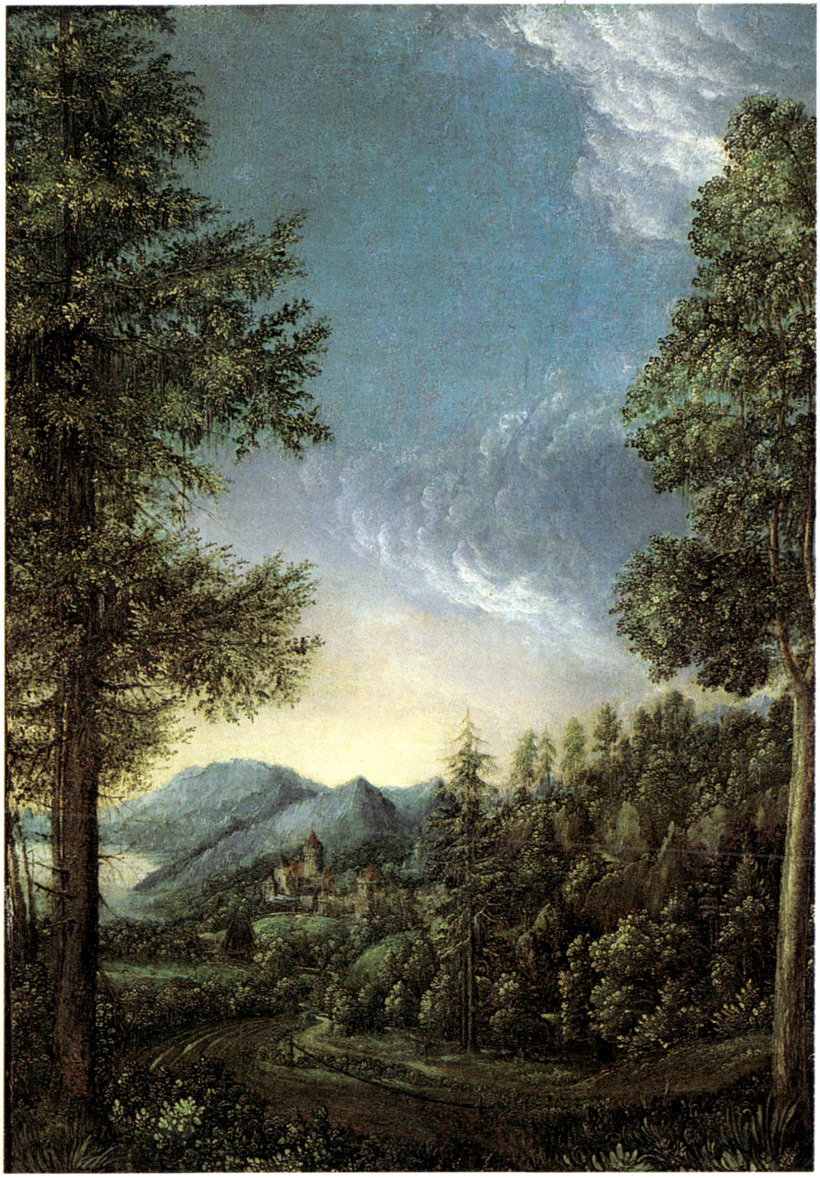

198 Albrecht Altdorfer, Donaulandschaft mit Burg, um 1526–28, 30 × 22 cm

Pieter Bruegel d. Ä.
Werkauswahl

Die Bettler
(Paris, Louvre)
Triumph des Todes
(Madrid, Prado)
Der Bethlehemitische Kindermord
(Hampton Court, Royal Collection)
Schlaraffenland
(München, Alte Pinakothek)
Sturz des Ikarus
(Brüssel, Palais des Beaux-Arts)
Kinderspiele
(Wien, Kunsthistorisches Museum)
Dulle Griet
(Antwerpen, Museum Mayer van den Bergh)
Parabel von den Blinden
(Neapel, Museo nazionale di Capodimonte)
Hafen von Neapel
(Rom, Galleria Doria Pamphili)

Werk am stärksten von Bosch (siehe S. 72) und Patinir (siehe S. 166) beeinflußt. Bruegels Bilder sind eine Weiterführung der niederländischen Tradition, Boschs phantastischer Erfindungen (die später bei Bruegel in etwas gemäßigterer Form wiederkehren) sowie Patinirs ehrfürchtiger Landschaften. Bruegels Malerei ist in hohem Maße unitalienisch, und das klassizistische Streben nach der idealen Form hat in seiner Kunst keinen Platz.

Bruegels Spitzname rührt daher, daß er für seine Bilder bäuerliche Motive wählte. Diese Arbeiten könnten satirisch sein, würde man darin nicht auch Mitleid, Betroffenheit und Sympathie erkennen.

Bei der berühmten *Bauernhochzeit (199)* fallen zwar die derben Gestalten, die einfachen Gesichter und das zuweilen unbedarfte Lächeln auf, aber unser Amüsement hat, ebenso wie das Bruegels, einen bitteren Beigeschmack. Diese ärmliche, schlichte junge Braut ist mitleiderregend in ihrer kurzen Stunde des Triumphes, und wenn die Gäste das Mahl auch herunterschlingen, so sind es doch nur bescheidene Teller mit Grütze oder Brei. Und der spärliche Schmuck kann nicht darüber hinwegtäuschen, daß die Feier in der Scheune stattfindet.

Dies sind arme Leute und ihre armseligen Feiern. Das Kind leckt mit Behagen die schon leergegessene Schüssel aus, und der Dudelsackpfeifer, der spielen muß, bevor er sein Teil bekommt, starrt die Grütze mit dem Ausdruck des wirklich Hungrigen an. Nur wer nicht zu tief blickt, kann die *Bauernhochzeit* zum Lachen finden. Auf eine sehr reale Weise wird mit diesem Bild unser moralisches Empfinden auf die Probe gestellt. Ein durch und durch ernsthaftes Sujet, nämlich das Elend der arbeitenden Bevölkerung, wird hier mit scheinbar unbeteiligtem Humor dargestellt, den wir durchschauen sollen. Erkennen wir Bruegels Betroffenheit und Mitleid nicht, haben wir verloren.

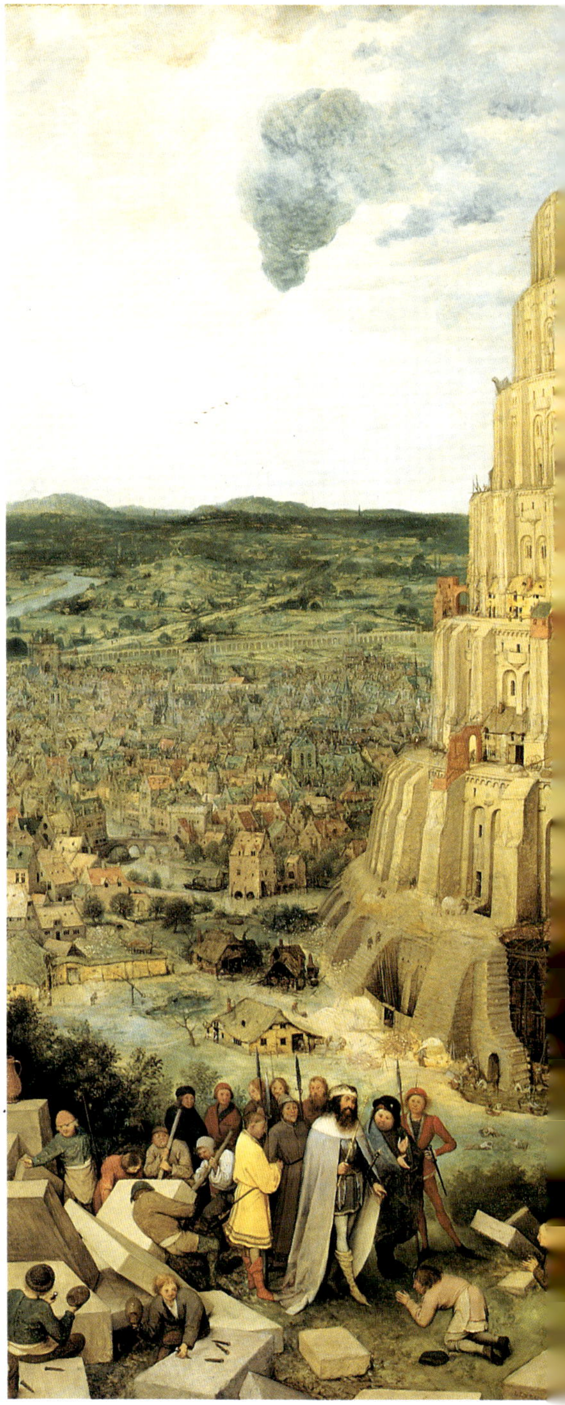

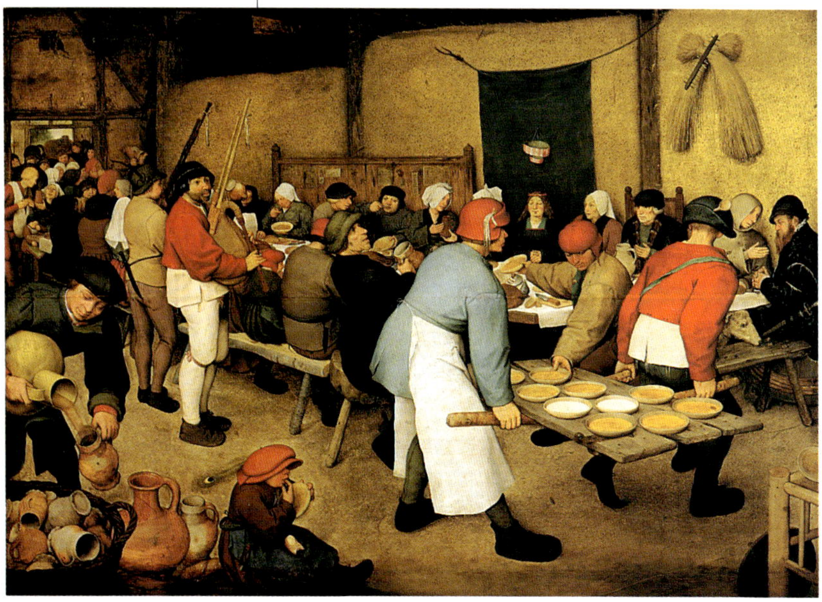

199 Pieter Bruegel, Bauernhochzeit, um 1567–68, 114 × 164 cm

Der *Turmbau zu Babel (200)* besitzt eine erschreckende Komplexität, neben der die Menschenfiguren trotz ihres autoritären Gehabes winzig erscheinen, so daß das gigantischste aller Menschenwerke vom planlosen Gerenne von Ameisen begleitet wird. Das ist Babel und ebenso unsere eigene persönliche Erfahrung: Der Mensch ist in seiner Verblendung mitleiderregend und zugleich zum Scheitern verdammt. Bruegel war ein sehr gebildeter Maler, der als Gelehrter die Mythen und Legenden sehr wohl kannte. Seine Version der uralten Geschichte vom Turmbau zu Babel ist weit mehr als eine Illustration der Bibel-

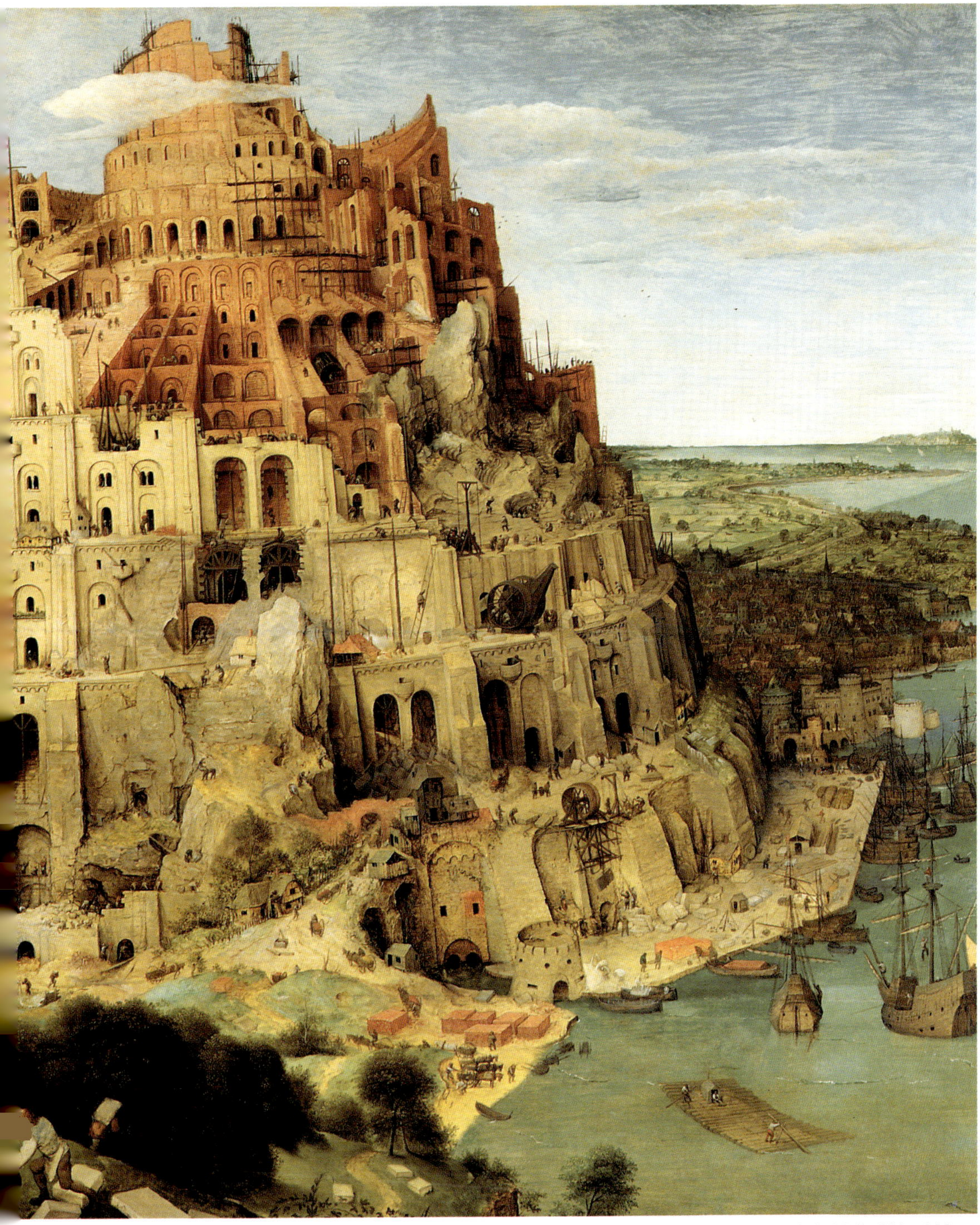

200 Pieter Bruegel, Der Turmbau zu Babel, 1563, 114 × 155 cm

stelle. Bruegel bleibt niemals an der Oberfläche, sondern dringt stets in die Tiefe vor. Gleich, ob es sich um den Sturz des Ikarus in der griechischen Mythologie oder um die biblische Geschichte vom Turmbau zu Babel handelt, ihn interessiert über die Bedeutung hinaus ihre bestmögliche Visualisierung.

Doch der eigentliche Ruhm Bruegels gründet sich auf seine Landschaften, vor allem die Monatsbilder in der Art der Brüder von Limburg (siehe S. 55), die er für einen reichen Antwerpener Bürger malte. Eines davon ist *Der düstere Tag* (siehe S. 170). Es sind nur fünf dieser Bilder erhalten, doch es gibt keine, die ehrlicher und würdevoller wären oder ebensoviel geheimnisvolle spirituelle Kraft ausstrahlten. Bruegel zwingt dem Betrachter niemals eine Moral auf. Als äußerst zurückhaltender Maler zeigt er die Weite der Natur, die uns tagtäglich umgibt, so daß wir auf die Forderungen der Realität reagieren müssen – ein harter Anspruch an unsere Vorstellungskraft.

Dies ist die Welt, sagt uns Bruegel, in all ihrer Vielfalt, Majestät, Undurchschaubarkeit und Schönheit. Wie reagieren wir darauf? Das optische Vergnügen, das uns diese Bilder bereiten, darf uns nicht über ihren tiefen moralischen Ernst hinwegtäuschen.

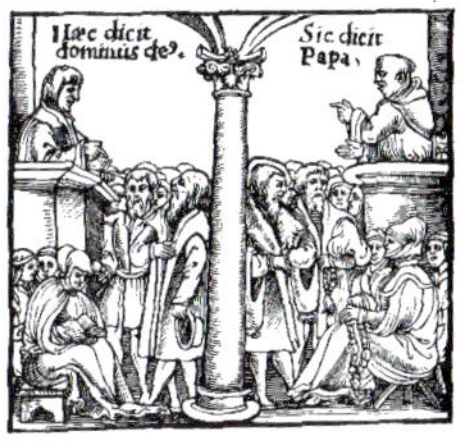

Die Reformation

Mit dem Begriff ›Reformation‹ bezeichnet man die Phase der Auseinandersetzung zwischen dem Papsttum und den jeweiligen Nationalkirchen Europas, die sich über das ganze 16. Jh. hinzog. Als Luther seine 95 Thesen an die Tür der Schloßkirche in Wittenberg nagelte, löste er damit einen Prozeß aus, der in die Erneuerung der römisch-katholischen Kirche und die Bildung der protestantischen Kirche mündete. Der Streit wurde zuletzt beigelegt mit dem Beschluß, jede Nation solle den Glauben ihres Herrschers annehmen. Der Holzschnitt zeigt rivalisierende protestantische und katholische Prediger, die um Anhänger werben.

Der Turm zu Babel

Eine Version der alten Erzählung vom Turm zu Babel ist in Kapitel 11 der Genesis enthalten. Das Volk wollte einen Turm bauen, der bis zum Himmel reichen sollte. Als Strafe für den Hochmut der Menschen verwirrte Gott ihre Sprachen, so daß sie sich gegenseitig nicht mehr verstanden, und verstreute sie über die ganze Erde. In der Malerei wird die babylonische Sprachverwirrung durch die verschiedenen Rassen angedeutet, der Turm selbst wird in unfertigem Zustand dargestellt.

Der düstere Tag

Bruegels innovatives Bildnis einer Winterlandschaft gehört zu einer Reihe von Monatsbildern. Dargestellt sind die dunklen, kalten Wintermonate Februar und März und, entsprechend der Bildtradition (der Buchmalerei), die in diesen Monaten anfallenden ländlichen Arbeiten (siehe S. 55).

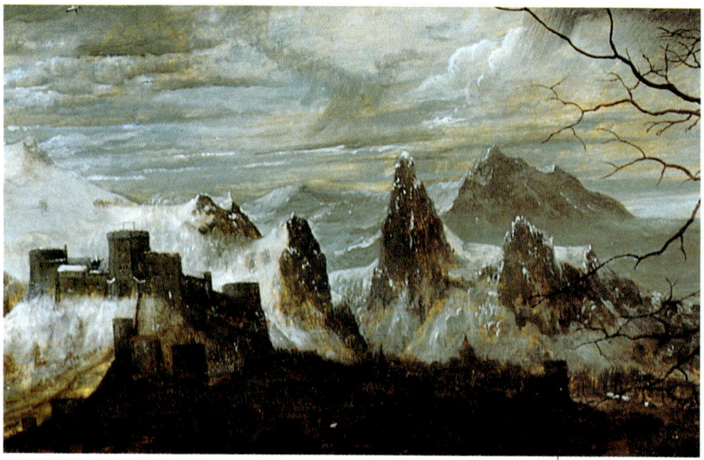

Berglandschaft
Das wilde, wütende Gesicht der Natur ist dargestellt in den gezackten Gipfeln und den finsteren Sturmwolken am Horizont. Die in der Ferne liegenden Berge sind eine furchteinflößende, stets präsente Gewalt, die unser tägliches Leben bestimmt. Düsteres Schwarz und eisiges Weiß bilden den kühlen Hintergrund für das Rotbraun und die warmen Umbratöne der bäuerlichen Behausungen und betonen den Kontrast zwischen der wilden und der gezähmten Natur. Tröstlichen Rauchfahnen, die von den Kaminen aufsteigen, stehen zu Eis gefrorene Wolken über der Bergkette gegenüber.

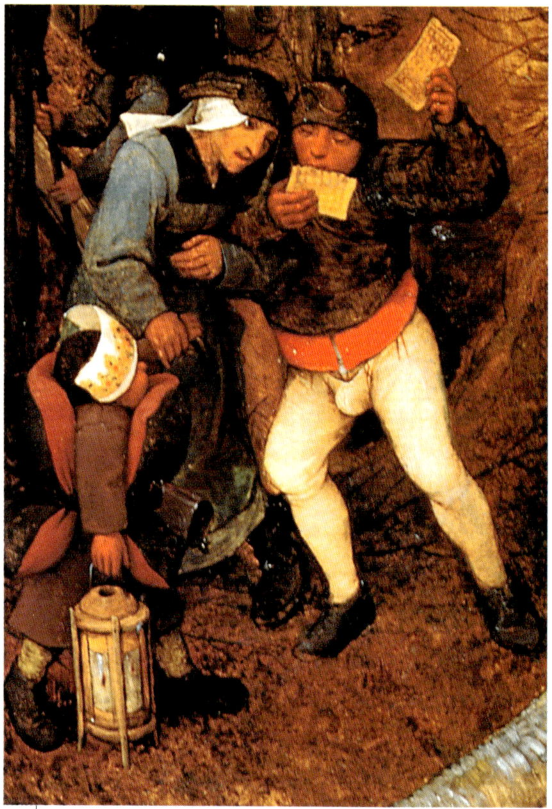

Fastnacht
Neben einer Gruppe von Männern, die mit der Februar-Arbeit beschäftigt sind, die Weidenbäume zu beschneiden, gibt es eine weitere eng zusammenstehende Gruppe, die uns noch mehr Anhaltspunkte für die Jahreszeit gibt. Ein Jüngling ißt Waffeln, eine Fastnachtsspeise, und die Papierkrone des Kindes sowie die Laterne deuten auf den Karneval hin. Unsere Aufmerksamkeit wird zuerst von den leuchtend roten und hellen Farbflecken der Kleidung dieser drei Figuren angezogen und gleitet dann weiter ins Bild hinein, die Küste entlang, wieder nach oben und gelangt schließlich zum Horizont und zum Gewitterhimmel.

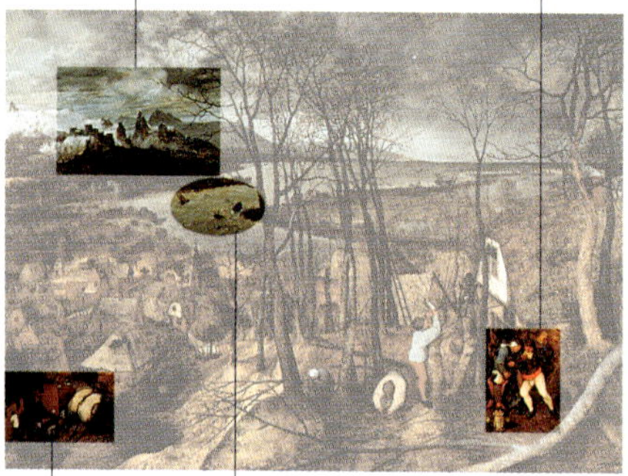

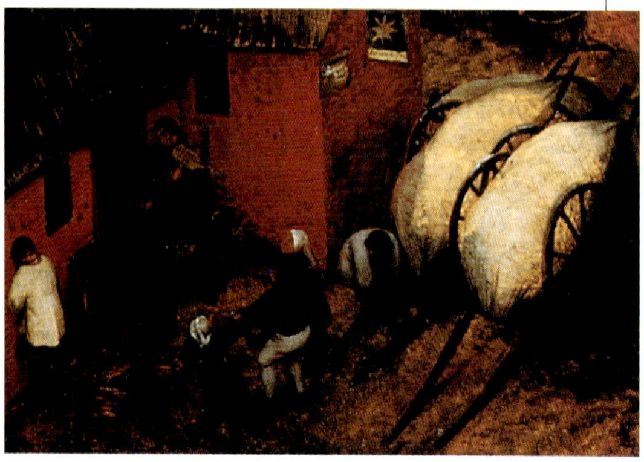

Das Dorf
Von unserem erhöhten Standpunkt aus sehen wir die labile Situation und die ameisenhaften Aktivitäten der Bauern in diesem großartigen, rauhen Naturschauspiel. Bei genauerem Hinsehen erkennen wir Anflüge des für Bruegel typischen derben Humors: Ganz links im Bild uriniert ein Mann gegen die Wand eines Gasthauses (vielleicht befolgt er dabei nur die Forderungen seiner eigenen Natur).

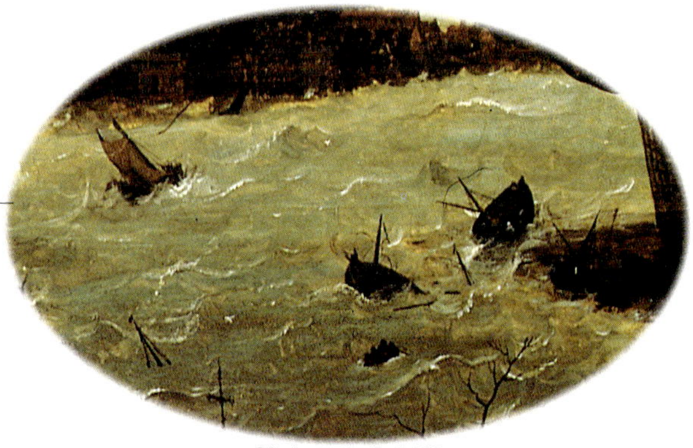

Sinkende Schiffe
Genau wie die Dorfszene ist auch dieses Detail nicht auf den ersten Blick zu erkennen. Die schreckliche Katastrophe von Schiffen, die am Felsen zerschellen, ist nur ein weiteres zufälliges Detail innerhalb des übergeordneten Landschaftsdramas. Wir sehen die Ironie in dem unschuldigen Bemühen der Dorfbewohner, sich gegen die Natur zu ›wappnen‹, indem sie die Weiden beschneiden, während die zerstörerische Kraft der Natur von ihnen unbemerkt direkt hinter ihnen ihren Tribut fordert.

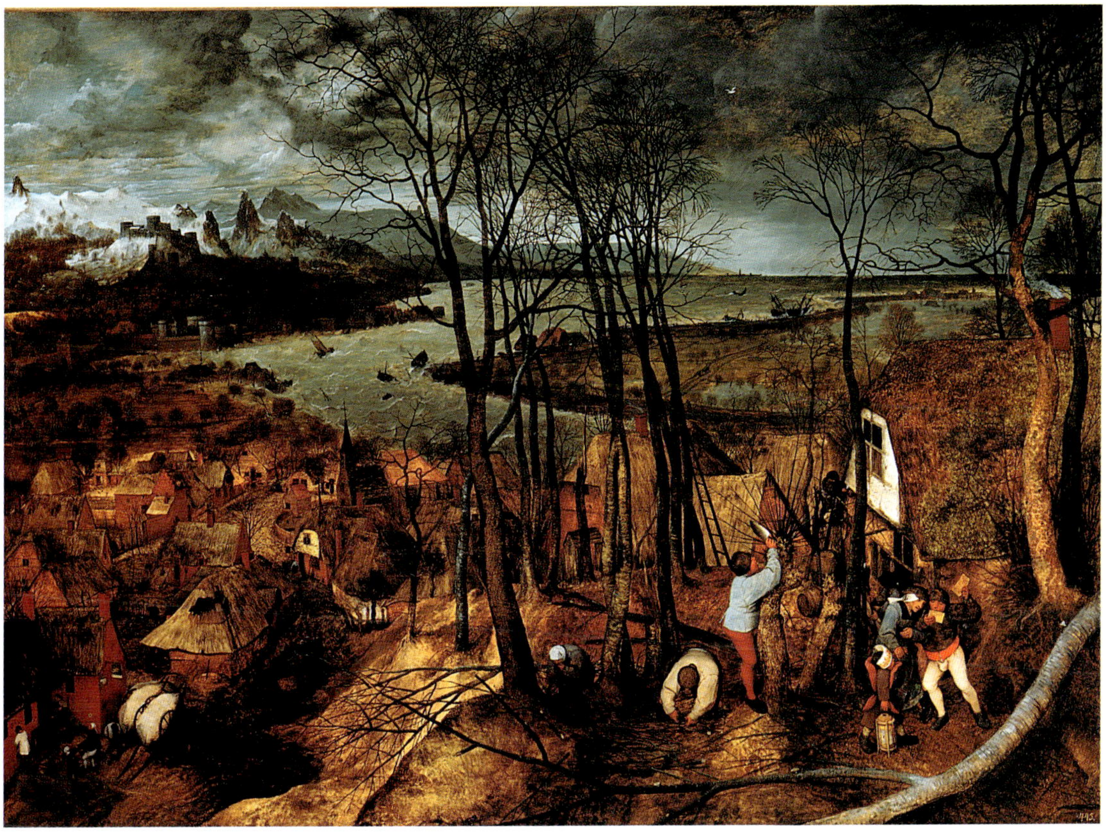

201 Pieter Bruegel, Der düstere Tag, 1565, 117 × 163 cm

Beim *Düsteren Tag (201)* geht es um die dunkle Zeit von Februar und März, die nur durch die Fastnacht aufgeheitert wird, doch wir erkennen instinktiv, daß das Bild weit mehr ausdrückt als das Ende des Winters. Bruegel zeigt uns ein weites, elementares Universum, durch das sich ein wilder Strom wälzt. Der Himmel darüber ist in Aufruhr, eine große, wilde Masse bedrohlich tief hängender Wolken. Ob die Dorfbewohner arbeiten oder spielen, ihr Tun wirkt immer klein und unbedeutend in diesem weiten Rahmen menschlicher Realität. Blitze tauchen die Baumstämme und die Dächer des Dorfes in ein grelles Licht, das die Illusion entlarvt, menschliches Handeln sei schöpferisch. Versunken in Arbeit oder Spiel, vergessen wir leicht die Bedrohung, die von den Naturgewalten und der Dunkelheit ausgeht.

Jäger im Schnee (202) ist sowohl sinnlich überwältigend – eine visuelle Darstellung, wie sich Kälte anfühlt – als auch emotional bewegend. Vor uns liegt der geheimnisvolle Raum dieses Tales mit den umliegenden Bergen, den Teichen, den kahlen Bäumen, den ›kleinen‹ Einwohnern und den flatternden Vögeln. Wie die Götter selbst schauen wir auf ›die Welt‹. Jedes Detail erinnert uns an die Jahreszeit, in der das offene Feuer lodert und die Jagdhunde sich müde nach Hause schleppen. Das allgegenwärtige Weiß verbirgt einzelnes, hüllt jedoch zugleich eine ganze Welt ein, in der nur die Menschen Muße haben zu spielen, und auch von ihnen nur die Kinder. Bruegels großartige Leistung liegt in seiner Fähigkeit, dies alles auch dem Betrachter zu vermitteln. Er bringt uns zu der Erkenntnis, was es bedeutet, in der wirklichen Welt zu leben, mit ihren Bergen, Tälern, Flüssen, dem Schnee, den Vögeln, Tieren und Bäumen. Wir fühlen, daß dies nicht das ist, was Bruegel gesehen hat (und was wir jetzt sehen), sondern das, was wirklich und objektiv existiert. Das ist Bruegels bedeutender, einzigartiger Beitrag zur Kunst.

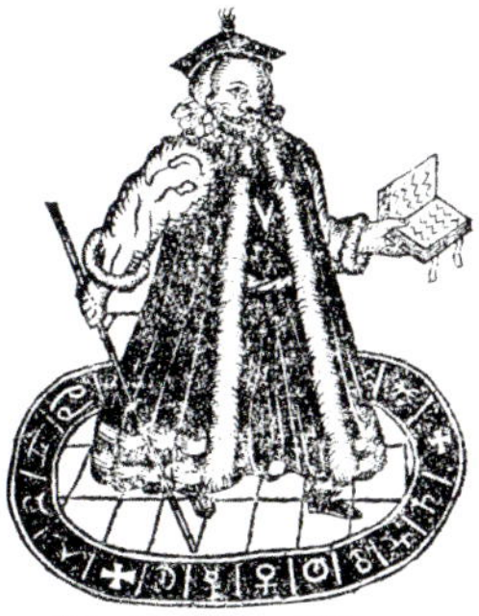

Die Fausterzählung

Zwischen 1507 und 1540 finden sich in der deutschen Gesellschaft zahlreiche Hinweise auf den Schwarzkünstler Johannes Faust, der angeblich einen Pakt mit dem Teufel schloß. Faust wurde ein berühmter Zauberer und Scharlatan und zog von Stadt zu Stadt, bis er schließlich verschwand. Die erste gedruckte Fausterzählung erschien 1587, und ihre antikatholische Ausrichtung heizte die Unruhen der Reformation an. Richtig populär wurde die Legende dann im 17. Jh. durch die Tragödie Christopher Marlowes, die überall in Europa aufgeführt wurde. Im 19. Jh. machte Goethe aus dem Stoff ein unsterbliches Stück deutscher Klassik.

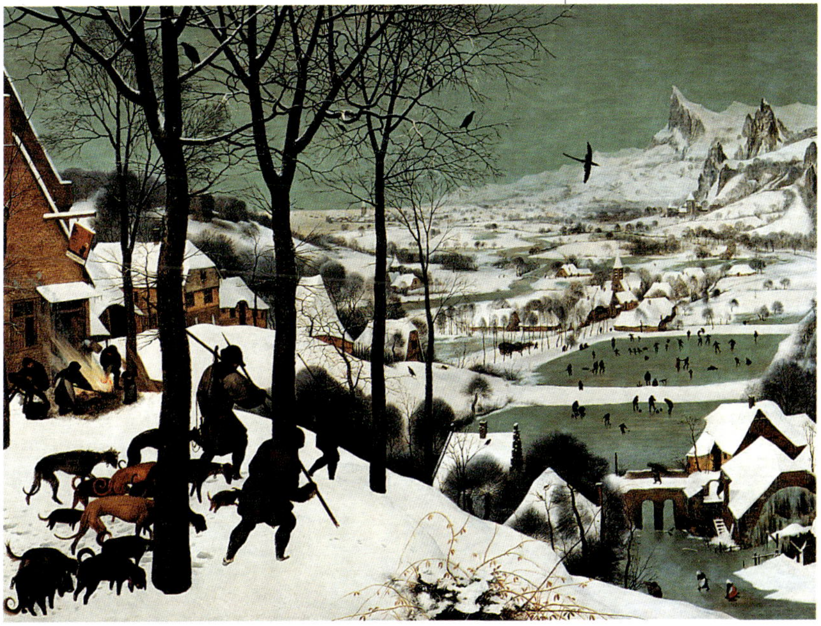

202 Pieter Bruegel, Jäger im Schnee, 1565, 117 × 162 cm

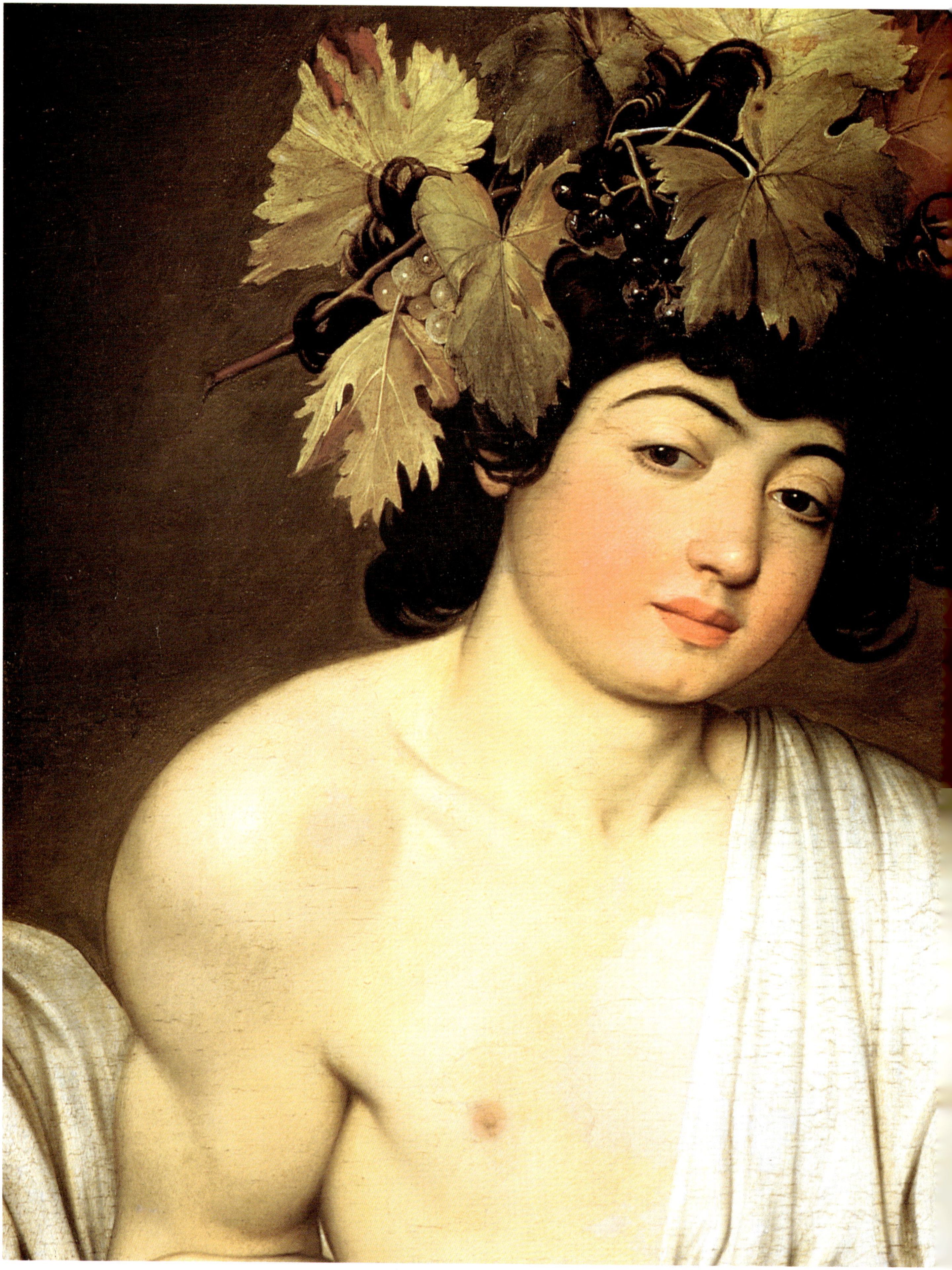

Barock und Rokoko

Der Begriff ›Barock‹ stammt aus dem Portugiesischen und bezeichnet einen rauhen oder unregelmäßig geformten Gegenstand. Über die Welt der Perlensammlerei hielt die wenig schmeichelhafte Bezeichnung Einzug in die Kunstwelt. Der barocke Stil war eine neue Kunstrichtung, die sich um 1600 in Rom herausbildete, zum Teil wohl auch als Reaktion auf die Künstlichkeit des im 16. Jh. dominierenden Manierismus. Charakteristisch für den neuen Stil waren sowohl aufrichtige Emotion als auch überladenes Pathos. Das menschliche Drama wurde zu einem wichtigen Element barocker Gemälde, und kennzeichnend waren Darstellungen mit höchst expressiven, theatralischen Gesten, ein auffallendes Chiaroscuro (Helldunkelmalerei) und reiche Farbkombinationen.

Das Rokoko löste den Barock in mehreren Kunstrichtungen ab, so in Architektur, Musik, Literatur und Malerei. Das Wesen dieser Stilrichtung ist heitere Leichtigkeit und überfeinerte Eleganz, umgeben von viel schmückendem Beiwerk. Der Rokokostil stammt aus dem Paris des frühen 18. Jh.s und wurde schnell in ganz Europa populär.

Caravaggio, Jugendlicher Bacchus, um 1595 (Ausschnitt)

BAROCK UND ROKOKO IM ÜBERBLICK

Die barocke Periode in der Malerei entspricht ungefähr dem 17. Jh. In Italien und Spanien war die katholische Kirche in der Gegenreformation gefangen und setzte die Künstler unter Druck, in ihren Werken eine Erhöhung der Wirklichkeit mit größtmöglicher Glaubwürdigkeit zu inszenieren. Im Norden Europas trieben Rembrandt und Vermeer jeder auf seine Weise die Grenzen des Realismus voran. Das Rokoko begann mit Watteau und war für den Großteil des 18. Jh.s der dominierende Kunststil Europas.

Caravaggio, Der Tod Mariens, 1605–06
Caravaggios religiöse Arbeiten wurden ganz im Geiste der Gegenreformation gemalt. Dennoch lehnten die kirchlichen Auftraggeber dieses Bild wegen seines entweihenden Realismus ab (S. 177).

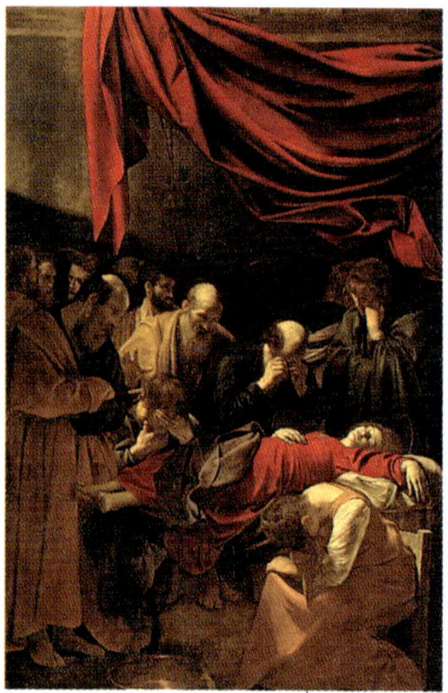

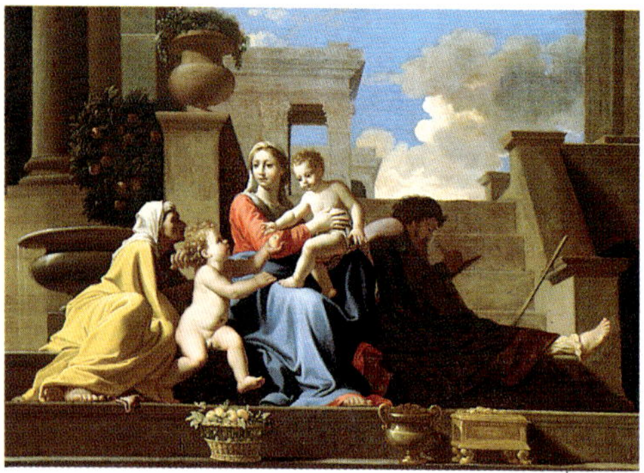

Poussin, Die Heilige Familie auf der Treppe, 1648
Poussins höchst klassischer Sinn für Ausgewogenheit bestimmt die Komposition: die pyramidenförmige Anordnung der Heiligen Familie auf der sockelartigen Stufe, die sie trägt. Trotz des klassischen Gefühls sind die emotionale Kraft und die spirituelle Intensität deutlich barock (S. 216).

Rembrandt Harmensz. van Rijn, 1659
Realismus war ein wesentlicher Bestandteil der Barockmalerei, und Rembrandt gibt uns ein hervorragendes Beispiel für die holländische Porträtmalerei dieser Zeit. Das Bildnis zeigt uns ein Gesicht bar jeglicher Anmaßung: der Künstler betrachtet – und zeigt das, was er sieht (S. 202).

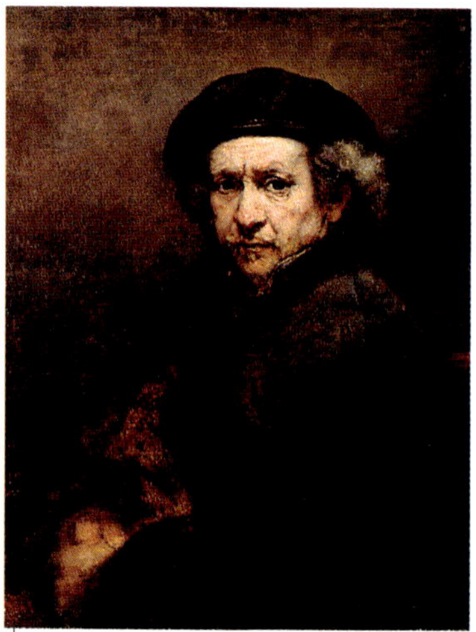

1600	1620	1640	1660	1680

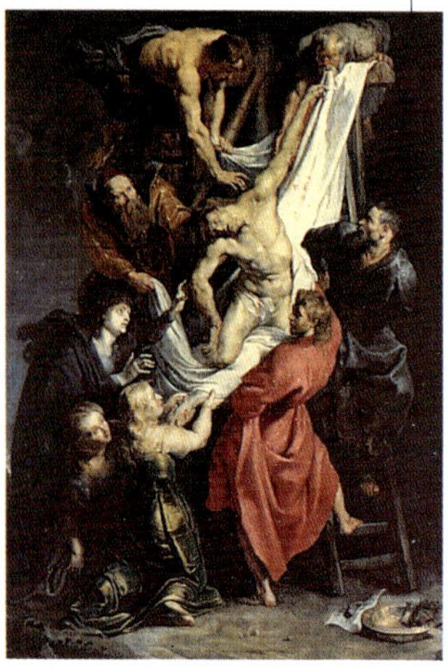

Rubens, Kreuzabnahme, 1611–14
Rubens zählt zu den größten Malern der Kunstgeschichte. Seine Arbeiten sind sehr ausgeglichen, jedoch keineswegs leidenschaftslos (S. 186).

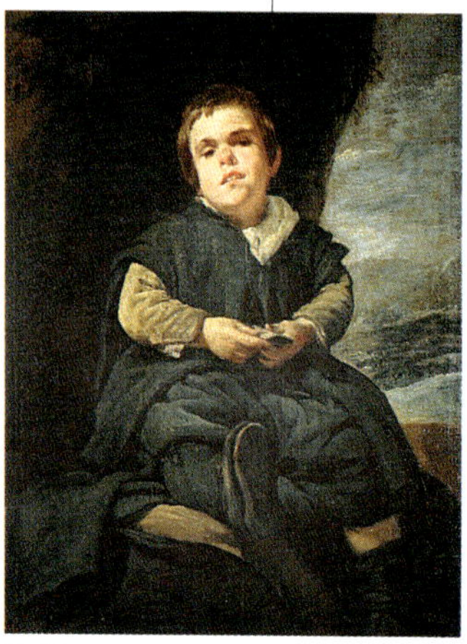

Velázquez, Francisco Lezcano, 1636–38
Velázquez war Hofmaler des Königs von Spanien, und neben der königlichen Familie porträtierte er auch den Hofstaat, zu dem die Zwerge (Hofnarren) zählten (S. 196).

Vermeer, Dienstmagd mit Milchkrug, 1656–61
Mit Licht erzeugt Vermeer in seinen Bildern eine stille Klarheit. Man bekommt das Gefühl, daß ein Augenblick konserviert und die unschätzbare Kostbarkeit des Einfach-Existierens festgehalten wurde (S. 210).

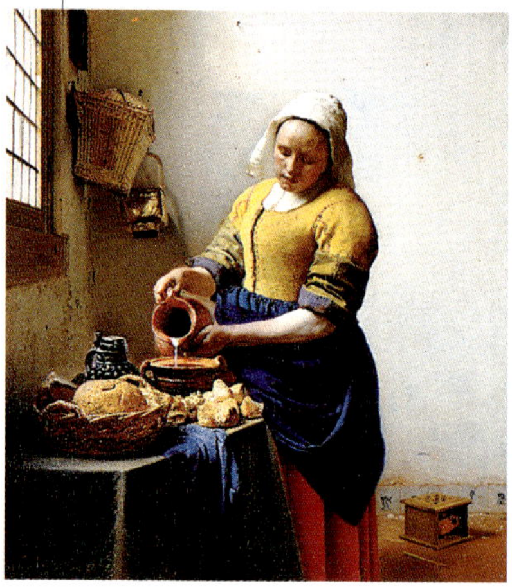

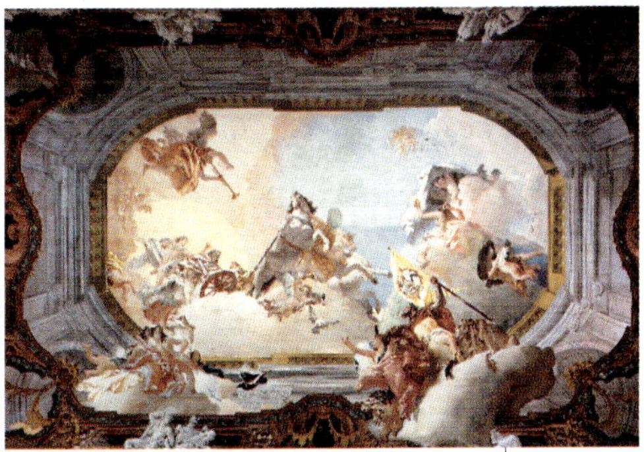

Tiepolo, Hochzeitsallegorie, 1758
Der venezianische Künstler Tiepolo war der am meisten gefeierte Maler seiner Zeit, was er seiner künstlerischen Originalität ebenso zu verdanken hat wie seinen technischen Fertigkeiten. Als sein berühmtestes Werk kann der Freskenzyklus in der Würzburger Residenz gelten. Das hier abgebildete Deckenfresko befindet sich in der Casa Rezzonico (heute ein Museum) in Venedig (S. 232).

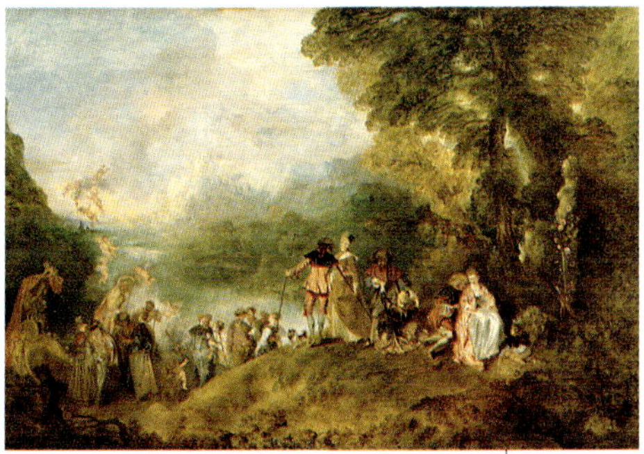

Watteau, Einschiffung nach Kythera, 1717
Das Rokoko kam in Paris auf, wo Watteau sich als junger Mann niederließ. Er leitete die Ära des Rokoko ein und prägte ein neues Genre, das unter der Bezeichnung ›Fêtes galantes‹ bekannt wurde: Szenen unter freiem Himmel, bevölkert von wehmütig dargestellten Liebenden. Hier haben sie gerade Liebesschwüre am Schrein der Venus abgelegt und sind jetzt bereit, die Insel wieder zu verlassen. Obwohl die Fêtes galantes immer etwas Frivoles haben, spürt man bei den Werken Watteaus eine unterschwellige Melancholie (S. 224).

Hogarth, Szene aus The Beggar's Opera, 1728–29
Während ganz London das Rokoko erlebte, schuf ein britischer Künstler unabhängig davon ein neues Genre – satirische Malerei. Hogarths Erzählweise war, wenngleich humorvoll, zutiefst moralistisch (S. 235).

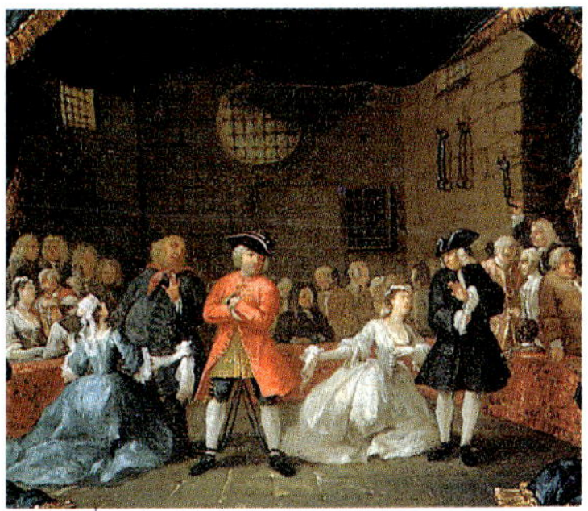

Fragonard, Blindekuhspeil, um 1765
Fragonard trat in die Fußstapfen Watteaus und Bouchers und malte im Rokokostil. Auf diesem Landschaftsbild findet in einer sorglosen Stimmung ein unschuldiges Spiel statt, doch die Spielenden werden von der Landschaft überschattet (S. 228).

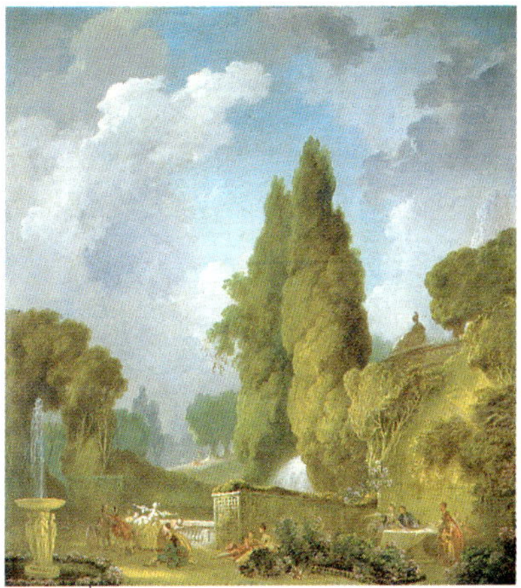

1700 — 1720 — 1740 — 1760 — 1780

Canaletto, Das Bassin von San Marco, um 1740
Canaletto ist berühmt für seine sorgfältigen und detaillierten Veduten. Seine Bilder sind ganz in der Rokokotradition gemalt, und Venedig ist definitiv eine Rokokostadt – gleichermaßen phantastisch wie phantasievoll. Canaletto ist allerdings hauptsächlich an Architektur und der Eleganz der Proportionen interessiert. Seine Bilder nehmen den Klassizismus des späten 18. Jh.s vorweg (S. 234).

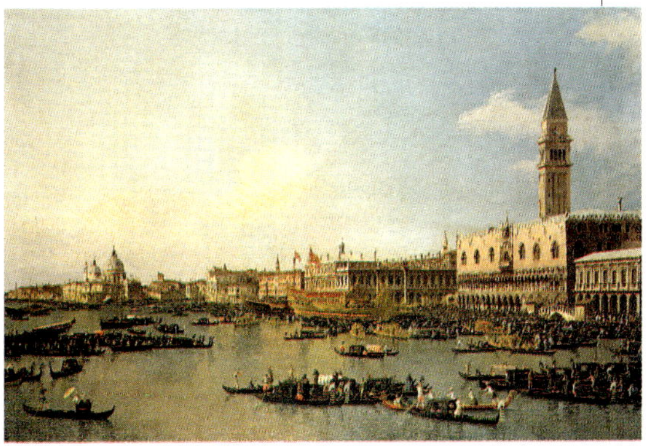

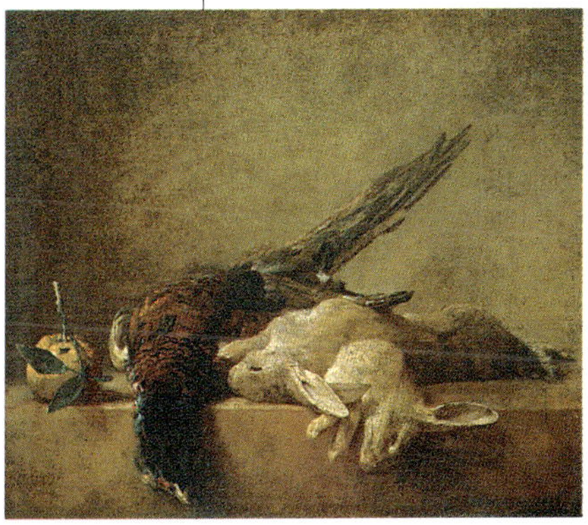

Chardin, Jagdstilleben, um 1760–65
Chardin ließ sich von den frivolen Untertö nen der Kunst seiner Zeit nicht beeinflussen. Seine nüchternen, verhaltenen Gemälde sind oft moralische oder geistige Botschaften. Bisweilen treten sie in der Handlung deutlich zutage; ein andermal müssen wir sie wie hier der ernsten, sakramentalen Atmosphäre entnehmen (S. 231).

KATHOLISCHE VISIONEN IN ITALIEN

Während der Renaissance waren Florenz und Venedig die Zentren der Kunst gewesen, im Barock mußten sie ihre Vormachtstellung an Rom abgeben. Die katholische Kirche überstand die protestantische Reformation und machte gleichzeitig ihre eigene Wiederbelebung durch, die Gegenreformation, aus der sie gestärkter als je zuvor hervorging. Von den italienischen Künstlern wurde als Katholiken erwartet, daß sie den Menschen die Heilige Schrift als glaubhafte Realität näherbrachten. Der hohe emotionale Gehalt und der überzeugende Realismus der barocken Malerei gaben ihnen die Mittel dazu.

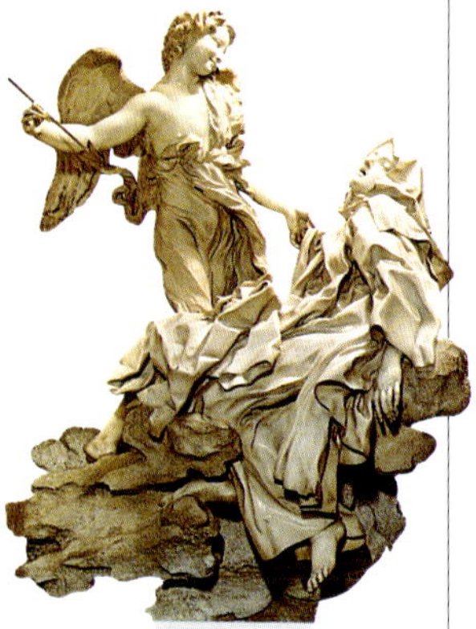

Die Skulpturen Berninis
Der italienische Bildhauer und Baumeister Giovanni Lorenzo Bernini (1598–1680) hatte großen Anteil an der Entwicklung des Barock. Bernini entwarf die schwungvollen Kolonnaden, die den Petersplatz in Rom säumen. Zwischen 1645 und 1652 stellte er für die Familienkapelle der Cornaro diese Skulptur (oben) der hl. Teresa von Avila fertig, einer religiösen Reformerin. Die Eleganz des Gewandes der Heiligen und ihr verzückter Gesichtsausdruck verkörpern die wichtigsten ›realistischen‹ Kennzeichen der barocken Bildhauerei.

Italienische Architektur
Die Neugestaltung Roms, die im 16. Jh. unter dem Pontifikat Sixtus' V. stattfand, veränderte das architektonische Bild der Stadt. Der erfolgreichste Baumeister dieser Zeit war Carlo Maderno (1556–1629), der 1603 die frühbarocke Fassade des Petersdoms entwarf. Francesco Borrominis (1599–1667) beste Arbeiten können in kleineren Kirchen wie z. B. San Carlo alle Quattro Fontane gefunden werden.

Genau wie die Kirche durchlief nun auch die Malerei ihre eigene Reformation, aber über 200 Jahre lang wurde diese Stilrichtung als eine Art Postrenaissance angesehen und in erster Linie mit Raffael assoziiert (siehe S. 126). Erst im 19. Jh. sollte man ihre Eigenständigkeit erkennen. Die italienischen Künstler entfernten sich im 17. Jh. vom gekünstelten Manierismus und besannen sich auf die Erhabenheit der Hochrenaissance. Initiatoren dieses Wandels waren zwei Künstler von weitreichender Bedeutung: Caravaggio und Annibale Carracci (siehe S. 182).

Schönheit in der Wahrheit

Die Kunstwelt des 19. Jh.s lehnte die Barockmalerei ab, und der größte Maler, der dieser Verachtung zum Opfer fiel, war Michelangelo Merisi da Caravaggio (1573–1610), der um 1592 von Mailand nach Rom übersiedelte.

Caravaggios erste Werke waren hauptsächlich Genrebilder (siehe Glossar, S. 390) wie *Der Lautenspieler (203):* ein Junge so voll und reich an Leben und so rosig, daß er oft für ein Mädchen gehalten wurde. Er ist aber auch von einer mädchenhaften Schönheit mit seinen seidigen Locken, seinen graziösen Händen, die anmutig die Laute streicheln, und den vollen, zum Gesang geöffneten Lippen. So manchem Betrachter mag dieser Charme Unbehagen verursacht haben, haftete ihm doch die Aura der Dekadenz, der für Geld käuflichen Freuden an. Caravaggio selbst enthält sich der moralischen Beurteilung. Mit unterschwelliger

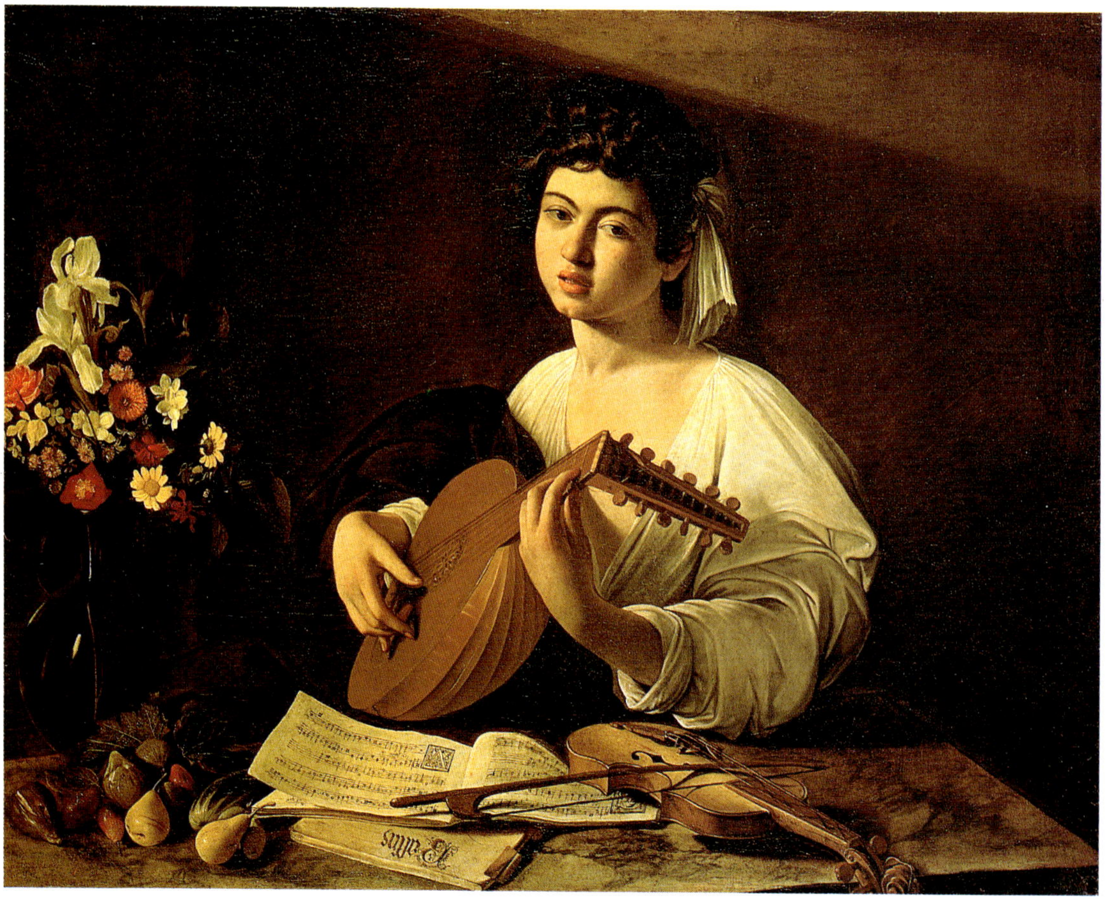

203 Caravaggio, Der Lautenspieler, um 1596, 94 × 120 cm

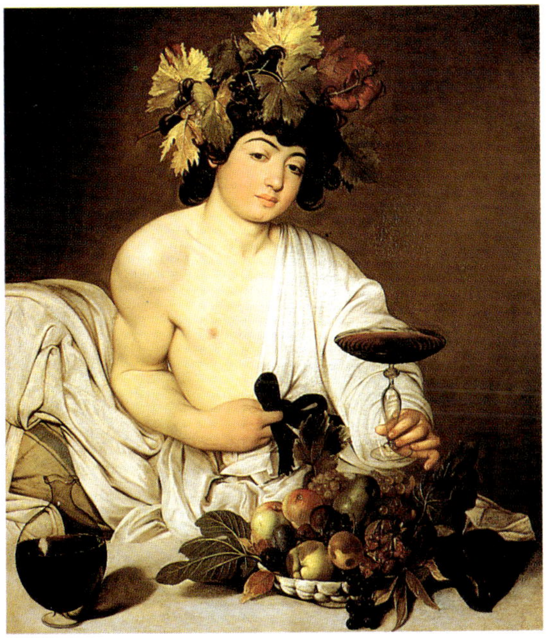

204 Caravaggio, Jugendlicher Bacchus, um 1595, 94 × 85 cm

Traurigkeit verweilt er bei den Vorzügen des jungen Mannes, wissend, daß sie verwelken werden wie die Blumen und die Früchte oder wie seine Musik, die im dunklen Raum verklingen wird.

Für den *Jugendlichen Bacchus (204)* hat vermutlich derselbe junge Mann als Modell gedient. Verkleidet als junger Gott des Weines, hält er dem Betrachter die Schale der Freuden entgegen. Aber Auflösung und Verfall sind auch hier nicht weit entfernt: Das überreife und faulende Obst erinnert uns daran, daß alles vergänglich ist. Licht und Dunkelheit, Gut und Böse, Leben und Tod – das Caravaggeske Helldunkel spielt meisterhaft mit diesen fundamentalen Wahrheiten.

Eine Entweihung

Nicht die erotische Ausstrahlung seiner profanen Bilder brachte ihm Kritik ein, sondern der kompromißlose Realismus in seinen religiösen Arbeiten war es, der Caravaggio zu Fall brachte. Die Karmeliter, die den *Tod Mariens (205)* in Auftrag gegeben hatten, lehnten das Bild ab, weil sie es anstößig fanden. Gerüchten zufolge soll das Modell für die tote Muttergottes eine ertrunkene Prostituierte gewesen sein. Es ist unbestritten ein schockierendes Gemälde: Das Licht fällt mit brutaler Endgültigkeit auf das ältliche Gesicht des Leichnams, der ausgestreckt auf dem Bett liegt und dessen zwei nackte, noch dazu schmutzige Füße pietätlos über das Lager hinausragen. Was uns schockiert, ist die ungeschminkte Realität dieses Todes, dieser Trauer. Wenn Maria menschlich geboren war, dann muß sie auch menschlich gestorben sein. Mithin ist es nicht der Künstler, dem es an Glauben fehlt, es sind die entsetzten, ablehnenden Priester. Eine arme, gealterte, verbrauchte Jungfrau macht theologisch Sinn, ebenso wie die intensive Trauer der Apostel. Diese Frau war alles, was ihnen von ihrem Meister geblieben war. Maria Magdalena ist vor Kummer in sich zusammengesunken, während von den Männern jeder auf seine eigene Weise trauert. Maria ist nicht – wie üblich – im Tode verklärt dargestellt, sondern wir werden mit einem menschlichen Leichnam und mit menschlichem Verlust konfrontiert. Von der Decke ist ein großes scharlachfarbiges Tuch drapiert als stumme Anspielung auf das Mysterium, die Mutter des Sohnes Gottes zu sein: blutrot wie die leidenschaftliche Liebe, wie das Martyrium, wie die Reise ihrer Seele himmelwärts. Zu Füßen Maria Magdalenas steht eine kupferne Schale – sie hat den Leichnam gewaschen. Und mit jedem realistischen Detail wird der religiöse Gehalt des Bildes erhöht statt gemindert.

Das Leben Caravaggios

Caravaggio stand in dem Ruf, gewalttätig und unberechenbar zu sein. Als er 1606 einen Mann tötete, mußte er aus Rom fliehen. Den Rest seines Lebens verbrachte er im Exil in Neapel sowie auf Malta und Sizilien. Seine Feinde spürten ihn jedoch auf, und in einem Kampf auf Leben und Tod wurde er entstellt. 1610 starb er an Malaria.

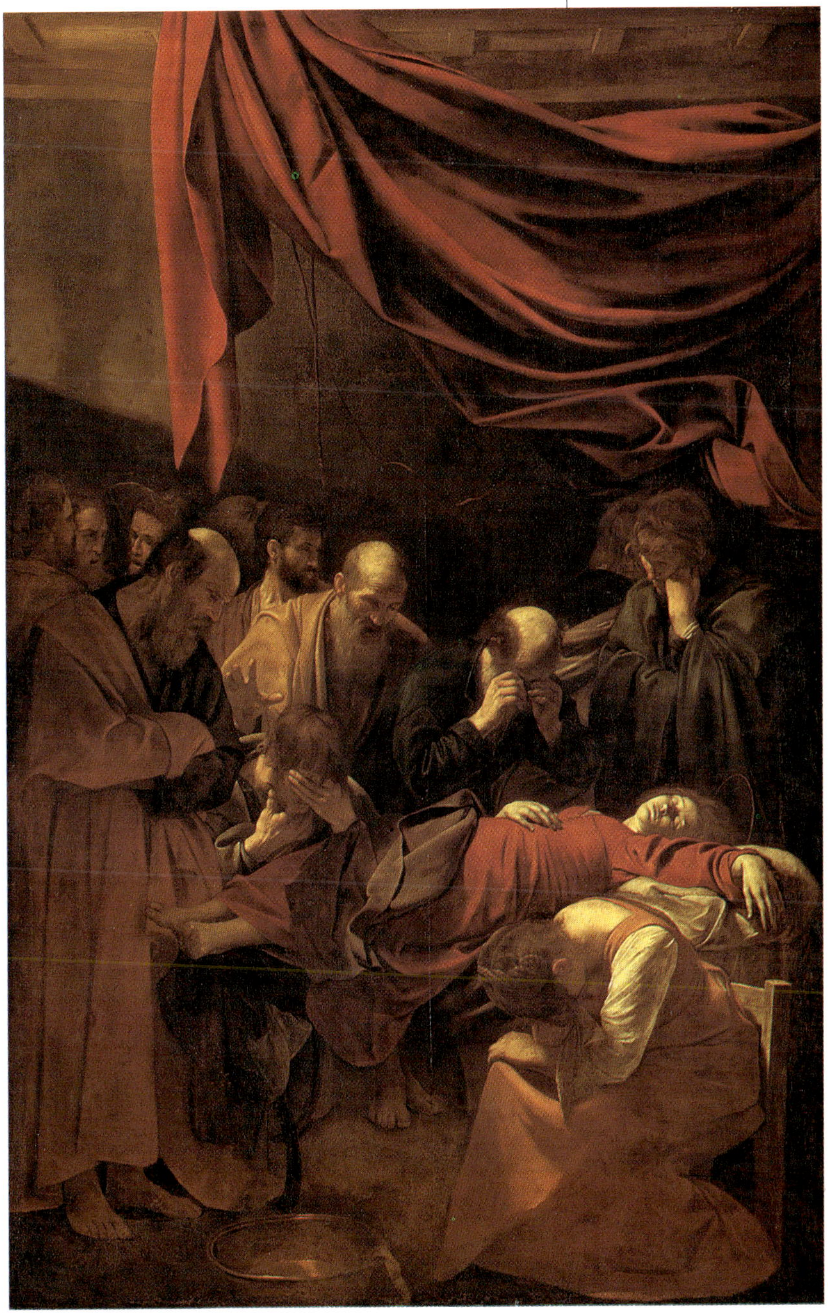

205 Caravaggio, Der Tod Mariens, 1605–06, 370 × 244 cm

Caravaggio Werkauswahl

Kreuzigung Petri und Bekehrung Pauli (Rom, S. Maria del Popolo)
David und Goliath (Madrid, Prado)
Narcissus an der Quelle (Rom, Galleria Nazionale d'Arte Antica)
Medusa (Florenz, Uffizien)
Amor als Sieger (Staatliche Museen zu Berlin, Dahlem)
Die Wahrsagerin (Paris, Louvre)

Caravaggio führte das Leben eines ›Avantgardisten‹: frei von jeglichen Konventionen, sowohl in seiner Kunst als auch in seinem Leben. Es hat immer Künstler gegeben, die kein Muster an Tugend waren, aber kaum einer hat sich wie er mit Streitereien, Wutausbrüchen und Mord über die gesellschaftlichen Konventionen hinweggesetzt. Doch wie zügellos sein Leben bis hin zu seinem erbärmlichen und frühen Tod auch gewesen sein mag, in seiner Malerei gibt es nichts Wildes oder Undiszipliniertes. Sie ist von einer überwältigenden Wahrhaftigkeit, die an sich schon wunderschön ist.

Man kann Caravaggios Einfluß nicht hoch genug bewerten. Zum ersten Mal sah ein Künstler die volle Wahrheit der menschlichen Existenz, ihre Höhen und Tiefen, ihre Glorie und ihre erbärmliche Materialität. Und er akzeptierte sie, setzte sie liebevoll um in große Kunst. Wenn uns Rembrandts menschliche Wahrhaftigkeit in ihren Bann zieht, dann reagieren wir auch auf Caravaggio in ihm. Und es ist nicht nur die an sich einfache und doch so wenig selbstverständliche Wahrhaftigkeit des Blickes, es ist ebenso das Bewußtsein um die Bedeutung von Licht und Dunkel, das Chiaroscuro (Helldunkelmalerei), die die europäische Malerei Caravaggio verdankt.

Greifbares Erstaunen

Auch *Christus in Emmaus (206)* hat immer noch die Kraft zu schockieren mit seinem merkwürdig weltlichen Christus, einem Jungen mit vollen Wangen, spitzem Kinn und lose fallenden Locken, bartlos und vollkommen undramatisch. Warum sollte Christus nicht so ausgesehen haben? Das schlichte Gesicht vermag die dem Ereignis innewohnende Dramatik hervorzuheben.

Der an der Tischkante balancierende Früchtekorb verdeutlicht die Bedeutung von Christi Erscheinen: Wenn der Tod seine Endgültigkeit verloren hat, sind die Gesetze unserer irdischen Welt, wie das der Schwerkraft, aufgehoben.

Caravaggios Fähigkeit, sich auf die wichtigsten Dinge zu konzentrieren, sie an die unsichtbare Barriere der Leinwand heranzuführen und durch sie hindurch in den vom Beobachter besetzten Raum zu transferieren, hinterließ bei seinen Zeitgenossen einen tiefen Eindruck. Er erzählte seine Geschichte durch jedes einzelne Element seines Werks, nicht zuletzt durch Licht und Schatten: das Licht strömt von Jesus weg. Caravaggio kann seine Geschichte erzählen, indem er auf einfache Effekte zurückgreift, die die Natur selbst zur Verfügung stellt.

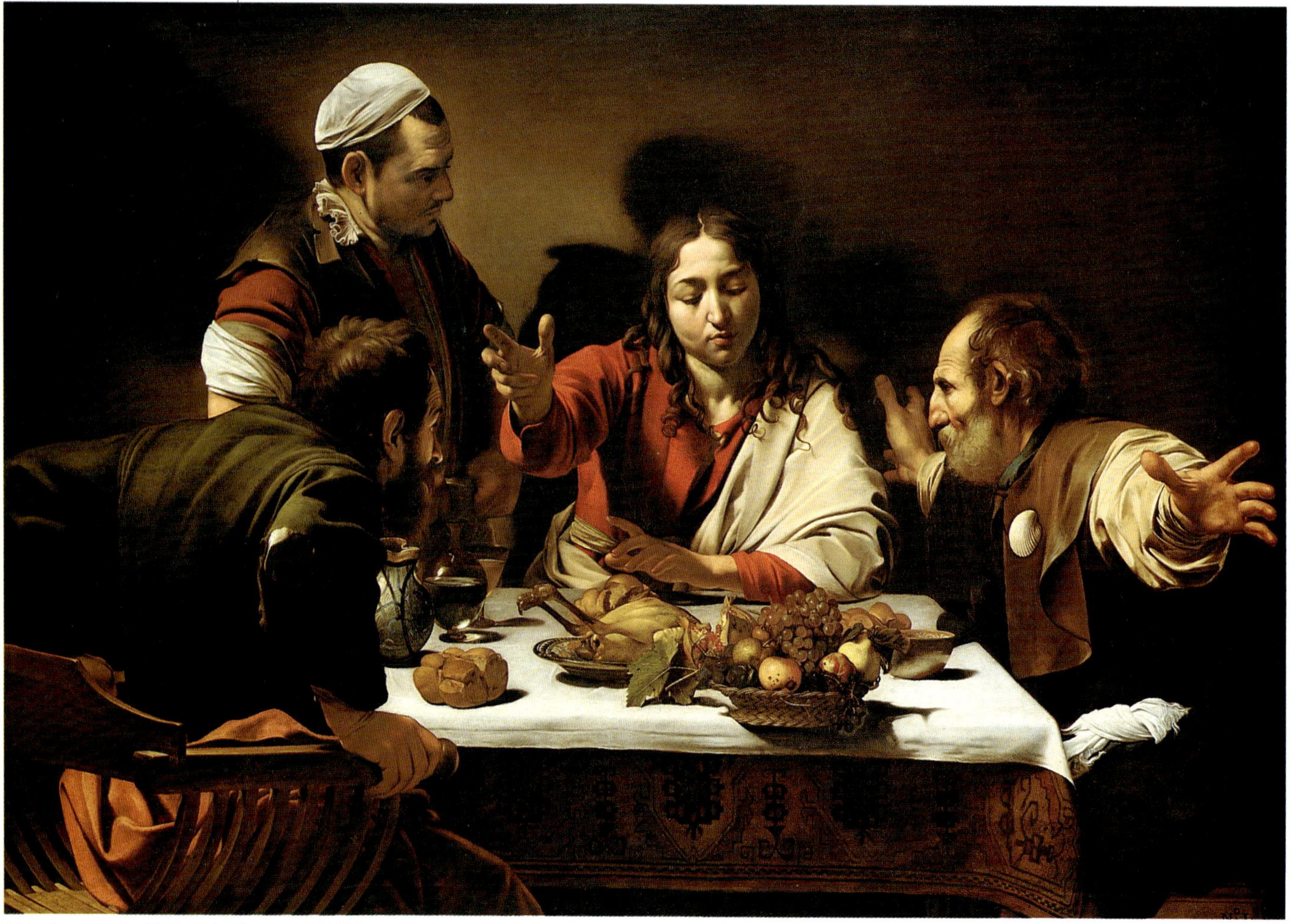

206 Caravaggio, Christus in Emmaus, 1600/01, 140 × 195 cm

CHRISTUS IN EMMAUS

Nach seiner Auferstehung trifft Jesus zwei seiner Jünger, die auf der Straße von Jerusalem nach Emmaus unterwegs sind. Caravaggio zeigt uns den Moment, als Jesus sich am Abend seinen Jüngern beim Brechen des Brotes offenbart. Es ist die Art und Weise, in der er das Mahl segnet, die ihnen plötzlich bewußt macht, daß es ihr ›toter‹ Meister ist, der zu ihnen zurückgekehrt ist. Ihr Erstaunen ist atemberaubend ›plastisch‹, während der Wirt verständnislos zusieht.

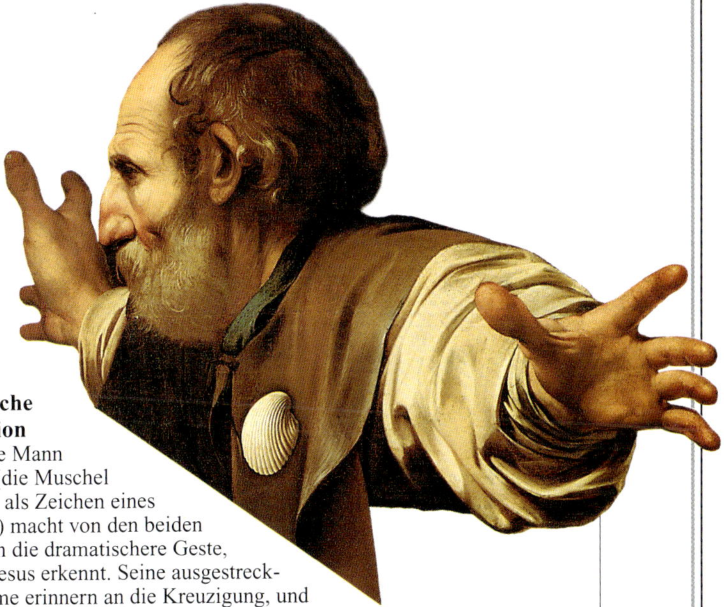

Plötzliche Reaktion
Der alte Mann rechts (die Muschel trägt er als Zeichen eines Pilgers) macht von den beiden Jüngern die dramatischere Geste, als er Jesus erkennt. Seine ausgestreckten Arme erinnern an die Kreuzigung, und ein beunruhigend dreidimensionaler Arm scheint direkt aus dem Bild auf uns zuzuragen. Dies steht mit der ebenso plötzlichen, aber verhalteneren Reaktion des anderen Jüngers, ganz links, in Einklang, dessen zerlumpter Ellbogen ebenfalls aus dem Bild zu ragen scheint, wenn auch nicht ganz so auffällig.

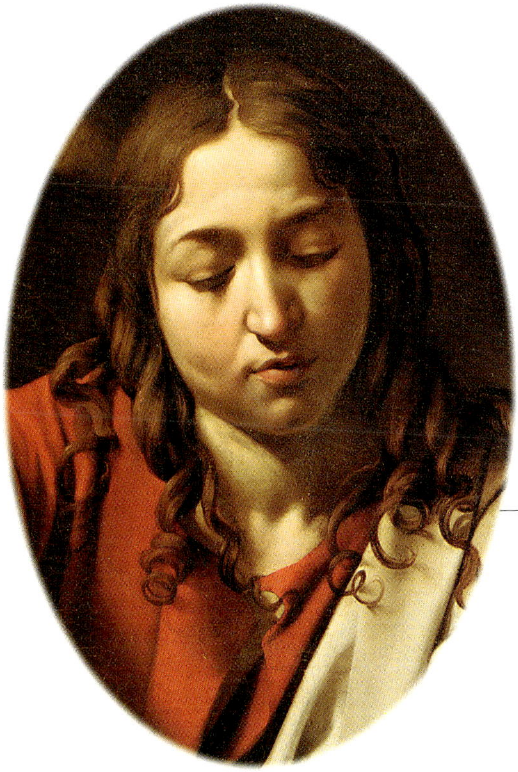

Ein jugendlicher Christus
Christus wird hier als junger Mann gegeben, beinah als Junge. Caravaggios ungewöhnliche Darstellung eines Christus ohne Bart könnte durch Gemälde von Leonardo beeinflußt worden sein. Er ist ruhig und unnahbar, nachdem er die Schmerzen des menschlichen Lebens hinter sich gelassen hat. Er erscheint, wie im Markus-Evangelium angegeben, »unter einer anderen Gestalt«. Inmitten der reichen, dunklen Töne und den sie einhüllenden Schatten scheint ein klares, von links einfallendes Licht über sein Gesicht zu fließen. Wenngleich auch der Wirt in diesem Licht steht, verfehlt sein Schatten Christus doch und fällt statt dessen auf die Rückwand.

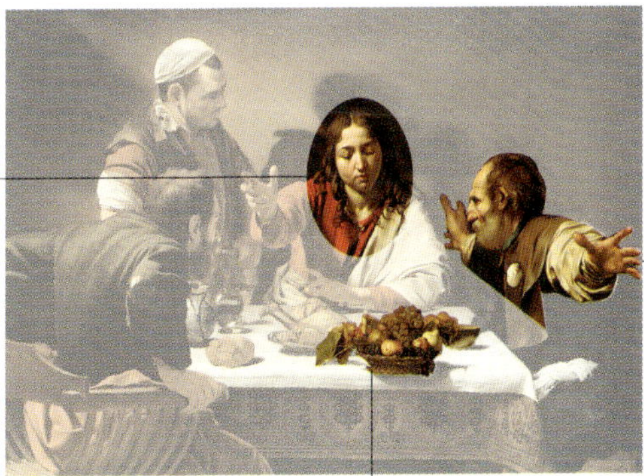

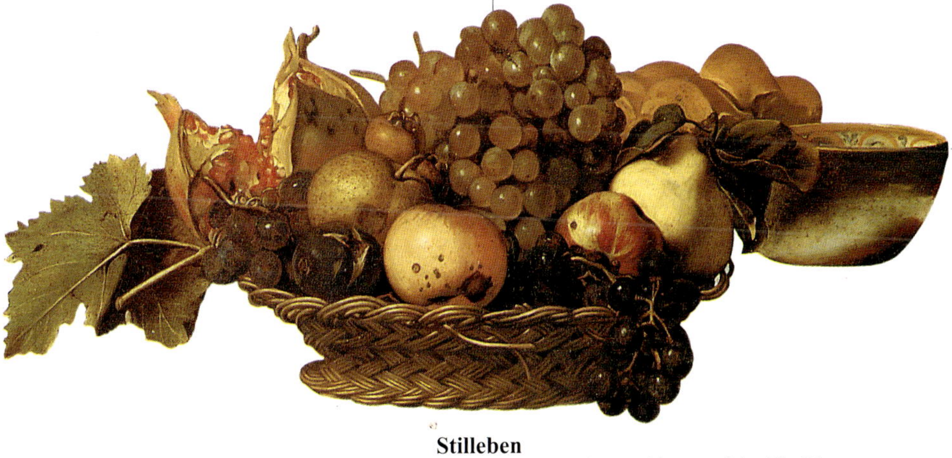

Stilleben
Der Korb mit Früchten, der schon bessere Tage gesehen hat und jetzt auf der Tischkante schwankt – auch er ragt in ›unseren‹ Raum hinein und verlangt unsere Aufmerksamkeit. Die Früchte, überwiegend Herbstfrüchte, wurden wegen ihrer symbolischen Bedeutung ausgewählt, auch wenn die Auferstehung im Frühjahr stattfand. Der Granatapfel symbolisiert die Dornenkrone, die Äpfel und Feigen die Erbsünde. Die Trauben stehen für das Blut Christi.

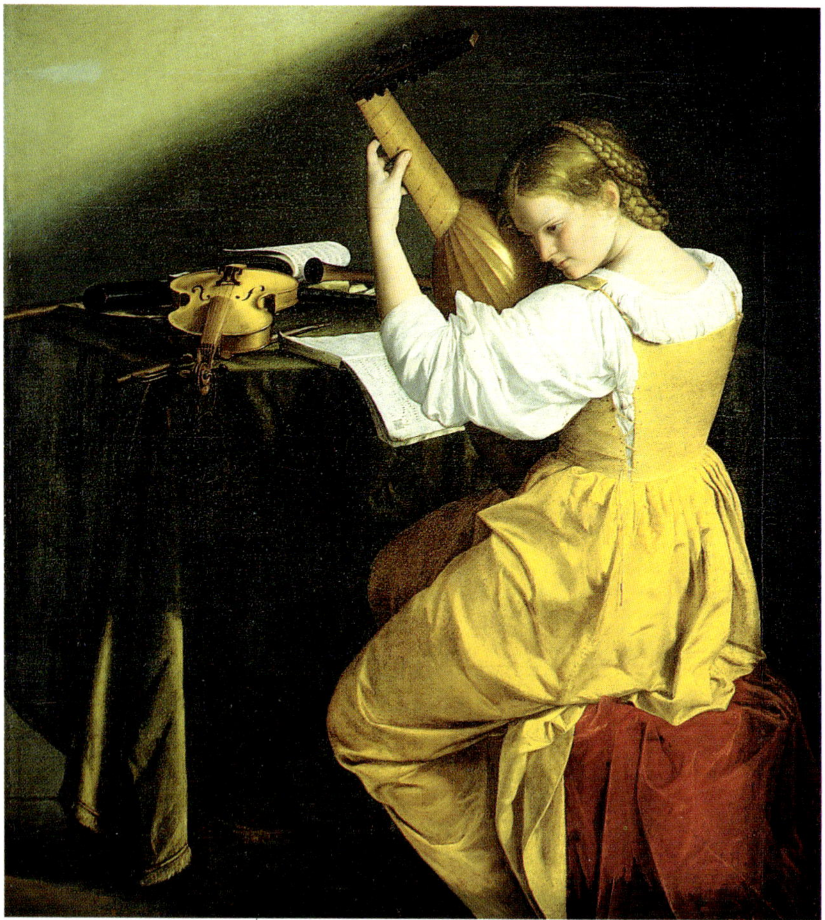

207 Orazio Gentileschi, Lautenspielerin, um 1610, 144 × 129 cm

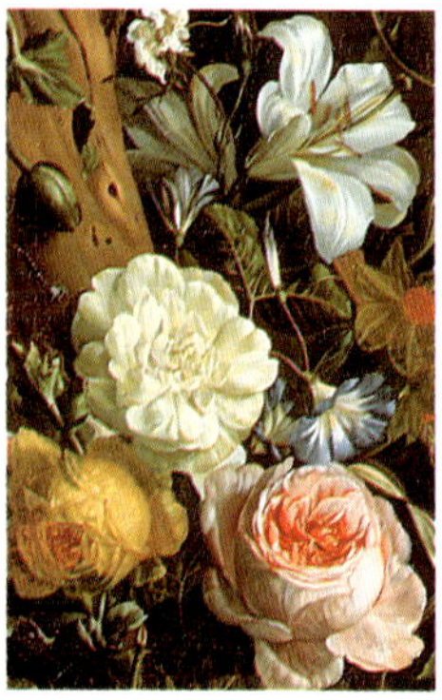

Künstlerinnen

Artemisia Gentileschi war eine der ersten Künstlerinnen, deren Arbeiten sich eindeutig zuordnen lassen. Da Frauen zu Zeichenklassen mit Aktmodellen nicht zugelassen wurden – die Grundlagen der künstlerischen Ausbildung blieben ihnen also verwehrt –, waren sie von vornherein benachteiligt. Weitere Künstlerinnen der Zeit waren Rachel Ruysch (1664–1750) und Judith Leyster (1609–60). Die oben gezeigte Arbeit Rachel Ruyschs ist charakteristisch für die Blumenmalerei des Barock.

Vater und Tochter

Selbst bei einem vergleichsweise konventionellen Maler wie Orazio Gentileschi (eigentlich Orazio Lomi, 1563–1639) können wir den starken Einfluß Caravaggios feststellen. Sicher fehlt Gentileschis *Lautenspielerin (207)* das Laszive von Caravaggios Jungen, doch auch sie ist vom Licht gefangen, gefangen in den Lichtstrahlen inmitten eines abgeschrägten Schattens.

Der gerechtfertigte Wunsch feministischer Kunstkritikerinnen, die Künstlerinnen wieder ins Bewußtsein zu bringen, hat unsere Wertschätzung für Orazios Werke vermutlich beeinträchtigt. Er ist ein vorzüglicher Künstler, sensibel und ausdrucksstark. Die Lautenspielerin leuchtet verführerisch aus den Schatten heraus und erscheint vollkommen überzeugend. Weil Orazios Tochter unverdientermaßen ignoriert wurde (viele ihrer Werke wurden fälschlicherweise ihrem Vater zugeschrieben), übergehen wir ihn jetzt, um uns mit den Arbeiten seiner Tochter Artemisia (1593–1652/3) zu beschäftigen.

Ihr Talent für die Malerei trat schon sehr früh zutage, und es war beinah ebenso kraftvoll wie das ihres Vaters. Vom Wesen her steht ihre Kunst Caravaggio näher, doch ist sie auch in der Lage, sanftere Stimmungen zu erzeugen, wie auf diesem Bild, auf dem sie sich als die Allegorie der Malerei porträtiert *(208)*. Vielleicht bezieht das Bild seine innere Ruhe aus dem Wissen der Künstlerin, daß nach der Legende die Erfindung der Malerei einer Frau zugeschrieben wird. Es ist kein geschöntes Selbstbildnis, dennoch ist es reizvoll, dieses leicht gerundete Gesicht der ganz auf ihre Arbeit konzentrierten jungen Frau in ihrem grünen Gewand, das in caravaggeskem Licht erscheint.

Die Leidenschaftlichkeit und Intensität ihrer Gemälde lassen Artemisia beinah einzigartig unter den Künstlerinnen bis zum 20. Jh. erscheinen. Kunsthistoriker führen dies gerne darauf zurück, daß sie von einem der Freunde ihres Vaters vergewaltigt wurde und deshalb ein persönliches Verständnis von Gewalt und Betrug in ihre Bilder einbringen konnte. Außerdem mußte sie wie jede Künstlerin gegen die Vorurteile ihrer Gesellschaft ankämpfen, z. B. gegen die Überzeugung, daß Frauen den Männern von Natur aus unterlegen seien. Vielleicht hat ein ohnmächtiger Zorn das Feuer geschürt, mit dem sie die Enthauptung des Holofernes *(209)* zelebrierte. Der Kopf des Unterdrückers (siehe Randleiste S. 105) wird deutlich sichtbar abgetrennt, und sehr glaubhaftes Blut spritzt und rinnt.

Es ist schwer, nicht in sexistische Allgemeinheiten zu verfallen – die Feststellung zu vermeiden, daß Artemisia uns deswegen das Gemetzel mit abschreckender Deutlichkeit vorführt, weil sie eine Frau ist. Doch es ist ein Wesenszug des Menschen, Frau wie Mann, sich ein Ereignis in allen Einzelheiten vorstellen zu können, und genau das tut Artemisia hier. Sie lenkt unsere Aufmerksamkeit sowohl auf den Heldenmut Judiths, die ihr Volk rettet, als auch darauf, was es bedeutet, einen Menschen zu töten.

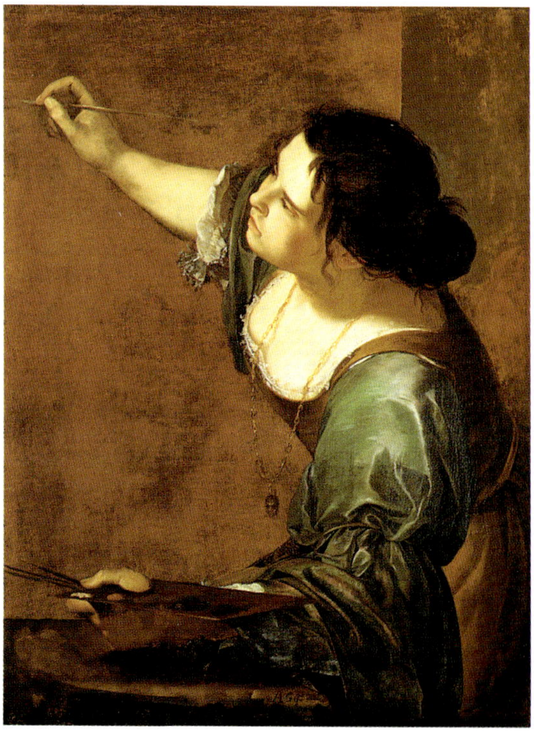

208 Artemisia Gentileschi, Selbstbildnis als Allegorie der Malerei (La Pittura), 1630, 97 × 74 cm

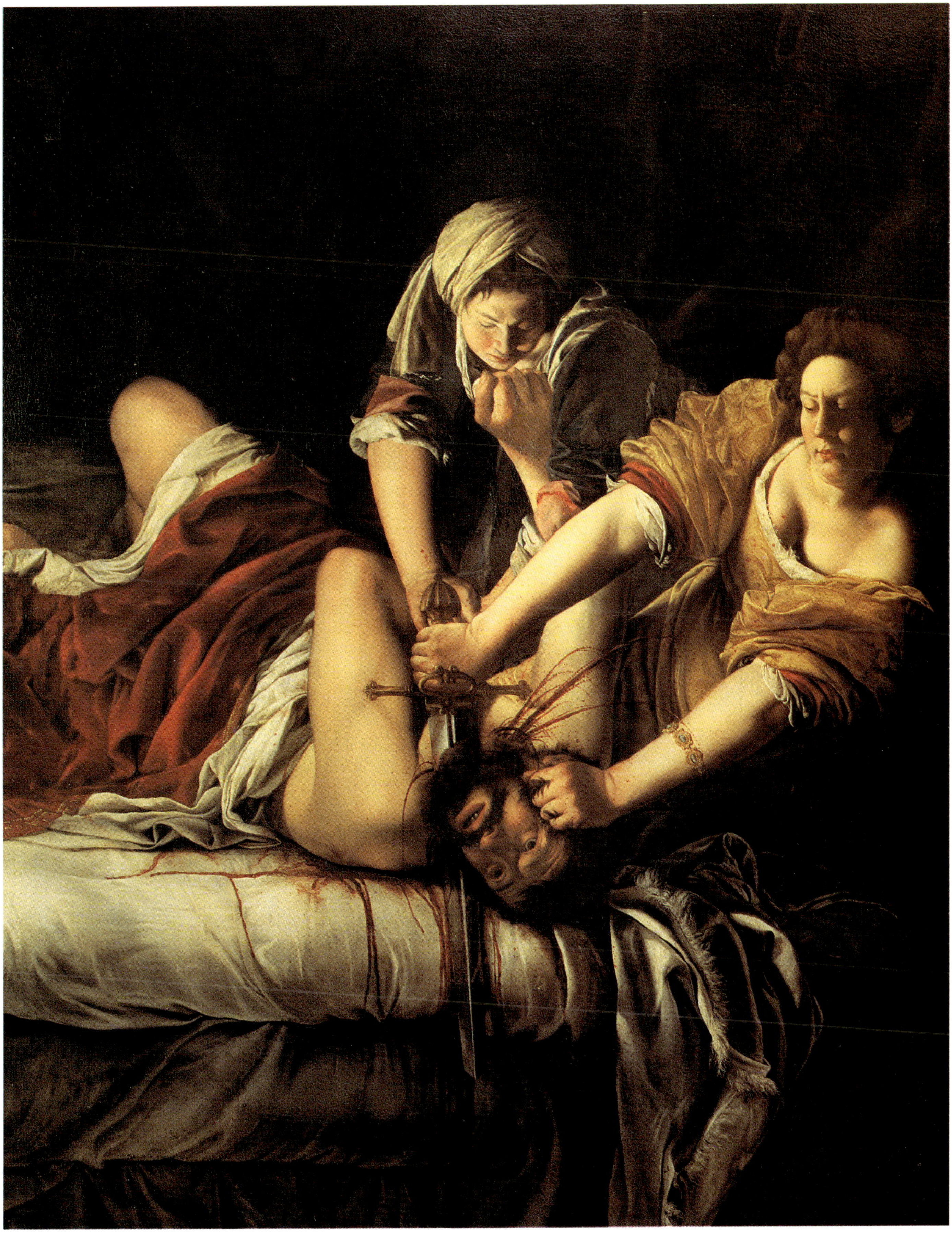

209 Artemisia Gentileschi, Judith enthauptet Holofernes, um 1612–21, 200 × 163 cm

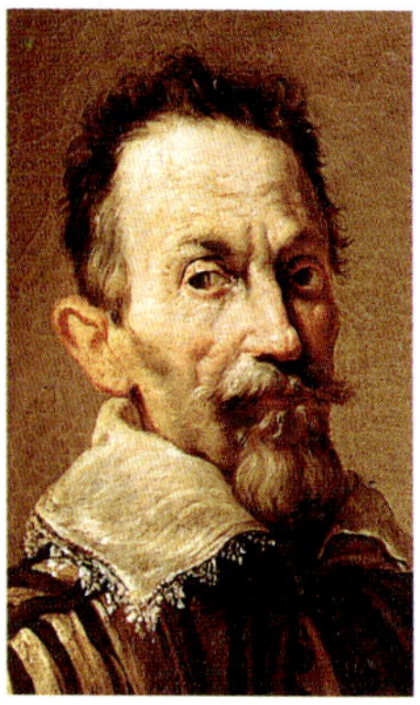

Die Geburt der Oper
In Einklang mit den ästhetischen Grundsätzen des Hochbarock zielte auch die Oper darauf ab, alle ihr gemäßen Formen künstlerischer Tätigkeit (Instrumentalmusik, singende Schauspieler, Drama) miteinander zu verbinden. Die erste dokumentierte Oper ist »La Dafne« von Jacopo Peri (1561–1633). Ihre Reife erreichte die Oper 1607 mit Claudio Monteverdis (1567–1643) »L'Orfeo«. Der Vorhang der ersten öffentlichen Oper hob sich 1637 in Venedig, im gleichen Jahr begann Monteverdi nach dreißigjähriger Unterbrechung wieder für die Bühne zu schreiben. Dieses Porträt Monteverdis (oben) stammt von seinem Zeitgenossen Domenico Feti.

Die Carracci-Familie

Die Familie Carracci aus Bologna wurde ebenfalls von Caravaggio beeinflußt (wer nicht?), aber hier macht sich der Einfluß subtiler bemerkbar. Diese talentierte Künstlerfamilie bestand aus zwei Brüdern, Agostino (1557–1602) und Annibale (1556–1619), und ihrem Cousin Ludovico (1556–1619). Sie waren weniger am formalen Spiel von Licht und Schatten als vielmehr am inhaltlichen Konflikt verschiedener Temperamente interessiert. So hatten sie mit Caravaggio zwar die Dramatik gemein, aber bei ihnen lag die Betonung anders.

Der größte Künstler der drei Carracci war Annibale, der antikisierendes Pathos mit realistischer Beobachtung vereinigte. Annibale verband die monumentale Kraft der Hochrenaissance mit der venezianischen Wärme starker Farben und erreichte so in seinen Gemälden eine Art erhabenen Naturalismus, der Idealismus und die Zartheit von Gefühlen ausdrücken konnte – etwas, das Caravaggios revolutionärem Realismus nicht möglich war. Sein Gemälde mit dem Titel *Domine, quo vadis? (210),* der Frage also, die Petrus angeblich Jesus stellte, als er aus Angst vor Verfolgung aus Rom floh und einer Vision Jesu begegnete, die in Richtung Stadt unterwegs war, strahlt eine ungezwungene Würde aus. Hier gibt es keine schmutzigen Füße, dennoch sind wir uns der Konfrontation bewußt und der Tatsache, daß sie in einer realen Umgebung stattfindet – idealisierte Personen, wenngleich sie sehr überzeugend wirken, doch bloße Erde und unromantische Bäume. Diese Form von Idealisierung läßt das Bild annehmbarer erscheinen als die wahrhaftigen Visionen Caravaggios, und diese Eingängigkeit entsprach eher den Erwartungen der Gegenreformatoren (siehe S. 187).

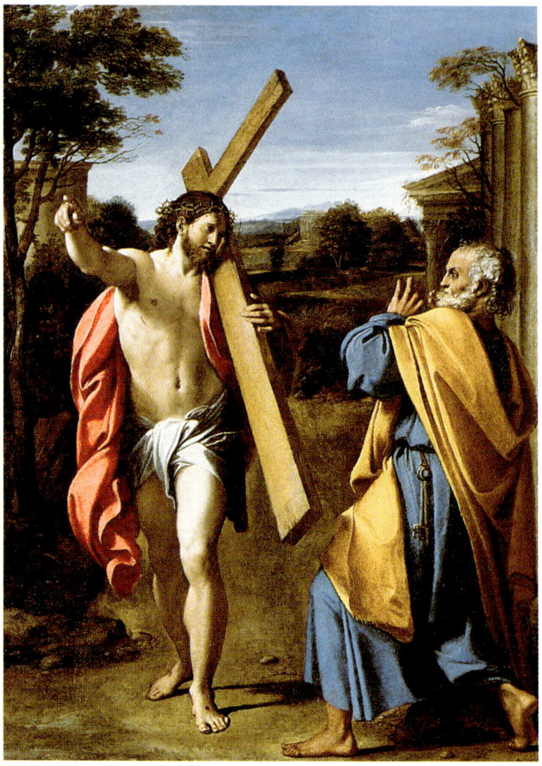

210 Annibale Carracci, Domine, quo vadis?, 1601–02

Die klassische Landschaftsmalerei

Die friedvolle Landschaft der *Flucht nach Ägypten (211)* ist ein Beispiel für das umfassende Vermächtnis der Carraccis, denn hier beginnt die Tradition der klassischen Landschaftsmalerei, die durch die Harmonie

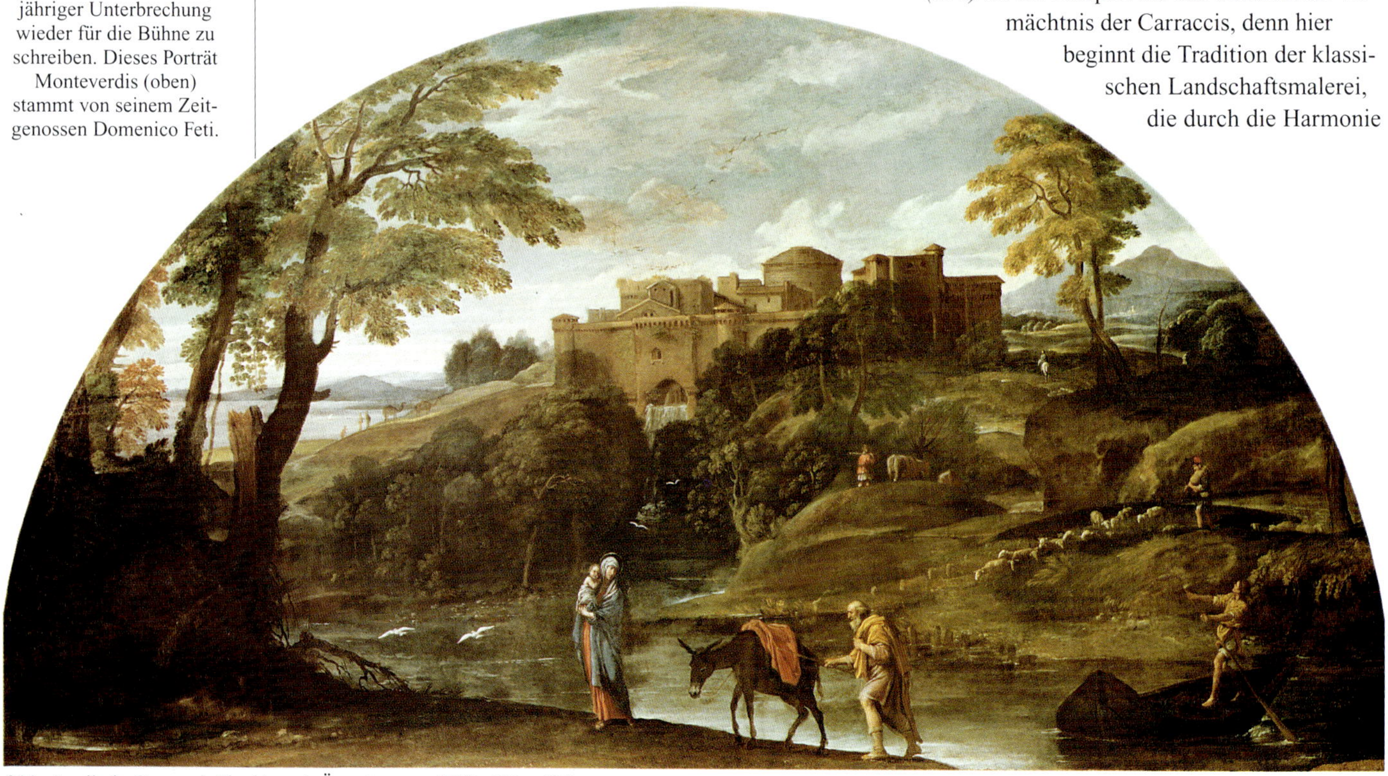

211 Annibale Carracci, Flucht nach Ägypten, um 1603, 121 × 225 cm

von idealisierter Natur und echten menschlichen Dramen gekennzeichnet ist. Annibale nutzte das der Landschaft eigene expressive Potential durch Nuancierungen von Licht und Atmosphäre, so daß die Landschaft zu einem ebenso wichtigen Bestandteil des Bildes wurde wie die Geschichte, die in sie eingebettet ist.

Domenichino (Domenico Zampieri, 1581–1641) war ein Schüler an der 1582 von den Carracci gegründeten Akademie. Im Zuge seiner Entwicklung verlagerte sich sein Interesse auf Landschaften und mythologische Themen, die er jedoch auch durch biblische ersetzte. Für das Bild *Der kleine Tobias und der Engel (212)* plazierte er die Geschichte vom magischen Fisch (siehe Randleiste rechts) in eine seiner feinfühligen Stimmungslandschaften.

Adam Elsheimer

Obwohl es zu Beginn des 17. Jh.s in Nordeuropa eine eigene Tradition realistischer Landschafts- und Genremalerei gab, war die italienische Landschaftsmalerei letztendlich einflußreicher, und viele nordeuropäische Maler zog es nach Italien. Einer von ihnen war der deutsche Landschaftsmaler Adam Elsheimer (1578–1610). Seiner Herkunft nach bleibt er einer charakteristischen Klarheit und Wahrhaftigkeit treu, doch er überfängt sie mit dem südländischen Streben nach dem Idyllischen. Einc andere Szene aus dem Buch Tobit wird auf *Tobias und der Engel (213)* dargestellt. Früher Elsheimer selbst zugeschrieben, wurde es inzwischen als von der Hand eines Nachfolgers stammend erkannt. Zaghaft tritt Tobias mit seinem riesigen Fisch den Heimweg an. Der Künstler erliegt der geheimnisvollen Romantik der Natur, sie ist es, die der Szene ihre wunderbare Ruhe verleiht, wenn der Junge und sein Schutzengel durch den einsamen Abend wandern.

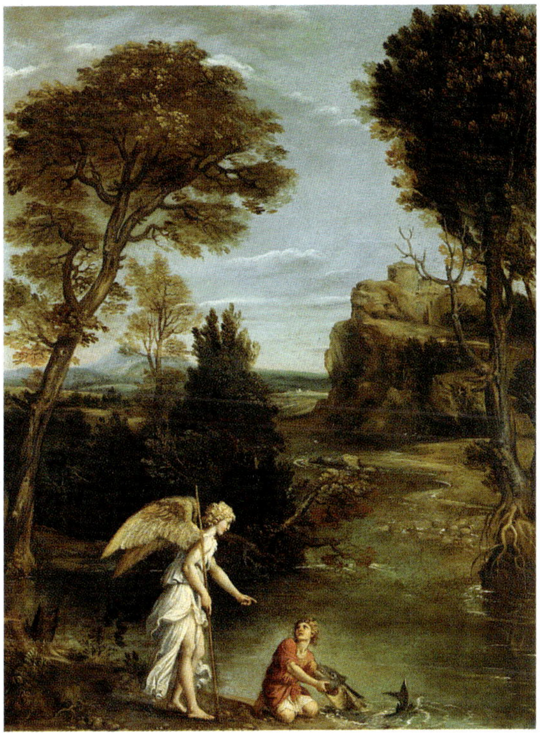

212 Domenichino, Der kleine Tobias und der Engel, um 1617–18, 45 × 34 cm

Tobias und der wundersame Fisch

Das Buch Tobit zählt zu den Apokryphen der Bibel. Der Vater von Tobias verliert sein Augenlicht, nachdem ihm im Schlaf Sperlingskot in die Augen gefallen war. In dem Glauben, daß sein Tod kurz bevorstünde, sendet er Tobias los, um eine ausstehende Schuld einzutreiben. Tobias wird vom Erzengel Raphael begleitet, der unerkannt bleibt. Während Tobias im Tigris badet, wird er von einem großen Fisch angegriffen, den er fängt und unter Aufsicht Raphaels ausnimmt. Er bewahrt Herz, Leber und Galle. Herz und Leber verbrennt er später, um seiner Frau Sarah den Teufel auszutreiben. Seinem Vater gibt er mit Hilfe der Galle das Augenlicht wieder.

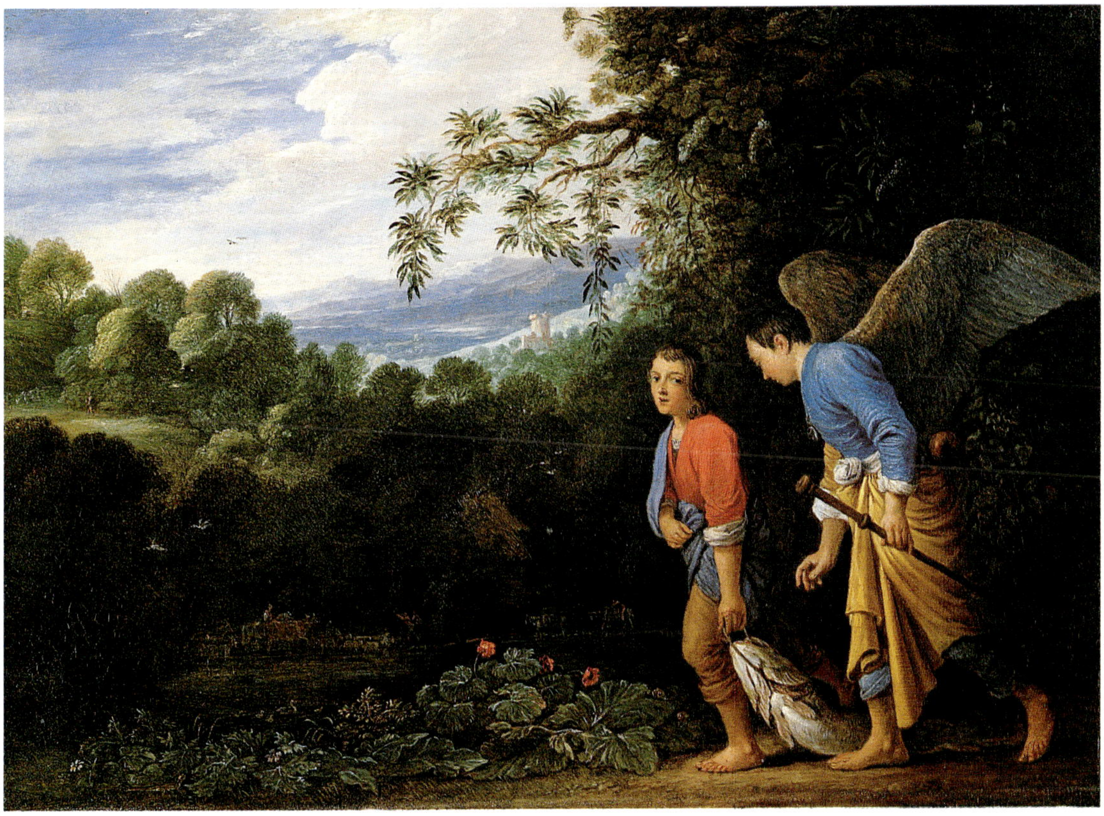

213 Adam Elsheimer Nachfolge, Tobias und der Engel, Mitte 17. Jh., 19 × 28 cm

Zeitgenössische Künste

1606
wird die erste Freilichtoper in Rom aufgeführt.

1615
wird Inigo Jones Englands Königlicher Oberbauaufseher.

1616
stirbt Shakespeare.

1632
beginnt in Indien der Bau des Taj Mahals.

1642
schließen die Puritaner alle Theater in England.

1661
gründet in Frankreich Ludwig XIV. die Tanzakademie.

1665
beendet Bernini die Arbeiten am Baldachin des Hochaltars im Petersdom zu Rom.

1667
beginnt John Milton mit der Arbeit an seinem Buch »Das verlorene Paradies«.

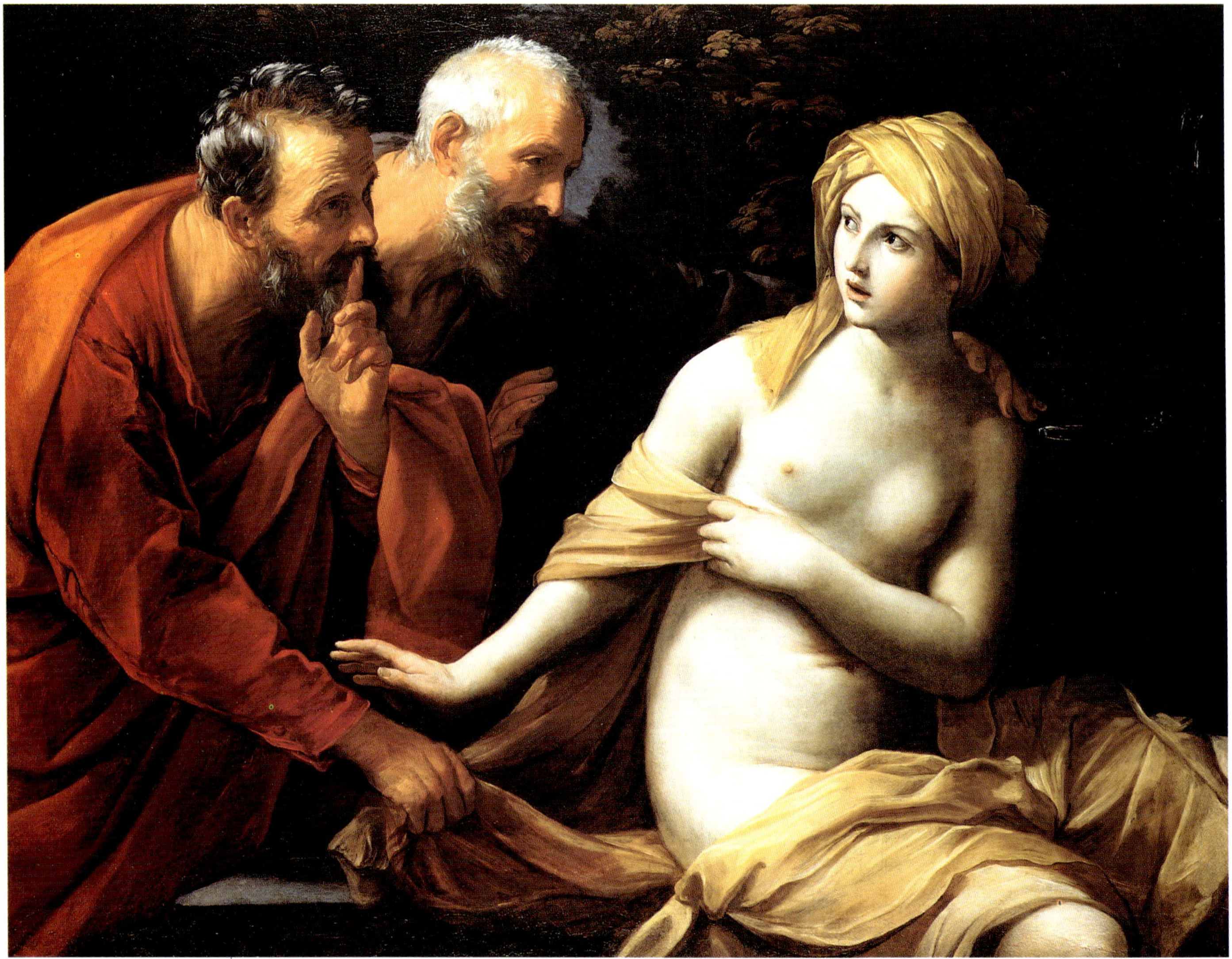

214 Guido Reni, Susanna und die zwei Ältesten, um 1622–23, 117 × 150 cm

Guido Reni Werkauswahl

Der Bethlehemitische Kindermord (Bologna, Pinacoteca)
Petrus (Wien, Kunsthistorisches Museum)
Atalanta und Hippomenes (Neapel, Museo Nazionale di Capodimonte)
Bilder zum Leben des Herkules (Paris, Louvre)
Ecce Homo (Cambridge, Fitzwilliam Museum)
Kleopatra (Potsdam-Sanssouci, Stiftung Schlösser und Gärten)
Eine Sibylle (Lille, Palais des Beaux-Arts)

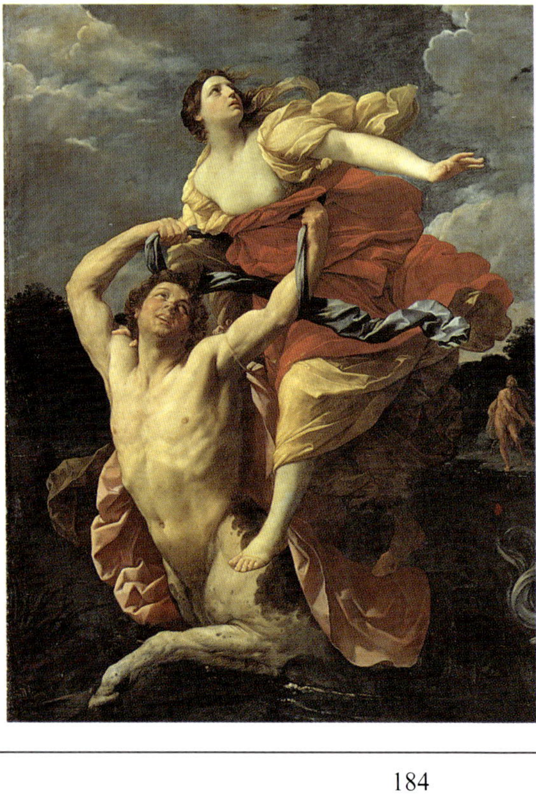

215 Guido Reni, Nessus entführt Deianeira, 1620–21, 295 × 194 cm

Der mißachtete Meister

Ein ehemaliger Schüler der Carracci-Akademie sollte später die Carracci an Ruhm noch überstrahlen, nicht nur in Bologna, sondern europaweit: Guido Reni (1575–1642), ein sehr verschlossener Mensch, den Goethe als ›göttliches Genie‹ feierte. Reni hatte das Pech, daß sein Ruhm in gleichem Maße schwand wie die Säkularisierung unserer Gesellschaft über die Jahre hinweg zunahm, bis seine Bilder als übertrieben frömmelnd abgelehnt wurden. Der wahrhaft ›barocke‹ Geist seiner Gemälde brachte Reni zusätzliche Mißachtung ein. Es ist eine ungerechte Verurteilung, die dank eines wiederentdeckten Verständnisses für die wunderbaren bildlichen Emotionen und die tiefe Ernsthaftigkeit dieses Malers langsam wiedergutgemacht wird.

Susanna und die zwei Ältesten (214) ist ein Beispiel für Renis religiöse Arbeiten. Es ist ein Gemälde, das die Ignoranz des Vorurteils anprangert. Die Geschichte zu dem Bild handelt von einer jüdischen Frau, die beim Baden von zwei Ältesten überrascht wird. Diese versuchen, sie durch Erpressung zu unmoralischem Handeln zu zwingen. Susanna jedoch ist nicht nur nach außen hin fromm – sie tritt ihren Peinigern mit der Entrüstung der Unschuldigen gegenüber. Sie sieht keinen Grund zur Furcht, da sie ganz auf Gott und ihre eigene Schuldlosigkeit vertraut.

In seinen mythologischen Werken ist Reni ähnlich kraftvoll, wie das dramatische Bild *Nessus entführt Deianeira (215)* sehr schön deutlich macht. Herkules ist gemeinsam mit seiner Frau Deianeira auf Reisen, und sie gelangen an einen Fluß, an dem der Zentaur Nessus als Fährmann arbeitet. Er setzt erst Herkules über und versucht dann, Deianeira zu rauben. Das Bild zeigt ihn im Moment des Davongaloppierens, mit Deianeira auf seinem Rücken. Die Körper glänzen im Sonnenlicht, der des Halbmenschen wirkt hart und angestrengt, der der Frau weich und verletzlich. Röcke fliegen, Wolken sammeln sich, ein kraftvolles Pferdebein wird durch die schlankere menschliche Form nachgeahmt, wobei die Nähe der beiden Gliedmaßen zueinander die grausame Verschiedenheit betont. Deianeira wirft einen verzweifelten Blick in Richtung der Götter, während ihr Arm hilfesuchend ausgestreckt ist. Im visuellen wie im emotionalen Bereich ist das Bild Raffael und Caravaggio verpflichtet.

Menschliches Drama bei Guercino

Ähnlich wie Reni fiel auch Guercino (Giovanni Francesco Barbieri, 1591–1666) in Ungnade. Bei ihm ist es vielleicht sogar noch weniger zu verstehen, denn er ist ein großartiger erzählender Maler, ein talentierter Zeichner und zudem ein überragender Kolorist, speziell in seinen frühen Jahren. Der Name, unter dem er bekannt wurde, ist eine Art Spitzname, der sich am besten als ›Schielauge‹ übersetzen läßt. Der Name weist auf eine Behinderung, aber noch nie hat jemand eine derartige Behinderung besser zu nutzen gewußt. Beeinflußt ist er von den Carracci und über diese von der venezianischen Malerei.

Temperamente, ihre Wechselbeziehungen und ihre Konflikte – dies ist das Grundthema Guercinos, dem er sich mit großer Offenheit widmet. *Christus und die Ehebrecherin (216)* spricht zu uns durch die Gesten der Hände (siehe Randleiste rechts). Der edle Kopf des Heilands, unerschütterliche Ruhe ausstrahlend inmitten all der Aufregung, ist bei aller Idealisierung genügend realistisch, um das Geschehen glaubwürdig erscheinen zu lassen. Guercino zeigt uns die Liebe Gottes als eine große Kraft des Erbarmens, unendlich viel verlangend, aber auch unendlich viel verzeihend.

Guercino ist ein sehr epischer Künstler, der mit verblüffender Kunstfertigkeit Licht und Schatten variiert. Die Botschaft seiner Bilder, aber auch ihre sichtbare Schönheit, berührt uns.

»Ein großer Zeichner und ein begnadeter Kolorist, er ist ein Naturwunder, ein Wunderwerk.«

Carracci über Guercino in einem Brief von 1617

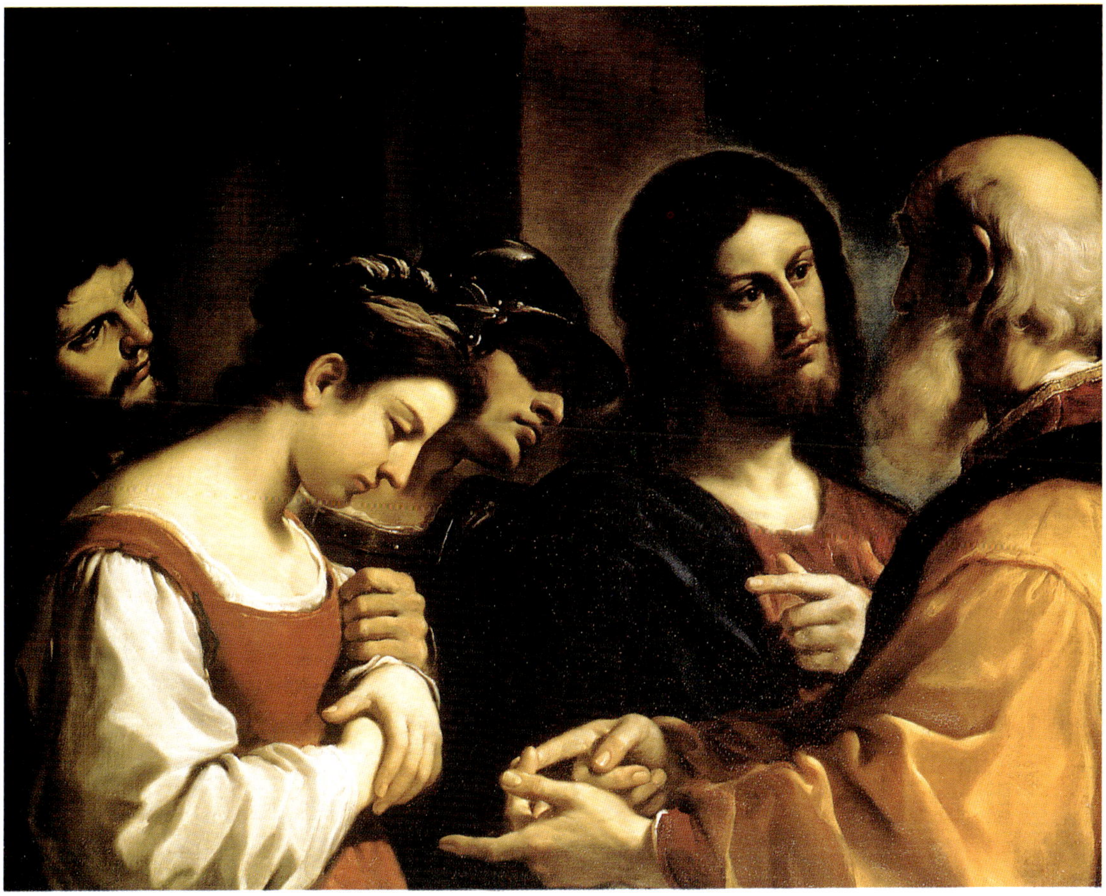

216 Guercino, Christus und die Ehebrecherin, um 1621, 98 × 122 cm

Die Ehebrecherin

Tempeldiener und Pharisäer versuchen Jesus dazu zu bringen, ein Urteil abzugeben (damit sie ihn anklagen können, er würde sich unbefugt Macht anmaßen). Sie bringen eine Frau zu ihm, die beim Ehebruch ertappt wurde, einem Vergehen, das durch Steinigen bestraft werden konnte. Jesus fordert sie auf: »Derjenige von euch, der ohne Sünde ist, werfe den ersten Stein.« Daraufhin verlassen die Beschuldiger den Ort des Geschehens. Jesus aber wendet sich an die Frau und sagt: »Geh und sündige nicht mehr.«

Die Trennung der Niederlande
1609 spalteten sich die von Konflikten zerrissenen Niederlande in zwei Teile: die Republik der Vereinigten Niederlande (die heutigen Niederlande), die sich von der spanischen Herrschaft freisprachen, und die südlichen Niederlande, die in etwa dem heutigen Belgien entsprechen und spanisch blieben. Diese Trennung wurde offiziell im Westfälischen Frieden von 1648 anerkannt.

FLÄMISCHER BAROCK

Im 17. Jh. war Flandern die stärkste katholische Bastion in einem nördlichen Europa, das ansonsten protestantisch war. Als die nördlichen Niederlande die Unabhängigkeit errangen, blieb Flandern unter spanischer Herrschaft. Die logische Folge war, daß Spanien und die Gegenreformation die größten äußeren Einflüsse auf die flämische Kunst hatten.

Mehr als ein Jahrhundert lang war Spanien die dominierende Militärmacht in Europa gewesen. Es hatte seine Macht dazu benutzt, die katholische Kirche dort zu stützen, wo sie den stärksten Angriffen seitens der protestantischen Reformationsbewegung ausgesetzt war – in Nordeuropa. Als der Norden der Niederlande unabhängig wurde, verblieb Flandern in der katholischen Gemeinde und sein Verhältnis zu Spanien wurde noch enger. Die beiden katholischen Länder hatten den religiösen Idealismus der Gegenreformation gemein, und aufgrund der engen geschichtlichen Bande war auch die Kunst in beiden Ländern sehr ähnlich. Als Folge der Vereinigung mit Spanien blühte die Industrie in Flandern Anfang des 17. Jh.s auf, und auch die Künste, die ihr Zentrum in Antwerpen hatten, profitierten vom zunehmenden Reichtum der Gesellschaft.

Der größte der nordeuropäischen Barockmaler war der Antwerpener Peter Paul Rubens (1577–1640). In seinen Bildern brilliert eine wunderbare Mischung aus flämischer Klarheit, italienischer Grandezza und dem Gefühl für Lichtwirkungen. Sie sind von einer Art katholischem Humanismus durchsetzt, die sinnliche Freuden Seite an Seite mit religiösen Gefühlen zuläßt. 1600 begab sich Rubens nach Italien, um dort zu studieren. Während der nächsten Jahrzehnte unternahm er zahlreiche Reisen, vor allem nach Spanien, wo er sich mit einem 22 Jahre jüngeren, aber ebenso großen spanischen Maler anfreundete: Diego Velázquez (siehe S. 194).

Rubens schrieb: »Ich betrachte die gesamte Welt als mein Vaterland.« Diese vertrauensvolle geistige Großzügigkeit, diese kosmopolitische Betrachtungsweise der Welt tritt in seinen Werken deutlich zutage. Seine Genialität war so groß, daß er sich problemlos die Elemente der von ihm bewunderten Meister der Hochrenaissance aneignete und sie dann in seine eigenen Visionen einarbeitete. Seine Bilder verraten einen sehr selbstbewußten Umgang mit Farben – immer satt und großzügig –, den er beim Studium der Werke des großen Venezianers Titian erlernte. Seinen Figuren ist eine solide Körperlichkeit eigen, die sich in direkter Linie bis zu Michelangelo zurückverfolgen läßt.

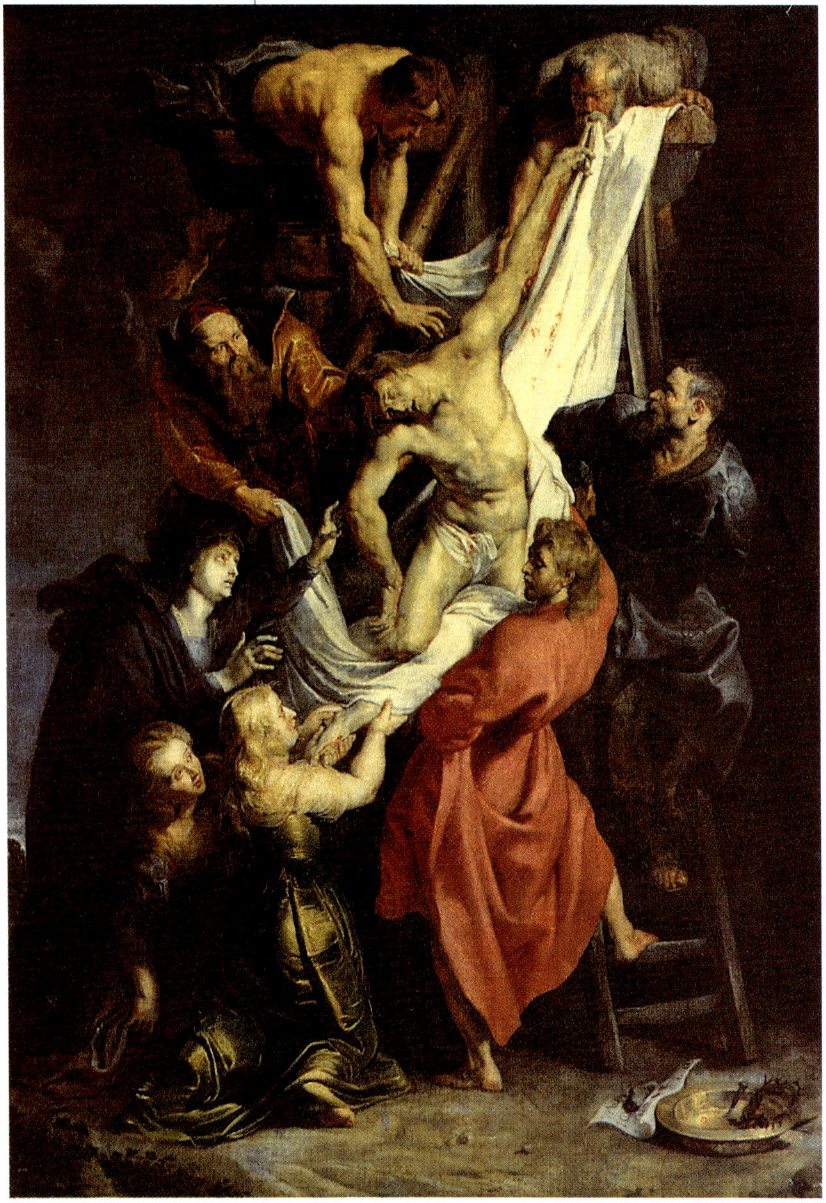
217 Peter Paul Rubens, Kreuzabnahme, 1611–14, 429 × 310 cm

Rubens' religiöse Arbeiten

Rubens verbrachte einige Zeit in Rom, und es wird in seinen Bildern deutlich, daß sein italienischer Zeitgenosse Caravaggio (siehe S. 176) großen Eindruck auf ihn gemacht hat. Besonders in Rubens' religiösen Werken ist dies leicht zu erkennen, da sie getreu den barocken Grundsätzen so gestaltet sind, daß sie populäre Anziehungskraft besaßen, was zum großen Teil auf die körperliche Präsenz der Figuren zurückzuführen ist. Wir können an den religiösen Bildern eines Künstlers nicht immer ablesen, wie stark sein persönlicher Glaube ist, aber wir wissen, daß Rubens tiefreligiös war und nach seinem Glauben zu leben ver-

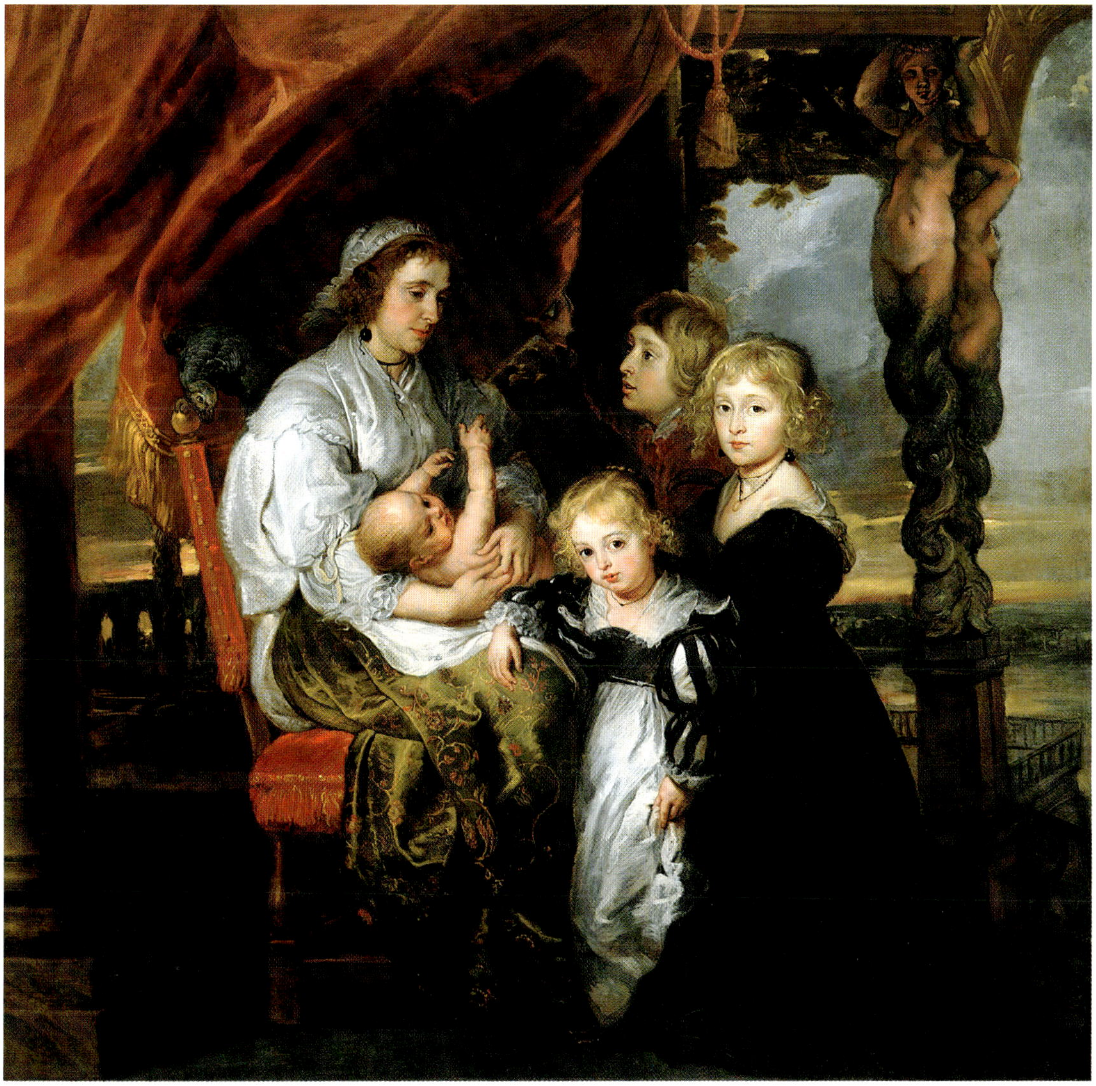

218 Peter Paul Rubens, Deborah Kip, Gemahlin von Sir Balthasar Gerbier, und ihre Kinder, 1629–40, 165 × 178 cm

suchte. Deshalb fällt es leicht, diesen religiösen Ernst in seiner eindringlichen *Kreuzabnahme (217)* zu entdecken. Rubens verarbeitet hier Caravaggios Einfluß im dramatischen Licht und im menschlichen Realismus sowie michelangeleske Elemente in der klassisch-muskulösen Gestalt des toten Heilands.

Bis heute ist dieses Bild an dem Platz verblieben, für den es bestimmt war: die Kathedrale in Antwerpen. Es ist eine wahrhaft große Kreuzabnahme, in der der leblose, unkontrollierte Körper schwer die gesamte Höhe des Bildes herabgleitet und nur mit äußerster gemeinsamer Anstrengung gehalten werden kann. Alle Aktivitäten spielen sich in der Bildmitte in einer dichten Säule aus Emotion und Bewegung ab, in der sich das Leiden körperlich ausdrückt und das Licht unbeirrbar auf dem toten Jesus verweilt. Sein Gewicht ist niederdrückend, sein Tod verhindert, daß sich die Liebe ausbreitet. In die Verzweiflung der Trauernden mischt sich das Gefühl, daß ihnen die Kreuzigung des Herrn ein Stück ihres eigenen Lebens genommen hat.

Rubens als Porträtist

Rubens ist niemand, der vor der Wirklichkeit flieht. Er macht die Wahrheit nicht durch Schmeicheleien akzeptierbar – er legt die Schwächen bloß, die er sieht, auch wenn es den Modellen vielleicht nicht so bewußt war wie den Betrachtern der Bilder.

Manche der Gruppenbilder sind besonders beredt. So zeigt *Deborah Kip, Gemahlin von Sir Balthasar Gerbier, und ihr Kinder (218)* eine Familie, die nicht glücklich ist. Die drei älteren Kinder schauen ernst und fragend drein, die kleinen Mädchen sehen uns mit verhaltener Distanziertheit an. Es sind hübsche Kinder, aber sie sind angespannt – genau wie der ältere Bruder, der den Blickkontakt zur Mutter sucht.

Der Vater der Familie war ein grausamer und charakterloser Mensch, und Rubens beschönigt diese Tatsache nicht. Zwar trägt Deborah Kip wunderschöne Kleider aus Damast und Seide, doch die Familie posiert vor einem Hintergrund, an dem düstere Wolken aufgezogen sind. Die Äußerlichkeiten sind glanzvoll, aber die Stimmung ist ahnungsvoll gedrückt.

Die Familie Gerbier

Sir Balthasar Gerbier besorgte Rubens eine Stellung als Mittler zum Herzog von Buckingham, einem Berater König Karls I. von England. Sir Balthasar war offiziell Privatsekretär des Herzogs, inoffiziell jedoch als Ganove und Schuldner verrufen. Rubens' Porträt seiner Familie (siehe links) offenbart die angespannte Atmosphäre innerhalb der Familie Gerbier.

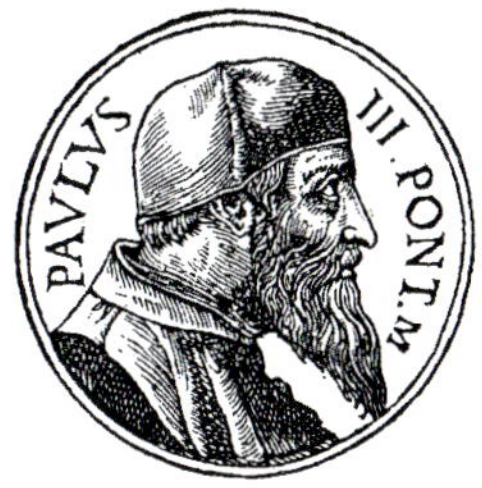

Die Gegenreformation

Die Gegenreformation fand innerhalb der katholischen Kirche zeitgleich mit der protestantischen Reformation statt (siehe Randleiste S. 169). Die römisch-katholische Kirche mußte etwas tun, wenn sie Gebiete zurückgewinnen wollte, die zum protestantischen Glauben übergetreten waren. Papst Paul III. (1468–1549; siehe oben) berief das Trienter Konzil (1545–63), das die katholische Glaubenslehre neu definierte und disziplinarische Reformen einführte. Neue religiöse Orden wie z. B. die Jesuiten wurden gegründet, um die Gegenoffensive anzuführen. Später wurden die maßvollen Reformen von der Inquisition abgelöst (siehe Randleiste S. 197), die mit extremen Maßnahmen gegen protestantische ›Ketzer‹ vorging.

Peter Paul Rubens Werkauswahl

Bildnis des Justus Lipsius (Antwerpen, Museum Plantin-Moretus)

Bathseba (Dresden, Gemäldegalerie)

Die Folgen des Krieges (Florenz, Palazzo Pitti)

Der Liebesgarten (Madrid, Prado)

Das Pelzchen (Wien, Kunsthistorisches Museum)

Die Geißblattlaube (München, Alte Pinakothek)

Hélène Fourment (Paris, Louvre)

Mit dem Talent eines Botschafters

Die ungewöhnliche Kombination von Spontaneität und Zartgefühl hätte Rubens' Karriere als Diplomat hinderlich sein können, doch das Gegenteil war der Fall. Er erwarb sich Anerkennung als erfolgreicher Botschafter seines Landes, den spanischen Niederlanden, und war erfahren im Umgang mit höchsten politischen Kreisen. Fast alle gekrönten Häupter Europas kannten Rubens persönlich und schätzten seine künstlerischen Leistungen. Als Maria de' Medici, die verwitwete französische Königsmutter, bei der Auseinandersetzung mit ihrem Sohn, Ludwig XIII., künstlerische Hilfe benötigte, war er die erste Wahl.

Ludwig wurde 1614 volljährig und ordnungsgemäß zum König gekrönt, doch wie so viele Eltern war auch Maria nicht bereit, ihren Sohn als einen erwachsenen Menschen zu akzeptieren, und beharrte hartnäckig auf ihrem Status. Die aus dieser Rivalität entstehenden Probleme führten dazu, daß der französische Hof nahezu handlungsunfähig war. Ludwig sah sich gezwungen, seine Mutter in die Provinzen ins Exil zu senden. Erst 1620 durfte sie wieder zurückkehren und bezog das Palais du Luxembourg auf dem linken Seineufer.

Sie plante dafür zwei Gemäldezyklen von insgesamt 48 großen Leinwänden; der eine sollte die Höhepunkte ihrer Karriere darstellen, der andere die Ereignisse im Leben ihres verstorbenen Gemahls. Heinrich IV. hätte eine solche Ehrung noch verdient, annähernd fertiggestellt wurde jedoch nur der Zyklus, in dessen Mittelpunkt Maria stand. Kein Künstler außer Rubens hätte es geschafft, diese Bilder zu realisieren, ohne sich dabei im ›Ton‹ zu vergreifen. Und die Gemälde sind keineswegs unangemessen – sie sind atemberaubend. Rubens vollendete ein großartiges Gemälde nach dem anderen, ohne dabei die Wahrheit zu unterschlagen; er beugte sie bestenfalls ein wenig. Aus einem Maulwurfshügel an Fakten schuf er einen Berg an Kunst.

Seine Gratwanderung läßt sich am Beispiel des Bildes *Die Apotheose Heinrichs IV. und die Proklamation der Regentschaft der Maria de'Medici, 14. Mai 1610 (219)* gut veranschaulichen. Mag sein, daß Rubens' Mundwinkel beim Malen gezuckt hat, seine Hände jedenfalls zitterten nicht im geringsten. Es ist ein wunderschönes, dynamisches und einheitliches Bild, eine der großen Erzählungen der Kunst.

Am einen Ende der langen Galerie, in der der Zyklus ursprünglich untergebracht war, hing *Die Apotheose Heinrichs IV.,* ihr gegenüber *Die glückliche Regierung,* ein hervorragendes Beispiel der höfischen Porträtmalerei. Weitere Leinwände waren der *Erziehung der Maria de'Medici,* der *Landung Maria de'Medicis in Marseille* und der *Geburt Ludwigs XIII. in Fontainebleau, 27. September 1601* gewidmet.

Wer in dem Gemäldezyklus nach Schwächen sucht, wird nur bei wenigen Bildern fündig. Dem Gemälde *Die Volljährigkeit Ludwigs XIII., 20. Oktober 1614* scheint es zum Beispiel an Überzeugungskraft zu mangeln, was als Hinweis auf die unterschwellig fortbestehende Feindschaft zwischen den beiden offiziell wieder versöhnten Kontrahenten aus dem Königshaus gedeutet wird.

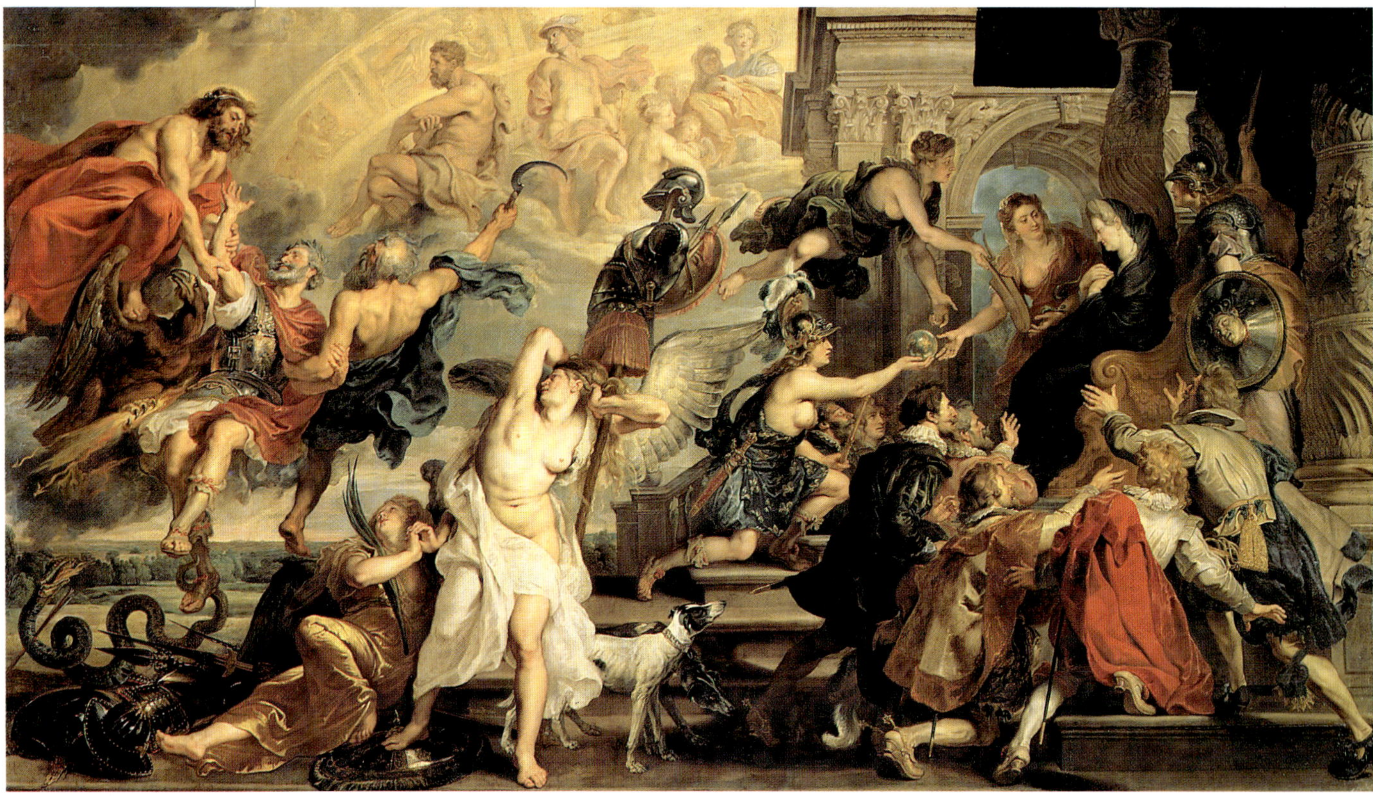

219 Peter Paul Rubens, Die Apotheose Heinrichs IV. und die Proklamation der Regentschaft von Maria de' Medici, 14. Mai 1610, um 1621–25, 391 × 727 cm

DIE APOTHEOSE HEINRICHS IV.

Rubens sah die *Apotheose Heinrichs IV.* als den Höhepunkt in einer großen Reihe von Bildern an, die Ereignisse aus dem Leben Maria de' Medicis darstellte. Es ist ein gewaltiges Gemälde, vier Meter hoch und über sieben Meter breit, das für Maria de' Medicis Wohnsitz in Auftrag gegeben worden war und dort die komplette Stirnwand der Galerie bedeckte. Sein vollständiger Name – *Die Apotheose Heinrichs IV. und die Proklamation der Regentschaft von Maria de' Medici* – erklärt die doppelte Natur des Werkes. Rubens verknüpft hier zwei Ereignisse, die am gleichen Tag verkündet wurden: den Tod des Königs, der 1610 ermordet wurde, und den Antritt der Regentschaft durch seine Witwe.

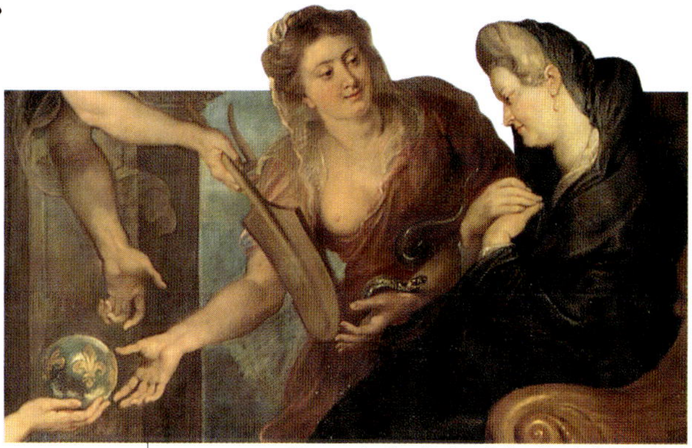

Regentschaft der Maria de' Medici
Auf der rechten Bildseite kniet die kämpferische Allegorie Frankreichs nieder und offeriert der trauernden Witwe den Reichsapfel. Die personifizierte Regentschaft bietet ihr ein Ruder an. Die französische Aristokratie und die himmlischen Grazien flehen sie an, ihren demütigen Widerstand aufzugeben.

Apotheose Heinrichs IV.
Auf der linken Bildseite wird Heinrich IV. in den Himmel geführt, wo er vergöttlicht wird (die sogenannte ›Apotheose‹). Er wird getragen von Saturn (mit der Sichel in der Hand), dem Gott von Zeit und Tod, der ihn an Zeus übergibt, den höchsten der Götter, der sich vom Olymp herablehnt, um ihn zu empfangen. Zeus' Adler, der einen Blitz in seinen Klauen trägt, steht als Symbol für die aufsteigende Seele. Die von Pfeilen durchbohrte Schlange ist ein Sinnbild für den Mörder des Königs.

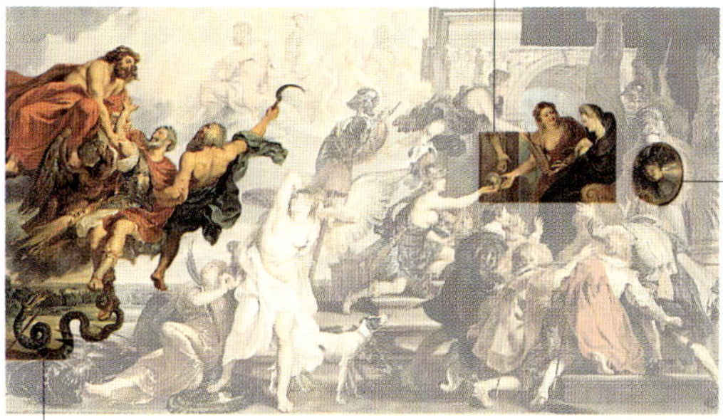

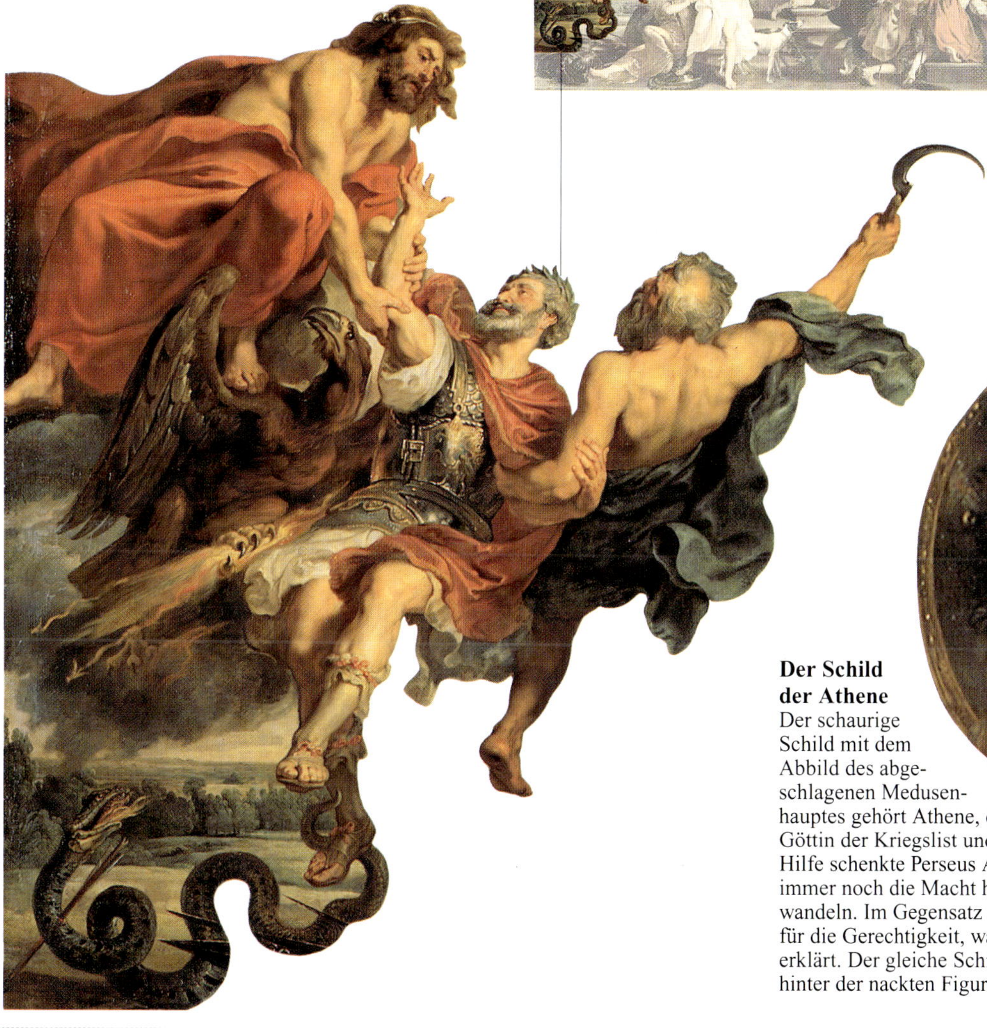

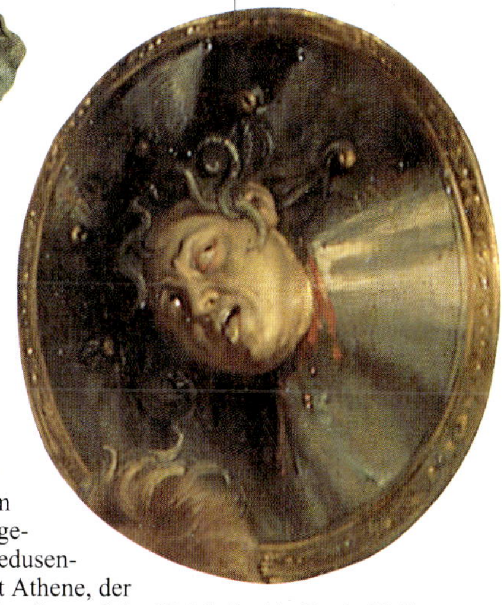

Der Schild der Athene
Der schaurige Schild mit dem Abbild des abgeschlagenen Medusenhauptes gehört Athene, der Göttin der Kriegslist und der Weisheit. Als Dank für ihre Hilfe schenkte Perseus Athene den Kopf der Medusa, der immer noch die Macht hatte, lebende Dinge in Stein zu verwandeln. Im Gegensatz zu Ares ist Athene eine Kämpferin für die Gerechtigkeit, was ihre Anwesenheit neben der Witwe erklärt. Der gleiche Schild ist auf Rubens' *Urteil des Paris* hinter der nackten Figur der Athene zu sehen (siehe S. 190).

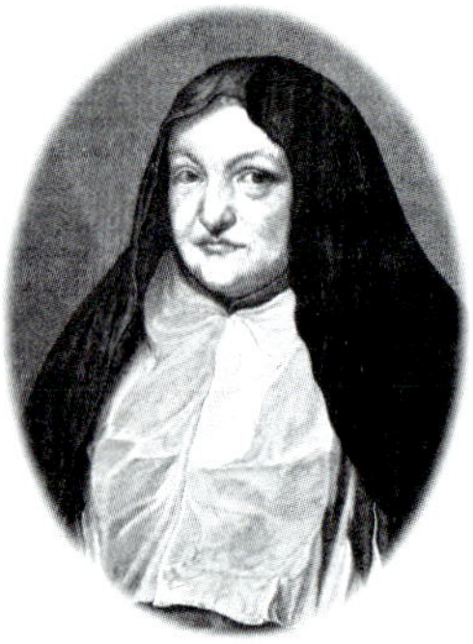

Die Infantin Isabella
Die spanische Infantin (Prinzessin) Isabella (1566–1633) war gleichzeitig die Erzherzogin von Österreich. Sie und der Erzherzog regierten gemeinsam die spanischen Niederlande (d. h. das Gebiet des heutigen Belgien). 1628 sandte sie ihren Hofmaler, Rubens, nach Madrid, wo er Velázquez kennenlernte (siehe S. 194). Nach dem Tode ihres Gemahls trug Isabella das Habit des Ordens der Klarissinnen, wie wir auf diesem Kupferstich nach einem Van Dyck-Gemälde sehen können.

Jacob Jordaens
Der flämische Maler Jacob Jordaens hatte ein gutgehendes eigenes Atelier und wurde nach dem Tod Rubens' zu einem der führenden Maler Flanderns. Viele seiner Bilder zeigen eine pastose, d. h. dick aufgetragene Farbe, die die einzelnen Pinselstriche erkennen läßt. Seine Figuren wirken daher bisweilen etwas roh und ungeschliffen.

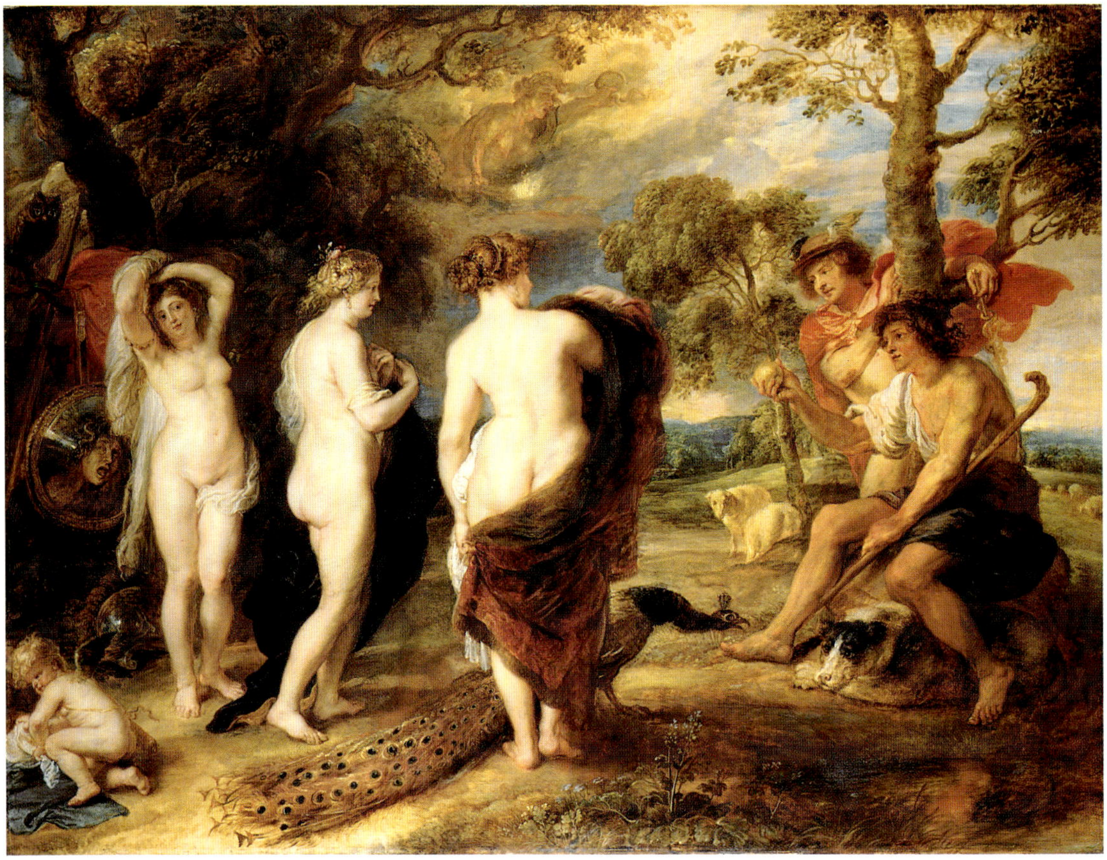

220 Peter Paul Rubens, Das Urteil des Paris, 1635–38, 145 × 194 cm

Der Rubens-Blick

Das Schönheitsideal, wichtiges Merkmal des Zeitgeistes, hat seit dem 17. Jh. viele Wandlungen erfahren und ist gegenwärtig so weit von der fleischigen Fülle rubenesker Frauengestalten entfernt, daß viele von uns sich schnell – zu schnell – von den Bildern abwenden. Dabei verdienen sie unsere Aufmerksamkeit.

Rubens kann wohl als sehr glücklicher Künstler angesehen werden: Er war gutaussehend, gesund (bis er in späten Jahren Gicht bekam), gebildet, intelligent, gutmütig, reich, ein geborener Diplomat, der in dieser Tätigkeit auch von den gekrönten Häuptern Europas respektiert wurde, zweimal verheiratet, beide Male überaus glücklich – so sehr sogar, daß er diese Tatsache ganz offen auf seinen Bildern feierte –, und zudem einer der größten und einflußreichsten Künstler aller Zeiten. Für seinen Aufstieg war entscheidend, daß er schon in jungen Jahren Hofporträtmaler in Mantua wurde und daß er 1609 im Alter von 32 Jahren zum Hofmaler der Infantin Isabella und des Erzherzogs Albert in Brüssel ernannt wurde (siehe Randleiste links).

Die Bilder Peter Paul Rubens' besitzen eine einzigartige Ausstrahlung, die sein tiefes Bewußtsein dafür erkennen läßt, wie wichtig es ist, am Leben und lebendig zu sein und niemals das zu verschwenden, was einem das Leben bietet. Außerdem scheint er sich trotz seiner Erfolge eine gewisse Reinheit bewahrt zu haben. Am deutlichsten offenbart dies der ›Rubens-Blick‹: Die Personen auf seinen Gemälden tendieren dazu, einander Blicke zuzuwerfen, die von absolutem Vertrauen künden, von der Akzeptanz der persönlichen Unterschiede und von einem Vertrauen in den Wert des anderen. Ein Beispiel dafür ist *Das Urteil des Paris (220).* Paris betrachtet die nackten Göttin-

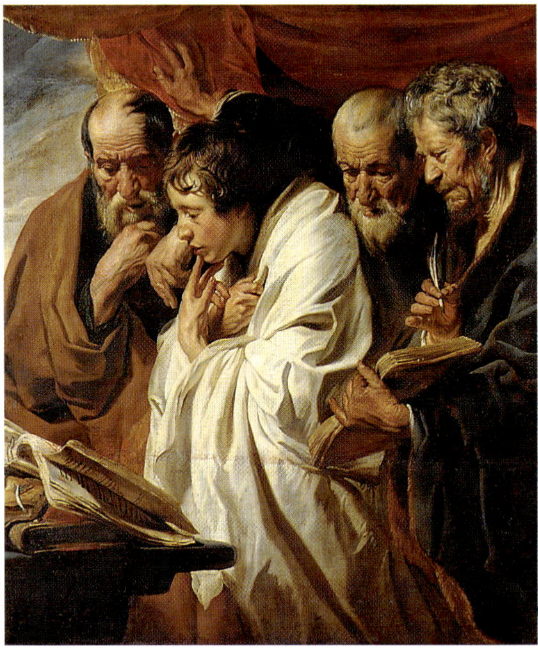

221 Jacob Jordaens, Die vier Evangelisten, um 1625, 134 × 118 cm

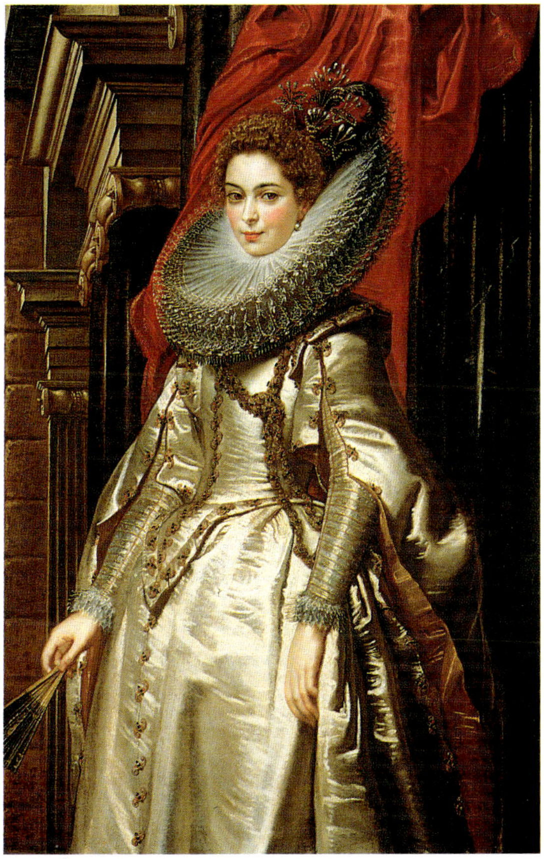

222 Peter Paul Rubens, Marchesa Brigida Spinola Doria, 1606, 152 × 99 cm

nen mit freundlicher Bewunderung – dem ›Rubens-Blick‹. Erwidert wird er von Aphrodite, die auf unschuldige Weise über ihren Sieg erstaunt ist. Es ist gesagt worden, daß ihre Überraschung gerechtfertigt sei, denn Hera im Schmuck ihrer Pelze sei die wahre Siegerin. (Die dritte Göttin, Athene, scheint dem Spektakel eher mit amüsierter Neugier zuzusehen.) Die Begebenheit, die dem Trojanischen Krieg vorausging, bietet Rubens' die willkommene Gelegenheit, eine latent lüsterne Szene – ein junger Mann begutachtet drei nackte Frauen – durch Würde und Grazie zu erhöhen.

In der Rubens-Nachfolge: Jordaens

Rubens leitete in Antwerpen eine Werkstatt mit einer großen Zahl von Assistenten. Ein Künstler, von dem wir wissen, daß er mit ihm in Antwerpen gearbeitet hat, ist Jacob Jordaens (1593–1678), der von seiner Zusammenarbeit mit Rubens viel profitierte. Er schuf weniger verfeinerte, aber lebendige Werke. Jordaens' *Vier Evangelisten (221)* sind kraftvoll gemalt, und die energische Pinselführung unterscheidet sich sehr von Rubens' Technik.

Seine besten Arbeiten sind Genrebilder, wofür Jordaens meist betont schlichte Motive wählte. Dennoch trat er 1640 Rubens' Erbe als Antwerpens führender Künstler an und schuf in seiner langen Karriere eine Vielzahl öffentlicher Werke.

Van Dycks große Eleganz

Hinsichtlich Talent und vielleicht auch Stil konnte sich im Norden Europas am ehesten Anthonis van Dyck (1599–1641) mit Rubens messen. In jungen Jahren pflegte Rubens eine sehr gediegene Eleganz, die der von van Dyck nicht unähnlich ist. Ein Beispiel aus Rubens' früher Schaffensphase ist sein königlich anmutendes Bildnis der *Marchesa Brigida Spinola Doria (222),* in dem das selbstbewußt und zugleich sanft erscheinende Gesicht die Hand Rubens' erkennen läßt.

Van Dyck vermag ebensoviel Grandezza zu erzeugen und setzt sein ganzes Talent ein, um seiner eigenen *Marchesa (223)* aus der großen Grimaldi-Familie ihren erhabenen Status zu verleihen. In seinen Bildnissen unterdrückt van Dyck den Eindruck von ›erdverbundener‹ Natürlichkeit, der Rubens' Bildnisse bestimmt. Statt dessen finden wir eine Eleganz und psychologische Präsenz, die seinen aristokratischen Modellen zweifellos zugesagt hat.

Die Porträtmalerei war ein einträgliches Geschäft, und van Dyck tat sich auf diesem Gebiet wirklich her-

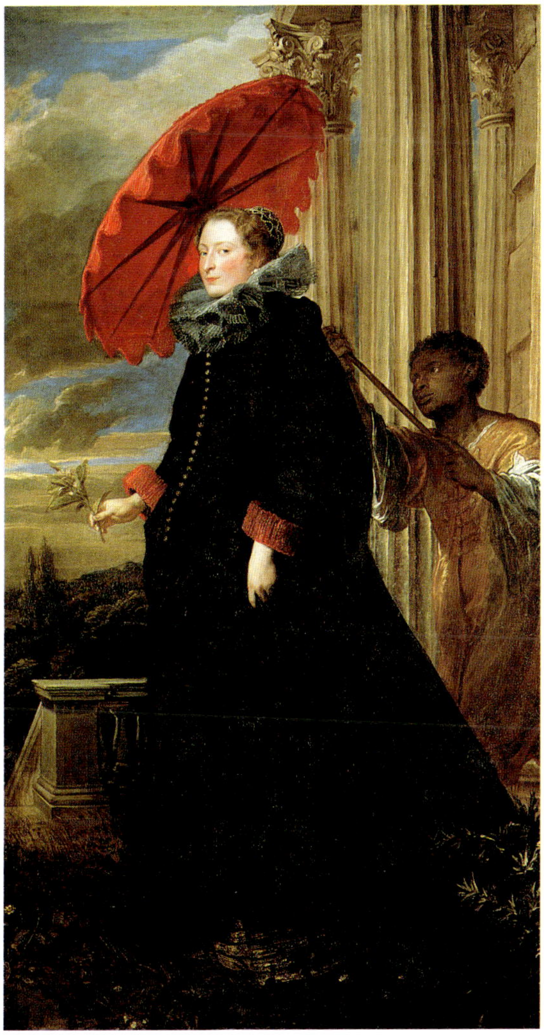

223 Anthonis van Dyck, Marchesa Elena Grimaldi, 1623, 241 × 133 cm

Peter Paul Rubens

Die Karriere von Rubens begann sehr früh. Schon 1598 wurde er Freimeister der Antwerpener St. Lukasgilde. Von 1609 bis 1621 war er Hofmaler am Hof von Albert und Isabella, den Regenten der spanischen Niederlande (siehe Randleiste links) mit einem Jahresgehalt von 500 Gulden. Nach Alberts Tod 1621 war Rubens als Berater und Diplomat für Isabella tätig. Er arbeitete auch in Paris an einem Gemäldezyklus für Maria de' Medici (siehe S. 188). 1629 besuchte er den Hof König Karls I. von England und gewann dort das Vertrauen des Königs.

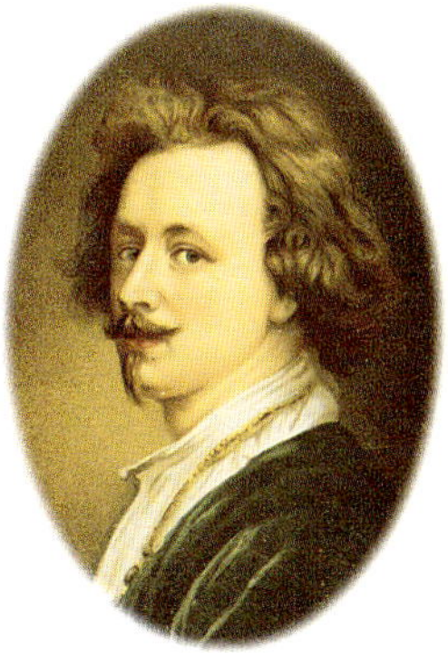

Van Dyck

Der große Porträtmaler des 17. Jh.s, Anthonis van Dyck (siehe oben), gelangte als Künstler im Dienste von königlichen Hoheiten und Adel zu großem Ruhm. Zu seinen Förderern gehörten u. a. Prinz Willem von Oranien (siehe Randleiste S. 215) und Karl I. von England. Seine überlangen Figuren und die sie umgebende Atmosphäre von Unnahbarkeit und Selbstvertrauen waren Vorbilder für die ›englische‹ Schule der Porträtmalerei.

Der Hof Karls I.
König Karl I. von Großbritannien und Irland (1600–49) war vielleicht ein unzulänglicher und hoffnungslos fehlerhafter Regent, aber als Kunstkenner suchte er seinesgleichen an Europas Höfen. Das Leben am Hof wurde durch regelmäßige Maskeraden und Tanzfeste belebt, und er war berühmt dafür, sich gegenüber den großen Künstlern seiner Zeit sehr großzügig zu erweisen. Seine königliche Schirmherrschaft wirkte stimulierend auf Kunst und Architektur in ganz England.

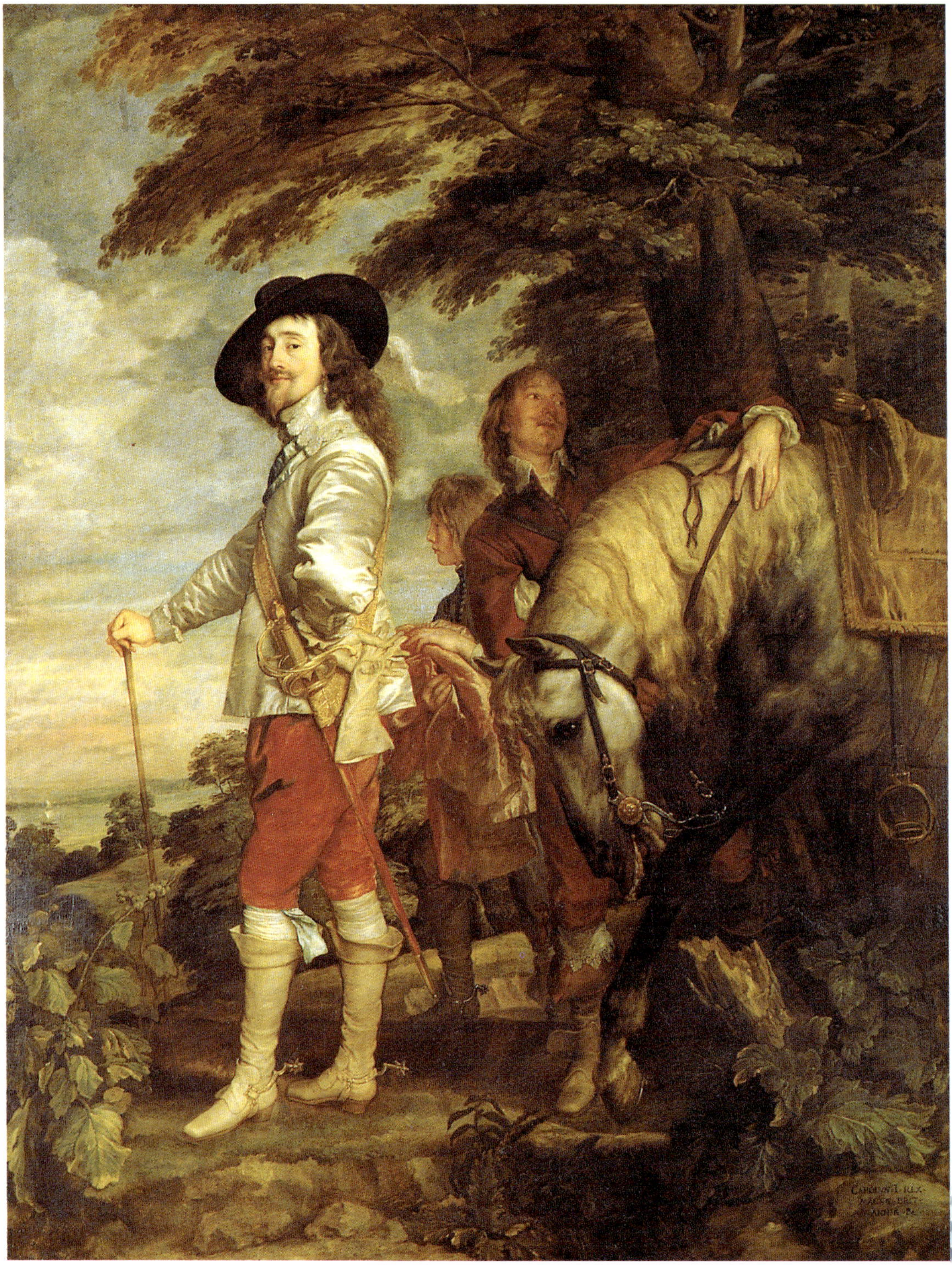

224 Anthonis van Dyck, Karl I., König von England, auf der Jagd, um 1635, 266 × 207 cm

Anthonis van Dyck Werkauswahl
Cornelis van der Geest (London, National Gallery)
Königin Henriette Maria (Windsor Castle, Royal Collection)
Kreuztragung (Antwerpen, Paulskirche)
Der trunkene Silen (Dresden, Gemäldegalerie)
Selbstbildnis (München, Alte Pinakothek)
Lukas van Uffel (Braunschweig, Herzog Anton Ulrich-Museum)

vor. Genau wie Rubens, in dessen Antwerpener Werkstatt er kurzfristig arbeitete, reiste auch er sehr viel und war überall hoch angesehen. 1632 ließ er sich in England am Hofe Karls I. nieder, dieses dem Unheil geweihten Monarchen. Erst hier kamen seine Talente voll zur Entfaltung, so daß er Generationen von Porträtisten in England und im übrigen Europa beeinflußte. Der König war Gegenstand zahlreicher Bilder van Dycks und wurde in diversen allegorischen Rollen dargestellt, manchmal in Rüstung, manchmal im Sattel. Das im Louvre befindliche Bildnis *Karl I., König von England, auf der Jagd (224)* gehört zu den besten offiziellen Herrscherporträts dieser Zeit. Durch die bloße Kraft seiner Genialität präsentiert van Dyck uns eine Ikone des Heroischen – den ernsten, gelehrten König, der dennoch die Zerstreuung der Jagd liebt. Edle Landschaft, edle Pose und edle Passion: Van Dyck verschmilzt diese drei Attribute zu einem höchst denkwürdigen Bild. Karl I. erhob ihn daraufhin in den Adelsstand.

Spanischer Barock

Die Malerei im Spanien des 17. Jh.s stand unter dem Einfluß des Katholizismus, was zumindest zum Teil auf den religiösen Eifer der spanischen Habsburg-Dynastie zurückzuführen ist. König Philipp II. und seine beiden Nachfolger, Philipp III. und Philipp IV., setzten die religiöse Orthodoxie mit Hilfe der gefürchteten Inquisition durch, einer Behörde zur Verfolgung aller Arten von ›Ketzerei‹, wozu auch der Protestantismus zählte. So ist es nicht verwunderlich, wenn die religiöse Kunst die profane in den Hintergrund drängt.

Trotz der angespannten Atmosphäre religiöser Konformität unter dem Habsburg-Regime ist Caravaggios befreiender Einfluß (siehe S. 176) auch in der spanischen Malerei des frühen 17. Jh.s anzutreffen. Caravaggios dramatische Helldunkelkontraste und tiefe Farben ließen sich gut in eine Kunst integrieren, die bereits einen eher pessimistischen und sehr drastischen Realismus pflegte, besonders in der sakralen Plastik (siehe Randleiste S. 198).

Der Caravaggismus fand einen frühen Vertreter in Jusepe de Ribera (1591–1652), der mit dunklen Farben und oftmals beunruhigend düsteren Untertönen malte. Ribera ging nach Italien – zuerst nach Rom, um Caravaggios Kunst kennenzulernen, dann in das spanisch regierte Neapel. Bis an sein Lebensende blieb er in Italien, wo er sehr erfolgreich war. Riberas religiöse Bilder zeugen von tiefer empfundener Frömmigkeit als Caravaggios; sie künden offener von den Freuden der Sinne und (wie als Konsequenz) von schmerzensreichem Leid. Schrecklichen Qualen ist in unserem Beisein Marsiyas ausgesetzt, der von Apoll zur Strafe bei lebendigem Leib gehäutet wird *(225)*. Der Satyr Marsyas, ein begabter Flötenspieler, hatte den Gott zu einem Musikwettbewerb herausgefordert und verloren. Der Sieger hatte das Recht, die Art der Bestrafung zu wählen.

Ribera suchte sich seine Modelle unter Gassenkindern und Bettlern und porträtierte sie ungeschönt. Seine Betteljungen und selbst seine Philosophen konfrontieren uns mit all ihren körperlichen Mängeln: schlechten Zähnen, verformten Gliedmaßen, schmutziger Haut und alterndem Fleisch. Auf diese Weise brachte er einen schonungslosen ›sozialen Realismus‹ in die Malerei des 17. Jh.s ein.

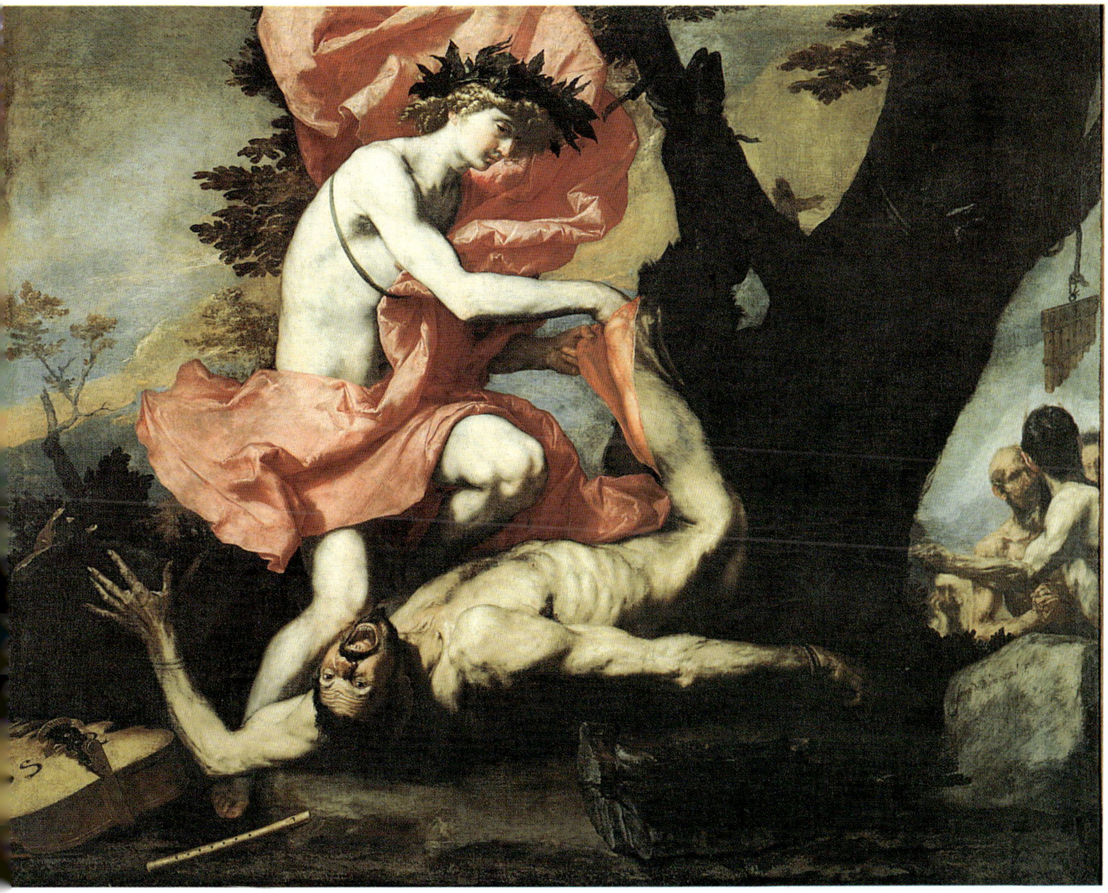

225 Jusepe de Ribera, Apoll schindet Marsyas, 1637, 183 × 234 cm

Spanien im 17. Jahrhundert

Beginnend mit der Herrschaft Philipps II. (1556–98) mußte die Habsburg-Dynastie stark kämpfen, um die Macht über Spaniens riesiges Imperium zu behalten. Ab dem frühen 17. Jh. verfiel das Land wirtschaftlich, da es diverse Kriege finanzieren mußte. Eine weitere Schwächung erlitt es, als es im Pyrenäenfrieden von 1659 Land an Frankreich abtreten mußte und wiederholt von der Pest heimgesucht wurde. Gleichzeitig erlebte Spanien eine neue kulturelle Blüte.

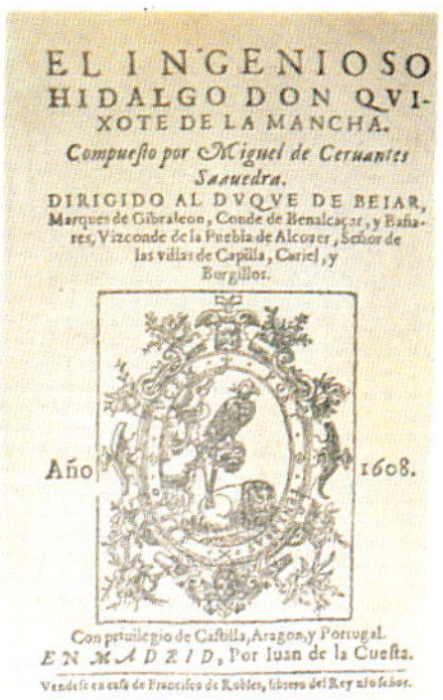
EL INGENIOSO HIDALGO DON QVIXOTE DE LA MANCHA.
Compuesto por Miguel de Ceruantes Saauedra.
DIRIGIDO AL DVQVE DE BEIAR, Marques de Gibraleon, Conde de Benalcaçar, y Bañares, Vizconde de la Puebla de Alcozer, Señor de las villas de Capilla, Curiel, y Burgillos.
Año 1608.
Con priuilegio de Castilla, Aragon, y Portugal.
EN MADRID, Por Iuan de la Cuesta.
Vendese en casa de Francisco de Robles, librero del Rey nro señor.

Don Quijote

Miguel de Cervantes (1547–1616) war Spaniens erfolgreichster Romanautor des 17. Jh.s. Sein berühmtestes Werk, den »Don Quijote«, schrieb er in Sevilla im Gefängnis. Der Roman ist eine Satire auf die ritterlichen Tugenden, aber er porträtiert auch das Aufeinandertreffen menschlicher Ideale und menschlicher Schwächen. In den beiden Protagonisten stehen sich der romantische Träumer und der realistische Praktiker gegenüber. 1605 ging das Buch in Madrid in Druck. Die obige Illustration zeigt den Titel der populären Ausgabe von 1608.

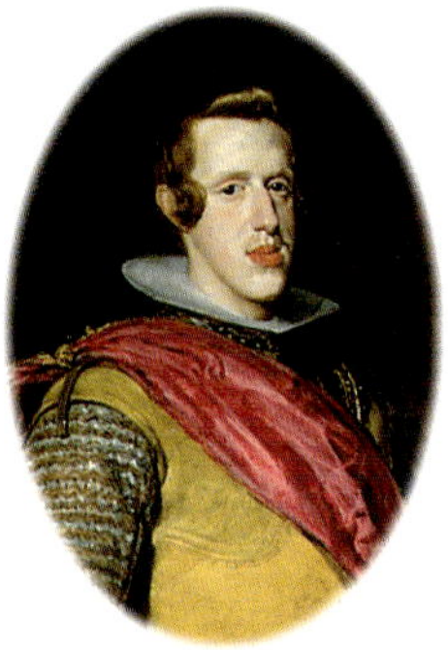

Philipp IV. von Spanien

Er war ein anspruchsvoller Schirmherr der Künste, für die Politik interessierte er sich nur sehr wenig. König Philipp IV. von Spanien (1605–65) überließ die Verwaltung seiner Reiche seinem Minister, Graf Olivares (1587–1645). Velázquez wurde 1623 Hofmaler. Der König gab oftmals mehrere Variationen eines Bildes in Auftrag, und da Velázquez sehr langsam arbeitete, wurde ein Atelier voller Kopisten beschäftigt, das die Werke des Meisters reproduzierte. Obiges Porträt des jungen Königs ist daher nicht eindeutig zuzuschreiben.

Diego Velázquez Werkauswahl

Triumph des Bacchus (Madrid, Prado)

Venus mit dem Spiegel (auch: Rokeby-Venus) (London, National Gallery)

Infantin María Teresa (Wien, Kunsthistorisches Museum)

Eine alte Frau brät Eier (Edinburgh, National Gallery)

Innozenz X. (Rom, Galleria Doria Pamphili)

Prinz Baltasar Carlos (London, Wallace Collection)

Juan Mateos (Dresden, Gemäldegalerie)

Velázquez: Ein spanisches Genie

Als Diego Velázquez (1599–1660) seine Karriere als Maler begann, war er noch sehr jung, gerade erst zwanzig Jahre, und beeinflußt von der Kunst Caravaggios (siehe S. 176). Beide verbindet die gleiche Sicherheit im Umgang mit Formen und Licht.

Velázquez' Bildnisse der Habsburger, denen er als Hofmaler diente, sind die einzigen Herrscherporträts, die mit van Dycks Bildnissen des Stuart-Königs Karl I. (siehe S. 192) konkurrieren können. Aber auch hier bleibt die Vergleichbarkeit auf dieses eine Moment beschränkt. Velázquez glorifizierte nicht nur seinen König und dessen Hof, sondern war auch sorgfältig darauf bedacht, selbst an Ansehen zu gewinnen. Mit der Zeit gelang es ihm, eine lockere Freundschaft mit Philipp IV. aufzubauen. Der König war kein begnadeter Politiker (siehe links), aber selbst wenn er nichts anderes bewirkt hat, als einem Genie wie Velázquez den Weg zu ebnen, bleibt die Kunstwelt ihm verpflichtet.

Angesichts der Schönheit von Velázquez' Hofporträts – den einzigen Darstellungen mit halbwegs dokumentarischem Charakter in einem Zeitalter vor der Erfindung der Photographie – kommen uns all die Versuche, den Künstler in bestimmte Kategorien zu zwängen, nichtig vor. *Las Meninas (226)* gehören heute zu den Prunkstücken des Museo del Prado in Madrid, und wie alle Berühmtheiten müssen sie vor Attentaten geschützt werden: Sie hängen hinter Panzerglas.

Schon zu Beginn seiner künstlerischen Laufbahn hatte Velázquez an einigen Statusprojekten Phi-

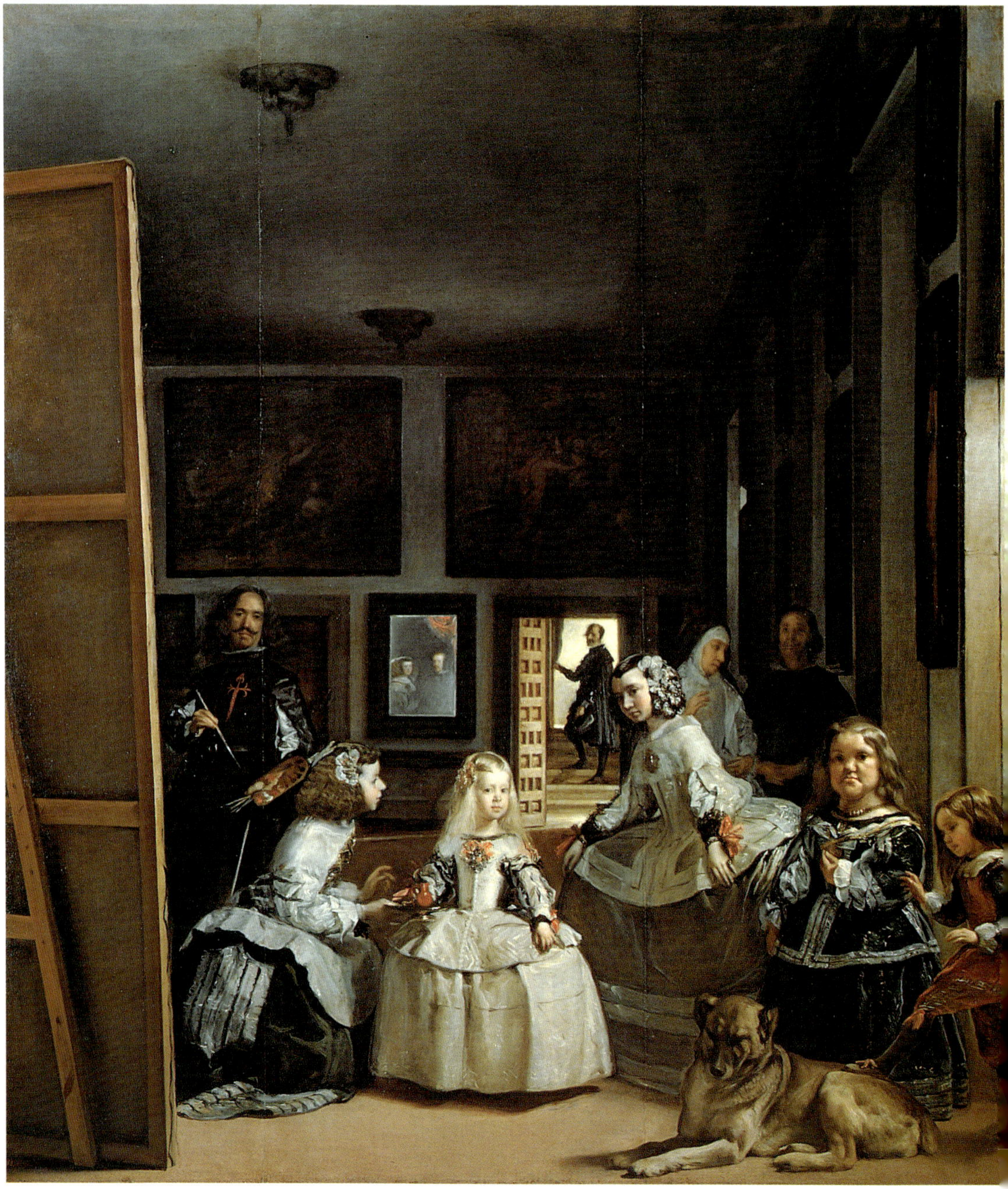

226 Diego Velázquez, Las Meninas, 1656, 318 × 276 cm

LAS MENINAS

Eigentlich steht die kleine Prinzessin, die Infanta Margarita Teresa, im Mittelpunkt, umgeben von Zofen, Privatlehrer, Pagen und Zwerg sowie ihrem riesigen Hund. Der Hund ist uns am nächsten, das Monarchenpaar ist dagegen unerreichbar, es ist nur ein Spiegelbild am Ende des Raumes, in der Blickachse des Betrachters: Nicht wir sollten die Betrachter sein, sondern das Königspaar, für dessen Privatgemächer das Bild konzipiert wurde, das sowohl ein Porträt seiner jungen Tochter ist als auch ein ausgeklügelter, innovativer Tribut an den König selbst. Es stellt einen vereinzelten Moment dar, in dem jede Figur auf das Eintreten des Königs reagiert.

Miniaturporträts
Der Höfling vor dem hellen Hintergrund lenkt unsere Aufmerksamkeit auf den Spiegel am anderen Ende des Raumes, und dort sehen wir ein Spiegelbild von König und Königin. Ob es tatsächlich eine Reflexion der beiden ist oder nur ein Bild darstellt, an dem Velázquez arbeitet, ist umstritten. Die Position der Monarchen ist jedoch gefestigt genug, das königliche Paar kann es sich leisten, zu einem bloßen Spiegelbild hinter seinem Kind zu werden. Selbst als bleiche Schatten sind sie noch dominierend, und darin liegt auch eine subtile Hommage des Künstlers.

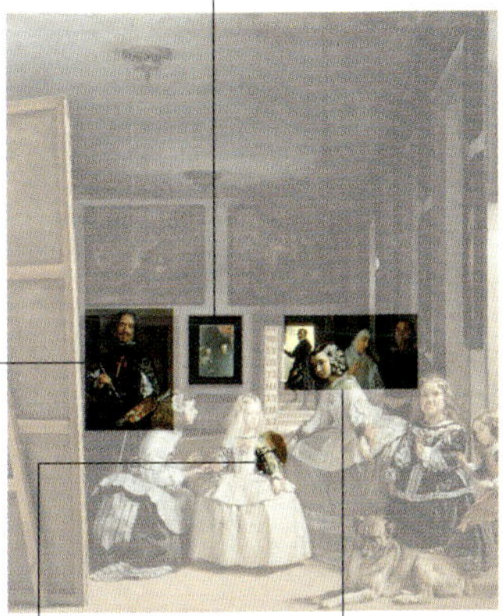

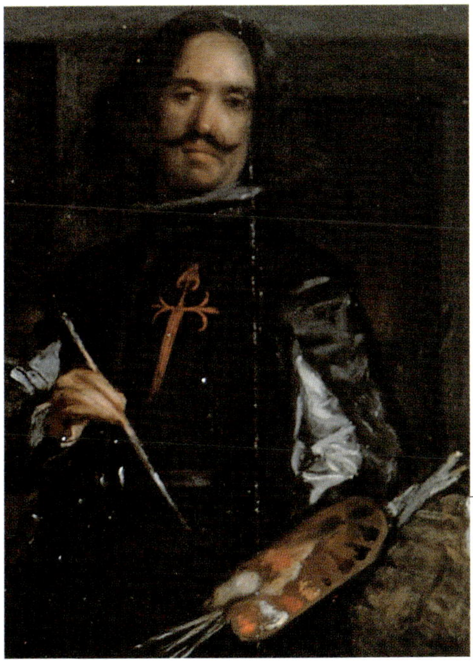

Selbstbildnis
Velázquez selbst steht ganz links außen und konzentriert sich auf eine Leinwand von beeindruckendem Format. Mit versteckter Ironie hängen die großen Kopien Rubensscher Bilder hoch oben unter der Decke im Schatten. Das rote Kreuz auf Velázquez' Brust steht für seine Erhebung in den Adelsstand und wurde erst nachträglich eingefügt.

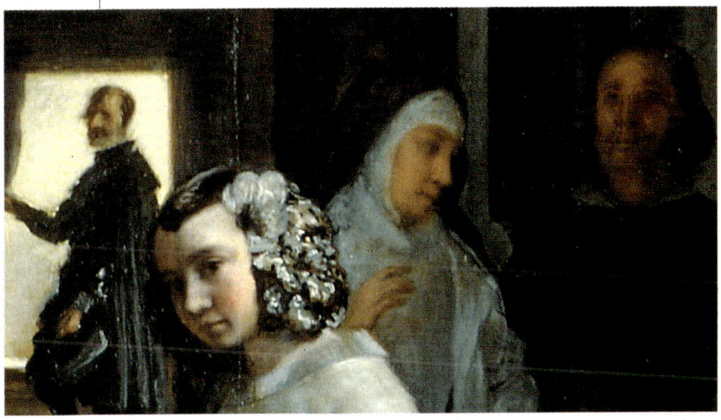

Das Leben bei Hofe
Es scheint einen Augenblick stillzustehen, das Leben bei Hofe. Dabei passiert gar nichts Besonderes, es ist Alltag am Hof, und es ist ein alltäglicher Moment. Doch dieser Augenblick währt ewig. Die Personen aus dem Gefolge der Prinzessin erscheinen und verschwinden wieder in den Schatten. Alle Personen auf dem Bild, bis auf den Mann, der still ganz rechts steht, sind als historische Persönlichkeiten identifiziert worden.

Details des Ärmels
Aus der Nähe gesehen, besteht der Ärmel der kleinen Prinzessin aus einem Gewirr flüchtiger Pinselstriche. In einiger Entfernung betrachtet, fügen sich die wilden Schnörkel perfekt zusammen, und wir sehen einen reichverzierten Ärmel, erkennen den silbrig schimmernden Stoff. Velázquez selbst stand beim Malen zu dicht an der Leinwand, um diesen Effekt sehen zu können.

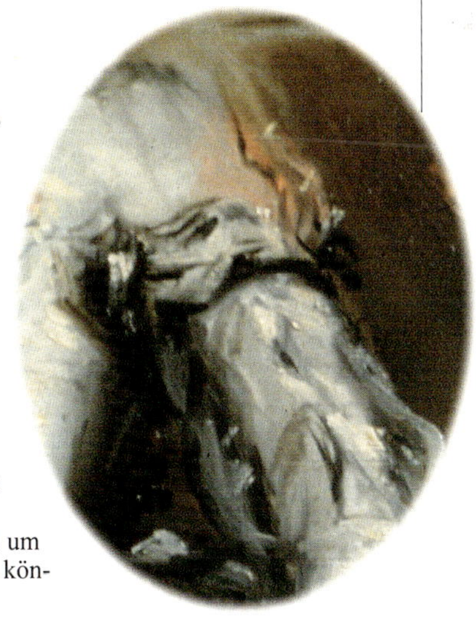

> **Hofnarren**
> Seit Beginn des Mittelalters gab es an den Höfen Spaniens Hofnarren. Der Liebling Philipps IV. war ein Zwerg namens Sebastiano de Morra. Daß auch die Zwerge menschliche Gefühle hatten, wurde weitestgehend ignoriert, und sie mußten die Spötteleien und Beleidigungen der Höflinge über sich ergehen lassen. Der König verlieh seinen Hofnarren oft absurde Titel von lächerlichem Glanz.

lipps IV. mitgearbeitet. Dazu gehörten u. a. ein neuer Palast, der Buen Retiro, der 1631–35 gebaut wurde und in dessen zahlreichen Räumen Platz für rund 800 Bilder war. Der Salón de Reinos enthielt 27 Gemälde spanischer Künstler, darunter auch Velázquez' *Übergabe von Breda* sowie eine Reihe von Arbeiten Zurbaráns (siehe S. 197). Als nächstes ließ der König auf dem Gelände des Pardo-Palastes das Jagdschloß Torre de la Parada errichten. Trotz des zunehmenden Interesses Philipps IV. an ausländischen Künstlern trug Velázquez Porträts des jungen Kronprinzen Baltasar Carlos und von zweien seiner Hofzwerge zur Ausstattung bei. Einer dieser Hofzwerge war *Francisco Lezcano (Das Kind von Vallecas) (228)*.

Velázquez' Malweise faszinierte seine königlichen Freunde. Sie fanden Vergnügen an dem Spiel mit der

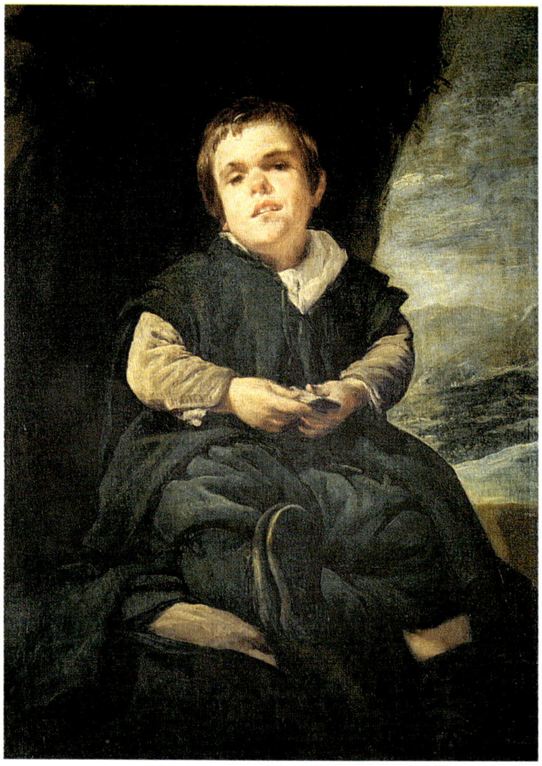

228 Diego Velázquez, Francisco Lezcano (Das Kind von Vallecas), 1636–38, 107 × 83 cm

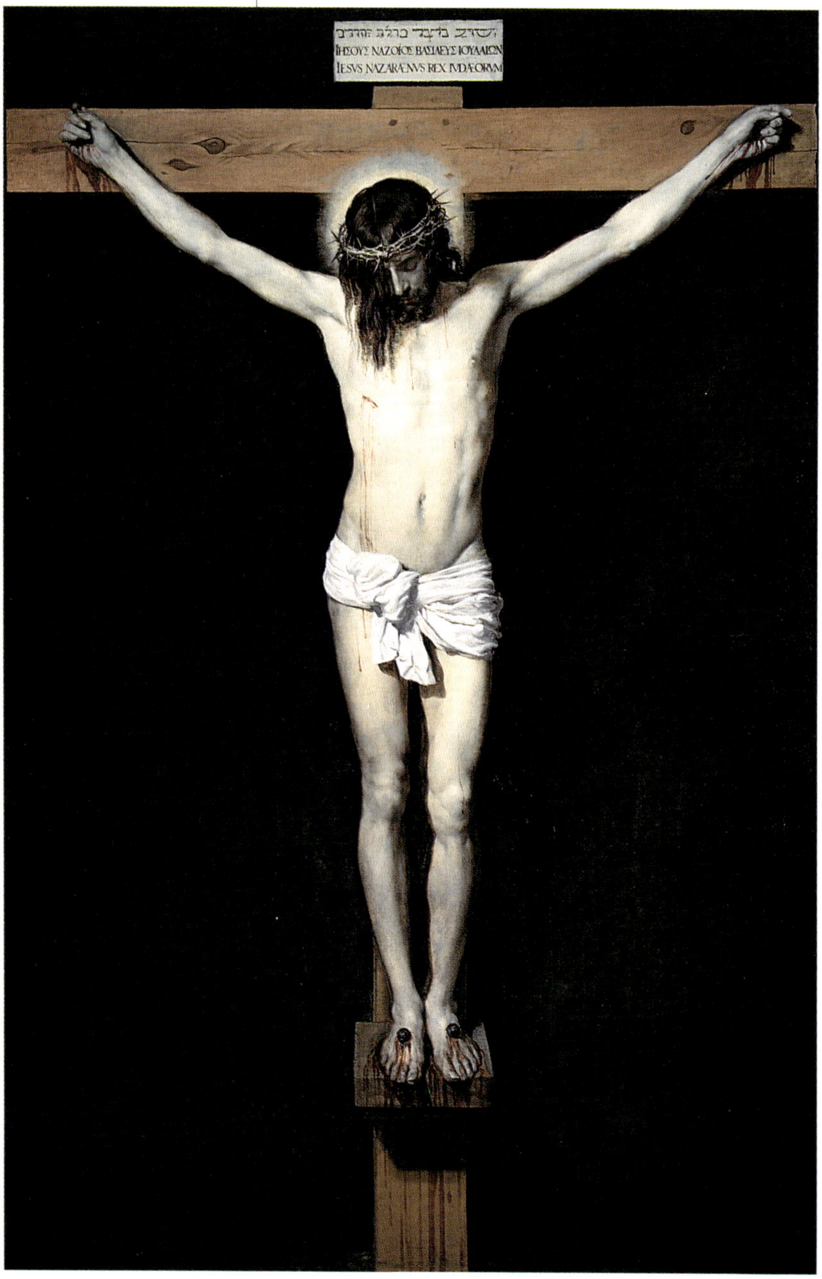

227 Diego Velázquez, Christus am Kreuz, 1631–32, 248 × 169 cm

Wahrnehmung, daran, daß aus Entfernung betrachtet die groben, scheinbar unmotivierten Pinselzüge sich plötzlich auf wundersame Weise zu einem Ganzen materialisierten. Spitze, Gold, das Glitzern heller Juwelen, die rosige Röte einer jugendlichen Wange, das müde Herabsinken eines bejahrten Hauptes – Velázquez hielt alles fest, doch die Illusion ist flüchtig, sie erfordert den richtigen Blick. In seinen religiösen Bildern kann sie beständiger sein: kein *Christus am Kreuz (227)* hat mehr traurige menschliche Würde als dieser.

Von Velázquez lernen wir auch, daß der Hofzwerg *(228)*, der oft auch als Hofnarr (siehe Randleiste links) zur Zielscheibe von Witzen und derben Späßen wurde, die gleiche Würde und unveräußerliche Menschlichkeit wie der sterbende Jesus besaß.

Wenn Velázquez ein Thema aus der Mythologie aufgreift, läßt er uns erkennen, daß auch das Heidentum eine Religion und eine Errungenschaft des menschlichen Geistes ist. *Die Schmiede des Vulkan (229)* ist ein Meisterwerk der Kontraste zwischen zwei Arten von Wesen. Auf der einen Seite ist da der leuchtende, geschlechtslose und feminin wirkende Junge, ein Besucher aus einer anderen Welt, vollkommen davon überzeugt, sich verständlich machen zu können. Auf der anderen Seite stehen die Schmiede, durch und durch männlich, drahtig und erstaunt – aber auch eindeutig unbeeindruckt. Die beiden Welten treffen in gegenseitiger Verständnislosigkeit und gegenseitiger Geringschätzung aufeinander. Doch Velázquez lacht sehr verhalten.

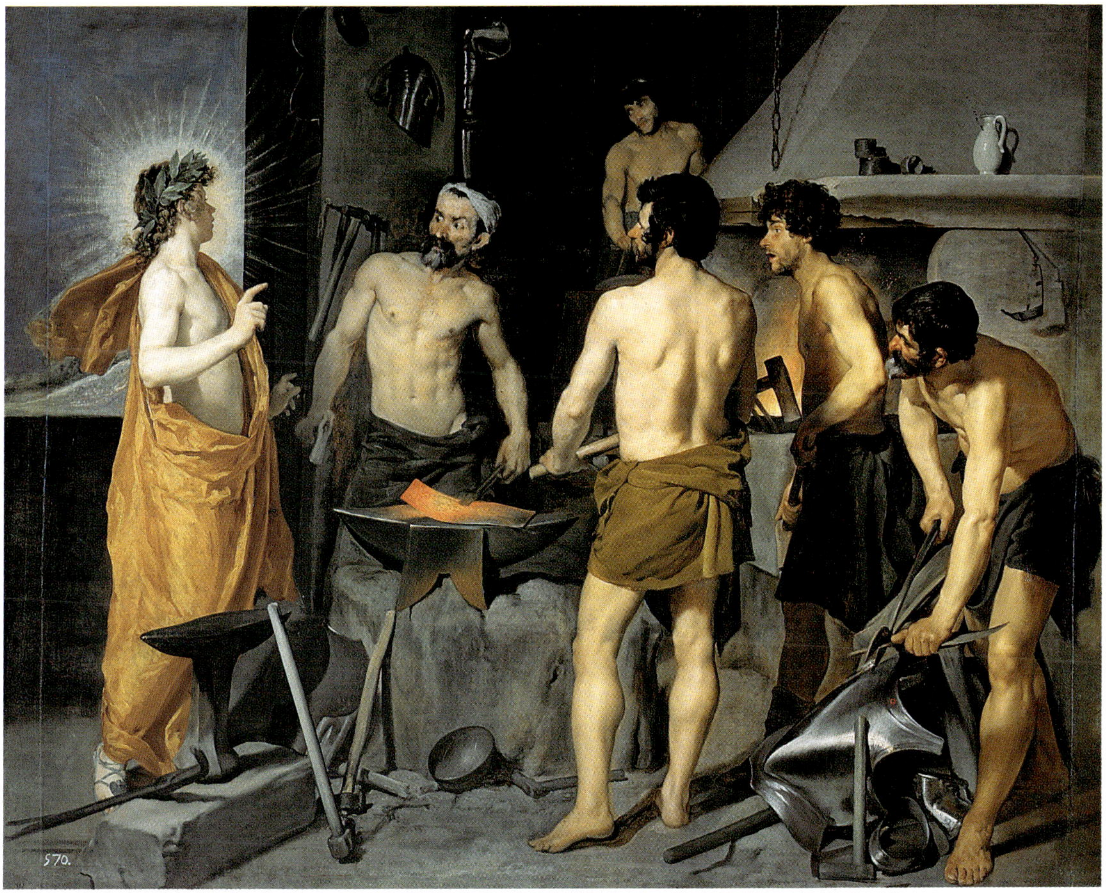

229 Diego Velázquez, Die Schmiede des Vulkan, 1630, 223 × 290 cm

Die Schmiede des Vulkan

In der römischen Mythologie war Vulkan der Gott des Feuers und der Schmied der Götter. Apollo hat die Frau des Vulkan, Venus, bei einer Affäre mit Mars beobachtet und kommt in die Schmiede, um es Vulkan zu erzählen. Vulkan ist von seinen Gehilfen umgeben. In der Mythologie sind dies Zyklopen (einäugige Riesen), aber gewöhnlich werden sie mit normalen Augen dargestellt.

Zurbarán: Bilder der Stille

Francisco Zurbarán (1598–1664) war ein Zeitgenosse Velázquez' und arbeitete in dessen Geburtsstadt Sevilla. Doch nur zwischen dem jungen Velázquez und Zurbarán gibt es stilistische Ähnlichkeiten hinsichtlich Formgebung und Farbauftrag. Den Schritt hin zu einer so freien Pinselführung geht Zurbarán nicht. Besonders seine Stilleben zeigen eine äußerst präzise Malweise. Das *Stilleben mit Orangen (230)* ist von einer beinah feierlichen Ruhe und offenbart das Wissen um den Wert auch bescheidener Dinge. Die Früchte liegen wie auf einem Altar, die einzelne Blüte ruht stumm neben dem bescheidenen Becher. Es ist das Licht, das den Dingen Kostbarkeit verleiht.

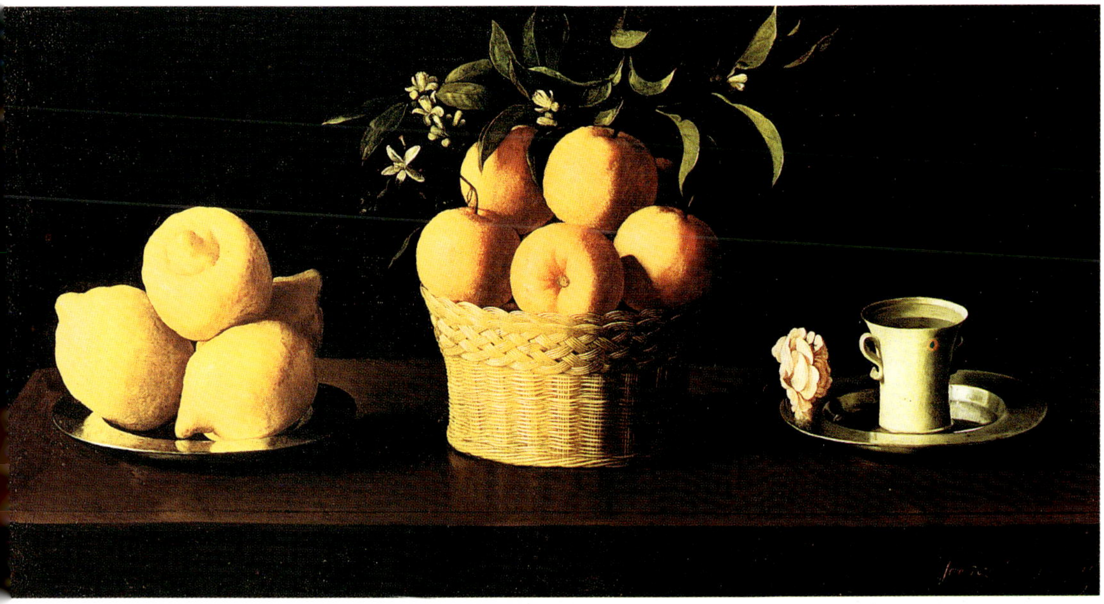

:30 Francisco Zurbarán, Stilleben mit Orangen, 1633, 60 × 107 cm

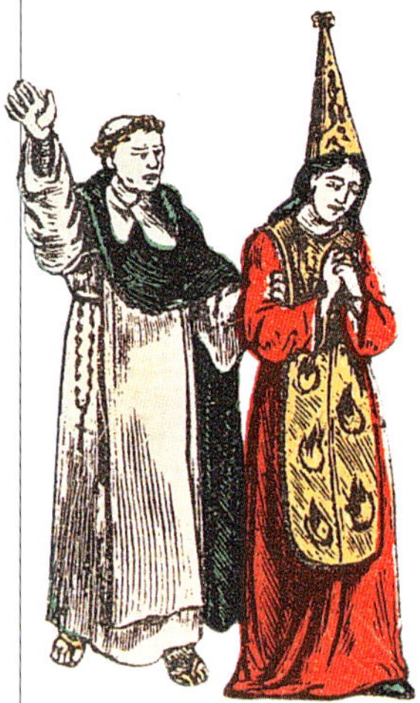

Die spanische Inquisition

Die im 15. Jh. eingeführte Inquisition wurde zu einem furchtbaren Martyrium für alle Protestanten, Juden und Moslems. Dominikanermönche wurden beauftragt, Ketzer ausfindig zu machen, was alle einschloß, die nicht offen für den katholischen Glauben eintraten. Die Mönche führten eine Art des Verfahrens ein, die als Autodafé (Glaubensakt) bezeichnet wurde und die entweder in einem ›Widerruf‹ oder einer öffentlichen Verbrennung des ›Ketzers‹ auf dem Scheiterhaufen endete.

Sakrale Plastik in Spanien

Ein berühmtes Beispiel ist der *Tote Christus* in der Kapuzinerabtei in El Pardo, ein Werk des Bildhauers Gregorio Fernandez, das von Philipp III. in Auftrag gegeben wurde. Der Körper Christi liegt auf einem Altartuch, und die Dramatik seiner Schmerzen wird durch offene Wunden und Ströme roten Blutes auf dem braunen Holz realistisch wiedergegeben. Geschnitzte Figuren für kirchliche Prozessionen wurden zunehmend populär, als der Kult um die Passion aufkam, die Leidensgeschichte Christi. Ein geradezu obsessiver Realismus fand seinen Höhepunkt in der Verwendung echter Haare, Augenbrauen und Wimpern auf den Gesichtern der Figuren.

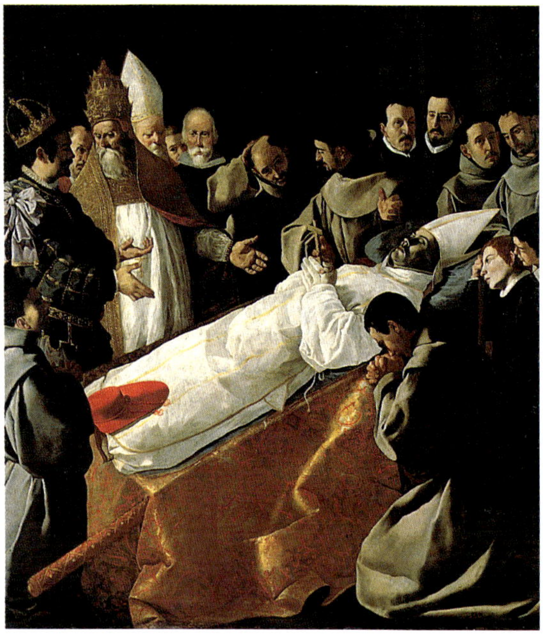

231 Francisco Zurbarán, Die Aufbahrung des Leichnams des hl. Bonaventura, um 1629, 250 × 225 cm

Die Aufbahrung des Leichnams des hl. Bonaventura (231) ist auf seine Weise ebenso still wie das Stillleben. Das Werk ist irgendwo zwischen Zeit und Ewigkeit angesiedelt, betont das Ungesehene, das dem Gesehenen seine Bedeutung zuweist. Die Darsteller in diesem Drama (von denen der tote Heilige noch der vitalste ist) stehen im Rampenlicht vor durchdringender Dunkelheit. Das Geheimnis unserer Reise von der Geburt zum Tode wird fühlbar.

Murillo: Ein vergessener Meister

Der nächste große spanische Maler des 17. Jh.s nach Velázquez und Zurbarán war der ebenfalls in Sevilla lebende Künstler Bartolomé Esteban Murillo (1617–82). Leider ist Murillo sehr leicht falsch zu beurteilen. Seine schwächeren Arbeiten sind von einer Weichheit, die nur als sentimental bezeichnet werden kann. Man läuft jedoch Gefahr, diesen Murillo für den einzigen zu halten. Sicher erreicht er nicht die Tiefe eines Velázquez oder Zurbarán, doch manche seiner Bilder sind dennoch sehr eindrucksvoll. Er versteht seine idealistischen Motive mit großer Überzeugungskraft darzustellen.

Murillo wird oft vorgeworfen, zu sentimental, zu beschaulich zu sein. Doch vielleicht müssen wir den Grund dieser Ablehnung eher bei uns suchen, die eine Mediengesellschaft gelehrt hat, das Leben mit all seiner Grausamkeit zu sehen. Nun fällt unser Blick auf Murillos ›heile Welt‹ der Familienliebe und des gegenseitigen Verständnisses.

Vielleicht verstehen wir das Wort ›gefühlvoll‹ inzwischen zu negativ. *Die Heilige Familie (232)* mit ihrem zärtlichen Joseph und dem völligen Fehlen von allem, was tiefgründiger Symbolik nahekommen könnte, ist von einem Charme, der mit längerer Betrachtungsdauer des Bildes noch zunimmt. Die kleine Promenadenmischung und das verwöhnte Kleinkind sind beide mit einem Wissen um die Liebe gemalt.

Unverfälscht tritt uns Murillo in seinen weltlichen Gemälden entgegen, etwa in *Zwei Frauen am Fenster (233)*. Die hintere der beiden ist eine Dueña – eine ältere Dame, die von der Familie angestellt wurde, um als Gouvernante und Anstandsdame zu fungieren. Sie lacht, doch wir bekommen nur ihre vor Freude geröteten Wangen zu Gesicht, ihr Lachen verbirgt sie schamhaft vor uns. Ihre funkelnden Augen machen jedoch deutlich, daß das, was ihrem Schützling nur ein staunendes Lächeln entlockt, bei der älteren Frau Heiterkeit auslöst. Mit ihrer Erfahrung sieht und versteht sie weit mehr als das hübsche junge Mädchen. In diesem nur vordergründig schlichten Bild charakterisiert Murillo unterschiedliche Temperamente und Erfahrungshorizonte und weckt außerdem unsere Neugier.

Beide Frauen sind von der Vertikalen des Fensterladens und der ebenso dominierenden Horizontalen des Fensterbretts unseren Blicken größtenteils entzogen. Das Mädchen, der emotionale Mittelpunkt des Bildes, betrachtet das Leben mit kindlichem Vergnügen, aber Murillo und die ältere Frau wissen beide, daß ihre praktischen Möglichkeiten stark eingeschränkt sind.

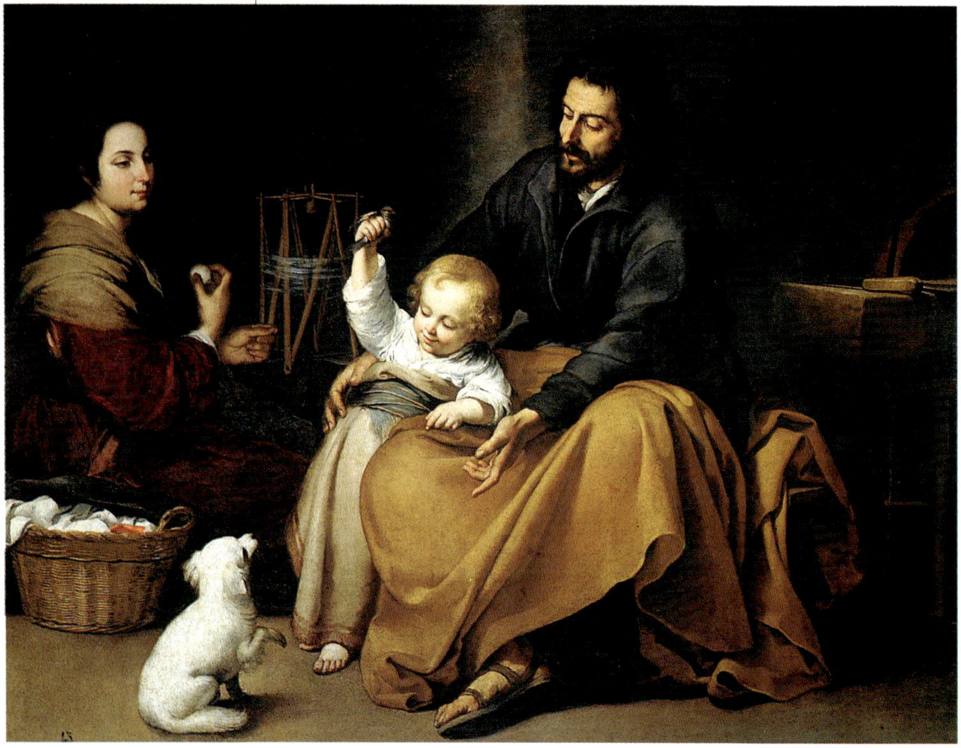

232 Bartolomé Esteban Murillo, Die Heilige Familie, 1650, 144 × 188 cm

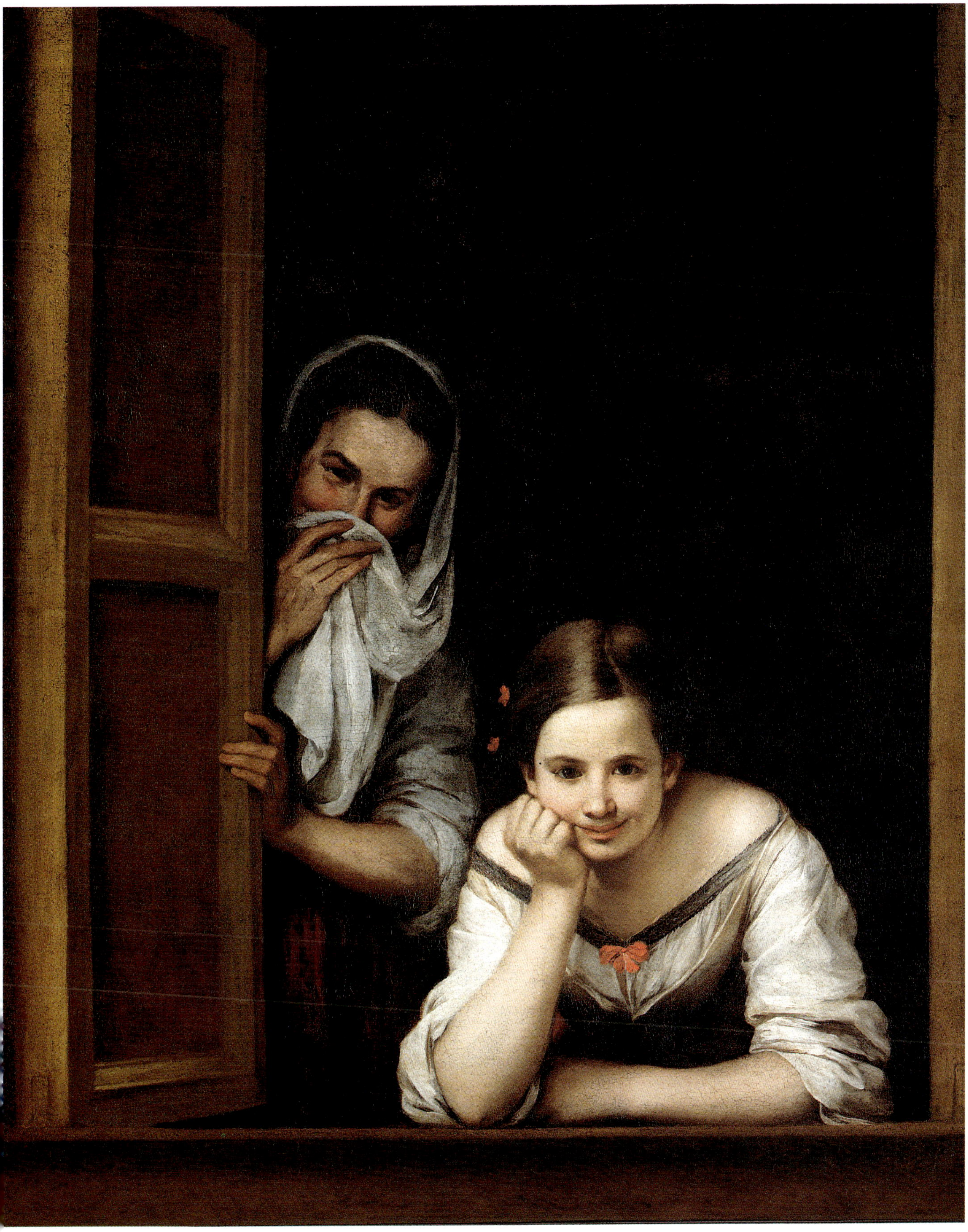

233 Bartolomé Esteban Murillo, Zwei Frauen am Fenster, um 1670, 127 × 106 cm

REFORMATIONSKUNST IN HOLLAND

Die Republik der Vereinigten Niederlande erklärte 1579 ihre Unabhängigkeit, aber es brauchte dreißig Jahre bewaffneten Konflikts, bevor die Spanier aus dem Gebiet vertrieben waren. Erst 1648 wurde ein Friedensvertrag geschlossen. Lange Zeit war das alltägliche Leben unruhig verlaufen, geprägt zuerst vom Freiheitskampf, dann vom ständigen Ringen, die hart erkämpfte Freiheit zu wahren. Eine neue Gesellschaftsordnung entstand auf der Grundlage sozialer Gerechtigkeit und geistiger Strenge. Als sich der Calvinismus durchsetzte, wurden die Kirchen ihres Schmuckes beraubt, und in der Malerei, die das Erbe des nordeuropäischen Realismus antrat, lag die Betonung auf einfachen, alltäglichen Dingen.

Die Vereinigten Provinzen

Dieser Name erscheint erstmals 1579, als die protestantischen Staaten der nördlichen Niederlande ihre Unabhängigkeit von der spanischen Herrschaft erklärten. Bis zum Waffenstillstand von 1609 (siehe Randleiste S. 186) tobte der Krieg; es dauerte noch 39 Jahre, bis Spanien und die anderen katholischen Nationen den neuen protestantischen Staat im Westfälischen Frieden von 1648 anerkannten. Holland war die reichste der Vereinigten Provinzen und gab den Namen für das ganze Land.

Man vermag sich kaum vorzustellen, daß Rubens (1577–1642, siehe S. 186) und Rembrandt (Harmensz. van Rijn; 1606–1669) in der ersten Hälfte des 17. Jh.s Zeitgenossen waren. Beide lebten im selben Land, Rubens im flämischen Antwerpen und Rembrandt im Norden von Amsterdam, in dem Gebiet, das damals als die Vereinigten Provinzen oder Generalstaaten bekannt war und das heute Niederlande oder Holland genannt wird.

Rubens scheint einer älteren, klassischeren Zeit anzugehören, wohingegen Rembrandt auf uns innovativer wirkt, seine Bildfindungen scheinen mehr aus ihm selbst zu kommen und verdanken der Antike wenig. Beide sind hervorragende Künstler, aber die meisten von uns fühlen sich zu Rembrandt mehr hingezogen. Vielleicht hängt dies mit seinen zahlreichen Selbstbildnissen zusammen, die uns den Menschen Rembrandt näherbringen. Das menschliche Gesicht faszinierte ihn schon sehr früh, und das war sein Glück, denn es brachte ihm Aufträge ein. Dabei sind es weniger die Äußerlichkeiten, die ihn reizen, nicht in seinem Gesicht und auch nicht in dem anderer, es sind vielmehr die Gedankengänge, die er zur Darstellung zu bringen sucht. Dabei wahrt er die Einheit von äußerer Erscheinung und innerem Gehalt, nie kommt es zum Konflikt. Denn es ist das Äußere, der Körper, durch den uns Rembrandt das Wesen und den Charakter des Modells erkennen läßt, die vorübergehenden Launen genauso wie die festen Charakterzüge.

Rembrandt war der Sohn eines Müllers, entstammte also dem Mittelstand, der in dieser Zeit prosperierte, denn aufgrund der Veränderungen im Anschluß des Befreiungskampfes kam es zur Umstrukturierung der niederländischen Gesellschaft, und die Mittelklasse wuchs. Damit einher ging eine steigende Nachfrage nach realistischen Gemälden, z. B. repräsentativen Porträts und Bildern aus dem Arbeitsleben. Rembrandt war einer dieser geborenen Maler, die in jungen Jahren mit dem Malen beginnen und deren Talent beinah sofort erkannt wird. Sein erstes Werk zeigt

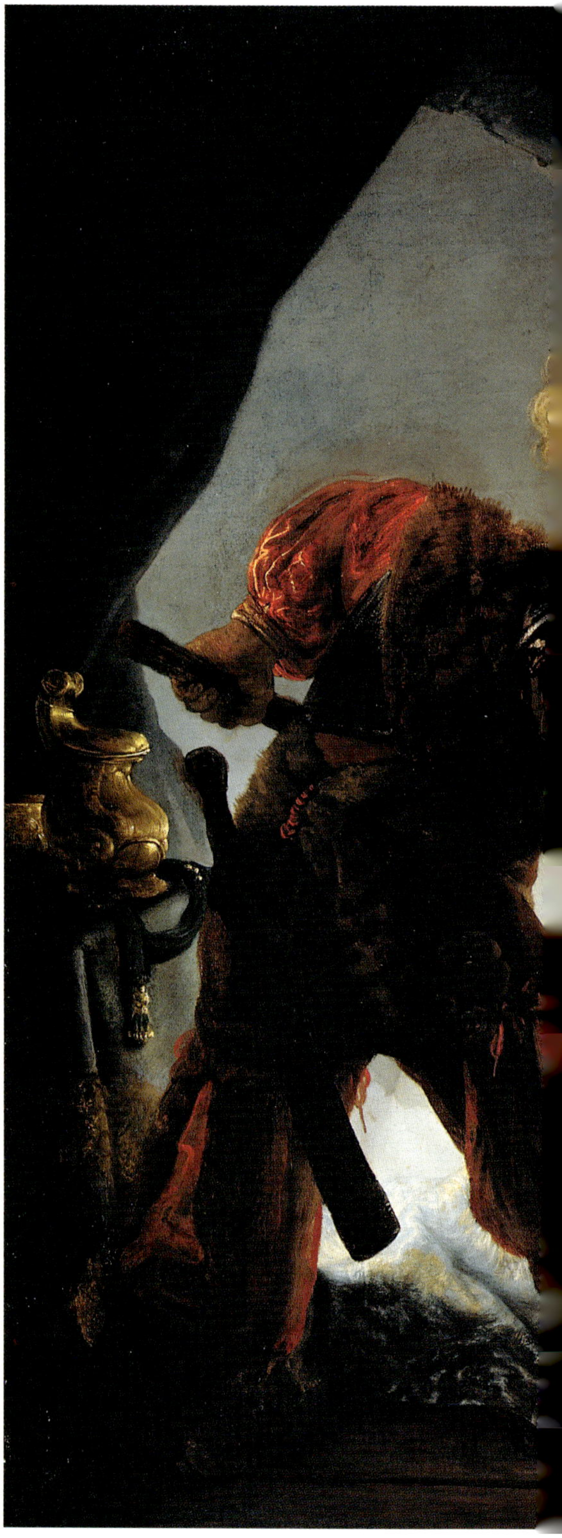

Die Blendung Samsons

Die Geschichte von dem starken Samson wird im Alten Testament im Buch der Richter geschildert. Samsons Feinde, die Philister, wollten ihn umbringen und überredeten Delilah, ihm das Geheimnis seiner übermenschlichen Kräfte zu entlocken: sein langes Haar. Während er schläft, schneidet sie seine Locken und ruft die Philister, die dem hilflosen Samson die Augen ausstechen und ihn in den Kerker werfen. Anläßlich eines großen Festes wird er zur Belustigung der Gäste im Palast vorgeführt, und mit Gottes Hilfe gelingt es ihm, sich zu rächen.

zwar bereits seine Vorliebe für das Melodramatische und sein starkes Interesse an der Menschlichkeit seiner Modelle, ist aber dennoch nur eine Andeutung dessen, was noch folgen sollte. Sein Gemälde einer Erzählung aus der Bibel, *Die Blendung Samsons (234)*, ist hervorragend ausgeführt. Wir zucken unwillkürlich zurück vor der düsteren Silhouette der Hellebarde, die gleich ein schutzloses Auge durchbohren wird. Wir zittern vor dem Anblick der Gewalt in der nur partiell beleuchteten Dunkelheit. Samson windet sich vor Schmerz, während Delilah den Ort des Schreckens flieht, den sie zwar selbst herbeigeführt hat, dessen Anblick sie aber nun nicht ertragen kann. Die Handlung wirkt dramatisch gesteigert, fast überzeichnet. Auch in den frühen Selbstbildnissen neigt Rembrandt zur Überbetonung des Dramatischen.

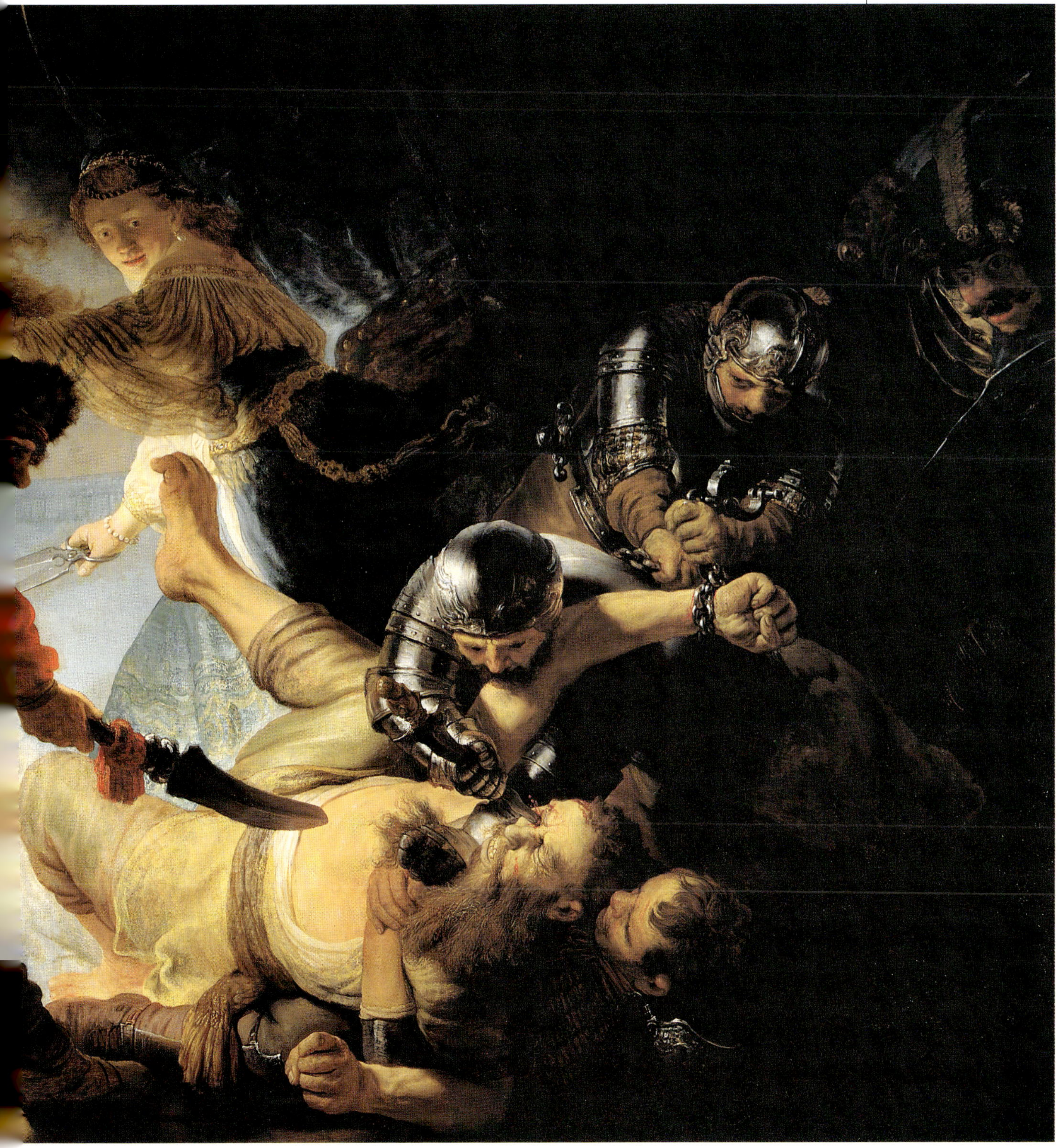

234 Rembrandt, Die Blendung Samsons, 1636, 236 × 302 cm

Rembrandt Werkauswahl
Die Nachtwache (Amsterdam, Rijksmuseum)
Die Anatomie des Dr. Tulp (Den Haag, Mauritshuis)
Der Geldwechsler (Staatliche Museen zu Berlin, Dahlem)
Der Evangelist Matthäus (Paris, Louvre)
Selbstbildnis mit Saskia (Dresden, Gemäldegalerie)
Das Fest des Belsazar (London, National Gallery)

Das dunkle und geheimnisvolle Bildnis *(235)* zeigt Rembrandt als jungen Erwachsenen. Sein Gesicht liegt größtenteils im Schatten, in seinen Zügen ist nur schwer zu lesen. In späteren Jahren blickt er uns von seinen Selbstbildnissen nachdenklicher, selbstsicherer an und ist offensichtlich besser situiert. Eine späte Arbeit *(236)* zeigt uns ein Gesicht bar jeglicher Anmaßung. Rembrandt wirkt ernst, fast verzagt. Der Blick, der beim Malen auf diesem Gesicht ruhte, war nicht unfreundlich, aber dennoch um unvoreingenommene Wahrhaftigkeit bemüht. Dieses Gemälde ist ein bewegendes Eingeständnis menschlicher Unvollkommenheit – große Kunst mit dem Ausdruck persönlichen Versagens.

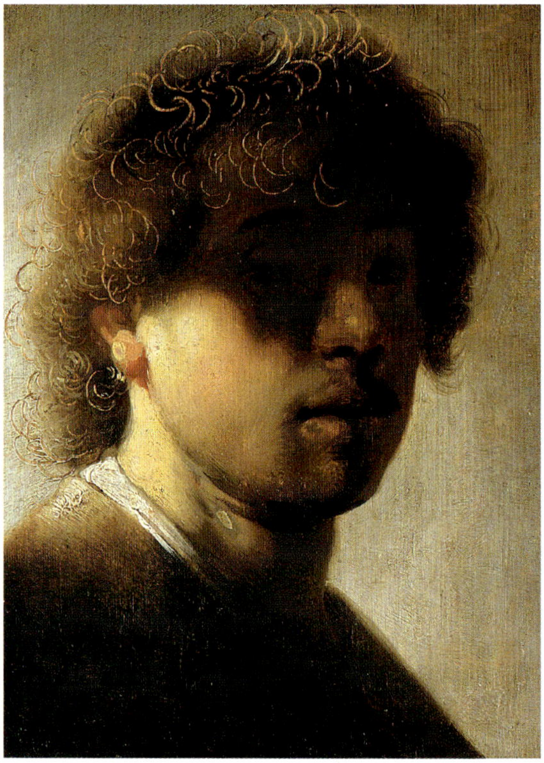

235 Rembrandt im Alter von ca. 21 Jahren, um 1627, 20 × 16 cm

Porträtinterpretationen

Rembrandt ist in erster Linie ein hervorragender Geschichtenerzähler. Manchmal legt er uns in den Bildnissen einfach nur die Bausteine der Geschichte in den Schoß und vertraut darauf, daß wir selbst herausfinden, was passiert. Die *Dame mit einem Fächer aus Straußenfedern (237)* verfolgt uns mit ihrer stillen Traurigkeit, ihrem Mut und ihrer Weisheit. Wie können wir das alles sehen? Wie können wir sicher sein, daß die uns unbekannte Dame ein wechselvolles Leben hatte und die Trauer kennt? Der Künstler stellt sie uns einfach gegenüber und läßt das Licht wie einen liebevollen Blick auf ihr verweilen, auf dem

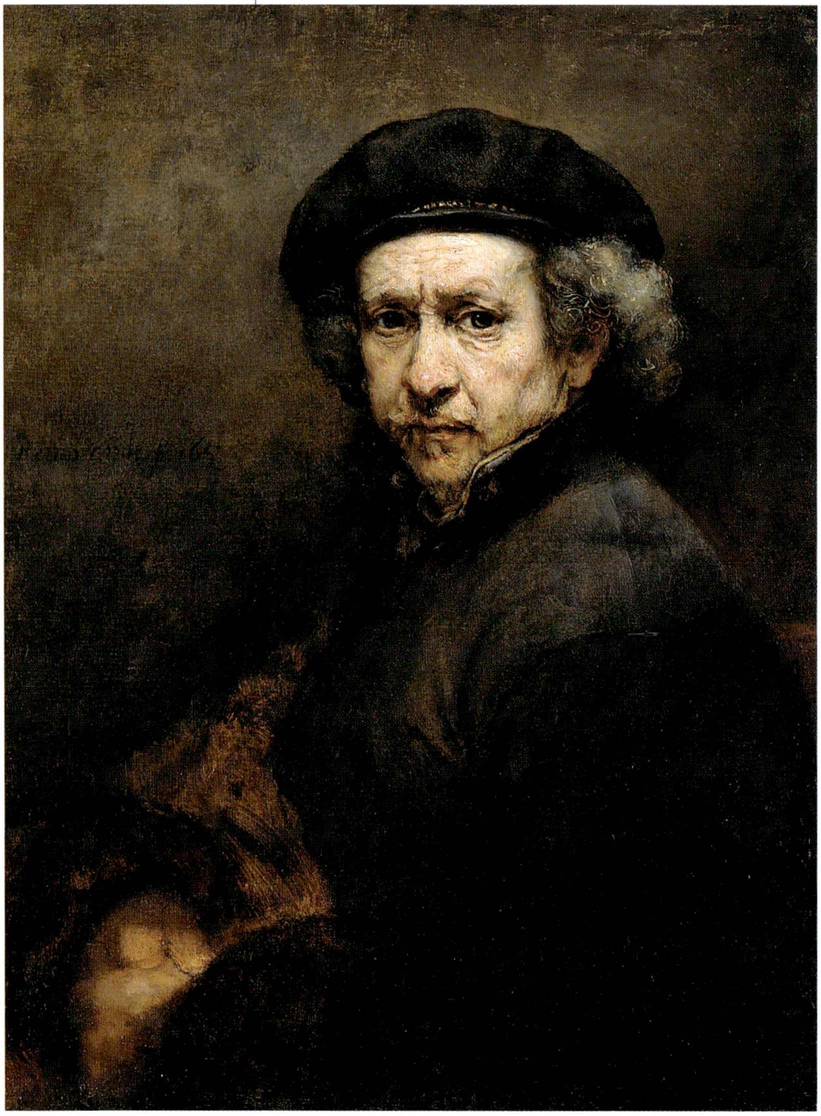

236 Rembrandt Harmensz. van Rijn, 1659, 84 × 66 cm

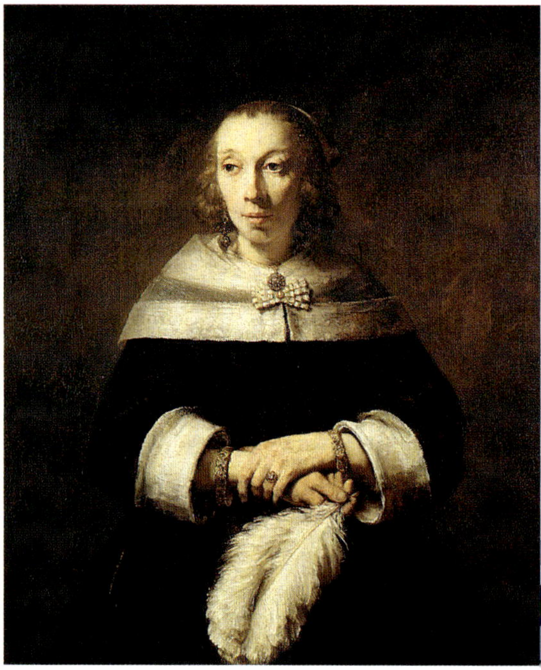

237 Rembrandt (oder Werkstatt), Dame mit einem Fächer aus Straußenfedern, um 1660, 100 × 83 cm

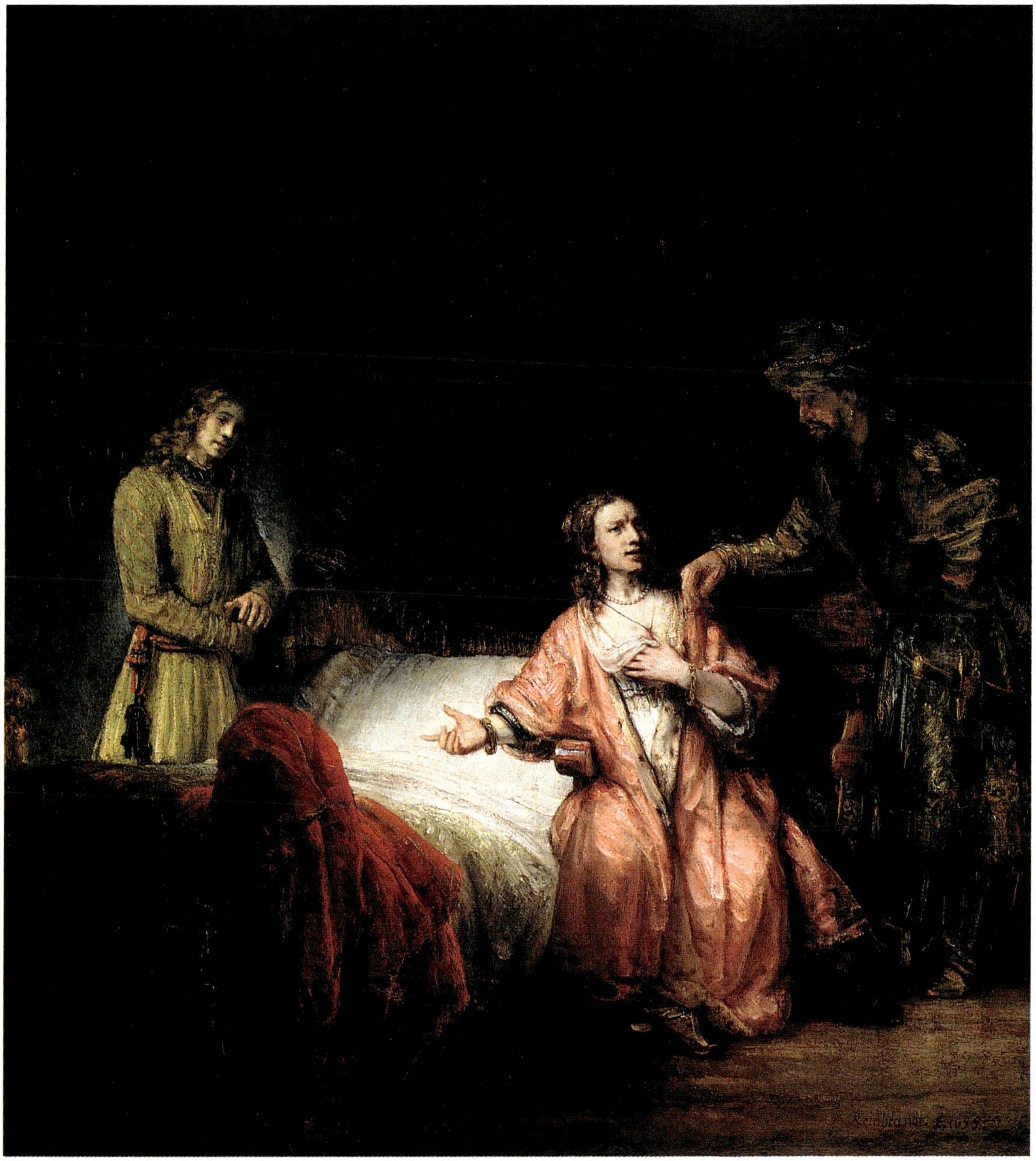

238 Rembrandt (oder Werkstatt), Joseph und Potiphars Frau, 1655, 106 × 98 cm

Gesicht voll verblaßter Schönheit, den ruhig zusammengelegten Händen, dem großzügigen Schwung der Feder. Bei anderer Gelegenheit führt er uns mitten in die Geschichte hinein und vertraut darauf, daß wir belesen genug sind, um den Kontext zu kennen. *Joseph und Potiphars Frau (238)* stellt eine Begebenheit aus der Genesis dar, die viele Künstler gereizt hat. Der alte Potiphar, seine junge Frau und ein gutaussehender jüdischer Sklave – die Geschichte entwickelt sich erwartungsgemäß, doch im entscheidenden Moment verhält sich Joseph seinem Herrn gegenüber loyal, woraufhin die abgewiesene, in ihrer Eitelkeit gekränkte Frau Joseph der versuchten Vergewaltigung anklagt.

In diesem Bild gibt es keine Unterschiede zwischen Tugend und Laster: beides verdient unser Mitgefühl. Im Mittelpunkt steht die Frau mit abgewandtem Blick und unechter Gestik, ganz so als rechne sie nicht wirklich damit, daß man ihr glaubt. Potiphar bleibt bedrückt im Schatten, hört zu und glaubt ihr anscheinend tatsächlich nicht. Er kennt seine Frau, und er kennt seinen Diener, aber aus Ritterlichkeit sind ihm die Hände gebunden. Wir werden Zeuge der getrübten Beziehung zwischen den Ehepartnern – beide können nicht aufrichtig miteinander umgehen, obwohl sie beide darunter leiden, sich zu verstellen. Unbeachtet neben dem zusammengehörenden und doch innerlich getrennten Ehepaar wartet Joseph. Er bringt nichts zu seiner Verteidigung vor, ist ohne Zorn, aber auch ohne Selbstmitleid. Ihm ist bewußt, daß Potiphar selbst die falsche Anschuldigung seiner Frau nicht ignorieren kann. Und nur er, das Opfer, scheint in der Lage zu sein, die Situation zu akzeptieren. Ohne uns einen direkten Hinweis dafür zu geben,

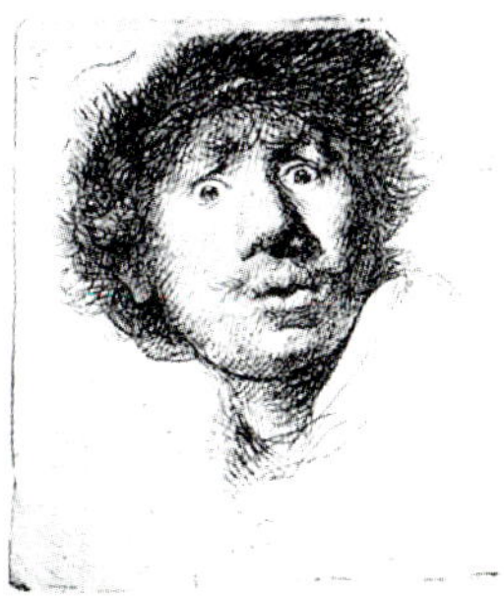

Rembrandts Radierungen

Das Radieren ist eine Methode der Gravur, bei der das Bild mit Hilfe einer Nadel in eine wächserne Schicht auf einer Metallplatte geritzt wird. Die Platte wird dann in Säure getaucht, die in das an den Ritzlinien nicht mehr beschichtete Metall ätzt. Diese Technik ist ausgefeilter als die früheren Metallgravurmethoden, da der Künstler nun die Möglichkeit hat, durch Flächenätzung unterschiedliche Tonstufen zu erzeugen. Mit Rembrandt, der 1628 seine erste Radierung schuf, erreichte dieses Medium als Kunstform seinen Höhepunkt. Rembrandt experimentierte mit verschieden beschaffenen Papieren und Druckfarben, und oft überarbeitete er seine Platten mehrmals. Einen großen Teil seines Repertoires, darunter Bildnisse, biblische Themen und Genreszenen, hat er auch als Radierung ausgeführt.

Die Zuschreibung

Viele Bilder, die bislang Rembrandt zugeschrieben wurden, sind heute Künstlern aus seiner Werkstatt zugewiesen worden. Im Werkstattbetrieb ist auch das Kopieren von Bildern üblich, und so existiert das Jugendbildnis Rembrandts *(235)* im Amsterdamer Rijksmuseum als Original und in der Kasseler Gemäldegalerie als Kopie. Viele Assistenten Rembrandts haben an Achtung gewonnen, seit man sie als Urheber berühmter Meisterwerke identifizierte.

Neuentdeckung
Die Judenbraut wurde kürzlich gereinigt und von den Restauratoren des Amsterdamer Rijksmuseums mit Röntgenstrahlen, Mikroskopen und per Infrarotspektroskopie untersucht. Dabei stellten sie fest, daß der Künstler das Paar ursprünglich in einer erotischeren Pose dargestellt hatte, bei der die Frau auf dem Schoß des Mannes saß, was damals ein Zeichen sexueller Intimität war. Rembrandts Änderungen verleihen dieser Verherrlichung der Liebe in der Ehe eine unendlich tiefere Bedeutung.

macht der Künstler deutlich, daß Joseph sich der Hand Gottes ausliefert und im Frieden mit sich ist. Im Grunde genommen ist die Frau mit ihrer verleumderischen Geschichte allein, isoliert in der Lüge, die wie das Licht auf sie fällt. Mag sie noch so eifrig ihr Brusttuch vor dem Busen zusammenhalten oder anklagend auf Josephs Mantel (ihren fingierten Beweis) deuten, sie ist die Verliererin. Nicht, weil ihre sexuellen Avancen von einem jüngeren Mann zurückgewiesen wurden, sondern weil sie mit ihrem Verrat, mit ihrer Bosheit ihr Leben ruiniert. Wir erhalten Einblick in ihre Persönlichkeit und in die ihres zweifelnden Ehemanns, der die Hand in ihre Richtung ausstreckt, aber nicht auf ihrer Schulter, sondern auf der Lehne ihres Stuhles ruhen läßt, dem einzigen gemeinsamen Berührungspunkt, den die beiden haben.

Eine zärtliche Verbindung

Das vielleicht großartigste und tiefgründigste von Rembrandts Werken ist das Gemälde mit dem mysteriösen Titel *Die Judenbraut (239)*. Diesen Namen erhielt das Bild erst im 19. Jh., Rembrandt ließ es unbenannt. Dennoch scheint er nicht unpassend, denn jeden Betrachter erfaßt eine Ahnung des Gelöbnisses, und die biblischen Gewänder scheinen ein Hinweis darauf zu sein, daß das Paar jüdisch ist. Wir wissen nicht, wer diese beiden Menschen waren, aber sie sind eindeutig verheiratet. Beide haben ihre erste Jugend hinter sich, sie sind nicht idealisiert, sondern von Sorgen gezeichnet, die allerdings keine materiellen sein können, denn ihre Kleidung ist kostbar.

Der Ehemann umarmt seine Frau voller Zärtlichkeit. Die eine Hand liegt um ihre Schulter, die andere auf dem Geschenk seiner Liebe, der goldenen Kette, die auf ihre Brust fällt. Diese Kette ist aus Gold, und sie ist sein Geschenk – trotzdem ist es eine Kette. Es ist dieser Aspekt der Liebe, der die Frau zu beschäftigen scheint, nämlich daß die Liebe aneinander bindet, daß ihre Wunder mit ihrem Gewicht einhergehen. Daß ihre andere Hand in ihrem Schoß ruht, ist kein Zufall, denn Kinder sind die endgültige Verantwortung, die die Liebesheirat mit sich bringt.

Liebe bindet, Liebe wiegt schwer, die Liebe ist die ernsteste Erfahrung, die wir in unserem Leben machen können. Es sind Rembrandts Wissen um diesen Grundwert und die Schönheit, mit der er dieses Wissen für uns umsetzt, die *Die Judenbraut* zu einem unvergeßlichen Kunstwerk machen.

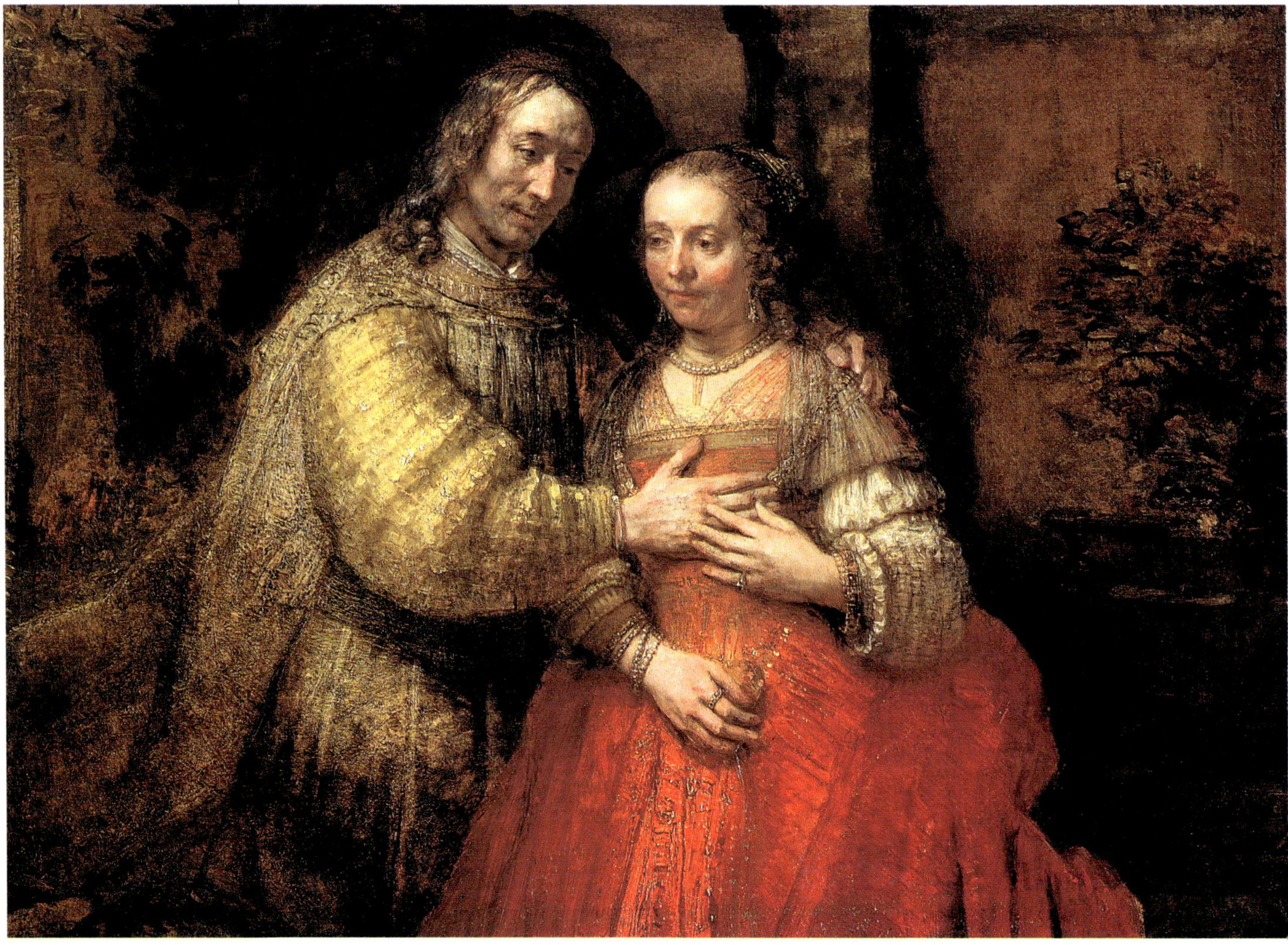

239 Rembrandt, Die Judenbraut, 1665–67, 122 × 168 cm

DIE JUDENBRAUT

Die Judenbraut ist ein Spätwerk Rembrandts und eine seiner schönsten Arbeiten überhaupt. Eingebettet in die Harmonie von Rot und Gold und warmen Brauntönen ist eine der tiefgründigsten und mitfühlendsten Einsichten über die Beziehungen der Menschen zueinander. Das Bild erhielt seinen heutigen Namen erst im 19. Jh., und er impliziert, daß dies ein imaginäres Porträt von einem der berühmtesten Ehepaare der Bibel sein könnte – Tobias und Sarah z. B. oder Isaak und Rebecca. Die Individualität der Dargestellten läßt jedoch die Vermutung aufkommen, daß es sich um das reale Porträt eines bislang unbekannten Paares handeln könnte.

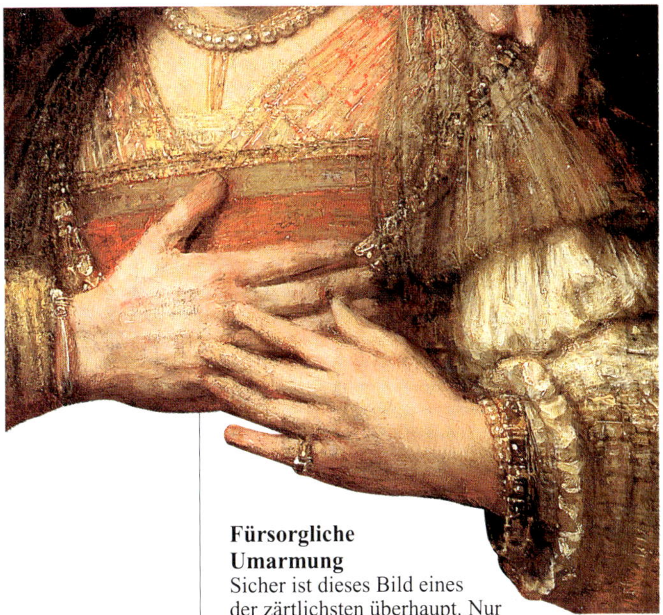

Fürsorgliche Umarmung
Sicher ist dieses Bild eines der zärtlichsten überhaupt. Nur wenige Darstellungen menschlicher Liebe zeigen mit derartigem Feingefühl eine solche Innigkeit. Die Hand des Mannes liegt flach über ihrem Busen, voller symbolischer als auch körperlicher Zärtlichkeit. Ihre Hand ruht mit leichtem Druck auf der seinen. Sie empfängt und erwidert seine Zärtlichkeit, doch auch ihre Berührung ist sacht, als bedürfe es keines festeren Haltens, da die Bindung eine tiefe ist.

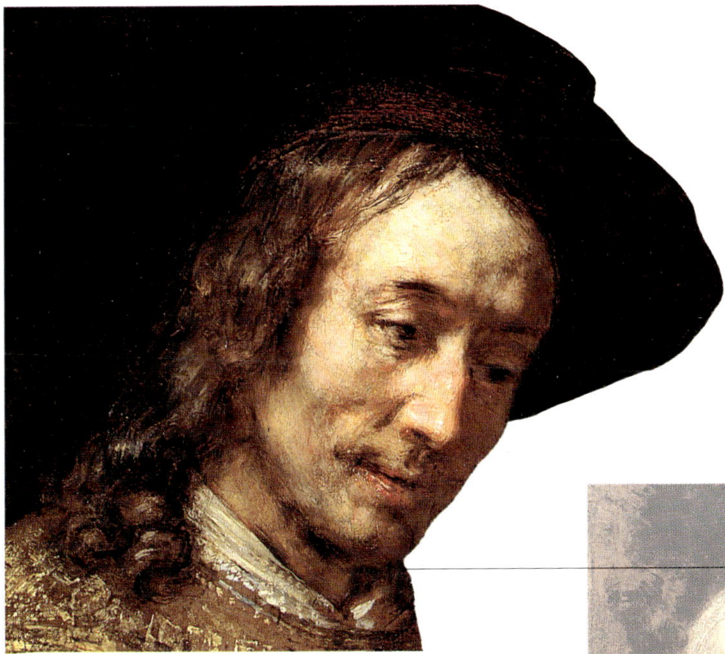

Wahres Gefühl
Nicht die prachtvollen Hochzeitsgewänder verleihen dem Bild seinen Glanz, sondern die einfache emotionale Authentizität. Der Bräutigam erscheint ein wenig sorgenvoll, mit lichter werdendem Haar und Falten um Mund und Augen. Er zeigt seine Zuneigung nicht in großen Gesten, er ist jenseits der Rolle des Eroberers, aber wir spüren, daß er sich seiner Braut sicher ist. Er neigt sich ihr zu, und es hat den Anschein, als sei er in seine Gedanken versunken oder lausche auf ihre. Wir sind nicht Zeugen der offiziellen Verlobung, angesichts der Privatheit dieses Augenblicks fühlen wir uns eher als Eindringlinge.

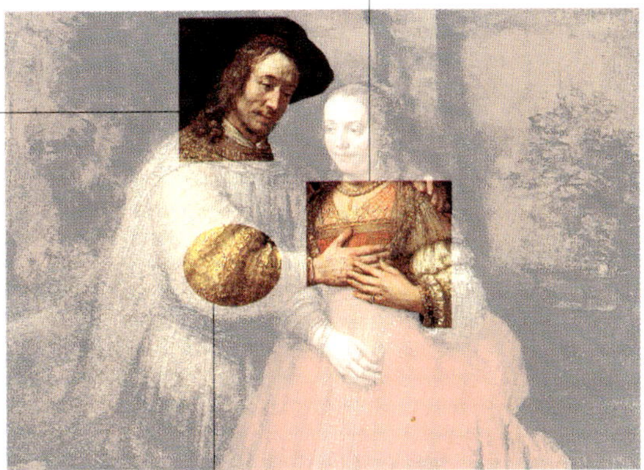

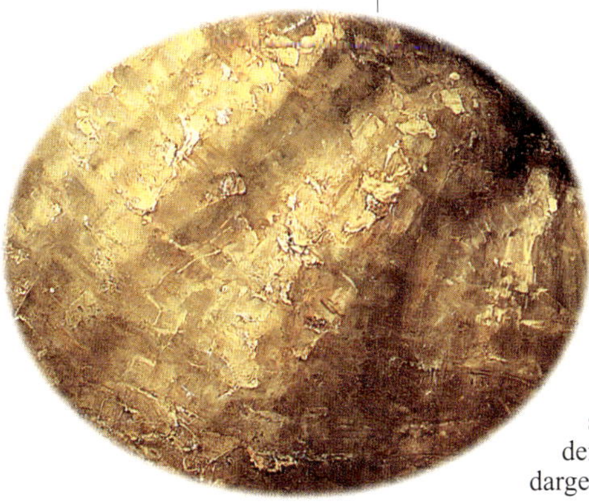

Äußerer Glanz
Der große, sich bauschende Ärmel schwillt an wie ein elastischer Goldpanzer. Die Farbe ist hier sehr dick aufgetragen, und Rembrandt benutzt kurze Pinselstriche, um die vielen kleinen, im Licht glänzenden Falten und Fältchen darzustellen. Dicke, krustige Farbe glänzt und schimmert auf der Leinwand, und der Betrachter glaubt schweren, steifen Goldbrokat zu sehen. Der Schmuck der Braut wird mit Tupfern und Farbflecken dargestellt, die mit weißer Farbe gehöht sind.

Holländische Stilleben

Ab 1640 hatte sich das holländische Stilleben als Genre etabliert. Das kompositorische Gerüst, ein Tisch vor einem leeren Hintergrund, wurde durch die Auswahl und Anordnung der Objekte variiert. Gewöhnlich waren auf dem gedeckten Tisch Gläser, Silberteller und die Überreste eines üppigen Mahles arrangiert. Die Verderblichkeit der Speisen symbolisiert dabei die Vergänglichkeit des Lebens.

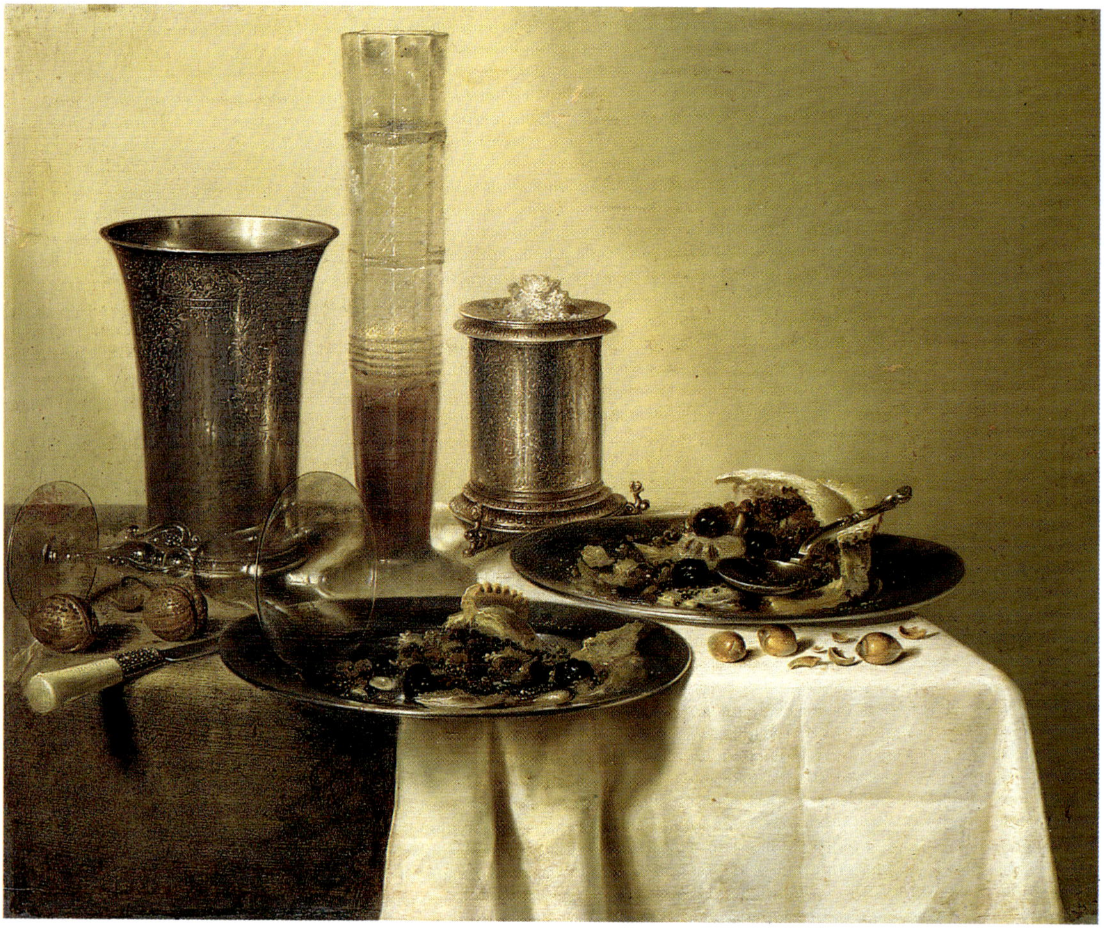

240 Willem Claesz. Heda, Stilleben, 1637, 45 × 55 cm

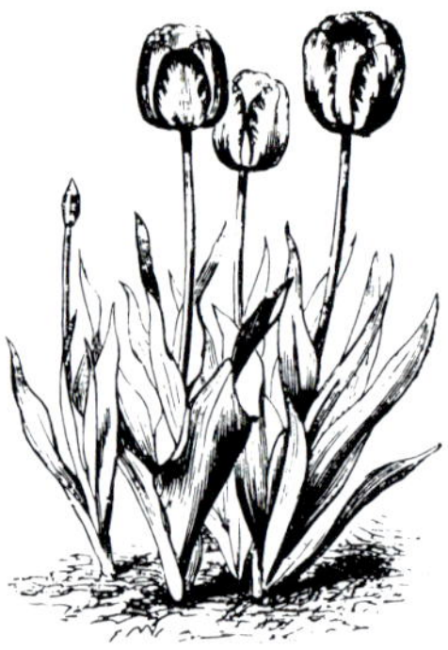

Der Tulpenhandel

Tulpen erreichten Europa erstmals Mitte des 16. Jh.s, als ein österreichischer Botschafter sie aus der Türkei importierte. Der Handel begann 1634, und Spekulationen auf die zu erwartende Tulpenzwiebelernte führten zum großen Zusammenbruch von 1637, bei dem Investoren gewaltige Geldsummen verloren. Die Tulpenmanie war zeitweilig so stark, daß für eine einzige Zwiebel unvorstellbare Summen bezahlt wurden. Die obige Zeichnung zeigt eine der ältesten Tulpenarten, die Gartentulpe.

Die holländische Tradition des Stillebens

Rembrandt war fasziniert von der Menschheit, geschaffen aus Staub und göttlichem Geist und in unablässigem Streben nach Integration gefangen. Stilleben interessierten ihn weniger, aber in seiner Umgebung finden wir wunderbare Beispiele für dieses Genre.

Wenn Rembrandts Bilder Fragen stellen, dann liefern Stilleben Feststellungen. Bilder wie Willem Claesz. Hedas (1594–1680) *Stilleben (240)* eines im Licht silbern glänzenden Tischtuches mit strahlenden Pokalen, Gläsern und weiten Tellern, übersät mit den Relikten einer Mahlzeit, sind mit größtmöglichem Respekt und hoher Achtung vor dem Objekt gemalt. Dabei liegt ihrer absoluten Präzision eine unstillbare Neugier zugrunde.

Jan Davidsz. de Heem (1606–1683/84) malt eine *Blumenvase (241)*, und fortan widersetzt sie sich der Zeit. Natur in all ihrem Reichtum wird für uns auf ewig in einer strahlenden Gegenwart festgehalten. Dies ist das andere Extrem, das das Genre zu bieten hat: Heda ist still, während de Heem laut jubiliert. Aber beide zelebrieren die dingliche Welt und erreichen damit auf ihre eigene kleine Weise den gleichen Effekt wie Rembrandt. Vom Stillebenmaler verlangt dies die Fähigkeit, dem Spannungsbogen des Dramatischen zu entsagen.

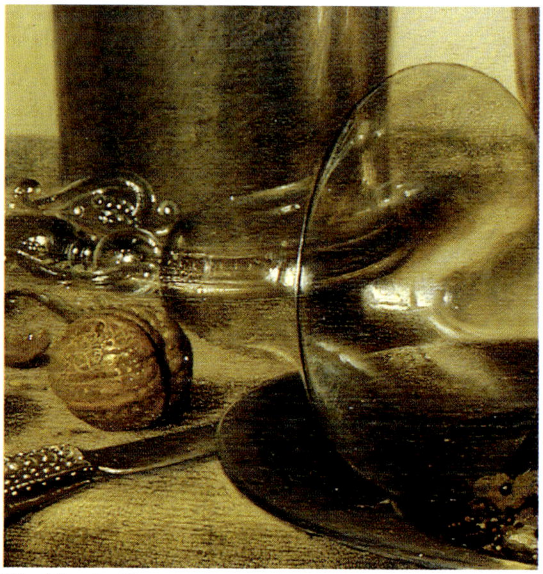

Strahlende Transparenz

Einer der besonderen Vorzüge großer Stillebenmalerei ist, daß die einzelnen Teile genauso gut sind wie das Ganze. Wir sehen hier die Reste einer Mahlzeit, aber allein die nicht gegessene Nuß ist schon eine Welt in sich. Wir können uns mit wachsendem Vergnügen jedes einzelne Detail der Szene heraussuchen: die strahlende Transparenz des umgefallenen Glases; das auf der Messerklinge schimmernde Licht; die veränderte Tönung des metallenen Seidels, wenn wir ihn durch die glockenförmige Kuppa des Glases betrachten. Heda zeigt die Refraktion, indem er die Umrisse des Seidels verändert und das Spiel des Lichts nachvollzieht.

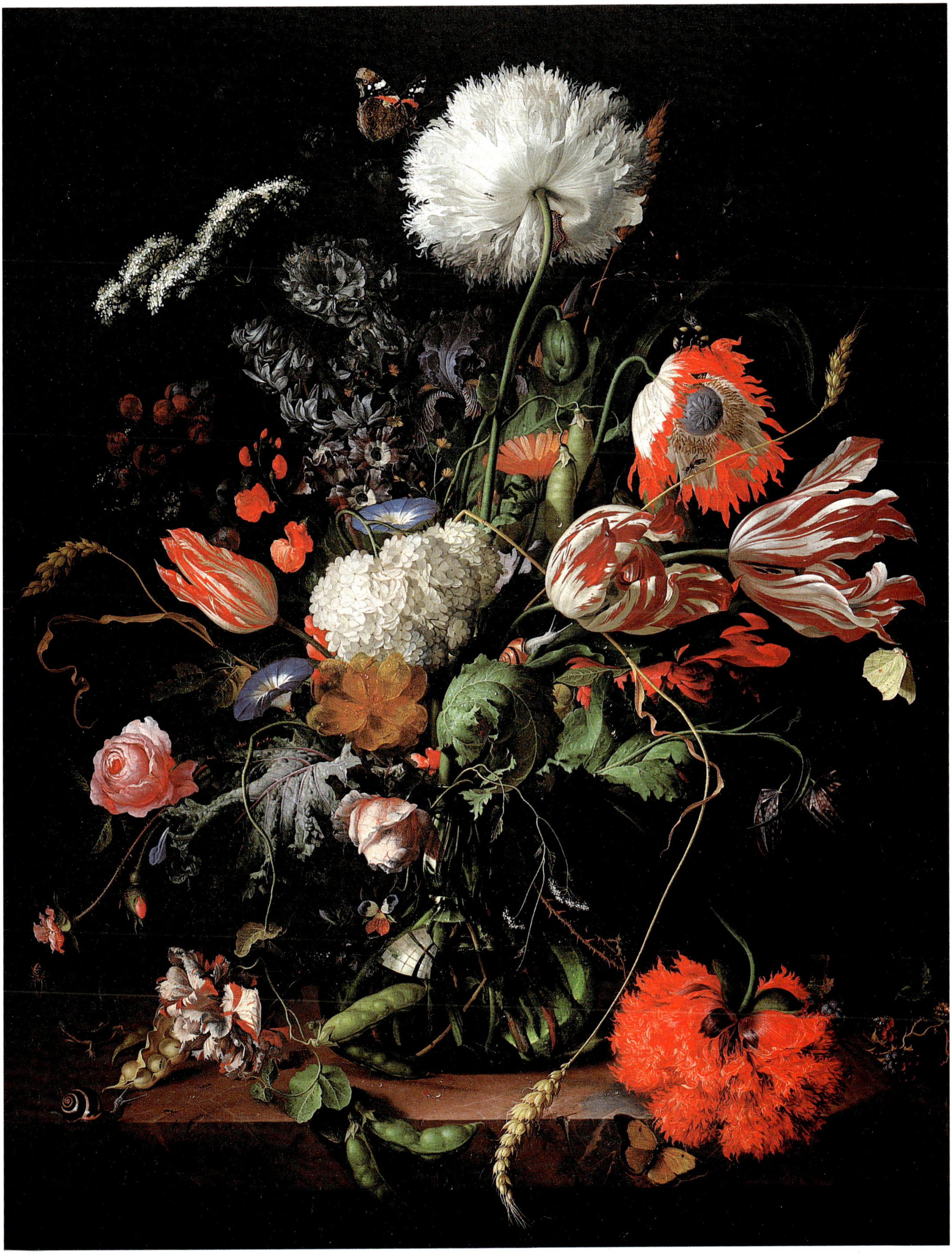

241 Jan Davidsz. de Heem, Blumenvase, um 1645, 69 × 57 cm

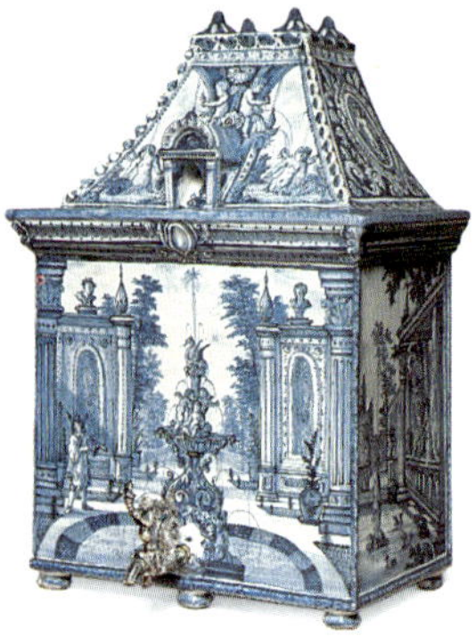

Delfter Fayence
Die Delfter Keramik war ursprünglich nur eine Imitation importierten chinesischen Porzellans, aber ab dem Ende des 17. Jh.s erwarb sie sich eine eigene Reputation. Delfter Fayencen sind blau und weiß. Es wurden nicht nur Geschirr, Fliesen und Vasen hergestellt, sondern auch ausgefallene Stücke wie dieser Wasserspender in Form eines Hauses. Delfter Keramik begegnet auch in jenen Ländern, die früher zum niederländischen Imperium gehörten, z. B. im südamerikanischen Surinam und in Indonesien.

Jan Vermeer Werkauswahl

Straße in Delft (Amsterdam, Rijksmuseum)
Allegorie der Malkunst (Wien, Kunsthistorisches Museum)
Der Astronom (Paris, Louvre)
Die Musikstunde (Windsor Castle, Royal Collection)
Das Mädchen mit Perlenohrgehänge (Den Haag, Mauritshuis)
Briefleserin am offenen Fenster (Dresden, Gemäldegalerie)

Das Schweigen Vermeers

Das Gefühl von Andacht, das die Stilleben vermitteln, begegnet uns auch in den ruhigen Bildern Jan Vermeers (1632–75). Als Vater von 11 Kindern und mit einer vielköpfigen angeheirateten Verwandtschaft versehen kann er in seiner Umgebung kaum Ruhe gefunden haben, aber von dem Tumult, der sein kleines Haus erfüllt haben muß, erzählen seine wunderbaren Gemälde ebensowenig wie von seiner Familie selbst.

Vermeer braucht kein dramatisches Helldunkel in seinen Bildern. Bei dem Bild *Eine Dame hält eine Waage (242)* zum Beispiel fällt nur wenig Licht durch ein kleines, hohes Fenster links. Es verweilt bei der jungen Frau am Tisch, fängt sich im flauschigen Besatz ihrer Jacke oder zaubert einen milden Glanz auf das helle Tuch, das ihren geneigten Kopf verhüllt und nur Gesicht und einen Teil des Halses unbedeckt läßt. Perlen schimmern auf dem im Schatten liegenden Tisch. Das Licht fällt hier auf einen Finger, dort auf eine Halskette, aber was es eigentlich erhellt, ist die Stille. Die Stille macht uns empfänglich für die Reinheit des Seins – es ist rein, weil es existiert.

Damit ist der Symbolgehalt des Gemäldes nicht erschöpft. Wir sehen die Frau ihre leere Waage auspendeln, während das Bild hinter ihr *Das Jüngste Gericht* zeigt (siehe rechts). Gleichgewicht, Ausgewogenheit als Wert begegnet überall in dem Bild: von Dunkelheit und Helligkeit; von lebendiger, glatter Haut und totem, flauschigem Pelz; von der beweglichen, warmen menschlichen Hand und dem starren, kalten Metall.

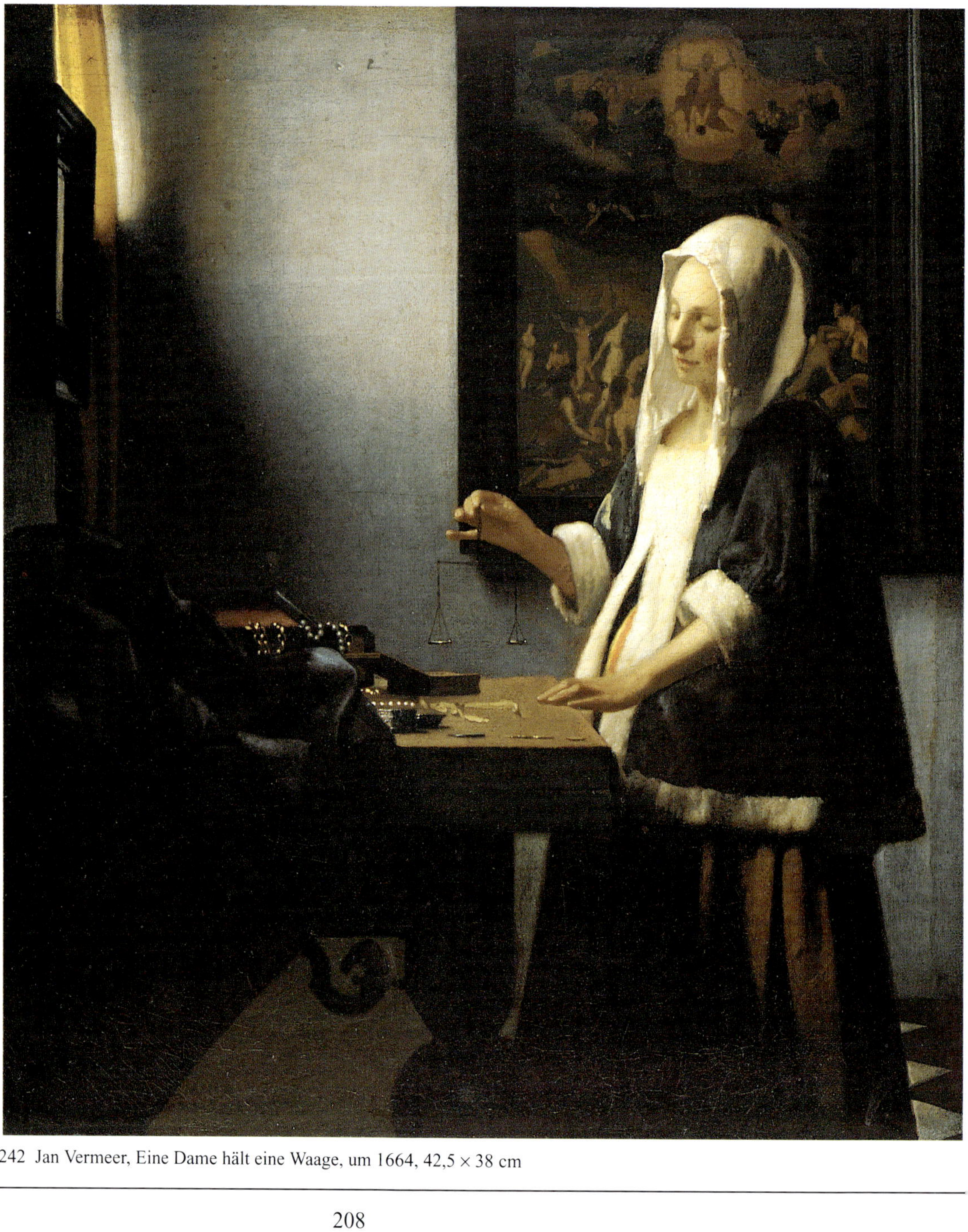

242 Jan Vermeer, Eine Dame hält eine Waage, um 1664, 42,5 × 38 cm

Eine Dame hält eine Waage

Diese Arbeit ist auch unter dem Namen *Die Perlenwägerin* bekannt. Es ist ein weihevolles, allegorisches Bild, in dem eine Frau angesichts der Zeichen ihres weltlichen Reichtums deren materiellen Wert abwägt, während in dem Gemälde hinter ihr Christus im Jüngsten Gericht die Seelen abwägt. Die junge Frau ist offensichtlich schwanger, und es ist bedeutsam, daß die stärksten warmen Orange- und Goldtöne nicht von ihrem Schmuck ausgehen, sondern von dem Vorhang des kleinen hochgelegenen Fensters, durch das das Licht direkt auf ihren Leib fällt. Es ist verlockend, darin eine tiefere Bedeutung zu erkennen, zumal wir unwillkürlich an die Maria der Verkündigung denken.

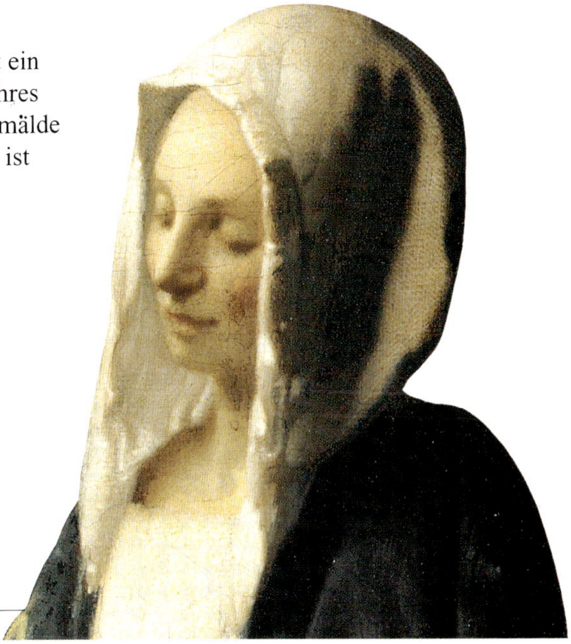

Besinnliche Stimmung
Ihr wissender Ausdruck mit sanft geneigtem Kopf und beinah geschlossenen Augen will nicht zu der Vorstellung passen, sie erfreue sich einfach ihrer Schätze. Sie scheint vielmehr über den Sinn von Wertvorstellungen an sich nachzudenken. Sie ist kostbar, aber einfach gewandet, und ihr Kopf ist von einer schlichten weißen Kapuze bedeckt. Ihr gegenüber an der Wand hängt ein Spiegel: symbolischer Ausdruck ihrer ruhigen Selbstbetrachtung.

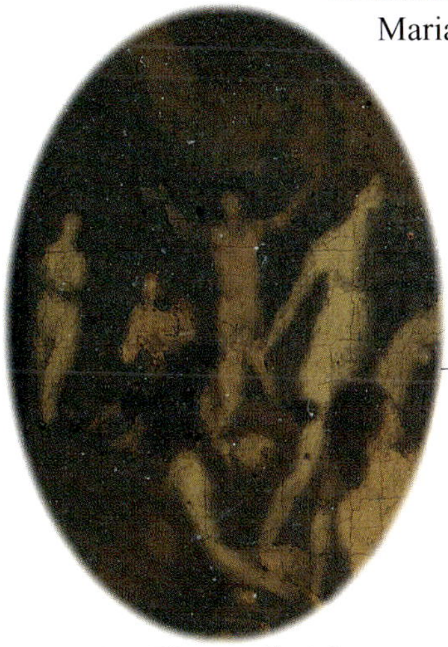

Das Jüngste Gericht
Das Gemälde an der Wand ist eine Version des Themas vom Jüngsten Gericht, die möglicherweise von dem flämischen Künstler Jean Bellegambe (um 1480 – um 1535) stammt. Die Atmosphäre der Gelassenheit und Zufriedenheit, die den stillen Raum durchzieht, steht in direktem Widerspruch zu der Qual der Verdammten, die als flache, blasse Silhouetten hinter der äußerst lebendigen, belebten Form der Frau gemalt werden.

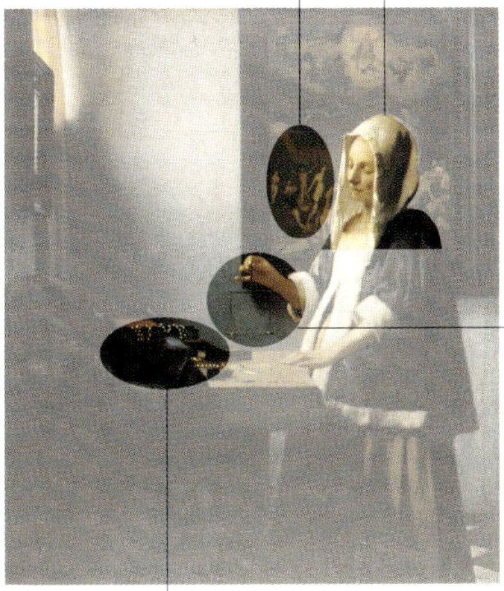

Eine einfache Waage
Die Frau will ihren Schmuck auf die Goldwaage legen. Die Handwaage ist so fein gearbeitet, daß sie teilweise kaum sichtbar ist. Strahlen schimmernden Lichts tanzen auf den leeren Waagschalen, was auch angemessen ist, da wir dadurch wieder an das andere, endgültige Abwägen erinnert werden, das hinter ihr dargestellt ist.

Familienschmuck
Ein reiches blaues Tischtuch wurde zurückgeschoben, und aus Schmuckschatullen ergießt sich ihre Sammlung von Perlen und Gold auf den Tisch. Jede kleine Kugel besteht aus einem einzelnen Lichtpunkt, erzeugt aus Farbtupfern, die in sich selbst juwelenartig sind. Die flachen Münzen oder Goldgewichte erlangen Plastizität durch sparsamst gesetzte Höhungen.

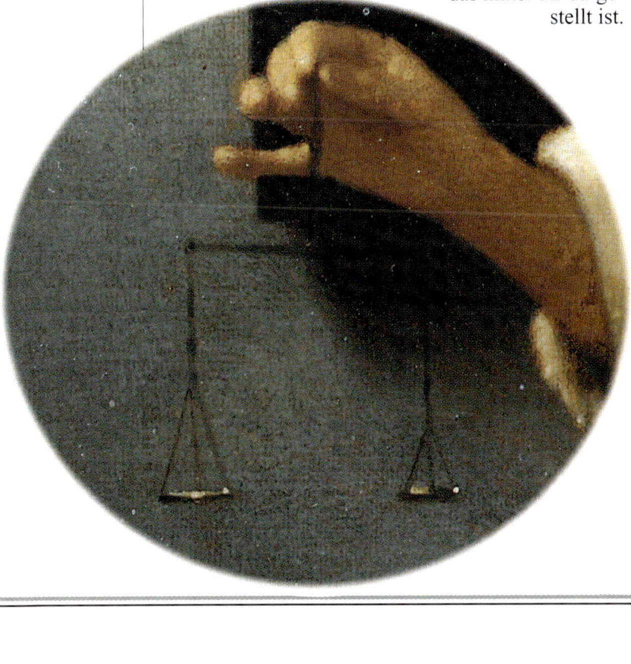

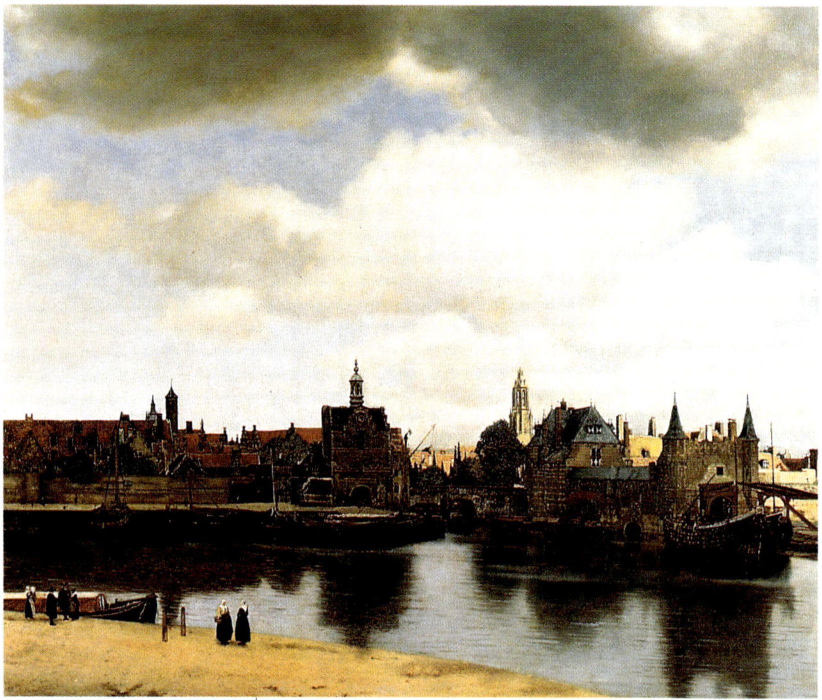

243 Jan Vermeer, Ansicht von Delft, 1658, 100 × 117 cm

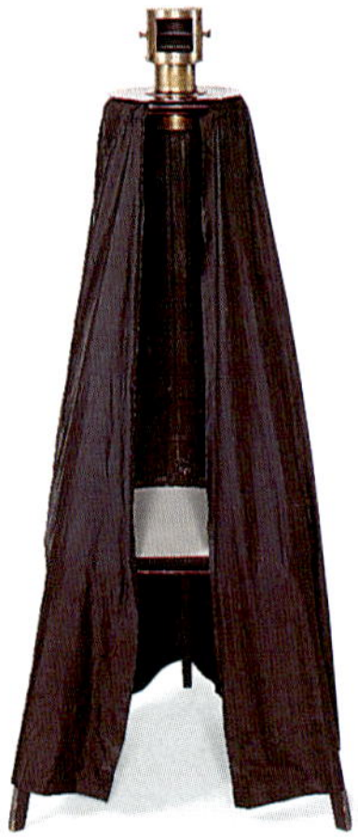

Camera obscura
Mit der Camera obscura (lat. für ›dunkle Kammer‹) ließen sich akkurate Abbilder eines Panoramas oder eines Interieurs erzeugen. In die eine Seite eines Kartons wird ein kleines Loch gestochen, so daß Licht eindringen kann. Die Lichtstrahlen werden beim Eindringen gebündelt, kreuzen sich und breiten sich dann fächerförmig aus, so daß auf einem Pergamentpapier gegenüber der Öffnung ein auf dem Kopf stehendes und seitenverkehrtes Bild entsteht. Der Künstler kann dann sein Motiv perspektivgenau skizzieren. Auch Vermeer soll so gearbeitet haben.

Wenn wir an die Wahrhaftigkeit in Vermeers Bildern glauben, dann beziehen wir uns nicht auf die Alltagsrealität, sondern auf eine übergeordnete Wahrheit. Daß wir so denken, liegt an Vermeers Talent, mit vermeintlich absoluter optischer Treue noch die kleinsten Einzelheiten materieller Dinge festzuhalten. Jedes Objekt findet sein vollkommenes Ebenbild auf dem Gemälde. Natürlich abstrahiert Vermeer, aber wir bemerken es nicht. Von dieser Wahrhaftigkeit, an die er uns mit dem naturgetreuen Abbild der Dinge glauben macht, ist es nur ein kleiner Schritt zum Ideellen.

Mehr als eine Stadt

Marcel Proust hielt die *Ansicht von Delft (243)* für das beste Bild, das je gemalt wurde. Dem ersten Blick erscheint es als topographische Darstellung dieser holländischen Stadt. Vermeer erfindet nicht, er beschreibt nur. Aber beim Übergang auf seine Leinwand muß sich das Panorama irgendwie verändert haben, denn das Abbild scheint plötzlich dem Bild voraus.

Diese Stadt, die uns da über das Wasser entgegenleuchtet, ist Delft. Doch zugleich ist sie auch das himmlische Jerusalem, die Stadt des Friedens. Sie ist auf subtile Weise reich, nicht an Herrlichkeiten, sondern an Gewohntem: an Dächern und Türmen, Kirchen und Häusern, im Sonnenlicht strahlenden Flächen und Plätzen, die angenehm im Schatten liegen. Über allem erstreckt sich der Himmel, an dem sich die Regenwolken heben und verteilen; man kann beinah zusehen, wie sich das helle Blau ausbreitet.

Die kleinen Figuren diesseits des Wassers sind lebendig. Wir sind diese Figuren, noch nicht in der Heiligen Stadt angelangt, aber nicht weit von ihr entfernt und von Verlangen und Hoffnung beseelt. Boote liegen vor Anker, mithin ist es möglich, die Stadt zu erreichen. Die Stadt bietet Sicherheit und erfüllt damit ein Grundbedürfnis menschlicher Existenz. Wie also sollte man sich bei ihrem Anblick nicht an das Paradies erinnert fühlen.

Vermeer schafft eine sakrale Aura, selbst wenn er eine *Die Küchenmagd* (auch: *Dienstmagd mit Milchkrug, 244)* malt, indem er dem Bildraum – hier ist es die Küche – einen ruhigen Glanz verleiht. Die Magd schüttet nur Milch aus einem Topf, aber der Lauf der Zeit scheint sanft verlangsamt, die Seele scheint den Körper von innen heraus leuchten zu lassen. Die Einfachheit des gelben Mieders und der blauen Schürze wirkt anziehend. Die Kleidungsstücke sind nicht schön an sich, aber das Licht verleiht ihnen ihre eigene Schönheit. Die Magd ist ganz auf ihre Aufgabe konzentriert, als liege in dem Rinnen der Milch noch eine verborgene Bedeutung.

Der Übermut Frans Hals'

So still die Malerei Vermeers ist, so lebendig ist die von Frans Hals (um 1581–1666). Und wir können uns das Erstaunen der reichen Familie Coymans vorstellen, als sie sah, wie er das kostbare Wams des jungen *Willem Coymans (245)* mit ein paar raschen Pinselzügen darstellte, mit grobem Pinselstrich den Leinenärmel malte und Züge einer mutwilligen Sinnlichkeit über das Gesicht des Modells huschen ließ. Willem selbst könnte sein Porträt dagegen sehr gut gefallen haben, denn meist waren die Dargestellten recht angetan von dem Bild, das Hals der Nachwelt von ihnen überlieferte.

Willem strahlt eine draufgängerische Tapferkeit aus, einen Ausdruck verschwenderischen Glanzes, der wohl das Selbstwertgefühl eines jeden jungen

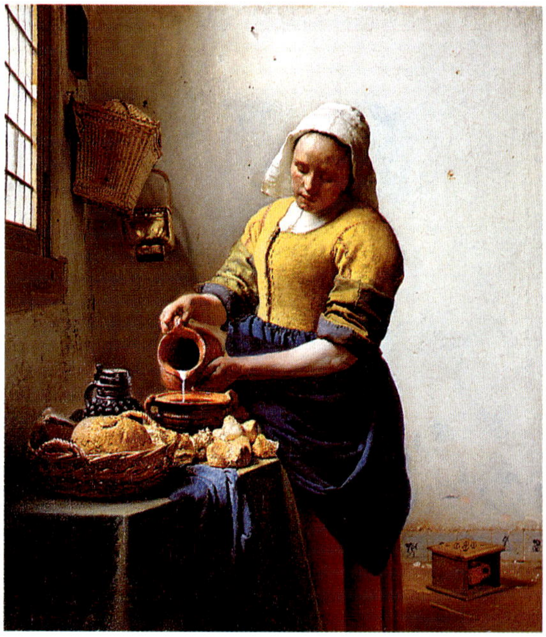

244 Jan Vermeer, Die Küchenmagd, 1656–61, 45 × 40 cm

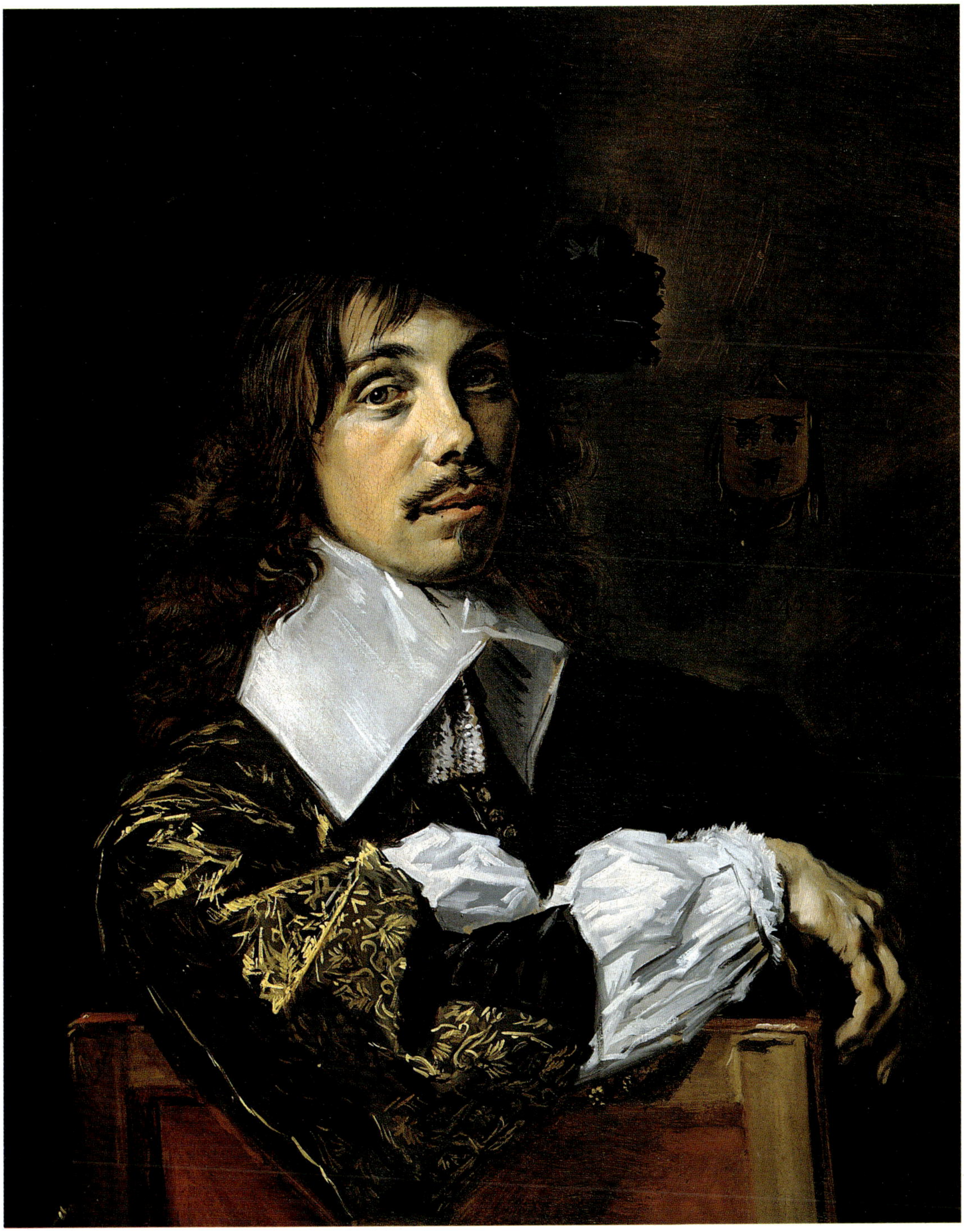

245 Frans Hals, Willem Coymans, 1645, 77 × 63 cm

Frans Hals Werkauswahl

Lautespielender Narr (Paris, Louvre)
St. Hadrians-Schützengilde (Haarlem, Frans-Hals-Museum)
Fischerjunge (Dublin, National Gallery of Ireland)
Der fröhliche Trinker (Amsterdam, Rijksmuseum)
Malle Babbe (Staatliche Museen zu Berlin, Dahlem)
Lachender Kavalier (London, Wallace Collection)

Mannes ansprechen würde. Hals hat nicht den Ehrgeiz, bis zum Grund der Persönlichkeit vorzudringen wie Rembrandt (siehe S. 200), noch liegt ihm daran, seine Modelle in ein besseres Licht zu stellen wie Vermeer (siehe S. 208).

Frans Hals machte sich einen Namen mit einer Serie von Porträttypen, die vom erfolgreichen *Lachenden Kavalier* bis hin zu Ölskizzen von Zigeunern, Fischermädchen und -jungen und schließlich Trunkenbolden aus den unteren Gesellschaftsschichten reichte. Halsens Familie stammte aus dem flämischen Antwerpen und zog nach Haarlem im protestantischen Norden, als er noch ein Kind war. Es stellt sich einem die Frage, was für Werke er wohl geschaffen hätte, wenn er im katholischen Süden geblieben wäre, wo sich für seine Neigung zu extravaganten Darstellungen sicherlich ein weiteres Betätigungsfeld gefunden hätte als das der Bildnismalerei. Hals malt das, was er sieht, mit nachlässiger Sorglosigkeit. Er geht das Wagnis der Porträtmalerei ein – denn in kaum einem anderen Genre ist die Grenze zwischen Gelingen und Versagen so schnell überschritten –, doch er strauchelt nicht, überrascht uns vielmehr mit der Souveränität seiner Kunst.

Alla Prima

Bis zum 17. Jh. legte man auf der grundierten Leinwand eine meist farbige Untermalung an, die in einem Entwurf die Hell-Dunkel-Partien des Motivs festlegte. Frans Hals war einer der Pioniere des alla prima (ital. zuerst), bei dem ohne Vorbereitung direkt auf die Grundierung gemalt und die Farben nicht lasierend aufgebaut wurden. Alla prima wirkt spontan, flüchtig, unmittelbar. Mit der Entwicklung besserer Pigmente im 19. Jh. wurde diese Technik zusehends beliebter.

Hofbilder
In der neuen protestantischen Gesellschaft der nördlichen Niederlande gewannen häusliche Szenen schnell an Beliebtheit und lösten traditionelle religiöse Themen ab. Zur gleichen Zeit schuf Pieter de Hooch mit seinen Innenhofmotiven ein neues Genre. Auf vielen seiner Gemälde stellt er fiktive Szenen dar und benutzt eine Reihe offener Gänge, um interessante Perspektiven zu schaffen. Einige Maler hielten auch die letzten Tage eines Gebäudes fest, das abgerissen werden sollte.

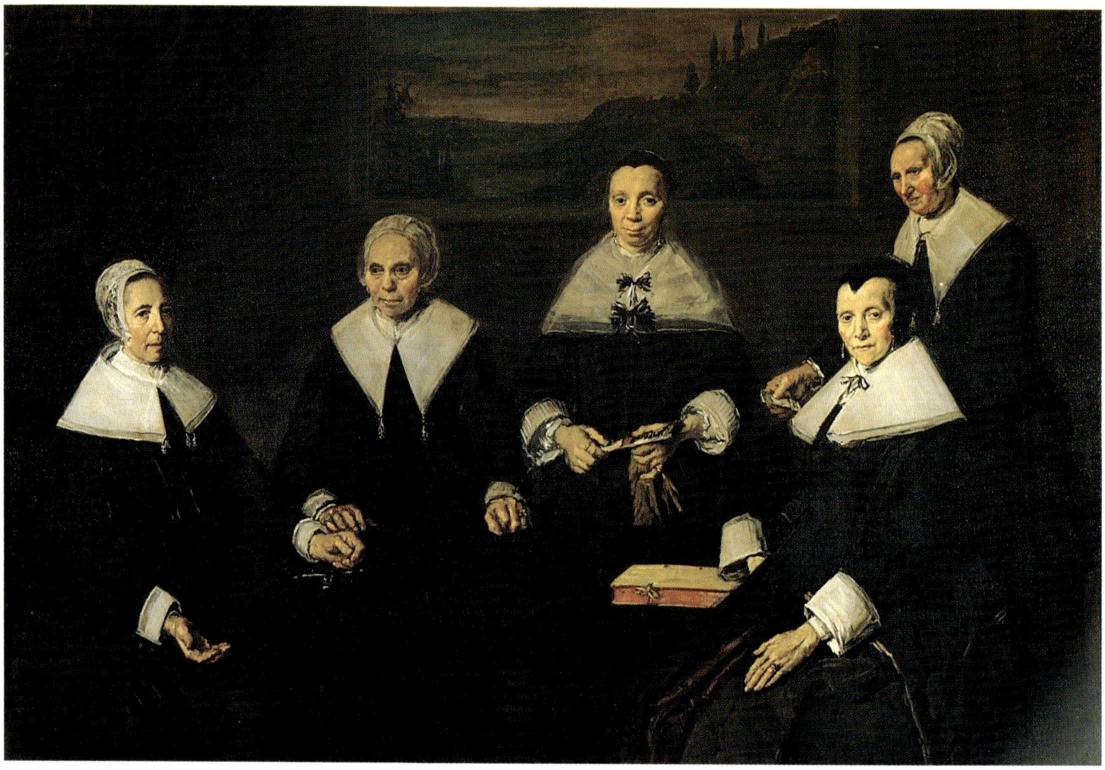

246 Frans Hals, Die Vorsteherinnen des Altmännerhauses in Haarlem, 1664, 170 × 250 cm

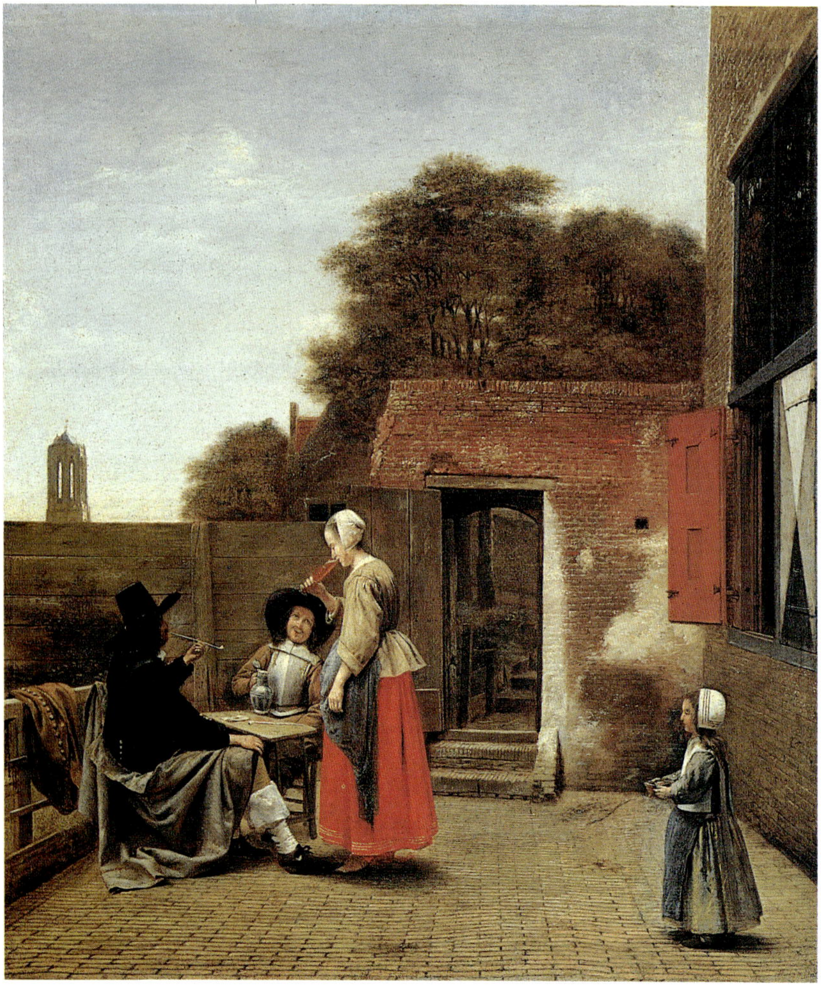

247 Pieter de Hooch, Hof mit zwei Offizieren und trinkender Frau, um 1660, 68 × 58 cm

Viele Arbeiten des Frans Hals sprechen uns durch ihre heitere Atmosphäre schnell an, aber erst die Bilder des verarmten und alternden Künstlers zeigen einen Ernst, der ihnen wahre Größe verleiht.

Seine *Vorsteherinnen des Altmännerhauses in Haarlem (246)*, die er malte, kurz bevor er selbst dort starb, sind ein ernstes Bild. Die Lässigkeit seiner früheren Arbeiten liegt hinter ihm. Hier zeigt er uns nicht nur die äußere Erscheinung dieser abgezehrten und ältlichen Frauen, sondern auch einen Teil ihrer Persönlichkeit und ihre geschäftsmäßigen Einstellungen den Verpflichtungen ihres Amtes gegenüber.

Holländische Genremalerei

Pieter de Hooch (1629–84) gebührt die fragwürdige Ehre, uns die Größe Vermeers noch bewußter zu machen. De Hooch ist ein halber Vermeer – die Zutaten sind alle da, doch es fehlt der Zauber.

Dabei ist es gerade ihre Lebensnähe, die den Bildern de Hoochs einen Charme verleiht, der nur im Vergleich mit den größten seiner Zeitgenossen ein wenig verblaßt. Die im Bild *Hof mit zwei Offizieren und trinkender Frau (247)* eingefangene Szene wirkt wie unbeabsichtigt, weil die Figuren nicht zueinander passen wollen: Die junge Frau sieht nicht so aus, als sei es ihre Aufgabe, Wirtshausbesucher zu unterhalten. Wir erwarten förmlich, daß sie jeden Moment zum Haus zurückstrebt, um ihre Arbeit fortzusetzen.

Im Charakter der ›Momentaufnahme‹ liegt auch der Reiz des Bildes *Kegelspieler vor einer Schenke (248)* von Jan Steen (1626–79). Seinen Werken ist eine Art rauher Vitalität zu eigen – Bauern feiern,

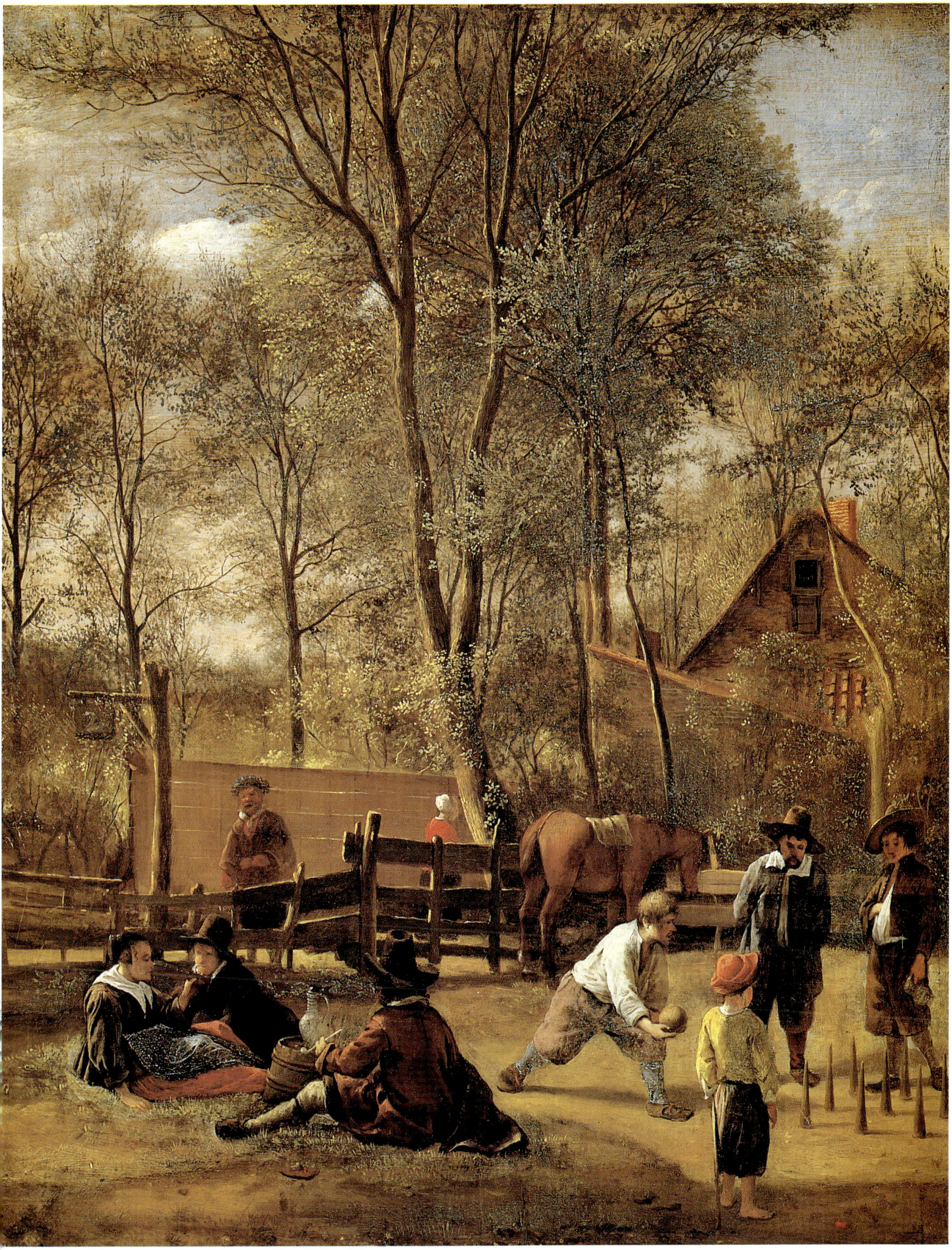

248 Jan Steen, Kegelspieler vor einer Schenke, um 1652, 33 × 27 cm

Jacob van Ruisdael Werkauswahl

Der Judenfriedhof (Dresden, Gemäldegalerie)
Bleichfelder bei Haarlem (Zürich, Kunsthaus)
Winterlandschaft (Amsterdam, Rijksmuseum)
Windmühle am Ufer eines Flusses (Staatliche Museen zu Berlin, Dahlem)
Die Küste bei Egmond-aan-Zee (London, National Gallery)
Schloß Bentheim (Dublin, National Gallery of Ireland)
Wasserfall (Den Haag, Mauritshuis)

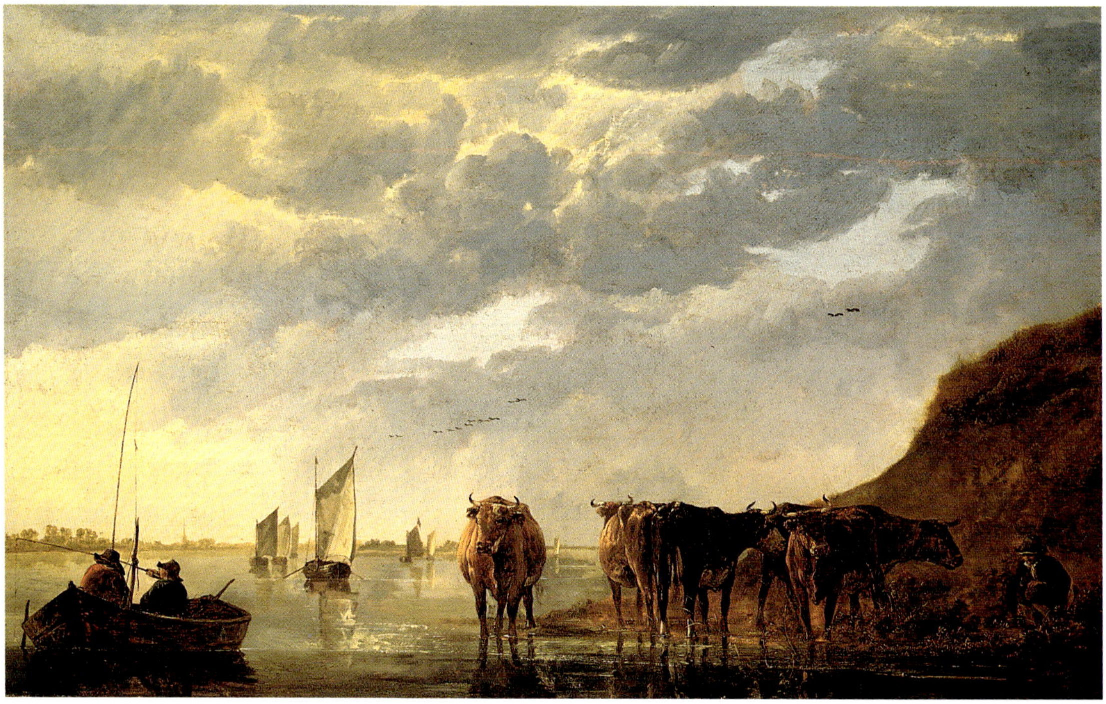

249 Albert Cuyp, Hirt mit fünf Kühen am Fluß, um 1650, 45 × 74 cm

und über allem schwebt das Flair fröhlicher Anzüglichkeiten. Dieses Gemälde ist dagegen eher ruhig. Wir fühlen uns an einen warmen Abend im Frühsommer erinnert und genießen die Atmosphäre harmloser Freuden. Um harmlose Freuden geht es auch in den Bildern Albert Cuyps (1620–91), wobei es bei ihm hauptsächlich Kühe sind, die davon profitieren. Unbeeindruckt stehen sie in einen himmlischen goldenen Schimmer getaucht, bewohnen sie zu unserem Vorteil ein Naturparadies *(249)*. Die Herde steht friedvoll im friedlichen Wasser, während langsam die Schiffe an ihnen vorbei dem Licht zu segeln. Hier ist die Botschaft in erster Linie Gelassenheit. Man könnte zweifeln, ob Abendsonnenschein und muhendes Milchvieh der Stoff ist, aus dem große Kunst entsteht, aber dies ist einer der Zauber des Barock: Mit großem Gusto verwandelt er das Gewöhnliche in etwas Besonderes. Im Mittelpunkt der Bilder steht oftmals das Land oder das Meer, und flache Felder mit niedrigem Horizont öffnen sich zu atemberaubender Weite.

Jacob van Ruisdaels (1628/29–82) Welt ist dramatischer. Er nimmt einen *Wald (250)* mit seinen düsteren Bäumen, ungezähmtes, gischtendes Wasser, einen vom Blitz gefällten, entwurzelten Baum. Der Himmel bewölkt sich, während die Menschen die unwirtliche Natur verlassen. Die Versatzstücke dieser Landschaft sind naturalistisch, in ihrer Kombination liegt die Symbolik: Ruisdael gibt uns eine bewegende Darstellung der Unsicherheit und Verletzbarkeit menschlicher Existenz. So trostlos seine Bilder auch scheinen, ganz ohne Hoffnung sind sie nie. Die Landschaften seines Onkels Salomon van Ruysdael (um 1600/03–70), der Flußmotive bevorzugte, sind beschaulicher.

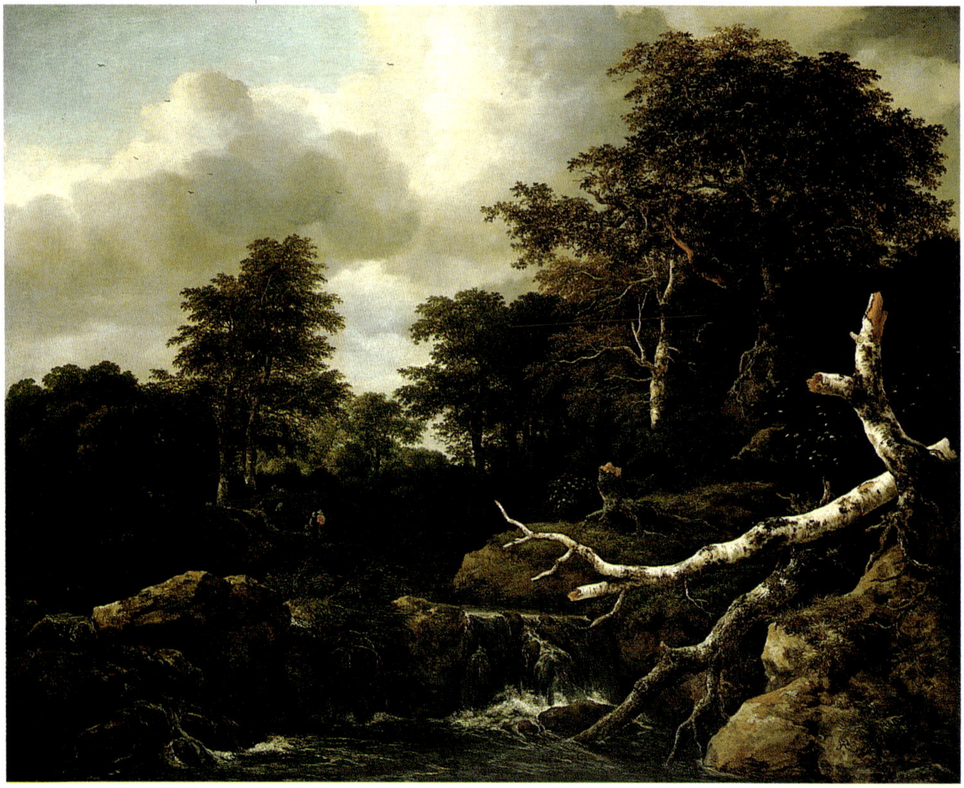

250 Jacob van Ruisdael, Wald, um 1660–65, 105 × 131 cm

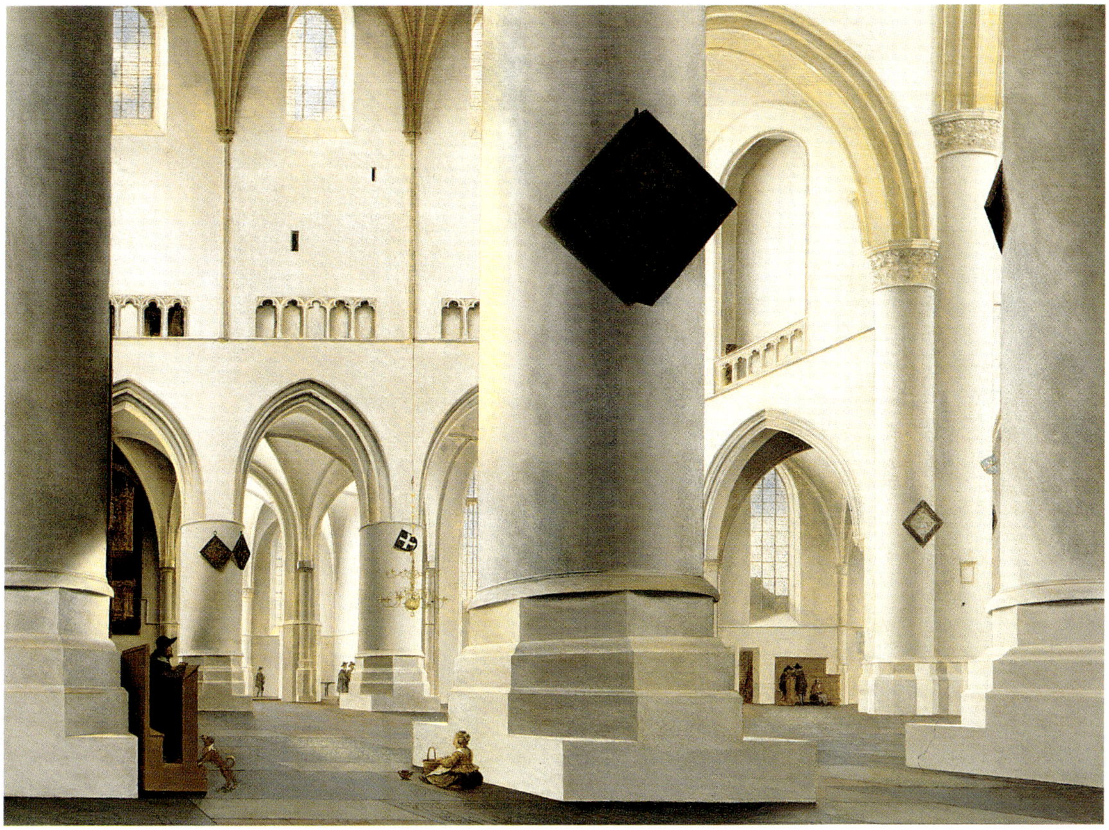

251 Pieter Saenredam, Die Grote Kerk in Haarlem, 1636–37, 60 × 82 cm

Pieter Saenredam (1597–1665) konzentriert sich auf einen anderen Aspekt des Alltäglichen und führt uns ins Innere von Gotteshäusern *(251)*. Das sanfte Spiel des Lichts auf diesen schweigenden architektonischen Massen ist von einer nahezu Vermeerschen Tiefgründigkeit. Es ist verlockend, über die symbolische oder gar psychologische Bedeutung von ›Innenansichten‹ zu spekulieren, da dies das Thema der Bilder zu sein scheint. Man darf jedoch nicht übersehen, daß Saenredam bei all seiner Spezialisierung auf sakrale ›Innenräume‹ dennoch in der Lage ist, mit gleicher ›Innerlichkeit‹ die Außenwelt darzustellen.

Die offensichtliche Vorliebe der protestantischen Niederländer für unverfängliche Motive hängt wohl mit dem Calvinismus zusammen, der der bildhaften Darstellung von Glaubensinhalten ablehnend gegenübersteht. Es kommt zu einer ›Ernüchterung‹ religiöser Kunst, wobei der ›überschüssige‹ religiöse Gehalt nun Landschaften, Stilleben und Porträts ›untergeschoben‹ wird. Eine Nische für religiöse Themen bot das Genre der Historien- oder Geschichtsmalerei, und der beliebteste Geschichtenerzähler war Gerard Dou (1613–75).

Dous Werke sind in sich geschlossen, gut ausgearbeitet und technisch perfekt. Seine Bilder erfreuen und verführen auch heute noch den Betrachter, was vielleicht auf die reizvolle Diskrepanz zwischen ihrer epischen Breite und dem kleinen Format zurückzuführen ist. Daß Dou ein Schüler Rembrandts war, ist seinen Arbeiten kaum anzusehen. Das anschaulich vollgestopfte Innere der Höhle des *Einsiedlers (252)* zeugt von Dous malerischer Brillanz, die Rembrandts geistige Intensität vermissen läßt.

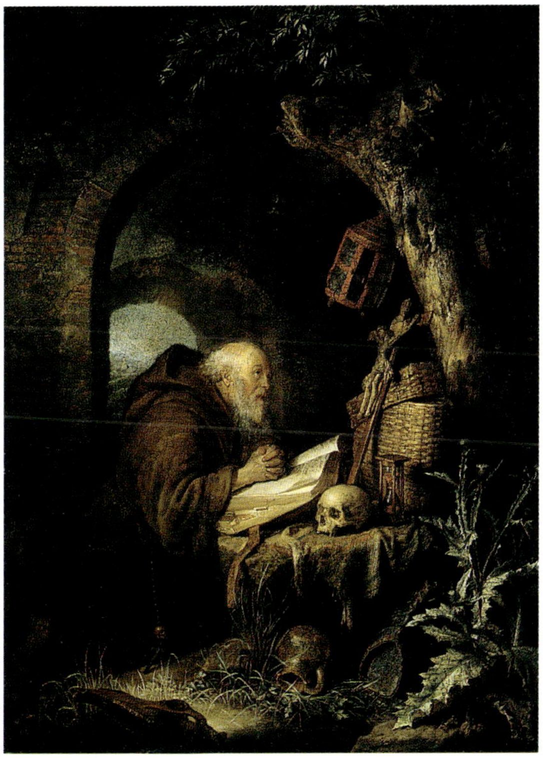

252 Gerard Dou, Der Einsiedler, 1670, 46 × 34 cm

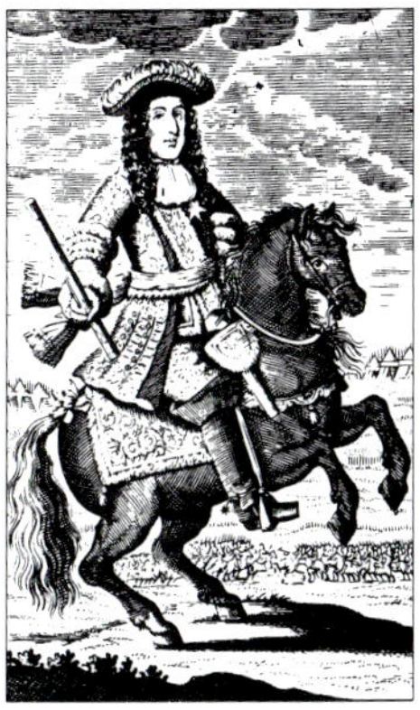

Willem III. von Oranien

Als Stadholder (Herrscher) der nördlichen Niederlande rettete Willem III. von Oranien (1650–1702) sein Land in den Französisch-Holländischen Kriegen (1672–79) davor, in die Hände Ludwigs XIV. von Frankreich zu fallen. In der Revolution von 1672 stürzte er seine Feinde und wurde Stadholder. König von Großbritannien und Irland wurde er 1688, als die Whigs und die Tories ihn aufforderten, das Land zu besetzen und den Thron für sich und seine Gemahlin Maria zu beanspruchen, die Tochter des britischen Königs Jakob II.

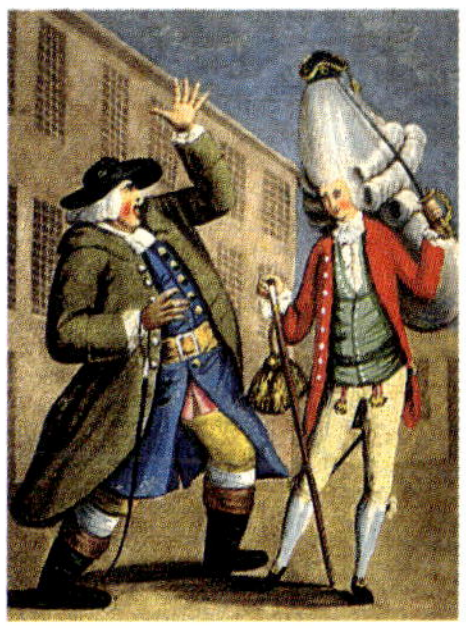

Kavalierstour

Im 17. und 18. Jh. war die Kavalierstour ein beliebter Zeitvertreib reicher Söhne. Junge Adlige reisten in Begleitung eines Dieners durch Europa, um sich ›weiterzubilden‹. Diese Karikatur aus dem 18. Jh. zeigt einen Vater, der von der modischen Aufmachung seines zurückgekehrten Sohnes offenbar nicht begeistert ist.

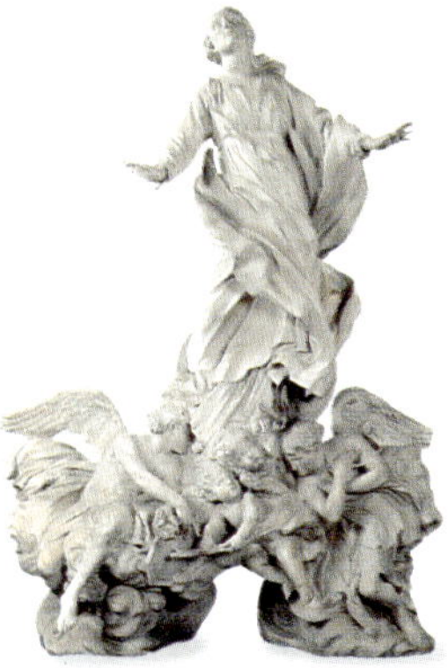

Pierre Puget
Pierre Puget (1620–94), der allgemein als der größte Barockbildhauer Frankreichs angesehen wird, lernte ursprünglich auf einer Werftschnitzerei in Marseille. Sein berühmtestes Werk, den *Milon von Kroton*, schuf er für den Palast Ludwigs XIV. in Versailles. Die oben abgebildete Skulptur, *Mariä Himmelfahrt*, befindet sich heute in Marseille.

Klassische Ideale in Frankreich

Die holländischen Maler erlangten in der Darstellung von Landschaften eine hohe Kunstfertigkeit, aber die großen Namen in der Landschaftsmalerei des 17. Jh.s kamen aus Frankreich. An erster Stelle sind hier Nicolas Poussin und Claude Lorrain zu nennen, die beide jahrelang in Italien lebten und stark vom natürlichen Erbe der Antike beeinflußt wurden.

Die Anziehungskraft Roms, der Hauptstadt des Barock, war in der ersten Hälfte des 17. Jh.s so stark, daß die im Grunde klassische französische Malerei durch den Exodus ihrer Künstler beträchtlich geschwächt wurde. Zu den Malern, die nach Rom abwanderten, gehörte Nicolas Poussin (1594–1665), der sich in Rom ein hohes Ansehen verdiente und dort viele bedeutende Werke schuf. Erst den gemeinsamen Anstrengungen von Ludwig XIII. und Kardinal Richelieu (siehe S. 223) ist es zu verdanken, daß Poussin 1640 für einen Zeitraum von zwei Jahren nach Frankreich zurückkehrte.

Der König war bestrebt, die französische Malerei zu verjüngen, zunächst jedoch ohne nennenswerten Erfolg. Erst Poussin vermittelte der französischen Schule die ersehnten neuen Impulse. Seine Kunst hatte ihre Wurzeln in Carraccis Vermächtnis von venezianischer Harmonie und der Idealschönheit (siehe S. 182). In Italien hatte Poussin die Meister der Hochrenaissance und antike Bildhauerei studiert und wurde auch von der klassischen Kunst Domenichinos (siehe S. 183) beeinflußt, der 13 Jahre älter war als er und in Rom erfolgreich eine Werkstatt leitete.

Poussin lehnte die emotionalen Aspekte des italienischen Barock ab, übernahm aber die Üppigkeit und den geistigen Gehalt, eine Haltung, die ihn vom Klassizismus kommender Generationen (siehe S. 257) unterscheiden sollte.

In gewisser Hinsicht ist seine Auffassung eher mit jener der Renaissancekünstler zu vergleichen (siehe

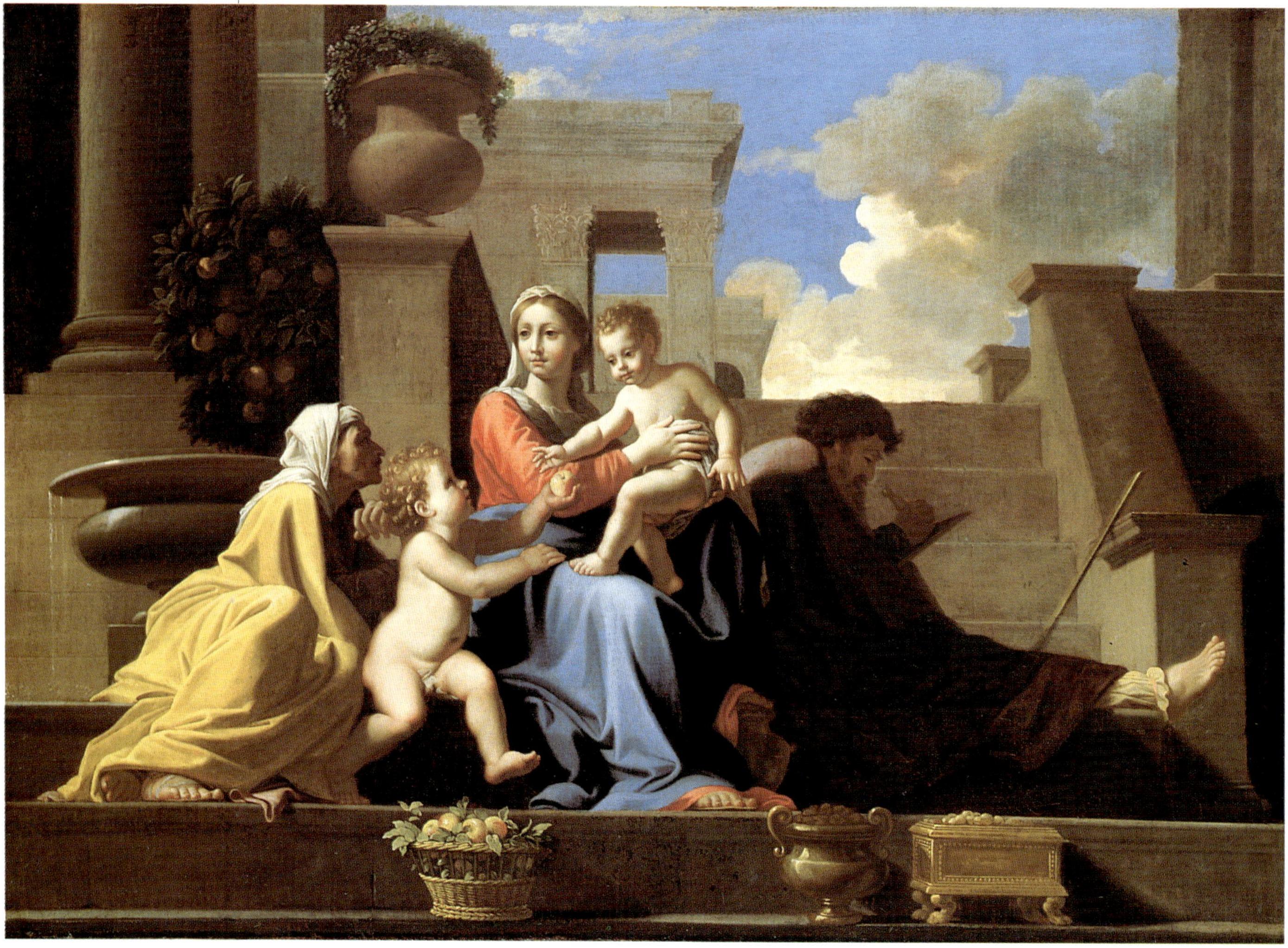

253 Nicolas Poussin, Die Heilige Familie auf der Treppe, 1648, 68 × 98 cm

S. 79–138). Poussin brachte eine gewisse Verhaltenheit, klassisches Maß und ein klares, ideales Licht in die Barockmalerei ein.

Er besaß die Fähigkeit, jedes einzelne Element seiner Bildvision unlösbar in seine Fiktion der Ideallandschaft einzubinden, was nicht zuletzt auf sein unfehlbares Gespür für wahre Schönheit zurückzuführen ist. Selbst Details, die für sich betrachtet vielleicht entmutigend ›gewöhnlich‹ sind, verwandeln sich im Moment ihrer Eingliederung in die Vision. So entstehen Bilder, die überzeugen – nicht rational, aber emotional, denn – um mit den Worten des englischen Poeten John Donne (1572–1631) zu sprechen – Poussins »Körper denkt«. Es ist diese unbegreifliche Inkarnation der Vision als Tatsächlichkeit, die Poussins Bilder so einzigartig macht.

Schlichte Schönheit

Die Heilige Familie auf der Treppe (253) macht nicht den Eindruck eines Landschaftsbildes, denn eindeutig stehen die menschlichen Figuren im Mittelpunkt. Doch ihre Anordnung ist nahezu architektonisch konstruiert: Sie formen ein gleichseitiges Dreieck, das auf der breiten Stufe fußt, die, uns ausgrenzend, gleichermaßen als Barriere wie als Sockel dient. Maria selbst wird zum Sockel, auf dem der Sohn Gottes zugleich geschützt und ausgestellt ist. Derart gesichert lehnt sich das nackte Kind hinab zu dem gleichfalls nackten Johannesknaben. Der kleine Johannes der Täufer muß ohne die Obhut seiner Mutter, der hl. Elisabeth, auskommen, denn deren ganze Aufmerksamkeit ist auf Marias Kind gerichtet.

Als Gegengewicht fungiert der bescheiden im Schatten sitzende Joseph, vom Licht beschienen ist nur sein erstaunlich graziöser rechter Fuß. Zwischen uns und der Heiligen Familie sind drei Objekte aufgestellt: ein Obstkorb als Symbol der Fruchtbarkeit, die von dieser Familie aus die Welt erfüllen wird; dicht bei Joseph, so als seien sie ihm anvertraut worden, stehen zwei Behälter – die klassische Vase erinnert an die Griechen, die kleine Truhe an eine der Gaben der Heiligen Drei Könige.

Von den materiellen Schätzen aus strebt der Blick, von der Architektur gelenkt, nach oben in den endlosen Himmel. Die Heilige Familie lagert nicht auf den Stufen eines echten Gebäudes, vielmehr scheint es die idealisierte Version eines Eingangs zu sein, wenngleich die zu erwartende Symmetrie fehlt. Der Glanz dieser Welt ist asymmetrisch, die Schönheit des absoluten Gleichgewichts kommt allein der Heiligen Familie zu.

Im Mittelpunkt der unauffälligen Handlung steht ein Apfel, den Johannes als unser Vertreter auf Erden dem Heiligen Kind anbietet. Die Frucht, die zum Sündenfall führte, wird hier erlöst, und das Orangenbäumchen im Hintergrund deutet an, daß die Erlösung tatsächlich stattgefunden hat. Es gibt Früchte im Überfluß, Früchte für uns alle. Maria hält Jesus, als

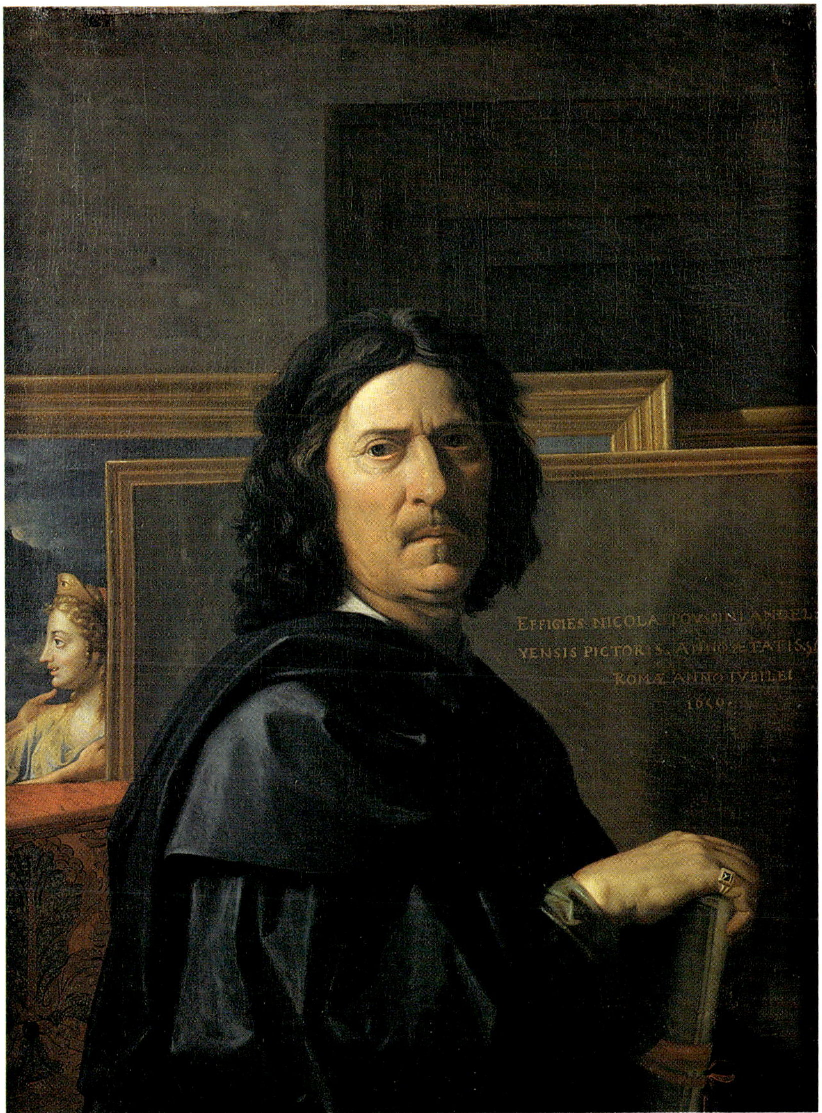

254 Nicolas Poussin, Selbstbildnis, 1650, 97 × 73 cm

sei er selbst eine lebendige Frucht, und augenblicklich fühlen wir uns an die Eucharistie erinnert. Poussin hinterläßt viele dezente Hinweise und Andeutungen, aber sie sind nie aufdringlich oder bloße intellektuelle Spielerei. Auf diesem Gemälde geht es um einen Aufstieg, doch die steinerne Präsenz der Treppe transportiert zugleich metaphorisch die Aufforderung, gottgefällig zu leben.

Das schmucklose *Selbstbildnis (254)*, das im Louvre hängt, macht der Eitelkeit keine Zugeständnisse. Das Gesicht mit der alles andere als klassisch-griechischen Nase und den verschwiegenen Augen schaut uns ernst an, die Lippen sind ausdrücklich geschlossen. Poussin steht (er posiert nicht) vor gestaffelten Leinwänden, dem Betrachter vermittelnd, daß sein ›Hintergrund‹ von nüchterner Ordnung sei. Dennoch verrät das einzige Bilddetail, das wir sehen – eine junge Frau, die umarmt wird –, romantischen Charme. Die anderen Leinwände und auch die Rahmen sind leer. Poussin stellt sich zwar dar, aber gibt nichts von sich preis.

Nicolas Poussin
Bei der Schaffung einer einheitlichen Stimmung für jedes seiner Bilder ging Poussin davon aus, das jedem Motiv, jeder emotionalen Situation die ›richtige‹ Behandlungsweise innewohne, die es zu finden gelte. Zur Erprobung von Komposition und Beleuchtung verwendete Poussin auch eine Miniaturbühne.

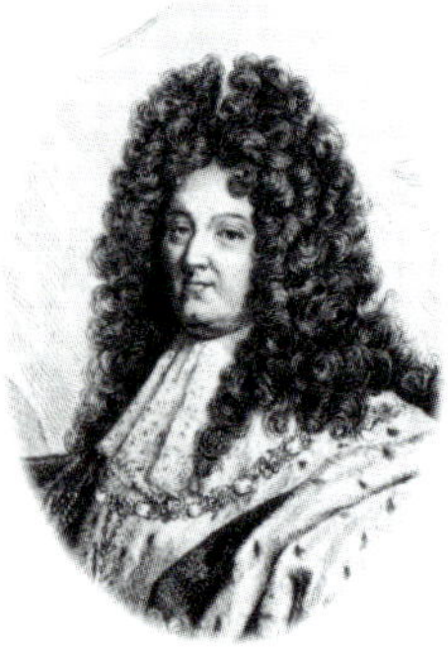

Der Sonnenkönig

Ludwig XIV. von Frankreich (1638–1715) regierte als absolutistischer Herrscher in einer Ära großen Wachstums und großer Veränderungen in der Geschichte Frankreichs. Der Beiname ›Sonnenkönig‹ stammt daher, daß er als ein neuer Sonnengott angesehen wurde, der auf alle herabscheinen und allgegenwärtig sein würde. Der König war der Ansicht, daß er von Gottes Gnaden berufen und die Inkarnation des Staates sei. Bei seinen Entscheidungen beriet er sich nur mit sehr wenigen, ihm nahestehenden Ministern. Sein beständigstes Symbol ist der Palast von Versailles, ein Monument seines eigenen Glanzes. Die Bauarbeiten begannen 1669, und 1682 wurde der Palast Sitz des königlichen Hofes.

Nicolas Pouissin Werkauswahl

Die vier Jahreszeiten (Paris, Louvre)

Landschaft mit Pyramus und Thisbe (Frankfurt, Städel)

Die Kindheit Jupiters (London, Dulwich Picture Gallery)

Das Reich der Flora (Dresden, Gemäldegalerie)

Apoll und Daphne (München, Alte Pinakothek)

Acis und Galatea (Dublin, National Gallery of Ireland)

»Et in Arcadia ego«

Mit dem Namen ›Arkadien‹ assoziierte das gebildete Publikum im 17. Jh. die Schäferpoesie oder Idyllendichtung, eine leichte Form der Poesie, die sich seit der Zeit des klassischen Griechenlands parallel mit den epischen Dichtungen entwickelt hatte. Damit verbunden war die Vorstellung von dem angeblich sorglosen Leben in der Natur, das die Schäfer und Schäferinnen führten, während sie den Sommer über ihre Herden hüteten. So hatten sie genug Zeit zum Flötenspiel oder zum Verfassen von Liebesgedichten, die sie sich dann gegenseitig in einer Art Wettbewerb vortrugen.

Die bekanntesten Idyllendichter waren Theokrit in Sizilien und Vergil in Italien. Arkadien kommt in Vergils »Bucolica« vor und hat seit der Renaissance einen festen Platz in der Literatur.

Der Satz »Et in Arcadia ego« kann auf keine bekannte klassische Quelle zurückgeführt werden. Er wird als »Auch ich, der ich tot bin, war einst in Arkadien« oder »Auch ich, Tod, bin in Arkadien« interpretiert. Der italienische Maler Guercino (siehe S. 185) befaßte sich in einem Gemälde von 1620 mit dem gleichen Thema.

Poussin selbst schuf zwei Versionen dieses Motivs. Die erste, die Chatsworth-Version, entstand 1630–32 und stellt eine Schäfer-Gruppe dar, die zu ihrem Schrecken feststellt, daß sich in ihrer idyllischen Landschaft ein Grab mit der beunruhigenden Nachricht befindet, wobei ihre Körperhaltung auf beredte Weise die Anspannung angesichts der furchteinflößenden Entdeckung verrät. In der hier abgebildeten Version des Louvre *(255)*, die Poussin von 1638–40 fertigstellte und ursprünglich *Freude, getrübt durch den Tod* nannte, ist die Gruppe von Schäfern und Schäferin um das Grab gelöster. Anstatt theatralisch zu reagieren, scheinen sie nun über die Bedeutung der Inschrift nachzusinnen. Jeder von ihnen zeigt eine individuelle gefühlsmäßige Reaktion. Mit wenigen Gesten macht uns Poussin diese vier verschiedenen verletzlichen Individuen verständlich.

Poussins Arkadien ist ein stiller Ort, und selbst die Menschen scheinen eher lautlos denn durch Worte miteinander zu kommunizieren. Es hat den Anschein, als sei dies ihre erste Begegnung mit der Existenz des Todes. Es ist zugleich ein Beweis dafür, daß ihr schönes Land eine Geschichte hat, daß hier schon vor ihnen Menschen gelebt haben, doch völlig in Vergessenheit geraten sind. Voller Erstaunen und Furcht versuchen sie, die Inschrift auf dem Grab zu entziffern.

Unsere eigenen, vielleicht schmerzlichen Erfahrungen haben hier Gestalt angenommen. Wir passieren einen wichtigen Punkt im Prozeß des Erwachsenwerdens, wenn wir zu einem gefühlsmäßigen Verständnis vom Tod gelangen und unsere eigene Bedeutungslosigkeit im Kontext der Geschichte der Menschheit erkennen. Zahllose Generationen haben vor uns gelebt und werden nach uns leben. Trotz der Pracht ihrer so unvergänglich wirkenden Jugend müssen auch die Schäfer diese Tatsache akzeptieren.

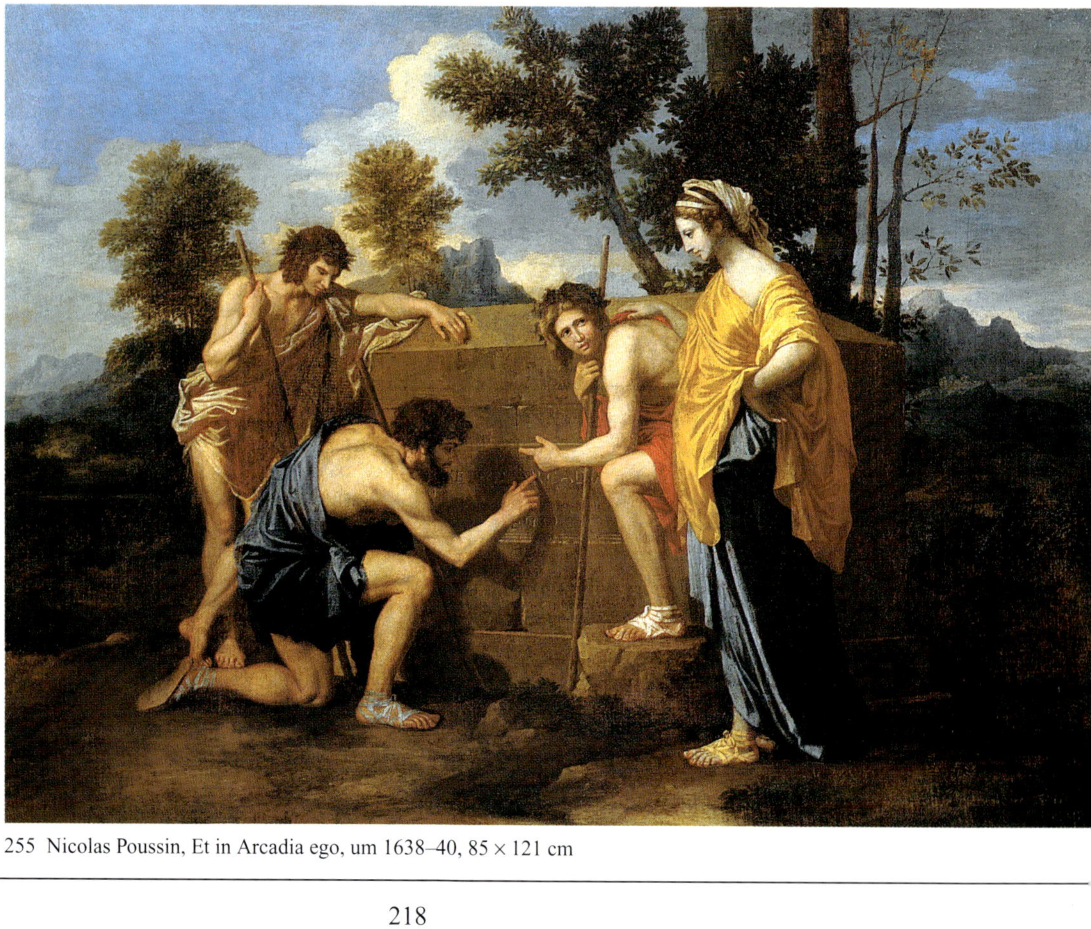

255 Nicolas Poussin, Et in Arcadia ego, um 1638–40, 85 × 121 cm

Et in Arcadia ego

Topographisch-historisch war Arkadien das Zentralplateau der Gebirgslandschaft im südlichen Griechenland und wurde von Schäfern und Jägern bewohnt. Doch Arkadien war auch ein Paradies auf Erden, eine Idylle, die schon im 3. Jh. v. Chr. von Dichtern und Künstlern gefeiert wurde. Es war die Heimat der romantischen Liebe und wurde von Pan regiert, dem Gott der Herden, Wälder und Felder. Die eingeborenen Schäfer und Schäferinnen teilten sich dieses einfache Paradies mit Nymphen, Satyrn, Zentauren und den Bacchanten.

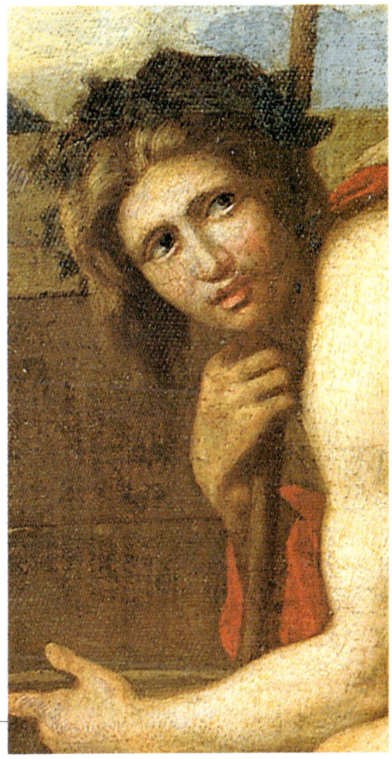

Lautlose Kommunikation
Die Schäfer und die Schäferin reagieren unterschiedlich auf den Tod. Einige geben sich damit zufrieden, über die Bedeutung ihrer Entdekkung nachzusinnen, während andere sie in Frage stellen und die Inschrift entziffern. Sie sind jedoch alle still und zeigen ihre Traurigkeit oder Neugier durch individuelle Gestik und Mimik. Ein junger Schäfer sieht zur neben ihm stehenden Frau mit einem besonders dringlichen Gesichtsausdruck auf, als ob ihm plötzlich seine eigene Sterblichkeit bewußt geworden sei.

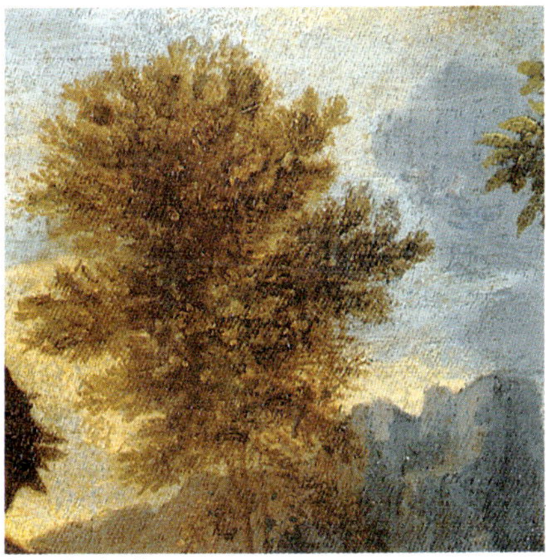

Landschaft
Wenngleich dies eines von Poussins reiferen Werken ist, ist die Landschaft stilistisch weniger gut ausgearbeitet als die Figuren. Die Baumreihe und das Blattwerk dienen hauptsächlich zur Einrahmung der Szene und als Hintergrund für den eigentlichen Mittelpunkt der Aufmerksamkeit, die sich auf die Entdeckung des Grabes konzentriert.

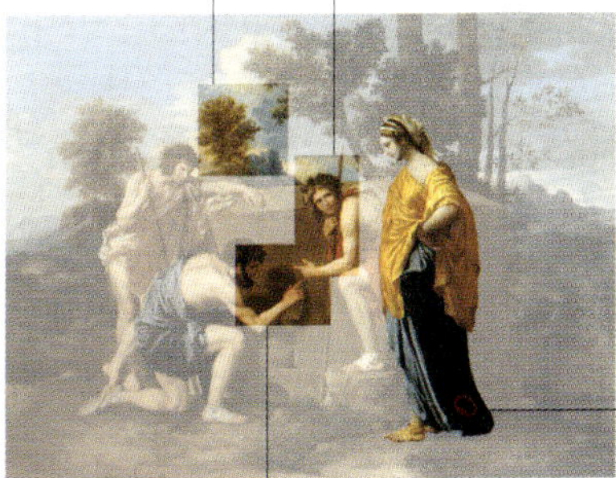

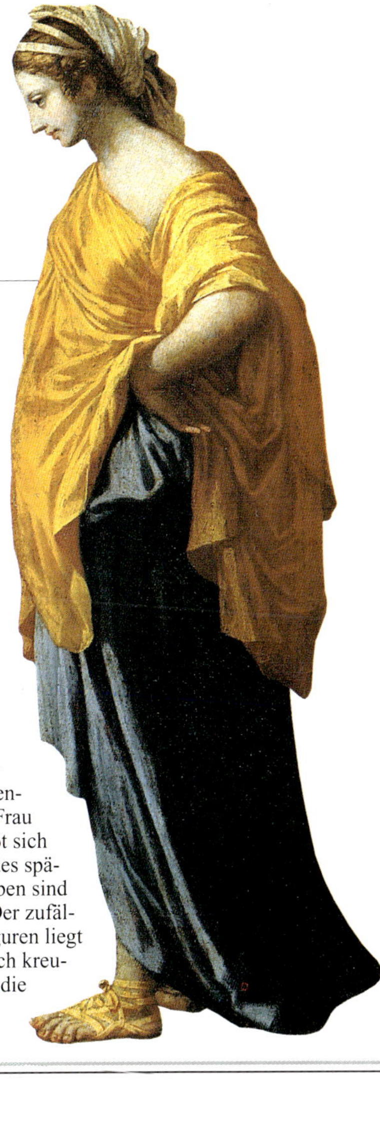

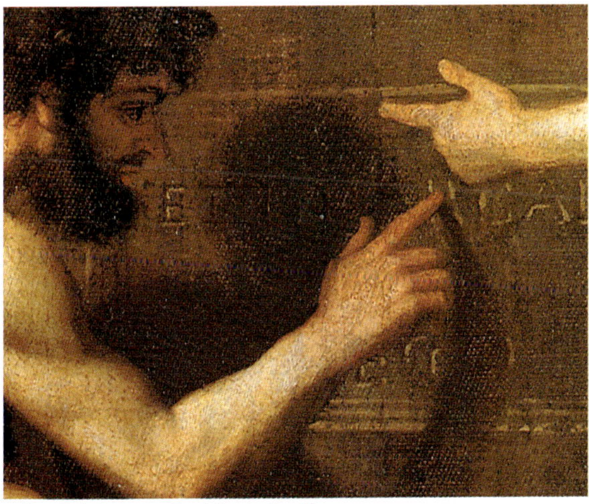

»Auch ich war einst in Arkadien«
Die Inschrift bildet den Mittelpunkt des gesamten Werks, und gelenkt von den Gesten der Schäfer wird ihr unsere ganze Aufmerksamkeit zuteil. Als könnte er auf diese Weise die Identität des Verstorbenen lüften, läßt einer der Schäfer ratlos seine Finger über die Schriftzüge gleiten. Während andere still über die Bedeutung der Worte nachsinnen, wird das Bild zur Elegie.

Klassische Form
Poussin hat nicht die einfachen und sorglosen Schäfer und Schäferinnen dargestellt, die Arkadien bewohnt haben sollen, sondern wählte vielmehr die klassisch geformten, nüchternen und würdevollen Figuren der Antike. Mit dem klassischen Profil, dem Verhältnis von Kopf zu Körper und vor allem mit ihrer noblen und statuenhaften Haltung vertritt die junge Frau das klassische Ideal. An ihr läßt sich auch das charakteristische Kolorit des späten Poussin demonstrieren: Die Farben sind scharf abgegrenzt, stark und klar. Der zufällig scheinenden Anordnung der Figuren liegt eine raumgreifende Symmetrie sich kreuzender Diagonalen zugrunde, die die Gruppe im Gleichgewicht hält.

Claude Lorrain Werkauswahl
Die Auffindung Mose (Madrid, Prado)
Landschaft mit Schäfern (Birmingham, City Art Gallery)
Aeneas und Dido in Karthago (Hamburg, Kunsthalle)
Die Verstoßung der Hagar (München, Alte Pinakothek)
Seehafen bei Sonnenuntergang (Paris, Louvre)
Acis und Galatea (Dresden, Gemäldegalerie)

Das Begräbnis des Phokion (256) zeigt Poussins Landschaftsmalerei auf ihrem Höhepunkt. Das Gemälde schildert eine jener klassischen Erzählungen mit moralischem Gehalt, die Poussin so sehr am Herzen lagen. Der griechische General und Staatsmann Phokion trat für Frieden ein in einer Zeit, als die Mehrheit des Rates sich für einen Krieg mit den Makedoniern aussprach. Seine Feinde nutzten das demokratische System Athens, um ihn 318 v. Chr. zum Tod durch Gift verurteilen zu lassen.

Poussin zeigt uns das Opfer dieses gerichtlich sanktionierten Mordes, wie es von nur zwei getreuen Leibeigenen heimlich von Athen nach Megara zur Beerdigung durch seine Witwe getragen. Sie tragen den gerichteten Phokion durch ein Szenarium voller antiker Aktivität. Im Hintergrund liegt die Stadt als steingewordenes Zeichen der Athener Gesellschaftsordnung, während die selbstgerechten Bewohner friedlich ihren täglichen Beschäftigungen nachgehen. Alles hat seine Ordnung.

Doch der verhüllte Leichnam im Vordergrund entlarvt all diese scheinbare Stabilität als Lüge. Die zivilisierte Landschaft wird zur Bühne unzivilisierten menschlichen Handelns bzw. den Auswirkungen davon. Die Gerechtigkeit ist empfindlich mißachtet worden, Grausamkeit und Neid haben triumphiert, aber statt daß daraufhin die Welt aus den Angeln gehoben würde, scheint alles unverändert seinen geregelten Gang zu gehen, alles ist friedvoll und eingebettet in besänftigende Schönheit. Die Poesie Poussins kann sehr entmutigend sein.

Lorrains ländliche Idyllen

Claude Lorrain (eigentlich Claude Gellée, 1600–82) lebte wie Poussin in Rom. Auch Lorrain ist ein sehr großer Künstler, aber kein Intellektueller. Wo Poussin ein Werk durchdachte, benutzte Claude seine Intuition. Der eine hatte ein großes Verständnis der klassischen Welt, der andere trat durch seine Einbildungskraft in sie ein.

Die unterschwellige Essenz von Lorrains Bildern ist, daß er unsere Paradiesvorstellungen wieder auf die Erde holt und dort festhält. Er sieht die Landschaft der Campagna, der flachen Ebene um Rom, in goldenes Licht getaucht, als einen Ort, der in Einklang mit den Nymphen oder den Helden der Bibel steht. Wir haben den Eindruck, daß es Claude gleich ist, ob wir mit Paris und den drei Göttinnen *(257)* oder mit Isaak und Rebecca *(258)* aus der Bibel über bewaldete Hügel schauen. Das eigentliche Thema des Bildes ist nicht das, was im Titel genannt wird. Paris, Isaak und Rebecca sind für Lorrain nur Ausreden, Vorwände, um in die liebliche vergessene Welt der pastoralen Poesie einzutauchen.

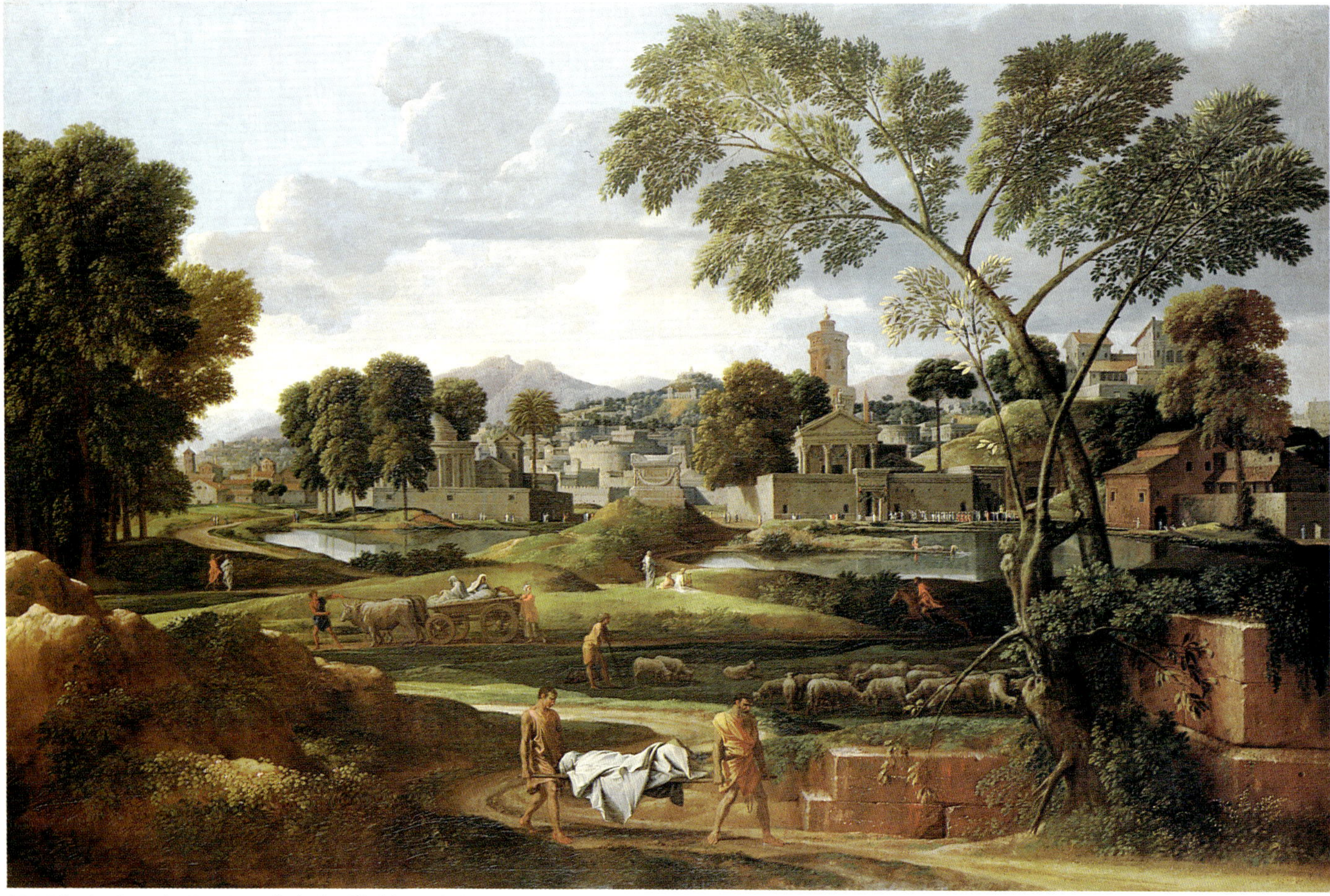

256 Nicolas Poussin, Das Begräbnis des Phokion, 1648, 47 × 71 cm

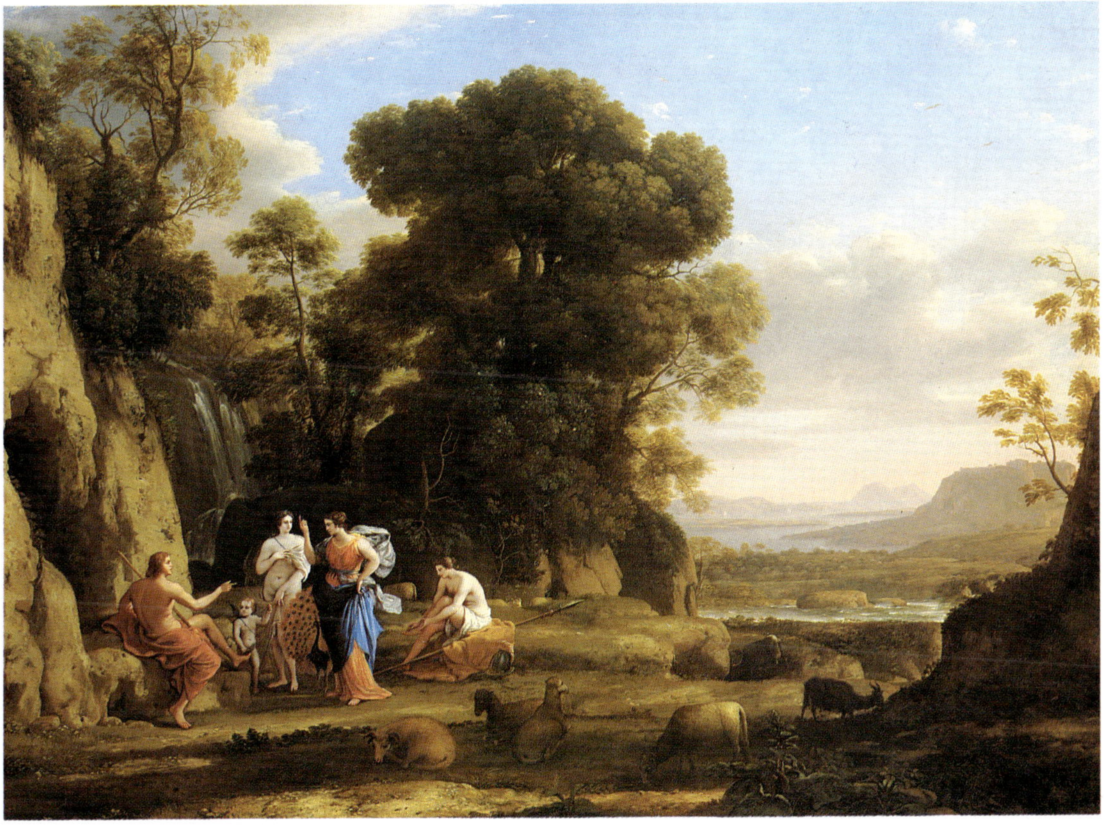

257 Claude Lorrain, Das Urteil des Paris, 1645–46, 112 × 150 cm

Das Urteil des Paris
Zur Hochzeit des griechischen Helden Peleus mit Thetis werden alle Götter bis auf Eris eingeladen, die Göttin der Zwietracht. Aus Rache wirft sie einen goldenen Apfel mit der Inschrift »Der Schönsten« auf die Erde und besteht darauf, daß Paris, Sohn des Königs von Troja, unter den drei Göttinnen, Hera, Aphrodite und Athene die Schönste küre. Aphrodite verspricht Paris, daß er die Liebe jeder Frau gewinnen könne, und beschreibt ihm Helena, die Gemahlin des Königs von Sparta. Daraufhin überreicht Paris den Apfel Aphrodite und entführt Helena nach Troja, was den Trojanischen Krieg auslöst.

Beide Landschaften faszinieren durch ihre Bäume, die ein erstaunliches Gefühl immenser Weite vermitteln. Ungehindert reist das Auge zu den entfernten Hügeln und folgt dem Verlauf des glänzenden Wassers. Es ist keine reale Landschaft, aber real ist ihre Macht, Gefühle zu wecken.

Dem modernen Auge erscheint die *Landschaft mit der Hochzeit von Isaak und Rebecca* als das bessere Bild, wenn auch nur deshalb, weil Lorrain ein besserer Landschafts- als Figurenmaler ist. Auf *Isaak und Rebecca* sind die kleinen tanzenden und feiernden Figuren auf der Lichtung von uns räumlich genauso weit entfernt wie zeitlich. Wir stehen auf einer Anhöhe und blicken auf sie herab, und wenngleich diese Hochzeit ein wichtiges Ereignis war, bei dem die ›Saat Abrahams‹ weitergegeben wurde, ist es hier die Landschaft, die wirklich wichtig ist und in der die Feiernden zu relativer Bedeutungslosigkeit schrumpfen. Ein Titel wie »Landschaft mit...« trägt dem bereits Rechnung. Erstaunlicherweise wird mit den Figuren nicht auch die Bedeutung des Sakraments der Ehe zur Staffage, sondern durch die zeitlose Größe der Landschaft sogar noch gestärkt.

Im *Urteil des Paris* sind wir der Handlung viel näher. Die vier Darsteller (fünf, wenn wir den jungen Amor mitzählen, der sich an seine Mutter klammert) sind alle recht groß und gut sichtbar im Mittelpunkt plaziert. Hera, die Königin, ist die erste der drei Göttinnen, die zu Paris spricht und ihn davon zu überzeugen sucht, daß ihr die Auszeichnung als Schönste gebühre. Paris sitzt ziemlich unsicher auf seinem Felsen, so als verliere er unter der Wucht ihrer Argumente bereits seinen Halt. Athene zieht sich in ihrer Weisheit etwas zurück und wird so zum angemessenen, wenn auch mythologisch nicht verankerten Zentrum der Szene. Und es ist ihr weißer Körper, auf dem Lorrains goldenes Licht liebevoll verweilt.

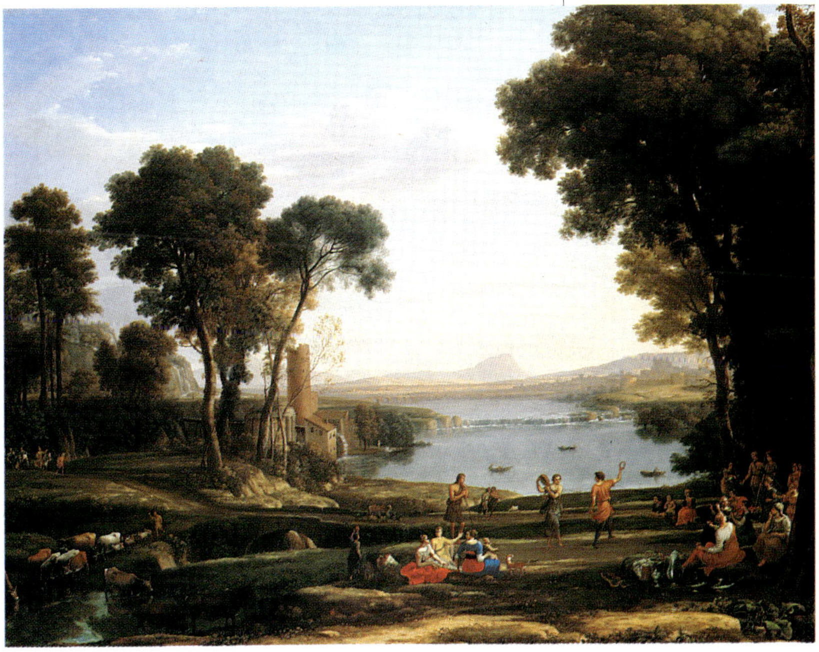

258 Claude Lorrain, Landschaft mit der Hochzeit von Isaak und Rebecca, 1648, 149 × 197 cm

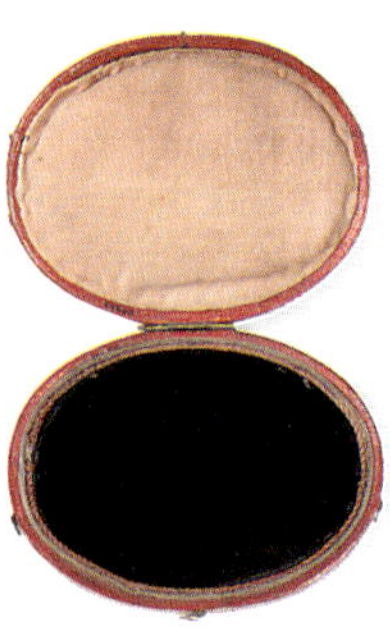

Das Claude-Lorrain-Glas

Landschaftsmaler des 17. und 18. Jh.s griffen zuweilen auf dieses Hilfsmittel zurück. Dieser kleine, konvexe Glasspiegel, schwarz oder silbern hinterlegt, diente dazu, die Landschaft sowie das Verhältnis von Licht und Schatten im Miniaturmaßstab widerzuspiegeln. Dabei erleichterte die reduzierte Farbigkeit des Spiegelbildes den Aufbau der Farbkomposition im Gemälde, da sich so die Farbwerte verschiedener Landschaftsteile besser einschätzen und aufeinander abstimmen ließen. Das oben gezeigte Beispiel stammt aus dem 18. Jh. und befindet sich in einem gefütterten Etui.

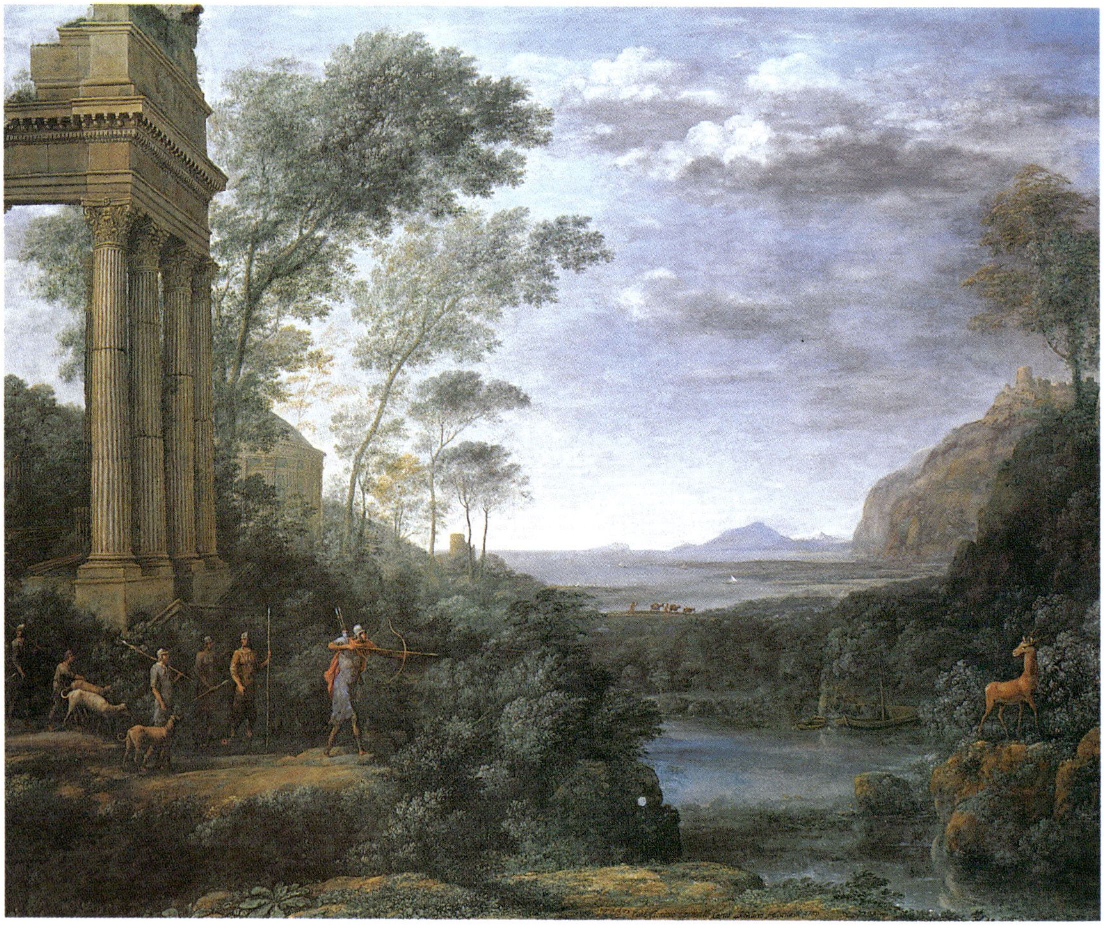

259 Claude Lorrain, Landschaft mit Ascanius, den Hirsch der Silvia erlegend, 1682, 120 × 150 cm

In einigen wenigen Bildern ist allerdings auch Lorrain die Staffage wichtig, so in seinem letzten Gemälde, *Landschaft mit Ascanius, den Hirsch der Silvia erlegend (259)*. Der allumfassenden Natur kommt deshalb nicht weniger Bedeutung zu, besonders wenn sie wie hier durch Vegetation und Wolken fast zum Kreis geschlossen und optisch wie symbolisch ohne Anfang und ohne Ende zu sein scheint. Dennoch steht sie im Zeichen der schrecklichen Gewißheit, daß gleich getötet und der Frieden gestört wird. Lorrain isoliert jenen Moment, in dem Ascanius den Pfeil noch zurückhalten könnte, wenn er nur wollte. Die Welt wartet voller Furcht. Selbst in Unkenntnis des Mythos wissen wir, was passieren wird. Wir haben den heiligen Hirsch getötet und damit das Ende des Friedens auf uns herabbeschworen.

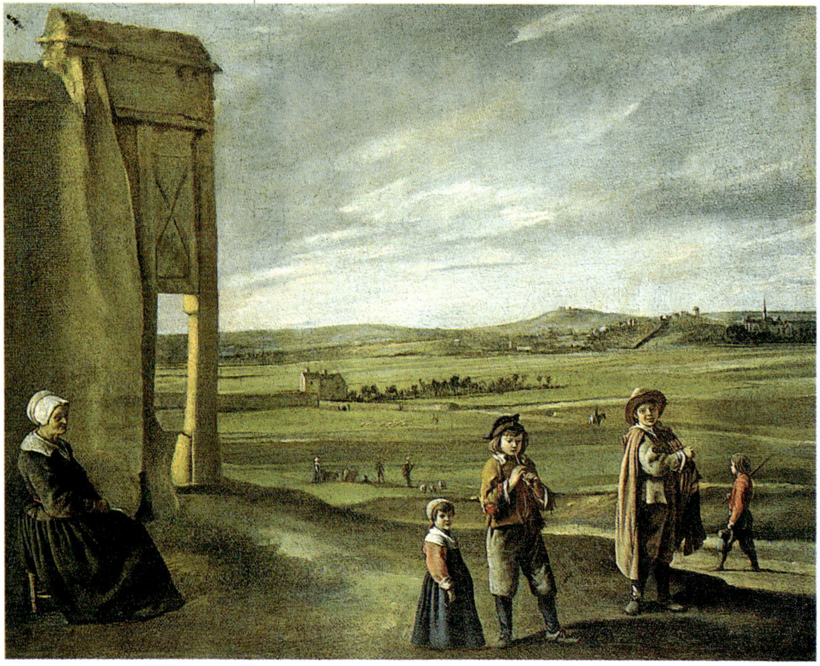

260 Louis Le Nain, Landschaft mit Bauern, um 1640, 47 × 57 cm

Die Kunst des Alltäglichen

Poussin, durch und durch erhaben, soll gesagt haben, daß Künstler, die »gewöhnliche« Themen behandelten, es wegen der »Schwäche ihres Talents« täten. Dies bezog sich wohl kaum auf Lorrain, aber es könnte ein Hinweis darauf sein, weshalb die Brüder Le Nain und Georges de La Tour wenig geschätzt waren. Die Le Nains wählten als Motive das einfache Leben der Bauern. Louis Le Nains *Landschaft mit Bauern (260)* stellt eigentlich einen wundervollen Ausblick auf eine undramatische Szenerie dar, die durch ihren konsequenten Mangel an Aufregung fasziniert. Die Bauern stehen oder sitzen still inmitten der Stille und sind wie der Maler nicht daran interessiert, sich ›interessant‹ zu machen.

Licht und Dunkelheit

Georges de La Tours (1593–1652) Themen sind zwar nicht ›gewöhnlich‹, aber zu ihrer Darstellung bediente er sich so extremer Helldunkelkontraste, daß die Szenerie nicht mehr überschaubar ist. Er war ein Provinzmaler, und es ist denkbar, daß er sich durch die in der Bildauffassung sich niederschlagende Gleichgültigkeit althergebrachten Konventionen gegenüber in den Augen eines Vertreters der klassischen Kunst einer unerlaubten Vereinfachung und damit der ›Gewöhnlichkeit‹ schuldig gemacht hat. *Maria Magdalena mit dem Spiegel* (auch: *Die Magdalena der Sammlung Fabius*) *(261)* bezieht sich auf den Zeitraum, den die sündige Magdalena damit verbrachte, ihre Vergangenheit zu beklagen. Maria Magdalena wird tief in Gedanken versunken dargestellt, während ihre Hand einen Schädel liebkost, ein Vanitasmotiv, das sich im Spiegelbild wiederholt. Die Kerze, die einzige Lichtquelle, wird von dem düsteren Schädel verdeckt, und Magdalena scheint weniger zu klagen als zu resignieren. Es ist ein großes Wagnis seitens des Künstlers, daß der größte Teil des Bildes aus noch mehr Dunkelheit besteht, die die Gestalt der jungen Frau nur sehr zögernd unseren Blicken überläßt. Das Bild ist zweifellos beeindruckend, doch seine Anziehungskraft ist schwer zu erklären.

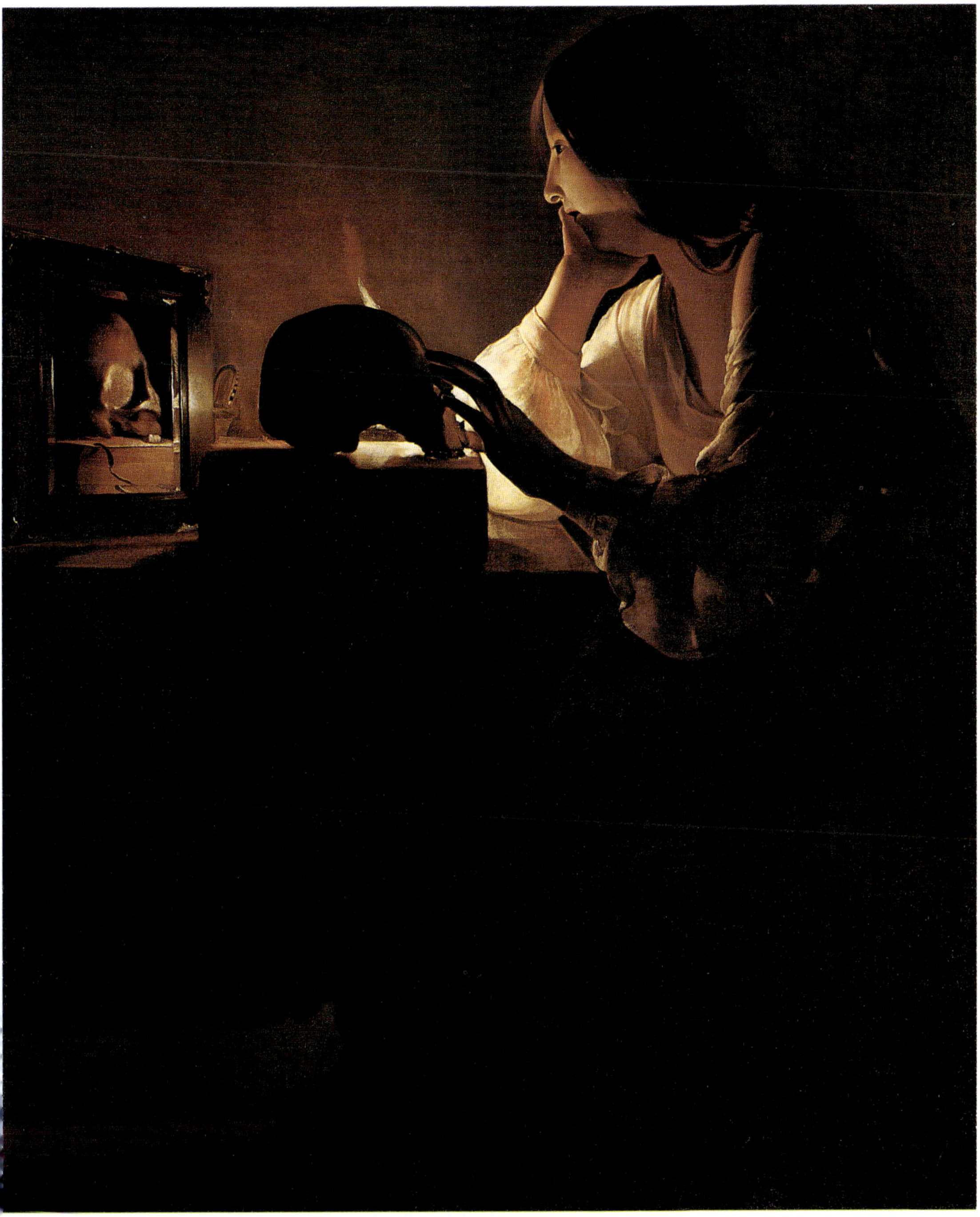

261 Georges de La Tour, Maria Magdalena mit dem Spiegel, um 1635, 113 × 93 cm

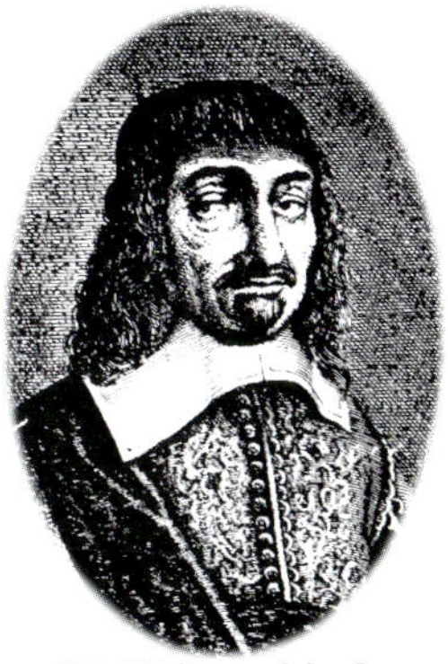

Die Philosophie des Descartes

Descartes (1596–1650), französischer Philosoph und Mathematiker, wird als der Begründer der modernen Philosophie angesehen. Sein 1637 veröffentlichtes Werk »Abhandlung über die Methode« erklärt die Grundlagen seiner Theorie des Dualismus – »Ich denke, also bin ich.« Nach seiner Auffassung gebührt der Vernunft der erste Rang, und er forderte die Systematisierung von Wissen. Gemäß seiner Theorien ist die Vorstellung der Existenz eines Gottes zu komplex, als daß sie sich ein Mensch erdacht haben könnte, deshalb müsse sie von Gott selbst stammen.

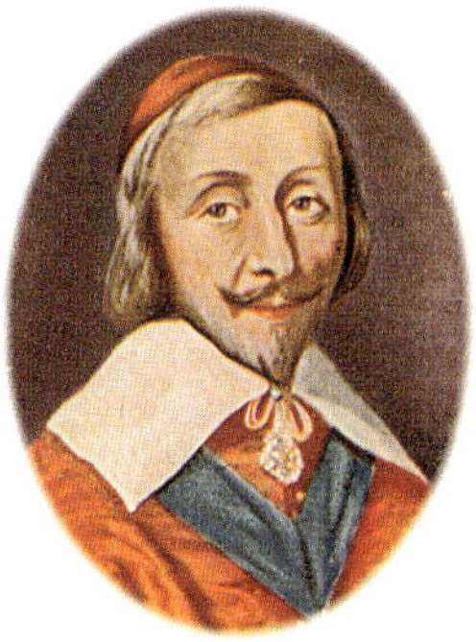

Kardinal Richelieu

Unter Ludwig XIII. war Frankreich ein zerrissenes Land, in dem die protestantische Bevölkerung einen Staat innerhalb des Staates bildete. Richelieu (1585–1642) wurde 1624 Erster Minister, und seine vordringlichste Aufgabe war die Schwächung der Hugenotten. Er blieb bis zur Thronbesteigung Ludwigs XIV. die treibende Kraft in Frankreich. Als er starb, ließ er Ludwig XIV. als absolutistischen Herrscher über ein erstarktes Land zurück.

Zeitgenössische Künste

1710
beendet Sir Christopher Wren die Arbeiten an der St. Paul's Cathedral in London.

1711
wird das erste europäische Porzellan im sächsichen Meißen hergestellt.

1719
veröffentlicht Daniel Defoe »Robinson Crusoe«

1729
komponiert Johann Sebastian Bach die »Matthäuspassion«.

1742
komponiert Händel den »Messias«.

1759
schreibt Voltaire »Candide oder Die beste Welt«.

Fêtes galantes
Watteau kam 1702 nach Paris und schuf sich schnell einen Ruf als Erfinder eines neuen Genres namens Fêtes galantes. Mitglieder der französischen Akademie prägten 1717 diesen Begriff, der soviel wie ›galantes Fest‹ bedeutet. Damit wird eine Szene mit gemischter Gesellschaft von Musikern, Schauspielern und flirtenden Paaren bezeichnet, die sich alle unter freiem Himmel vergnügen. Watteaus Zeitgenossen benutzten dieses Genre um die Lebensart der Aristokratie zu porträtieren.

ROKOKO

Mit Antoine Watteau beginnt das Zeitalter des Rokoko. Wie so viele kunsthistorische Bezeichnungen war auch diese nicht schmeichelhaft gemeint. Sie wurde im frühen 19. Jh. geprägt und leitete sich vom französischen Wort ›Rocaille‹ (Muschelornament) ab, mit dem ein Dekorationsstil bezeichnet wurde, bei dem Muschelmuster und andere ornamentale Mauerwerke verwendet wurden. Die Kunst des Rokoko galt als seicht und versponnen, als minderwertig im Vergleich mit der ernsthaften Kunst früherer Epochen.

Der Rokokostil prägt sich im frühen 18. Jh. als eine übertrieben dekorative Variante des Barock aus. Anfangs nahmen wohl nur die Franzosen, die in Jean Antoine Watteau (1684–1721) ihren ersten großen Meister dieser Stilrichtung bewunderten, diese neue Gestaltungsform ernst. Watteaus Arbeiten bergen eine Traurigkeit, die dem an sich luftigen Erscheinungsbild eine zarte Wehmut verleiht, die besser ins 17. als ins 18. Jh. passen will. Watteau wurde in Flandern geboren, verbrachte aber den Großteil seines kurzen Lebens in Frankreich. Watteaus Ausbildung und seine ersten Schritte als Künstler fanden in Valenciennes

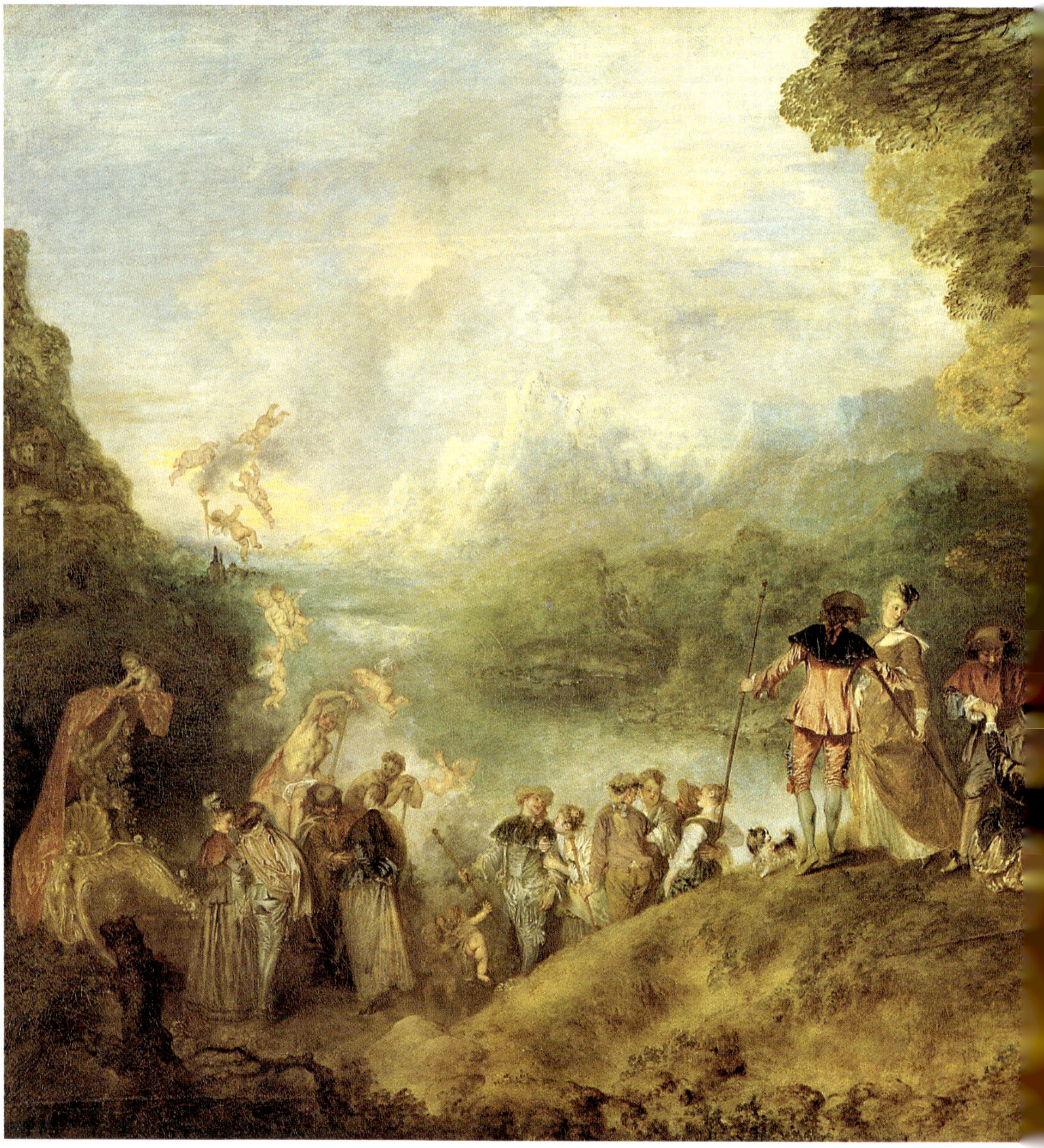

262 Jean Antoine Watteau, Einschiffung nach Kythera, 1717, 129 × 194 cm

statt, was für die Kunstgeschichte insofern ein Glücksfall ist, als die Pariser Kunstszene zunehmend akademischer geworden war und einen Maler wie Watteau kaum mehr hervorgebracht hätte. 1703, kurz nach seiner Ankunft in Paris, arbeitet Watteau bei Claude Audran, dem Kurator des Palais du Luxembourg, wo er Rubens' Medici-Zyklus (siehe S. 188) studieren konnte. Und tatsächlich scheint hier ein wenig von Rubens' sinnlicher Dynamik in Watteaus zerbrechliche Bilder eingeflossen zu sein.

Liebe und Pathos

Watteau gilt als Erfinder der Fêtes galantes, eines Genre singender und tanzender Liebender in ständiger Anbändelei und immer an der Schwelle zum Verlust.

Dieses Bild, *Einschiffung nach Kythera (262)*, trägt seit je eigentlich einen falschen Namen, denn es zeigt

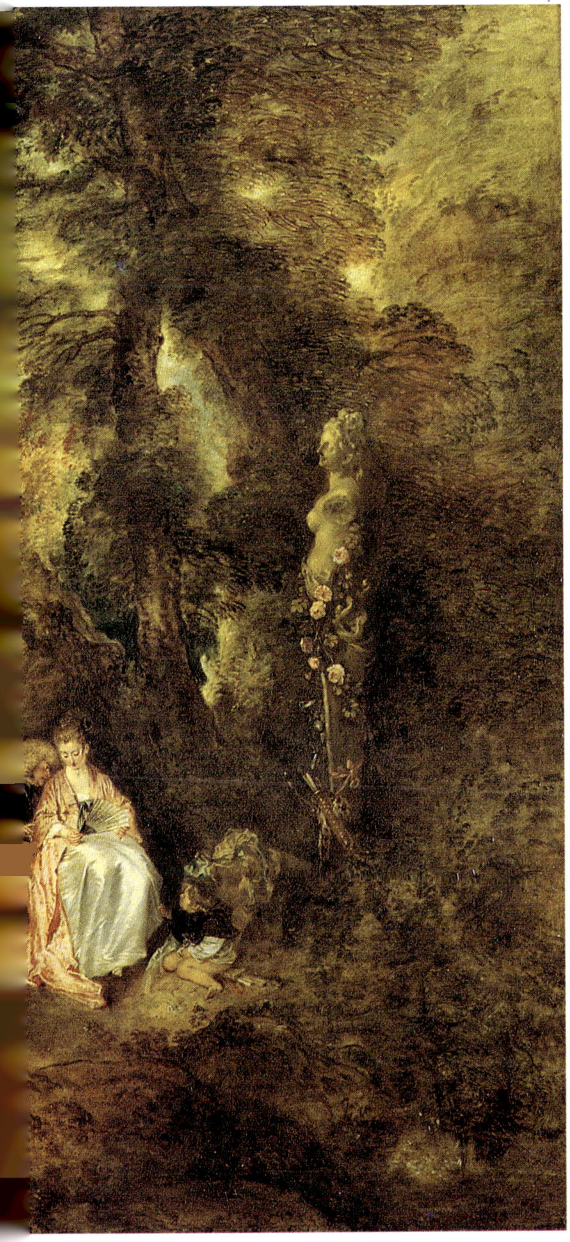

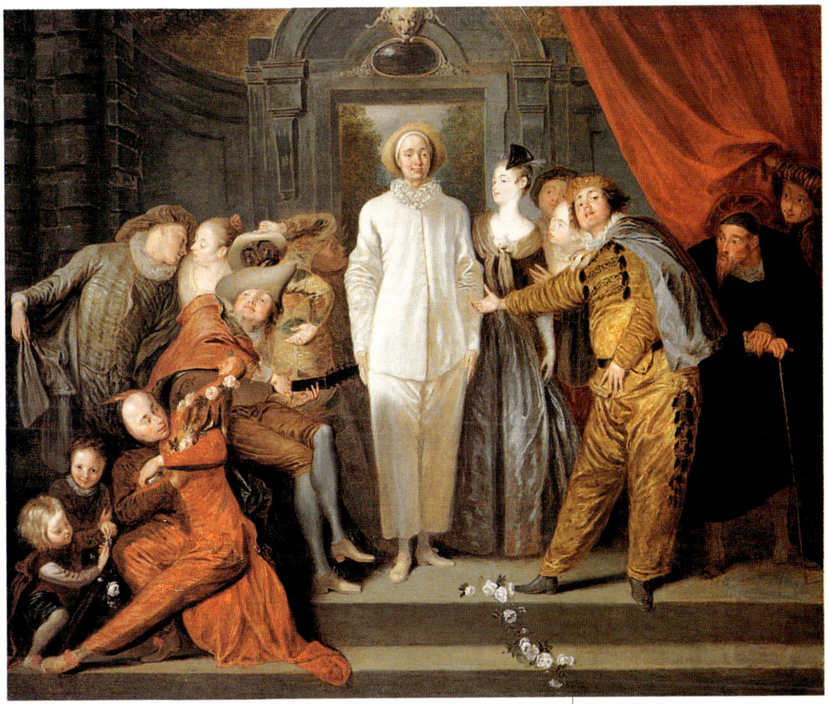

263 Jean Antoine Watteau, Italienische Komödianten, um 1720, 63 × 76 cm

die Liebenden, wie sie die sagenumwobene Insel der Liebespaare bereits wieder verlassen. Sie haben auf der Insel vor der im Gebüsch verborgenen Venus ihre Schwüre abgelegt. Dadurch sind sie unzertrennlich geworden, aber dennoch verlassen sie die Insel nur zögerlich. Nie wieder wird die Liebe so leicht zugänglich und so sicher sein – indem sie die Einsamkeit der Venus und ihrer Laube verlassen, setzen sie alles aufs Spiel und gefährden ihr Glück. Die Paare haben ihre Erfüllung gefunden, dennoch bewegen sie sich nur traurig und langsam. Liebe bringt keine Freude.

Watteaus zweites Lieblingsthema, italienische oder französische Schauspieltruppen, die bei Hofe auftraten, ist nur auf den ersten Blick ein anderes. Wenn sich die französische von der italienischen Schauspielkunst auch dramaturgisch unterschied, thematisch stimmten beide im Grundmotiv der Liebe mit ihren Enttäuschungen überein. *Italienische Komödianten (263)* zeigt zwar Narren und die unbekümmert posierenden Schauspieler, die hübschen Damen und ihre Flirts, aber im Mittelpunkt des Bildes steht die tragische Figur des Pierrot, größer als alle anderen, deutlich sichtbar in seinem weißen Gewand, unbeweglich und heraldisch.

Bei näherer Betrachtung glauben wir einen blasphemischen Abklatsch zu entdecken von Pontius Pilatus, wie er Christus dem Spott der Bevölkerung aussetzt. Es läßt sich nicht mit Gewißheit ausschließen, daß Watteau diese Anspielung nicht ausdrücklich beabsichtigt hat. Zwar ist es keine Dornenkrone, die vergessen und abgewiesen auf den Stufen liegt, aber immerhin eine stachelige Rosenranke. Alle strahlen und lachen, doch wir verspüren ein kaltes Erschauern.

Commedia dell'arte

Sie war ursprünglich eine Form von Stegreifkomödie, bei der der Handlungsverlauf und die Charaktere, nicht aber die Dialoge festgelegt waren. Zu den festen Charakteren gehörten der reiche, närrische Alte mit seinem aufgeweckten Diener Arlecchino, außerdem Columbina und Pierrot, wobei letzterer die Verkörperung freimütiger Einfachheit war. 1687 ließ der französische Adel die Commedia dell' arte wegen ihrer kritisch-satirischen Tendenzen verbieten. 1716 rief der Herzog von Orléans die italienischen Schauspieler zurück. Mit der Zeit wurden Manuskripte für die Commedia dell' arte geschrieben, die stilistische Qualitäten und erotische Untertöne hatten.

DIANA IM BADE

Diana, den Griechen als Artemis bekannt, hat verschiedene Identitäten: gewöhnlich wie hier als Jagdgöttin, manchmal auch als Keuschheit. Die Römer verehrten sie in drei Gestalten: Diana für die Erde, Hekate für die Unterwelt und Luna für den Mond, was auch den Halbmond erklärt, den sie in ihrem Haar trägt.

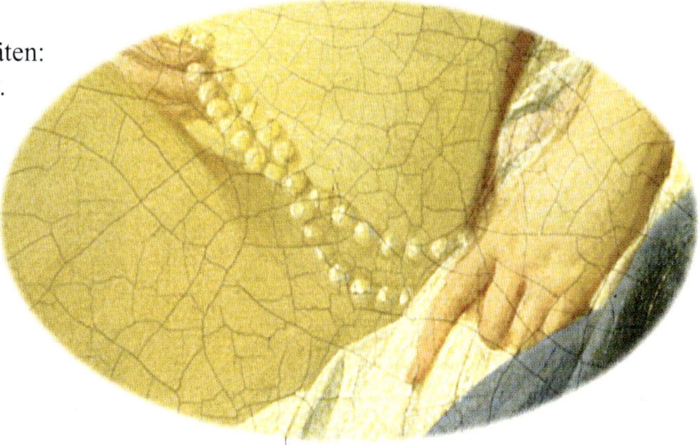

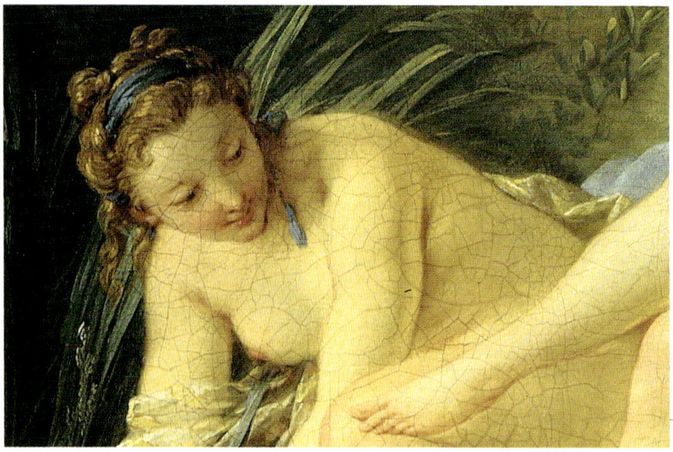

Nymphe aus ihrem Gefolge
Boucher zeigt uns Diana nach der Jagd. Es hätte seinem Temperament nicht entsprochen, sie im Akt des Tötens darzustellen. Was wir sehen, ist im Grunde genommen eine Boudoirszene: eine edle junge Frau bei der Toilette, bedient von ihrer Kammerzofe. Erst in zweiter Linie ist es die Göttin mit ihrer Nymphe in der Waldabgeschiedenheit.

Perlen
Die Vergrößerung zeigt, daß die Oberfläche des Gemäldes von feinen Rissen durchzogen ist, was der samtenen Qualität von Dianas makelloser Haut jedoch nichts anhaben kann. Perlen mit ihrem sanften Glanz und der Kugelform symbolisieren den Mond und sind deshalb Dianas passendster Schmuck.

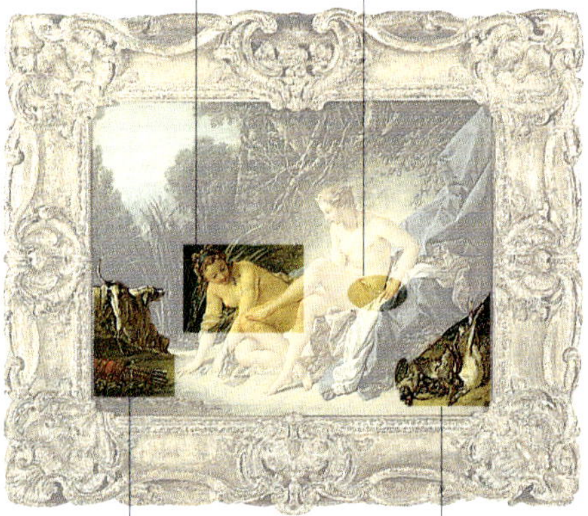

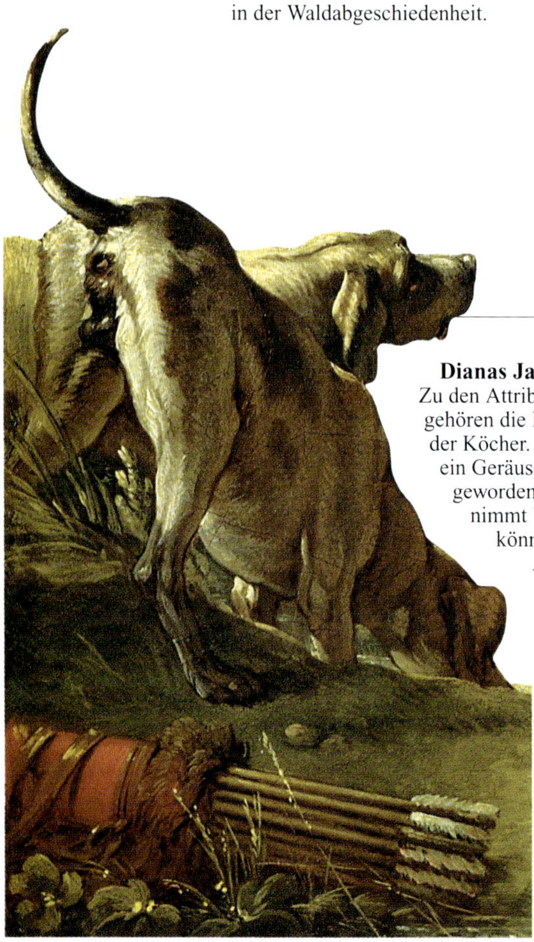

Dianas Jagdhunde
Zu den Attributen der Jagdgöttin gehören die Hunde, die Pfeile und der Köcher. Einer der Hunde ist durch ein Geräusch im Gebüsch wachsam geworden, hebt seinen Kopf und nimmt Witterung auf. Darin könnte eine Anspielung auf Aktäon verborgen sein. Im Mythos kam er zufällig vorbei, und weil er die Göttin nackt gesehen hatte, wurde er zur Strafe in einen Hirsch verwandelt und von seinen eigenen Hunden zerfleischt.

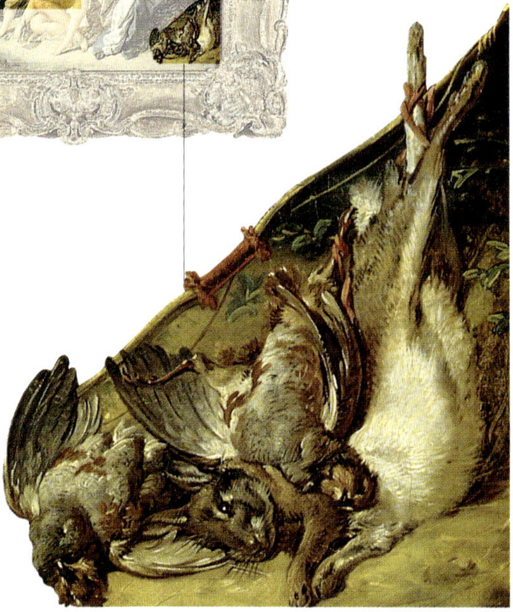

Jagdbeute
Ein Kaninchen und zwei Tauben sind an Dianas zierlichem Bogen festgemacht. Diana wurde oft als im Widerspruch zu Venus, der Göttin der Liebe stehend dargestellt. Hier sind Venus' Attribute, ein paar Tauben als Symbole der Liebe und Lust, von der Keuschheit bezwungen worden. Auch die Anwesenheit des Hasen würde in den symbolischen Kontext passen.

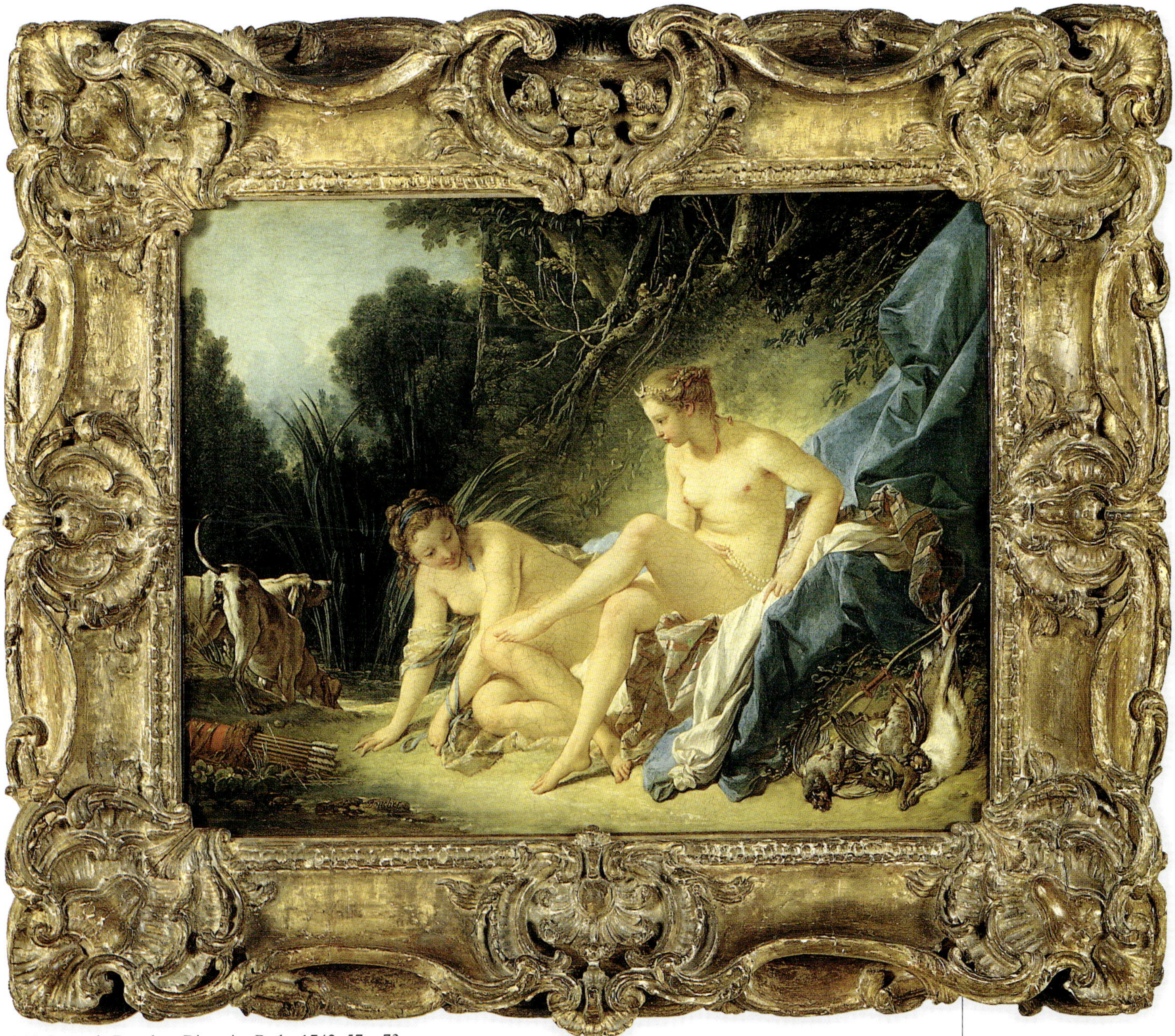

264 François Boucher, Diana im Bade, 1742, 57 × 73 cm

Bouchers Hommage an die Schönheit

Auf Watteau folgte François Boucher (1703–70), der sich von seinem Vorbild insofern unterscheidet, als seine Figuren, seine Landschaften mehr Substanz besitzen. Vielleicht können wir darin Bouchers robustere Konstitution gegenüber dem oftmals kränkelnden Watteau erkennen. Bouchers Bilder offenbaren sehr deutlich das Wesen des Rokoko: Es ist eine galante, verspielte Kunst, die ernste, kritische Themen nach Möglichkeit vermeidet.

Doch Bouchers idealisierte Frauengestalten, die unsere Anwesenheit meist ignorieren und in selbstvergessen-natürlicher Nacktheit ihre Reize enthüllen, sind weniger banal als sie scheinen mögen. Sie zeugen von Bouchers Verehrung der verletzlichen Schönheit und essentiellen Unschuld des weiblichen Körpers. Aber ein Meisterwerk wie *Diana im Bade (264)* macht deutlich, daß Bouchers Aufmerksamkeit nicht allein den reizvollen weiblichen Rundungen gilt, sondern ebenso den Formen der Landschaft. Wir sehen Natur hier in kultivierter Gestalt, die die ursprüngliche Wildheit nurmehr ahnen läßt.

Zu Beginn des 20. Jh.s hat Boucher an Wertschätzung stark eingebüßt. Man betrachtete seine Bilder als reine Dekorationskunst, warf ihnen – wie der Rokokokunst allgemein – ihren oberflächlichen Charme vor. Einer eher feministischen Betrachtungsweise können die puppenhaften Frauenfiguren in der Tat nicht genügen. Merkwürdigerweise hat Boucher jedoch in den letzten Jahren bei den Kritikern wieder an Ansehen gewonnen. Sicher muß man seine Werke aus der Zeit heraus betrachten, um hinter der süßlichen Glätte die aufrichtige Bewunderung für Schönheit in all ihren Formen zu erkennen. Bouchers Augen verweilen genauso liebevoll auf den Hunden und dem Flußufer wie auf den Nymphen.

Madame de Pompadour

Als offizielle Maîtresse von Ludwig XV. hatte Madame de Pompadour sehr viel Einfluß in der französischen Kunstwelt. Sie war eine große Mäzenin und förderte eine Reihe von Malern und Poeten. Darüber hinaus ›mischte‹ sie sich auch in die Staatsgeschäfte und gründete die Militärschule sowie die Porzellanmanufaktur in Sèvres.

Jean-Honoré Fragonard Werkauswahl

Frühstück im Freien (Amiens, Musée de Picardie)
Fest in Saint-Cloud (Paris, Banque de France)
Die Schaukel (London, Wallace Collection)
Der nutzlose Widerstand (Stockholm, Nationalmuseum)
Die Badenden (Paris, Louvre)
Der heimliche Kuß (St. Petersburg, Eremitage)
Das unerfahrene Modell (Paris, Musée Jacquemart-André)

Bouchers Blick auf die mythologisch verbrämten Frauenakte ist nicht voyeuristisch, sondern wahrt eine spielerische Distanz. *Venus tröstet Amor (265)* mit der rosig nackten Göttin und den drei pummeligen Kindern fließt mit gekonnter Leichtigkeit über die Leinwand. Die mythologischen Gestalten und die im Schilf nistenden Tauben sind auf seltsame Weise von gleicher Art: Nichts ist hier wirklich, mit Ausnahme des Vergnügens an der idealisierten Schönheit.

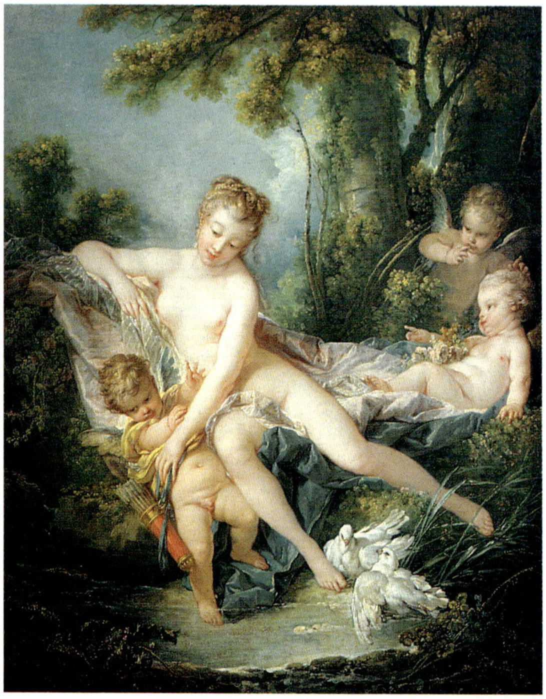

265 François Boucher, Venus tröstet Amor, 1751, 107 × 84 cm

Schatten der Revolution

Jean-Honoré Fragonard (1732–1806) war ein Schüler Bouchers. Er stammte aus Grasse im südöstlichen Frankreich, dem Zentrum der französischen Parfumindustrie. Seine Malweise ist zügiger, spontaner, aber das Frauenbild, das er uns vermittelt, ist in seinen Grundzügen durchaus mit dem seines Meisters zu vergleichen, wenn auch Fragonards Frauen ein wenig menschlicher sind und Gefühle haben.

Fragonard besaß einen wachen, verständnisvollen Sinn für die menschlichen Torheiten, die er mit Vorliebe in idyllischen Landschaften ansiedelte. Auf seinem *Blindekuhspiel (266)* vergnügen sich Erwachsene beim fröhlichen Kinderspiel. Trotz des Lichts und der hellen, luftigen Atmosphäre vermittelt das Bild eine düstere Stimmung. In Kenntnis der geschichtlichen Ereignisse ist es verlockend, in den aufziehenden dunklen Wolken eine Vorahnung der Schrecken zu sehen, die die Französische Revolution mit sich bringen sollte. Fragonard selbst sollte insofern davon betroffen werden, als mit dem Niedergang seiner adligen Klientel auch seine berufliche Karriere zu Ende war. Nach 1793 tritt er künstlerisch nicht mehr in Erscheinung.

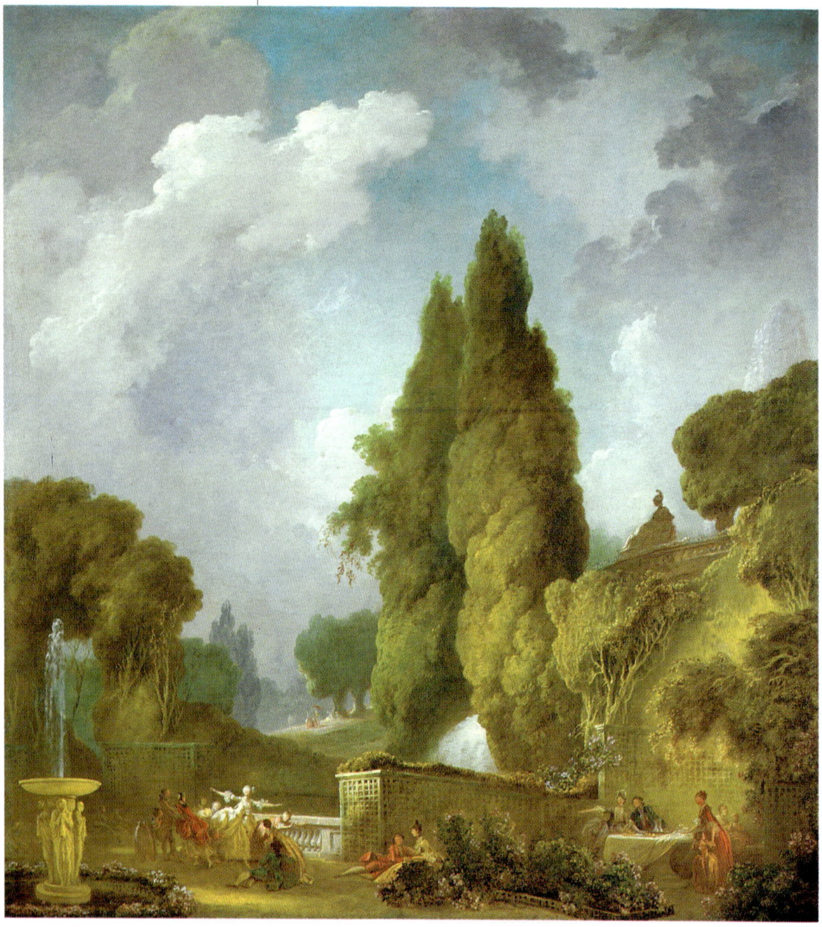

266 Jean-Honoré Fragonard, Blindekuhspiel, um 1765, 216 × 198 cm

Vor dem gedeckten, stumpfen, aber nicht monochromen Hintergrund der *Lesenden Frau (267)* gewinnen die verschiedenen Tonstufen des sonnengelben Gewandes in der lebendigen Pinselführung geradezu lodernde Qualität. Das bequeme, weiche Kissen im Rücken des jungen Mädchens assoziiert liebevolle Sorgfalt. Die Lesende ist ganz in ihr Buch versunken und wirkt in dieser Haltung so ungeschützt wie eine von Bouchers Nymphen.

Die *Lesende Frau* ist von einem Charme, den erst Renoir (siehe S. 298) wieder erreichen sollte, doch ihre kindliche Anmut darf nicht über ihre ›Erdverbundenheit‹ hinwegtäuschen. Ihre Sanftheit wird gewissermaßen von dem geometrischen Bildaufbau aus klaren Horizontalen und Vertikalen gestützt. Die Art, wie Fragonard scheinbar unbedeutendem Beiwerk nahezu attributiven Wert verleiht, ist für ihn bezeichnend. So sind auch die steifen Rüschen, losen Bänder, knitternden Falten der Seide mehr als nur Dekoration: auf geheimnisvolle Weise machen sie die Festigkeit eines wirklichen, gerundeten Körpers bewußt. So wie im *Blindekuhspiel* steht auch hier hinter dem ›oberflächlichen‹ Bild ein ungenannter Ernst. Genau wie Fragonard hat auch Boucher mehr Tiefe, als es auf den ersten Blick den Anschein hat, und deshalb sollte man sich für die Betrachtung Zeit nehmen.

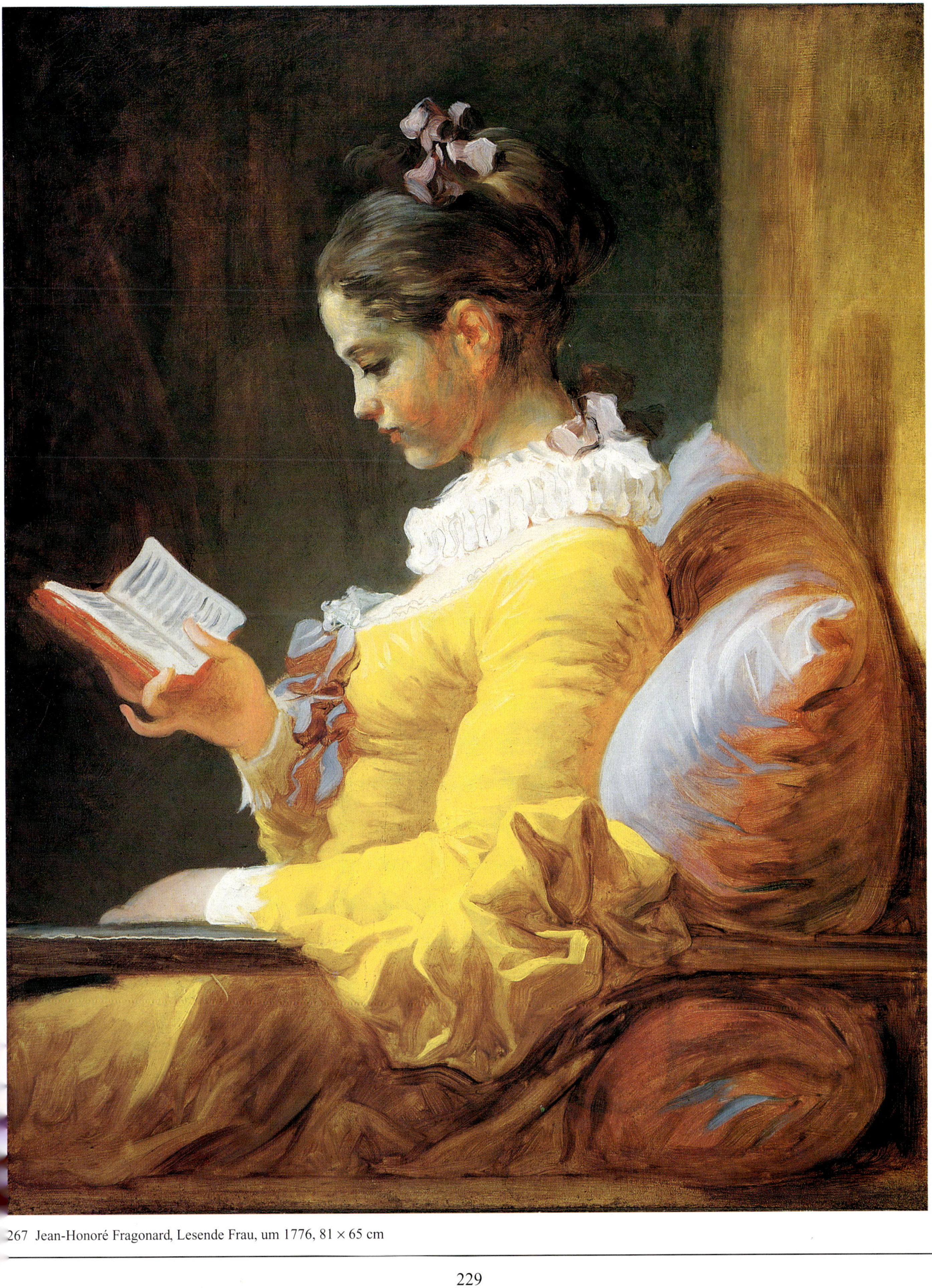

267 Jean-Honoré Fragonard, Lesende Frau, um 1776, 81 × 65 cm

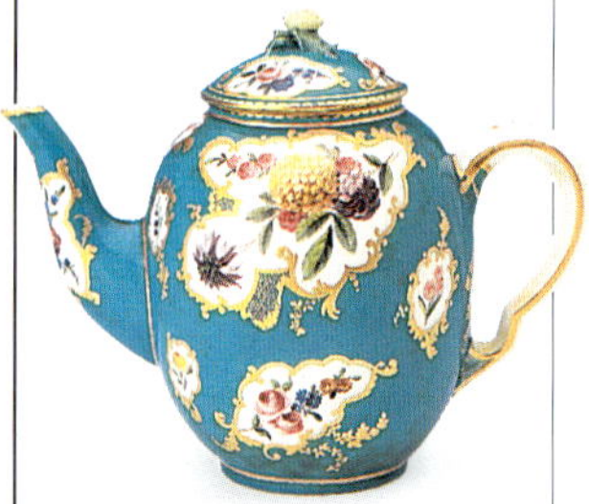

Sèvresporzellan
Im frühen 18. Jh. wurde Hartporzellan sehr populär. 1738 boten Robert und Gilles Debois aus Chantilly dem französischen Hof ihre Dienste als Porzellanhersteller an. Sie erhielten 10 000 Louis und einen Teil des Schlosses in Vincennes, um dort eine Fabrik aufzubauen. 1753 wurde die Fabrik nach Sèvres verlegt, und Ludwig XV. und Madame de Pompadour gaben die ersten Aufträge in Arbeit. Sèvresporzellan ist durch seine Farbenpracht und die Qualität seiner Golddekoration ausgezeichnet. Die drei beliebtesten Farben waren ›bleu de roi‹ (Wappenfarbe), ›bleu céleste‹ (Himmelblau; siehe oben) und ›rose Pompadour‹.

Jean-Baptiste-Siméon Chardin Werkauswahl

Stilleben mit Porzellandose (Carcassone, Musée des Beaux Arts)

Blumenstilleben (Edinburgh, National Gallery)

Attribute der Wissenschaft (Paris, Musée Jacquemart-André)

Der Zeichner (Paris, Louvre)

Die kleine Schullehrerin (London, National Gallery)

Die Wäscherin (Stockholm, Nationalmuseum)

Es geht auch anders: Chardin

Jean-Baptiste-Siméon Chardin (1699–1779) unterrichtete den jungen Fragonard, bevor dieser einen kongenialeren Mentor in Boucher fand.

Chardin ist kein typischer Rokokomaler; wenn er hier geführt wird, dann hat dies chronologische, nicht stilistische oder inhaltliche Gründe. Seine Motive sind ernster, seine Bilder sehr viel tiefgründiger. *Die Krankenkost* (auch *Die fürsorgliche Pflegerin) (268)* zeigt einfach ein junges Kindermädchen, das zum Abendbrot ein Ei bereitet. Wie eine farbige Säule liebevoller Rechtschaffenheit steht sie in der Küche und konzentriert sich ganz auf ihre Aufgabe. Der Tisch ist vorbereitet wie für ein Sakrament: Das Brot und das Kelchglas sind von sakraler Intensität, und die große weiße Wasserkanne könnte das Requisit einer Taufe sein.

In einem so zurückhaltenden Bild wirken die wenigen Gegenstände ›fast von allein‹ betont, und diese Betonung ist das Geheimnis ihrer Doppeldeutigkeit. Auch die Farben spielen ihre Rollen. Das Weiß des Tuches, der Eier, der Kanne und des Handtuchs ist so rein, das Orangerosa in Kleid und Brot ist so voller Gesundheit, daß wir in dem Werk nicht einfach nur

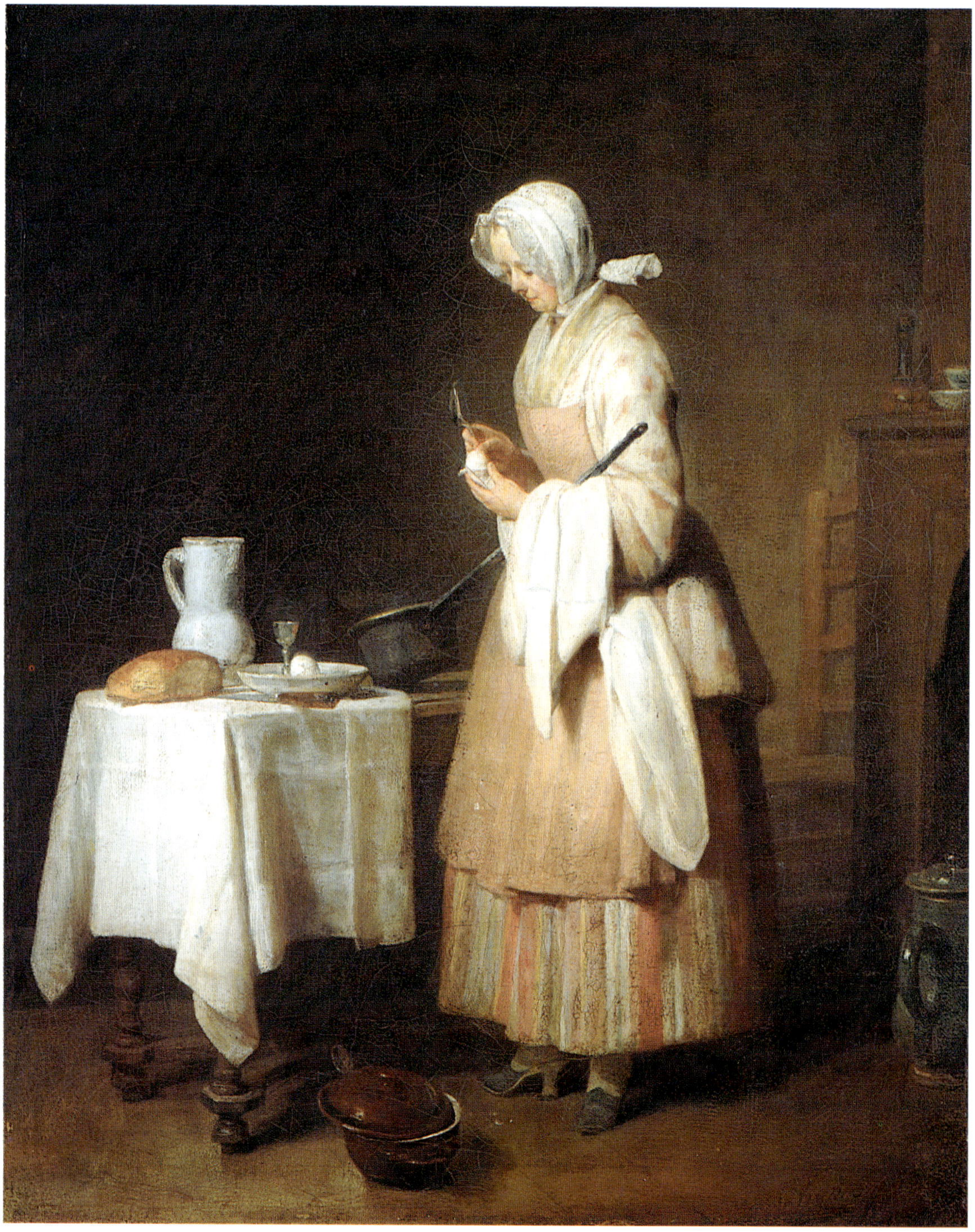

268 Jean-Baptiste-Siméon Chardin, Die Krankenkost (auch Die fürsorgliche Pflegerin), um 1738, 46 × 37 cm

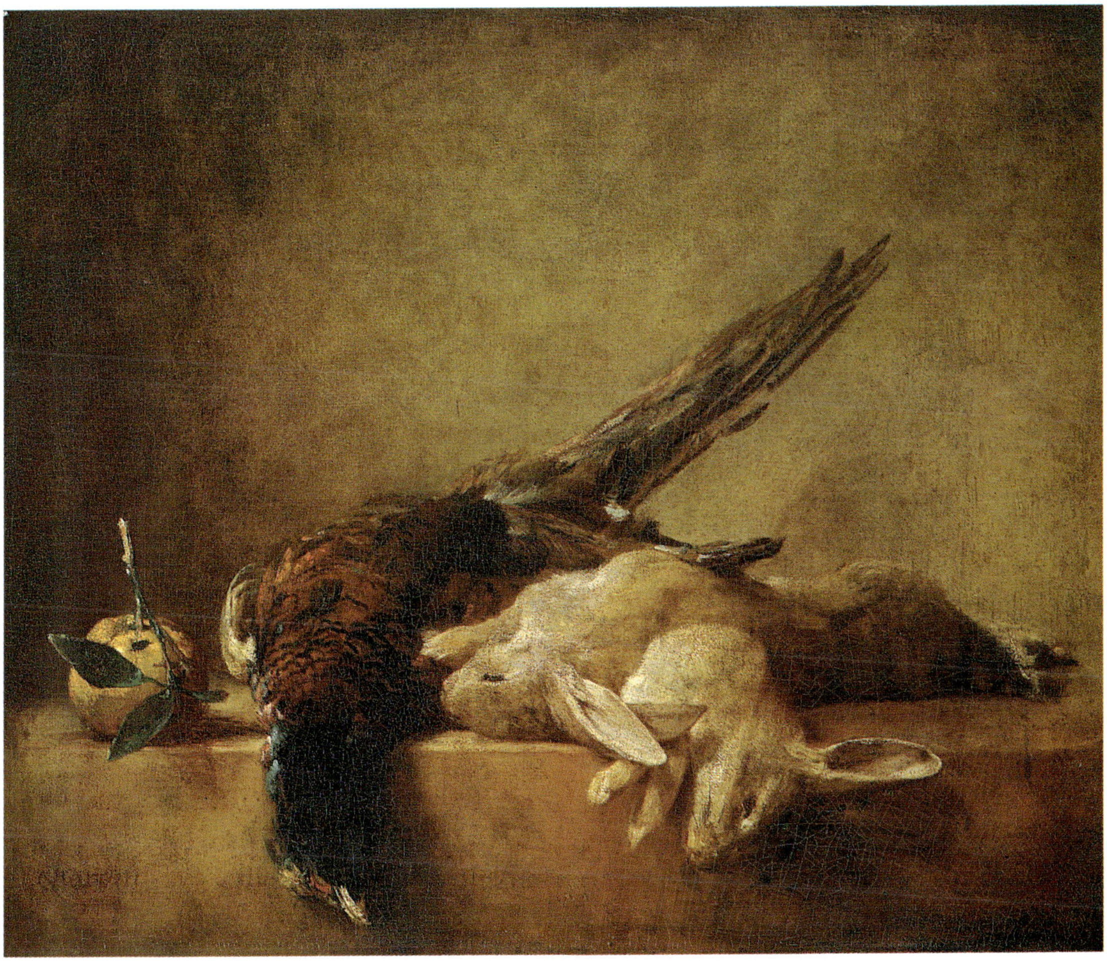

269 Jean-Baptiste-Siméon Chardin, Jagdstilleben, um 1760–65, 50 × 60 cm

das sehen, was auf den ersten Blick augenscheinlich ist. Derartige unterschwellige moralische Botschaften oder Andeutungen finden wir bei Chardin oft, z. B. im *Kartenhaus (270)* – die Instabilität des Lebens und die kindliche Unkenntnis dieser Tatsache – oder in den *Seifenblasen* – die Nutzlosigkeit und Nichtigkeit der meisten menschlichen Aktivitäten. Doch je offener sie zutage treten, desto geringer ist ihre Wirkung.

Es sind die fast unbemerkten moralischen Belehrungen, auf die wir am stärksten reagieren, etwa die sakramentalen Untertöne des Mädchens mit dem Ei oder die ähnliche Botschaft, die in einem von Chardins großen Stilleben verborgen ist *(269)*. Der geschlachtete Vogel und die Hasen, allesamt kleine und harmlose Tiere, liegen auf dem Küchenbord wie auf einem Altar. An der Wand glänzt ein dunkler Schatten, und der Tisch scheint von innen her erleuchtet zu sein. Chardin erweist hier einem rituellen Opfer, das in unserem Namen erbracht wird, seine Reverenz. Nicht nur die Tiere, auch die Pflanzen werden geopfert, und auch vor ihnen neigt Chardin das Haupt.

In keinem seiner Bilder behandelt Chardin das, was zu seiner Zeit als ein großes Thema angesehen worden wäre. Seine Arbeiten sind vom Wesen her häuslich, ruhig, undramatisch. Es ist allein seine Darstellung, die den Motiven Bedeutung verleiht.

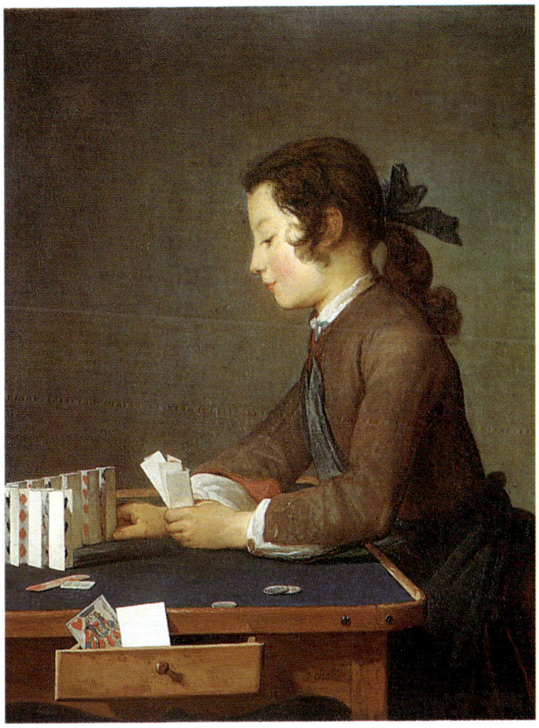

270 Jean-Baptiste-Siméon Chardin, Das Kartenhaus, um 1735, 82 × 66 cm

Architektur des Rokoko

Die besten Beispiele für die Architektur des Rokoko finden sich in süddeutschen und österreichischen Schlössern und Kirchen. Hervorzuheben ist die Würzburger Residenz. Sie wurde von Balthasar Neumann entworfen, 1719–44 errichtet und enthält im Kaisersaal und im Treppenhaus die berühmten Deckenfresken von Tiepolo (siehe S. 232).

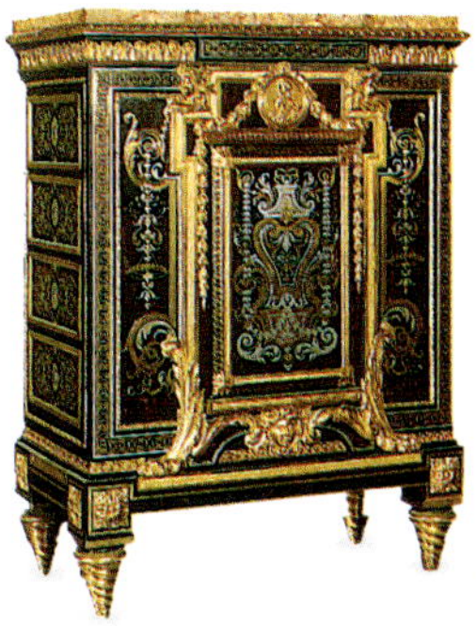

Louis-Quatorze

Die französische Möbelkunst machte unter der Herrschaft Ludwigs XIV. eine bedeutende Entwicklung durch. Einer der erfolgreichsten Kunstschreiner war André-Charles Boulle (1642–1732), der Direktor der Versailler Werke. Boulle stellte ein wahres Heer von Angestellten ein, um seine unverwechselbaren Meisterwerke zu schaffen. Er verarbeitete Materialien von ausgesuchter Qualität sowie Silber, Elfenbein und Schildpatt für die Intarsien. Berühmt war die Manufaktur auch für die schweren bronzebeschlagenen Truhen (siehe oben).

Giambattista Tiepolo Werkauswahl

Anbetung der Könige (München, Alte Pinakothek)
Karnevalsszene (Paris, Louvre)
Auffindung des wahren Kreuzes (Venedig, Accademia)
Die Heiligen der Familie Grotta (Frankfurt, Städel)
Unbefleckte Empfängnis (Madrid, Prado)
Junge Dame mit Papagei (Oxford, Ashmolean Museum)

Tiepolo und das italienische Rokoko

Auch die Italiener hatten ihre großen Rokokokünstler, ganz besonders in Venedig, wo das glitzernde, allgegenwärtige Wasser den perfekten Rahmen abgibt. Giambattista Tiepolo (1696–1770) ist der Inbegriff des italienischen Rokoko. Die dekorative Vitalität und intensive Farbpracht der venezianischen Schule fand in ihm ihren Höhepunkt. Er vereint in sich einen unerschöpflichen Einfallsreichtum – gepaart mit starker visueller Kraft – und eine natürliche Fröhlichkeit, doch es gelingt ihm meisterhaft, seine Überschwenglichkeit unter Kontrolle zu halten.

Tiepolos größte Werke waren seine Fresken. Nur hier fand er die Formate, in denen seine weiten, raumgreifenden Kompositionen wirklich voll zur Geltung kommen konnten. Daher war es eine glückliche Fügung, daß er hauptsächlich mit Deckengemälden beauftragt wurde. Er erfüllte diese Aufgaben mit unglaublichem Elan und Können, eine Tatsache, die uns vielleicht nicht so bewußt wird, wenn wir seine Werke in einem Museum betrachten, wo sie von ihren ursprünglichen Plätzen über unseren Köpfen entfernt und einfach nur an die Wand gehängt worden sind.

Glücklicherweise ist jedoch das großartige Deckengemälde *(271)* im Palazzo Rezzonico in Venedig noch an seinem angestammten Ort und breitet sich so eindrucksvoll über dem Saal aus, daß es wirklich wert ist, sich deswegen den Hals zu verrenken. Das Bild wurde gemalt, um die Verbindung zweier venezianischer Fürstenhäuser zu feiern, der Familien von Ludovico Rezzonico und Faustina Savorgnan. Tiepolo zelebriert die Hochzeit in Form einer berauschenden Allegorie. Ludovico, der Bräutigam, ist in der Personifikation des Ruhms präsent. Er hält das Banner mit den vereinigten Wappen, zur Seite der Löwe von San Marco. Der Sonnengott Apoll stürmt in seinem Streitwagen vorwärts und führt ihm die Braut zu. Der Engel des Ruhms läßt seine Trompete erschallen, Göttinnen, Putten und Vögel jubilieren. Rechts sehen wir die halb abgewandte Allegorie der Wahrheit, die das Antlitz der Sonne hält und betrachtet. Es sieht aus wie das Gesicht des Kindes, das empfangen werden wird. Der Spiegel der Zukunft ist noch leer, aber der Glanz, den Tiepolo erschaffen hat, verheißt die Zukunft als eine glorreiche.

Tiepolo entlieh sich das Motiv von Apolls Streitwagen und den Pferden von der Decke des Kaisersaals in der Würzburger Residenz (siehe S. 231), seinem 1750–53 geschaffenen Meisterwerk. Seine Überzeugungskraft setzt Tiepolo auch in dem Gemälde ein, das derzeit unter dem Namen *Die Königin Zenobia spricht zu ihren Soldaten (272)* bekannt ist und über

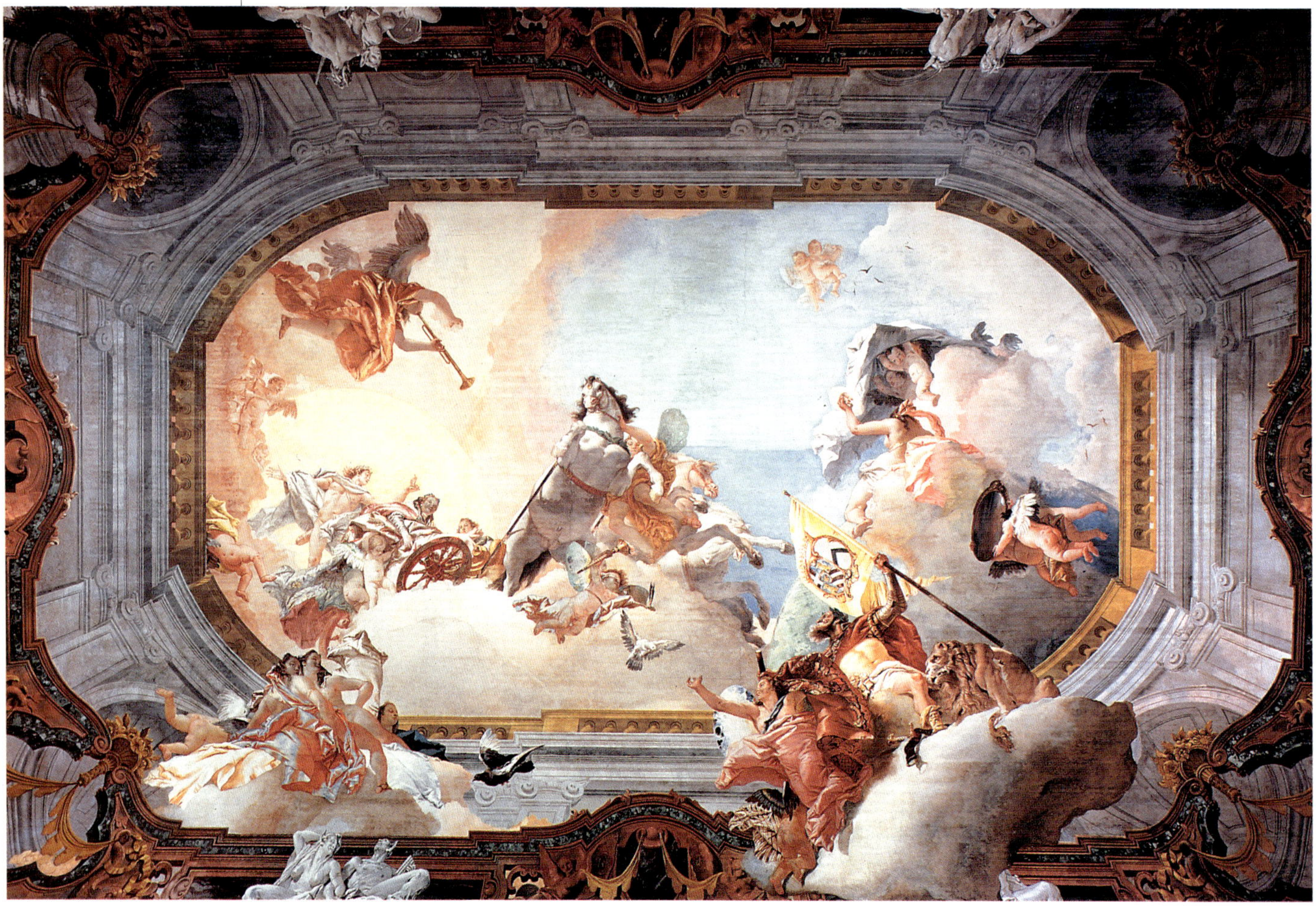

271 Giambattista Tiepolo, Hochzeitsallegorie, 1758, 630 × 1030 cm

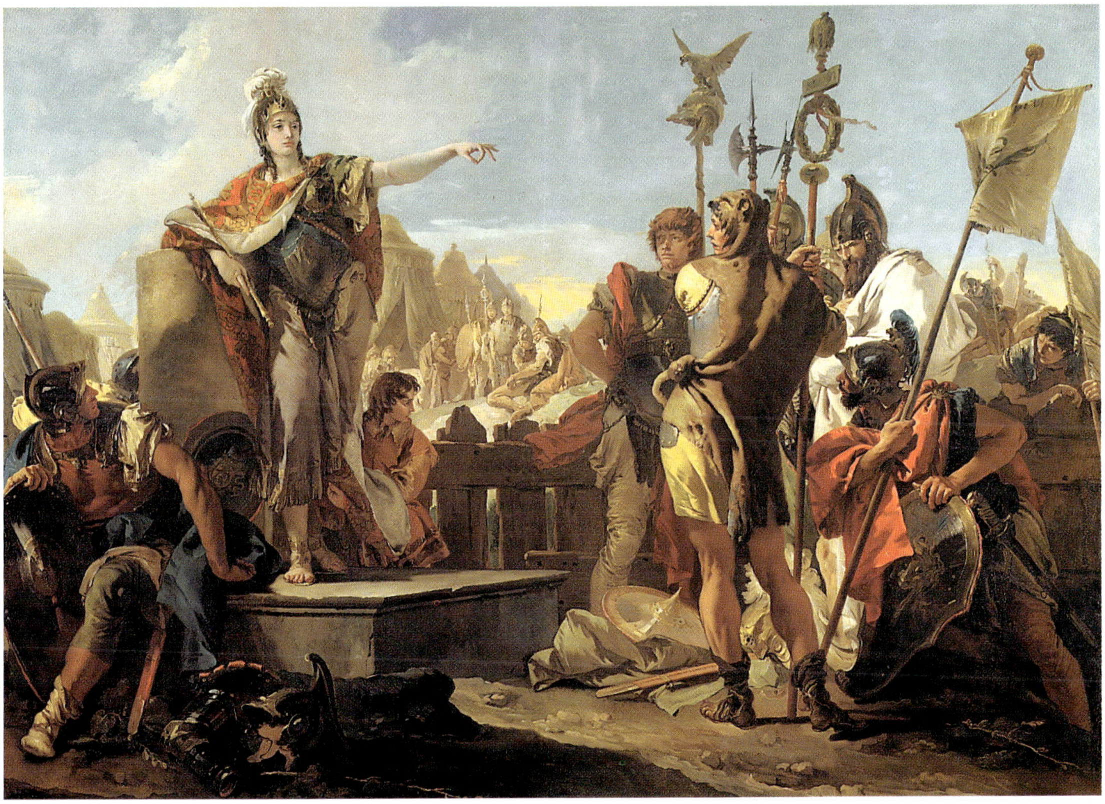

272 Giambattista Tiepolo, Die Königin Zenobia spricht zu ihren Soldaten, um 1730, 262 × 366 cm

das sehr viel spekuliert worden ist. Wir wissen, daß dieses Bild von der Familie Zenobio aus Venedig in Auftrag gegeben wurde, und können die behelmte Figur als Königin Zenobia identifizieren. Sie war eine extrem mächtige Frau, die im 3. Jh. über Palmyra herrschte, aber wir müssen die hinter diesem Bild steckende Geschichte nicht kennen, um seine Kraft schätzen zu können. Tiepolo zeigt uns mit brillanter Kraft die Konfrontation zwischen Mann und Frau, aber mit für die damalige Zeit umgekehrten Machtverhältnissen – es ist die Frau, die dominiert, während die Männer ergeben ihren Worten lauschen. Die Frau ist mächtig und dynamisch, während die Männer trotz ihrer kräftigen Körper ihre Befehle passiv entgegennehmen.

Spätrokoko in Venedig

Während im nördlichen Europa die Frivolität des Rokoko zunehmend auf Ablehnung stieß, war die Stilrichtung in Venedig noch populär und brachte große Künstler hervor, die in ihren Bildern das herausarbeiteten, was man als die wahre Stärke des Rokoko bezeichnen kann: seine Energie. Francesco Guardi (1712–93) mit seinen lyrischen Capriccios – imaginären, halb realen, halb surrealen Landschaftsarrangements – ist einer der letzten Vertreter dieser Schule. Dieses berühmteste Mitglied einer bekannten Malerfamilie schuf Kunstwerke, die frei und impressionistisch, luftig und einfach reizend sind. Auch wenn wir vielleicht seiner Architektur nicht unbedingt Vertrauen schenken, akzeptieren wir doch seine Phantasie zu seinen Bedingungen. Wenn er uns die *Vedute eines Hafens (273)* zeigt, können wir uns an der wolkenverhangenen Pracht erfreuen, die der eigenen Einbildungskraft schätzenswerte Freiräume läßt.

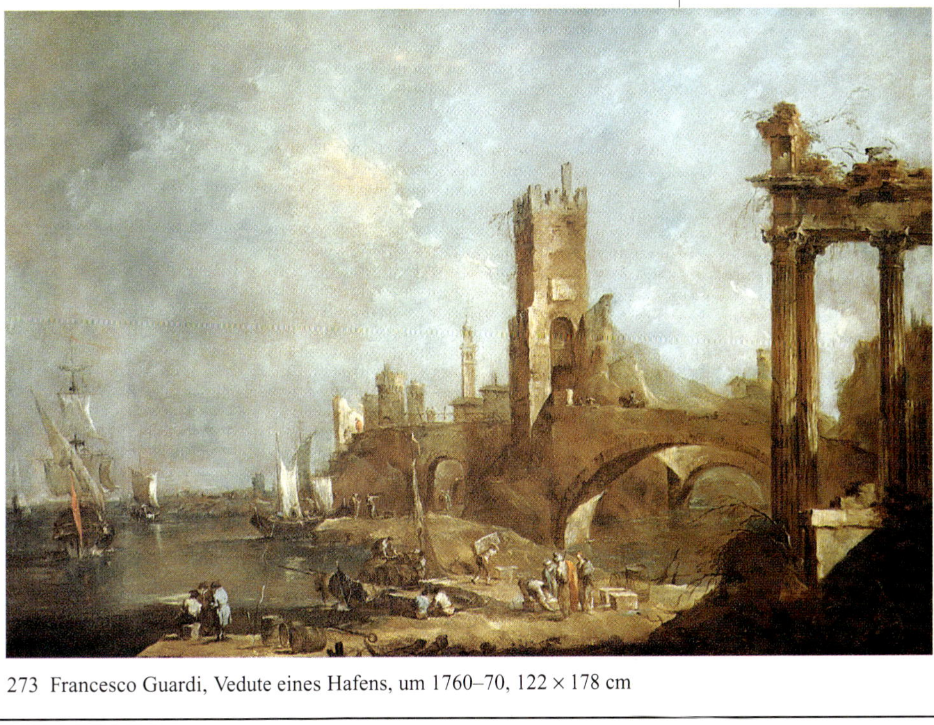

273 Francesco Guardi, Vedute eines Hafens, um 1760–70, 122 × 178 cm

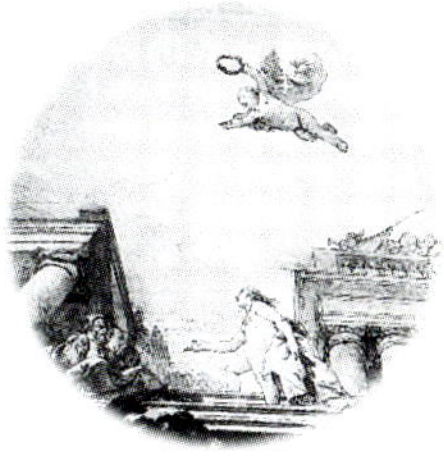

Tiepolos Zeichnungen

Wenngleich sich Tiepolos Ruhm in erster Linie auf seine Gemälde gründet, haben auch die vielen Zeichnungen, die er uns hinterließ, ihre eigene Reputation. Unermüdlich skizzierte Tiepolo Charaktere und Kompositionen, die er dann in seine Malerei umsetzte. Die obige Skizze unterstreicht Tiepolos Talent für Chiaroscuro und Perspektive. Die Frau ist vermutlich eine Personifikation der Wahrheit, die wiederholt in Tiepolos Gemälden erscheint.

Canaletto Werkauswahl

Markusplatz (Cambridge, Fitzwilliam Museum)

Rom Konstantinsbogen (Windsor Castle, Royal Collection)

SS. Giovanni e Paolo mit der Scuola di San Marco (Dresden, Gemäldegalerie)

S. Maria della Salute (Staatliche Museen zu Berlin, Dahlem)

Molo mit Blick auf den Dogenpalast und Piazzetta (Paris, Louvre)

Bellotto

Canalettos Neffe Bernardo Bellotto sorgte im 18. Jh. für einige Verwirrung, als er sich Canaletto nannte. Er ging bei seinem Onkel in Venedig in die Ausbildung, verließ die Stadt aber 1747, um die Höfe Nordeuropas zu besuchen, in erster Linie Dresden und Warschau. Den Architekten, die Warschau nach dem Zweiten Weltkrieg wieder aufbauten, boten seine zuverlässigen Bilder wichtige Anhaltspunkte.

Veduten

Der venezianische Landschaftsmaler Canaletto (Antonio Canale, 1697–1768) war ein früher Vertreter einer Stilrichtung, die als Klassizismus bezeichnet wird. Gleichwohl hatte er seine Wurzeln in der Welt des Rokoko. Auch wenn er ein Jahr nach Tiepolo (siehe S. 232) und ein paar Jahre vor Guardi (siehe S. 233) geboren wurde, beides überzeugte Rokokokünstler, sind seine Werke rein klassizistisch.

Canaletto spezialisierte sich schon früh in seiner Laufbahn auf Veduten. Bereits zu Lebzeiten war er für seine akkuraten und detailliert ausgearbeiteten Stadtansichten berühmt. Da viele von Canalettos Gemälden seine Geburtsstadt Venedig zum Motiv haben, eine phantastische und phantasieanregende Stadt, können sie eine Aura des Rokokohaften nicht leugnen, auch wenn die Bilder vom Geist her völlig nüchtern sind.

Dieses Bild ist ein hervorragendes Beispiel für Canalettos Meisterschaft im Umgang mit der materiellen Welt: Schiefer, Stein, Holz, Wasser aus der Nähe und in der Ferne, Wolken, Licht und Atmosphäre – alles versteht er festzuhalten. Selbst wenn er uns Venedig hinter den Kulissen darbietet, können wir nicht vergessen, daß wir uns immer noch in einer der schönsten Städte der Welt befinden. *Marmorwerkstatt bei San Vitale (274)* klingt auch nicht sehr romantisch, doch Canaletto fängt in diesem Hinterhof das Zusammenspiel von Licht und Schatten in einem durch unterschiedliche Höhen definierten Raum ein.

Das Bassin von San Marco (275) ist in das goldene Licht einer südlichen Sonne getaucht. Die Vertikalen sind scharf akzentuiert und von perfektem Gleichgewicht, die architektonischen Massen sind unmißverständlich solide, aber Canaletto malt seine Stadt mit solcher Hingabe, daß das Resultat von großer Anziehungskraft ist. Und das, obwohl das Bild, abgesehen von der lyrischen Qualität des Himmels, auf jegliche atmosphärische Poesie verzichtet.

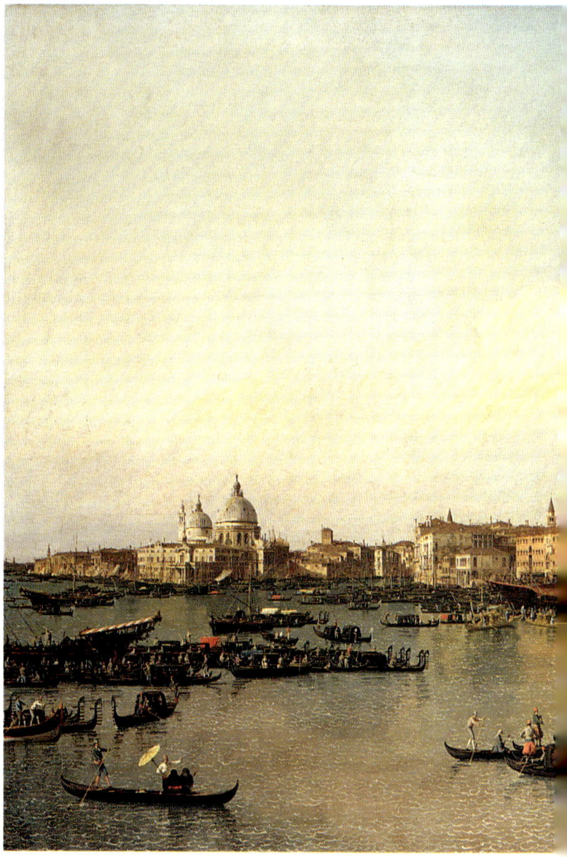

275 Canaletto, Das Bassin von San Marco, um 1740, 122 × 183 cm

Sein Neffe Bernardo Bellotto (1720–80; siehe Randleiste links), der auch unter dem irreführenden Namen Canaletto bekannt ist, imitierte den berühmten Onkel. Die Werke der beiden sind nur schwer zu unterscheiden, und oft hört man (zu Unrecht): Wenn man Canaletto kennt, kennt man Bellotto. Dieser jedoch geht in seinen Bildern mehr ins Detail. Dennoch beherrscht er die mit kristallklarer Luft angefüllte Weite, die für die Werke seines Onkels charakteristisch ist. Insofern ist es tatsächlich beinah unvermeidlich, die beiden zu verwechseln.

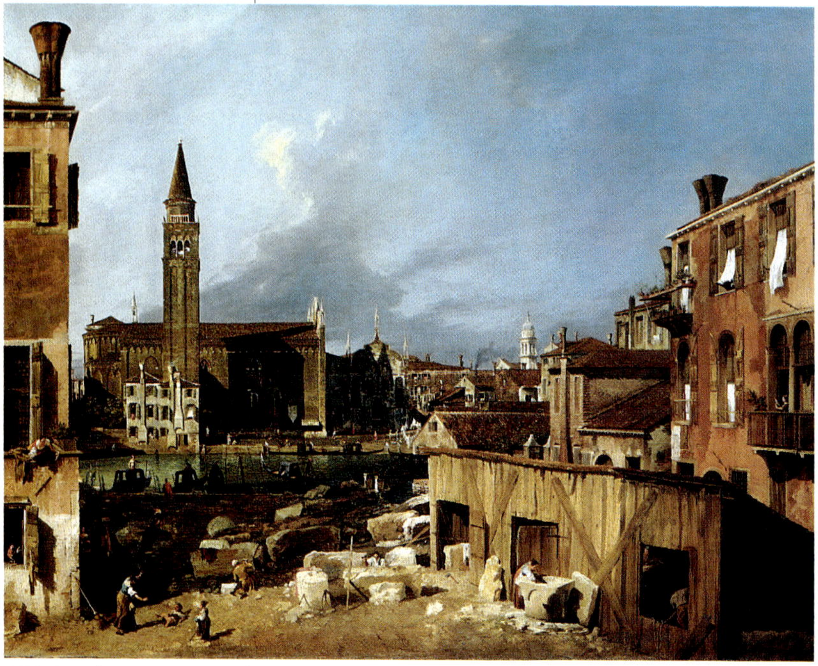

274 Canaletto, Marmorwerkstatt bei San Vitale, späte 1720er Jahre (?), 125 × 163 cm

Hogarth: Begründer einer englischen Tradition

Der britische Kunstgeschmack war weniger optisch als inhaltlich ausgerichtet. Britische Kunstmäzene bevorzugten Porträts, Bilder ihrer Wohnsitze und Ländereien sowie Ansichten von ausländischen Städten, die sie bereist hatten. Dennoch schuf sich Großbritanniens erster bedeutender Maler, William Hogarth (1697–1764), einen Namen in dem ungewöhnlichen Genre der satirischen Bilder. Satirische Malerei war eine Kunstform, die die Briten ansprach, und Hogarth führte dieses Genre zu neuen Höhen und entwickelte es weiter. Er war ein Mann von Grundsätzen, und als

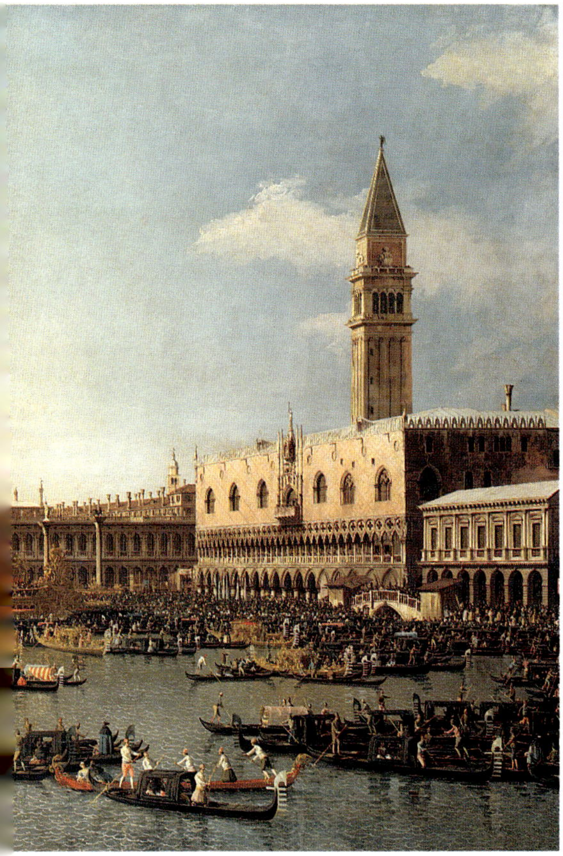

Folge davon stand er dem damals in London höchst populären ›italianisierten‹ Rokoko konsequent ablehnend gegenüber. Er war überzeugter Nationalist, und da er die englische Kunstszene als hoffnungslos provinziell empfand, engagierte er sich für die Gründung der frühesten britischen Kunsteinrichtungen. Entschlossen propagierte er die Entwicklung einer eigenständigen nationalen Kunsttradition, die sich nicht an kontinentalen Stilrichtungen orientieren, sondern das britische Leben widerspiegeln sollte.

Mit seinen Porträtbildern betrat Hogarth Neuland, denn er stellte die aufsteigende englische Mittelklasse in einer Art und Weise dar, wie sie vorher dem Adel vorbehalten gewesen war. Sein Verständnis für menschliche Absurditäten führte ihn unbeirrbar zur Satire als einem angemessenen (und lukrativen) Werkzeug, sozialkritische Kommentare zu äußern. Er neigte dazu, seine Motive so zu betrachten, als ob sie einem Theaterstück entstammten.

Szene aus The Beggar's Opera (277) illustriert die berühmte Komödie von John Gay (1728). Captain Macheath, der Wegelagerer, steht pompös in der Mitte des Bildes, während seine beiden Herzensdamen ihre schurkischen, heuchlerischen Väter anflehen. Hogarth amüsiert sich königlich über diese doppelte Satire, in der Gut und Böse nicht das sind, was sie zu sein scheinen, und in der sich ein Mann in seiner Liebe zu zwei Frauen verfängt. Hier sehen wir den lustigen Hogarth bei der Arbeit, aber er hat auch eine ernstere Seite.

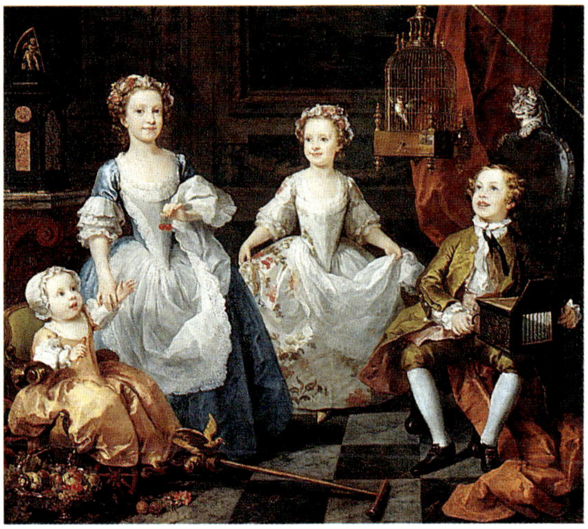

276 William Hogarth, Die Kinder der Familie Graham, 1742, 163 × 183 cm

Die Kinder der Familie Graham (276) hält dem Vergleich mit den Arbeiten des großen Velázquez stand (siehe S. 194), was das Gefühl der Unmittelbarkeit angeht, das Gefühl, einen bestimmten Augenblick mit den Personen auf dem Bild zu teilen. Wir sehen vier Kinder mit ihrer Katze und ihrem Vogel, die uns freundlich anlächeln. Erst allmählich bemerken wir, daß die Katze in Wahrheit hinter dem Vogel her ist. Das Gezwitscher des Vogels wiederum, das die Kinder für eine Reaktion auf ihre Musik halten, ist tatsächlich nichts anderes als ein verzweifelter Hilferuf. Nur das Baby sieht, was die Katze vor hat, ist aber noch zu klein, um es zu verstehen. Hogarth zeigt uns, daß die Unschuld gefährdet ist, und dieser Schatten fällt auch auf die lachenden Kinder.

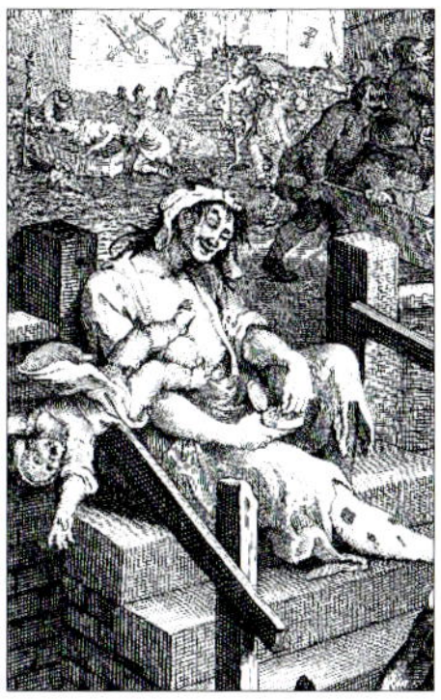

Hogarth als Kupferstecher

William Hogarth hatte eine Ausbildung als Kupferstecher hinter sich und benutzte Stichfolgen von Anekdotenbildern, um gesellschaftliche und moralische Themen aufzugreifen. Er sah sich selbst als Beschützer des Mannes von der Straße und als jemand, der angesichts französischer Moden für vernünftige englische Werte eintrat. Der obige Stich stammt aus ›Gin Lane‹, einer fiktiven Straße, in der die Folgen des Gintrinkens gezeigt werden. Hogarth stellte diese Arbeit 1751 fertig. Auf dem Gegenstück sind die noblen Eigenschaften guten britischen Bieres hervorgehoben. Solche Stiche waren preiswert und populär.

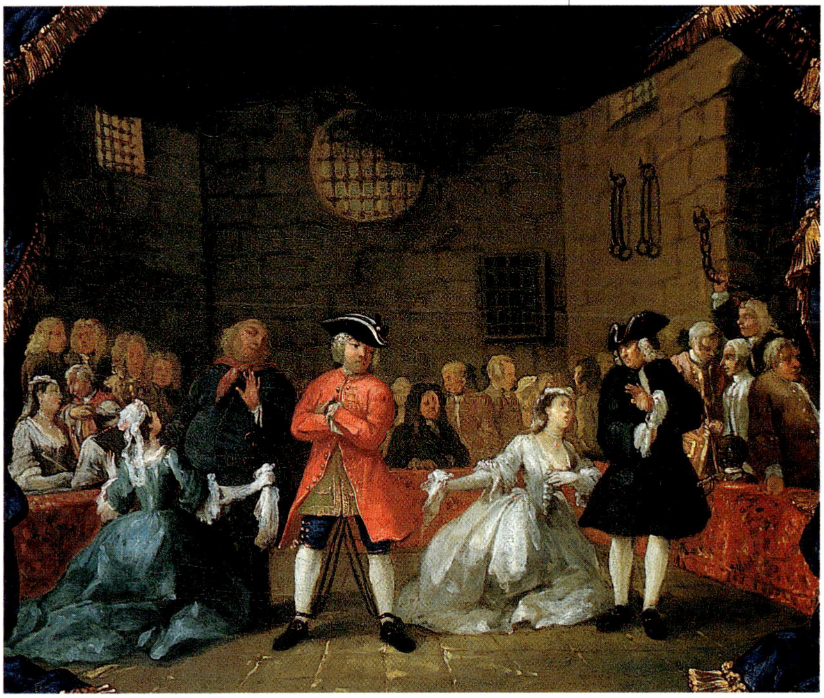

277 William Hogarth, Szene aus The Beggar's Opera, 1728–29, 51 × 61 cm

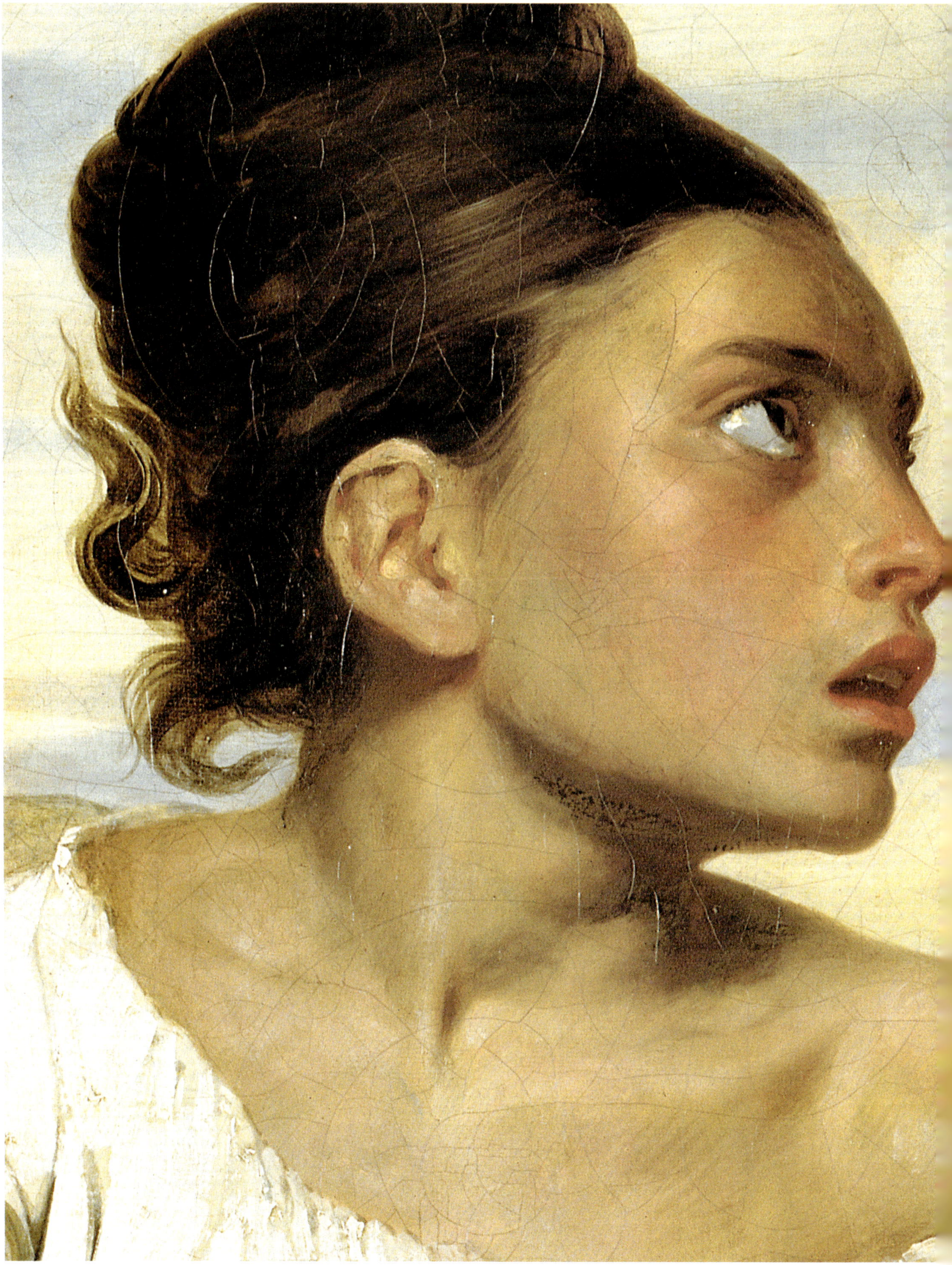

Klassizismus und Romantik

Um die Mitte des 18. Jh.s entstand aus der Ablehnung des Spätbarock und des Rokoko der Klassizismus. Klassizistische Künstler erstrebten einen Stil, der moralische Werte wie Gerechtigkeit, Ehre und Patriotismus vermitteln konnte. Sie sehnten sich danach, die schlichte, würdevolle Form der Kunst des antiken Griechenland und Rom neu zu erschaffen. Einigen gelang dies zwar, doch litt die Bewegung unter einer gewissen Blutarmut, einem Geist akademischer Enge.

Die Romantik entwickelte sich in derselben Epoche, doch sie stand der zeitgenössischen Gegenwart näher als der Antike. Sie ist weniger eine Stilrichtung als eine Geisteshaltung und daher stärker von der Wahl ihrer Themen als von maltechnischen Gesichtspunkten bestimmt. In Deutschland wird die Romantik zur nationalen Kunst mit einem Schwerpunkt auf der im Klassizismus weniger geschätzten Landschaftsmalerei.

Zwischen den Vertretern der Romantik und des Klassizismus gab es grundsätzliche Differenzen, und der Streit war lang und bisweilen heftig; am Ende ging die Romantik als vorherrschende Kunstrichtung der ersten Hälfte des 19. Jh.s daraus hervor.

Eugène Delacroix, Junge Waise auf dem Friedhof, 1824 (Ausschnitt)

Klassizismus und Romantik im Überblick

Der Klassizismus entstand in der Mitte des 18. Jh.s und neigte sich schon im frühen 19. Jh. wieder seinem Ende zu. Desgleichen lassen sich frühe Spuren der Romantik in der Malerei ab 1740 finden. Im Jahrzehnt nach 1780 wurde die romantische Malerei dann zu einer anerkannten Bewegung, die bis zur Mitte des 19. Jh.s fortdauerte.

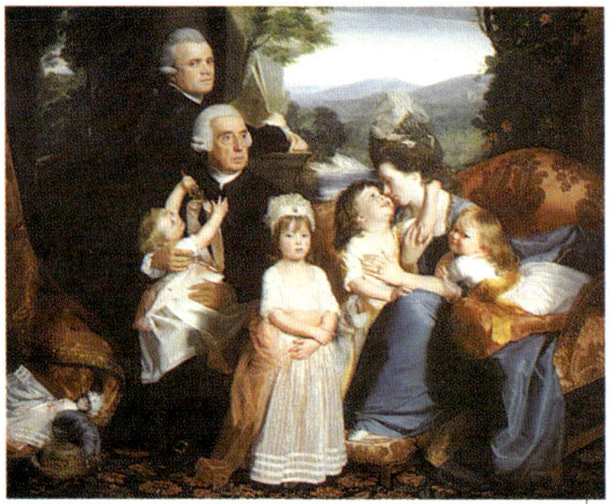

John Singleton Copley, Die Familie des Künstlers, 1776–77
Copleys Porträt seiner eigenen Familie ist ein Beispiel für die Wirkung des europäischen klassizistischen Einflusses (vor allem von Reynolds) auf einen Künstler, der aus der Neuen Welt gekommen war. In Amerika war Copley für seinen ungeschminkten, aber überzeugenden Realismus bekannt gewesen. In England idealisierte er als Reaktion auf die herrschende Mode seine Personen und machte sie eleganter, büßte damit am Ende aber allzu oft seine Originalität ein (S. 246).

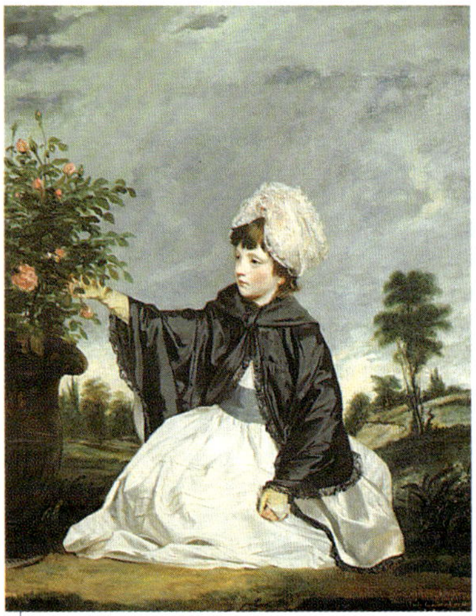

Sir Joshua Reynolds, Lady Caroline Howard, 1778
Reynolds war Englands führender Akademiemaler und der vielleicht beste Porträtist. Er ist ein eklektischer Maler, der stark auf der Klassik fußt, was seinen Bildern zeitgenössischer Aristokraten Würde verleiht. Hier gibt er dem schlichten Porträt eines Kindes wohldosiertes Pathos (S. 244).

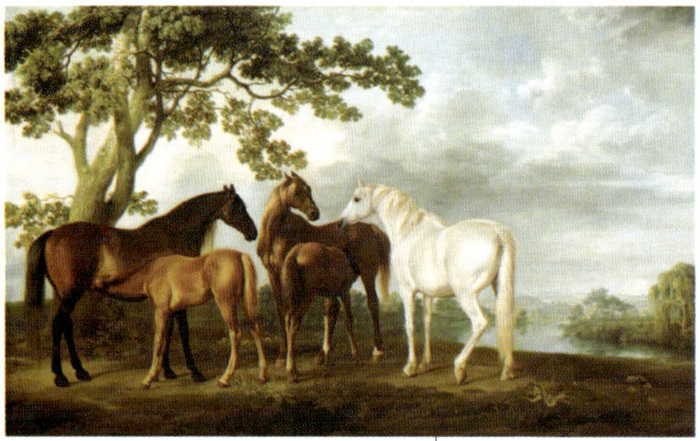

George Stubbs, Stuten und Fohlen, 1762
In seinem Spezialgebiet war George Stubbs so einzigartig, daß es ihm dauerhafte Berühmtheit garantierte. Dies ist eines seiner vielen Pferdebilder, die völlig auf Menschen verzichten. Es gewährt uns einen kurzen Blick auf diese wilden Geschöpfe als überlegene Wesen, denen die Landschaft wahrlich zusteht (S. 247).

1740 | 1750 | 1760 | 1770 | 1780 | 1790

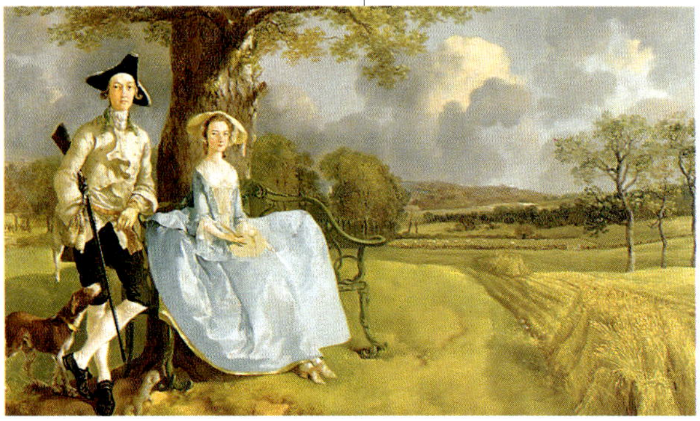

Thomas Gainsborough, Mr. und Mrs. Andrews, 1749
Dieses Porträt verblüfft uns durch die originelle Behandlung seines Gegenstandes. Die Körperhaltungen und Gesichtsausdrücke sind individuell und überzeugend, dennoch wirken die Dargestellten puppenhaft. Sie sind an den Rand der Komposition gerückt, so daß zwei Drittel des Gemäldes der Landschaft vorbehalten bleiben. In allen Gainsboroughschen Porträts ist die Natur ein wichtiges Element, und er übte einen nachhaltigen Einfluß auf die englischen Landschaftsmaler des 19. Jh.s aus (S. 240).

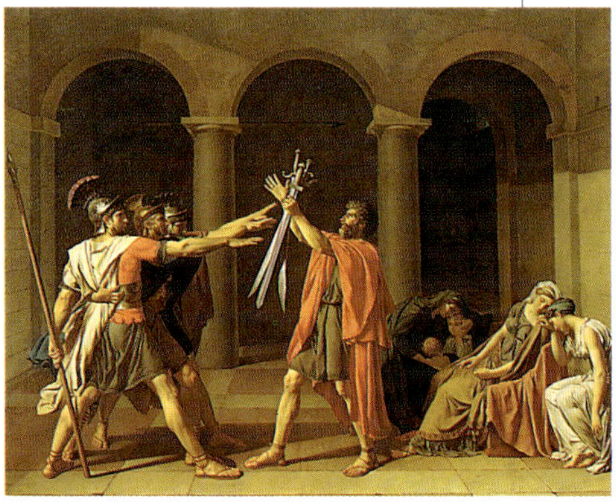

Jacques-Louis David, Der Schwur der Horatier, 1784–85
Dies war das erste wirklich berühmte Gemälde aus der klassizistischen Schule. David stand auf seiten der Revolution, und dieses Sujet beschwor den revolutionären Patriotismus. Die Komposition ist sorgfältig inszeniert; z. B. kontrastiert die auffällige Schwäche der Frauen rechts mit der heroischen Pose der jungen Männer links (S. 253).

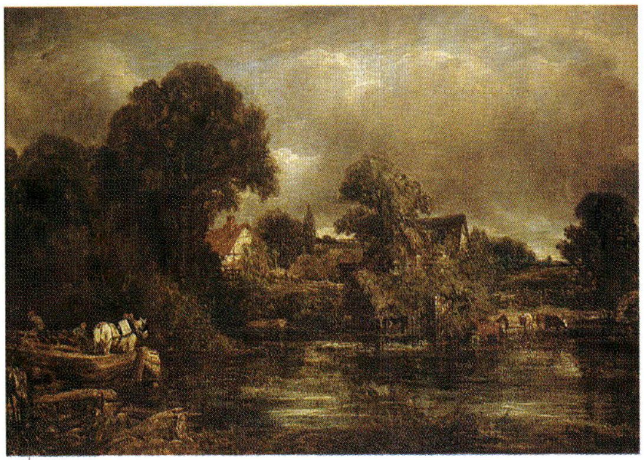

John Constable,
Das weiße Pferd, um 1819
Dies ist eine der Szenen aus Suffolk, die zum Kanon der großen englischen Landschaftsmalerei geworden ist. Meisterhaft beherrscht Constable den Einsatz gebrochener Farben in Verbindung mit einer Unmittelbarkeit und einer überzeugenden Wahrhaftigkeit. Mit den kraftvollen Alltagsszenen aus seiner ländlichen Umgebung setzte er sich über die dogmatischen Auffassungen der ›bildwürdigen‹ Landschaft hinweg‹ (S. 270).

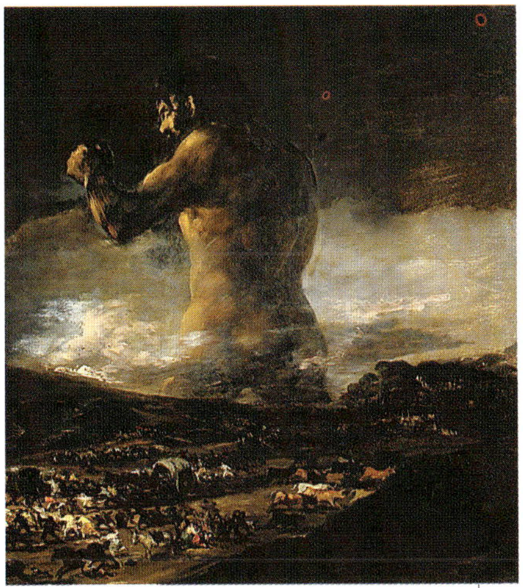

Francisco Goya,
Der Koloß, 1810–12
Goya wurde bei seinem ersten Aufenthalt am spanischen Königshof durch den Klassizisten Anton Raphael Mengs beeinflußt, aber im Laufe seiner Karriere tendierte er zur Romantik. Er ist ein Künstler von allergrößtem Format und übte einen beträchtlichen Einfluß auf die Romantik in ganz Europa aus. *Der Koloß* beweist Goyas Talent, ein Bild so zu gestalten, daß es aus unserem innersten Empfinden zu entspringen scheint, packend, aber ohne eine spezifische Botschaft (S. 252).

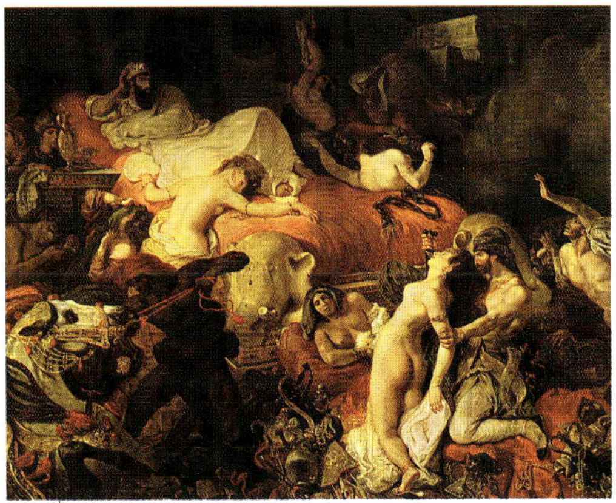

Eugène Delacroix,
Tod des Sardanapal, 1827
Delacroix' Romantik hat den soliden Unterbau des Klassischen. Das Studium von Rubens und Géricault lehrte ihn die emotionale Wirkung kräftiger Farben. Dieses Gemälde zeigt Delacroix' Vorliebe für das Orientalische, zu der er sich bekannte, der er jedoch niemals erlag (S. 261).

1800	1810	1820	1830	1840	1850

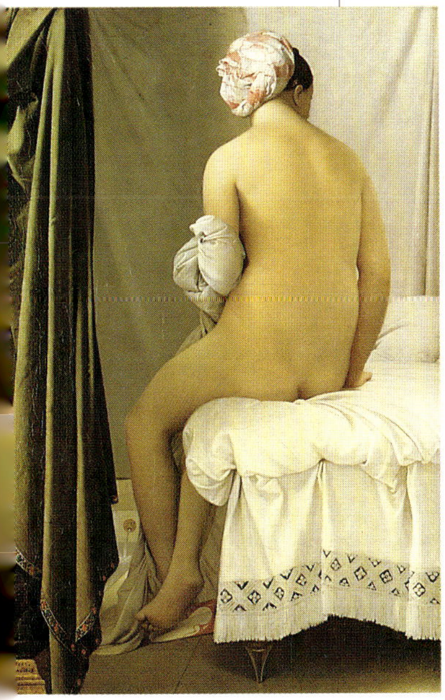

Jean-Auguste Dominique Ingres,
Badende von Valpinçon, 1808
Ingres wurde zum ›Hohenpriester‹ des Klassizismus in Frankreich. Seine Akte wirken bisweilen etwas konstruiert, wenn sie den Bedürfnissen einer höchst ausgeklügelten Komposition entsprechen mußten. Diese Einstellung verrät den überzeugten Klassizisten, für den die Herrschaft über den Gegenstand im Mittelpunkt seiner gesamten Kunstauffassung stand. Ingres' Figurentorsion ging noch weit über dieses Beispiel hinaus, aber fast immer wurde sie auf eine Art und Weise erreicht, die anatomisch Unzumutbares so plausibel wie die Wirklichkeit selbst erscheinen ließ (S. 256).

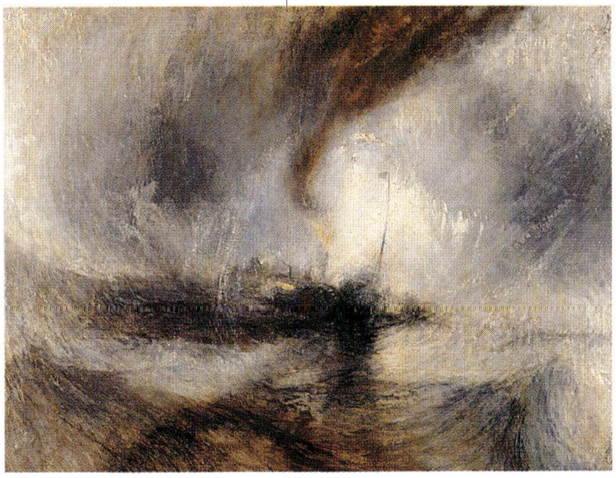

William Turner, Schneesturm – Dampfer vor einer Hafeneinfahrt, 1842
In Turners Seestücken sehen wir die gefühlsbetonte Kraft der romantischen Kunst in ihrer äußersten Ausprägung. Wie alle wahrhaft großen Künstler behält Turner trotzdem stets die Kontrolle über das, was in diesem Gemälde geschieht. Ganz gleich, wie außergewöhnlich das Thema ist – der Perspektive und ihrer Erfordernisse bleibt er sich bewußt (S. 265).

Die britische Schule

Die britische Malerei des 18. Jh.s war eine Mischung aus romantischen und klassizistischen Tendenzen. Auf der einen Seite gab es den Lyrizismus Thomas Gainsboroughs, der stets die natürliche Umgebung in seine Porträts einbezog, so daß viele eigentlich eher Landschaftsbilder waren. Auf der anderen Seite stand die gebildete, klassische Auffassung Sir Joshua Reynolds', der die Ideale der gehobenen Gesellschaft seiner damals wie heute als ›Aufklärung‹ bekannten Zeit ansprach.

Einer der Künstler, die die britische Malerei in ihre Hochphase führten, war Thomas Gainsborough (1727–88). Von sich selbst meinte er, er sei »bestenfalls ein Muster ohne Wert«, und diese erfrischende Originalität innerhalb der Grenzen des Gentleman-Appeals war es, die ihn so populär machte. Obwohl ein überragender Porträtist, galt seine große Liebe der Landschaft, und seine besten Werke zeigen uns stets beides. Seine Leistungen in der Landschaftsmalerei ebneten den Weg für Constables radikal naturalistische Auffassung der Landschaft und für die englische romantische Tradition (siehe S. 264). Gainsboroughs Landschaften erinnern an Watteaus Fêtes galantes (siehe S. 224): drollige, idyllische Szenen, die mit grazilen Geschöpfen bevölkert sind. Bei Gainsborough jedoch sind diese zu großformatigen lyrischen Landschaften transformiert, die in ihrer Naturtreue beeindrucken. Das berühmteste unter seinen frühen Bildnissen ist das unkonventionelle *Mr. und Mrs. Andrews (278)*. Die Jungvermählten posieren in ihren ererbten Feldern, sie mit finsterer Miene über ihren Seidenstoffen, er lässig und noch irgendwie unreif.

Die Royal Academy

Im Gegensatz zur Königlichen Akademie in Frankreich, die unter staatlicher Kontrolle stand, war die britische Royal Academy selbstverwaltet. Die Stiftungsurkunde der Royal Academy wurde im Dezember 1768 von König George III. unterzeichnet und Joshua Reynolds wurde ihr erster Präsident. Die wichtigsten Ziele der Akademie waren die Förderung der bildenden Künste, die Organisation von kostenlosem Unterricht und die Veranstaltung öffentlicher Ausstellungen.

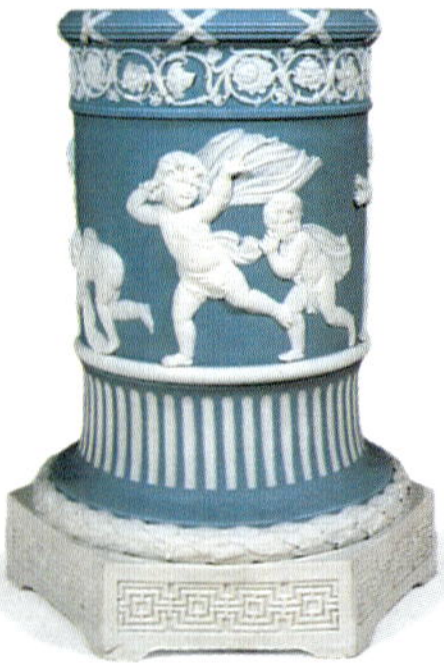

Wedgwood-Keramik

Josiah Wedgwood (1730–95) war von bedeutendem Einfluß auf die Verbreitung des klassizistischen Geschmacks in England. Nach einer frühzeitigen Ausbildung in den Porzellanfabriken seines Bruders erweiterte Wedgwood rasch sein Wissen und seine Fähigkeiten und beschloß, den Bildhauer John Flaxman dazu einzustellen, auf antiker Keramik beruhende Muster zu entwerfen. Bis 1775 hatte Wedgwood die berühmte blaue Jasperware entwickelt (siehe oben), die zu einem beliebten Exportartikel wurde und von vielen europäischen Königsfamilien gekauft wurde.

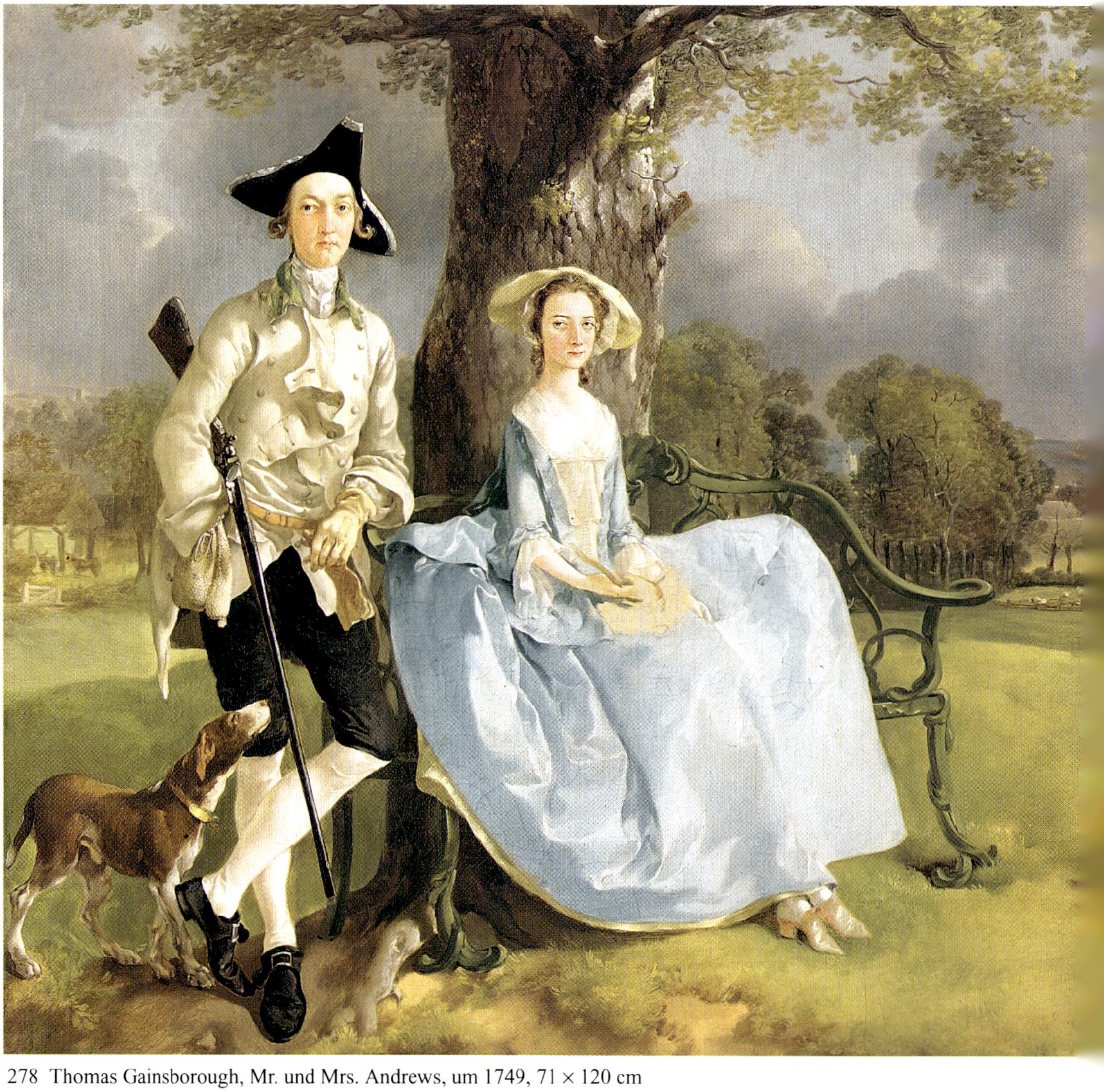

278 Thomas Gainsborough, Mr. und Mrs. Andrews, um 1749, 71 × 120 cm

Ein neuer Porträtstil

Das Andrews-Porträt erzielt seine schwungvolle Wirkung aus dem Paradoxon der zugleich realistischen und unrealistischen Darstellung der Modelle, die puppenhaft wirken und trotzdem völlig überzeugend sind, sowie aus seiner verblüffend originellen Komposition. Diese Originalität besteht in der Anordnung der dargestellten Personen außerhalb des Bildzentrums, flankiert von einer nicht idealisierten, authentischen englischen Kulturlandschaft des 18. Jh.s mit ihren Kornfeldern, der knorrigen Eiche und dem unbeständigen Himmel.

Ihre Haltung betont ihren Status als Landbesitzer. Sie scheinen die Landschaft rings um sich herum zu inspizieren, eine Landschaft, die aber aus sich selbst heraus eine wichtige Rolle spielt und nicht länger nur als dekorativer, unwirklicher Hintergrund dient (wie es der Brauch bei solchen Freiluftporträts gewesen war). Das Porträt ist unvollendet. Angeblich soll Mrs. Andrews die seltsame Forderung gestellt haben, einen Fasan in der Hand haltend gemalt zu werden, was vielleicht die freie Stelle auf ihrem Schoß erklärt.

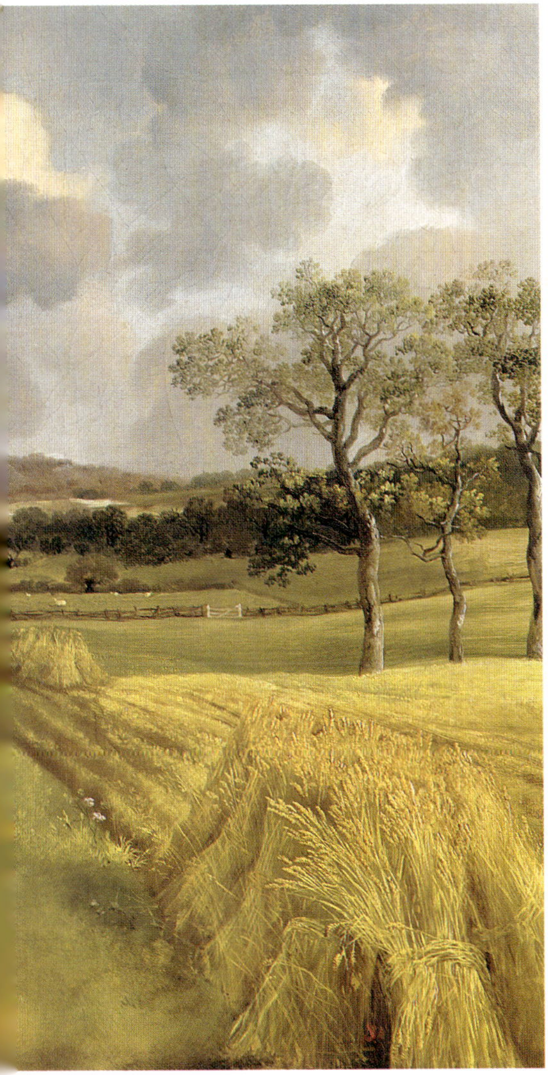

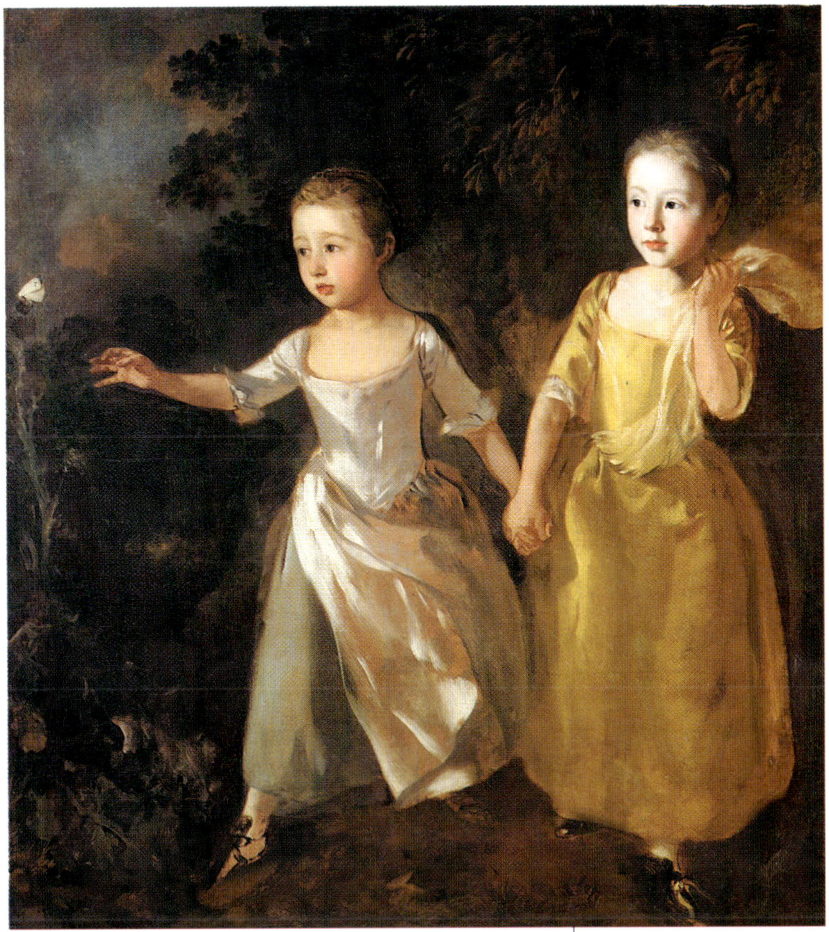

279 Thomas Gainsborough, Die Töchter des Malers jagen einem Schmetterling nach, 1756–58, 115 × 105 cm

Pathos und Verherrlichung

Mit zunehmender Reife wurde Gainsboroughs Sensibilität feinfühliger, ›feiner eingestimmt‹, ebenso wie das Zutrauen in seine Fähigkeit, ein Porträt einzufangen. Seine lyrischen Landschaftshintergründe, locker skizziert, wurden idealisierter (wenn auch nie unglaubwürdig) und freimütiger ausgeführt. Gainsborough ist sehr empfänglich für das Pathos von Schönheit und Heldentum, Tugenden, die dem Wandel der Zeit unterliegen, und manche seiner Porträts haben einen sehr nachdenklichen Ton.

Etwas davon findet sich auch in den wiederholten Porträts seiner beiden Töchter Molly (Mary) und Margaret, farblosen Mädchen, die er von Herzen liebte, deren Zukunft sich jedoch als unglücklich erweisen sollte – beide waren seelisch instabil. Unser Vorauswissen um dieses kommende Unglück scheint er in seinem bezaubernden Kinderbild *Die Töchter des Malers jagen einem Schmetterling nach (279)* eindrucksvoll zu teilen. Nur die Jugend jagt den Schmetterling: Der Erwachsene hat die traurige Erfahrung gemacht, daß der Schmetterling, wenn man es endlich schafft, ihn zu fangen, dem Tode geweiht ist. Für Kinder ist die Jagd ein ungetrübtes Vergnügen, und Gainsborough drückt auf subtile Weise zugleich das Glück der Unschuld und die Traurigkeit der Reife aus.

Thomas Gainsborough Werkauswahl

Gainsboroughs Wald (London, National Gallery)

Lady Alston (Paris, Louvre)

Die Überquerung des Ford (Ipswich, Christchurch Mansion)

Mrs. Susannah Gardiner (London, Tate Gallery)

Mrs. Thomas Graham (Edinburgh, National Gallery)

Heneage Lloyd und seine Schwester (Cambridge, Fitzwilliam Museum)

Der Erntewagen (Birmingham, Barber Institute of Fine Arts)

König Georg III. (Windsor Castle, Royal Collection)

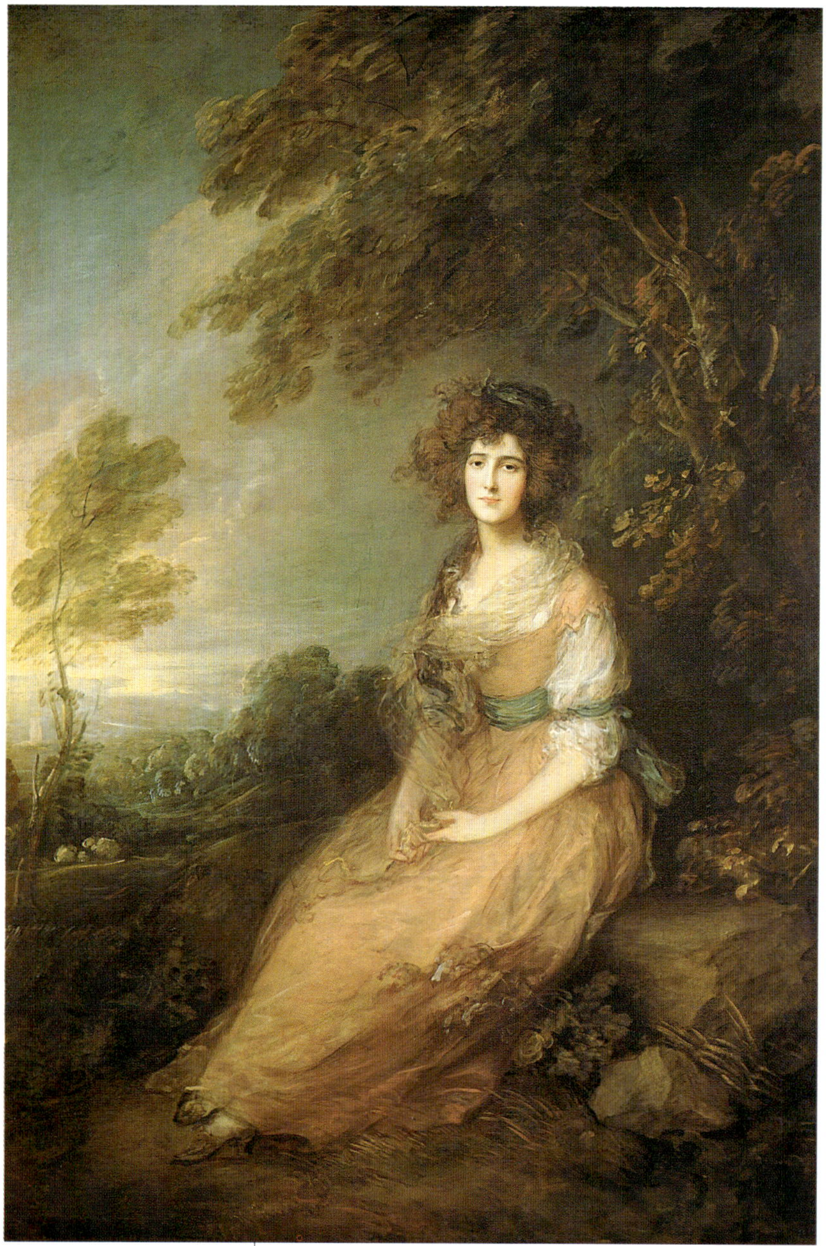

280 Thomas Gainsborough, Mrs. Richard Brinsley Sheridan, 1785–87, 220 × 154 cm

Mrs. Richard Brinsley Sheridan
Elizabeth Linley (1754–92), eine charmante Sängerin von großer Schönheit, war Gainsborough seit ihrer Kindheit bekannt. 1772 brannte sie mit dem Dramatiker Richard Brinsley Sheridan (1751–1816) durch, 1773 heirateten sie. Sie ließen sich in London nieder, wo sie weit über ihre Verhältnisse lebten, bis Sheridan ein erfolgreicher Bühnendichter und Parlamentsmitglied wurde.

Die Frau des Bühnendichters

Pathos wohnt auch dem Bildnis von *Mrs. Richard Brinsley Sheridan (280)* inne. Sie führte eine stürmische Ehe mit dem großen Bühnendichter Sheridan. In ihrem Porträt werden uns gleichermaßen ihre Einsamkeit und ihr schwer definierbarer Charme vermittelt. Nur das ernste und liebliche Gesicht ist von Substanz, alles andere ist gegenstandslos, durchscheinend, unbeständig.

Lebensgroße Porträts, besonders von Damen in natürlicher Umgebung, waren eine besondere Tradition in der englischen und französischen Malerei des 18. Jh.s, auch Goya (siehe S. 248) hat diese Porträtform meisterhaft beherrscht.

Gainsborough war einer der großen ›Unabhängigen‹ und sein Einfluß auf die Porträtmalerei nur begrenzt. Allerdings waren seine Landschaften wichtig als Vorbilder für den jungen John Constable (siehe S. 268), der schrieb: »Ich bilde mir ein, Gainsborough in jeder Hecke und in jedem hohlen Baum zu sehen.«

Ramsay als Vermittler

Der vielleicht größte britische Porträtist des 18. Jh.s ist der zu Unrecht in Vergessenheit geratene Schotte Allan Ramsay (1713–84). Der englische Schriftsteller Horace Walpole, einer der scharfsinnigsten Männer seiner Zeit, bemerkte, daß »Reynolds Frauen selten gelingen«, während »Ramsay dazu geschaffen scheint, sie zu malen«. Ein großformatiger Ramsay wird gewöhnlich von der Familie, die ihn seinerzeit in Auftrag gegeben hat, wie ein Schatz gehütet, und viel zu lange schon ist er der Aufmerksamkeit der Kritiker entschwunden.

Dieses Bildnis, *Mrs. Allan Ramsay (281)*, zeigt Ramsays zweite Frau, Margaret Lindsay (1726–82). Die erste Mrs. Ramsay, Anne Bayne, war im Kindbett gestorben, was das Vertrauen Ramsays in die Unverwundbarkeit der Liebe auf ewig zerstörte. Seine zweite Frau ist sehr hübsch, reizend und frisch, aber er malt sie mit einer rührenden Sorge, einer quälenden Angst, daß ihr geliebtes Leben so unvermeidlich dahinwelken könnte wie die Blumen an ihrer Seite.

Ramsays zarter Stil führte eine Mischung aus italienisch-barocker Schwere und französischem Rokoko-Charme in die englische Malerei ein. Seine Persönlichkeit – die sich so auffällig von der Hogarths, des pragmatischen Sozialberichterstatters, abhob – lieferte den Anstoß zur Veränderung und die Ingredienzien für diese Hochphase britischer Malerei.

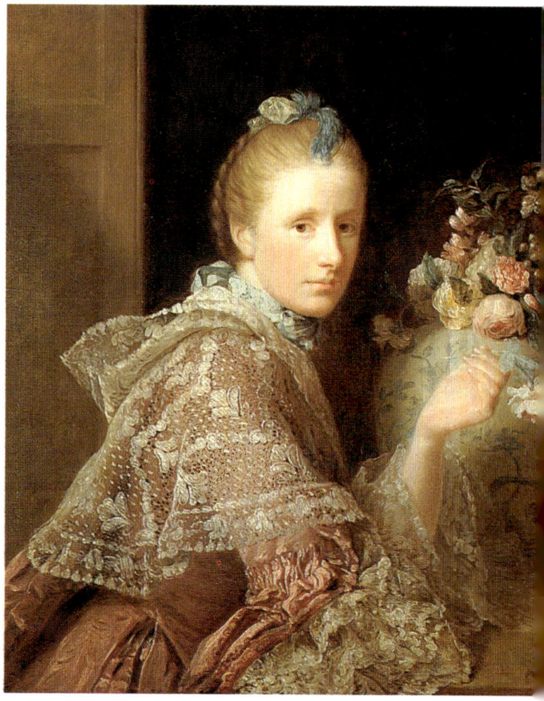

281 Allan Ramsay, Margaret Lindsay, Mrs. Allan Ramsay, 1760–63, 68 × 55 cm

Mrs. Richard Brinsley Sheridan

Die recht gegensätzlichen Wesensarten der Porträtierten und ihres Gatten (siehe Randleiste links) führten dazu, daß erstere einen Großteil ihrer Zeit auf dem Lande verbrachte, wo sie am glücklichsten war, während ihr launischer Gemahl in London blieb. Sie war ein geeignetes Sujet für Gainsboroughs neue, romantische Auffassung der Porträtmalerei, wo alle Elemente sich miteinander verbanden, um die sanft melancholische Stimmung des Modells auszudrücken.

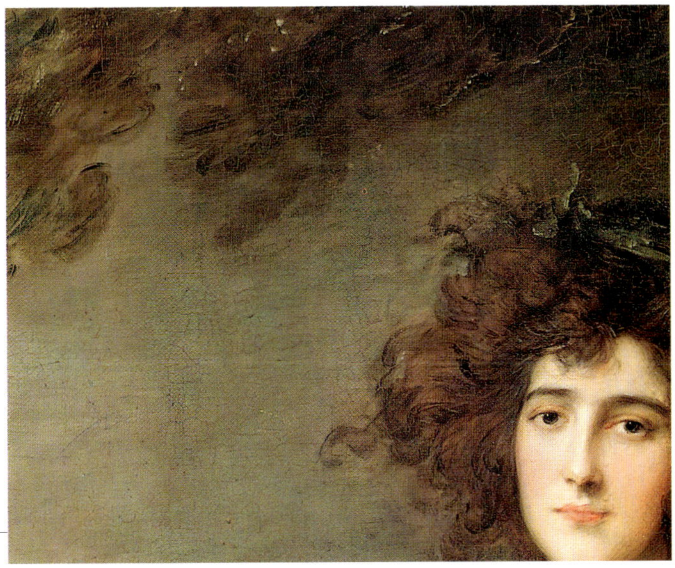

Das Gesicht
Sie wird als dieser Umgebung auf legitime Weise zugehörig dargestellt, und ihr vom Wind erfaßtes Haar wird auf die gleiche Weise behandelt wie die Blätter am Baum. Ihr klagender Gesichtsausdruck (der Mittelpunkt des Gemäldes) und ihr ganzes Auftreten scheinen den Wunsch auszudrücken, den sie gegenüber ihrem Ehemann äußerte: »Hole mich aus dem Wirbel der Welt heraus; bringe mich an die ruhigen und einfachen Lebensorte, für die ich geboren bin.« Ihre wehmütige Stimmung wird von der untergehenden Sonne widergespiegelt.

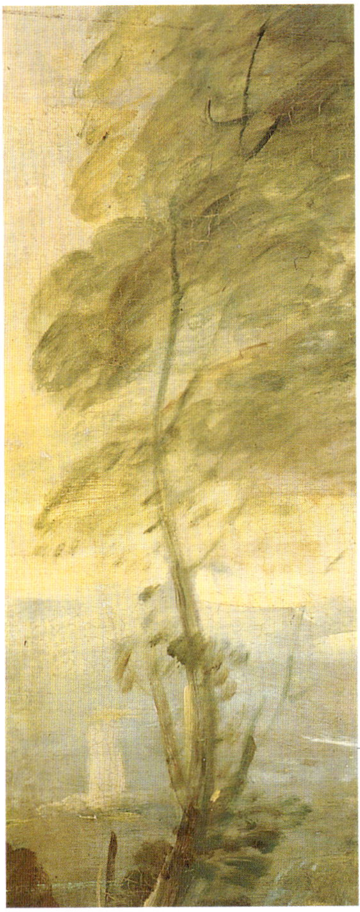

Der ferne Baum
Ein einsamer Baum in der Ferne ist vor den Himmel gestellt. Sein Stamm besteht aus einigen schlichten Arabesken, und die flaumigen Blätterbüschel sind alle in die gleiche Richtung gemalt. Im Himmel, der die Rosa- und Blautöne ihres Kostüms aufnimmt, ist eine rosafarbene Untermalung erkennbar.

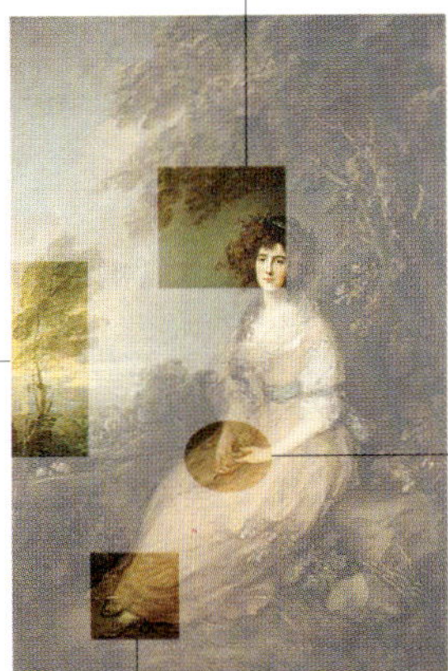

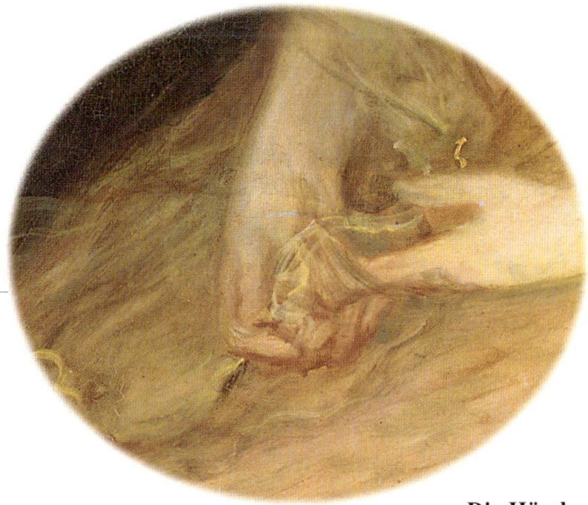

Die Hände
Im Vergleich zu ihrem Gesicht sind ihre blassen Arme flach gemalt, fast ohne Plastizität oder Schattierung. Ihre Hände scheinen sich in den Falten ihres Kleides und ihres Schals zu verlieren. Der durchscheinende Schal ist aus einem Netzwerk fließender Schnörkel komponiert, die sich zwischen ihren Fingern hindurchwinden. Indem er sich um ihre Schultern legt,von dort herab über ihre Brust weht und wogt und durch ihre Arme und auf ihre Knie und Füße fällt, umfängt er die Gestalt in einem einzigen romantischen Gestus.

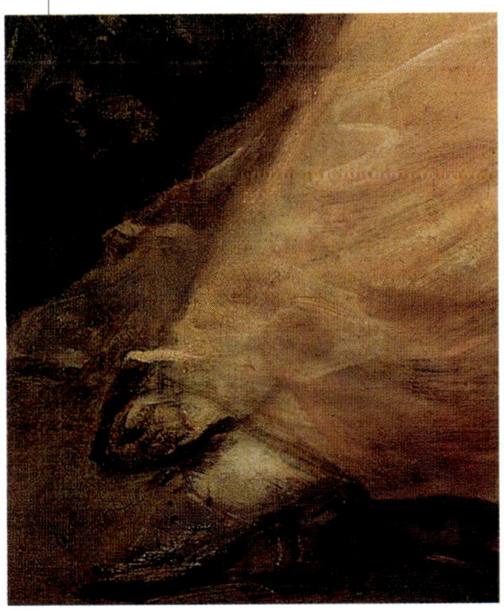

Rhythmus von Farbe und Form
Die nur flüchtig angedeuteten Füße sind den Hauptrhythmen der Komposition unterworfen. Gainsborough hat weitgehend naß in naß gearbeitet, mit locker verwobenen Schichten dünn aufgetragener Farbe, eine Technik, die weiche Konturen erzeugt. In Blickesschnelle ist er mit seinem Pinsel im Zickzack über die weite Fläche ihres Kleides bis hinunter zu den Füßen gefahren. Unser Auge wandert automatisch zu dem fernen Baum und dann aufwärts und durch das Blattwerk hinter ihr hinab, wo ihre diagonale Pose den kreisförmigen Rhythmus erneut beginnt.

Sir Joshua Reynolds

Als erster Präsident der 1768 gegründeten Royal Academy wurde Joshua Reynolds zu einer der bedeutendsten Gestalten der englischen Malerei. In seinen »15 Discourses« (dt. Zur Ästhetik und Technik der bildenden Künste) vertrat er die Auffassung, ethischer Fortschritt sei nur durch die malerische Darstellung des Edlen und Erhabenen möglich. Seine akademische Doktrin des ›Erhabenen Stils‹ (ein Glaube an das rationale Ideal) ist in seinen Porträts zusammengefaßt, die das Modell in einer aus der klassischen Bildhauerei kopierten Pose darstellen.

Raeburn: Ein brillanter Porträtist

Henry Raeburn (1756–1823), ebenfalls ein Schotte, war deutlich von Ramsay beeinflußt und ist ihm in seinen Spitzenleistungen ebenbürtig. Man wüßte liebend gern, ob es Reverend Walker selbst oder Raeburn war, der auf die erstaunliche Körperhaltung des Eisläufers kam *(282)*. Dieses ungewöhnliche Bild mit der dunklen Silhouette eines Geistlichen in seinem düsteren Schwarz, der ganz darin vertieft ist, die Balance zu halten, während er über das Eis dahingleitet, schwebt vor einem Hintergrund aus Nebel und Bergen: So solide der Mensch, so nebelhaft die Welt. Eisern richtet er seinen Blick auf das noch Ungesehene und gleitet auf seinem Weg vorwärts.

Reynolds' ›Erhabener Stil‹

Joshua Reynolds (1723–92), der wegen seines großen Erfolgs als Porträtist in den Ritterstand erhoben wurde, ist weniger empfindsam als Gainsborough, aber harmonischer. Im Gegensatz zu letzterem, welcher kaum eine formale Ausbildung besaß und die Gesellschaft von Schauspielern und Musikern der von Gelehrten vorzog, war Reynolds zweifellos ein Intellektueller.

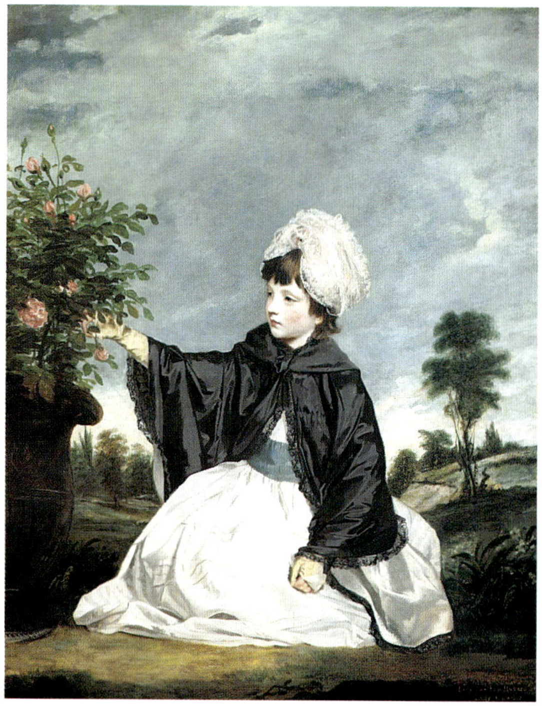

283 Sir Joshua Reynolds, Lady Caroline Howard, 1778, 143 × 113 cm

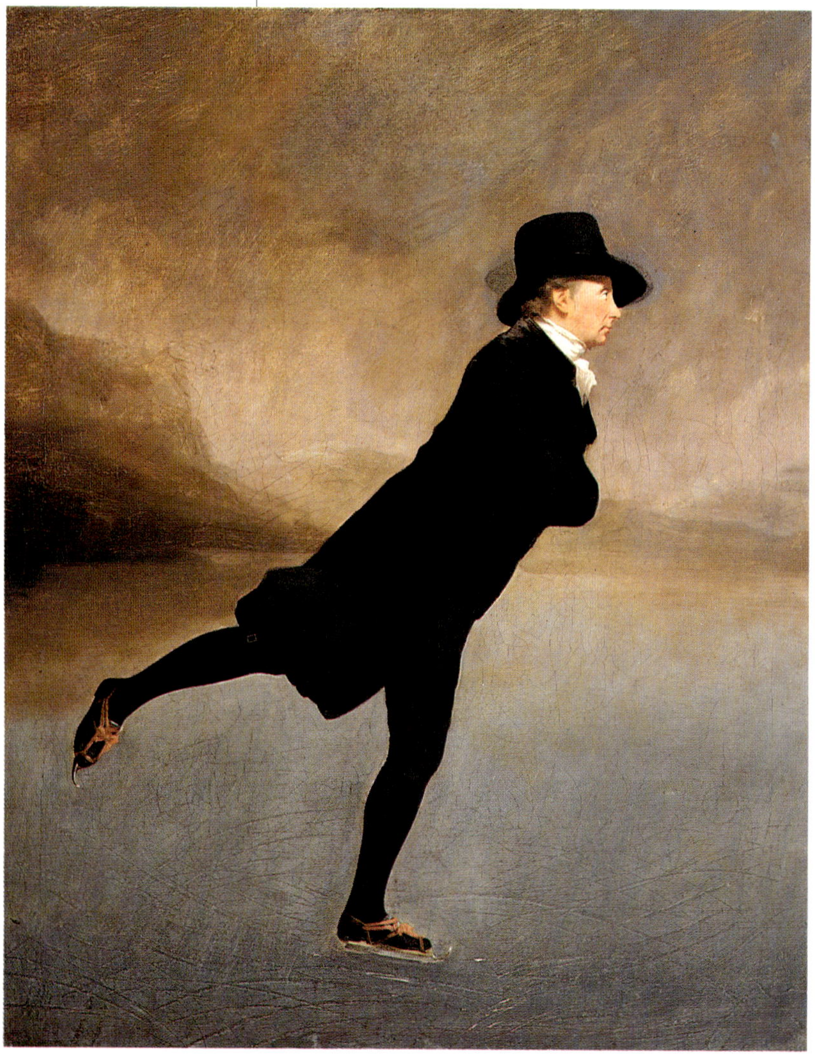

282 Sir Henry Raeburn, Reverend Robert Walker beim Eislauf, um 1795, 73 × 60 cm

Von einem frühen Zeitpunkt seiner Ausbildung an hatte Reynolds sich in die Kunst der Renaissance vertieft, und mit den klassizistischen Künstlern Italiens und Frankreichs teilte er das Interesse an der Antike. Diese Einflüsse führten zu seiner Wiederbelebung des ›Erhabenen Stils‹, eingebettet in einen modernen Kontext. Er galt als führender Porträtkünstler seiner Zeit, obwohl seine Leidenschaft, wie die Gainsboroughs, außerhalb dieses Genres lag.

Die höchste Form von Kunst war für Reynolds die Historienmalerei, und so war er bestrebt, in seine Porträts der herrschenden Klasse Englands heroische und klassische Züge einfließen zu lassen. Reynolds' Position in England geriet erst zu einem sehr späten Zeitpunkt seiner Karriere – speziell durch Gainsboroughs Popularität – in Gefahr, und seine Wirkung auf die englische Kunst dauerte noch viele Jahre an. Bei der Gründung der Royal Academy im Jahre 1768 wurde er ihr erster Präsident, und sein enormer Einfluß bildete die Grundlage für die Akademiemalerei.

Reynolds war ein brillanter Theoretiker, dessen Vorlesungen an der Royal Academy auch heute noch eine wertvolle Lektüre sind, und verkörpert in seiner Person die aristokratische Würde seiner Zeit. Besonders in seiner Idealisierung der Kindheit kann er sich beunruhigend nahe am Rande des Sentimentalen bewegen, aber wenn er jugendliche Frische einfängt, ist er sehr ansprechend. Hier ist eines der besten Beispiele für seine Porträtmalerei: *Lady Caroline Howard (283)* mit ihrem Rosenbusch und ihrer ganzen Ausstrahlung von Naivität hat eine Nachdenklichkeit, die keine übertriebenen Forderungen stellt, sondern uns unsere Freude an diesem stillen und rosigen Kind haben läßt.

Amerika und England: Eine gemeinsame Sprache

Wenn der in Vergessenheit geratene Ramsay (siehe S. 242) der wohl größte Porträtist seiner Zeit war, dann war der ebenso vernachlässigte amerikanische Künstler Gilbert Stuart (1755–1828), 42 Jahre jünger als er, der vielleicht originellste. Wie sein Name andeutet, waren Stuarts Vorfahren Schotten. Im Alter von 20 Jahren kam er nach London und erfuhr seine Ausbildung unter einem Landsmann, dem äußerst erfolgreichen Historienmaler Benjamin West (siehe rechts).

Stuarts Werk fand in London so viel Beifall, daß man es später sogar mit dem Gainsboroughs verwechselte. Das ist ein durchaus zweischneidiges Kompliment, denn Stuart besitzt einen eigenen Stil, der beinahe rücksichtslos wahrhaftig ist. Sein Leben mag in eine zu frühe Zeit fallen, um von einem spezifisch amerikanischen Stil zu sprechen, aber in seinen Bildern liegt eine schlichte Brillanz, die wir bei europäischen Künstlern nicht finden.

Seine großartige Beobachtungsgabe zeigt sich in seiner *Mrs. Richard Yates (284)*; welcher andere Künstler hätte es gewagt, ihren ansatzweisen Schnurrbart darzustellen? Und die Abstufungen der Gesichtsfarbe oder die Aufmerksamkeit, die er dem Licht widmet, das auf ihrem Kleid und ihrer Haube aufleuchtet bzw. sich abschwächt, kündigen die Impressionisten (siehe S. 294) an. Nachdem er in eine schwere finanzielle Krise geraten war, kehrte Stuart 1793 für immer nach Amerika zurück. Sein wohl bekanntestes Werk ist das Bildnis George Washingtons, aber trotz seiner Popularität ist er als Prominentenmaler nicht in seinem Element.

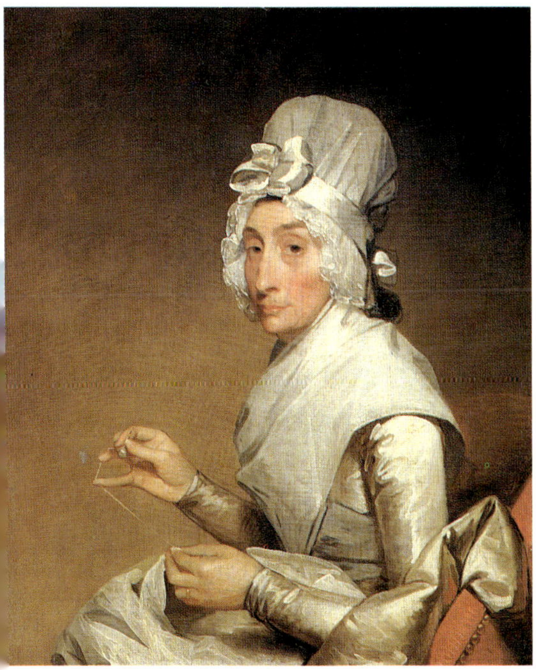

284 Gilbert Stuart, Mrs. Richard Yates, 1793–94, 77 × 63 cm

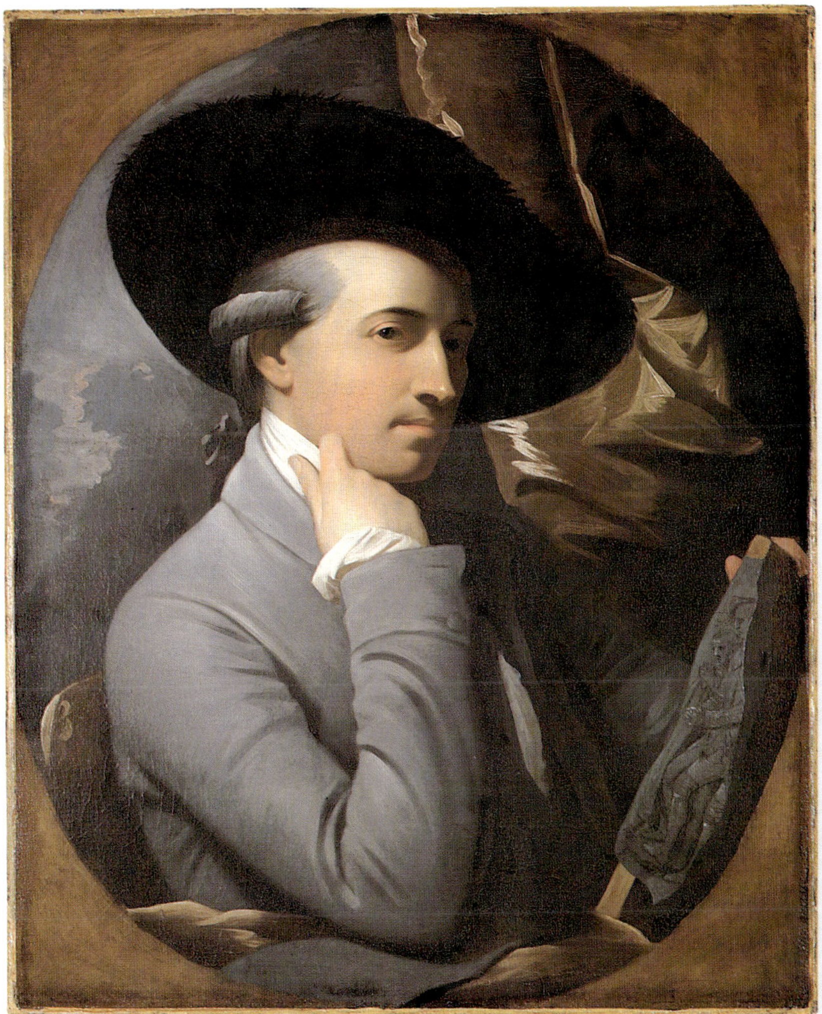

285 Benjamin West, Selbstporträt, um 1770, 77 × 64 cm

Historienmalerei: Ein populäres Genre

Ein berühmter, wenn auch weniger interessanter Künstler ist Benjamin West (1738–1820), der seinen beachtlichen Ruf als Historienmaler eher in England als in seiner Heimat Amerika errang.

Wests Stil fußte weitgehend auf Detailgenauigkeit und historischer Faktentreue, und als er 1760 in Rom weilte, wurde er von klassizistischen Künstlern wie Anton Raphael Mengs (siehe S. 248) beeinflußt. Wests große geschichtliche Dramen, die seine Zeitgenossen so beeindruckten, lassen uns heute meist kalt. Sie scheinen eher mit dem Kopf als mit dem Herzen entstanden zu sein.

Beim Malen eines Selbstporträts jedoch ist das Herz stets beteiligt, und hier sehen wir ihn in seinem Element *(285)*. Es mag Wunschdenken in diesem Selbstbildnis liegen – dem eines ruhigen, eleganten Gentlemans, der mit der modischen Strenge des urbanen Stils gekleidet ist und uns mit aristokratischer Gelassenheit nachdenklich anschaut. Eine eigene Skizze in seiner Hand hat deutlich attributiven Charakter. Die Hälfte seines Gesichts und seines Oberkörpers ist tief verschattet, so daß alle Elemente einer gespaltenen und verschlossenen Persönlichkeit suggeriert werden.

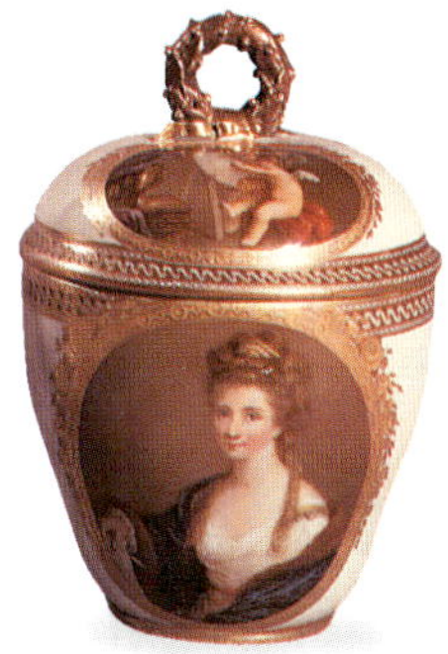

Angelika Kauffman

Angelika Kauffman (1741–1807) war mit Joshua Reynolds befreundet und wie er Mitglied der Royal Academy. Sie begann als modische Porträtmalerin und fing dann an, sich stärker für historische Sujets zu interessieren. Ab 1770 malte sie eine Reihe dekorativer Wandbilder für den Architekten Robert Adam. 1781 heiratete sie wieder und zog nach Rom. Dieses Stück klassizistischen Meißner Porzellans zeigt ihr Porträt .

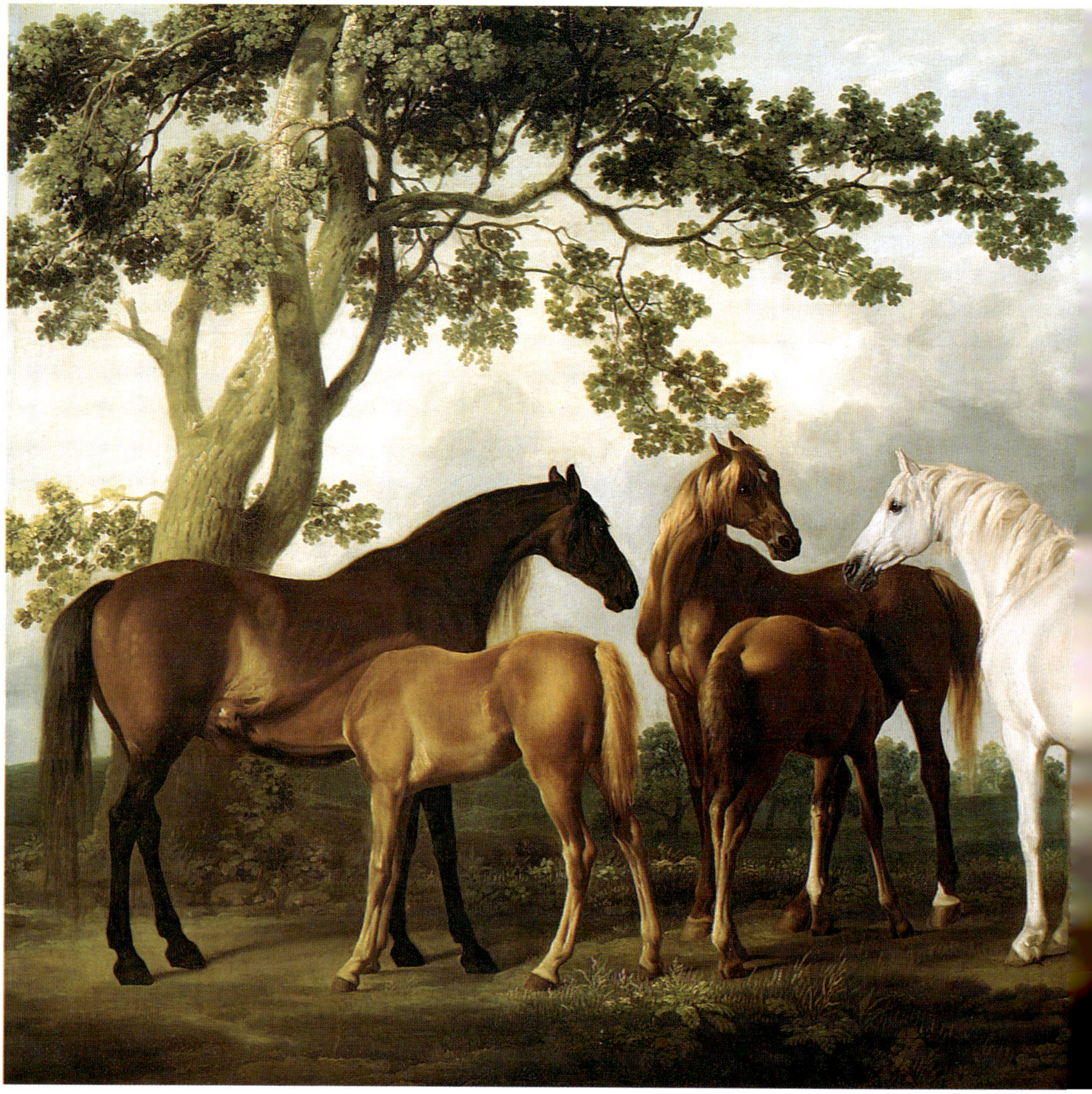

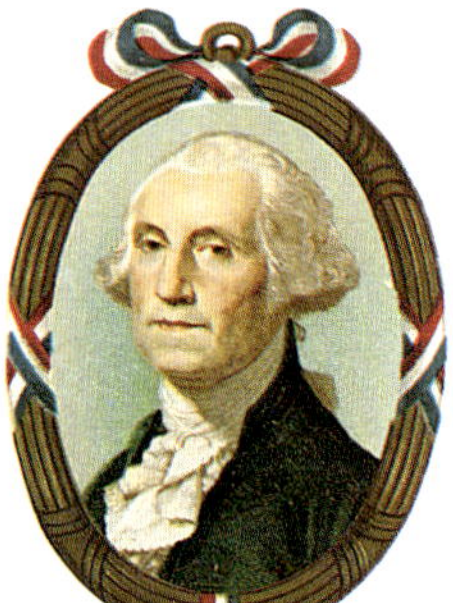

Amerika wird unabhängig

Eine Unstimmigkeit zwischen der Regierung in London und den amerikanischen Kolonisten wegen einer Erhöhung der Steuern wird als unmittelbarer Auslöser der Amerikanischen Revolution angesehen. George Washington (1732–99; siehe oben) wurde zum Oberbefehlshaber der Armee berufen, und am 4. Juli 1776 wurde die Unabhängigkeitserklärung unterzeichnet. Washington erwies sich als hervorragender Führer und wurde 1789 feierlich als erster Präsident eingesetzt.

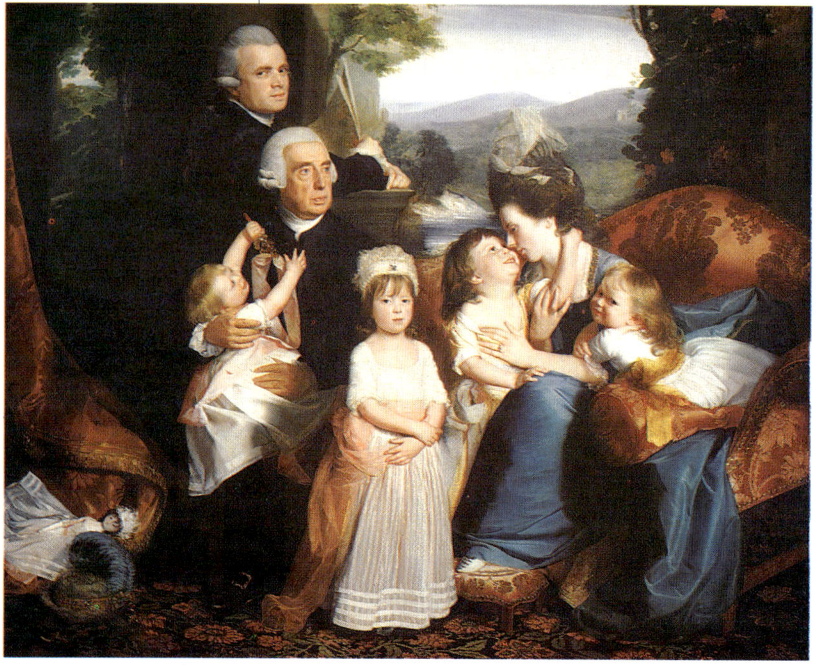

286 John Singleton Copley, Die Familie des Künstlers, 1776–77, 185 × 292 cm

Copley: Ein unvollendetes Talent

War für West der britische Einfluß vorteilhaft, so kehrte er sich für John Singleton Copley (1738–1815) ins Gegenteil. Seine amerikanischen Arbeiten zeigen einen Realismus und eine Wahrhaftigkeit, die wunderbar lebendig ist. Sein Wechsel nach England verstrickte ihn in die Eleganz des Klassizismus und den Einfluß von Reynolds' ›Erhabenem Stil‹; eine für Copley keineswegs fruchtbare Verstrickung.

Die Veränderung ist in *Die Familie des Künstlers (286)* deutlich zu erkennen. In diesem Gemälde, das auf sorgfältigen Vorstudien aufbaut, sind das Gesicht und die Hände seines Schwiegervaters und die herrliche Puppe in der Ecke links Beispiele für seinen Frühstil. Hier ist er auf aufregende Weise überzeugend. Den Rest des Bildes idealisiert und abstrahiert Copley, und das Ganze ist, obwohl beeindruckend, irgendwie nur eine Nachschöpfung: Diese Art von ›erhabener‹ Porträtmalerei haben wir schon früher – etwa in den Arbeiten von Reynolds, Gainsborough und West – gesehen. Es bleibt ein faszinierendes Werk, ebenso seiner Schwächen wie seiner Stärken wegen. Eine der

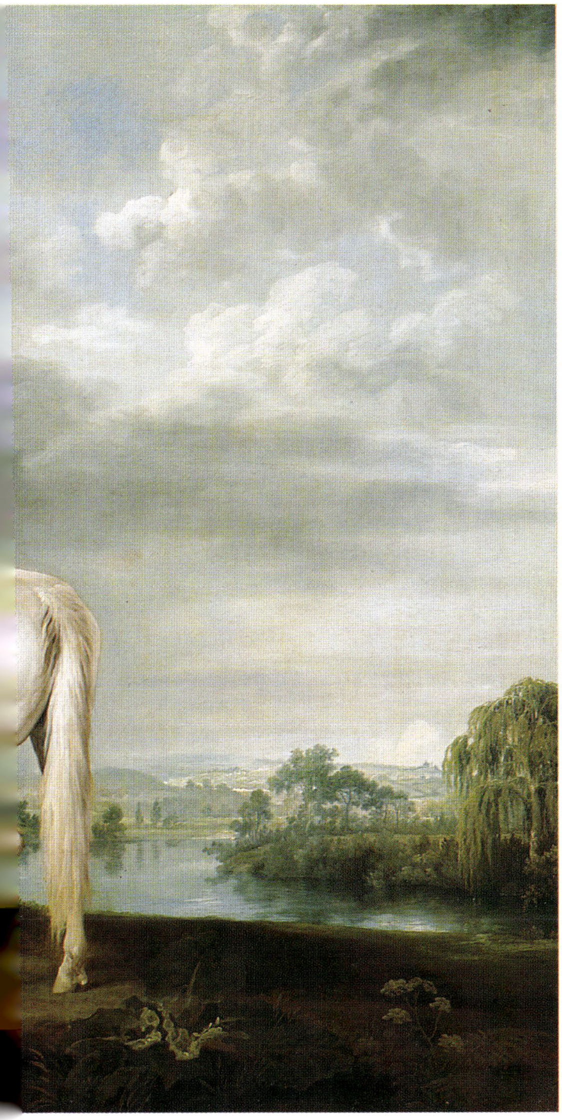

287 George Stubbs, Stuten und Fohlen, 1762, 100 × 190 cm

Schwächen, die seltsamerweise zugleich eine Stärke ist, entspringt aus der Unsicherheit darüber, wo diese Familiengruppe angesiedelt ist. Befindet sie sich in einem Innenraum – wie das Brokatsofa, die schwere Portiere und der kostbare Teppich andeuten –, oder sind sie im Freien versammelt – wie der Hintergrund mit seinen fernen Hügeln und das sich kulissenhaft ins Bild schiebende Laubwerk nahezulegen scheinen? Beide Ebenen sind raffiniert miteinander verknüpft: der Teppich ist mit Blättern gemustert, und auf dem Sofa findet sich ein Blumenmotiv.

Vollendete Pferde

Ein großer angelsächsischer Meister dieses Jahrhunderts, George Stubbs (1724–1806), war wie Gainsborough ein Porträt- und Landschaftsliebhaber, aber seine wahre Leidenschaft konzentrierte sich auf Pferde. Stubbs betrachtete Pferde nicht nur äußerlich, er zerlegte sie (was durchaus wörtlich zu nehmen ist), meditierte über sie und dachte sich in jeden Aspekt dieser edlen, wenngleich nichtmenschlichen Geschöpfe hinein, als sei er selbst ein Ehrenmitglied der Gattung. Stubbs empfand es nicht als völlig unter seiner Würde, Menschen zu malen, die schließlich die Quelle seiner Pferdeauftragsarbeiten waren. Aber *Stuten und Fohlen (287)* ist eines seiner vielen Bilder, die auf menschliche Staffage verzichten. Und so können diese würdevollen, mit ungekünstelter Poesie vertrauensvoll zueinander gruppierten Stuten und Fohlen ein liebevolles Bild der Natur bieten, ohne daß es sentimental wird.

Die Pferde sind in klassischer Eleganz vor einer archetypischen englischen Landschaft versammelt. Stubbs ist tief von ihrer Schönheit ergriffen, und er vermittelt uns seine eigene heimliche Überzeugung, daß sie es sind, denen die Landschaft in Wahrheit gehört. Der grobschlächtige Mensch mit seinem plumpen Kleiderschmuck und den aufdringlichen Hilfsmitteln, die er zum Leben benötigt, ist diesen nackten, schimmernden Geschöpfen der Wildnis, die uns dennoch mit ihrer Kameradschaft beehren, weit unterlegen. Trotz der Idylle bewahrt Stubbs die Realität. Sturmwolken verdunkeln den Himmel, und schon fallen Schatten rings um die Tiere.

Gleichermaßen sensibel war Stubbs für die Verwundbarkeit tierischen Lebens. *Das von einem Löwen erschreckte Pferd (288)* scheint aus einem freudianischen Alptraum entsprungen. Vom Wind gepeitscht, im grellen Licht eines Blitzes, das gespenstisch auf seinen verängstigten Leib scheint, bleibt ein weißes Pferd in jähem Entsetzen stehen, als ein Löwenhaupt es aus der Dunkelheit heraus anblickt. Wir betrachten einen erstarrten Augenblick der Furcht.

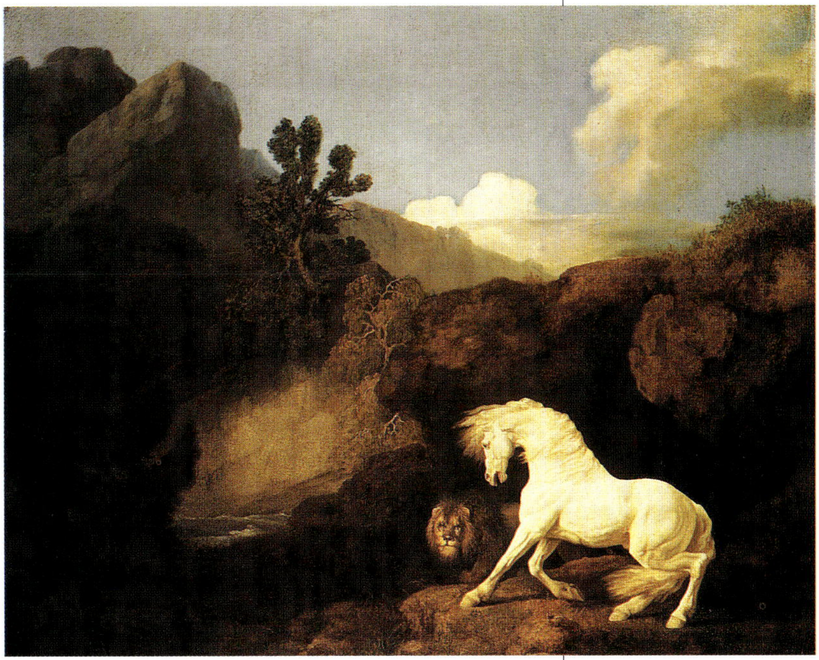

288 George Stubbs, Das von einem Löwen erschreckte Pferd, 1770, 94 × 125 cm

Pferdeporträts

George Stubbs' Pferdebilder sind ein Zeugnis für das leidenschaftliche Interesse des Gentleman im 18. Jh. an verbesserten Zuchttechniken. Die strenge Formsprache von Stubbs' Bildkomposition ist dem Geiste nach klassizistisch, doch seine romantische Wahrnehmung des Pferdes wird durch die in späteren Jahren erfolgte Hinwendung zur Romantik bekundet. Die Gewalt in Gemälden wie *Das von einem Löwen erschreckte Pferd* appelliert stark an unsere Gefühle.

George Stubbs Werkauswahl

Pferd im Waldschatten (London, Tate Gallery)

Dame und Herr in einer Kutsche (London, National Gallery)

Porträt von Lady Laetitia Lade (Windsor Castle, Royal Collection)

›Molly Longlegs‹ mit Jockey (Liverpool, Walker Art Gallery)

Goya

Der ohne jede Einschränkung größte Künstler des 18. Jh.s war ein Spanier – Francisco Goya. Er war ein Mensch von unbezähmbarer Originalität und Entschlossenheit. Nachdem er anfangs durch den Klassizisten Anton Raphael Mengs beeinflußt worden war, entwickelte er sich eigenständig weiter und vertrat schließlich eine wahrhaft spanische Weltschauung.

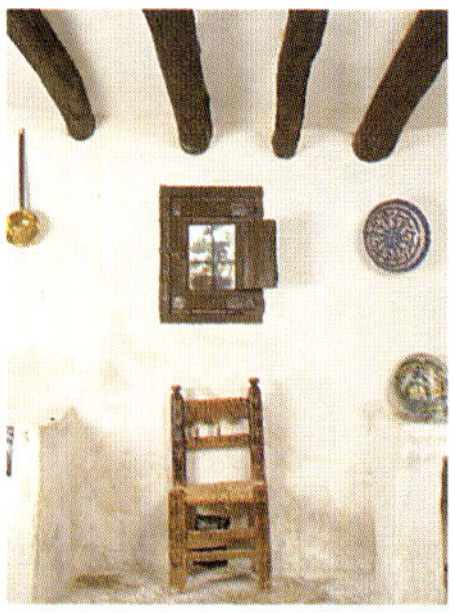

Die frühen Jahre
Diese Photographie zeigt das ärmliche Innere von Francisco Goyas Geburtshaus. Er war eines von fünf Kindern und wurde in eine arme Familie aus Fuendetodos nahe Saragossa in Nordspanien hineingeboren. Goyas erster Auftrag im Alter von 16 Jahren bestand darin, einen Reliquienschrein in der örtlichen Kirche zu verzieren. Erst mit 24 Jahren reiste er nach Italien, um an den dortigen Akademien zu studieren.

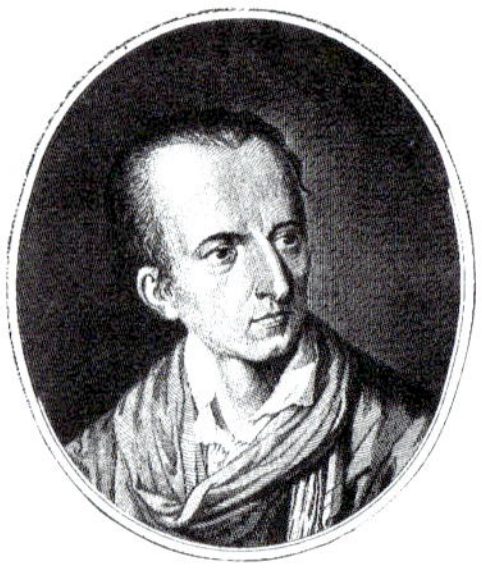

Johann Joachim Winckelmann
Winckelmanns (1717–68) Doktrinen zur Kunsttheorie waren für den Klassizismus prägend. Er entwickelte eine leidenschaftliche Liebe zum klassischen Altertum sowie zur Kunst der Griechen und Römer und verfaßte mehrere Abhandlungen zur Kunstphilosophie. Er glaubte, die klassische Kunst habe »edle Einfalt und stille Größe« und argumentierte, daß Künstler ethische und ästhetische Ehrlichkeit auf ihre Arbeit verwenden sollten. Einer von Winckelmanns eifrigsten Anhängern war Anton Raphael Mengs.

Anton Raphael Mengs (1728–79) war gemeinsam mit Johann Joachim Winckelmann (siehe Randleiste links) einer der Begründer des Klassizismus. Bedeutsamer jedoch ist er für uns heute aufgrund seines überaus einflußreichen Stils klassizistischer Porträtmalerei. Zudem war er der Hofmaler König Karls III. von Spanien. Der König galt als begeisterter Altertumskenner und Sozialreformer und war sehr angetan von Mengs' würdevollem und gebildetem Auftreten, ein Image, das dieser in seinem *Selbstbildnis (289)* zu unterstreichen weiß. Mengs war es, der Goya 1771 nach Madrid einlud.

Goya: Ein spanisches Genie

Der Einfluß Mengs' läßt sich im Frühwerk Francisco Goyas (1746–1828) und hier besonders in seinen ersten Porträts erkennen. Darüber hinaus entzieht sich Goya der Zuordnung in Kategorien. Seine Karriere umspannte mehr als 60 Jahre, in denen er wiederholt Wandlungen durchmachte, sich veränderte und noch bis Mitte der 1820er Jahre in neue Richtungen entwickelte. Mit der nachträglichen Einsicht des Historikers können wir erkennen, daß Goyas persönliche Sicht seiner Welt ihn als Frühromantiker ausweist.

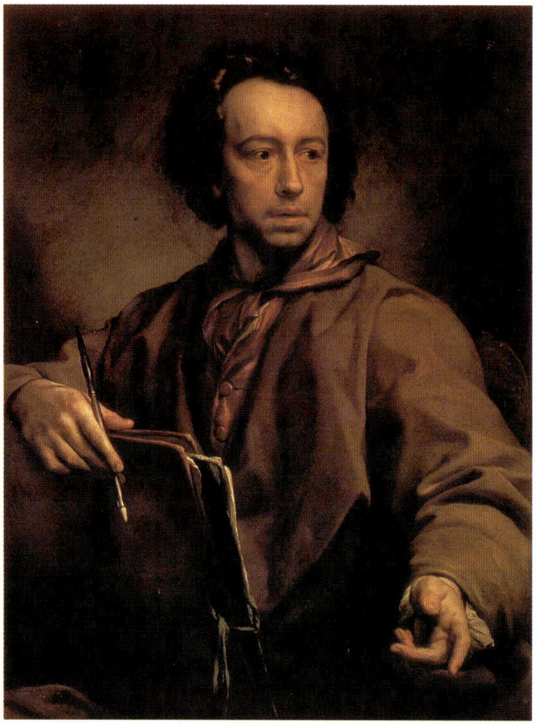

289 Anton Raphael Mengs, Selbstbildnis, 1744, 73 × 55 cm

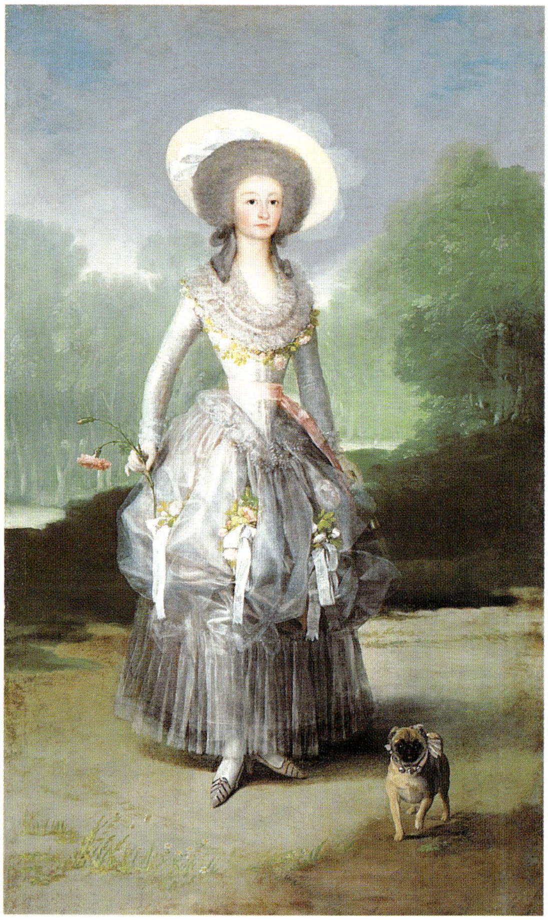

290 Francisco Goya, Porträt der Marquesa de Pontejos, um 1786, 210 × 127 cm

Seine Kunst stand mehr im Einklang mit der barocken Mischung aus klassischer Form und gefühlsbetontem, persönlichem Ausdruck – er berief sich auf Velázquez, Rembrandt und die Natur als seine Meister – als mit dem disziplinierten Idealismus der Klassizisten.

Goya besaß zwei hervorstechende Eigenschaften. Er konnte die äußere Fassade eines jeden Modells durchdringen, um die innere Wahrheit zu entlarven, eine nur für den Besonnenen ungefährliche Gabe. Aber er verband sie mit einem bewundertswerten Gefühl für das Dekorative, wie in einem entwaffnenden *Porträt der Marquesa de Pontejos (290)* deutlich wird. Sein Werk ist von solch reiner Schönheit, daß selbst jene, die in seinen Bildnissen beinah an den Pranger gestellt werden, nicht erfaßt zu haben scheinen, was geschehen ist, überwältigt vom Staunen über das so kunstvoll Verschleierte.

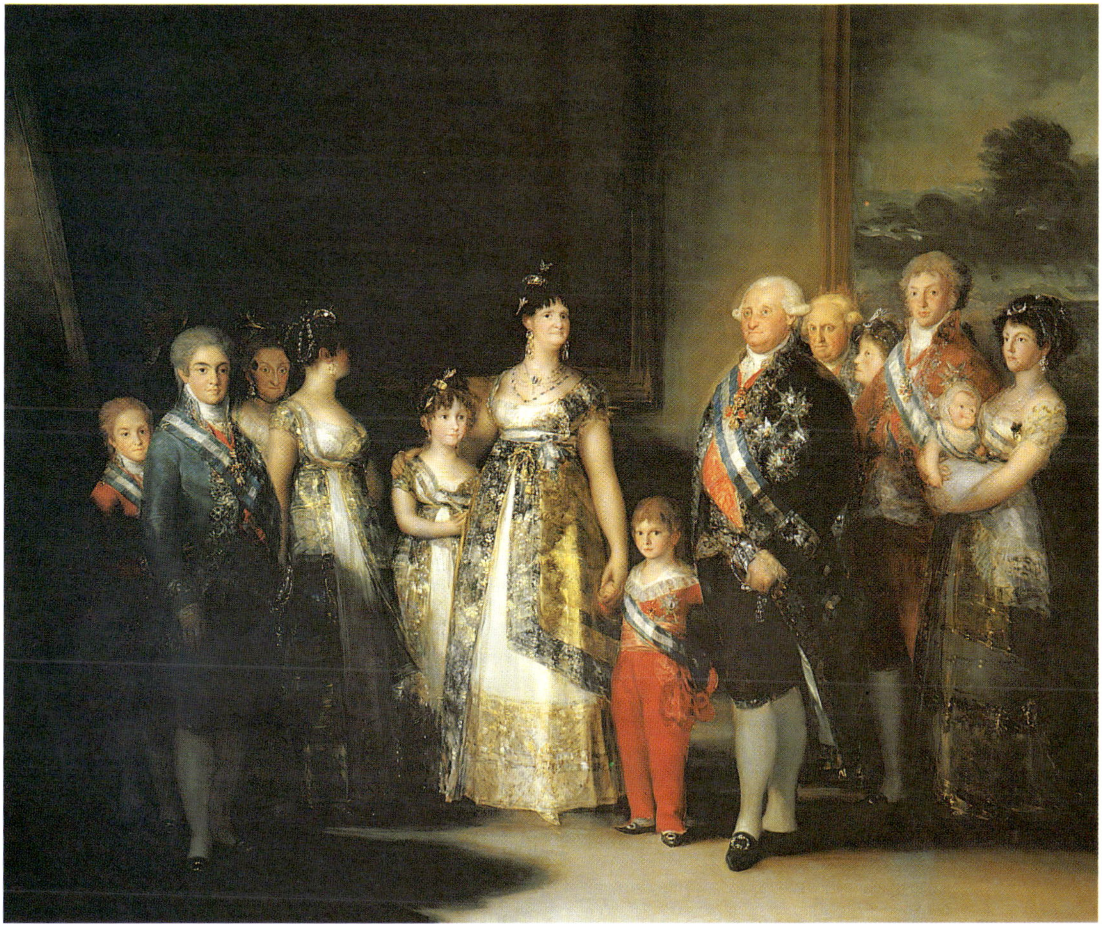

291 Francisco Goya, Die Familie Karls IV., 1800, 280 × 336 cm

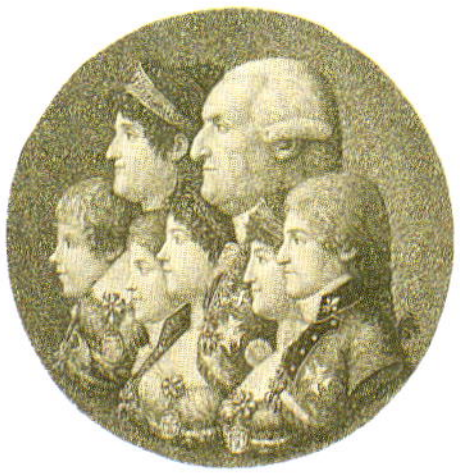

Die königliche Familie
1779 wurde Goya unter König Karl IV. von Spanien, der 1778 auf den Thron gekommen war, in das Amt des Ersten Hofmalers berufen. Das Hofleben unter Karl IV. war ausschweifend, zügellos und voller Intrigen. Diese Miniatur der königlichen Familie im Profil (siehe oben) wurde von einem unbekannten Künstler auf Seide gemalt. Interessant ist die starke Ähnlichkeit zwischen den Familienmitgliedern.

Ein ambitioniertes Familienporträt

Die Familie Karl IV. (291), ein Porträt der regierenden Bourbonenfamilie, die eine hochmütige Distanz zu ihren Untertanen wahrte, zeigt die Porträtierten als das, was sie sind: eitel und eingebildet. Dennoch förderten sie auch weiterhin Goya während seiner gesamten Karriere. Das Porträt ist in seiner grausamen Offenheit wie in seiner Schönheit atemberaubend. Die Majestäten sind wie auf einem Fries aufgereiht, schwerfällig und selbstzufrieden, mit nur wenig Eleganz und ohne jeden Stil zusammengedrängt. Wir stehen fassungslos vor dieser Gruppe, trauen angesichts der wenig schmeichelhaften Darstellung unseren Augen nicht. Dann sehen wir noch einmal hin, auf den Glanz der Kleidung, die Seiden und Spitzen, die unendliche Feinheit, mit der die Orden, Bänder, Edelsteine und Schärpen glitzern, schimmern und uns mit unvermindertem Glanz entgegenfunkeln.

In allen seiner Porträts legt Goya den Finger sozusagen auf die Wunde des Modells. Er tut dies mit solcher Beharrlichkeit, daß wir die dekorativen Qualitäten gewissermaßen als Ausgleich brauchen. Wenn wir uns seine *Doña Teresa Sureda (292)* ansehen, verweilen unsere Augen mit anhaltender Faszination auf dem Stuhl mit seinem wunderbar im Widerspruch zu allem übrigen stehenden kanariengelben Bezug und

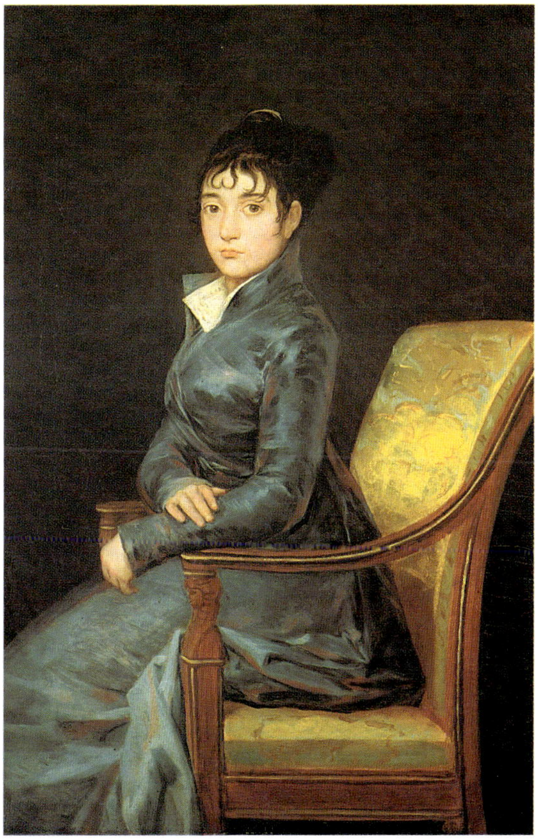

292 Francisco Goya, Doña Teresa Sureda, um 1803–04, 120 × 81 cm

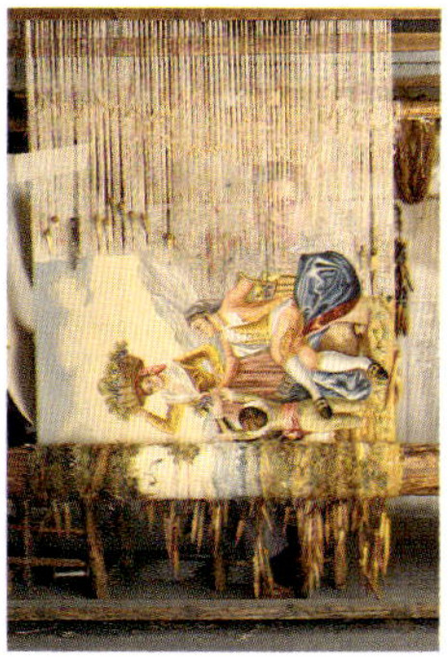

Gobelinentwürfe
Zwischen 1774 und 1794 arbeitete Goya wiederholt in der Königlichen Gobelinmanufaktur, wo er Kartons anfertigte – Vorlagen, von denen die Weber ihre Gobelins kopierten. Viele der Kartons sind verlorengegangen, aber 63 Entwürfe von Goya sind heute bekannt, entweder in ihrer Ursprungsform als Karton oder als fertiger Gobelin. Diese Photographie zeigt einen Gobelin nach Goyas Karton *Die Weinlese* auf dem Webstuhl. Die Weber arbeiteten von der Rückseite her an dem Gobelin, wobei sie den Karton durch die Kettfäden hindurch betrachteten.

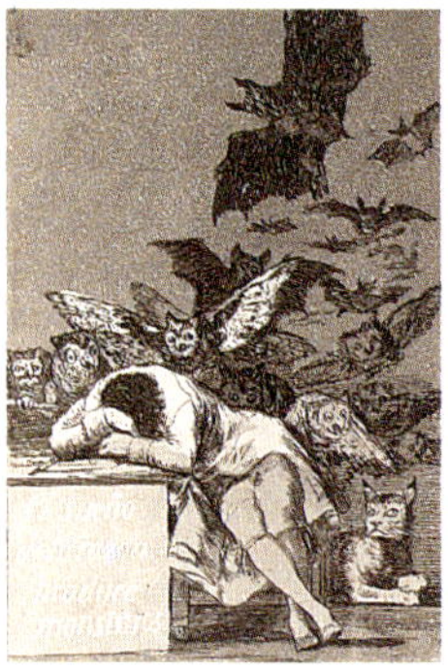

Die Caprichos
Zwischen 1797 und 1799 schuf Goya eine Serie von 80 satirischen Drucken, die als Caprichos bekannt sind. Leandro Fernandez Moratin hatte ihm von der Aussagekraft englischer Karikaturen erzählt. Hier ein Beispiel für Goyas Caprichos (siehe oben), betitelt *Der Schlaf der Vernunft gebiert Ungeheuer*. Es sollte als Titelblatt der 1797 angekündigten Serie dienen. In Spanien war offene Kritik unmöglich, und der Verkauf der Caprichos wurde wohl von der Inquisition verhindert.

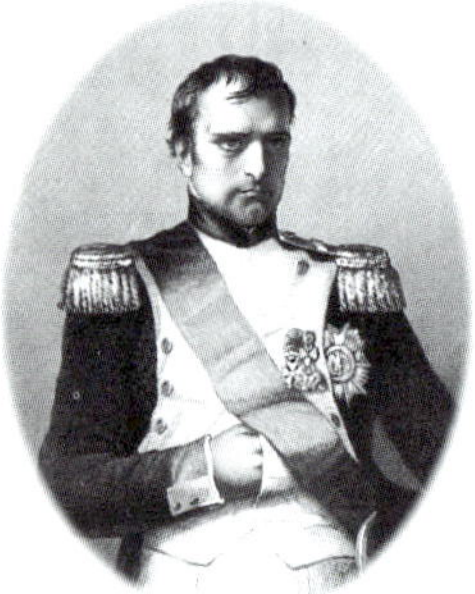

Napoleons Invasion Spaniens
Im Dezember 1807 marschierte Napoleon Bonaparte (1769–1821) mit 130 000 französischen Soldaten in Nordspanien ein. Im Juni 1808 hatte er König Ferdinand VII. ab- und seinen eigenen Bruder Joseph als spanischen König eingesetzt. Der Widerstand gegen die Besatzer erreichte seinen Höhepunkt in der Volkserhebung vom 2. Mai 1808 und der Hinrichtung der Aufständischen an verschiedenen Stellen Madrids durch französische Soldaten am darauffolgenden Tag.

auf dem Kleid, das von einem schimmernden, mit Rot und Grün durchschossenen Blauschwarz ist – weil die Farbe es uns mit ihren verführerischen Reizen ermöglicht, der Macht des unnachgiebig starren Blicks der Porträtierten standzuhalten. Doña Teresa war insofern eine Freundin Goyas, als ihr Ehemann (ebenfalls ein Maler) einer von Goyas Zechkumpanen war. Aber sie war eine ›Freundin‹ vorwiegend in dem Sinne, daß Goya sie kannte und, wie wir argwöhnen, nicht leiden konnte. Wir bekommen einen Eindruck von ihrer vielleicht etwas drallen Weiblichkeit, von ihrer Anspannung und ihrem Zorn. Sie wird sich dem Maler nicht unterwerfen, fordert ihn mit ihrem funkelnden Blick und ihrer Geradheit heraus, sorgfältig frisiert und gepanzert in ihrer Reserviertheit.

Goya verdiente sich seinen Lebensunterhalt, indem er für das Königshaus und die Oberschicht arbeitete, und seine politischen Ansichten erscheinen eher verworren: Vielleicht waren sie notwendigerweise mehrdeutig. Aber es ist offensichtlich, daß er einen tiefen Haß auf alle Tyrannei hegte. Seine Kunst suggeriert eine ungestüme, leidenschaftliche Unabhängigkeit, und sein vielleicht größtes Gemälde ist die Darstellung eines französischen Kriegsverbrechens, der Erschießung von Geiseln, nachdem die Madrider sich am 2. Mai 1808 gegen Napoleons Herrschaft erhoben hatten. *Die Erschießung der Aufständischen am 3. Mai 1808 (293)* wurde sechs Jahre nach dem Ereignis, das es schildert, gemalt. Es ist, wenn überhaupt, nur zum Teil ein patriotisches Bild. Nicht nur die Franzosen sind es, die Goya verdammt, sondern unser aller Grausamkeit. Die Menschheit ist es, die die Gewehre hält, aber die Menschheit im Zustand totaler Gewissenlosigkeit. Auch die Opfer sind wir alle, die Masse der Machtlosen, die niemand hat, der sie verteidigt.

Goya vermittelt uns das Gefühl, daß wir gleichzeitig die Henker und die Hingerichteten sind, als ob das Potential für Gut und Böse, das wir alle besitzen, vor uns lebendige Gestalt annähme. Die Intensität von Furcht, Leid und Verlust auf der einen Seite und das äußerste Extrem an Brutalität auf der anderen: Welches Schicksal ist das schlimmere? Wer wird in diesem schrecklichen Gemälde wirklich vernichtet, die entpersönlichten Franzosen oder die individuell dargestellten Spanier? Hinter den Sterbenden erhebt sich ein kleiner Hügel, von Licht erhellt; die Soldaten stehen in einem schattenhaften, unheilvollen Niemandsland. Im Hintergrund besteht die Stadt derweil fort.

Psychologisch betrachtet ist dies schon ein sehr düsteres Gemälde, aber die wirklich düsteren Werke sollten später gemalt werden, in Goyas von Krankheit geplagtem Alter, als er taub und einsam war, ein Opfer der irrationalen Ängste, die unterschwellig in seinem gesamten Werk präsent sind. Er nutzte diese Ängste, um Bilder unserer dunkelsten Phantasien zu

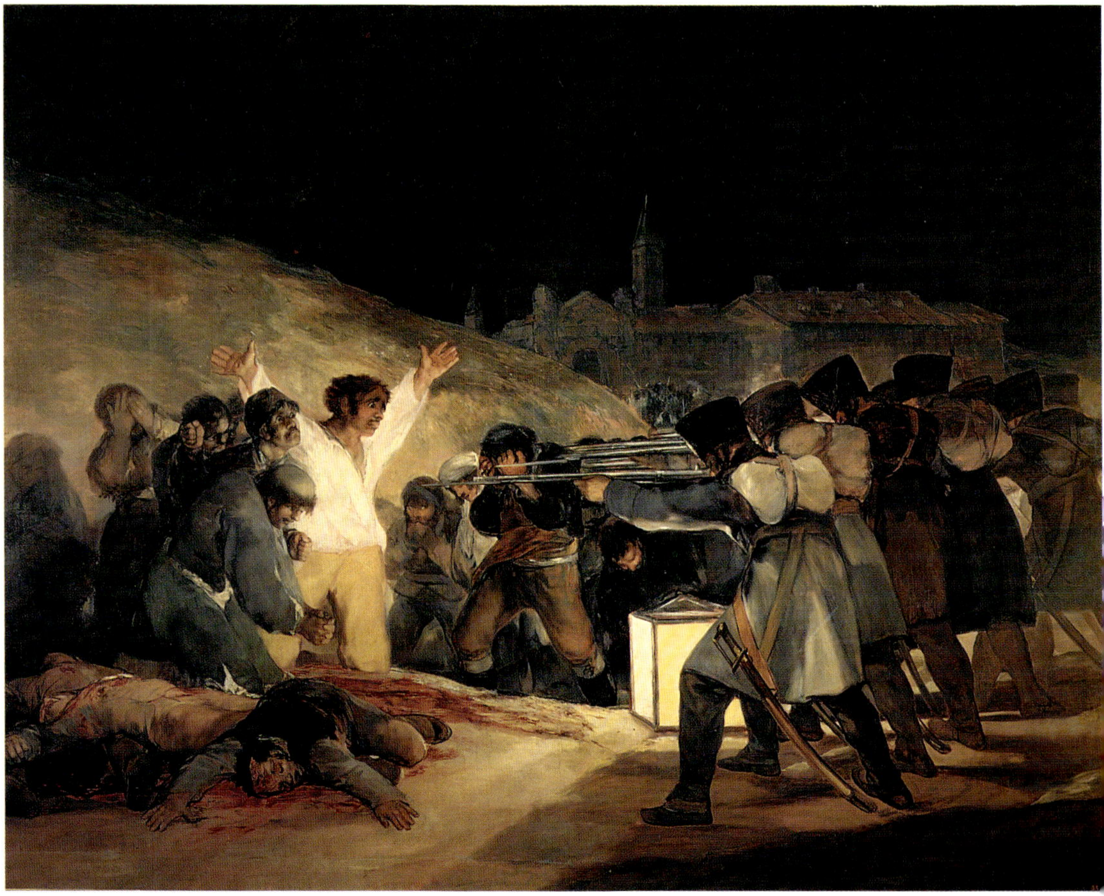

293 Francisco Goya, Die Erschießung der Aufständischen am 3. Mai 1808, 1814, 266 × 345 cm

DIE ERSCHIESSUNG DER AUFSTÄNDISCHEN

Dies ist eines von zwei Gemälden, die sich mit der brutalen Unterdrückung und den nachfolgenden Massenhinrichtungen spanischer Zivilisten beschäftigen, die sich am 2. Mai 1808 gegen die französischen Truppen erhoben hatten. Erst nachdem König Ferdinand VII. 1813 schließlich wieder eingesetzt worden war, schickte Goya ihm eine Bittschrift, in der er darum nachsuchte, an die »denkwürdigsten und heroischsten Taten oder Szenen unseres glorreichen Aufstandes gegen den Tyrannen Europas« erinnern zu dürfen.

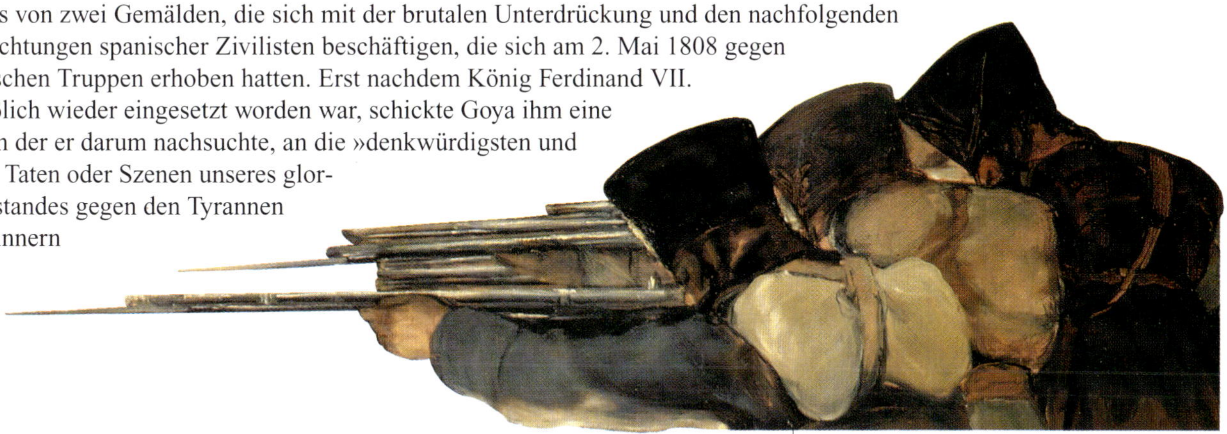

Das Exekutionskommando
Die Soldaten werden als gesichtslose Automaten dargestellt. Ihre miteinander verschränkten Körper assoziieren ein bösartiges Insekt. Sie stehen unrealistisch dicht bei ihren Opfern, was die auf tragische Weise absurde Natur der Szene unterstreicht, und spiegeln grob Davids großes klassizistisches Gemälde *Der Schwur der Horatier* (siehe S. 253) wider. Während aber Davids Soldaten die Einheit des Willens versinnbildlichen, stellen die Goyas nur die hirnlose Anonymität der Kriegsmaschinerie dar.

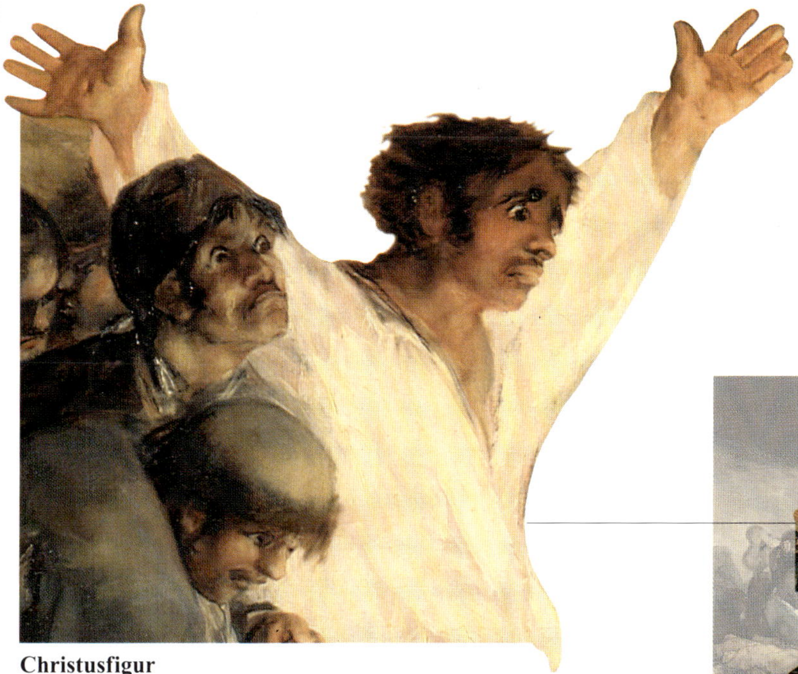

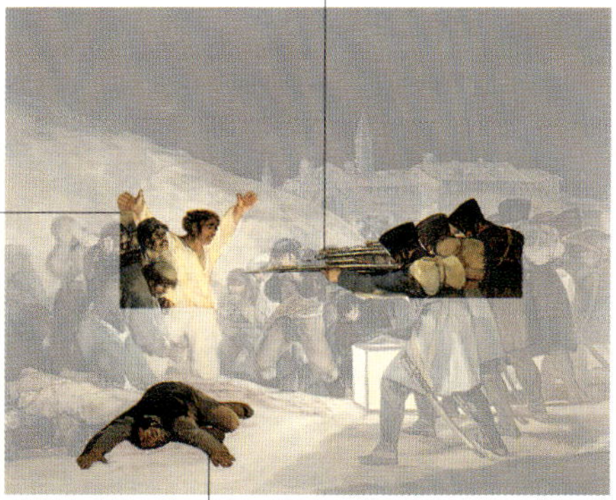

Christusfigur
Unsere Aufmerksamkeit wird sofort auf den Mann gelenkt, der soeben aus kürzester Entfernung erschossen werden soll. Er kniet mit ausgestreckten Armen, was an die Kreuzigung Christi gemahnt. Seine heroische Geste kann indes nicht von der überwältigenden Verzweiflung und der Todesangst ablenken, die überall rings um ihn herum dargestellt ist, und sein weißes Hemd, das von der Lampe des Soldaten hell beleuchtet ist, wird, wie wir wissen, schon bald rot von Blut sein.

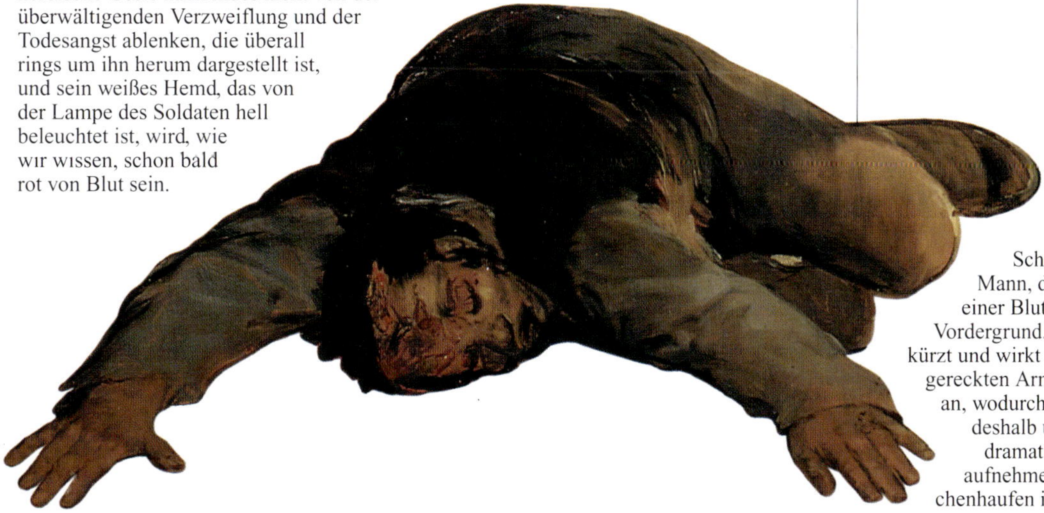

Der ›glorreiche Aufstand‹
Trotz seiner erklärten Absicht, die »heroischsten Taten« seiner Landsleute zu verewigen, hat Goya vielmehr das Bild eines Schlachthauses geliefert. Ein toter Mann, der mit dem Gesicht nach unten in einer Blutlache liegt, ragt verstörend in den Vordergrund. Er ist grob perspektivisch verkürzt und wirkt verdreht und entstellt. Seine vorgereckten Arme deuten eine flehentliche Bitte an, wodurch sie stumm (und vielleicht deshalb um so beredter) die mutige, dramatische Geste des nächsten Opfers aufnehmen, das sich in Kürze zu dem Leichenhaufen im Vordergrund gesellen wird.

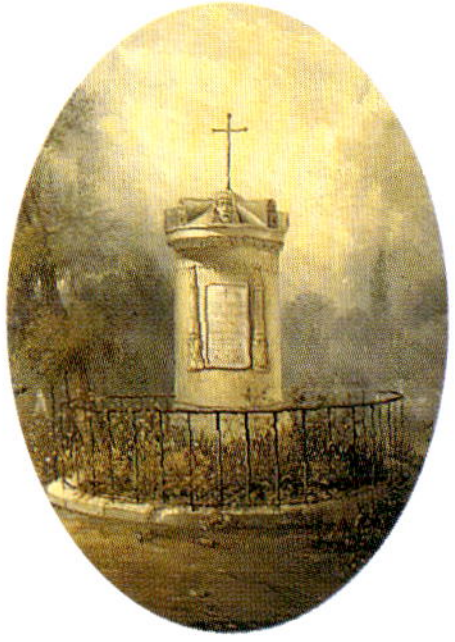

Goyas Tod
Bis 1825 hatte sich Goyas Gesundheit verschlechtert. Die ihm noch verbleibenden Jahre verbrachte er im französischen Bordeaux. 1826 besuchte er noch einmal Madrid, danach wurden seine Augen so schwach, daß er nur noch mit Hilfe eines Vergrößerungsglases malen konnte. Goya starb am 16. April 1828 in Bordeaux; 1901 wurde sein Leichnam nach Madrid überführt. Später, 1929, wurde er ein zweites Mal exhumiert und in ein Grab in der Einsiedelei San Antonia de la Florida umgebettet. Dieses Gemälde des ursprünglichen Grabes in Bordeaux stammt von Goyas altem Freund Antonio Brugada.

Francisco Goya Werkauswahl
Die nackte / bekleidete Maja (Madrid, Prado)
Das Wunder des hl. Antonius von Padua (Madrid, San Antonio de la Florida)
Gerupfter Truthahn (München, Alte Pinakothek)
Marquesa de la Solana (Paris, Louvre)
Isabel de Porcel (London, National Gallery)
Der Liebesbrief (Lille, Musée des Beaux-Arts)

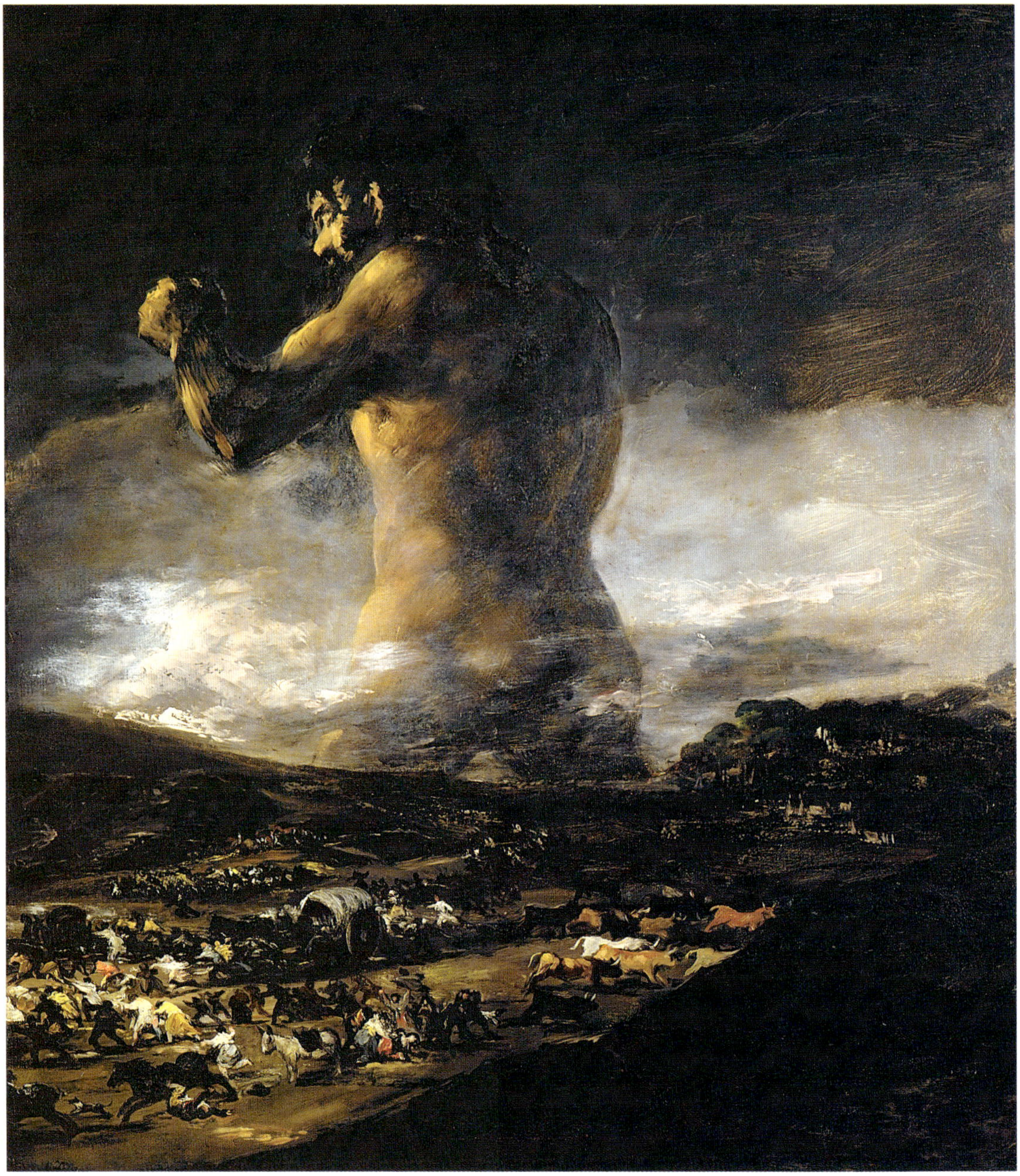

294 Francisco Goya, Der Koloß, 1810–12, 115 × 105 cm

erschaffen – eben nicht nur seiner eigenen, sie könnten sonst unmöglich so erschreckend eindrucksvoll sein. Goyas letzte Werke sind in ihrem Wahnsinn von einer gespenstischen geistigen Freiheit, als seien alle Grenzen aufgehoben und wir alle in den bodenlosen Abgrund gefallen.

Der Koloß (294) hat einen Untertitel: Panik. Es zeigt die gesamte Menschheit auf der Flucht, wie Ameisen, die vor einem unvorstellbaren Grauen davonströmen – eine Analogie für die monströsen Zerstörungen des Krieges, eines der blutigsten in der Geschichte Spaniens (siehe Randleiste, S. 250). Goya hat dieses Grauen für uns visualisiert, ihm eine konkrete Gestalt gegeben: eine riesige, feindselige Erscheinung füllt den Himmel; ohne die entsetzten Massen am Boden zu beachten, läßt sie nur ihre Muskeln spielen. Das Sein ist nicht das, wofür wir es gehalten haben; hier gelten andere Regeln, und wir kennen sie noch nicht. Was wir hier sehen, ist ein kollektiver Alptraum.

Goya verleiht dieser Angst eine auf furchteinflößende Weise überzeugende Gestalt. Er malt seine eigenen Ängste, aber sein Genie läßt erkennen, daß es die unsrigen sind. Vielleicht sind es mehr die unsrigen, als wir begreifen können. In Wirklichkeit blickt der Koloß von den fliehenden Menschenmassen weg; sehen wir vielleicht eine größere Bedrohung in dieser mysteriösen Gestalt, als sie tatsächlich darstellt? Er läßt sich sogar als ein Schutz gewährender Koloß auffassen, der sich in seiner Stärke erhebt, um Napoleon die Stirn zu bieten. Eine so günstige Interpretation will uns jedoch nicht spontan in den Sinn kommen.

Klassizismus in Frankreich

Mitte des 18. Jh.s erwies sich der Klassizismus zweifellos als populäre Philosophie. In unterschiedlichem Maße ausgeprägt, manifestierte er sich in einer Vielzahl nationaler Schulen. In England war er in modifizierter Form in den Werken Reynolds' und seiner Anhänger zu finden. Einflußreich war er auch in Italien, da Rom das Weltzentrum klassizistischen Denkens war und solche Persönlichkeiten wie den ersten ›echten‹ Klassizisten, Anton Raphael Mengs, anzog. Als einheitliche Bewegung in den Künsten aber etablierte sich der Klassizismus erst, als er im späten 18. Jh. in Frankreich in reinster Form in Erscheinung trat.

Wie in der Mitte des 17. (siehe S. 216) wandten sich auch in der Mitte des 18. Jh.s die Künstler klassischen Gestaltungsidealen als Reaktion auf die Oberflächlichkeit der Kunst der vorangegangenen Generation zu. Die klassizistische Philosophie des 18. Jh.s war ihrem Wesen nach reformistisch, da sie zu einer Wiederbelebung alter, totgeglaubter Werte wie Ernsthaftigkeit, Sittlichkeit und Idealismus aufrief. Sie wurde bereitwillig von Künstlern und Schriftstellern aufgegriffen, die sich inmitten eines sozialen und politischen Umbruchs sahen.

Als 1789 die Französische Revolution (siehe Randleiste S. 255) ausbrach, blieb ihr Potential als Instrument der Propaganda nicht ungenutzt. Jacques-Louis Davids (1748–1826) Stil ist auf edle Weise klassisch, das ganze Bild so in sich geschlossen, daß jeder Teil den anderen unterstützt und sich eine eindrucksvolle Bedeutungsverdichtung ergibt. Das erste große klassi-

Der Schwur der Horatier

Ein Streit zwischen Römern und Albanern drohte zum Krieg zu führen, und so wurde beschlossen, daß beide Seiten jeweils drei Männer (die Horatier und die Curatier) entsenden sollten, um für ihre Stadt zu kämpfen. Nach dem Duell blieb nur ein Mann, Horatius, am Leben. Er entdeckte, daß seine Schwester mit einem der feindlichen Curatier verlobt gewesen war. Im Jähzorn erschlug er seine Schwester. In der Kunst werden die drei Brüder gewöhnlich dabei gezeigt, wie sie vor ihrem Vater einen Opferschwur ablegen.

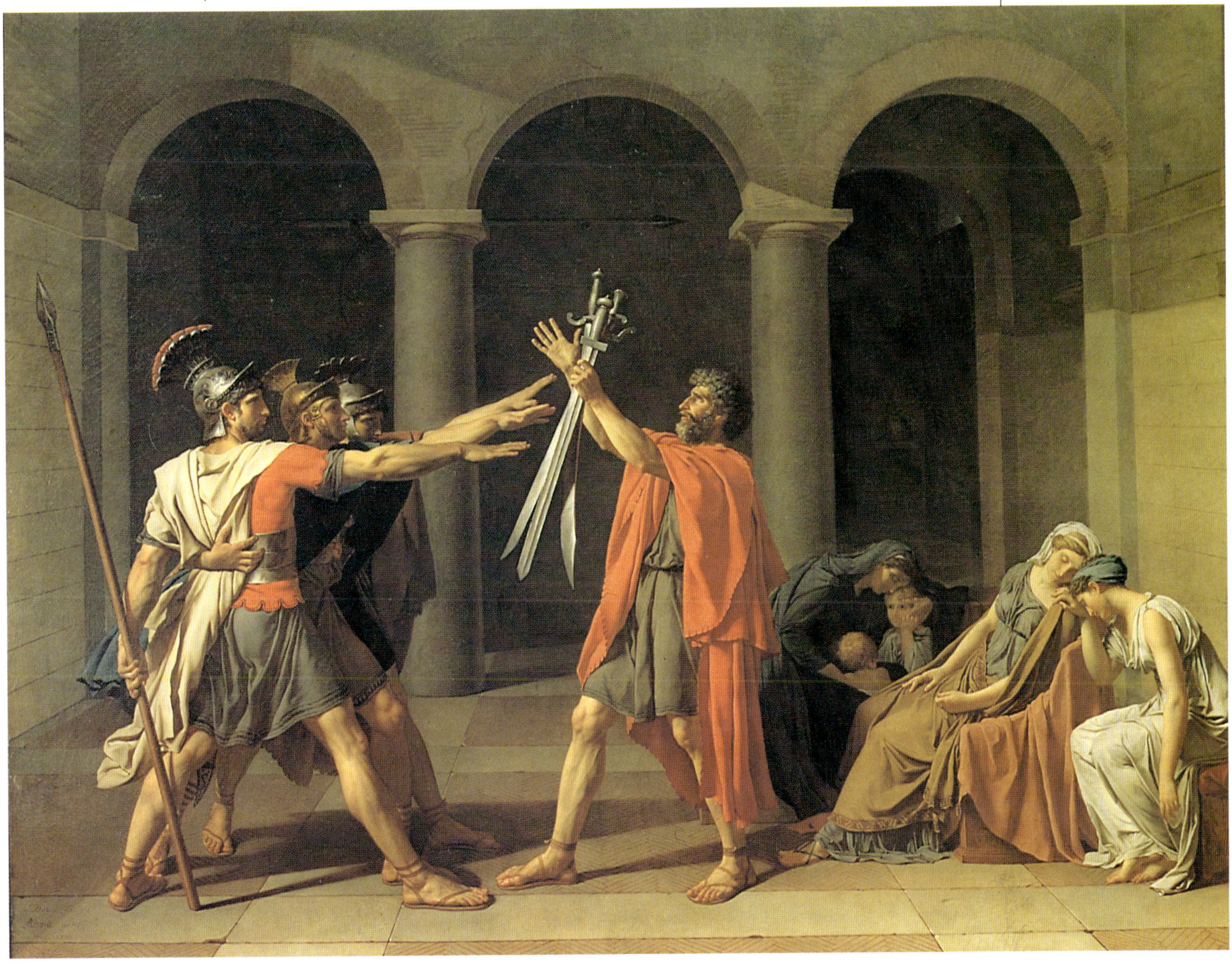

295 Jacques-Louis David, Der Schwur der Horatier, 1784–85, 330 × 422 cm

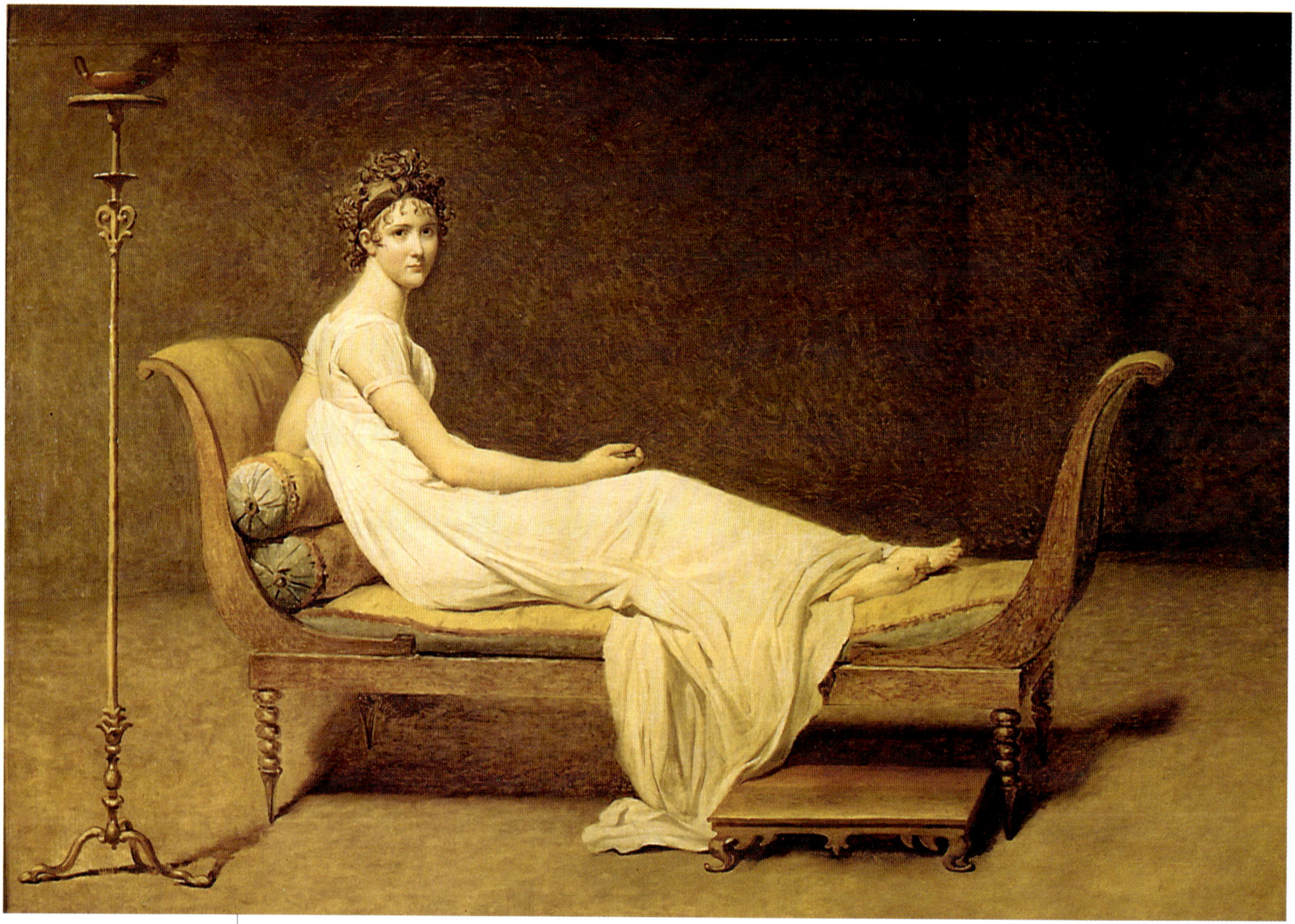

296 Jacques-Louis David, Madame Récamier, 1800, 174 × 244 cm

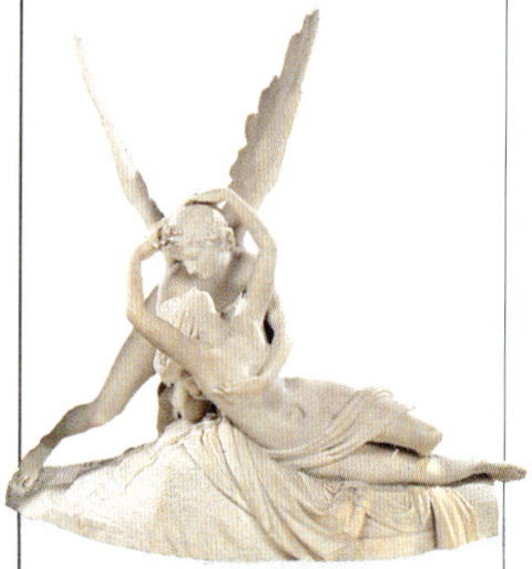

Klassizistische Plastik
Der erste rein klassizistische Bildhauer war Antonio Canova (1757–1822), der seine Karriere in Venedig begann. Es gelang ihm, den klassischen griechisch-römischen Stil auf einzigartige Weise zu modifizieren; sein berühmtestes Werk sind *Die drei Grazien*. Er unterhielt ein großes Studio, das ein breites Spektrum an Figuren produzierte, darunter auch die oben abgebildete Gruppe *Amor und Psyche*.

zistische Gemälde entstand 1784–85: *Der Schwur der Horatier (295)* ist zwar theatralisch, dies aber auf ehrliche Weise.

Alle Elemente des Gemäldes sind darauf abgestimmt, uns das Verständnis des Dramas zu erleichtern: Drei tapfere Römer schwören, ihr Leben für ihren Staat hinzugeben. Die Redlichkeit ihrer Absicht zeigt sich in der Geradheit ihrer ausgestreckten Arme, während sie von ihrem Vater Schwerter empfangen. Große symmetrische Bögen unterstützen ihren Akt des Schwurablegens, indem sie diesen in einen edlen Rahmen stellen. Die Strenge und Klarheit der Farben unterstreicht die Selbstlosigkeit und Vollkommenheit ihrer Inbrunst.

Die Männer sind hart, konzentriert, aktiv; auf der anderen Seite des Raumes drängen sich die Frauen, weich, besorgt, passiv. Der Kontrast zwischen ihnen ist absolut, und genau in diesem kompromißlosen Klima des Absoluten fühlt David sich heimisch.

Es sind vermutlich Davids Porträts, die sich am besten mit dem modernen Empfinden vertragen. Hier besteht für uns keine Notwendigkeit, ihn in seinen historischen Kontext zu stellen, bevor wir uns ganz darauf einlassen können: Er ist wunderbar in der makellosen Prägnanz seiner Vision. Es gibt nichts Überflüssiges, und dennoch wirkt die Kargheit auf selbstbewußte Weise richtig.

Madame Récamier (296) ist die Verkörperung klassizistischen Charmes. Wir sehen, daß sie ihre Wirkung kennt und beinah bewußt den Maler daraufhin beobachtet. Alles an ihr und um sie herum ist raffiniert einfach: Sie verachtet, so spüren wir, die Gewöhnlichkeit von Hilfsmitteln, dabei ist sie selbst ein einziges lebendes Instrument, das uns zwingt, sie so zu beurteilen, wie sie sich selbst beurteilt. David sieht, daß sie schön ist, und läßt es uns ebenfalls sehen: Sie lehnt sich zurück, weil sie sich der Macht ihres Charmes gewiß ist, sicher hinter der elfenbeinernen Kühle ihrer Pose. Aber David versucht, sie auf einer Ebene unterhalb des Bewußten zu erkennen, und darin liegt die Eindringlichkeit des Bildes.

Ein Märtyrer der Revolution

David nahm großen Anteil an der Revolution, debattierte erregt in der Nationalversammlung und ließ sich, genauso wie viele andere, intellektuell von ihr mitreißen. Marat, den er hier als einen modernen Heiligen idealisiert *(297)*, wurde von der Royalistin Charlotte Corday ermordet, die sich auf ihre Tat durch Gebete und Fasten vorbereitete. Der wirkliche Marat war ein

Politiker von wenig ansprechendem Äußeren, der wegen einer schweren Hauterkrankung häufige Bäder nehmen mußte. David zeigt ihn schön und als Märtyrer, mitten in seinem Wirken für das Wohl der Allgemeinheit niedergestreckt. Aber die buchstäbliche Wahrheit ist hier unerheblich. David malte die Wahrheit, die er glauben wollte, ein gezielter Akt der Propaganda, und der leidenschaftliche Glaube an die Revolution und ihre heiligende Kraft verleiht dem Werk seine große Eindringlichkeit. Wenn wir die Identität der Person vergessen, sehen wir ein Bild des Todes in seiner Reinheit vor uns. Alles ist dazu angetan, an die christlichen Märtyrer zu erinnern – der dunkle Hintergrund wird nach rechts hin heller, als erwarte himmlische Glorie den sterbenden Heiligen. Doch es ist nichts als brillante Taschenspielerei, denn David setzt an keiner Stelle eindeutig christliche Symbole ein: Er verläßt sich auf seine Kunst der Andeutung.

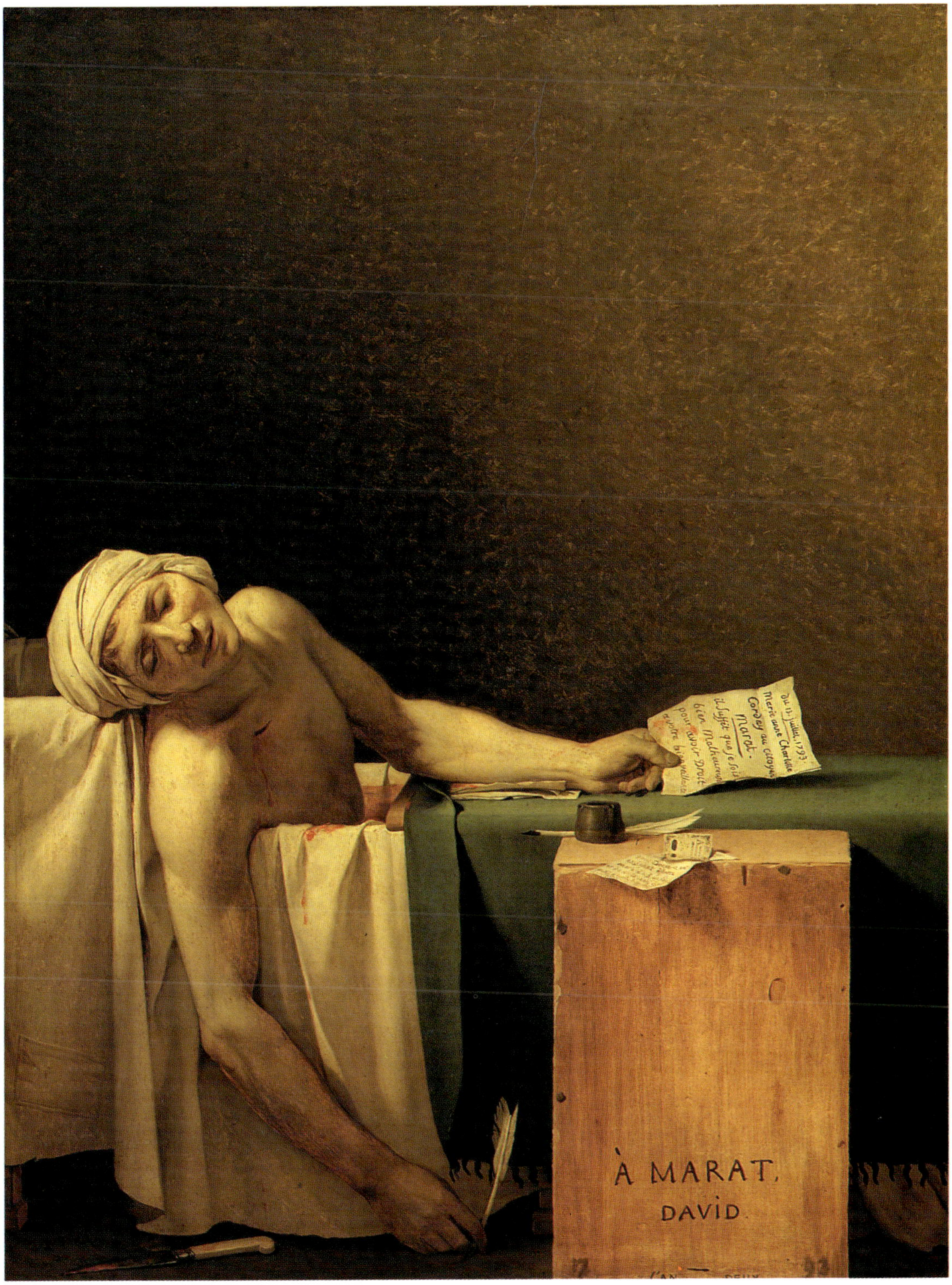

297 Jacques-Louis David, Der ermordete Marat, 1793, 160 × 125 cm

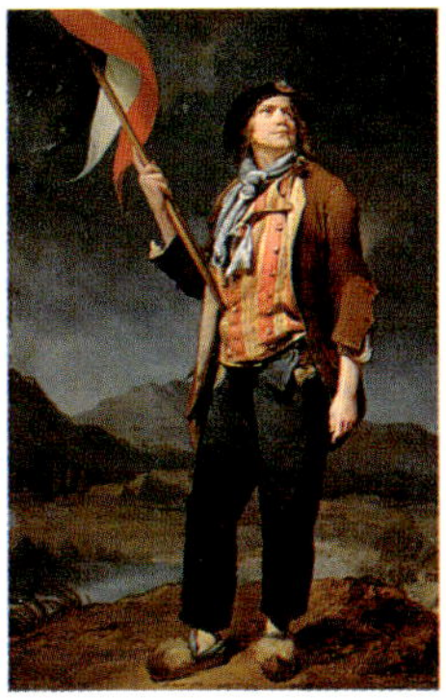

Die Französische Revolution

Im Frankreich des 18. Jh.s wurden den ärmsten Bevölkerungsschichten die höchsten Steuerlasten abverlangt, während die Aristokraten und der Klerus von der Zahlung befreit waren. Am 14. Juli 1789 griffen die Massen (die ›sansculottes‹, siehe oben) die Bastille an, weil sie hofften, dort Waffen zu finden. Die verfassunggebende Versammlung stimmte am 4. August 1789 gegen das Ancien régime. 1791 versuchte die Königsfamilie zu fliehen, wurde aber gefangengenommen. Der Prozeß gegen Ludwig XVI. und seine Hinrichtung fanden im Januar 1793 statt.

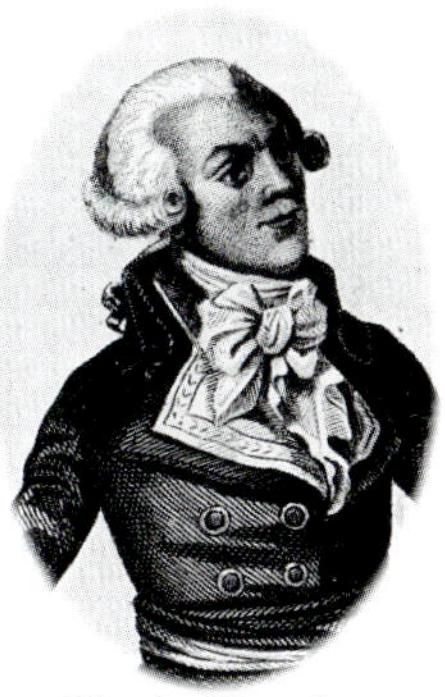

Maximilien de Robespierre

Robespierre (1758–94), ein führender Radikaler in der Nationalversammlung und schon frühzeitig Mitglied des Jakobinerclubs, leitete seine Ideen von den Doktrinen Rousseaus ab. Am 8. Juni 1794 hielt Robespierre »Das Fest des Höchsten Wesens« ab, das von Jacques-Louis David inszeniert wurde. Diese neue religiöse Gruppierung fußte auf der Abschaffung der Kirche und der Verehrung der Natur als Gottheit.

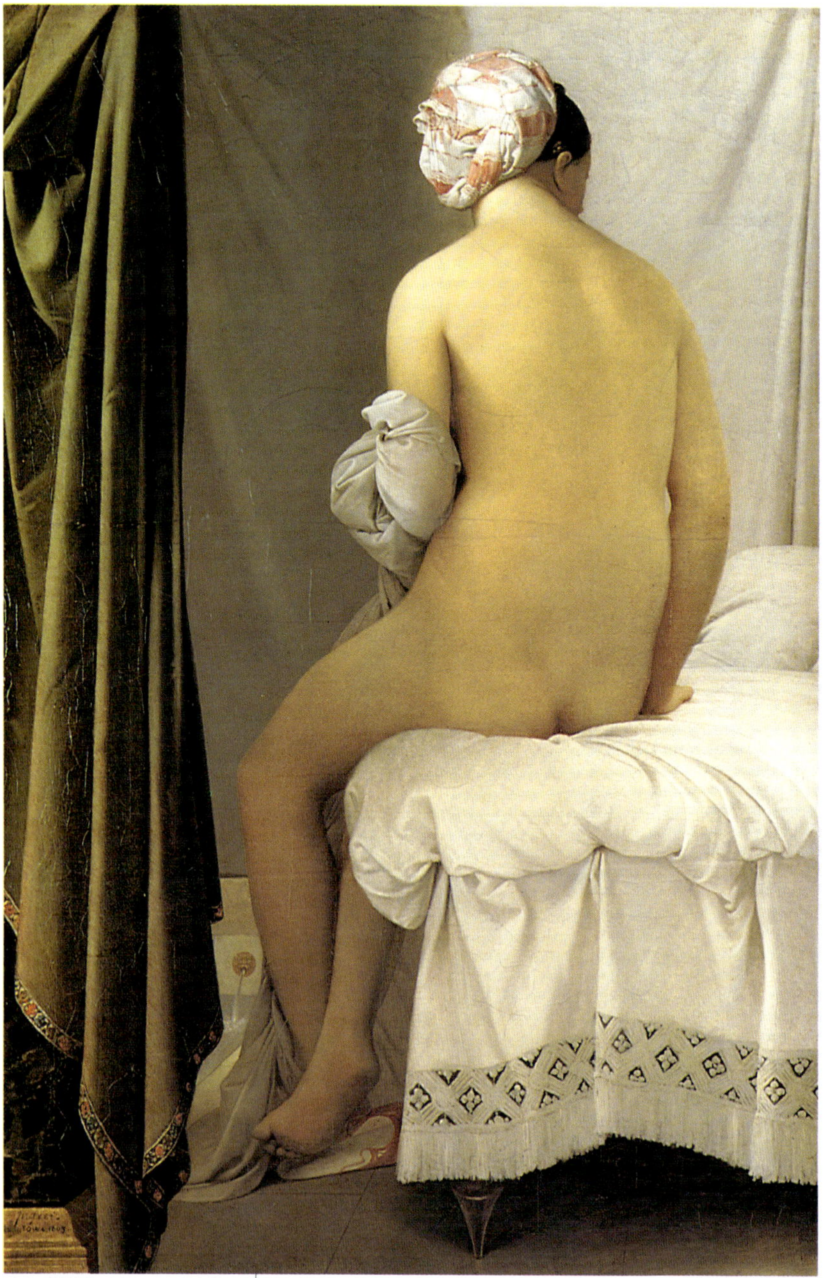

298 Jean-Auguste Dominique Ingres, Badende von Valpinçon, 1808, 146 × 97 cm

Jean-Auguste Dominique Ingres Werkauswahl

Das türkische Bad (Paris, Louvre)

Der Traum Ossians (Montauban, Musée Ingres)

Vergil liest die Äneis (Brüssel, Palais des Beaux-Arts)

Madame Moitessier (London, National Gallery)

François-Marius Granet (Aix-en-Provence, Musée Granet)

Höhepunkte des Klassizismus

Jean-Auguste Dominique Ingres (1780–1867) studierte bei dem um 23 Jahre älteren Jacques-Louis David, schwang sich aber schließlich zum führenden Vertreter des Klassizismus in Frankreich auf. Vor allem in seinen frühen Werken war Ingres stark von David beeinflußt. Wie David war Ingres ein eigentümlicher Mensch, so sehr seinem Ideal verschrieben, daß er die Wirklichkeit nicht akzeptieren konnte, wenn sie hinter seinen Ambitionen zurückblieb.

Ingres war ein begeisterter Bewunderer Raffaels, und es wirkt beinahe, als sei seine ganze Kunst ein Sehnen nach jener früheren Selbstgewißheit, für die Raffael steht. Er ist berühmt dafür, den weiblichen Rücken nicht so zu malen, wie er ist, sondern so, wie er (Ingres) fand, daß er sein sollte, mit zusätzlichen Wirbeln, um für die perfekte Länge zu sorgen. *Große Odaliske (299)* ist ein prächtiges Beispiel dafür. Eine große Kurve nackten Rückens zieht sich von der Linie ihres Nackens herunter, läßt dabei den Verlauf ihrer Wirbelsäule erkennen und endet in der sinnlichen Üppigkeit ihres Gesäßes. Die Bewegung hat etwas Fließendes, um wie ein Wasserfall über die Stufen der übereinandergelegten Gliedmaße nach rechts herabzuführen.

Parmigianino, der italienische manieristische Maler, tat fast genau das gleiche, als er den wunderschönen Nacken seiner Madonnen (siehe S. 143) verlängerte. Doch die Manieristen wollten durch ihren Formengebrauch erregen; nicht so Ingres. Seine Absicht ist es, uns dazu zu bringen, seine Formen als wirklich zu akzeptieren, als auf klassische Weise vollkommen, und in ihrer sonderbaren Schönheit kommen sie dem nahe, wie die *Badende von Valpinçon (298)* zeigt, deren nackter Rücken inmitten des gekünstelten Rahmens aus olivgrünen Vorhangfalten und den wundervollen, kissenartig gebauschten weißen Stoffen eines Bettrandes enthüllt wird.

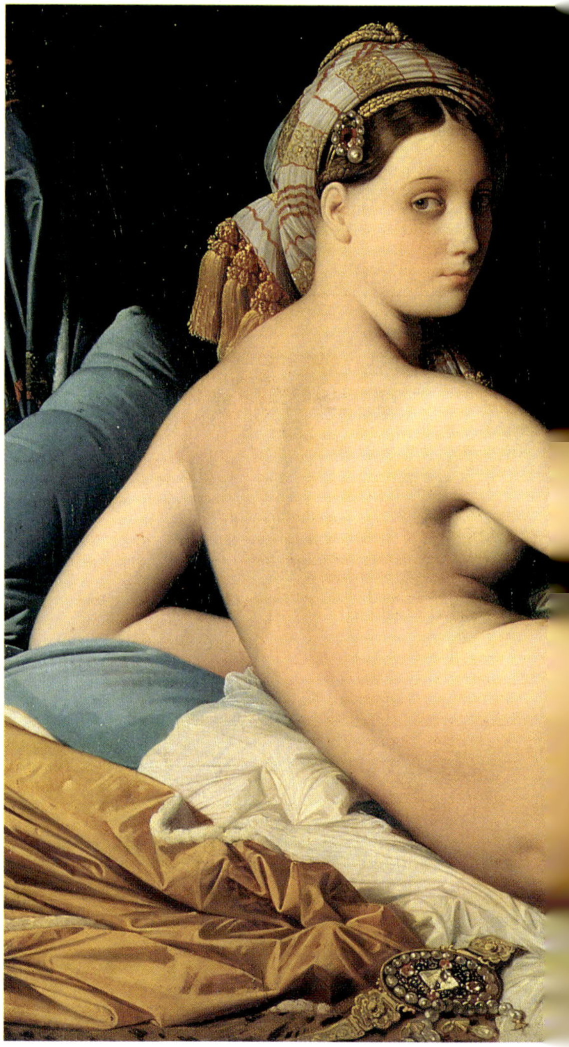

Ingres geht es nicht um das Ambiente, es geht ihm um diesen massigen Rücken mit seinen Kerben und Grübchen: Überlang in seiner sinnlichen Krümmung, wird er dem Künstler fast zur Obsession. Die gleiche anatomisch unmögliche Krümmung zeichnet seine Thetis aus. *Jupiter und Thetis (300)*, in dem der Mann so unwahrscheinlich breit ist wie die Frau geschmeidig, ist wegen dieser körperlichen Fixierung von unfreiwilliger Komik.

Ingres glaubte, daß »das Zeichnen… die Redlichkeit der Kunst« sei, und die Anmut seines Strichs hilft ihm großartig über die meisten Gefahren hinweg. Aber was Thetis da ausstreckt, ist ein Arm mit elastischen Knochen, ein verrenktes Glied, das uns in unserem Blick innehalten und uns auf die anziehenden Deformationen aufmerksam werden läßt, die zu akzeptieren der Künstler uns auffordert. Offensichtlich traut Ingres seinem Jupiter eine ikonenhafte Richtigkeit an sich zu, aber die molluskenhafte Schönheit zu seinen Knien macht zunichte, was wir an Glauben für Jupiter aufgebracht haben mögen. Das Bild scheitert, aber auf so grandiose, so beunruhigende Weise, daß es nicht aufhört zu faszinieren.

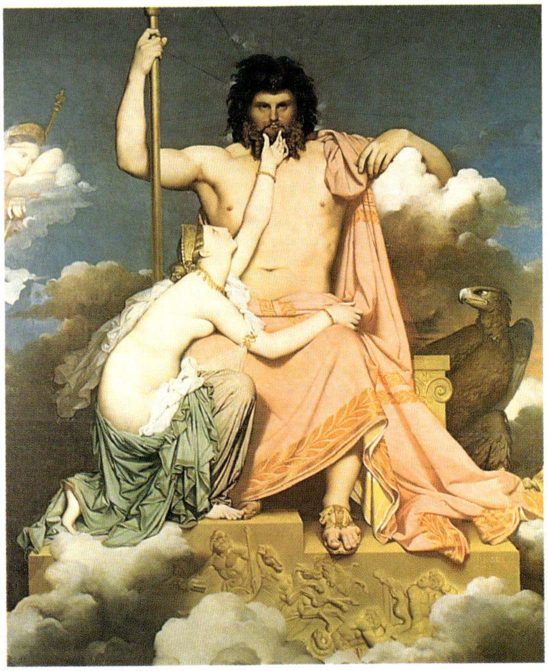

300 Jean-Auguste Dominique Ingres, Jupiter und Thetis, 1811, 331 × 257 cm

Thetis und Jupiter

Die Legende von Thetis, die Jupiter anfleht, wird in der Ilias erzählt. Thetis wird von ihrem Sohn Achilles mit einer Bittschrift, die seinen Streit mit Agamemnon betrifft, zu Jupiter geschickt. Auf Gemälden stellt die Szene für gewöhnlich Jupiter mit dem Zepter in der Hand dar, der auf dem Olymp thront. Thetis kniet vor ihm; wir sehen sie, wie sie den Gott beschwört, in das Schicksal ihres Sohnes einzugreifen.

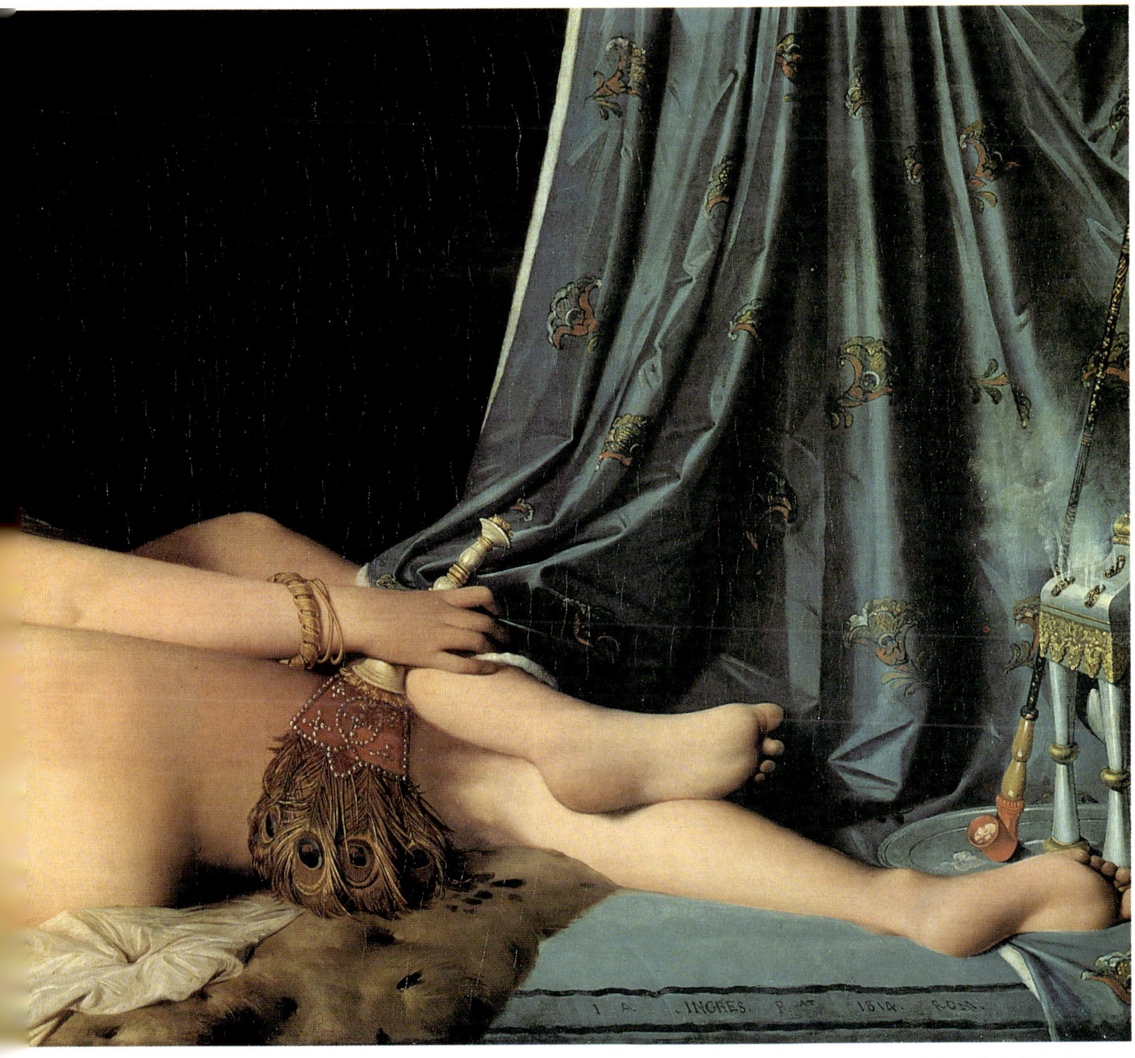

299 Jean-Auguste Dominique Ingres, Große Odaliske, 1814, 91 × 162 cm

Zeitgenössische Künste

1764
komponiert Mozart im Alter von 8 Jahren seine erste Symphonie.

1792
schreibt Mary Wollstonecraft »A Vindication of the Rights of Women« (dt. Die Verteidigung der Rechte der Frauen.

1813
schreibt Jane Austen »Pride and Prejudice« (dt. Stolz und Vorurteil).

1818
wird in Madrid das Prado-Museum gegründet.

1826
formiert sich die US Academy of Design.

1837
erscheint Dickens' »The Pickwick Papers« in Fortsetzungen.

1862
schreibt Victor Hugo »Les Misérables« (dt. Die Elenden).

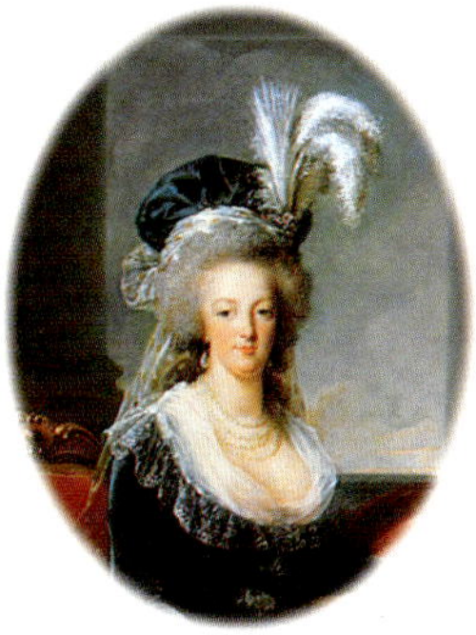

Marie Antoinette
Nach der Heirat mit dem Dauphin im Jahre 1770 wurde Marie Antoinette (1755–93) bei der Krönung ihres Gemahls, Ludwig XVI., 1774 Königin. Unglücklicherweise führte man die Nöte Frankreichs auf ihre Extravaganzen zurück. Als Verfechterin der Rechte der Frau unterstützte Marie Antoinette Künstlerinnen, darunter Elisabeth Vigée-Lebrun, und war in den Marsch auf Versailles im Jahre 1789 verwickelt. Nach der Hinrichtung Ludwigs XVI. wurde auch sie 1793 enthauptet.

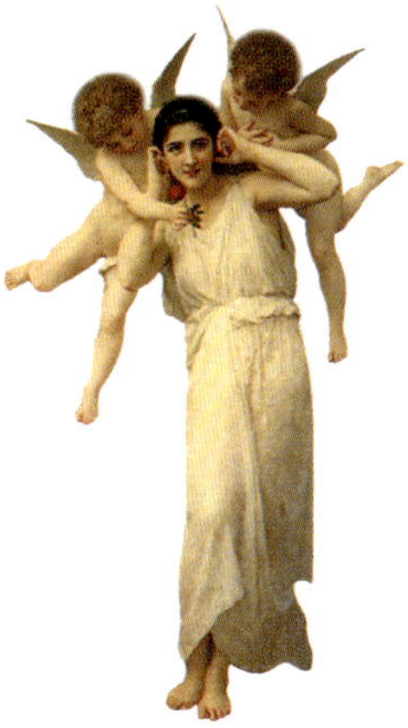

Der französische Salon
Der Salon von 1667 war die erste offizielle Kunstausstellung Frankreichs; sie blieb allerdings auf Mitglieder der Königlichen Akademie beschränkt. Der Begriff ›Salon‹ leitete sich vom Salon d'Appolon im Louvre her, wo die Jahresausstellungen zunächst abgehalten wurden. Bis ins 19. Jh. hinein hatte die begrenzte Anzahl von Künstlern, denen gestattet wurde, bei diesen Salonausstellungen ihre Werke zu zeigen, ein Monopol auf die Publizität und den Verkauf von Kunst.

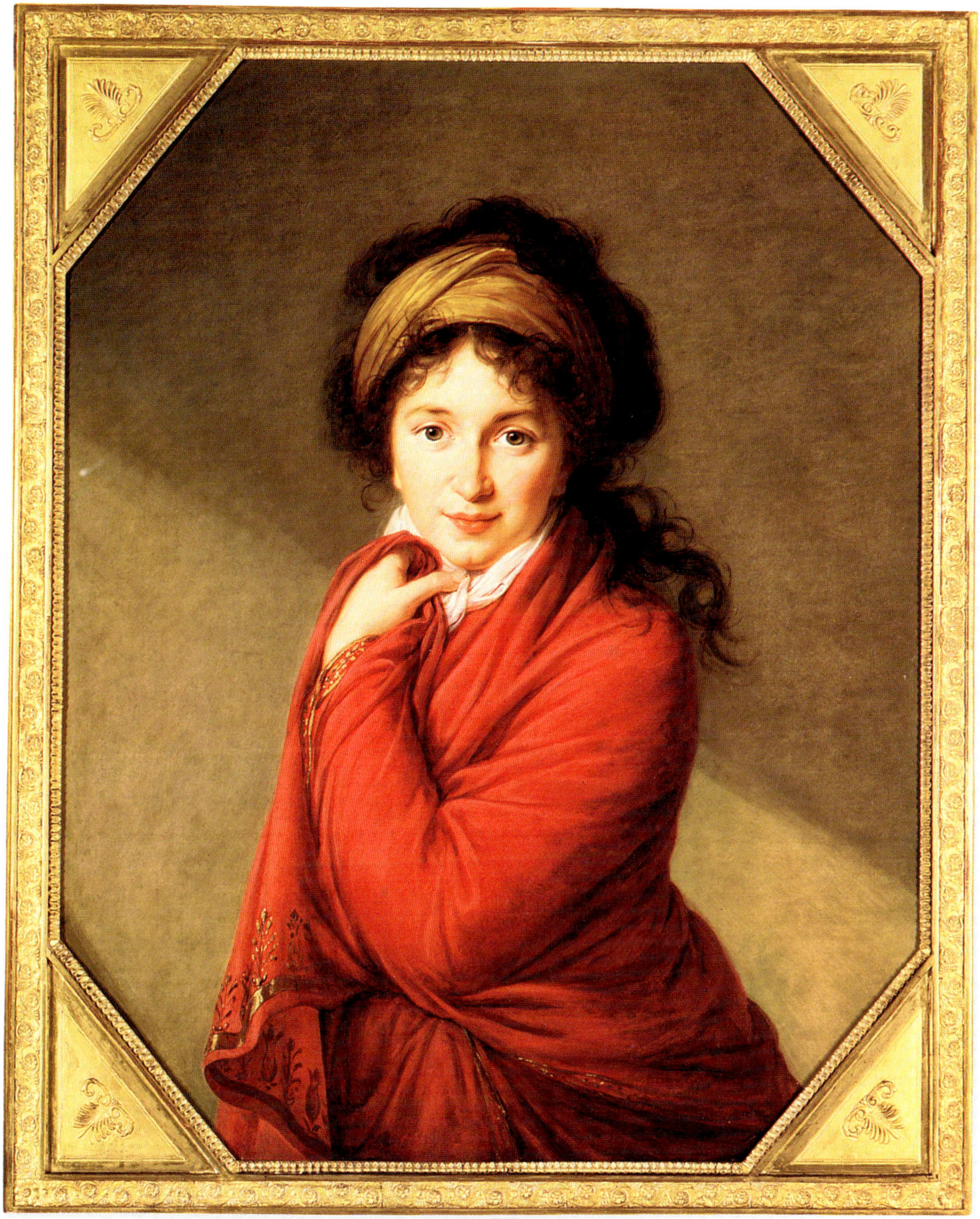

301 Elisabeth Vigée-Lebrun, Gräfin Golovine, um 1797–1800, 83 × 67 cm

Eine Royalistin in Zeiten der Revolution

Marie Elisabeth Louise Vigée-Lebrun (1755–1842) war eine klar denkende Anhängerin der Monarchie, die nicht recht zu dem revolutionären Klima, das David so anregte, passen will. Sie erfaßte den Klassizismus, transzendierte seine Vorschriften aber, da sie von den Freiheiten des Barock mit seinen kräftigen, kontrastierenden Farben bezaubert war. Eine charmante Frau, freundete sie sich mit Marie Antoinette an und hatte ein instinktives Gefühl für das gesellschaftlich Akzeptable. Bisweilen kann ihr Scharfblick sie darüber hinausführen, wie in dem Bildnis der *Gräfin Golovine (301)*. Es ist unmöglich, sich nicht für die weibliche Offenheit dieser russischen Aristokratin zu erwärmen, ihre kindlich-unbefangene Geste mit ihrem scharlachroten Umhang und die verführerische Naivität, mit der ihr rosiges Gesicht uns unter den sorgfältig zerzausten schwarzen Locken hervor anlächelt. Hier ist eine starke Frau, bei all ihrem Charme, und Vigée-Lebrun muß in ihr eine Ebenbürtige erkannt haben. Bei Ausbruch der Revolution wählte Vigée-Lebrun das Exil in Italien. 1802 ging sie nach London, wo sie mehrere bedeutende Porträts malte, ehe sie 1805 nach Paris zurückkehrte.

DIE FRANZÖSISCHEN ROMANTIKER

Auf die heutigen Künste angewandt, suggeriert ›Romantik‹ eine gewisse Theatralik und sentimentalen Idealismus. Die ursprüngliche Bedeutung ist jedoch eine andere. Während der Klassizismus eng der Kultur der Antike verbunden war, blieb das Romantische der modernen Welt zugehörig. Die Romantik räumte auch dem ›Unregelmäßigen‹ seinen Platz ein: den wilden und unkontrollierten Aspekten der Natur (ob tierisch oder menschlich, ob schön oder häßlich). Die notwendige Strategie eines solchen Ausdrucks war mit dem Dogma des Klassizismus und seinen feststehenden Ansichten über Schönheit und Themenwahl unvereinbar.

Die in manchen der ländlichen Szenen Gainsboroughs (siehe S. 240) suggerierte pastorale Idylle verblühte angesichts der industriellen Revolution zusehends, derweil in Frankreich eine Revolution von gewaltsamerer Art zu einer unwiderruflichen Veränderung der sozialen Ordnung führte. Würde und Idealität des Klassizismus standen im Gegensatz zu den Realitäten und dem Elend einer zunehmend industrialisierten Gesellschaft. Von Goya (siehe S. 252) vorweggenommen, steht die Romantik für eine Weltsicht, eine Auffassung, ein Empfindungsvermögen dem modernen Leben gegenüber. Ihre wahre Heimat und die ihrer ersten Erneuerer, Théodore Géricault (1791–1824) und Eugène Delacroix (1798–1863), war Frankreich. Wenn Ingres (siehe S. 256) der große Klassizist war, dann waren sie die großen Romantiker. Ihre Kunst war der seinen diametral entgegengesetzt, und in der erbitterten Auseinandersetzung zwischen beiden Schulen erwies sich ihre als die stärkere. Ingres sah die Beherrschung der Form, die äußerliche Perfektion als Metapher für den inneren Wert. Den Romantikern ging es um den Ausdruck von Gefühl – durch dramatische Farben, Freiheit der Geste und die Wahl exotischer und emotionaler Themen. *Das Floß der Medusa (302)* wurde als Symbol für die Romantiker in der Kunst ungeheuer wichtig.

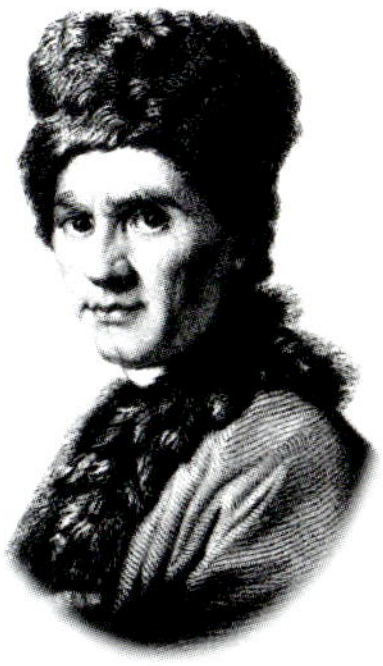

Jean-Jacques Rousseau

Jean-Jacques Rousseau (1712–78), hatte großen Einfluß auf klassizistisches Gedankengut. 1750 veröffentlichte er seinen »Discours sur les sciences et les arts« (dt. Diskurs über die Wissenschaften und die Künste), in dem er die Widersprüche zwischen den Zwängen der Gesellschaft und der menschlichen Natur behandelt. Seine Utopie von »Freiheit, Gleichheit und Brüderlichkeit« wurde zum Schlachtruf der Französischen Revolution.

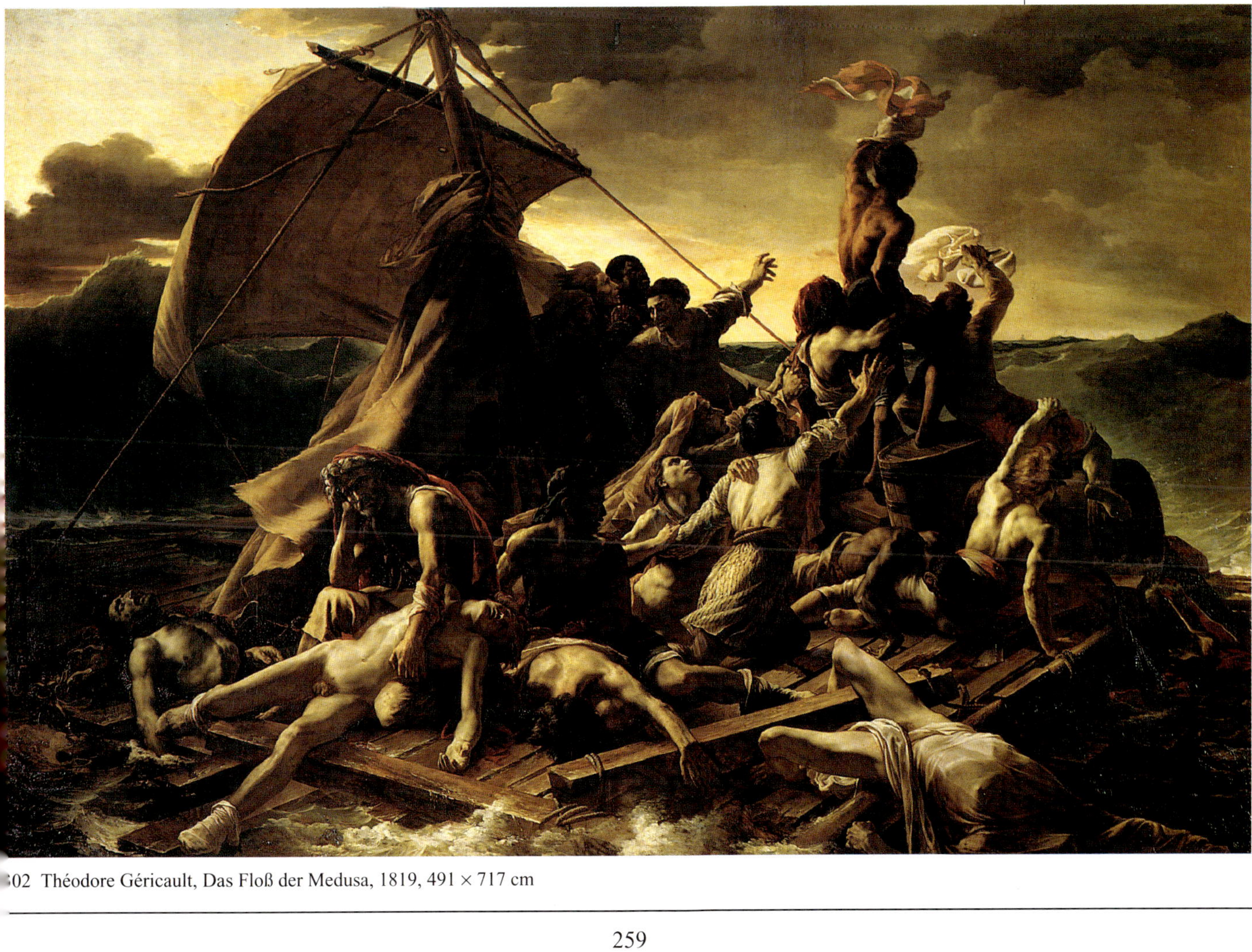

302 Théodore Géricault, Das Floß der Medusa, 1819, 491 × 717 cm

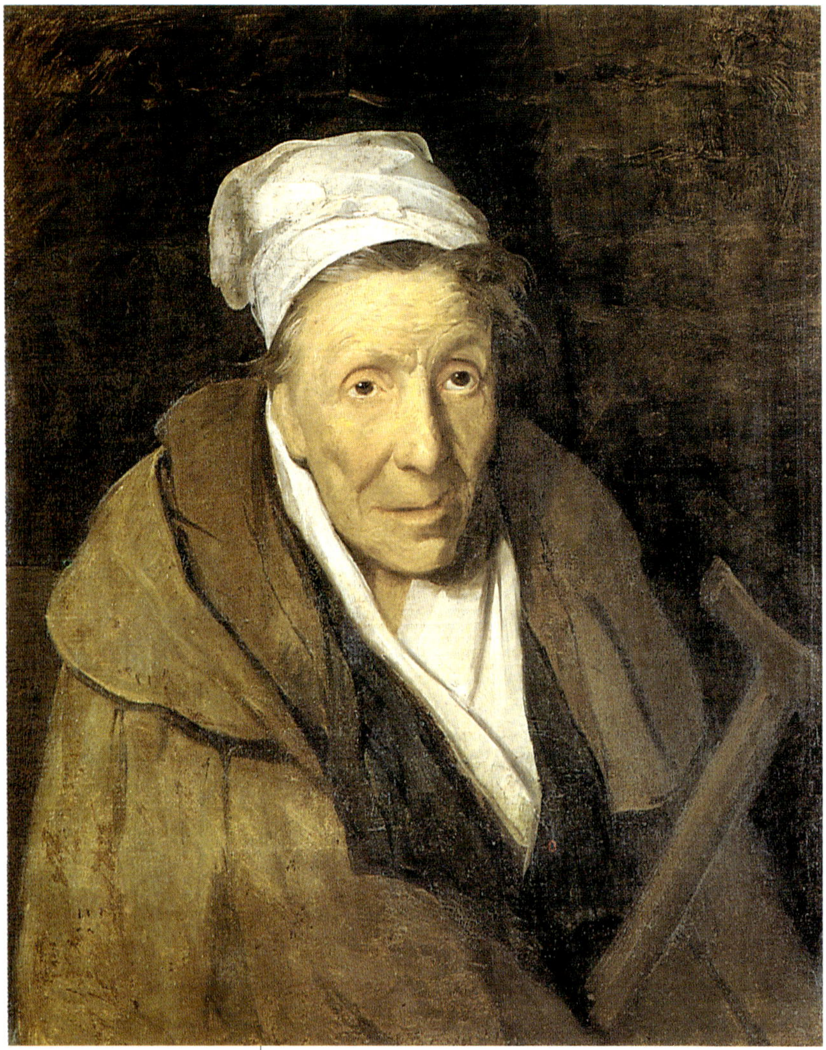

303 Théodore Géricault, Irrsinnige Spielerin, um 1822, 77 × 65 cm

Schopenhauer
Im frühen 19. Jh. gewann Arthur Schopenhauer (1788–1860) bedeutenden Einfluß auf die Kunstphilosophie. Er vertrat die Ansicht, Kunst sei die einzige Art von Wissen, die nicht dem Willen unterworfen ist. Er betonte die aktive Rolle des Willens als kreative, aber irrationale Kraft in der menschlichen Natur. Nachdem er eine Privatdozentenstelle in Berlin angenommen hatte, wurde er zum direkten Rivalen Hegels, doch es gelang ihm nicht, genügend Hörer in seine Vorlesungen zu ziehen. 1831 zog er sich nach Frankfurt zurück. Dort verfaßte er zahlreiche Schriften, die seinen Ruf als Philosoph festigten und Grund lagen für zukünftige Bewegungen schufen.

Géricaults Floß

Das Floß trug Überlebende des französischen Schiffes La Méduse (Medusa), das 1816 auf dem Weg nach Westafrika sank. Der Kapitän und die höheren Offiziere bestiegen die Rettungsboote und ließen für die 150 Passagiere und Besatzungsmitglieder nur ein behelfsmäßiges Floß zurück. Während der 13 Tage, die sie hilflos auf dem Atlantik trieben, starben alle bis auf 15 Personen. Géricaults Wahl dieses düsteren Themas für ein Kolossalgemälde verstieß gegen traditionelle künstlerische Regeln. Sie bedeutete zugleich auch eine Kritik an der Regierung, da die Ernennung eines unseemännischen Kapitäns ein Akt politischen Nepotismus gewesen war.

In Künstlerkreisen wurde dieses radikale Werk akzeptiert, wenn auch widerwillig: Die Goldmedaille, die es auf dem Pariser Salon von 1819 gewann, war nur ein Kunstgriff, Géricault die Auseinandersetzung zu verweigern, die er suchte. Géricault zwingt uns beinah körperlich, die Realität menschlichen Leidens und Sterbens zu akzeptieren. Es ist ein Tod unter den schrecklichsten Umständen, angst- und qualvoll, lang hingezogen, ohne Würde oder Intimsphäre. Das Drama manifestiert sich ganz in den sinnlichen Details. Es ist, als scheue Géricault den Gebrauch von Farbe für eine solche Szene, weil sie ihm zu trivial, zu fröhlich erscheint. Dem Betrachter bleibt keine Möglichkeit, sich von dem Entsetzen, das auf sein Bewußtsein einstürmt, abzulenken.

Géricaults Leben war kurz, aber intensiv. Immer blieb er auf der Suche nach Wirklichem, doch nur, um dieses Wirkliche transzendent zu machen. In seinen Porträts von Geistesgestörten, wie etwa seiner *Irrsinnigen Spielerin (303)*, liegt eine hypnotische Gewalt. Diese tragischen und gequälten Gesichter hatten eine persönliche Resonanz für ihn. Er betrachtete ihre Leiden nicht rein sachlich; seine Reaktion darauf ist von bewegender Intensität. Er läßt uns spüren, daß das Potential zu diesen verschiedenen Störungen uns allen innewohnt. Und so ist es unsere eigene mögliche Zukunft, die uns die Bilder zeigen.

Delacroix: Der große Romantiker

Hatte Géricault einen Hang zum Tod und zum Morbiden, so war sein Zeitgenosse Delacroix beseelt von dem Gefühl für die romantische Fülle des Am-Leben-Seins. Nach Géricaults Tod 1824 wurde Delacroix als alleiniger Führer der romantischen Bewegung angesehen, doch seine Kunst war eine sehr eigenständige und ließ Géricaults anfänglichen Einfluß rasch hinter sich. Wie Géricault erhielt auch Delacroix eine klassische Ausbildung (tatsächlich begegneten sie sich erstmals als Studenten des Klassizisten Pierre-Narcisse Guérin), aber trotz wiederholter Kritik der Salons fuhr er fort, stark von Rubens (siehe S. 186) geprägt, einen

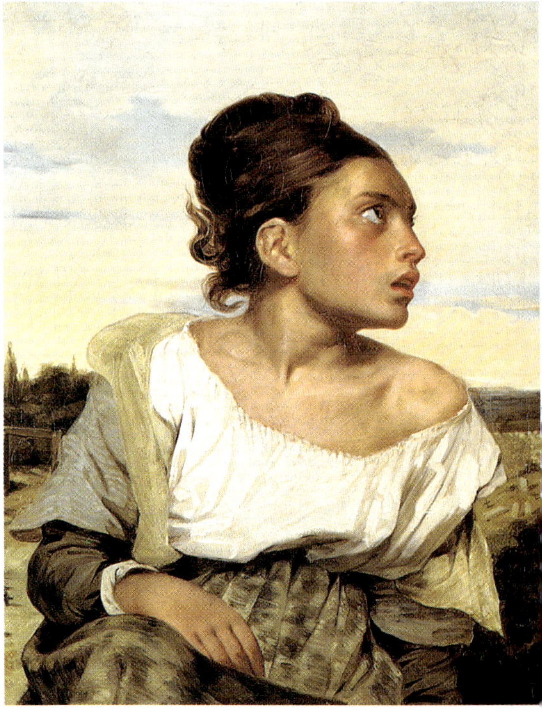

304 Eugène Delacroix, Junge Waise auf dem Friedhof, 1824, 65 × 54 cm

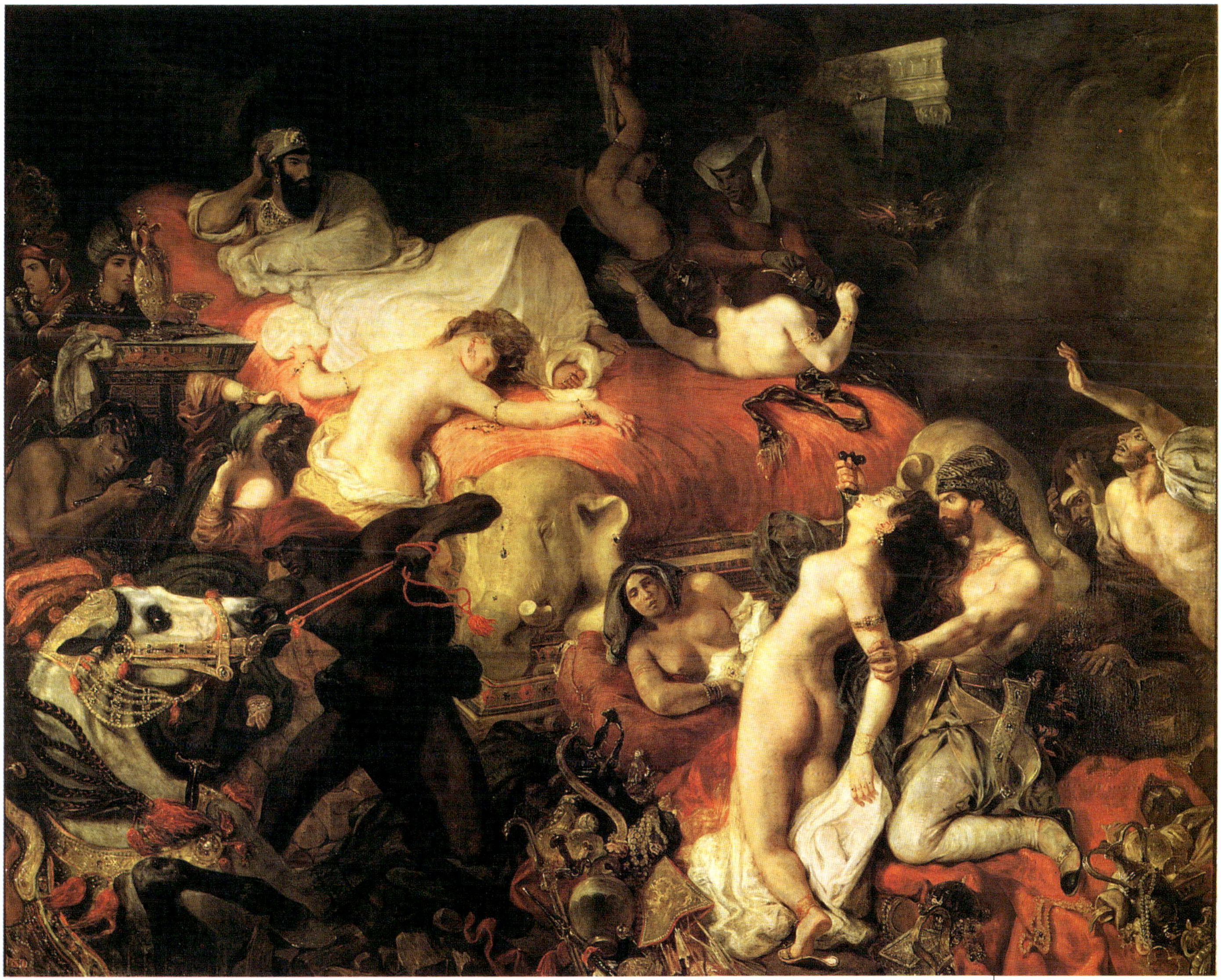

305 Eugène Delacroix, Tod des Sardanapal, 1827, 391 × 496 cm

einzigartig expressiven Stil zu entwickeln, zu dem er eine intensiv bunte Palette benutzte. Er besitzt eine beinahe Rubenssche Energie, eine wilde und manchmal verwegene Vitalität, die die genaue visuelle Entsprechung des Byronismus ist. Wie Byron (siehe Randleiste S. 262) kann er bisweilen theatralisch sein, aber meistens jubiliert er mit der Energie des wahrhaft Großen und reißt den Betrachter unkritisch mit sich fort.

Delacroix ist ein äußerst tatkräftiger Künstler. Wenn er eine *Junge Waise auf dem Friedhof (304)* malt, dann ist es kein weinerliches oder passives Waisenkind, sondern eine lebensprühende junge Schönheit, voller Lebensgier, alarmiert und aufgerüttelt von der Nähe des Todes, aber mit geöffneten Lippen und bloßen Schultern, während sie von den Gräbern wegschaut, einer Rettung entgegen. Ihre Augäpfel schimmern wie die eines erschrockenen Pferdes, doch die Spannung ihrer Halsmuskulatur ist durch und durch gesund. Trotz ihrer Etikettierung ist sie beileibe kein Opfer.

Der *Tod des Sardanapal (305)* zeigt Delacroix von seiner brillant unerfreulichsten Seite – was nur angemessen ist, da Sardanapal ein assyrischer Diktator war. Im Betrachter steigt Übelkeit auf, wenn er sieht, wie Frauen genau wie die Pferde und Juwelen als bloße Besitzstücke behandelt werden. Wenn Sadismus sich verherrlichen ließe, dann wäre dies seine Verherrlichung. Nur Delacroix mit seiner beinah unschuldigen Freude an Bewegung und Farbe konnte ein solches Wagnis mit Erfolg eingehen.

Wie Géricault begeisterte sich Delacroix für Pferde, besonders jene aus den exotischen Einöden Arabiens oder Afrikas. Er teilte aber nicht das Interesse der jüngeren Romantiker an der zeitgenössischen Wirklichkeit ihrer Heimat. Wenn er sich mit neueren Ereignissen beschäftigte, distanzierte er sich von ihnen, indem er sie an einen weit entfernten, exotischen Schauplatz verlegte. Ein solcher innerer Abstand hebt ihn von der romantischen Bewegung als solcher ab, wenn auch nicht vom romantischen Angezogensein durch das Exotische. Sie läßt auch sein Anliegen

Eugène Delacroix
Werkauswahl

Die Dantebarke
(Paris, Louvre)
Das sterbende Griechenland auf den Ruinen von Missolunghi
(Bordeaux, Musée des Beaux-Arts)
Frau mit Papagei
(Lyon, Musée des Beaux-Arts)
Liegende Odaliske
(Dijon, Musée des Beaux-Arts)
Tod des Valentin
(Bremen, Kunsthalle)
Medea
(Lille, Musée des Beaux-Arts)
Tod der Ophelia
(München, Neue Pinakothek)

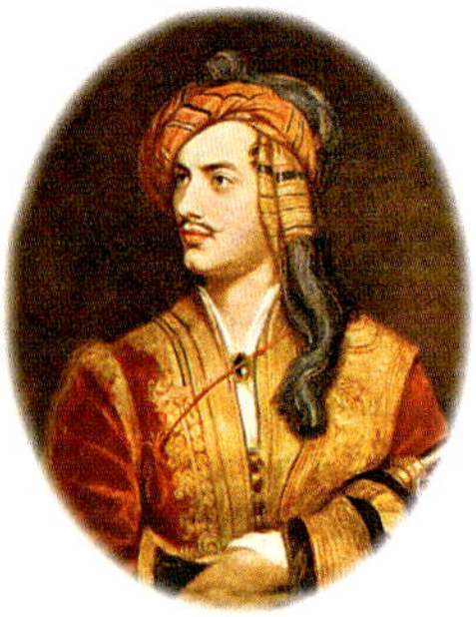

Lord Byron
Einer von Delacroix' großen Helden war der Dichter George Byron (1788–1824). Byron hatte die Griechen in ihrem Freiheitskampf gegen die Türken unterstützt, seit er Griechenland 1809–10 einen Besuch abgestattet hatte und Zeuge der furchtbaren Bedingungen geworden war, unter denen sie lebten. Bei Ausbruch des Unabhängigkeitskrieges 1821 segelte Byron nach Argostoli, um eine Privatarmee anzuführen. Die inneren Kämpfe zwischen seinen Mannschaften ernüchterten ihn bald, und seine Bemühungen wurden von Meutereien und Krankheit überschattet. Er starb am 19. April 1824 an einem Fieber. Diese Illustration zeigt Byron, in die griechische Nationaltracht gekleidet.

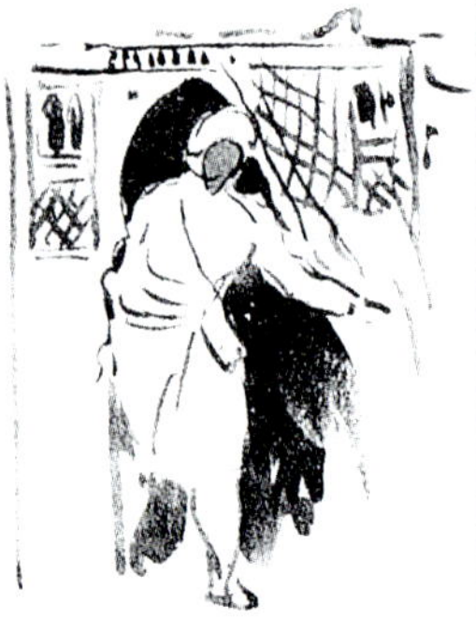

Reisejournale
Mitte des 19. Jh.s wurde es unter Künstlern populär, Reisen in ferne Länder zu unternehmen. 1832 reiste Delacroix nach Nordafrika und füllte sieben Skizzenbücher mit Zeichnungen und Aquarellskizzen wie diese (siehe oben). Die Erfahrungen seiner sechsmonatigen Reise durch Marokko und Algerien lieferten seiner Phantasie während der nächsten 30 Jahre Nahrung.

erkennen, daß die Kunst immer noch versuchen solle, danach zu streben, die Zeitlosigkeit und scheinbare Universalität der großen Kunst der Vergangenheit zu erreichen.

Delacroix verbrachte einige Zeit in Tanger und Marokko und blieb dieser romantischen Welt sein ganzes Leben lang verbunden. Er verspürte eine Neigung zum Gewaltsamen, Extremen und exorzierte sie eher in seinen Nahostgemälden als in denen seines eigenen unruhigen Landes. Hier, in einem wilden Anbranden von Bewegung und einem brausenden Wirbel von Farben, kann er ein *Gefecht arabischer Krieger in den Bergen (306)* zeigen. Er behauptete, diese Reiterangriffe selbst gesehen und sogar an ihnen teilgenommen zu haben, aber ihr wahrster Ursprung liegt in seiner imaginativen Bindung an die Krieger. Er selbst ist in allen Teilen des Bildes präsent: im Galopp der Pferde, in den Manövern der Kämpfer, in ihrem Schmerz und ihrer Wut, ihrer Tapferkeit und ihrer Verzweiflung. Er ist eins mit der Landschaft, wild und erhaben, unwirtlich und doch geliebt.

Die Zitadelle auf den Klippen aber bleibt, über dem Rauch und der Wildheit; und auch das muß persönlich verstanden werden.

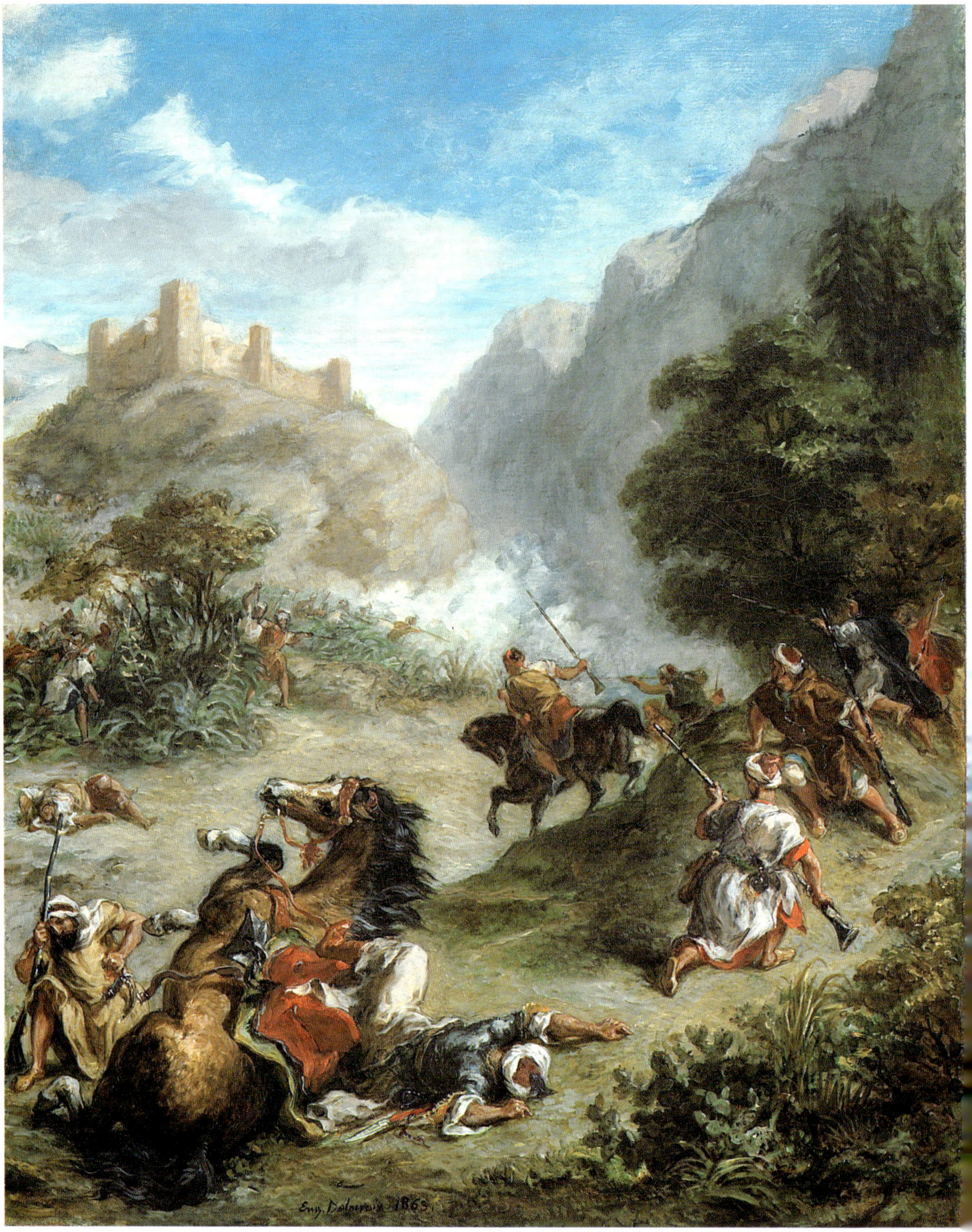

306 Eugène Delacroix, Gefecht arabischer Krieger in den Bergen, 1863, 92 × 75 cm

GEFECHT ARABISCHER KRIEGER IN DEN BERGEN

Delacroix schuf dieses Gemälde wenige Monate vor seinem Tode 1863. Es ist behauptet worden, daß es ein Gefecht zwischen den Steuereintreibern des marokkanischen Sultans und lokalen Rebellen darstelle, und Delacroix mag durchaus mit solchen Ereignissen in Berührung gekommen sein, als er 1832 mit dem marokkanischen Außenminister nach Meknès reiste (ein Eintrag in seinem Tagebuch für 1832 läßt darauf schließen). Historische Details sind jedoch irrelevant für den wirklichen Gegenstand des Gemäldes, das eine romantische Feier von Dramatik, Farbe, Licht und Exotik ist. Es ist in erster Linie das Gemälde eines Geschichtenerzählers, 31 Jahre nach der Marokkoreise neu erfunden, und wie immer Delacroix' Erlebnisse ausgesehen haben mögen, es existiert als reine Phantasieszene.

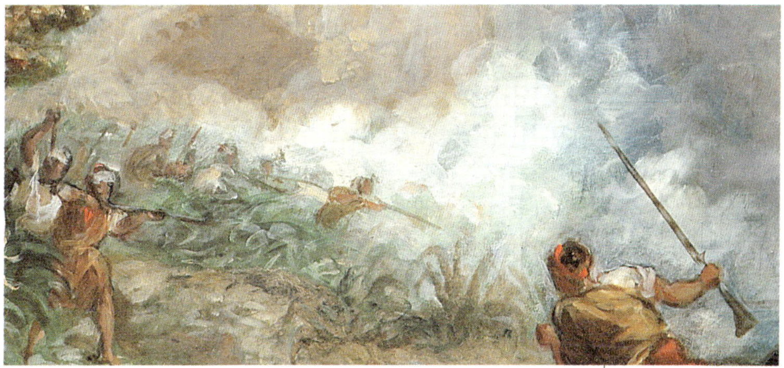

Fernes Kampfgetümmel
Die Bewaffneten in der Ferne werden innerhalb der leuchtenden Wolke aus Staub oder vielleicht Hitzeflimmern durch ihren Kopfschmuck und ihre Gewehre hervorgehoben. Die wildbewegte Oberfläche der Pferdeflanke (unten), die einen Blickfang für den Vordergrund liefert, geht nach und nach in einen flächigeren, entspannteren Farbauftrag über, während das Bildgeschehen zurückweicht und in der geisterhaften Festung auf dem Berg kulminiert.

Charakteristische Pinselführung
Delacroix' charakteristische unterbrochene Pinselführung erinnert an die flammenartige Bewegung bei El Greco (siehe S. 145) und steht in völligem Gegensatz zu seinem klassizistischen Zeitgenossen Ingres (siehe S. 256). Die Handlung der Geschichte wird durch eine Art visueller Lautmalerei auf der materiellen Farboberfläche nachgeahmt. Diese ist erfüllt von sich windenden, wirbelnden Pinselspuren, und es gibt keine geraden Linien, keine glatten, ununterbrochenen Flächen; die Vegetation wogt, und sogar die Gewehre der Männer erscheinen lebendig.

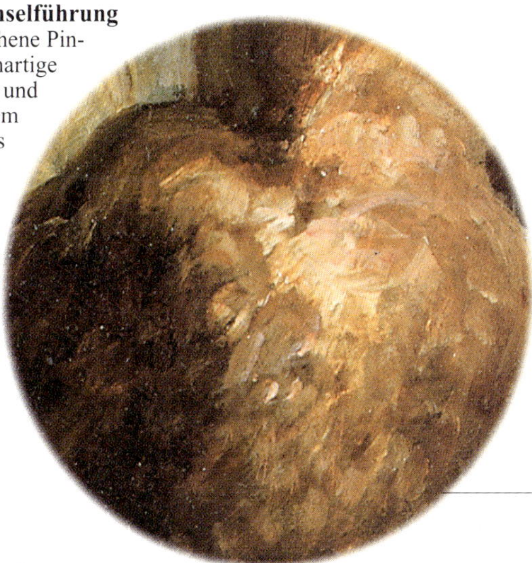

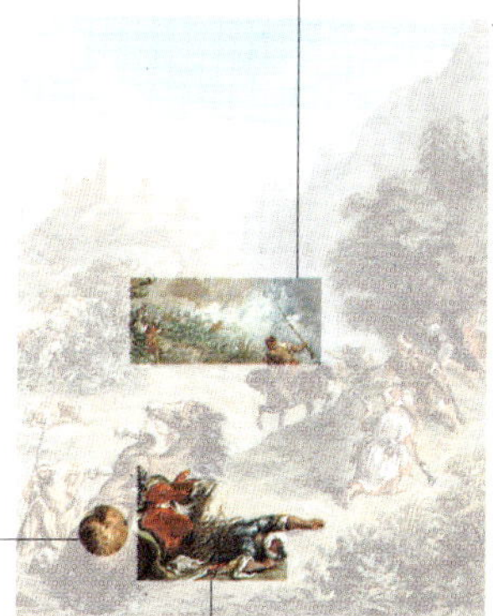

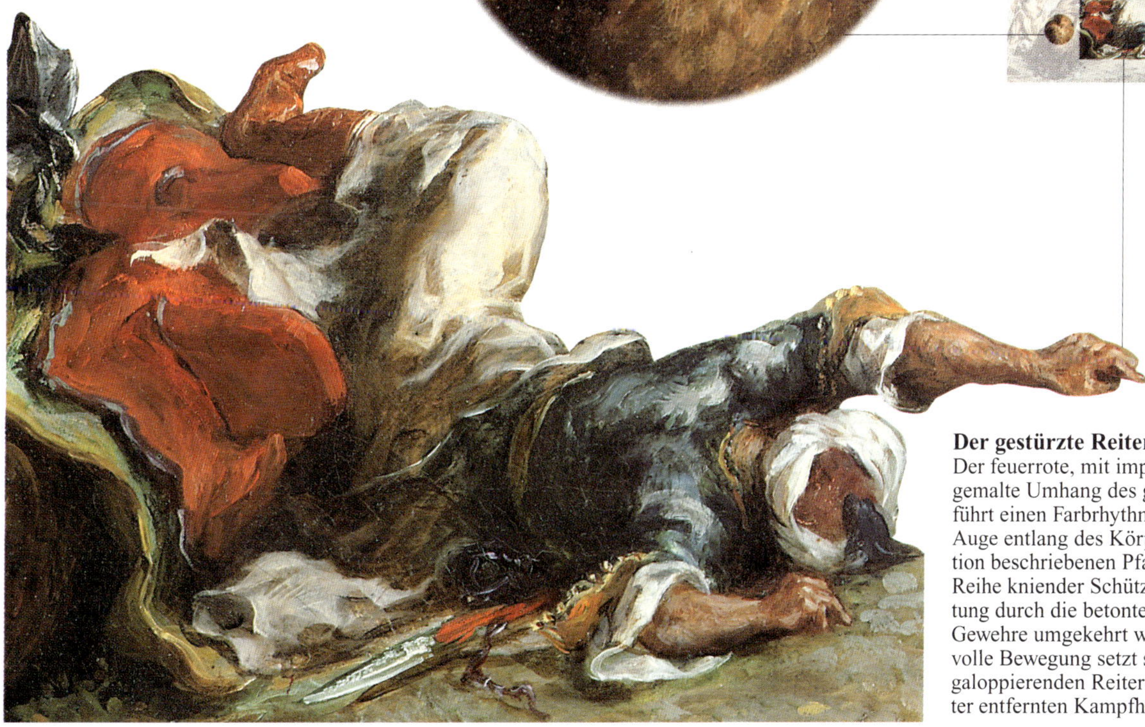

Der gestürzte Reiter
Der feuerrote, mit impulsiven Schwüngen gemalte Umhang des gestürzten Reiters führt einen Farbrhythmus ein, der unser Auge entlang des Körpers, den von Vegetation beschriebenen Pfad hinauf und zu der Reihe kniender Schützen leitet, wo die Richtung durch die betonten Diagonalen ihrer Gewehre umgekehrt wird. Die schwungvolle Bewegung setzt sich dann, von den galoppierenden Reitern geführt, in die weiter entfernten Kampfhandlungn hinein fort.

ROMANTISCHE LANDSCHAFTEN

In ihren Landschaftsgemälden ließen die Romantiker ihrem Wagemut und ihrer Phantasie freien Lauf. Turners Offenbarungen von Atmosphäre und Licht befriedigten ein Bedürfnis nach einer neuen künstlerischen Sprache. Constable überraschte die Welt mit einem neuen Bewußtsein für die Natur und einer neuen Offenheit ihr gegenüber, indem er sie darstellte wie sie in Wirklichkeit ist und nicht in idealisierter oder stilisierter Form.

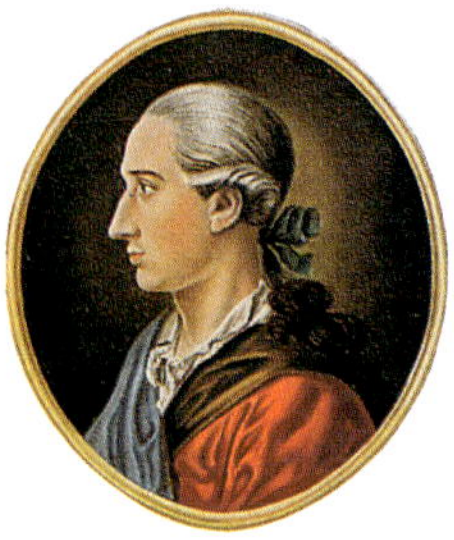

Johann Wolfgang von Goethe
Goethe (1749–1832), Deutschlands größter Dichter, war in den 70er Jahren des 18. Jh.s Wegbereiter der Romantik in der deutschen Literatur. Er glaubte, daß große Kunst die Schöpfungskraft der Natur nachahmen müsse. In seinem späteren Leben studierte er auch verschiedene Wissenschaften, einschließlich der Optik. Zu Goethes Schriften zur Kunst gehört auch ein Buch über die Farbenlehre, in dem er Newtons Entdeckung der sieben Spektralfarben widersprach und die Auffassung vertrat, unter natürlichen Tageslichtbedingungen seien es nur sechs.

Die deutschen Romantiker besinnen sich auf die Kunst der Gotik, finden ihre Themen in mittelalterlichen Legenden und Sagen. Jener schwere Symbolismus, der oft für die deutsche Kunst bezeichnend ist, läßt sich auch bei Caspar David Friedrich (1774 bis 1810) erkennen. Vor allem die Landschaft ist es, die Friedrich als Symbol auffaßt, als stumme Lobpreisung ihres ungesehenen und unsichtbaren Schöpfers. Der deutsche Mystizismus tat sich im Ausland etwas schwer, und erst heute wird Friedrich auch international als bedeutender Künstler anerkannt. Sakrale Kunst ohne ein sakrales Sujet ist nicht einfach zu malen, aber Friedrich schafft es.

Der Mönch am Meer (307) beeindruckt in seiner kühnen Schlichtheit. Drei horizontale Bänder ziehen sich über das Bild hinweg: Himmel, Meer und Land, mit dem einen vertikalen Akzent des Menschenwesens, das die Stummheit der Natur in sich versammelt und ihr eine Stimme verleiht. ›Mönch‹ kommt vom griechischen Wort für ›allein‹, und diese Einsamkeit ist es, an der Friedrich uns teilhaben läßt. Im Sinne dieses Bildes sind wir alle Mönche, und wir alle stehen am Ufer des Unbekannten.

Die englische romantische Tradition

Die echte Romantik – im Sinne der breiten Bewegung, die mit dem Ableben des Klassizismus einherging – ist zwangsläufig mit Frankreich verknüpft. Streng chronologisch gesprochen, hatte sich allerdings eine romantische Tradition in England eher als in Frankreich entwickelt; eigentlich war sie die ganze Zeit über in Form einer speziell englischen Empfindsamkeit gegenüber der Landschaft existent – beispielhaft illustriert in den Gemälden Gainsboroughs (siehe S. 240). Diese frühzeitige Empfindsamkeit erreichte ihren vollen romantischen Ausdruck in den Werken der beiden großen Landschaftsmaler Englands: Turner und Constable.

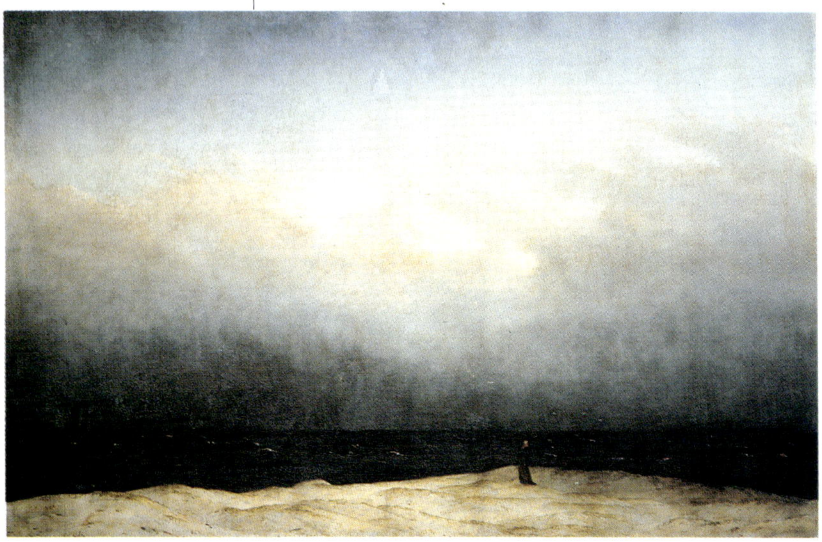

307 Caspar David Friedrich, Der Mönch am Meer, 1809–10, 110 × 170 cm

Turners Landschaften

Joseph Mallord William Turner (1775–1851) irritierte alle, die ihm begegneten, dadurch, daß er so wenig der Vorstellung von einem großen Künstler entsprach. Er blieb ein unbeugsamer Cockney, nicht übermäßig gewissenhaft, was Sauberkeit oder korrekte Aussprache anging, aber leidenschaftlich in die Dinge vertieft, die ihm wichtig waren. Von Anfang an wurde er als bedeutender Künstler anerkannt, und seine Karriere war sein ganzes Leben lang ein Quell für verblüffte, aber auch begeisternd zustimmende Reaktionen. Auch wenn seine Farbfluten und -güsse über das allgemeine Verständnis hinausgingen, trugen sie doch den eindeutigen Stempel des Genies.

Wir assoziieren Turner gemeinhin mit der Farbwirkung, aber sein Frühwerk ist düster, da hier die Wirklichkeitstreue der Szene und darüber hinaus ihre inhärente Dramatik von vorrangiger Bedeutung sind. In der Mitte seiner Karriere ist es das Licht selbst, das ihn zu faszinieren begonnen hat. Der Schauplatz verliert zwar nie seine Notwendigkeit, aber seine Bedeutung ist jetzt die eines Brennpunkts für das Licht, eines kostbaren Gefäßes.

Turner war mit einer Gruppe englischer Aquarellmaler befreundet, die zu jener Zeit eine Kunst entwickelten, die ebenso stark auf der Atmosphäre eines Ortes wie auf seiner topographischen Wirklichkeit beruhte. Diese neue Kunstform wurde ›picturesque‹ genannt. Turners frühe Ausbildung erfolgte als Aquarellist, und schließlich sollte er dahin gelangen, das spezielle Potential der Aquarellmalerei für die Freiheit des Ausdrucks in seinen Ölgemälden zu erkennen und dadurch einen neuen Stil zu schaffen, der völlig ohne Vorbild war.

Mortlake Terrace (308) ist ohne vordergründige Dramatik. Wir sehen einen frühen Sommerabend, die Themse strömt leise vorbei, Ausflugsboote mit sich führend; hohe Bäume säumen die Uferterrasse und

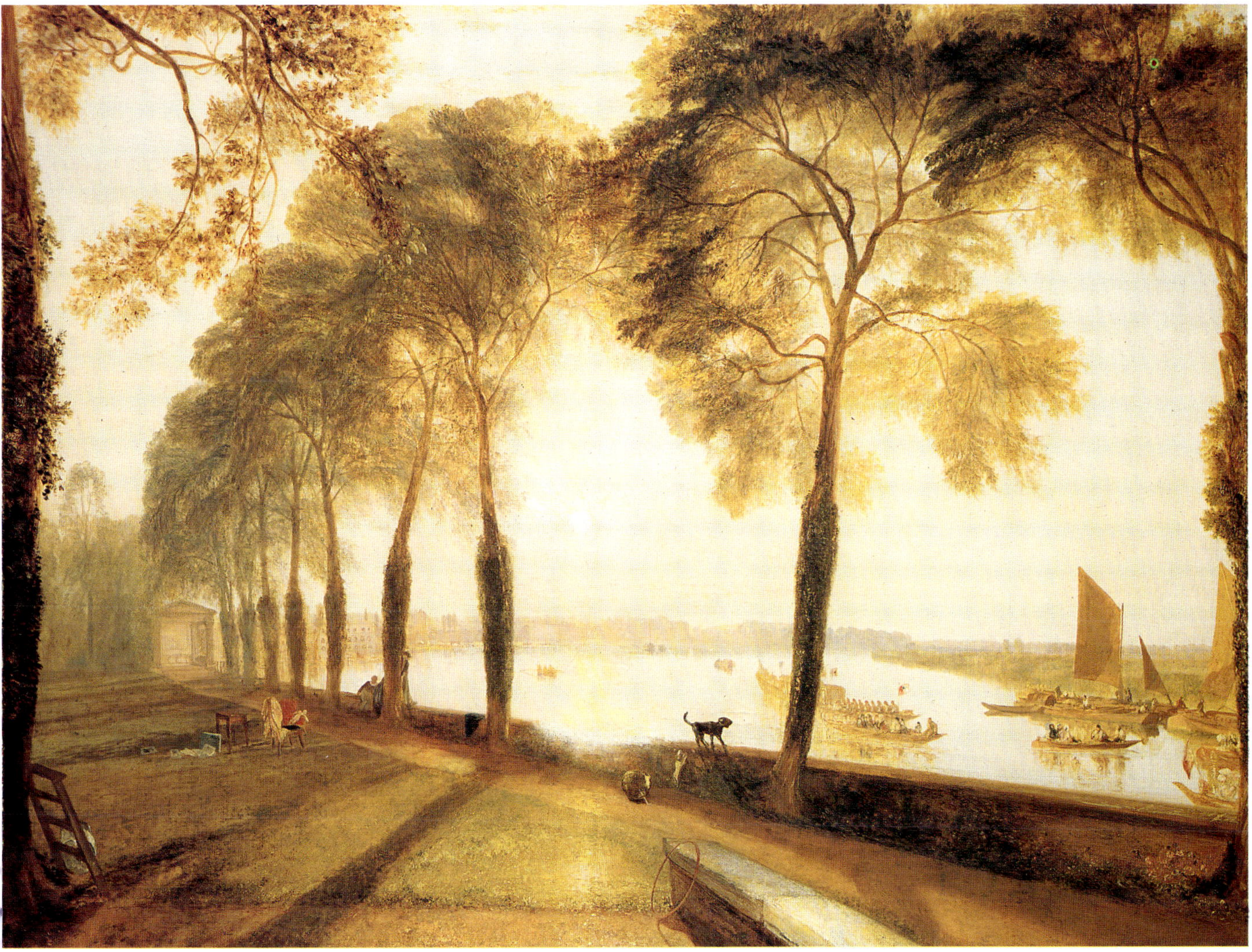

308 William Turner, Mortlake Terrace, um 1826, 92 × 122 cm

wiegen sich leicht im Wind. Schatten fallen über das kurze Gras, ein paar Umstehende schauen zu, ein kleiner Hund springt auf die Mauer. Eigentlich passiert gar nichts, aber die Dramatik ist so vibrierend wie nur je. Es ist das Licht, dem das Hauptaugenmerk des Künstlers gilt; alles ist nur ein Vorwand für seine verliebte Wiedergabe dieser Zartheit des Sonnenlichts. Licht zittert in der Luft, es bleicht die fernen Hügel, es macht die Bäume durchscheinend, es wirft ein dunkles, diagonales Muster auf den stumpfen Rasen, der eine verzauberte Qualität annimmt; Licht verhüllt die Welt und offenbart sie gleichzeitig.

1815 endeten die Napoleonischen Kriege, und der Kontinent wurde wieder zugänglich. Turner begann seine lange Reihe von Reisen durch europäische Länder. Besonders wichtig waren seine Reisen nach Italien: 1819 verbrachte er drei Monate in Rom und besuchte anschließend Neapel, Florenz und Venedig. 1829, 1833, 1840 und 1844 bereiste er Italien abermals. Sein Verständnis für Lichtwirkungen wurde durch die Zeit, die er in Italien und vor allem inVenedig verbrachte, deutlich gesteigert, und das kennzeichnet auch den Beginn seiner letzten und zugleich bedeutendsten Phase.

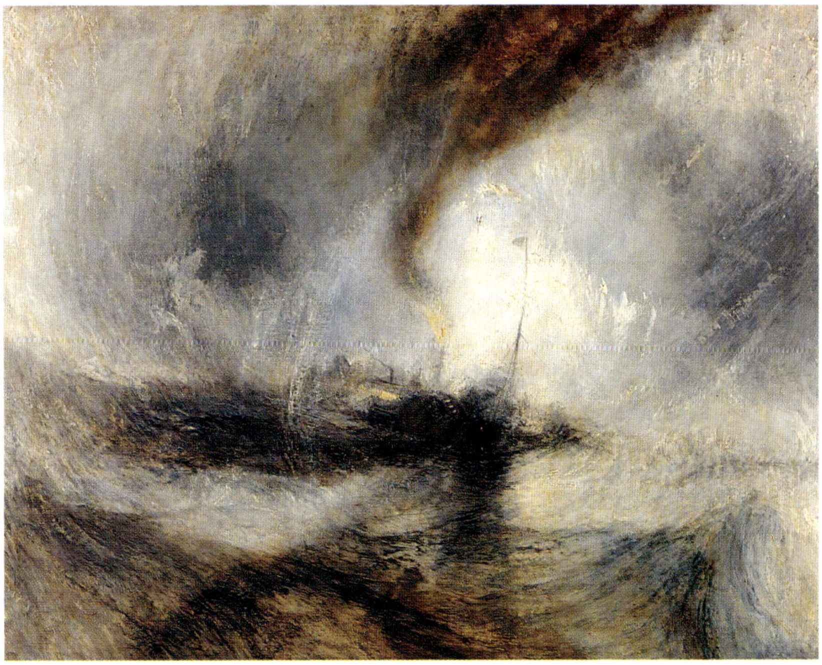

309 William Turner, Schneesturm – Dampfer vor einer Hafeneinfahrt, 1842, 91 × 122 cm

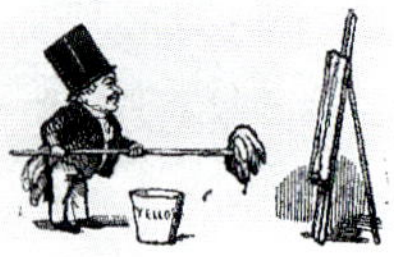

Turners Technik
Diese Karikatur von Richard Doyle, betitelt *Turner beim Malen eines seiner Bilder*, wurde 1846 für den »Almanack of the Month« gezeichnet. Sie belegt, daß Turners Vorliebe für Chromgelb, das er seit den 20er Jahren des 19. Jh.s regelmäßig benutzt hatte, vom Publikum immer noch als schockierend empfunden wurde. Turners Verwendung leuchtender Gelb-, Blau- und Rosatöne war sein charakteristischstes Merkmal.

Schneesturm – Dampfer vor einer Hafeneinfahrt (309) zeigt Turner von seiner leidenschaftlichsten Seite. Uns wird ein Strudel tobender Energie dargeboten, eine fast greifbare Übermittlung dessen, was es heißt, auf See in einen Sturm – noch dazu in einen Schneesturm – zu geraten. Die Undurchlässigkeit des treibenden Schnees, die dichten Wolken, die von den Schornsteinen aufwirbeln, das wütende Aufbegehren des Wassers, das alles verbindet sich mit beinah beängstigendem Realismus. Und doch: man streiche den Titel, ändere das Jahrhundert, und schon glaubte man ein abstraktes Gemälde zu betrachten.

Das ist die Größe Turners, ein fast unbekümmerter Sinn für natürliche Wildheit, im Zaum gehalten nur durch die Kraft des künstlerischen Verständnisses. Durch seine Beherrschung der Szene scheint Turner die Natur selbst zu beherrschen. Der Betrachter erlebt die Wildheit und ist doch in der Lage, sie in den richtigen Proportionen zu sehen.

Die Heiterkeit des Lichts

Von dieser Zeit an bis in sein hohes Alter triumphiert in Turners Werken das Licht so vollständig, daß sich alles in seinem Leuchten auflöst. In diesen Bildern zeigt sich die romantische Verherrlichung der Naturschauspiele in ihrer ganzen Intensität. Hier ist es, wo die zutiefst poetische Natur der romantischen Malerei erstmals ihre höchste visuelle Form findet. Wie sein Rivale John Constable (siehe S. 268) es ausdrückte: späte Turners sind wie »mit getöntem Dampf gemalt«.

Ankunft in Venedig (310) benötigt seinen Titel, da uns ein Dunst aus farbigem Nichts dargeboten wird, durch den die leuchtenden Akzente dessen aufragen, was wir als Boote und eine ferne Kirchturmspitze erkennen. Das Wasser ist golden vor Licht, aber der Himmel auch: Wo endet das eine und beginnt der andere? Es gibt keine perspektivische Tiefe, nur Raum, Höhe, Wolken, blendenden Glanz, himmlische Herrlichkeit.

Erst im 20. Jh., mit Pollock, Rothko und de Kooning (siehe S. 368–372), gibt es wieder eine derart wagemutige Mißachtung des Realismus. Trotzdem wußte Turner genau, auf was er abzielte. Die Wolken aus Glanz, die Seen aus Licht, der in Zitadellen des Himmels verwandelte Stein und Mörtel: das sind keine Erfindungen. Wer kennt nicht die verschwenderische Pracht, die die Sonne jeden Morgen mit beiläufiger Leichtigkeit hervorbringt. Turners besondere Gabe war es zu wissen, daß diese Licht- und Farbextreme vom Künstler ein Höchstmaß an Technik verlangen.

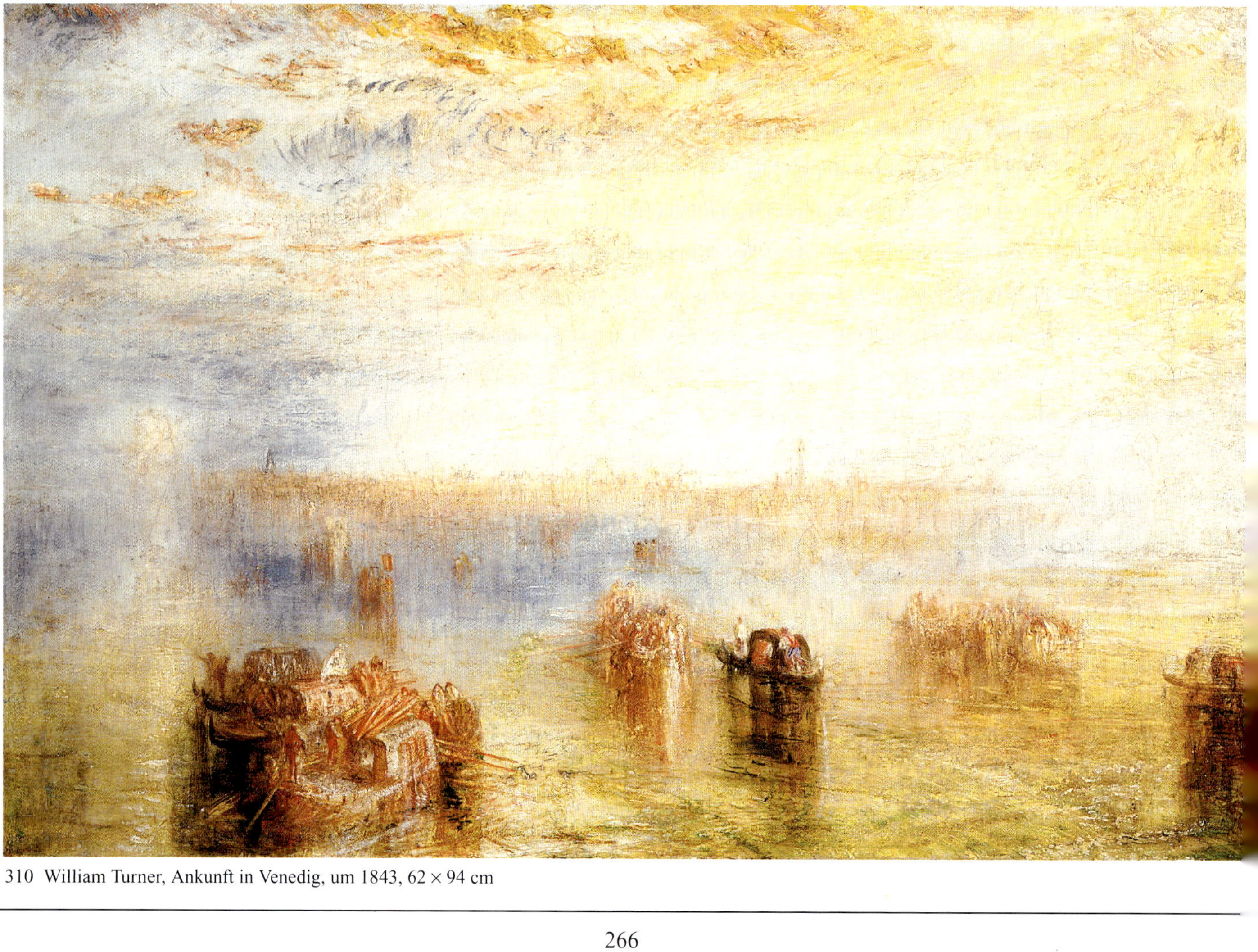

310 William Turner, Ankunft in Venedig, um 1843, 62 × 94 cm

Ankunft in Venedig

Turner besuchte Venedig mehrmals. *Ankunft in Venedig* malte er wahrscheinlich bei seinem letzten Aufenthalt. Als Spätwerk geht es in stilistischer Hinsicht über seine früheren Venedig-gemälde hinaus, treibt seine kühnen Experimente mit romantischen Stimmungen voran und löst sich sogar noch stärker als zuvor von der topographischen Realität der venezianischen Meeres- und Stadtlandschaft.

Die ferne Stadt
Die geheimnisvolle und namenlose Prozession der Barken bewegt sich schweigend durch das Wasser, das flüssigem Gold mehr als irgend etwas anderem gleicht, auf die schimmernde, schwimmende Stadt Venedig zu. Die ferne Stadt scheint sich aufzulösen, ebensowenig auf festem Untergrund wie die Boote selbst, und nimmt die Qualität einer Luftspiegelung an. Als dieses Gemälde in London ausgestellt wurde, schrieb ein Kritiker der Wochenzeitschrift »The Spectator«: »...so schön es in der Farbe ist, ist es doch nur eine Zaubervision.«

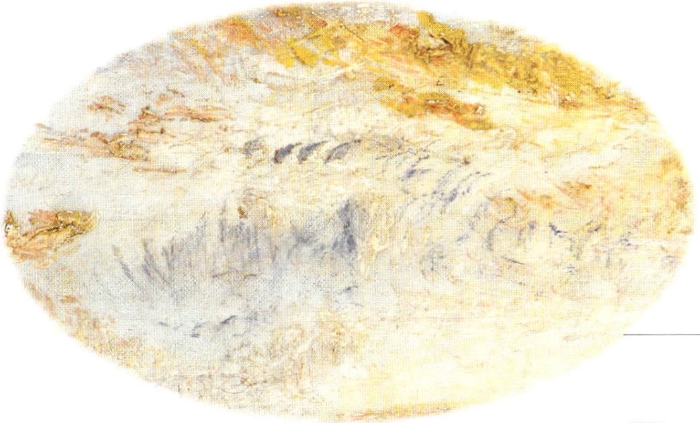

Aufziehende Dunkelheit
Über der untergehenden Sonne hat Turner ein Himmelsgewölbe aus Orange und Blau erschaffen. Dies sind die stärksten Farbakzente des Gemäldes, und sie suggerieren, daß die Farben des Sonnenuntergangs noch nicht den Gipfel ihrer Intensität erreicht haben, bevor sie schließlich verblassen. Die Andeutung von Wolken ist rasch und leicht über eine glatte (und heute stark rissige) Oberfläche hingeworfen, und Turner hat eine wunderbare Übergangsstimmung geschaffen, während der Himmel rasch vom Tag in die Nacht voranschreitet.

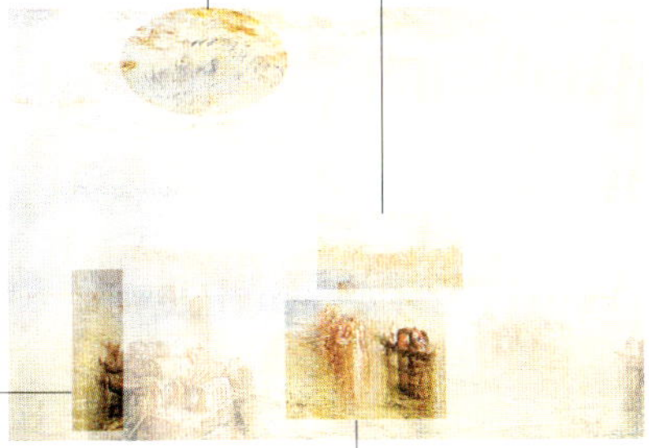

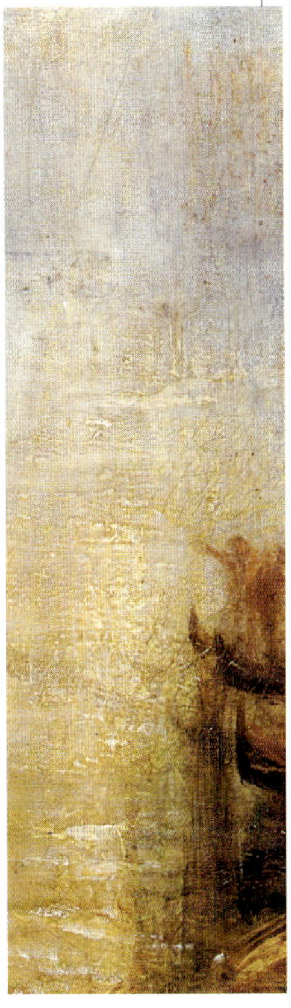

Mondlicht auf dem Wasser
Hinter dem scheinbaren Bildgegenstand von *Ankunft in Venedig* mit seinen bedeutend aussehenden Barken, die auf Venedig zusteuern, liegt das wahre Thema des Bildes: der Widerstreit zwischen Sonnenunter- und Mondaufgang. Rechts im Bild geht die Sonne gerade in einer Streuung diffusen, blaß zitronengelben Lichts unter. Links ahnen wir den aufgehenden Vollmond, der seinen kälteren Widerschein über die Länge des Bildes fallen läßt. Als Turner dieses Gemälde erstmals ausstellte, gab er ihm diese Zeilen aus einem Gedicht Byrons bei:

Der Mond steht hoch, und doch
ist's noch nicht Nacht,
Noch kämpft die Sonne mit ihm
um den Tag.

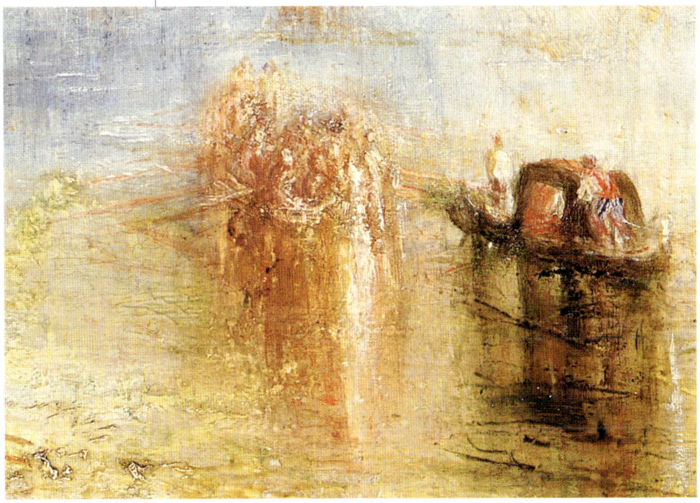

Oberflächenschichtung
Turner bereitete seine Leinwände für gewöhnlich mit einer dicken Schicht weißer Ölgrundierung vor, die die Leinwandstruktur weitgehend abdeckte. Darüber trug er dünne, blasse Lagen jener Farben auf, die er später in voller Stärke benutzen wollte. Dies führte zu einer frischen, leuchtenden Oberfläche, auf der er die nachfolgenden Schichten aufbaute. Über die Barke links hat er dicke, verkrustete Farbe gelegt, die durch ihren gleichsam juwelenbesetzten Effekt natürliches Licht, das auf das Bild fällt, einfängt und damit Bündelungsflächen schafft. Umgekehrt sind die Schatten der dunklen Barke rechts mit dünnen Farbaufträgen von Schwarz behandelt, so daß sie in die Oberfläche hineinzusinken scheinen.

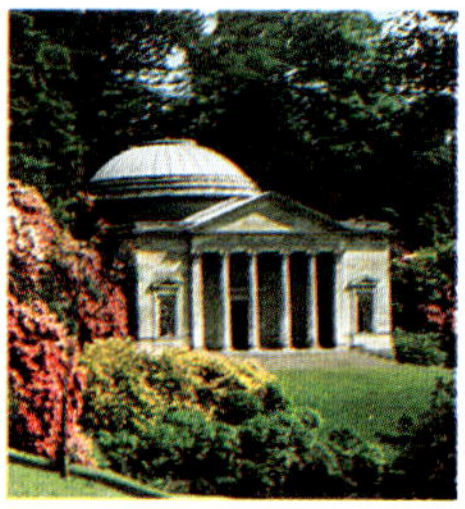

Klassizistische Architektur
Aufgrund der Wiederentdeckung frühdorischer Tempel in Süditalien und Sizilien und dank der Veröffentlichung von Stuarts und Revetts »The Antiquities of Athens« im Jahre 1762 begann man im 18. Jh. den Unterschied zwischen griechischer und römischer Architektur besser zu verstehen. Die klassizistische Architektur verwarf die Plastizität des Barock mit ihrem fehlerhaften Formgebrauch und konzentrierte sich statt dessen auf die Perfektionierung der klassischen Form. Diese Photographie zeigt das Pantheon in den Gärten von Stourhead im südwestlichen England.

Landschaftsgärten
Während des 18. Jh.s entwickelten sich die Landschaftsgärten Englands von der ›arkadischen‹ Landschaft (zu sehen in Stourhead und Stowe) über die ›ideale‹ Landschaft zur romantischen Idylle fort. Der größte Landschaftsarchitekt seiner Zeit war Capability Brown (1716–83), der die Entwicklung weg vom Formalen und hin zum Natürlichen führte. Brown schuf glatte Rasenflächen, Seen, kleine, enge Täler und Grenzgräben (die den Blick nicht unterbrachen), und verband sie zu einem poetischen Ganzen mit kontrastierenden Stimmungen.

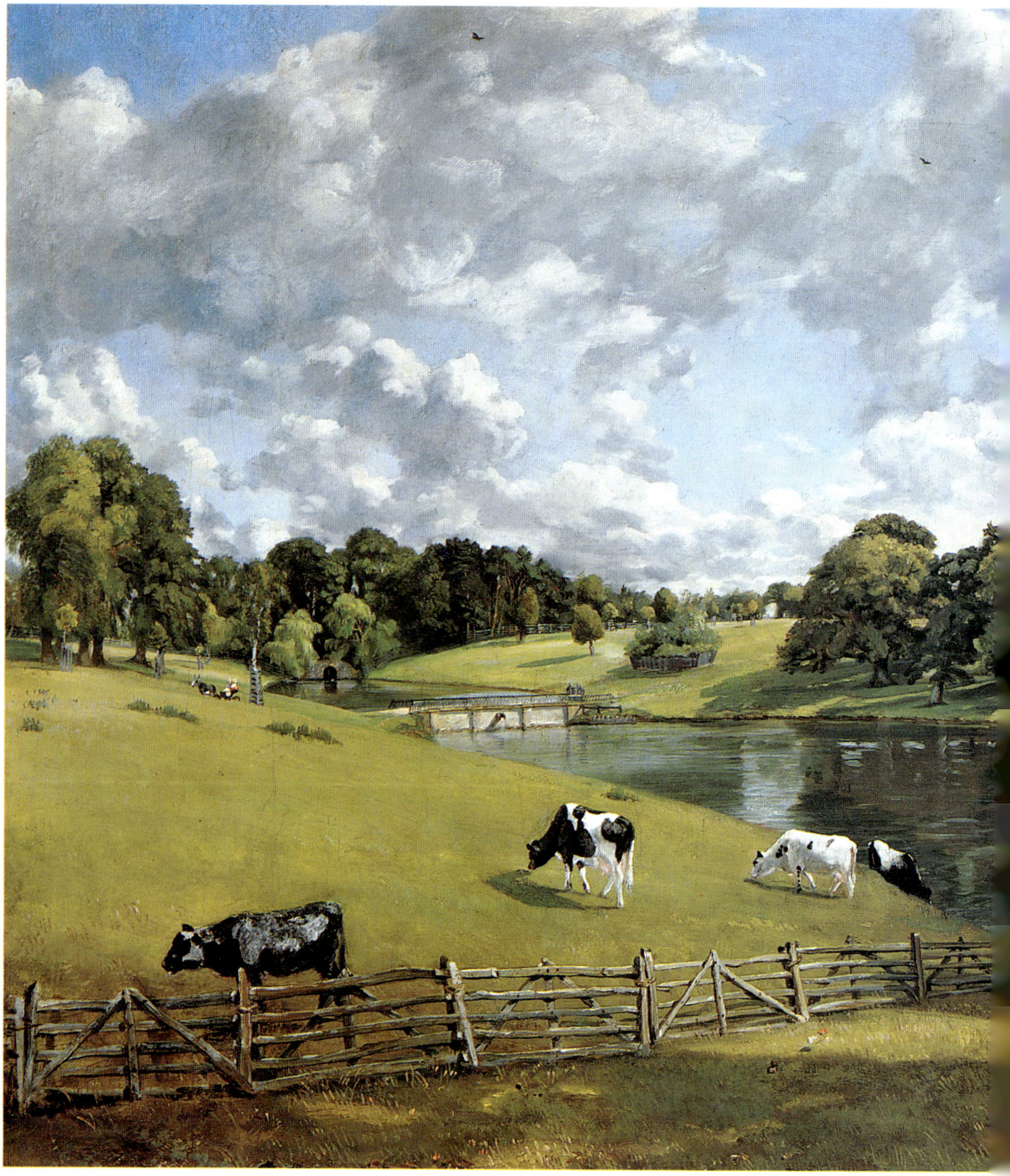

Constable – Poesie in der Wirklichkeit

Obwohl voller Dramatik, hat Turners Romantik nichts Melodramatisches, und tatsächlich vermag auch das Bescheidene und Alltägliche ›romantisch‹ zu wirken, wie wir ja bereits bei Turners Behandlung eines stillen Sonnenuntergangs in Mortlake (siehe S. 265) gesehen haben.

John Constable (1776–1837) ist so stark gefühlsbetont wie Turner und auf seine Weise ebenso wagemutig, aber er wahrt die Unverletzbarkeit des Gegenstandes. Weil er alles, was er sieht, poetisch auffaßt, büßen die Bilder nichts an Romantik ein. Turner liebte das Grandiose und Prächtige. Venedig war seine angemessene Umgebung. Constable hingegen liebte das Alltägliche, er gehörte in das flache Land seines geliebten Suffolk. Er ist der natürliche Erbe von Gainsboroughs Lyrizismus (siehe S. 240), aber während es Gainsborough noch vor allem darum ging, der sichtbaren Landschaft das Schöne und Harmonische abzuringen, lag für Constable die Schönheit im Offensichtlichen. Seine Jugend und all seine Jenseitshoffnungen waren mit dieser ländlichen Einfachheit verbunden, die bereits von der Industrie bedroht wurde, als er seine mühselige und nicht allzu erfolgreiche Karriere als Künstler begann.

Turner lebte unverheiratet; Constable benötigte den Trost einer Ehefrau, die seine Einsamkeit teilte. Selbst geteilt ist diese Einsamkeit immer noch spürbar. Mag die Sonne auch scheinen, und mögen die Bäume sich auch im Wind wiegen: Eine Landschaft von Constable trägt immer ein tiefes Gefühl von Verlust und Sehnsucht in sich. Nach dem frühen Tod seiner Frau

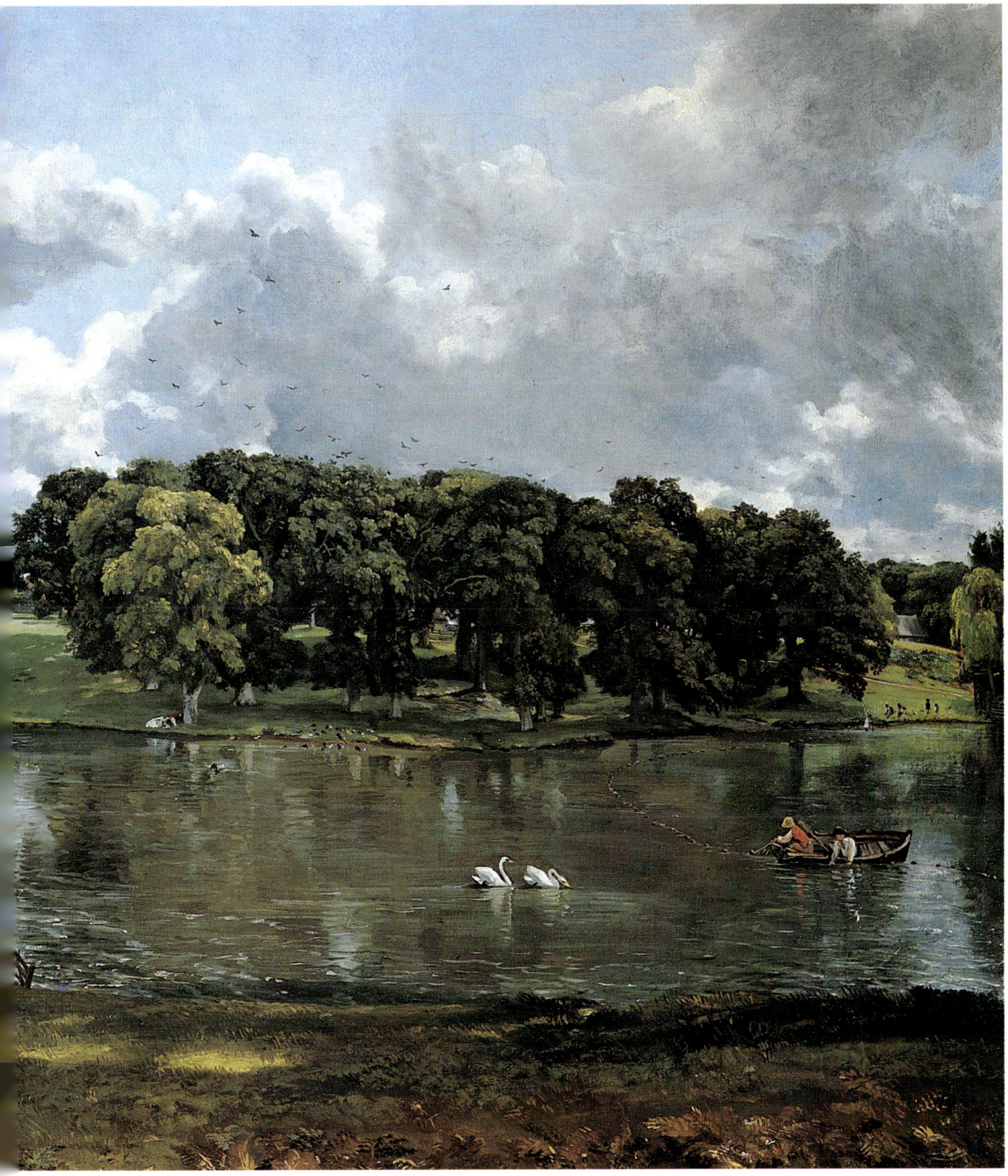

311 John Constable, Wivenhoe Park, Essex, 1816, 56 × 102 cm

wird diese Sehnsucht noch offensichtlicher. Aber es ist eine resignierte Sehnsucht und ein Akzeptieren des Lebens, wie es ist, aber auch des Trostes, den die Schönheit der materiellen Welt – unser getreuestes Bild des verlorenen Gartens Eden – uns schenkt.

Die Intensität von Constables Poesie war ihm selbst nicht bewußt: er hielt sich für einen Realisten. Aber selbst ein Frühwerk wie *Wivenhoe Park, Essex (311)* ist trotz der Auflage des Parkbesitzers, jeden Aspekt seines Eigentums zu illustrieren (was Constable als »große Schwierigkeit« empfand), immer noch ein Werk imaginativen Feuers. Die Wirklichkeit all dessen, was er abbildet, ist offensichtlich: Hier fischen die Pächter von Wivenhoe auf dem mit Fischen bestückten See; dort wandern die Milchkühe, die zum Hof gehören, umher; dort hinten, winzig in der Entfernung, sitzt die Familie im zweirädrigen Einspänner; im Zentrum des Hintergrundes steht das stattliche Herrenhaus. Doch all dies ist in ein silbriges Sonnenlicht getaucht, so daß die Wasser schimmern und die Schatten unter den großen, weit ausladenden Bäumen den Betrachter hin zu ihrer Kühle locken.

Über der Erde und dem Wasser türmt sich ein blasser und bewölkter Himmel, der auf kommenden Regen hindeutet, jenen günstigen Regen, den jedes Landgut braucht. Frieden und Stille, Zufriedenheit und Wohlstand sind alle in den tatsächlichen Details vorgestellt und ausgeführt, so daß *Wivenhoe Park* zugleich wirklich und ideal, in unserer Welt und aus ihr herausgehoben erscheint.

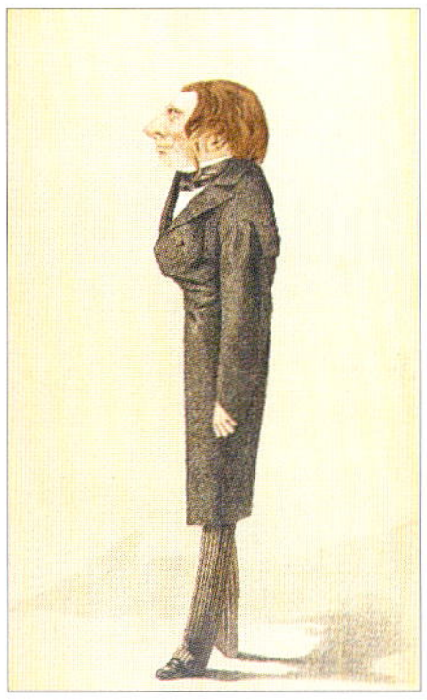

John Ruskin

Der Kunstkritiker John Ruskin (1819–1900) fühlte sich dazu berufen, Turner der Vergessenheit zu entreißen. 1843 schrieb er zur Verteidigung Turners seine Abhandlung »Modern Painters«, die er zu einer Serie von Büchern über künstlerische Vorlieben und Ethik ausweitete. In seiner Konzeption des Künstlers als inspiriertem Propheten und Lehrer gehörte Ruskin der romantischen Schule an. Sein eigenes Leben indes war zutiefst unglücklich, und er starb als einsamer christlicher Sozialist, der gegen den Ansturm der Industriellen Revolution ankämpfte.

John Constable Werkauswahl

Hampstead Heath (Cambridge, Fitzwilliam Museum)
Chain Pier, Brighton (London, Tate Gallery)
Dedham Vale (Edinburgh, National Gallery)
Golding Constable's Küchengarten (Ipswich, Borough Council)
Ansicht von Salisbury (Paris, Louvre)
Die Wassermühle (Stockholm, Nationalmuseum)
Der Heuwagen (London, National Gallery)

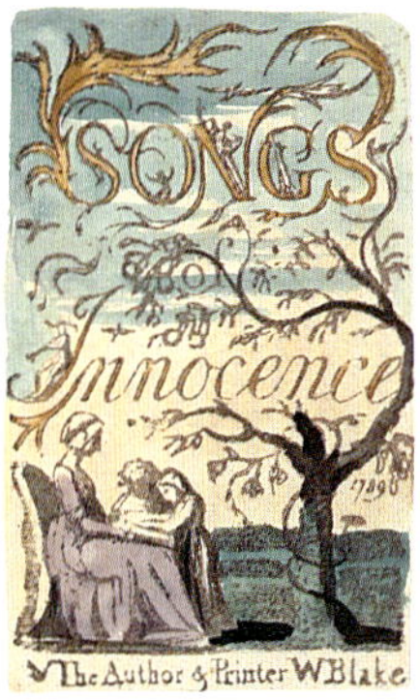

Lieder der Unschuld

Als Kind hatte der englische Dichter William Blake (1757–1827) Visionen, aus denen er lebenslange Inspirationen bezog. Zu Blakes bedeutendsten Arbeiten gehören gedruckte Bücher, in denen die Illustrationen vollständig in den Text integriert sind, da beide von einer einzigen Metallplatte gedruckt wurden. 1789 erschienen die »Songs of Innocence« (dt. Lieder der Unschuld) . Diese Illustration zeigt die Originaltitelseite. Die fiktionale Welt der »Songs of Innocence« ist christlich und ländlich-idyllisch; in ihr wird die Unschuld der Kindheit als eine spirituelle Kraft gefeiert. Fünf Jahre später schrieb Blake das Gegenbild zu dieser Idylle, betitelt »Songs of Experience« (dt. Lieder der Erfahrung).

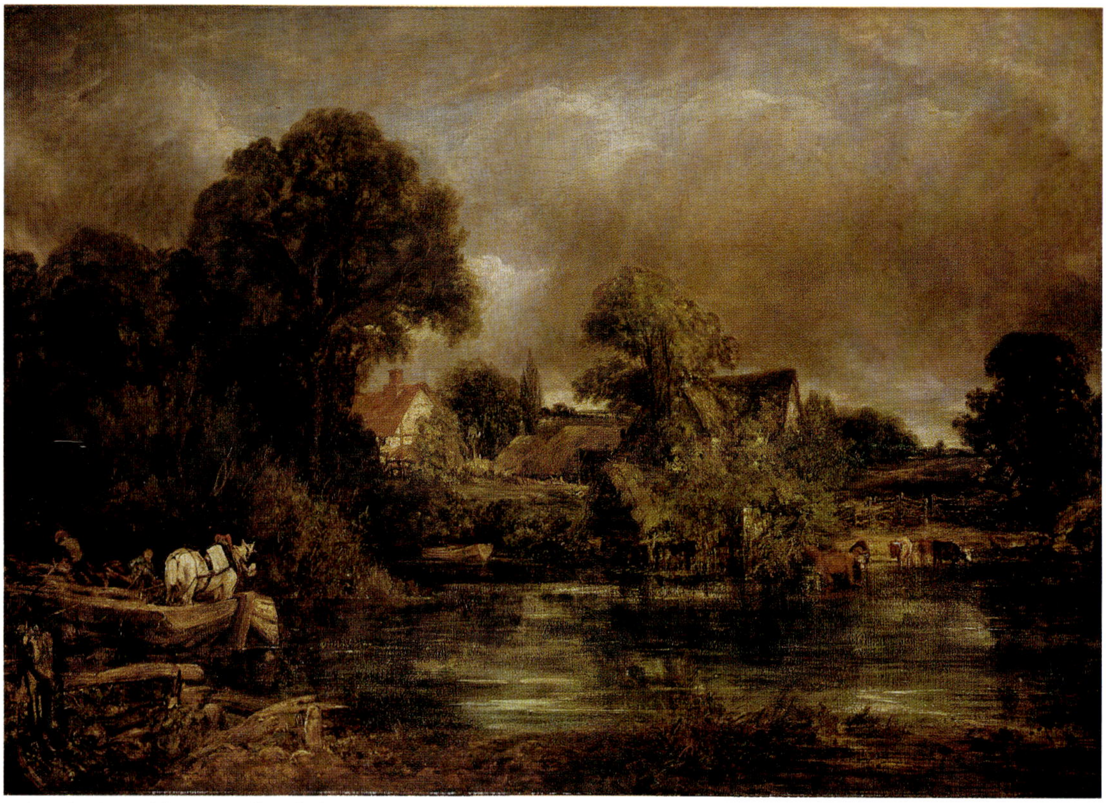

312 John Constable, Das weiße Pferd, um 1819, 130 × 188 cm

Der unkonventionelle Constable

›Constables England‹ scheint uns so authentisch, daß wir die Reaktion seiner Zeitgenossen nicht begreifen können. Unser Blick für das Schöne der englischen Landschaft ist von Constable geformt, aber seine Zeitgenossen waren an eine andere Art der Darstellung einer ›natürlichen‹ Landschaft gewöhnt. Es gab feststehende Regeln hinsichtlich der korrekten Art, Entfernung, Harmonie und Stimmung zu erzeugen. Constables naturalistische, lebhafte Grüntöne etwa stellten diese Formeln, die auf der Verwendung von warmen Brauntönen im Vordergrund und blassen Blautönen weit im Hintergrund basierten, auf den Kopf – und seine Darstellung der zufälligen oder ›unschönen‹ Aspekte der Landschaft stand in völligem Gegensatz zum allgemein akzeptierten Standard des Bildaufbaus und zu den Konventionen für angemessene Bildinhalte.

Als Delacroix (siehe S. 260) 1825 England besuchte, war er zutiefst beeindruckt von Constables lebhafter Pinselführung und der optischen Frische, die aus seiner Verwendung gebrochener Farben zur Erzeugung von Abstufungen resultierte. Bei seiner Rückkehr soll Delacroix angeblich sein großformatiges *Massaker von Chios* noch einmal überarbeitet und dabei die Oberfläche des Gemäldes lebendiger gestaltet haben, damit sein gefühlsbetontes Thema in ihr einen Widerhall fand.

Es waren seine großformatigen Ölgemälde, die Constable selbst am höchsten einschätzte, aber der moderne Geschmack findet eine noch größere Schönheit in den Studien und Skizzen, durch die er sich auf sie vorbereitete. Die wilde Leidenschaft einer Constable-Studie hat eine wunderbare Vitalität, die der ruhigen Beherrschtheit des fertigen Werks bisweilen fehlt. *Das weiße Pferd (312)* mit dem beinah greifbaren Grün, dem durchdringenden Gefühl von Wirklichkeit, ist so beeindruckend, daß es unglaublich erscheint, wenn man erlebt, wie die Ölskizzen, z. B. *Dedham, von Langham aus gesehen (313),* noch unmittelbarer und lebensechter, noch kraftvoller sein können.

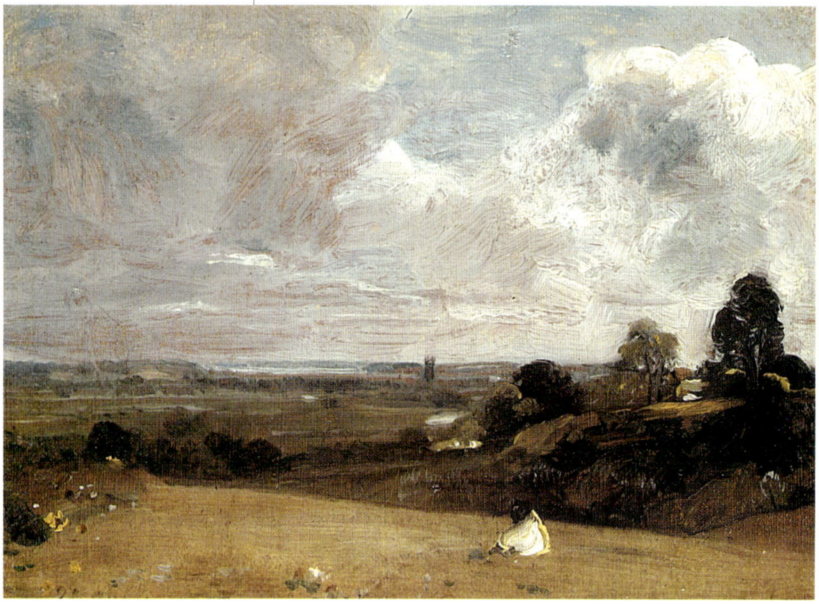

313 John Constable, Dedham, von Langham aus gesehen, um 1813, 13,5 × 19 cm

Vorstudien

Für seine Landschaftsbilder entwickelte Constable eine systematische Annäherung, indem er vor Ort Ölskizzen anfertigte und sie später zu größeren Werken ausarbeitete. *Dedham, von Langham aus gesehen* ist eine von vielen Vorstudien derselben Szene. Constable sagte dazu: »Die Natur läßt sich, wenigstens in diesem Klima, nie in größerer Vollkommenheit sehen als um etwa 9 Uhr morgens im Juli und August, wenn die Sonne genügend Kraft gewonnen hat, um der Landschaft, die ›noch mit den Edelsteinen des Morgentaus geschmückt‹ ist, Brillanz zu verleihen.«

Englische Mystik

Die Romantik erlaubte eine spirituelle Ausdruckskraft und eine Individualität, die der Klassizismus mit seiner Betonung des Idealen und des stoischen Heroismus weitgehend untersagte.

Sowohl William Blake als auch Samuel Palmer arbeiteten in erster Linie als Aquarell- statt als Ölmaler, dennoch haben beide die speziell englische Qualität des nostalgischen Realismus, der so ausgeprägt in Constable ist. Beide waren Poeten, Blake (1757–1827) buchstäblich (siehe Randleiste S. 270) und Palmer dem Temperament nach, und in ihren Werken findet sich ein quälendes Wissen um die Zeit und ihre Vergänglichkeit.

Blakes *Hiob und seine Töchter (314)* ist eine schwerfällige, archaische Vision, die dennoch ungemein kraftvoll ist. Blake machte sich später daran, das Buch Hiob zu illustrieren. Seine seltsame visionäre Kunst fand nach seinem Tod eine wohlwollendere Aufnahme, und unter den Präraffaeliten des 19. Jh.s (siehe S. 276) erlangte er gar Kultstatus. Blakes Holzschnitte enthalten das entscheidende Element von Geheimnis und Unschuld, das seine Anhänger auch in den Gemälden der frühen deutschen Meister und in denen der Nazarener, einer romantischen Gruppe des 18. Jh.s, bewunderten.

Samuel Palmer (1805–81) war ein begeisterter Schüler Blakes, beinah 50 Jahre jünger als er und besonders durch seine wenigen Landschaftsbilder beeinflußt, die als Illustrationen für eine Schulausgabe von Vergils »Bucolica« (siehe S. 218) in Auftrag gegeben worden waren. *Heimkehr vom Abendgottesdienst (315)* ist auf genauso naive Weise von Stilen und Schulen unabhängig wie Blakes Kunst und besitzt eine ganz ähnliche spirituelle Unschuld. Palmer entwickelte eine Methode, verschiedene Materialien zu verbinden, etwa chinesische Tusche, Wasserfarbe und Gouache, und zu einer intensiven Leuchtkraft zu steigern, die an die illuminierten Handschriften des Mittelalters (siehe S. 28–34) erinnert.

Constable war ein Künstler im umfassendsten Sinne, wie Blake und Palmer es nicht waren, aber sein Einfluß lebte in ihrem Werk fort als spezifisch englischer Zug einer tiefen, persönlichen Liebe zum Land.

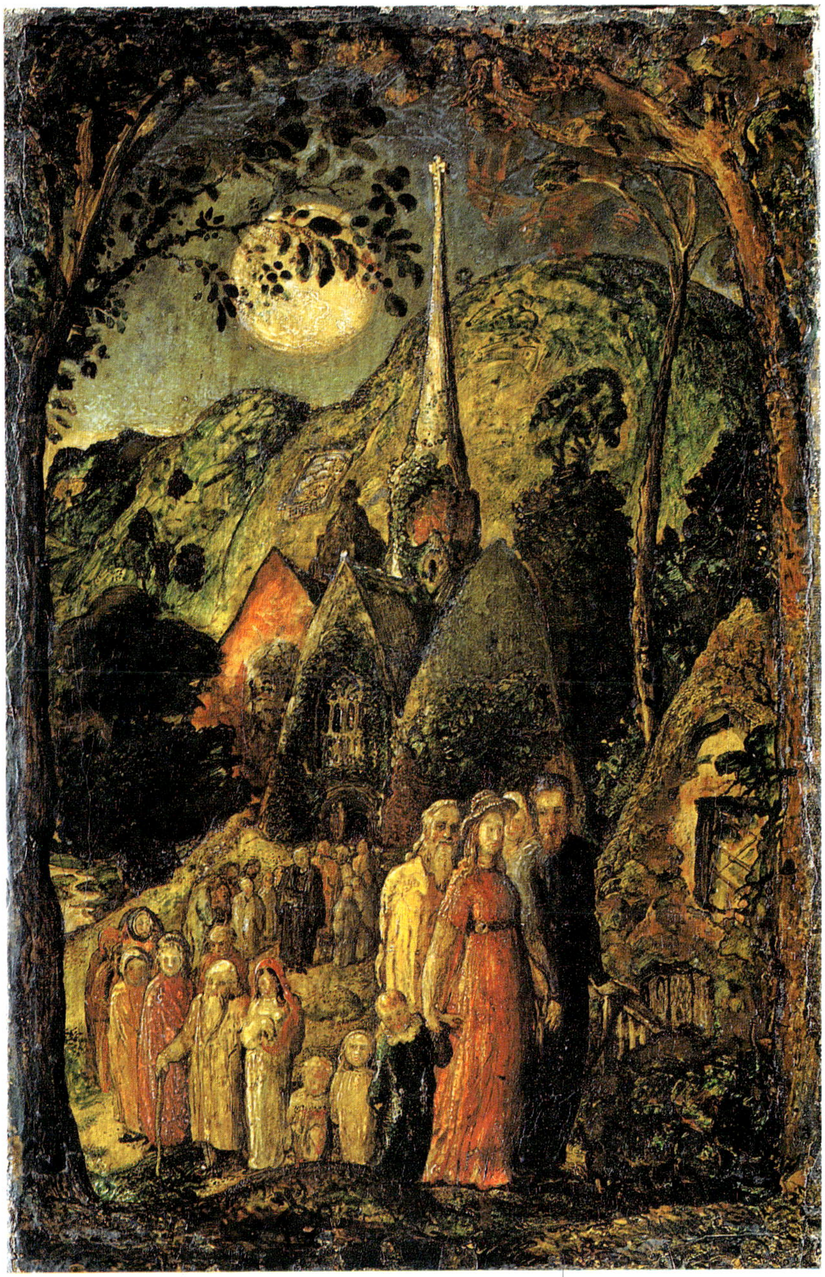

315 Samuel Palmer, Heimkehr vom Abendgottesdienst, 1830, 30 × 20 cm

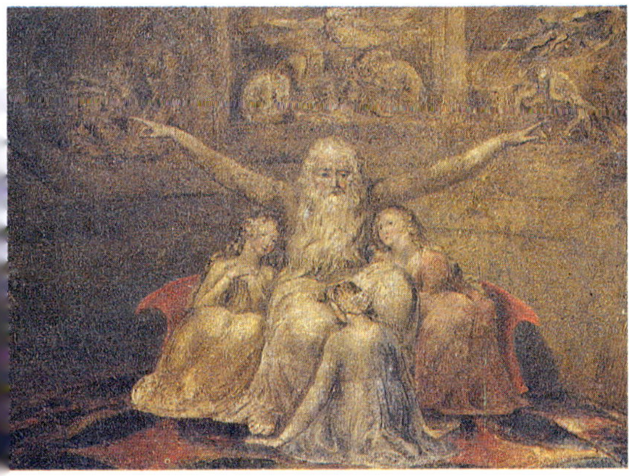

314 William Blake, Hiob und seine Töchter, 1799–1800, 27 × 38 cm

Die »Ancients«

1826 zog Samuel Palmer nach Shoreham in England und gründete eine unter dem Namen »The Ancients« bekannte Künstlergruppe. Der Name leitete sich von ihrer Leidenschaft für die mittelalterliche Welt und ihre Konzentration auf ländliche Themen in Verbindung mit einer mystischen Weltanschauung her. Palmers Werk ist weitgehend in Vergessenheit geraten.

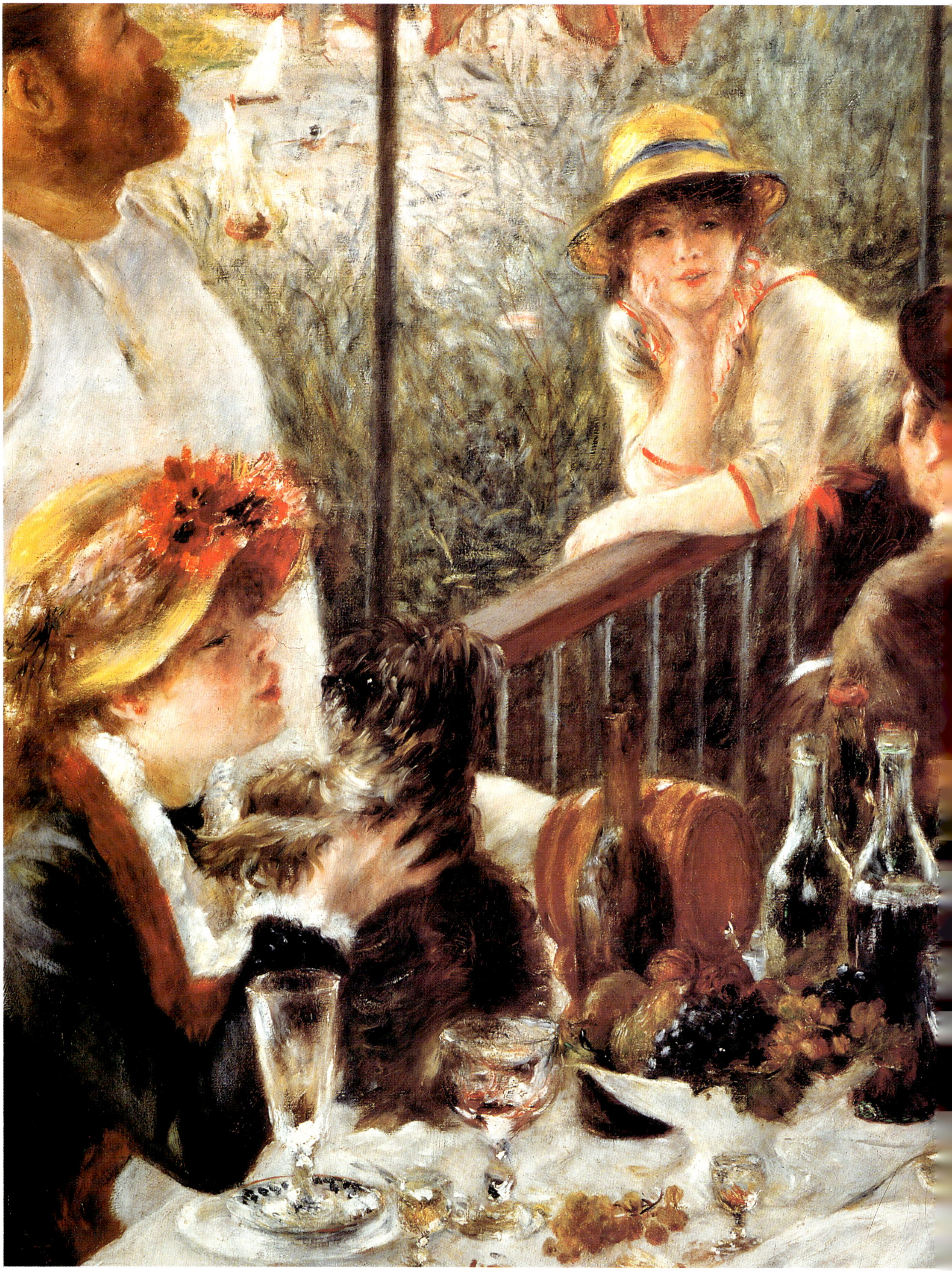

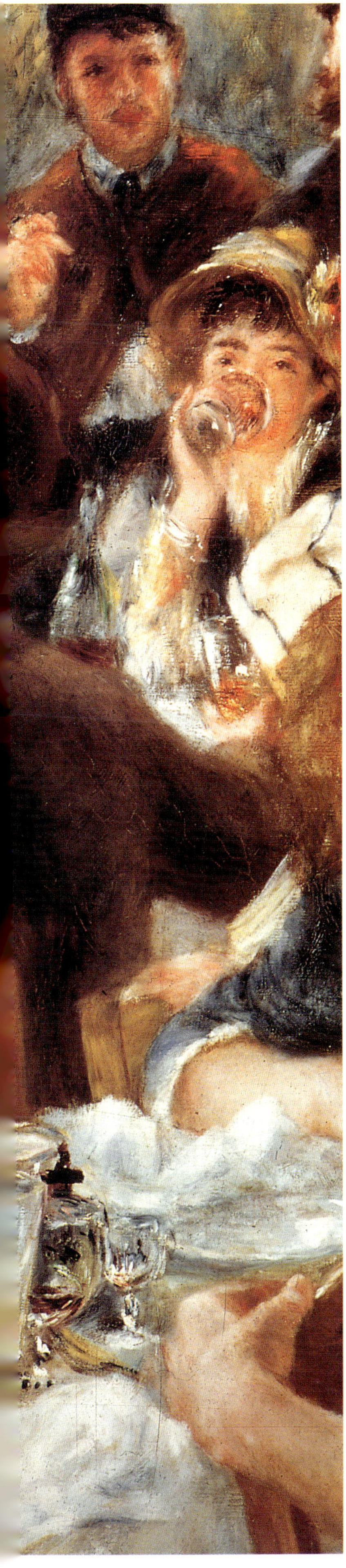

Die Zeit des Impressionismus

Mitte des 19. Jh.s begannen die Maler die Wirklichkeit mit neuen, wacheren Augen zu betrachten. Die akademischen Konventionen waren so verkrustet und beengend, daß Künstler wie Gustave Courbet keinen Sinn mehr darin finden konnten. Er malte das Leben der Bauern, wie es wirklich war, und befremdete damit die etablierte Kunstwelt.

Diese Reaktion erhielt den Namen ›Realismus‹; der folgenden Künstlergeneration war der Realismus als Konzept jedoch zu materialistisch. Zwar lehnten auch sie idealisierende und gefühlsbeladene Sujets ab, doch wollten sie viel weiter gehen. Schon das Malen im Atelier schien ihnen unnatürlich, wo sich die wirkliche Welt doch ›draußen‹ befand: Sie beschlossen, im Freien zu malen. Ihr Hauptanliegen wurden die wechselnden Lichtreflexe, und sie suchten einen Eindruck, eine Impression des vergänglichen Augenblicks festzuhalten. Man nannte sie verächtlich ›Impressionisten‹, aber Claude Monet, Auguste Renoir und ihren Kollegen gelang es, die flüchtige Poesie des Hier und Jetzt einzufangen.

Auguste Renoir, Frühstück der Ruderer, 1881 (Ausschnitt)

Die Zeit des Impressionismus im Überblick

Der Realismus in der Malerei basiert inhaltlich auf einer neuen Einstellung zur gesellschaftlichen Realität. Der Impressionismus ist der stilistische Ausdruck einer neuen Sichtweise der Natur: nicht ihrer Realität, sondern ihrer Erscheinung. Kunsthistorisch währte der Impressionismus von der ersten Impressionistenausstellung 1874 bis zur letzten 1886, künstlerisch bedeutsam blieb er länger.

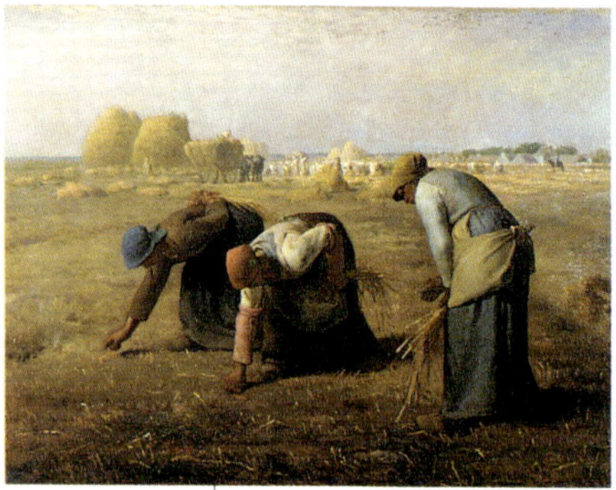

Jean-François Millet, Die Ährenleserinnen, 1857
Das Dorf Barbizon war die Heimat einer Künstlergruppe, deren Ziel es war, in der Landschaftsmalerei zu einem größeren Realismus zu finden, als es den Künstlern der Romantik oder den akademischen Malern gelungen war. Millet teilte diesen Wunsch, und er malte die Bauern mit einem starken Gespür für ihre Würde und mit tiefem Verständnis für ihr beschwerliches Leben (S. 281).

Sir John Everett Millais, Ophelia, 1851–52
Die Präraffaeliten waren eine englische Künstlergruppe, die die zeitgenössischen Konventionen der Ateliermalerei ablehnte und eine mittelalterliche Einfachheit postulierte, die es zurückzugewinnen galt. Ophelia ist ein anschauliches Beispiel für ihr befremdliches Verknüpfen von Detailreichtum und romantischem Sujet (S. 276).

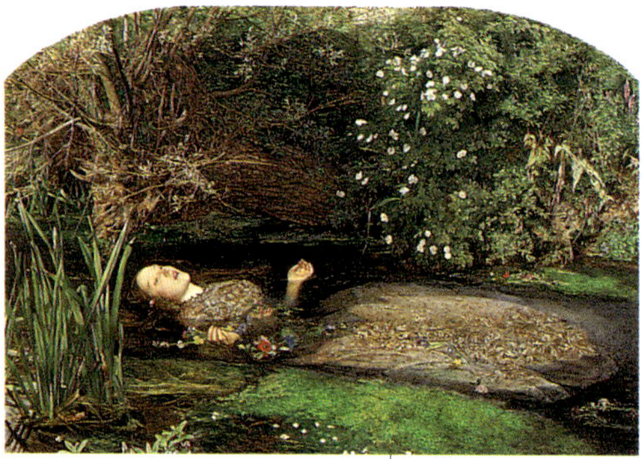

Camille Corot, Ville-d'Avray, um 1867–70
Corots lange Karriere begann in den 30er Jahren des letzten Jahrhunderts in der Zeit der Romantik. Dieses Gemälde ist ein Beispiel für sein Spätwerk. Es zeigt seine innige, poetische Reaktion auf die Zeitlosigkeit der klassischen Landschaften. Er lehrte die Maler von Barbizon, diese Welt zu sehen und Wirklichkeit werden zu lassen, und auch die Impressionisten hat er beeinflußt (S. 280).

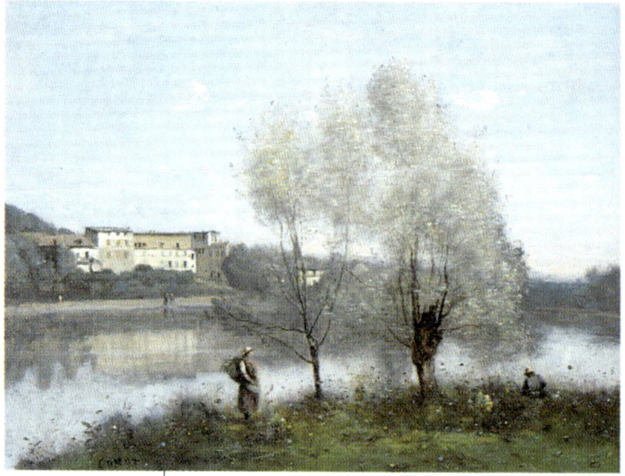

1850 | **1860** | **1870**

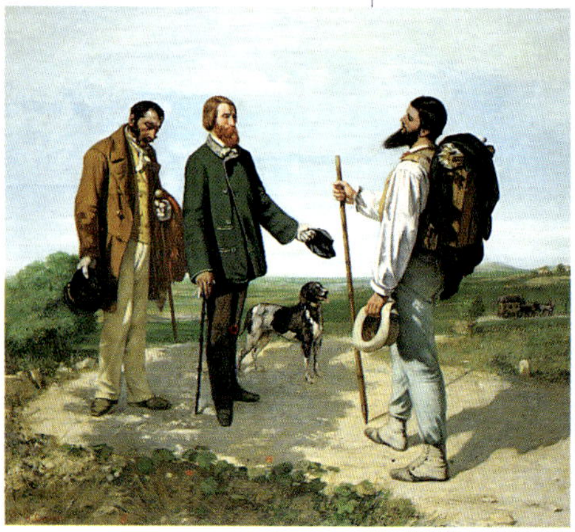

Gustave Courbet, Bonjour Monsieur Courbet / Die Begegnung, 1854
Courbet glaubte wie die Präraffaeliten an die Bedeutung des Besonderen, obwohl sein Stil weitaus pompöser war, und er selbst war der Mittelpunkt seiner Kunst. Seine Gemälde verdanken ihre Wirkung vor allem der künstlerischen Kraft (S. 283).

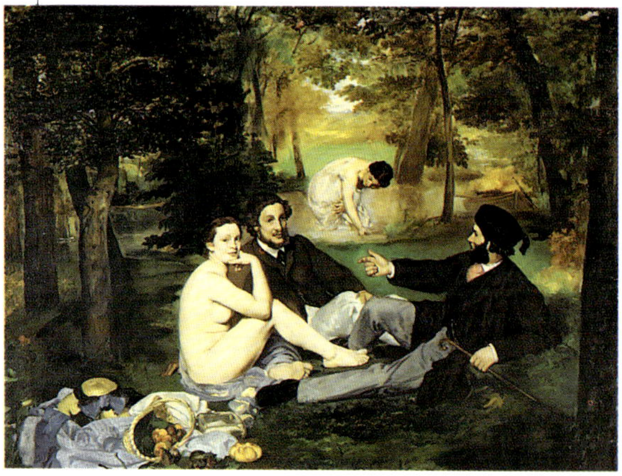

Edouard Manet, Das Frühstück im Grünen, 1863
Manet malte mit einem unbestechlichen Realitätssinn, der die Heuchelei seiner Zeit entlarvte. Nicht das Thema des Gemäldes schockierte (das Picknick im Freien hatte als Sujet eine lange Tradition), sondern seine Weigerung, sich hinter antiken Kulissen zu verbergen. Er war kein ausdrücklicher Anhänger des Impressionismus, beeinflußte ihn jedoch (S. 284).

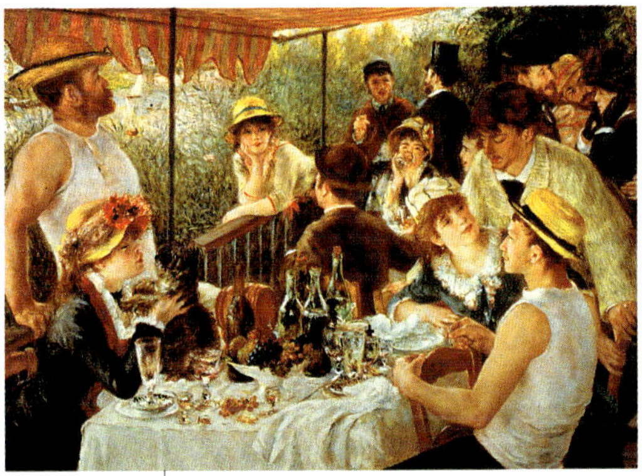

Auguste Renoir, Frühstück der Ruderer, 1881
Während die anderen Impressionisten fasziniert waren von den sich ständig verändernden Facetten der Natur, war Renoir eher an den Menschen interessiert. Er gewann jedem Sujet, das seine liebevolle Aufmerksamkeit erregte, Interesse ab und versuchte, den Eindruck, das Gefühl seines Themas wiederzugeben. Dieses Gemälde zeigt Renoirs Talent, unbeschwertes Freizeitvergnügen festzuhalten. Er stellt auch die Beziehungen zwischen den Personen dar, z. B. zwischen dem Paar auf der rechten Seite (S. 298).

Alfred Sisley, Wiese, 1875
Sisley ist als der einzige echte Impressionist betrachtet worden. Er hat sich niemals über den Impressionismus hinausentwickelt. Seine Landschaften sind nicht so energisch wie die Monets, sondern subtil, lyrisch und friedvoll. Nicht die Topographie des Ortes ist entscheidend, sondern die Qualität des Lichtes und der gleitenden Schatten (S. 301).

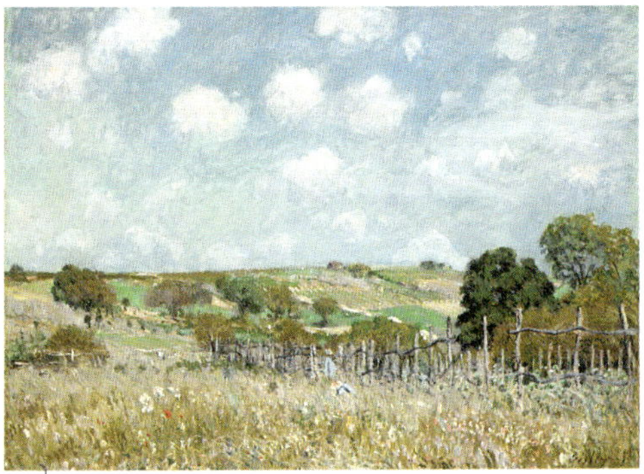

Edgar Degas, Vier Tänzerinnen, um 1899
Degas hat häufig zusammen mit den Impressionisten ausgestellt, obwohl er sich Zeit seines Lebens mit den alten Meistern beschäftigte. Dieses Spätwerk ist ein ausgezeichnetes Beispiel dafür, wie er ein beliebiges, vorgefundenes Motiv mit all seiner Asymmetrie in ein Kunstwerk verwandeln konnte. Seinen Blick dafür geschärft hatten japanische Farbholzschnitte und die Photographie (S. 292).

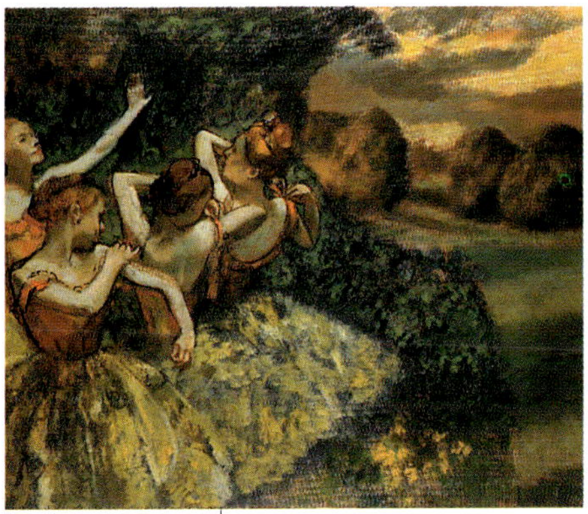

1880 **1890** **1900**

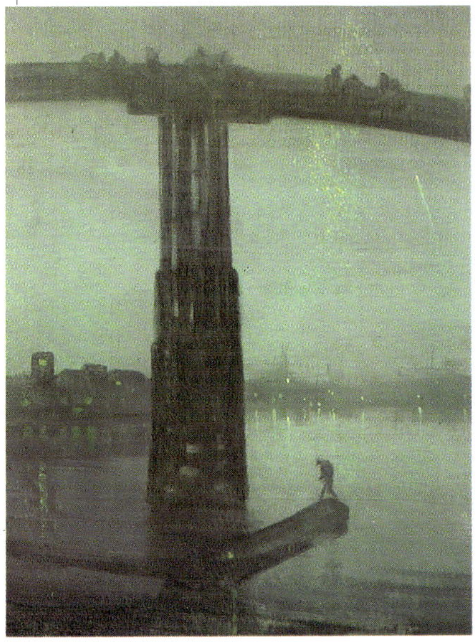

James McNeill Whistler, Nocturne in Blau und Gold: Old Battersea Bridge, 1872–75
Der Amerikaner Whistler zog nach Europa und lebte zunächst in Paris, dann in London. *Nocturne in Blau und Gold* macht deutlich, wie sehr er den Impressionisten verpflichtet war. Er hatte sie, aber noch intensiver die Japaner und ihre unrealistischen, scheinbar zweidimensionalen Kompositionen mit ihren spärlichen, aber höchst bedeutsamen Details studiert. Whistler interessierte sich sowohl für den Realismus als auch für den Impressionismus, und er entlehnte hier die Mittel für seinen persönlichen dekorativen Stil (S. 302).

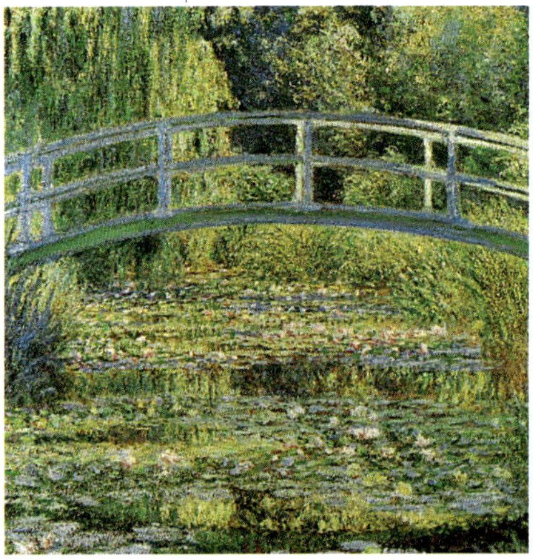

Claude Monet, Der Seerosenteich, 1899
Dieses Seerosenbild Monets ist ein Schlüsselwerk des Impressionismus; andere Seerosenbilder bewegen sich mit ihren fließenden Formen und Oberflächenspiegelungen bereits an der Grenze zur abstrakten Malerei (S. 296).

Die Präraffaeliten

Um die Mitte des 19. Jh.s setzte sich eine Gruppe englischer Künstler heftig gegen die, wie sie sagten, »frivole zeitgenössische Kunst« zur Wehr. Diese Auseinandersetzung führte zur Gründung der Präraffaelitischen Bruderschaft. Sie wollte die englische Kunst zu einer stärkeren »Rückbesinnung auf die Natur« bewegen. Man bewunderte die schlichten Ausdrucksmittel des frühen 15. Jh.s, und dies schweißte sie zu einer ›Bruderschaft‹ zusammen.

Die Präraffaeliten

Die Präraffaelitische Bruderschaft wurde 1848 in London gegründet, und die Gründungsmitglieder waren Rossetti, Holman Hunt und Millais. Schon bald bestand die Gruppe aus sieben Mitgliedern. Die Initialen ›PRB‹ tauchen erstmals 1849 auf Rossettis Gemälde *Die Kindheit der Jungfrau Maria* auf, und sie wurden von den anderen Mitgliedern der Gruppe übernommen. John Ruskin (siehe S. 269) stand der Bruderschaft zunächst kritisch gegenüber, erkannte später jedoch in ihren Werken Gemeinsamkeiten mit seinen eigenen Gedanken und veröffentlichte eine flammende Verteidigungsrede in der »Times«.

Während die zeitgenössischen Kritiker und Kunsthistoriker Raffael (siehe S. 125) als den großen Meister der Renaissance verehrten, rebellierten diese jungen Studenten gegen Raffaels Theatralik, die viktorianische Heuchelei und den Pomp der traditionellen akademischen Malerei. Die Freunde beschlossen, aus Achtung vor der Wahrhaftigkeit der Maler der Frührenaissance in der Zeit, bevor Raffael seinen großartigen Stil entwickelte, eine Geheimgesellschaft zu gründen, die Präraffaelitische Bruderschaft. Die Präraffaeliten stellten hohe moralische Ansprüche, die eine teilweise schwerfällige Kombination von Symbo-

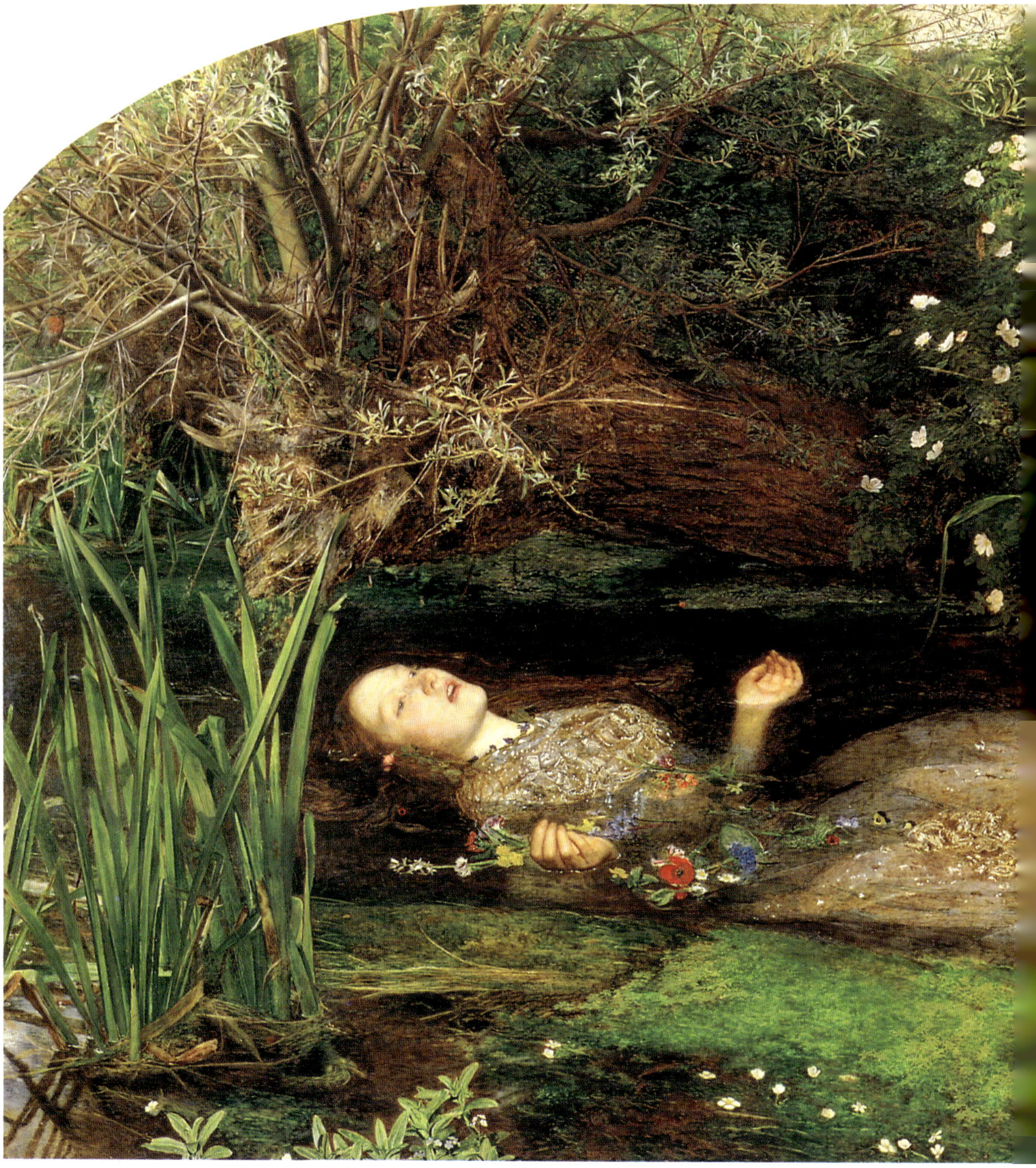

316 Sir John Everett Millais, Ophelia, 1851–52, 75 × 112 cm

Ophelia

Shakespeares Dramen lieferten einen reichen Fundus für viktorianische, und sie hatten großen Einfluß auf Präraffaelitische Maler. Die tragische Geschichte von Ophelia, die von Hamlet in den Selbstmord getrieben wird, wurde 1851 von Millais ins Bild gesetzt. Die zarten Blüten, die auf der Wasseroberfläche schwimmen, sind nicht nur dekorativ, sondern symbolischen: Bedeutung ausgewählt:

Mohn – *Tod*

Gänseblümchen – *Unschuld*

Rosen – *Jugend*

Veilchen – *Treue und früher Tod*

Stiefmütterchen – *vergebliche Liebe.*

lismus und Realismus beinhalteten. Sie beschäftigten sich nur mit ernsthaften – vor allem religiösen oder romantischen – Themen, und ihr Stil war klar und präzise. Demzufolge bestanden die Künstler darauf, alles nach der direkten Naturbeobachtung zu malen.

Die Gruppe löste zunächst Empörung aus, nachdem durch die Ausstellung ihrer ersten Werke 1849 die Existenz der geheimen Bruderschaft ans Tageslicht gekommen war. Auch ihre ausgeprägt religiösen und realistischen Themen, die sich so stark von der zeitgenössischen Historienmalerei unterschieden, wirkten anstößig. Dennoch stellte die Royal Academy weiterhin Präraffaelitische Bilder aus, und nach 1852 wuchs ihre Popularität beständig. Ihre detailreichen bis minuziösen Arbeiten wurden zunehmend antiquiert, und ihre Entscheidung, in der Vergangenheit

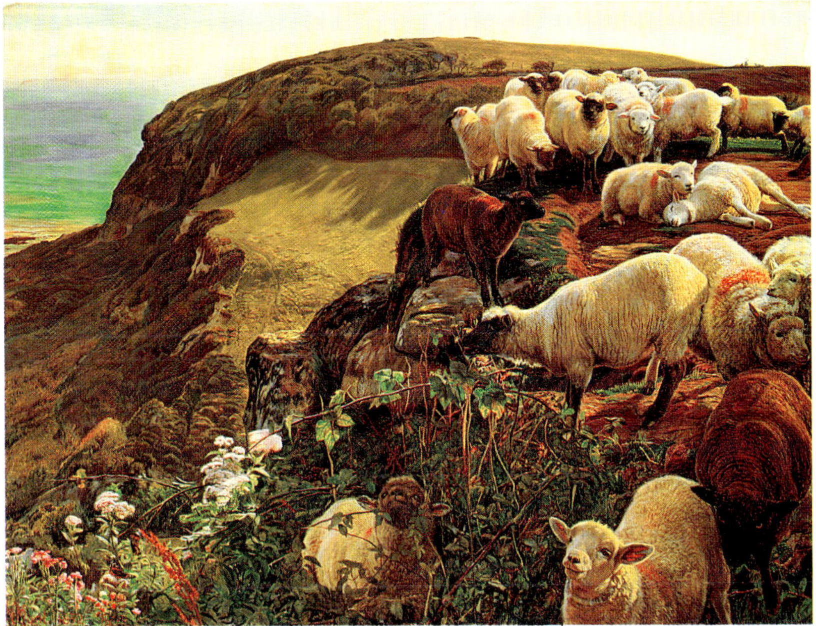

317 William Holman Hunt, An englischen Küsten, 1852, 43 × 58 cm

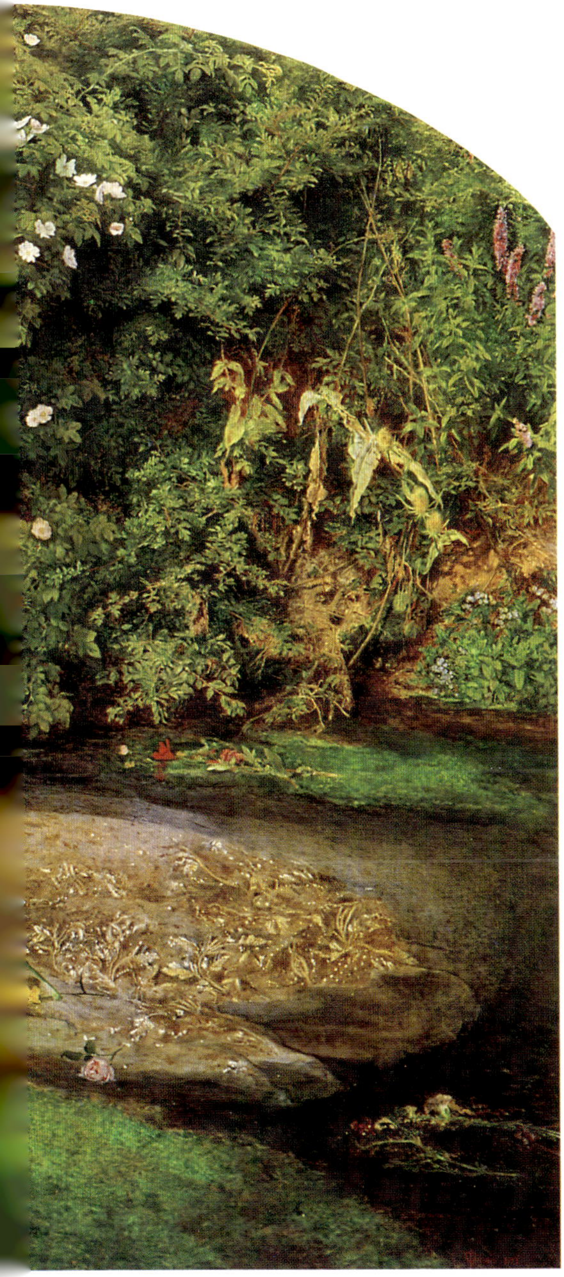

zu leben, sich aber gleichzeitig den Ansprüchen der Gegenwart anzupassen, läßt das Werk eines Künstlers wie John Everett Millais (1829–96) irritierend heterogen erscheinen. Seine *Ophelia (316),* Hamlets ertrunkene Geliebte, wurde mit größter Präzision nach einem wirklich im Wasser liegenden Körper gemalt, der von einem hinreißenden Arrangement aus Wildblumen umgeben ist (siehe Randleiste links).

Millais verwandte vier Monate darauf, die Vegetation des Hintergrundes an einem bestimmten Ort in Surrey (England) zu malen. Dann kehrte er nach London zurück, um sein Modell Elizabeth Siddal in einer gefüllten Badewanne zu porträtieren. Er war entschlossen, die Darstellung so authentisch wie möglich zu gestalten. Das Ergebnis wirkt seltsam uneinheitlich, als gehörten das Ambiente, das Mädchen und die Blumen nicht zusammen und als führe jedes Detail sein eigenes Leben.

Leuchtende Farben

William Holman Hunt (1827–1910), ein Mitstudent und Freund von Millais, war sensibler gegenüber der Unaufrichtigkeit seiner Zeit, und *An englischen Küsten (317)* ist eine politische Allegorie in Gestalt des Bildes der streunenden Schafe. Dennoch wirken die seltsam grellen Farben, selbst wenn sie die Realität schildern, unangenehm. Wir werden gegen unseren Willen gezwungen, sie für echt zu halten: Das helle Gelb ist zu schreiend, und ebenso verhält es sich mit den aggressiven Grüntönen des Meeres.

Dieses intensive Leuchten erzielten die Präraffaeliten, indem sie die Farben ungemischt auf eine mit weißer Farbe vorbehandelte Leinwand auftrugen. Wenn erforderlich, erneuerten sie einen Teil der Untermalung für eine optimale Farbbrillanz.

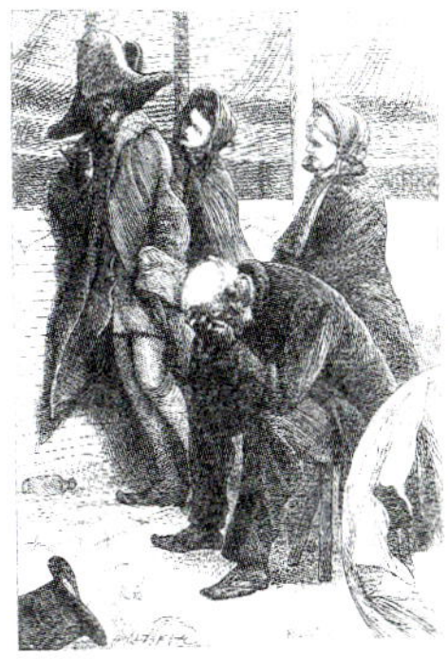

Charles Dickens

Der englische Schriftsteller Charles Dickens (1812–70) gilt als einer der größten Romanciers des 19. Jh.s. Seine Jugend war von Armut geprägt, aber es gelang ihm, sich weiterzubilden und beim »Morning Herald« eine Anstellung als Reporter zu finden. Seine erste gedruckte Geschichte, »Sketches by Boz« (dt. Londoner Skizzen), wurde 1836 veröffentlicht, und seit dieser Zeit war er ein sehr produktiver Schriftsteller. Als maßgebliche literarische Persönlichkeit fand Dickens mit seiner Kritik an Millais' Christus im Hause seiner Eltern schnell ein Publikum. Er lehnte dessen Stil ab und bezeichnete das Bild als »unbedeutend, widerwärtig, ekelhaft und empörend«.

William Morris

William Morris (1834–96) wurde der lebenslange Freund von Edward Burne-Jones, seit sie gemeinsam in Oxford studierten. Mit verschiedenen anderen Handwerkern gründete Morris 1861 eine Fabrikations- und Dekorationsfirma. Diese Firma produzierte nach dem Ideal der mittelalterlichen Zünfte, in denen der Künstler das Werk entwarf und ausführte. Zu ihren Produkten zählten Möbel, Glasmalereien, Wandbespannungen, Teppiche und Tapeten (siehe oben).

Dante Gabriel Rossetti

Rossetti stammte aus einer italienischen Familie, verbrachte jedoch den größten Teil seines Lebens in London. In den 40er Jahren des letzten Jahrhunderts war er sehr erfolgreich, und er schuf viele symbolistische Historienbilder. 1850 lernte er Elizabeth Siddal kennen, die er 1860 heiratete. Seine Frau war jedoch kränklich und starb bereits zwei Jahre später, was Rossetti als gebrochenen Mann zurückließ. Bei ihrer Bestattung legte er seine kompletten Gedichtmanuskripte in ihren Sarg, die er 1869 durch eine Exhumierung wiedererlangte. Er wurde depressiv und unternahm 1872 einen Selbstmordversuch. Bis zu seinem Tod 1882 dämmerte er in einem Drogenrausch vor sich hin.

Literarische Einflüsse

Dante Gabriel Rossetti (1828–82), das dritte Gründungsmitglied der Präraffaelitischen Bruderschaft, wurde ihr anerkannter Führer und gründete 1857, nachdem Millais und Hunt eigene Wege gegangen waren, sogar eine zweite Gruppe der Bruderschaft. Rossetti stammte aus einer vielseitigen italienischen Künstlerfamilie, und es waren wohl eher das durch diesen Hintergrund hervorgerufene Vertrauen und seine dynamische Persönlichkeit als sein künstlerisches Talent, das ihm seine prominente Stellung verschaffte.

Rossetti war nicht nur Maler, sondern auch Dichter, und wie bei den anderen Präraffaeliten waren seine Werke eine Mischung aus künstlerischer Phantasie und realistischer Umsetzung literarischer Vorbilder. Die Bruderschaft griff ausgiebig auf Shakespeare, Dante und zeitgenössische Dichter wie Robert Browning und Tennyson zurück – vor allem Rossetti war fasziniert von Tennysons Neufassung der Artus-Sage. Für seine romantischen Sujets spezialisierte er sich auf junge Frauen von außergewöhnlichem Erscheinungsbild, wobei ihm seine schöne Ehefrau Elizabeth Siddal als Modell diente. Ihr hinreißendes Gesicht mit seiner klassischen Nase und dem apathischen Ausdruck findet sich in vielen Gemälden. Nach Elizabeths Tod wurde die Ehefrau von William Morris, Janey, beinah eine Doppelgängerin Elizabeths, Rossettis Modell. Wir sehen sie in *Der Tagtraum (318).*

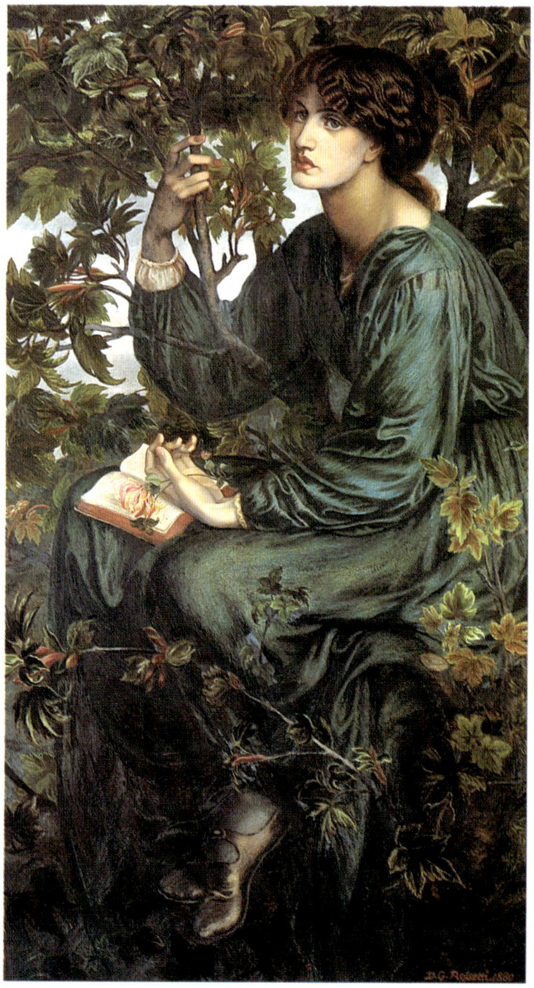

318 Dante Gabriel Rossetti, Der Tagtraum, 1880, 160 × 92 cm

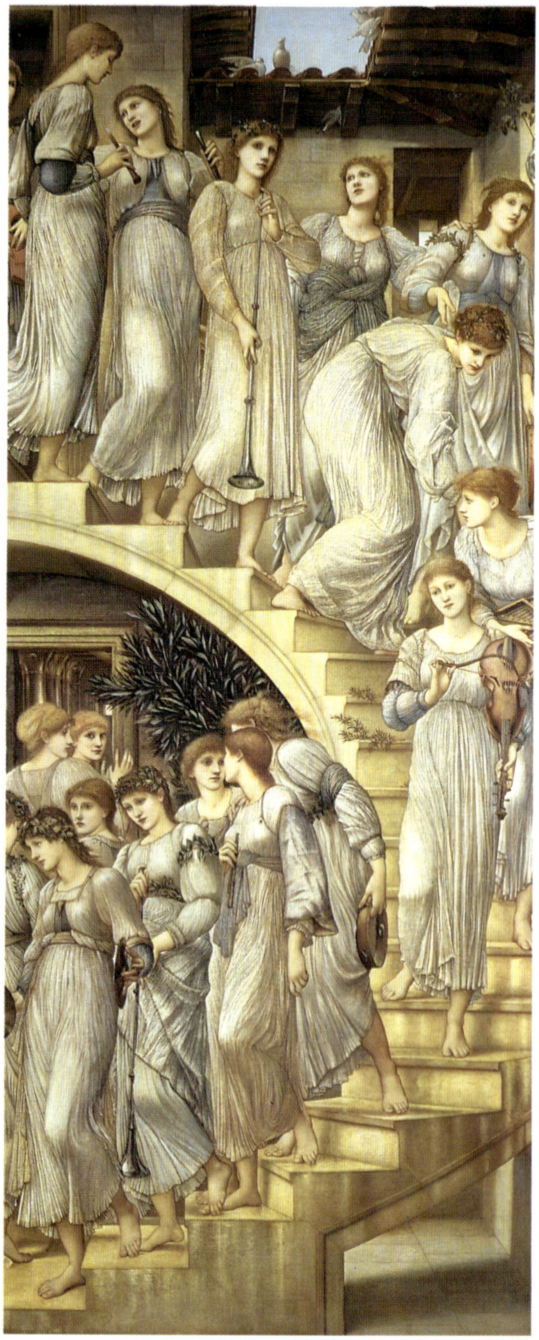

319 Edward Burne-Jones, Die goldenen Stufen, 1876–80, 270 × 117 cm

Edward Burne-Jones (1833–98), ein Freund von Rossetti und Morris, hatte großen Einfluß auf die französischen Symbolisten (siehe S. 321). Er versetzte seine vergeistigten, mittelalterlich anmutenden Heroinen in den *Goldenen Stufen (319)* in ein traumhaftes Niemandsland. Diese romantisierende Welt mag abweisend wirken, es gibt jedoch viele, die sich in den bedeutungsschwangeren Kulissen der Präraffaeliten zu Hause fühlen und keine Schwierigkeiten haben, sich für ihre Themen zu erwärmen.

Der französische Realismus

Camille Corot, der weder Romantiker noch Realist war, bewies im frühen 19. Jh., daß diese beiden Kunstrichtungen sich nicht unbedingt gegenseitig ausschließen müssen. Er verband einen starken Realismus mit lyrischer Poesie, aber es war seine verblüffende Naturnähe, die letztendlich den größeren Erfolg hatte. Honoré Daumier begann, wie die Künstler der Malerschule von Barbizon, die gesellschaftlichen Bedingungen seiner Zeit mit einer Klarheit zu betrachten, die er von Corot übernommen hatte. Seinen Höhepunkt erreichte der französische Realismus in dem außergewöhnlichen Werk von Gustave Courbet.

Nach den emotionalen Extremen der Romantiker (siehe S. 259) ist es fast eine Erleichterung, in die sanftere Welt von Jean-Baptiste-Camille Corots Phantasie einzutauchen (1796–1875). Corots Stil war weit vom Heroenkult der Romantik entfernt. Er sah seine naturgegebene wie auch die vom Menschen geschaffene Umwelt mit einer unschuldigen Aufrichtigkeit, die die Maler der Schule von Barbizon ebenso stark beeinflußt hat wie fast alle Landschaftsmaler der zweiten Hälfte des 19. Jh.s.

1825 fuhr Corot nach Italien, eine Reise, die seine Malweise für den Rest seines Lebens veränderte und somit auch die Entwicklung der gesamten modernen Landschaftsmalerei beeinflußte. In Italien entdeckte Corot die Vorzüge der Malerei *en plein air* (siehe Randleiste rechts), und seine naturalistische Wiedergabe von Licht und Farbabstufungen setzte in der französischen Landschaftsmalerei neue Maßstäbe. Er schätzte die italienische Manier, Skizzen in situ anzufertigen, die sehr spontan, atmosphärisch und naturnah waren. Er war tief berührt von der zeitlosen Ruhe der klassischen Landschaft; ihre Stille fand einen Widerhall im Künstler, und seine italienischen Landschaften spiegeln diesen tiefen und wunderbaren Frieden.

Ausblick bei Volterra (320) wurde nicht vor Ort gemalt: Corot entdeckte diesen Landstrich auf seiner Reise durch Italien, und erst einige Jahre später schuf er mit Hilfe seiner Skizzen ein Gemälde, das nicht nur wiedergibt, was er sah, sondern auch zeigt, was diese Landschaft für ihn bedeutete. Die Realität ist deshalb eher eine emotionale als eine auf Tatsachen beruhende, aber dennoch ist sie Realität: Die stillen Felsbrocken und das sonnenbeschienene Laub vermitteln die Atmosphäre der Antike. Ungezählte Generationen haben seither im Land der Etrusker gelebt (siehe S. 18), und ihre Gegenwart ist unterschwellig noch

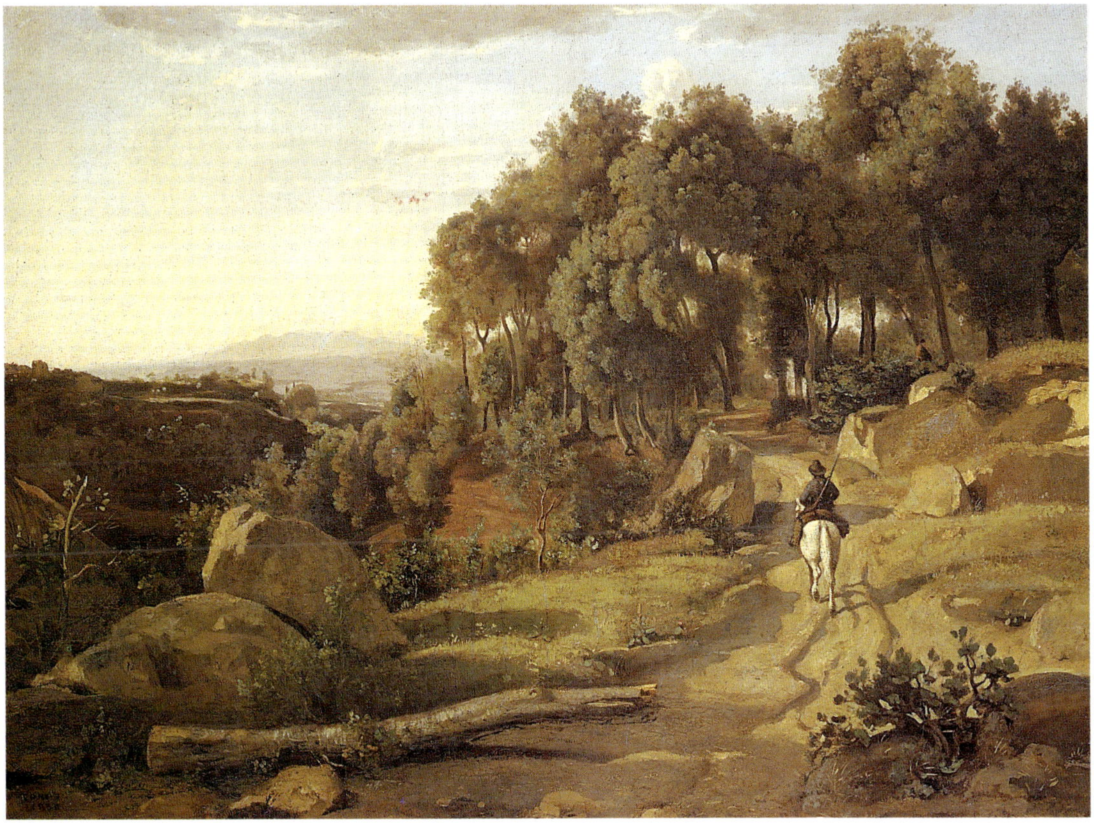

320 Camille Corot, Ausblick bei Volterra, 1838, 70 × 95 cm

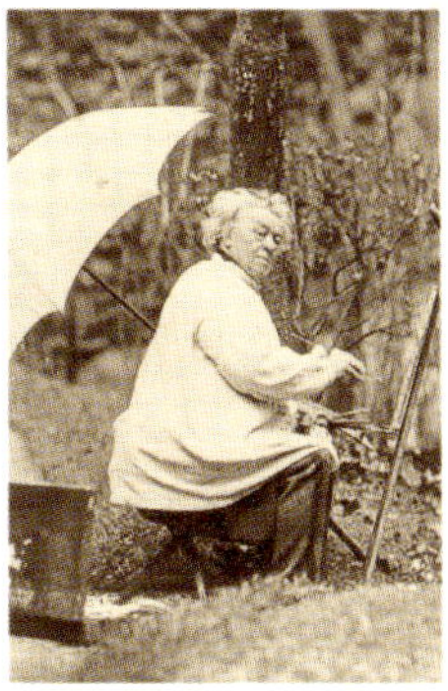

Plein-air-Malerei

Der französische Landschaftsmaler Charles Daubigny (1808–79) war einer der ersten Vertreter der Plein-air-Malerei (Freiluftmalerei), und er sollte die späteren Impressionisten stark beeinflussen. Die Erfindung von Farbtuben aus Metall erlaubte es, Ölfarben längere Zeit aufzubewahren, während Wanderungen aufs Land durch die neuen tragbaren Staffeleien erleichtert wurden. Viele Impressionisten ließen sich in den Dörfern entlang der Seine nieder, um dort zu malen. Diese Photographie zeigt Camille Corot (1796–1875), wie er unter einem Sonnenschirm en plein air malt.

Camille Corot Werkauswahl

Die Lichtung (Paris, Musée d'Orsay)

Seine bei Chatou (Staatliche Museen zu Berlin, Neue Nationalgalerie)

In den Dünen (Den Haag, Rijksmuseum)

Erinnerung an Palluel (London, National Gallery)

Frau mit Perle (Paris, Louvre)

Flußlandschaft (Hamburg, Kunsthalle)

Kathedrale in Mantes (Reims, Musée des Beaux-Arts)

Marietta (Paris, Musée du Petit Palais)

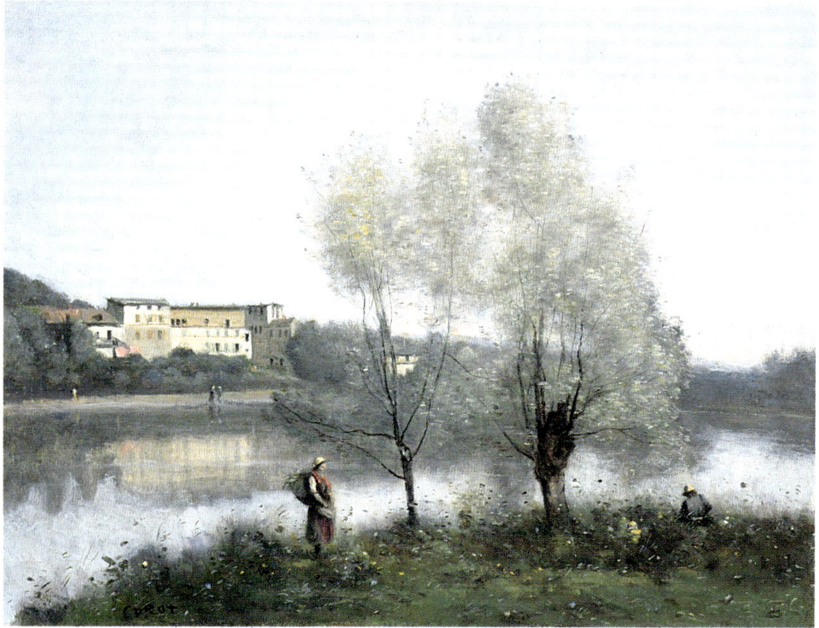

321 Camille Corot, Ville-d'Avray, um 1867–70, 40 × 60 cm

immer spürbar. Corot malt den Ort und seine Atmosphäre, unsere eigenen Erinnerungen vermischen sich mit denen des Künstlers. Kein Künstler hat Materie je so vergeistigt wie Corot.

Corot kann so zurückhaltend sein, daß man seine wahre Größe gar nicht wahrnimmt. Niemals dramatisiert oder übertreibt er, nie verliert er sich in billigen Effekten. Nur wenige Maler haben jemals eine solche Meisterschaft in der Farbgebung erreicht, in jenen unsichtbaren Abstufungen, durch die sich eine Farbe mit einer anderen verbindet. Seine Landschaften sind häufig kleinformatig, aber perfekt und von einer überwältigenden Einfachheit. Corot mußte seine undramatischen Landschaften nicht schönen, denn der Reiz liegt in der Aufrichtigkeit seiner Vorstellungskraft.

Corots frühe und beim Publikum wenig erfolgreiche Landschaften ebneten dem Impressionismus den Weg. Später hat er seine Darstellungsweise verändert, indem er immer wieder eine liebliche, friedlich im Sonnenlicht liegende Waldlichtung malte. Dies ist der bekannte Corot, und auch diese Bilder sind bezaubernd, aber sie stellen im Vergleich zu dem einzigartigen Zauber seines Frühwerks eine Verarmung dar. Ein typisches, reizvolles Beispiel für Corots Spätwerk ist *Ville-d'Avray (321):* Fiedrige Bäume, ein bleicher Himmel, das reine Weiß der Häuser in der Ferne, silbriges Wasser und junge Menschen in strahlenden Farben zwischen all den Blumen und Gräsern.

Der Satiriker Daumier

Wir wissen nicht, was Corot über die französischen Maler Daumier und Millet dachte, aber er unterstützte den im Alter blind gewordenen Daumier und Millets Witwe finanziell. Honoré Daumier (1808–79) wurde stark von Corot beeinflußt, obwohl man meinen könnte, daß der sarkastische Witz und der unverhüllt sozio-politische Inhalt von Daumiers Karikaturen und Lithographien (siehe Randleiste links) wenig mit der Harmonie von Corots Malerei gemeinsam hat. Daumier war schon zu Lebzeiten als einer der wichtigsten Karikaturisten des 19. Jh.s anerkannt, aber seine Qualitäten als Maler hat man erst nach seinem Tod entdeckt. Die klare Konzeption und der Verzicht auf jegliche Sentimentalität in der Darstellung wirklicher Ereignisse machen seine Gemälde zu den ausdrucksstärksten Vertretern des Realismus.

Während Corot finanziell gutsituiert war, hatte Daumier in seiner Laufbahn als Satiriker immer Schwierigkeiten, sich durchzubringen, und wegen der subversiven Natur seiner Arbeiten wurde er zensiert und inhaftiert. Er war ein leidenschaftlicher Republikaner mit einem tiefen, überzeugenden Mitgefühl für die Armen, und deshalb waren seine Karikaturen so bösartig, daß seine eigenen Zeitgenossen ihn als Repräsentanten der schönen Künste kaum ernst zu nehmen vermochten. Daumier schenkte Corot aus Dankbarkeit für ein üppiges Geldgeschenk, das ihn für den Rest seines Lebens von allen finanziellen Sorgen befreite, das Gemälde *Belehrung eines jungen Künstlers (322).* Die beiden Männer stehen allein im Atelier, die schmale Bettstatt bildet den einzigen auffälligen Farbfleck. Der junge Mann wirkt angespannt, der ältere aufmerksam, vielleicht um Zeit zu gewinnen, während er nach ermutigenden Worten und Ratschlägen sucht. Die Spannung beruht allein auf der zwischenmenschlichen Beziehung, während das gesamte Ambiente aus nur wenigen Requisiten besteht.

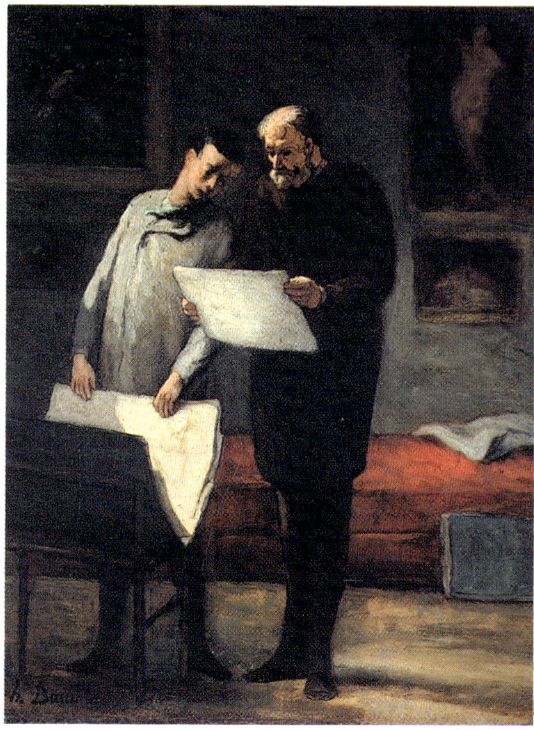

322 Honoré Daumier, Belehrung eines jungen Künstlers, nach 1860, 41 × 33 cm

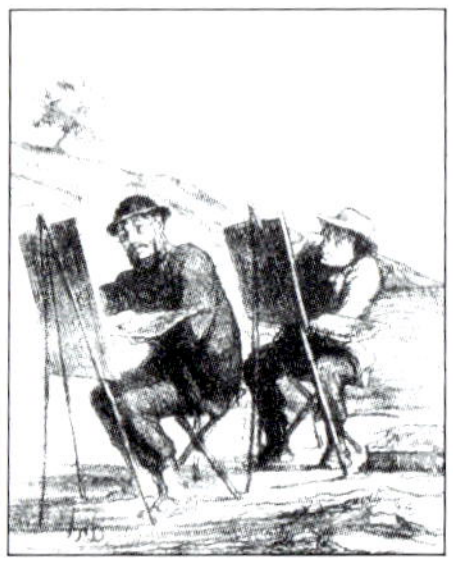

Daumiers Karikaturen

Honoré-Victorin Daumier war ein großartiger Karikaturist und gilt als einer der erfolgreichsten Satiriker aller Zeiten. Sein Œuvre reicht von den frühen regierungsfeindlichen Karikaturen des Jahres 1831 bis zu den gemäßigteren späten Arbeiten. Die Zeichnung oben entstand im Jahr 1865 auf dem Höhepunkt des Impressionismus, und die Unterschrift lautet: »Ein Landschaftsmaler kopiert die Natur, der zweite kopiert den ersten.« Mit diesem Kommentar macht sich Daumier über alle zweitklassigen Maler lustig, die Landschaften kopieren, während er gleichzeitig einen allgemeinen Kommentar über die Unaufrichtigkeit vieler zeitgenössischer Künstler abgibt.

Millet und die Schule von Barbizon

In den 30er Jahren des 19. Jh.s zog eine Gruppe von Landschaftsmalern von Paris fort in das kleine Dorf Barbizon am Rande des Waldes von Fontainebleau, wo Corot ihnen oft Gesellschaft leistete. Er beeinflußte die Gruppe in ihrer Suche nach größerem Naturalismus ebenso stark wie die Landschaften Constables (siehe S. 268).

Jean-François Millet (1814–75) ließ sich 1849 in Barbizon nieder und wurde bald Mitglied der Schule. Obwohl er sich später der Landschaftsmalerei zuwandte, ist er vor allem durch seine Bauerndarstellungen berühmt geworden, deren Authentizität auf seinen persönlichen Erfahrungen als Sohn eines Landarbeiters beruhte. Heute empfindet man diese Bilder häufig als sentimental, in ihrer Entstehungszeit galten sie wegen ihres sozialen Realismus jedoch als radikal. Millet war ein melancholischer, aber eifriger Maler und immer geneigt, das Leben in den düstersten Farben zu sehen, aber den Menschen gefielen seine Bilder, während sie noch immer über Daumiers Werke verblüfft waren. Millets Stil war einfach und unaufdringlich, aber dennoch kraftvoll, weil er Schlichtheit mit einem starken Gespür für Würde und Monumentalität verband.

Millets bekanntestes Gemälde ist wahrscheinlich *Die Ährenleserinnen (323)*. Wir sehen drei Bäuerinnen bei der Arbeit auf einem abgeernteten Feld: Zwei von ihnen bücken sich mit gemessenen Bewegungen, um sorgfältig die von den Erntearbeitern zurückgelassenen Halme aufzusammeln, während die dritte ihre bescheidene Ausbeute zusammenschnürt. Millet läßt keinen Zweifel daran, daß es sich hier um harte, zermürbende Arbeit handelt. Die Gesichter der Frauen sind von der Sonne gebräunt und wirken mit ihren vereinfachten Zügen fast primitiv. Aber obgleich sie nicht mehr gelten als Arbeitstiere, betrachtet er sie mit Respekt. Man verspürt Ehrfurcht vor ihrer konzentrierten Energie und der Schönheit des klassischen Frieses, den ihre Konturen vor dem Hintergrund des Feldes bilden. Diese Szenerie ist von großem Liebreiz: Das goldene Korn, der friedvolle Himmel, die rhythmischen Bewegungen der Arbeiter in der Ferne. Der Hintergrund zeigt ein pastorales Idyll, der Vordergrund die harte bäuerliche Realität.

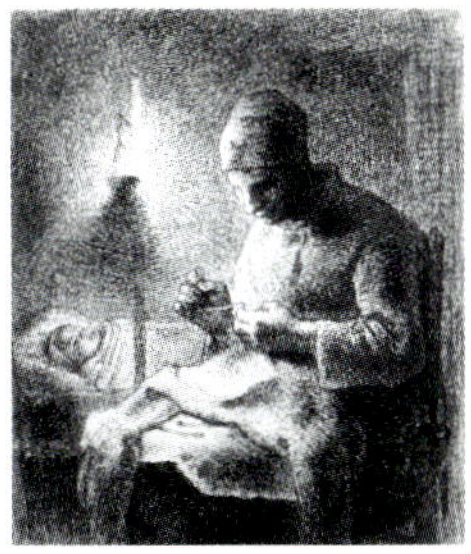

Millets Skizzen
Jean-François Millet war der berühmteste Bauernmaler des 19. Jh.s. Obwohl er als Maler bekannt wurde, sind einige seiner großartigsten Arbeiten Zeichnungen, die Einfachheit mit Stärke verbinden. Er soll gesagt haben, sein Ziel sei, »das Triviale zu benutzen, um das Sublime auszudrükken«. Millet wurde besonders von van Gogh (siehe S. 316) bewundert.

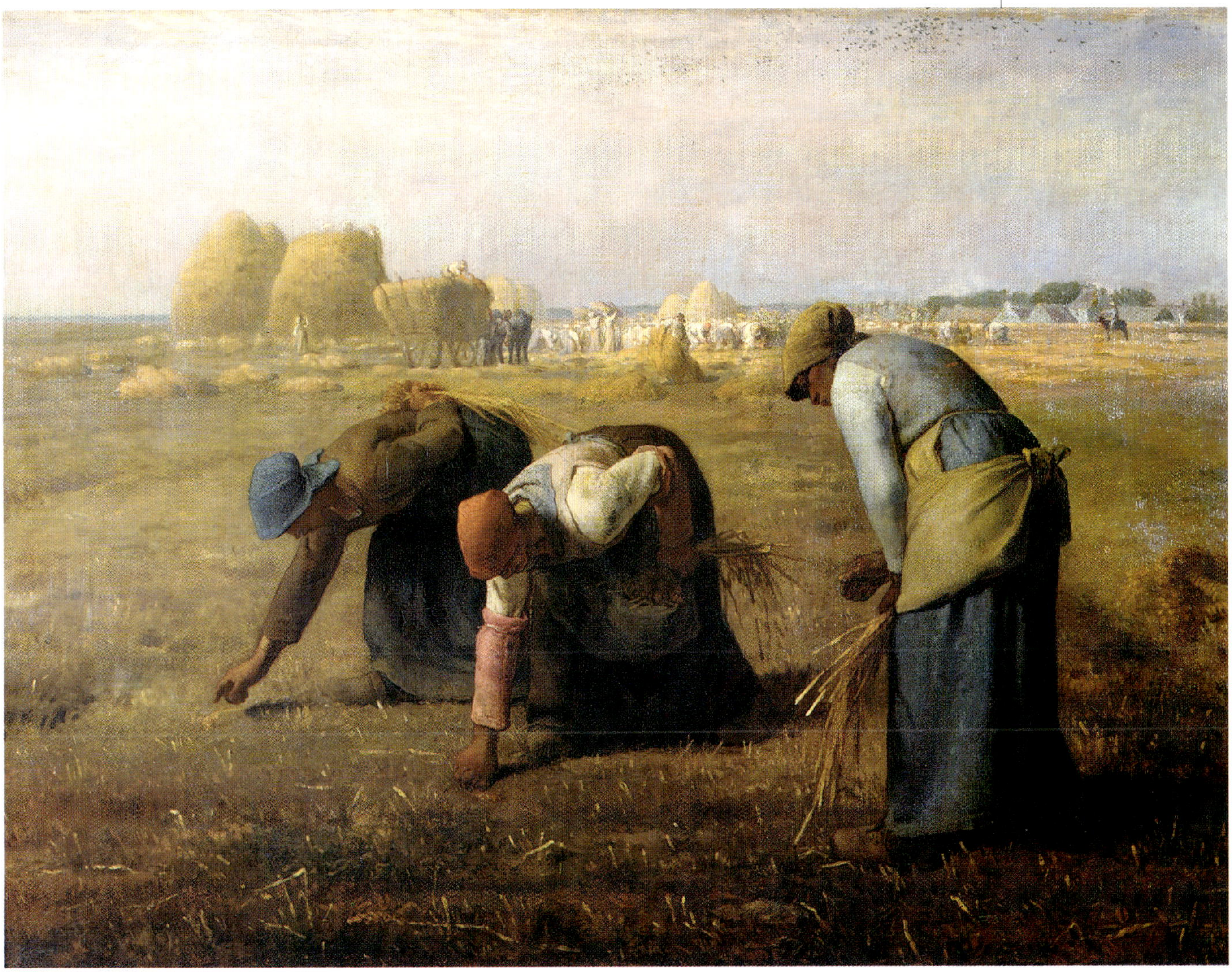

323 Jean-François Millet, Die Ährenleserinnen, 1857, 83 × 111 cm

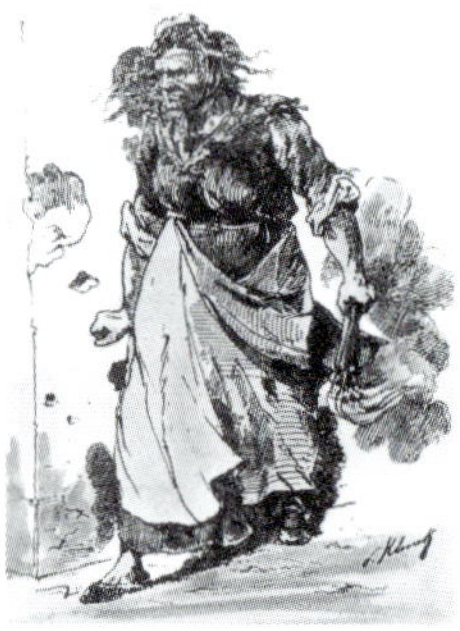

Die Pariser Kommune
Im Juli 1870 erklärte Frankreich Preußen den Krieg. Nach nur zwei Monaten mußte sich der französische Kaiser Napoleon III. ergeben, und eine wütende, gedemütigte Menge rief die Dritte Französische Republik aus. Radikale Patrioten in Paris versuchten, aus dem Land eine Republik zu machen und einen Stadtrat zu wählen: die Kommune. Die Kommunarden errichteten Barrikaden, und die französische Armee mußte die Stadt gewaltsam zurückerobern. Am Ende der Auseinandersetzungen waren 20 000 Pariser getötet worden, und die Kommunarden hatten viele hochrangige Geiseln erschossen. Diese Abbildung zeigt eine Frau mit einer Brandfackel, die die Barrikaden verteidigt.

Das Atelier des Künstlers
Unzufrieden mit dem Raum, den man ihm bei der Weltausstellung 1855 zugewiesen hatte, beschloß Gustave Courbet, für die Ausstellung seiner Bilder unter dem Namen ›Le Realisme‹ einen eigenen Pavillon zu eröffnen. Eines der ausgestellten Gemälde war *Das Atelier des Künstlers*. Es gibt viele Interpretationen dieses Bildes, einschließlich der Theorie, hier handele es sich um eine versteckte Verurteilung Napoleons III. Courbet erklärte jedoch, daß es alle Menschen zeige, »die meinen Zwecken dienen, meine Ideale teilen und meine Aktivitäten unterstützen«.

Courbet, der große Realist

Die Ideen der Präraffaeliten (siehe S. 276) über den Realismus waren gänzlich andere als die Courbets, denn sie zeigten oftmals einen oberflächlichen, äußerlichen Eindruck der Natur und vermittelten Gefühle, die völlig unrealistisch waren. Der größte Realist in einem viel wörtlicheren Sinne war der ungestüme, unintellektuelle und in erster Linie autodidaktische Maler Gustave Courbet (1819–98). Er neigte von Natur aus zu rhetorischen Tiraden und war bei weitem nicht so erdverhaftet, wie er selbst dachte; ihm fehlte jedoch die träumerische Sehnsucht nach der Vergangenheit, die typisch ist für die Präraffaeliten. Courbets trotziger Nonkonformismus und seine Neigung zur konkreten Realität beeinflußten die folgende Künstlergeneration stark.

Courbet glaubte fest daran, daß ein Künstler nur »reale und existierende Gegenstände« malen sollte, wobei er unbeirrt in die Zukunft voranschritt und, wie er meinte, von ihr Besitz ergriff. Caravaggios ausdrucksstarker Stil (siehe S. 176) begeisterte ihn ebenso wie die holländischen Meister Frans Hals (S. 210) und Rembrandt (S. 200). Ihr Einfluß läßt sich auch bei Courbets eigenen Bewunderern nachweisen. Seine Landschaften wirken immer vital und sind von einer wilden Energie durchdrungen, denn er war stolz auf seine ungezähmte Lebensfreude. Als Sohn eines bürgerlichen Landbesitzers war er von Natur aus ein eher ungehobelter und leidenschaftlicher Mann, der diese Eigenschaften in seiner Kunst sublimierte. Er nannte sich selbst »einen Sozialisten, einen Demokraten und einen Republikaner, in erster Linie jedoch einen Realisten, das heißt einen leidenschaftlichen Anhänger der reinen Wahrheit«.

Courbets Werk ist von einem überzeugenden, in seiner beständigen Sorgfalt unnachgiebigen Realismus. All seine Vorzüge und eine undefinierbare Qualität, die sich der Analyse entzieht, finden sich in seinem Meisterwerk *Das Atelier des Künstlers (324)*. Dieses Gemälde ist eine sehr persönliche Arbeit, die ihr Geheimnis bewahrt hat. Niemand hat jemals wirklich erklären können, was der vollständige Titel meint: *Eine wirkliche Allegorie, die sieben Jahre meines künstlerischen Lebens zusammenfaßt.* Courbet

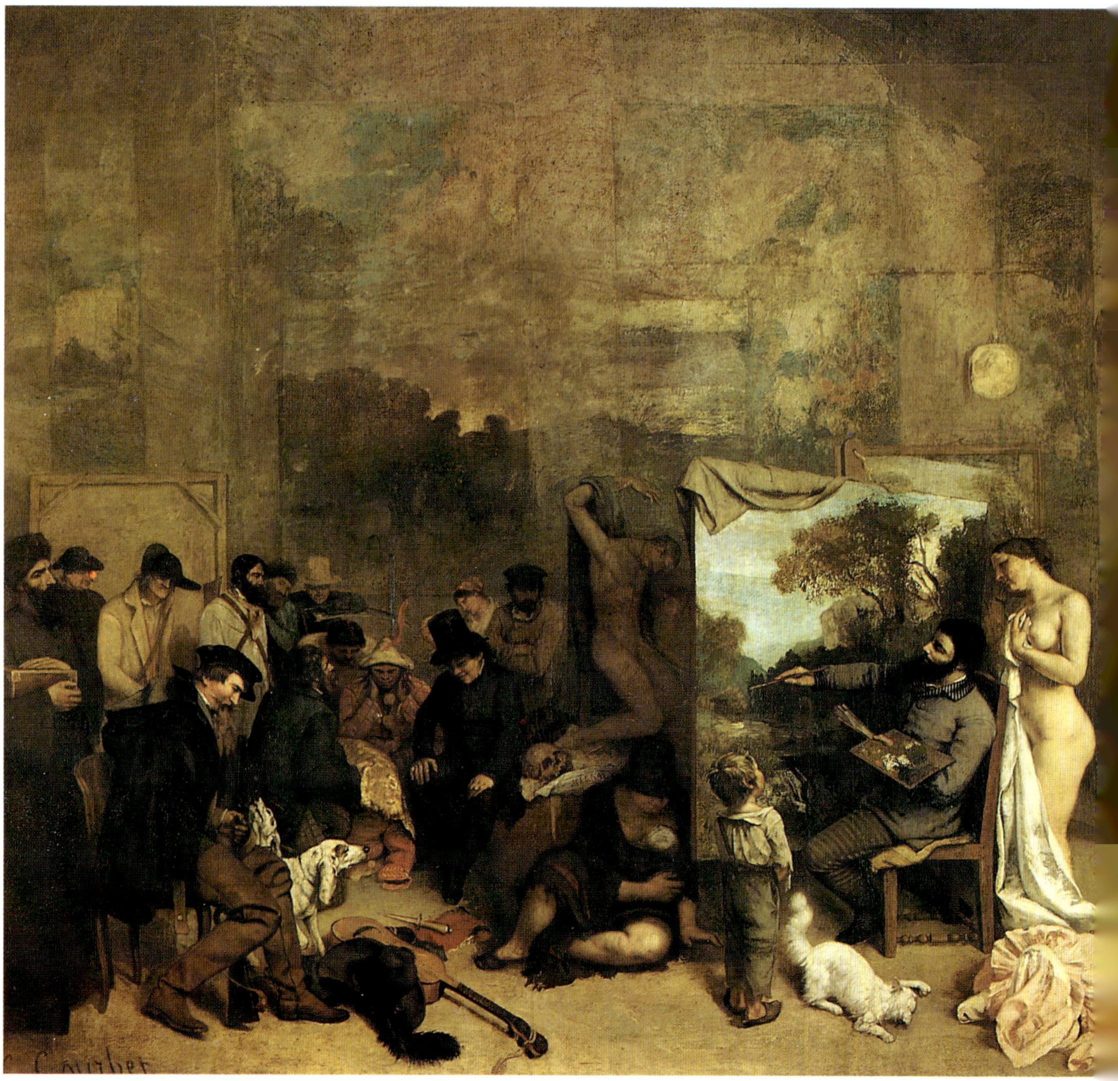

324 Gustave Courbet, Das Atelier des Künstlers, 1855, 361 × 597 cm

erklärte, er habe in diesem Bild in seiner Phantasie alle wichtigen Einflüsse seines Lebens versammelt, einige seien verallgemeinert, einige erschienen offensichtlich in Form von Personifikationen. Die Anwesenden sind von unterschiedlichem Typus und Rang, alle wirken realistisch, und sie gruppieren sich um den Künstler, der eine hinreißende Landschaft malt, während sich ein nacktes Modell posierend an die Lehne seines Stuhls schmiegt. Diese Besucher sind Gäste, die er augenscheinlich aus einem bestimmten Grund eingeladen hat. Courbet beschreibt diese Allegorie sogar in einem Brief an seinen Freund, den Schriftsteller Jules Champfleury, und er erklärt, die Figuren auf der linken Seite seien diejenigen, »die vom Tode leben«, wohingegen die Gestalten rechts »vom Leben leben«.

Während man die Dargestellten auf der rechten Seite identifizieren kann – Champfleury selbst ist neben anderen eleganten Pariser Freunden Courbets wie dem Journalisten und Sozialisten Pierre Proudhon und dem Dichter Charles Baudelaire (siehe S. 286) unter den Zuschauern porträtiert –, stellen die Personen links, die teilweise im Halbdunkel verschwinden, wohl Personen aus Courbets Vergangenheit oder frühere Einflüsse dar. Möglicherweise findet sich auch ein verkapptes Porträt des Kaisers Napoleon III.

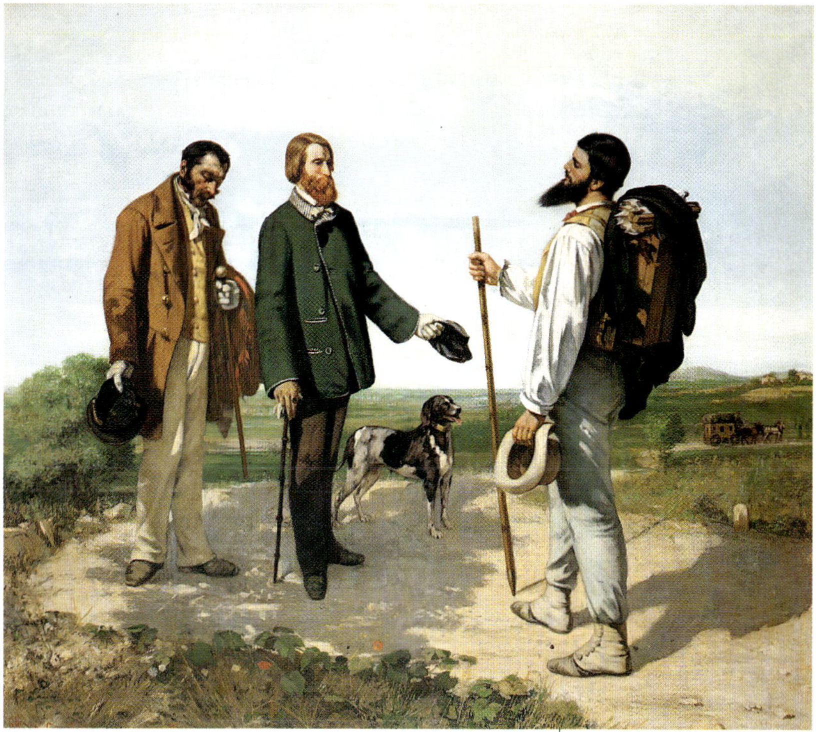

325 Gustave Courbet, Bonjour Monsieur Courbet/Die Begegnung, 1854, 130 × 150 cm

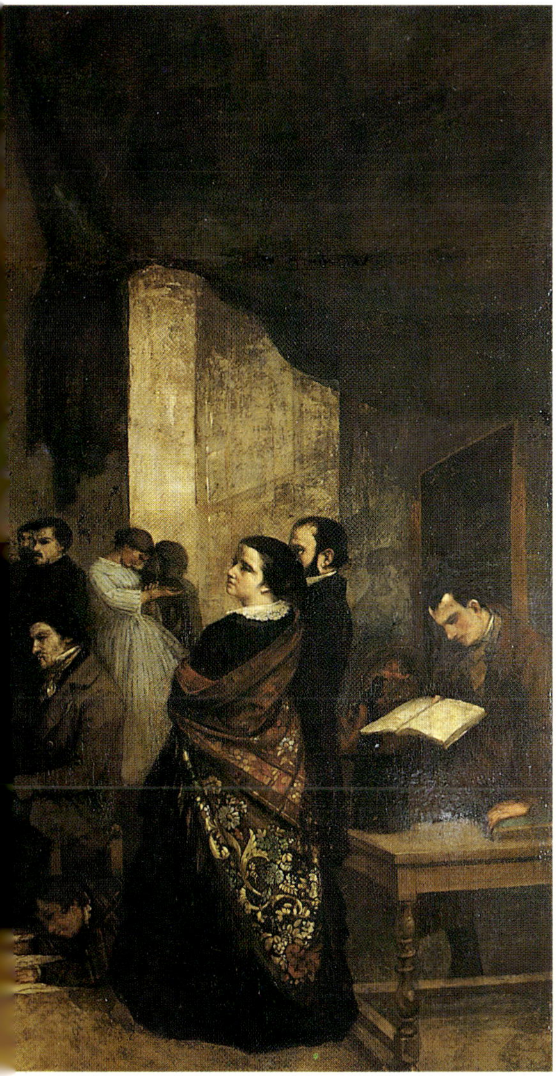

Der allwissende Künstler

Courbets Eitelkeit ist für eine kreative Persönlichkeit nichts Außergewöhnliches, aber nur wenige haben ihre Schwäche so effektiv genutzt wie er. *Bonjour Monsieur Courbet/Die Begegnung (325)* zeigt den Künstler, wie er sich selbst sieht, wohlproportioniert und sehr männlich, weit entfernt von der Verweichlichung des zivilisierten Lebens, wie er über eine Landstraße wandert. Courbets ergebener Mäzen, Alfred Bruyas, und sein Diener verbeugen sich ehrerbietig vor dem Künstler, als sei er der Überlegene – und es wird deutlich, daß Courbet ganz dieser Meinung ist. Man erkennt eine unschuldige Selbstgefälligkeit in der Neigung des eleganten Künstlerkopfes, in seinem gönnerhaften, leutseligen Lächeln. Die staubige Straße, die Blumen und Gräser an ihrem Rand, der Hund – jedes Detail dieser schlichten französischen Landschaft wird vollkommen realistisch und undramatisch wiedergegeben. Wir können nachvollziehen, was Courbet sah, roch und hörte, nicht durch irgendeine dramatische Übertreibung, sondern durch seine hohen künstlerischen Fähigkeiten.

Dieses Selbstverständnis, daß ein Künstler außerhalb der Mittelmäßigkeiten der bürgerlichen Gesellschaft lebt, fand in Werk und Leben der folgenden Malergeneration direkten Ausdruck, vor allem bei Manet und Degas.

Gustave Courbet Werkauswahl

Jäger im Schnee (Besançon, Musée des Beaux-Arts)
Das Begräbnis in Ornans (Paris, Musée d'Orsay)
Die Woge (Frankfurt, Städel)
Mädchen am Ufer der Seine (Paris, Musée du Petit Palais)
Die Badenden (Montpellier, Musée Fabre)
Kornsieberinnen (Nantes, Musée des Beaux-Arts)
Die Grotte des Loue (Hamburg, Kunsthalle)

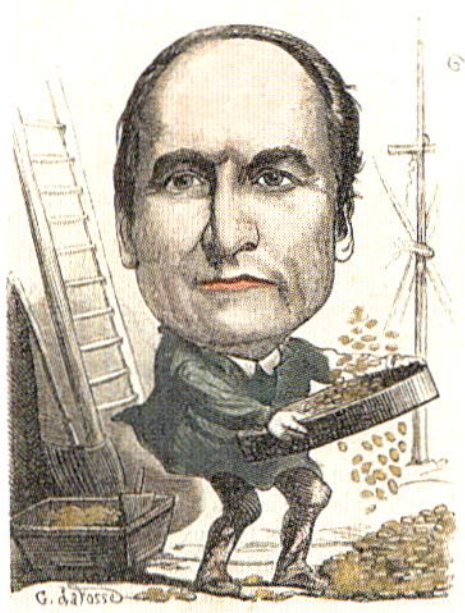

Das neue Paris

Als Napoleon III. 1851 Kaiser wurde, beschloß er, Paris zum neuen Mittelpunkt Europas zu machen. Napoleon engagierte den Architekten Baron Haussmann (siehe oben), der das Zentrum von Paris neu gestalten und ein Netz miteinander verbundener, baumgesäumter Boulevards anlegen sollte. Dabei schuf Haussmann auch neue Parkanlagen, Plätze und Verwaltungsgebäude. Seine ehrgeizigen Pläne machten 350 000 Menschen obdachlos und schufen neue soziale Probleme, u. a. wurde die Prostitution auf den breiten Boulevards nun für jedermann offensichtlich.

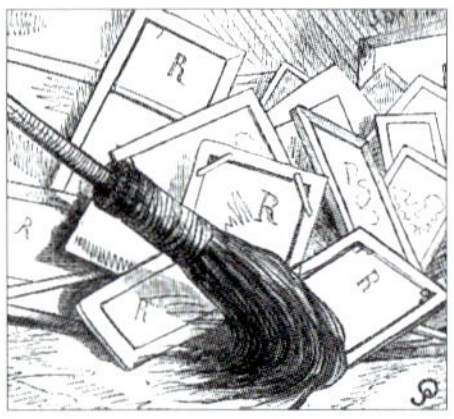

Salon des Refusés

Der ›Salon der Abgewiesenen‹ wurde eingerichtet, nachdem der offizielle Salon von 1863 mehr als 4000 Gemälde abgelehnt hatte. Dieser alternative Salon entstand auf Initiative Napoleons III., und viele Künstler, darunter Manet, Cézanne und Whistler, begrüßten die Möglichkeit, ihre zurückgewiesenen Werke auszustellen. Als der Salon des Refusés im Mai 1863 eröffnet wurde, kamen bereits am ersten Tag mehr als 7000 Besucher, aber bei den Kritikern fand die Ausstellung wenig Beifall. Die Abbildung zeigt eine zeitgenössische Karikatur zum Auswahlsystem des offiziellen Salons.

EINFLÜSSE VON MANET UND DEGAS

Courbets Beharren auf seinen persönlichen Vorstellungen hatte großen Einfluß auf andere Künstler, denn er lehrte sie, nur zu glauben, was sie mit eigenen Augen sehen konnten. Manet gab die überkommene Technik der subtilen Übergänge und der glatten Oberflächen auf und verwendete statt dessen ungemischte Farben, um die harten, natürlichen Kontraste wiederzugeben. Degas, der von der Photographie und den japanischen Farbholzschnitten beeinflußt war, nutzte seine Fähigkeiten, um aufsehenerregende neue Kompositionen zu schaffen.

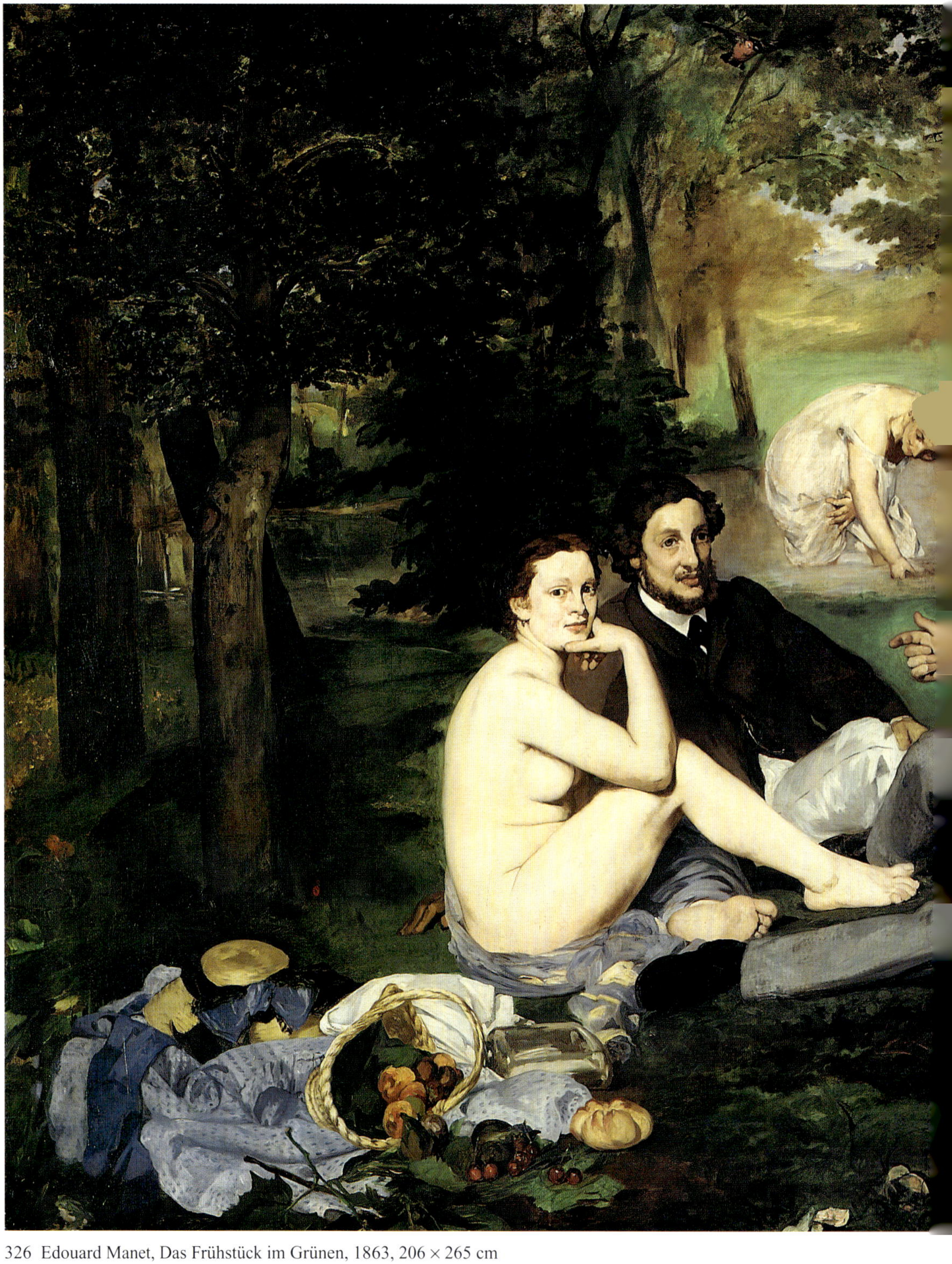

326 Edouard Manet, Das Frühstück im Grünen, 1863, 206 × 265 cm

Edouard Manet (1832–83) führte Courbets Realismus einen Schritt weiter, indem er die Grenzen zwischen Objektivität und Subjektivität verschwimmen ließ – eine stille Revolution, nach der die Malerei nicht mehr dieselbe war. Nach dem Impressionismus konnte die Kunst nie mehr guten Gewissens behaupten, das Bild, das sie von der Welt gebe, sei objektiv. Dennoch war es eine stille Revolution, denn Manet war ein zurückhaltender, vornehmer Künstler, der sich nichts mehr wünschte als konventionelle Erfolge in den Pariser Salons (siehe Randleiste links). Im Temperament war er mit seinem modebewußten, geistreichen und städtischen Gehabe das genaue Gegenteil Courbets, ein typischer Flaneur (siehe Randleiste rechts) und sehr beliebt. Letztendlich konnte er nicht verstehen, warum seine Gemälde von der Pariser Kunstwelt so verschmäht und als Provokation betrachtet wurden. Glücklicherweise ermöglichte ihm sein Privatvermögen, seine Ideen ohne größere finanzielle Sorgen zu verfolgen.

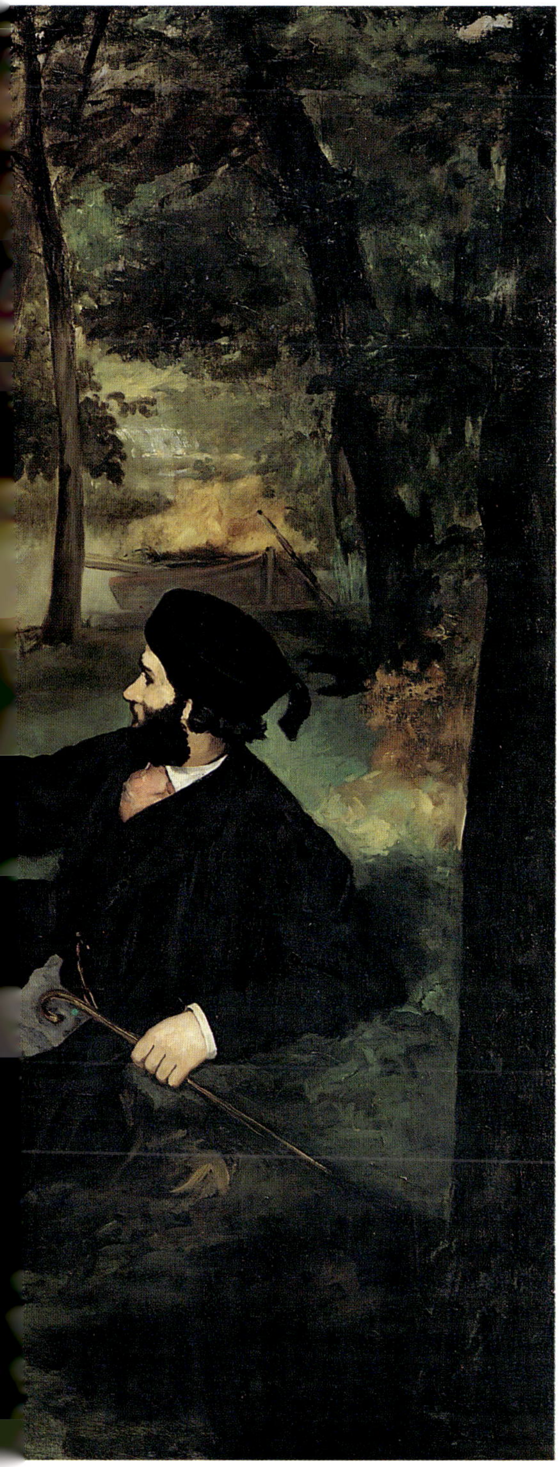

»Der Vater der modernen Kunst«

Rückblickend ist Manet unter dem allumfassenden Begriff Impressionismus subsumiert worden, aber seine Kunst ist im Grunde eher realistisch als impressionistisch. Seine Haltung beeinflußte erst jene Gruppe jüngerer Maler, die in der Folgezeit als Impressionisten bezeichnet werden sollten. Sie fühlten sich von seiner kompromißlosen Verwendung klarer Farbflächen, der raschen Pinselführung, von dem harten, natürlichen Licht und dem ›frischen‹, Erscheinungsbild seiner Gemälde angezogen.

Manet war ein ungewöhnlich kultivierter Mann aus einer wohlhabenden bürgerlichen Familie, und doch malte er mit einer unerwarteten Einfachheit. Sein Gemälde *Das Frühstück im Grünen (326)* ist das Werk eines gebildeten Künstlers. Die Komposition der Mittelgruppe beruht auf einem Druck, der wiederum von einem Werk Raffaels inspiriert ist, bei Manet findet sich nichts Präraffaelitisches, und das Mahl im Freien hatte als malerisches Thema eine lange Tradition.

Was die Kritiker und die Öffentlichkeit schockierte, war die unglaubliche Modernität des Gemäldes: Die nackte Frau hatte einen klassischen Körper, aber ihr Gesicht und ihre Gestik waren unmißverständlich modern. Man fragt sich, ob der Skandal weniger heftig gewesen wäre, wenn die Männer ebenfalls nackt gewesen wären. Manet schuf eine ungeheuer reale Szene, mit der jedermann bei einem Spaziergang im Wald hätte konfrontiert werden können. Ironischerweise war es die Ausstrahlungskraft dieses Gemäldes, verbunden mit Manets eigenwilligem Gebrauch der Perspektive, die es beim Publikum durchfallen ließ. Das Mädchen, das in dem Teich badet, befindet sich weder im Bild noch außerhalb. Ihre Proportionen sind im Vergleich zu denen der anderen Personen ›falsch‹, so daß die drei Picknickteilnehmer scheinbar zwischen zwei verschiedenen Stilebenen eingeschlossen sind: Das sich bückende Mädchen wirkt zweidimensional und zu weit entfernt, während das großartige Stilleben der achtlos verstreuten Kleider und Früchte beeindruckend natürlich erscheint.

Im Zentrum des Bildes schaut Victorine Meurent, Manets Lieblingsmodell, ohne Scham den jeweiligen Betrachter an. Daß sich die klassischen Nymphen ungezwungen gaben, war inzwischen längst alltäglich, eine deutlich erkennbare ›wirkliche‹ Frau in gleicher Pose dagegen war unmoralisch.

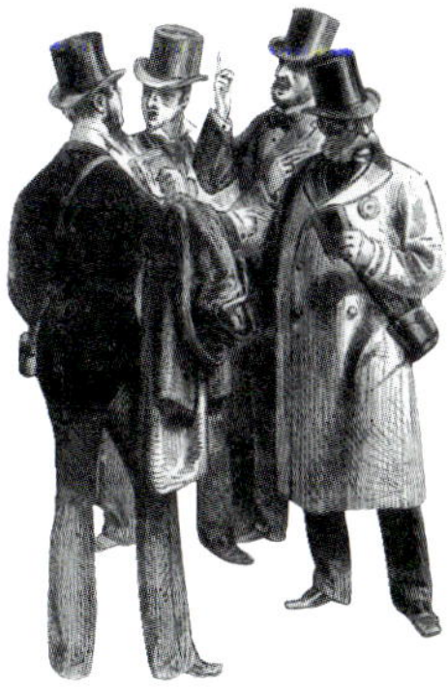

Der Flaneur

Auf dem Höhepunkt der impressionistischen Bewegung wurden die Straßen und Cafés von Paris zur Bühne für die eleganten Auftritte von Künstlern und Schriftstellern. Ein Flaneur war ein Pariser Phänomen: Ein eleganter, müßiger Mann von Welt, der seinem äußeren Erscheinungsbild größte Aufmerksamkeit widmete, aber dennoch ernsthafte künstlerische oder literarische Ambitionen hatte. Manet war in den Pariser Kreisen für sein elegantes Auftreten berühmt und konnte sich sein Leben lang für die Mode in all ihren Facetten und Erscheinungsformen begeistern.

Zeitgenössische Künste

1851
findet im Hyde Park, London, die Weltausstellung statt.

1865
veröffentlicht Lewis Carroll »Alice in Wonderland«.

1867
veröffentlicht Karl Marx »Das Kapital«.

1877
wird das Rijksmuseum in Amsterdam gebaut.

1887
schreibt Sir Arthur Conan Doyle den ersten Sherlock-Holmes-Roman, »Study in Scarlet« (dt. Studie in Scharlachrot).

1892
komponiert Tschaikowsky die Nußknacker-Suite.

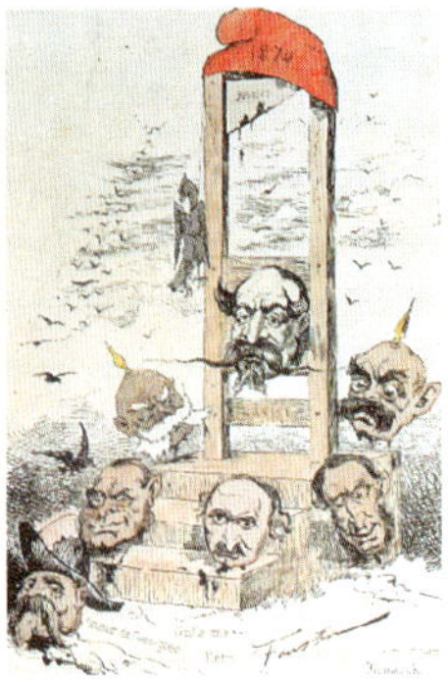

Der Deutsch-Französische Krieg
Zu Kriegsbeginn traten Manet und Degas in die französische Nationalgarde ein, während andere Impressionisten wie Monet, Sisley und Pissarro nach England flohen. Schon nach wenigen Monaten mußte sich die französische Armee ergeben, und die Deutschen unter Bismarck erhielten das Elsaß und Lothringen. Den Franzosen wurden Reparationen in Höhe von 5 Milliarden Francs auferlegt. Die Abbildung zeigt eine zeitgenössische Karikatur, die die Fähigkeiten der in diese Auseinandersetzungen verwickelten Politiker parodiert.

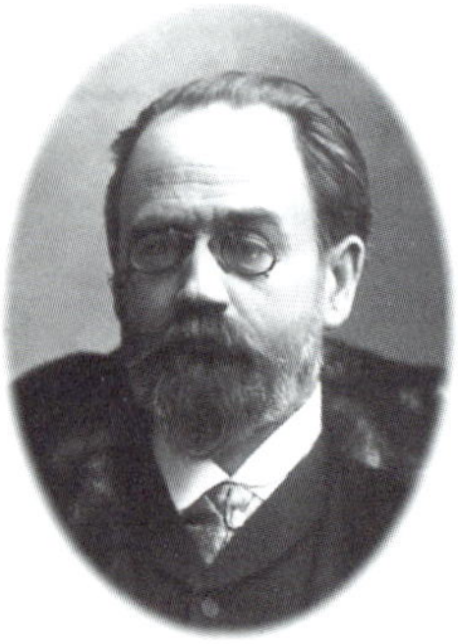

Emile Zola
Emile Zola (1840–1902) unterstützte Manets Kunstschaffen, und als Dank malte Manet 1867–68 dessen Porträt. Zola verfaßte zur Verteidigung von Manets Werk ein Flugblatt und blieb bis 1886 mit verschiedenen impressionistischen Künstlern befreundet. In diesem Jahr veröffentlichte er seinen Roman »L'Œuvre« (dt. Das Werk), dessen zentrale Figur ein Künstler ist (eine Mischung aus Manet und Cézanne), der vom Erfolg träumt, aber unentwegt Niederlagen erlebt.

Während Courbet schockieren wollte, fand Manet eine solche bewußte Provokation unpassend und war überrascht über die Reaktionen auf seine Gemälde. Dennoch kann man auch das Unverständnis der Betrachter nachvollziehen: Manet ist bis heute kein unkomplizierter Künstler. Was uns seltsam anmutet, ist die Blindheit, die seine Zeitgenossen gegenüber der einzigartigen Schönheit seiner Werke an den Tag legten. Das vitale und doch weiche Porträt der jungen Frau vor der geheimnisvollen Kulisse des Waldes ist so zauberhaft, daß es ein Rätsel bleibt, warum so nur wenige wirklich ›sehen‹ konnten, was dargestellt war.

Die Pariser Avantgarde

Manet war ein enger Freund des zeitgenössischen französischen Dichters Charles Baudelaire (1821–67), dessen Essay »Der Maler des modernen Lebens« – der die Künstler dazu anregte, das große Spektakel des Lebens in der modernen Stadt wiederzugeben – tiefen Einfluß auf Manets Schaffen hatte. In jedem von Manets Gemälden spürt man die beständige Aufforderung an seine Zeitgenossen, wie er die Großartigkeit, die Schönheit und das Tragische des modernen Lebens zu betrachten; die Künstler sollten sich auf ihre konkrete Umgebung und nicht auf die Vergangenheit als Inspirationsquelle konzentrieren. Er malte Philosophen in Gestalt moderner Bettler, Straßenmusikanten, Prostituierte, Kurtisanen und Menschen am Rande der Gesellschaft ebenso sorgfältig wie solche, die sich gutsituiert in ihrem Mittelpunkt befanden. Er spürte besonders deutlich die Entfremdung durch die Stadt und ihre sich fortwährend verändernde und entwickelnde Struktur. So betrachtet ist Manets Beitrag zum modernen ›Ausdruck‹, zur modernen Kunst von großer Bedeutung. Trotzdem weist seine Kunst enge Bezüge zu den alten Meistern auf, vor allem zu Velázquez (siehe S. 194), Goya (S. 248) und den flämischen Meistern (S. 200), deren Erkenntnisse er in seine Zeit transponierte. Diese Wurzeln wurden schließlich von den Impressionisten und ihrer völlig neuen Weise, die physische Welt zu visualisieren, gekappt.

Man könnte meinen, daß Manets Hauptinteresse der Figur galt, aber eigentlich war es eher die materielle Welt, wie man sie wirklich sieht, die er neu schuf. Seine Stilleben sind besonders ergreifend. Im *Stilleben mit Melone und Pfirsichen (327)* schimmert das Licht auf dem gestärkten Weiß der Tischdecke. Ihre Textur unterscheidet sich deutlich von dem sanften Weiß der Rose, die auf dem Tuch liegt. Das Bild spielt nicht nur mit Weißtönen, sondern präsentiert auch eine frische Palette von strahlenden Gelb- und Grüntönen. Das tiefe Schwarz der Flasche und des Tisches, das aus vielen Farben zusammengemischt ist, steht in dramatischem Kontrast zu den hellen Glanzlichtern, während Manets gekonnte Pinselführung diesen geschlossenen Farbflächen Leben und Dynamik verleiht.

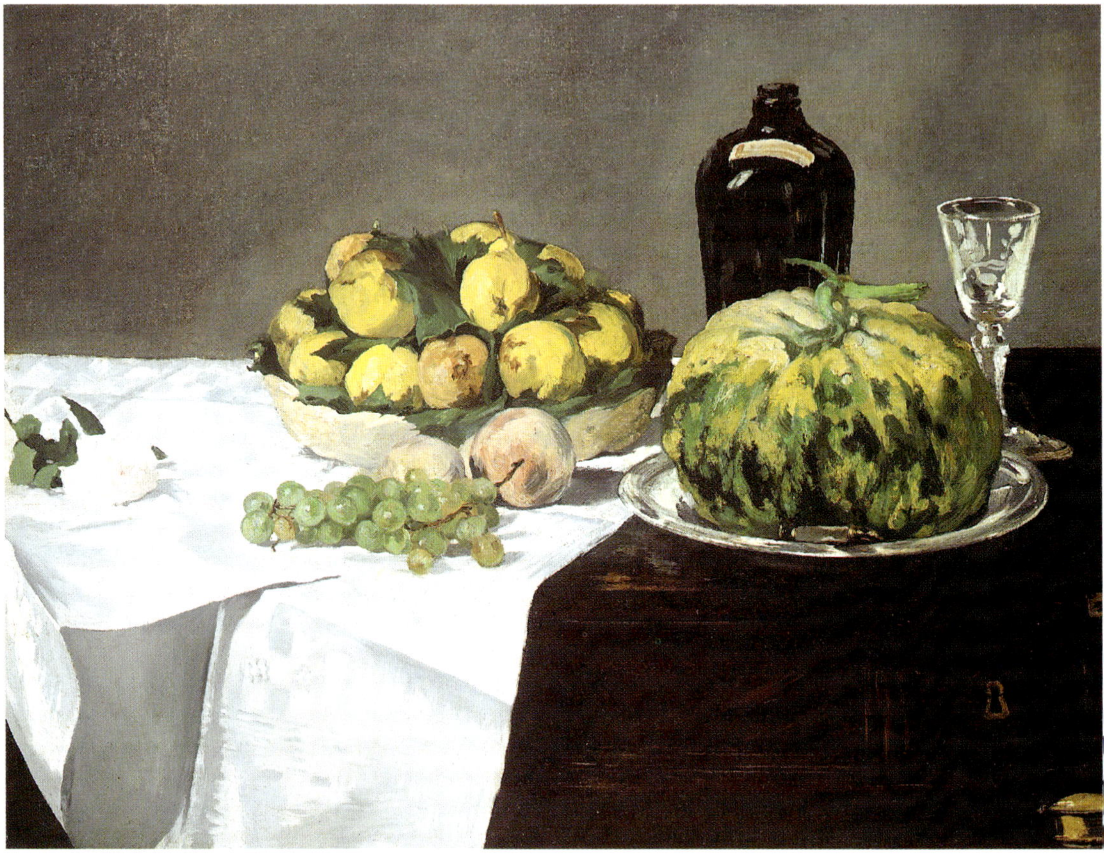

327 Edouard Manet, Stilleben mit Melone und Pfirsichen, um 1866, 69 × 92 cm

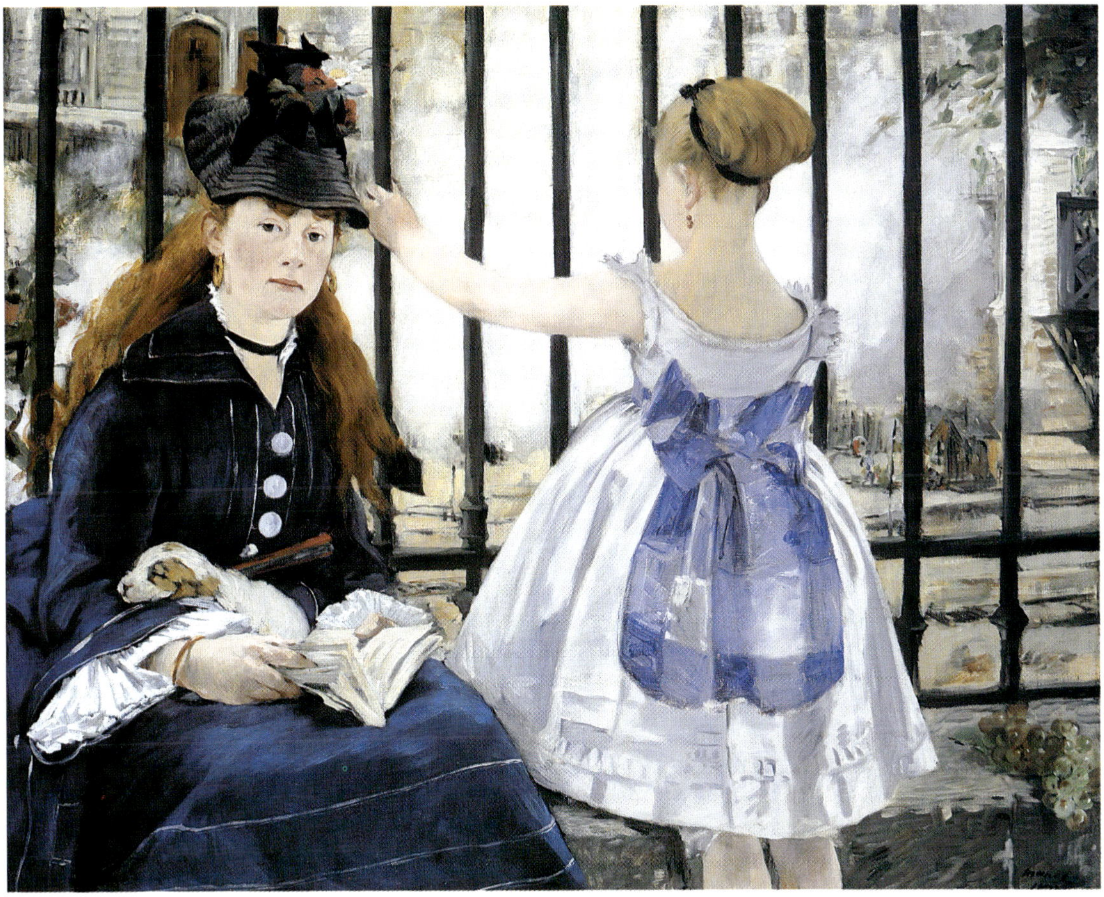

328 Edouard Manet, Die Eisenbahn, 1872–73, 94 × 115 cm

Edouard Manet Werkauswahl

Im Wintergarten (Staatliche Museen zu Berlin, Neue Nationalgalerie)
Das Frühstück im Atelier (München, Neue Pinakothek)
Olympia (Paris, Musée d'Orsay)
Das Spargelbündel (Köln, Wallraf-Richartz-Museum)
Musik in den Tuilerien (London, National Gallery)
Die Erschießung Kaiser Maximilians (Mannheim, Kunsthalle)
Argenteuil (Tournai, Musée des Beaux-Arts)
Nana (Hamburg, Kunsthalle)

Aktuelle Themen

Die menschliche Gestalt bleibt jedoch im Mittelpunkt von Manets Schaffen. Victorine Meurent, die sorglose junge Schöne, blieb sein Lieblingsmodell. Zehn Jahre nach dem *Frühstück im Grünen* ist sie in dem Gemälde *Die Eisenbahn (328)* noch immer unerschrocken und selbstbewußt. Dieses Werk greift das Thema des Bahnhofs auf (das dem modernen Betrachter vielleicht banal erscheint) und behandelt es mit einem unwiderstehlichen Gefühl für das Abenteuerliche, aber auch mit subtilem Humor.

Manet war stets empfänglich für die avantgardistischen Strömungen seiner Zeit, und er wurde seinerseits von den jüngeren Impressionisten beeinflußt, vor allem von Monet (siehe S. 294), mit dem er sich anfreundete. Obwohl er niemals ein Impressionist wurde, spiegelt *Die Eisenbahn* doch Manets wachsendes Interesse an ihrer Kunst und zeigt einen wichtigen Fortschritt in seiner eigenen künstlerischen Entwicklung: Manet machte die ersten Skizzen für dieses Gemälde im Atelier mit Modellen und arbeitete dann vor Ort, um das Gemälde zu vollenden. Meurent befindet sich in *Die Eisenbahn,* wie im wirklichen Leben, unsymmetrisch postiert am linken Bildrand. Unter ihrem blumengeschmückten Hut quillt eine Flut üppigen roten Haares hervor, und sie ist gut, aber dezent gekleidet. Ein Hauch von Spitze umspielt ihren zarten Hals, und ein Samtband zieht unseren Blick auf das kleine Dreieck Halsausschnitt über den großen Perlmuttknöpfen. Im Schoß hält sie ein offensichtlich ungelesenes Buch und einen kleinen Hund, der mit seinem Kopf auf ihrem Unterarm schlummert. Sie verzaubert uns mit ihrer Unbekümmertheit. Ebenso ungezwungen präsentiert uns die zweite Person in diesem Bild nur ihre ausladende Rückseite, breite Partien gekräuselten weißen Stoffes und eine große blaue Schleife, auf denen Licht und Schatten spielen. Das kleine Mädchen ist ebenso sorgfältig gekleidet wie seine Begleiterin, scheint sich unserer Gegenwart jedoch nicht bewußt zu sein: Seine ganze Aufmerksamkeit gilt dem Bahnhof. Manet lenkt unsere Aufmerksamkeit auf dieses kleine Mädchen, indem er das, was es sieht, in einer Rauchwolke vor uns verbirgt.

Das Thema dieses Bildes ist die verzückte, kindliche Begeisterung des kleinen Mädchens, sein Erstaunen über die sich vor ihm ausbreitende moderne Welt, und seine Haltung wird durch den gelangweilten Gesichtsausdruck der Erwachsenen neben ihm noch gesteigert, die sich müßig wartend und nur mit sich selbst beschäftigt die Zeit vertreibt. Manet fesselt unsere Aufmerksamkeit genau dort, wo er sie haben möchte: bei dem rauchigen Hintergrund, bei den sehr präsenten und isolierten Personen und den vagen

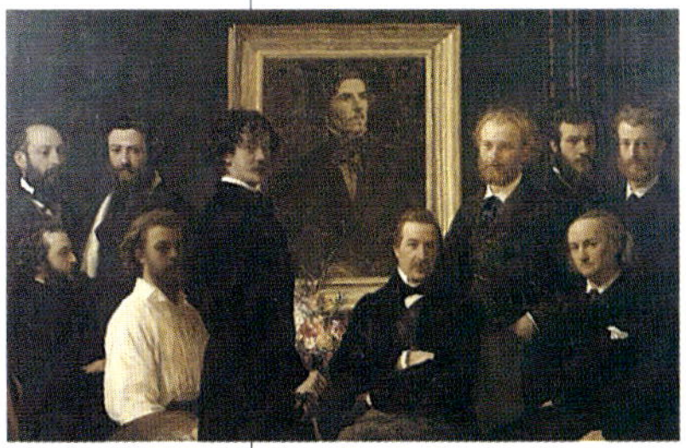

Hommage à Delacroix

Dieses Gruppenbild von Fantin-Latour (siehe S. 289), das 1864 geschaffen wurde, zeigt die künstlerische und literarische französische Avantgarde und trägt den Titel *Hommage à Delacroix.* Das Gemälde zeigt u. a. Fantin-Latour, Baudelaire, Manet und Whistler, die sich um ein Porträt ihres künstlerischen Vorbilds Delacroix scharen. Trotz seiner Verbindungen zu progressiven Künstlern war Fantin-Latour ein Traditionalist, der in seinen späteren Lebensjahren minuziöse Porträts und Lithographien schuf.

EINE BAR IN DEN FOLIES-BERGÈRE

In seiner Besprechung von Manets letztem großem Gemälde, *Eine Bar in den Folies-Bergère,* beschreibt der Kunstkritiker Paul Alexis das Barmädchen als »hinter ihrer Theke stehend, ein schönes Mädchen, wahrhaft lebendig, wahrhaft modern«. Manet blieb immer ein echter Städter, und deshalb malte er die mondäne Welt, die er kannte und liebte, mit all ihrem Glanz und ihren Schwächen.

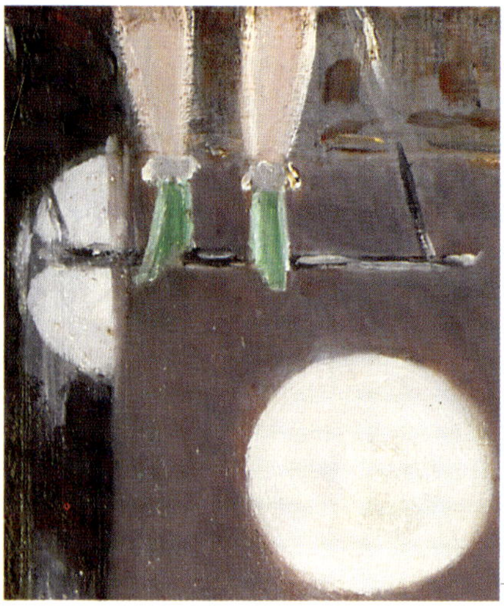

Die Trapezkünstlerin
Es mag überraschen, ganz links in der oberen Ecke über dem weißen Schein einer elektrischen Lampe ein Paar Mädchenbeine in grünen Stiefeletten zu entdecken. Diese Beine gehören zu einer Trapezkünstlerin. Die Folies-Bergère war ein Pariser Varietétheater, das auch artistische Einlagen bot; seine Wandelgänge wurden von Prostituierten besucht.

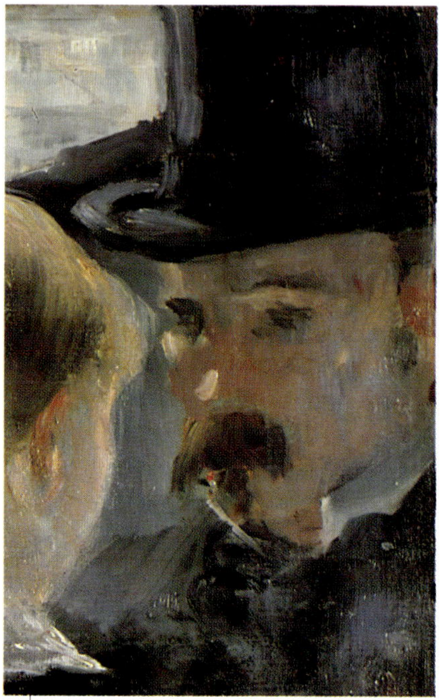

Der ›Kunde‹
Man beschuldigt Manet, die Gesetze der Perspektive zu mißachten, denn wir sehen die Spiegelung eines Kunden, der sich anscheinend mit dem Barmädchen unterhält, der aber körperlich nicht anwesend ist, obwohl wir ihn nach seiner Position im Spiegel eigentlich sehen müßten. Manets Kritikern entging die Raffinesse von Manets Kunstgriff: Wir, die Betrachter, befinden uns in der Position, die der ›Kunde‹ eigentlich einnehmen müßte, wir stehen an seinem Platz.

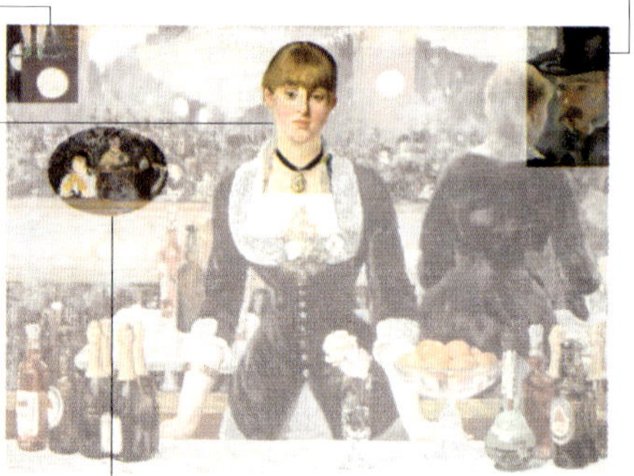

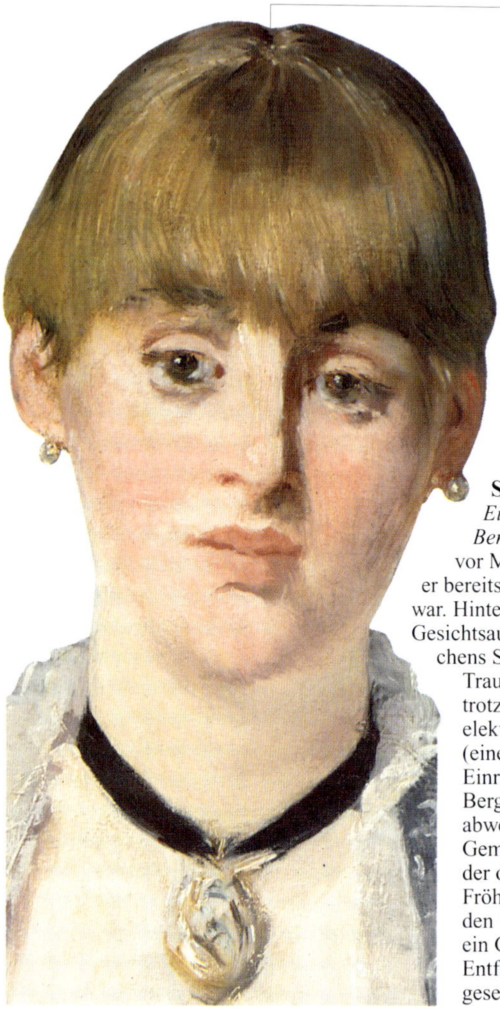

Suzon
Eine Bar in den Folies-Bergère wurde im Jahr vor Manets Tod gemalt, als er bereits ernsthaft erkrankt war. Hinter dem gelangweilten Gesichtsausdruck des Barmädchens Suzon erkennt man Traurigkeit, und sie wirkt trotz des strahlenden elektrischen Lichtes (eine neue, sehr moderne Einrichtung in den Folies-Bergère) unnahbar und abwesend. Wie in vielen Gemälden Manets wird der oberflächlichen Fröhlichkeit des schillernden Pariser Nachtlebens ein Gefühl der privaten Entfremdung entgegengesetzt.

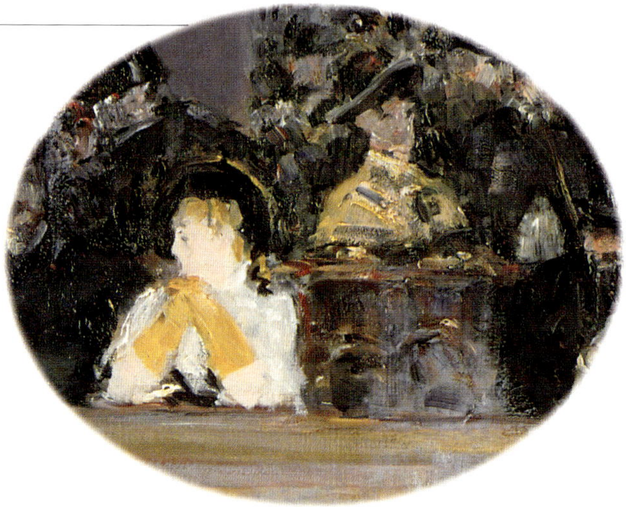

Manets Freunde
Abgesehen von der konkreten Gestalt der Suzon und ihrer mit Erfrischungen bestückten Bar, zeigt das Gemälde nur eine Spiegelung. Blaugraue Farbwolken, die sich über die Oberfläche der Leinwand ziehen, beschreiben die verräucherte Luft und die glatte Spiegelfläche zugleich. Miniaturbildnisse von Manets Freunden (Méry Laurent und Jeanne Demarsy) finden sich im Publikum.

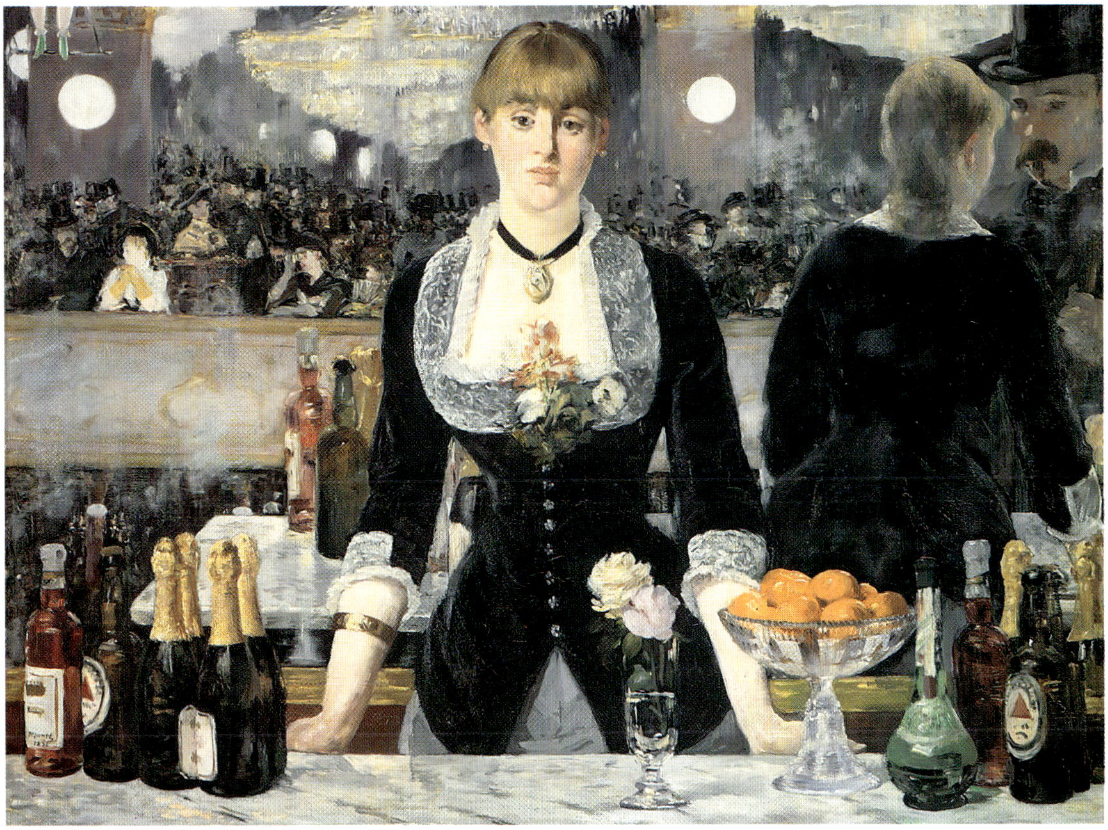

329 Edouard Manet, Eine Bar in den Folies-Bergère, 1881–82, 97 × 130 cm

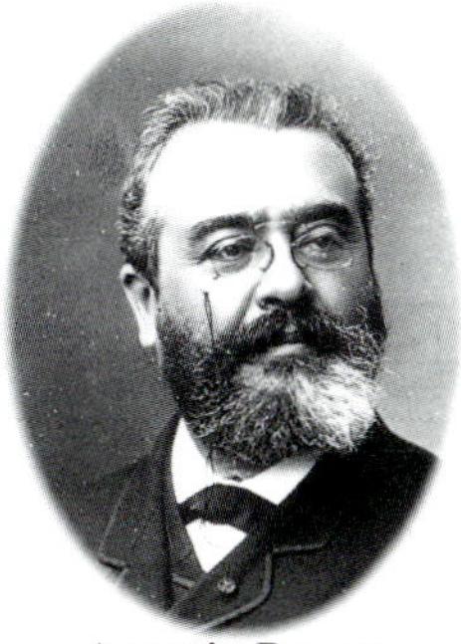

Antonin Proust

Manet und Proust besuchten dieselbe Schule, studierten gemeinsam und blieben lebenslange Freunde. 1850 besuchten Manet und Proust die Pariser Kunstakademie von Thomas Couture und entwickelten dort ihre Abneigung gegen die etablierte Kunstwelt. Prousts 1897 veröffentlichte »Souvenirs de Manet« sind die Quelle, nach der gewöhnlich die frühen Aussprüche Manets zitiert werden. Dieses Buch setzt ihrer unverbrüchlichen Freundschaft ein Denkmal und versucht, die Großartigkeit von Manets Kunst zu erklären. Proust war einer der Hauptredner bei Manets Beisetzung im April 1883, bei der auch viele berühmte Künstler wie Monet, Renoir, Pissarro und Sisley anwesend waren.

Andeutungen eines Vordergrundes. Es ist dieses neue Gefühl für die fließende, veränderliche Realität der Zeit, das Manet vermittelte und das so wichtig für die weitere Entwicklung des Impressionismus war.

Das letzte Meisterwerk

Dieses Gefühl für den kurzen, vorübereilenden Augenblick, der für immer festgehalten ist, wird in der *Bar in den Folies-Bergère (329)* besonders deutlich. Manet spielt auch mit räumlichen Täuschungen: Es gibt Spiegelungen, die trügerisch sind, und es ist schwierig, unseren Standort in dem Werk zu lokalisieren. Der Blick des Barmädchens zeigt die traurige Würde der Ausgebeuteten, die so verfügbar sind wie der Wein in den Flaschen und das Obst in der Schale. Wie die exquisiten Blüten in der Vase auf dem Thresen scheint sie gepflückt und vor den Betrachter gestellt worden zu sein. Manet starb verhältnismäßig jung, und da wir dies wissen, gehören seine letzten Blumenbilder für uns zu seinen anrührendsten Werken. Sie zeigen zarte Blumen, schön und doch so vergänglich, in Kontrast zu ihren Vasen, ebenfalls wunderschön, aber anders als die Blumen für die Ewigkeit geschaffen.

Man kann die betörende Schönheit, mit der Manet jedes Detail seines letzten großen Werkes ausstattet, seinen Abschied von der Welt der Kunst, gar nicht überschätzen, und es ist passend, daß dieses letzte Bild eine Szene aus dem modernen Pariser Leben wiedergibt.

Fantin-Latours Stilleben

Manet hatte einen ungewöhnlich großen Freundeskreis, zu dem auch Monet, Renoir, Cézanne und Bazille zählten, ein frühimpressionistischer Maler, der 1870 im Deutsch-Französischen Krieg fiel (siehe Randleiste S. 286). Es gab auch andere Künstler, die mit den Impressionisten in Verbindung standen, jedoch deren augenblicksorientierte Welt niemals betreten haben. Henri Fantin-Latour (1836–1904), der vor allem für seine wunderschönen Blumenarrangements berühmt war, blieb z. B. immer ein Naturalist, der seine Blumen mit einer aus sorgfältiger Beobachtung gewonnenen Objektivität malte. *Blumen und Früchte (330)* zeigt in seiner akribischen Detailfreude wenig von der Vorgehensweise eines Manet, Monet oder Renoir, die die Blüten in schillernde Farbflecke aufgelöst hätten. Sein Gruppenporträt *Hommage à Delacroix* (siehe Randleiste S. 287) offenbart Fantin-Latours Freundschaft zu einigen der avantgardistischsten zeitgenössischen Künstler, und doch verraten die dunklen, gedämpften Farben und die kompakten Gestalten der einzelnen Personen seine Vorliebe für naturgetreue, nur leicht idealisierende Darstellungen.

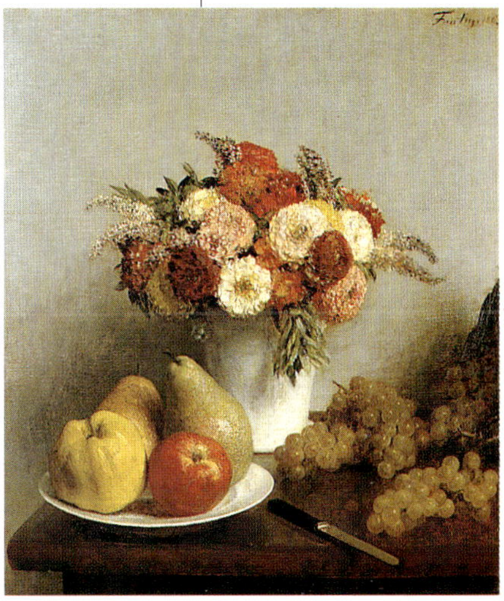

330 Henri Fantin-Latour, Blumen und Früchte, 1865, 64 × 57 cm

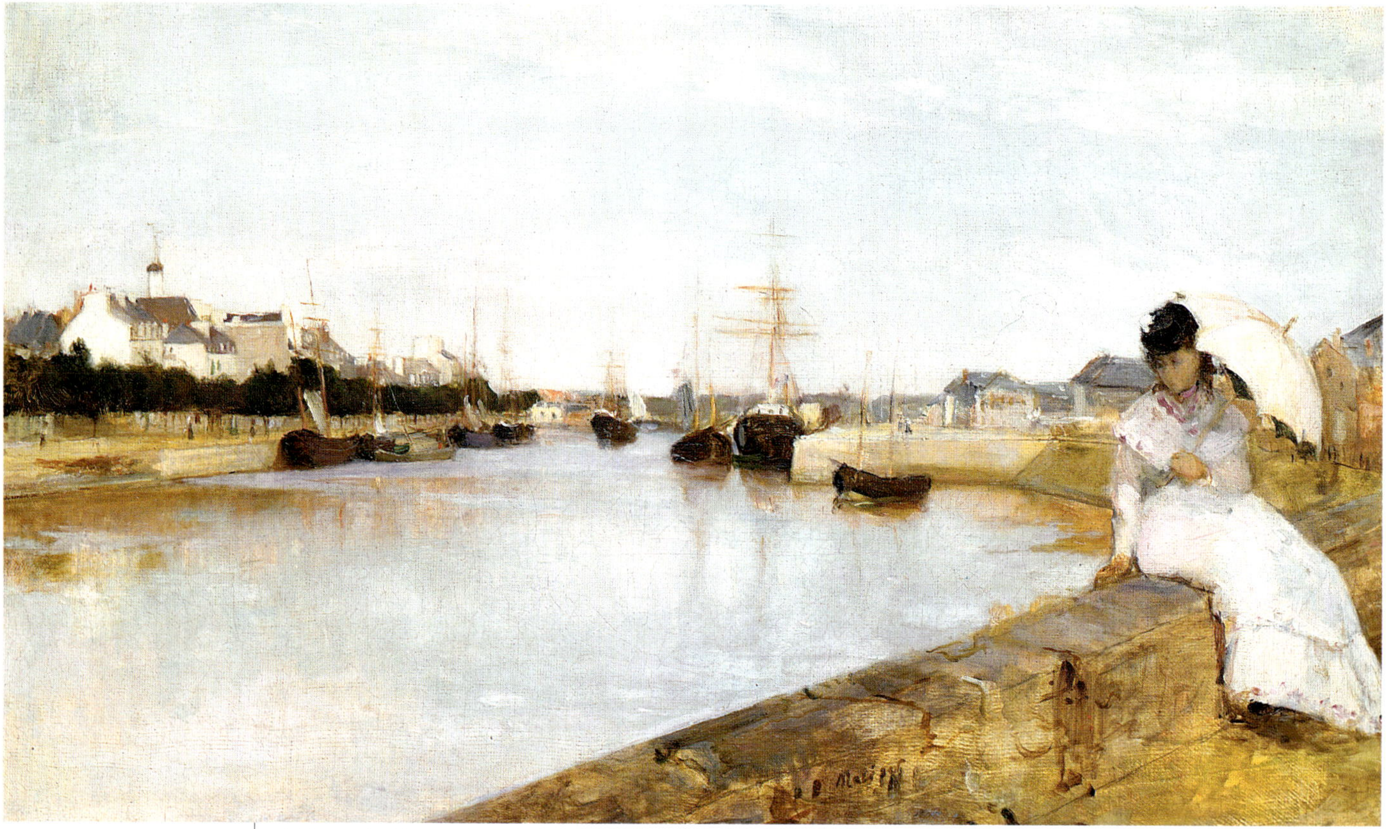

331 Berthe Morisot, Der Hafen von Lorient, 1869, 44 × 73 cm

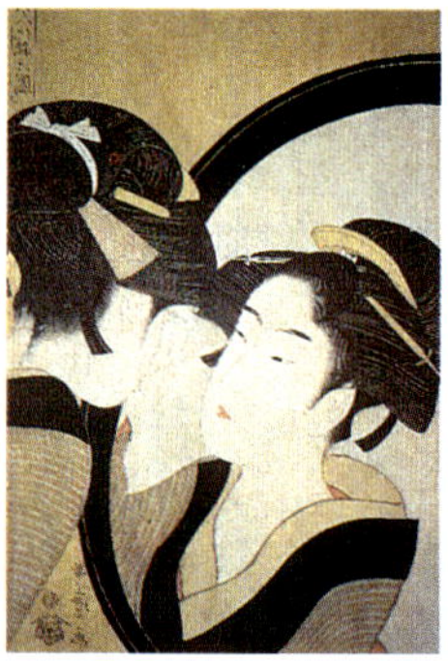

Japanische Einflüsse

Mary Cassatt (1845–1926) war eine begeisterte Sammlerin japanischer Farbholzschnitte, und sie veränderte ihre Malweise, um sich den stilistischen Vorbildern der japanischen Ukiyo-e-Drucke anzupassen. Angeregt von einer Ausstellung, die sie 1890 sah, schuf sie mit Hilfe japanischer Techniken eine Serie von Drucken. Das oben abgebildete Werk *Frau mit einem Spiegel* ist ein Holzschnitt von Kitagawa Utamaro (1753–1806), der Cassatt zu vielen Gemälden und Drucken inspirierte.

Berthe Morisot

Die Familie Morisot gehörte zu Manets Bekanntenkreis, und sein Bruder Eugène Manet heiratete schließlich die schöne Berthe (1841–95). Morisot lernte von Manet, wie man die vergängliche Zeit einfängt und festhält, und wie man den zarten Glanz des Lichts angemessen wiedergibt. In ihrer Jugend hatte sie Unterricht bei Corot und stand in Kontakt zu Charles-François Daubigny, einem Künstler der Barbizon-Schule (siehe S. 281). Sie wurde von deren Bemühungen beeinflußt, die wirkliche, wandelbare Atmosphäre einer Landschaft einzufangen, wie sie einem vor Augen stand.

Morisots Beziehung zu Manet war intensiv und beruhte auf gegenseitigem Respekt. Sein Einfluß wurde ausgeglichen durch ihren engen Kontakt zu den Impressionisten, mit denen sie regelmäßig ausstellte (während Manet unabhängig blieb). Daß sie später mit einer helleren, impressionistischen Palette arbeitete, blieb wiederum nicht ohne Einfluß auf Manets Spätwerk. Morisot ist keine richtungweisende Künstlerin im Sinne von Manet, aber sie ist als Frau richtungweisend: Sie ist selbstbewußt genug, um den Vorurteilen der Gesellschaft zu begegnen. *Der Hafen von Lorient (331)* zählt zu ihren schönsten Gemälden. Es ist ein wahrhaft impressionistisches Werk, in dem die Landschaft der Figur nicht untergeordnet und alles mit der gleichen Sorgfalt und Leichtigkeit gemalt ist. Große Flächen kontrastierender Hellblautöne schimmern im Widerschein bewegter Wolken auf stehendem Wasser, kräftige Diagonalen strukturieren das Bild, und der Morgen wirkt wunderbar frisch, während die helle, impressionistisch wiedergegebene Gestalt des Mädchens mit dem Sonnenschirm auf der Kaimauer sitzt.

Mary Cassatt

Die zweite wichtige Impressionistin, Mary Cassatt (1845–1926), stammte aus einem ebenso gutsituierten Elternhaus wie Morisot, ihre Familie lebte jedoch in Pittsburgh, Amerika, und nicht in Paris. Nachdem sie 1868 nach Frankreich gekommen war, um mit den Impressionisten zu malen und auszustellen, wurde sie recht bekannt. Ihre Kunst wirkt reichhaltiger, solider als die von Morisot. Cassatts ernste Würde wirkt niemals übertrieben. Ihr *Nähendes Mädchen (332)* ist einfach durch den Variationsreichtum des weichen Lichts schön. Es färbt den Weg hinter der jungen Frau rosa, läßt das Rot der Blüten aufglühen und fällt in einer schimmernden Bahn über ihren Rock. Ihr kindlicher Eifer, die konzentriert gespitzten Lippen und die ungekünstelte Brillanz, mit der ihre physische Existenz wiedergegeben ist, ziehen uns in ihren Bann. Cassatt war darüber hinaus eine begabte Lithographin, und der Einfluß der japanischen Farbholzschnitte wird besonders in ihren Drucken und Zeichnungen deutlich. Cassatts Kunst zeigt ihr Interesse an der physischen Realität. Dies ist nicht verwunderlich, denn ihr Mentor war Degas und nicht Manet. Hilaire-Germain-Edgar Degas (1834–1917), der im Alter

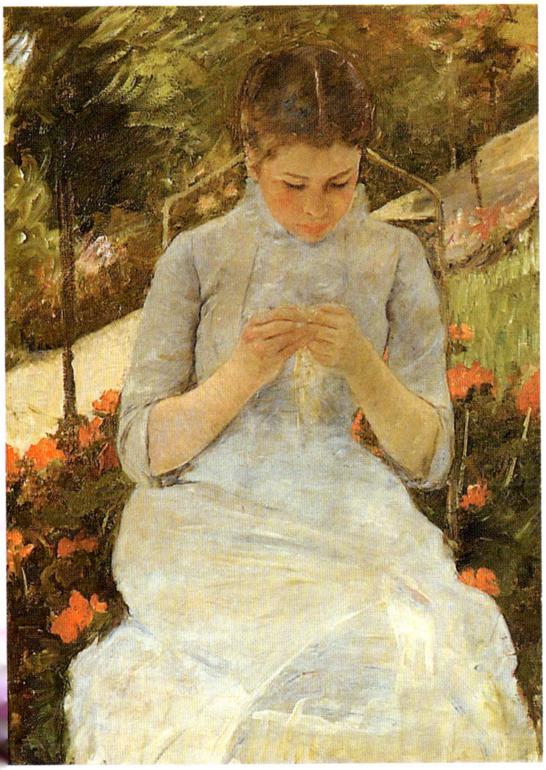

332 Mary Cassatt, Nähendes Mädchen, 1880–82, 92 × 63 cm

zum Zyniker wurde und von dem gerne frauenfeindliche Äußerungen kolportiert werden, zeigte sich auf herablassende Art von Cassatt eingenommen. Fast widerstrebend mußte er ihre Fähigkeiten anerkennen. Ihre zeichnerische Ausdruckskraft und das Geschick, einen Körper fast greifbar wiederzugeben, hatte sie jedoch unter seinem Einfluß erworben.

Degas als Zeichner

Degas' zeichnerisches Genie ist niemals übertroffen worden: Dank seiner brillanten Linienführung und seines überragenden Farbgefühls sind ihm Werke gelungen, die den Betrachter immer faszinieren werden. Wie Manet hielt er sich abseits von den Impressionisten (anders als Manet stellte er jedoch mit ihnen aus). Er lehnte es ab, die Natur als Selbstzweck zu betrachten und fühlte sich statt dessen vom Klassizismus angezogen.

Sein gutsituierter familiärer Hintergrund ermöglichte und sein Temperament empfahl es Degas, sich vom Leben fernzuhalten. Daß er voyeuristisch veranlagt war, scheint manchem Interpreten eindeutig: Er schaute zu, nicht nur aus der Entfernung, sondern auch von einem erhöhten Standpunkt aus. Dieser Blickwinkel ist so typisch für ihn, daß er uns selten auffällt. Wir finden ihn auch in dem Gemälde *Madame René de Gas (333),* das er bei einem Besuch seines Bruders René in New Orleans malte. Seine

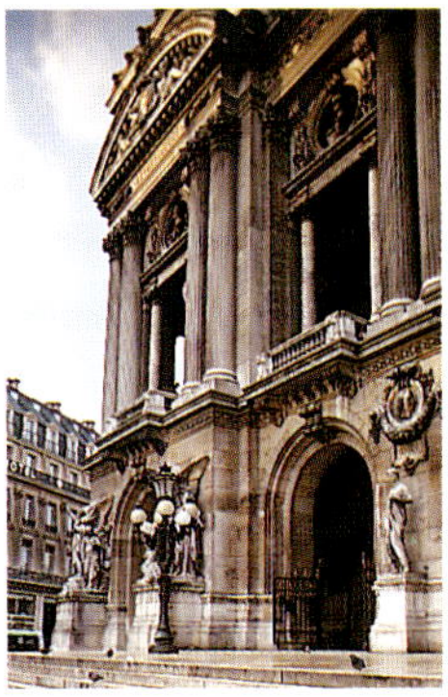

Die Pariser Oper

Die neue, von Jean Garnier entworfene Pariser Oper wurde im Januar 1875 eingeweiht, und Degas war ein begeisterter Besucher. Er hatte ein Abonnement für die alte Oper besessen, wo er die Ballettklassen malte. Mit der Eröffnung der neuen Oper wuchs sein Interesse am Ballett noch, und es wurde in den späten 70er Jahren des letzten Jahrhunderts zu einem seiner Hauptthemen.

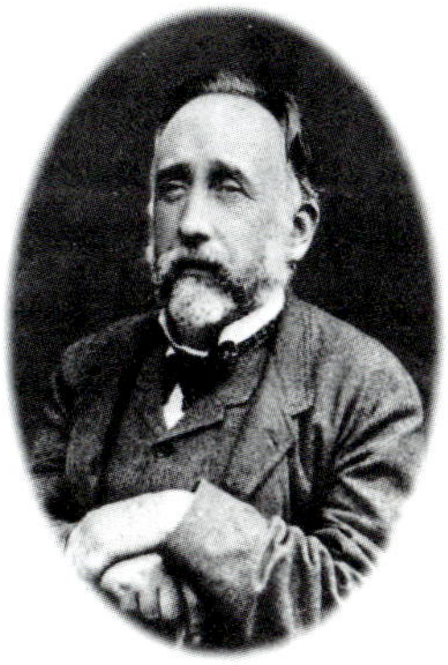

Edgar Degas

1861 traf Degas Manet beim Kopieren eines Gemäldes im Louvre, und Manet führte ihn in den Kreis der Impressionisten ein. Degas' prominentester Schützling war Mary Cassatt, die er 1874 in Paris kennenlernte und die er bat, an der vierten Impressionistenausstellung 1879 teilzunehmen. Degas zeichnete, vor allem in den 80er Jahren, hauptsächlich mit Pastellkreiden, da sich zu jener Zeit seine Sehkraft verschlechterte und er beschloß, mit stärkeren Farben zu arbeiten. In den letzten 20 Jahren seines Lebens zog er sich, fast blind, zurück und widmete sich vor allem dem Modellieren von Skulpturen.

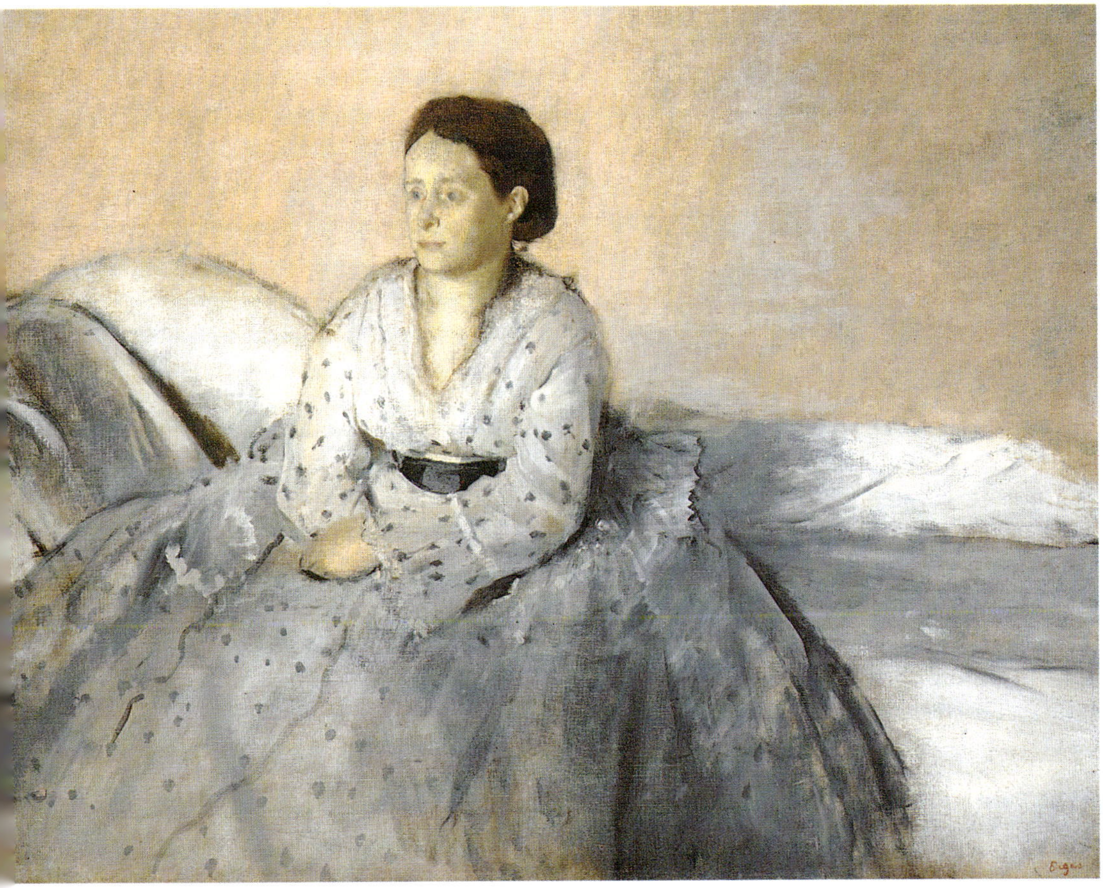

333 Edgar Degas, Madame René de Gas, 1872–73, 73 × 92 cm

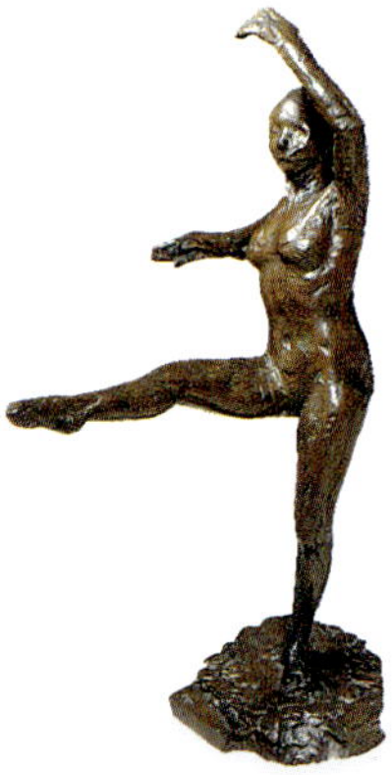

Degas' Tänzerinnen
Mehr als die Hälfte der Gemälde Degas' zeigt die Tänzerinnen, die zwischen den Hauptakten in der Pariser Oper auftraten (siehe S. 291). Obwohl Degas die Ballerinen in privaten Augenblicken hinter der Bühne wiedergab, betrachtete er sie mit kühler Distanz. Nur eine von Degas' Tänzerinnen-Skulpturen wurde ausgestellt (1881), und zu jener Zeit hielt man sie für außergewöhnlich realistisch, weil Degas die Plastik mit echten Kleidern ausstaffierte. Diese Abbildung zeigt die Bronzestatuette einer jungen Tänzerin.

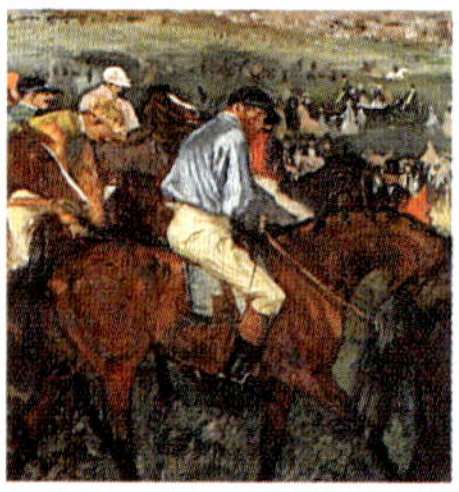

Degas und das Pferderennen
In der Mitte des 19. Jh.s wurde das Pferderennen in der Pariser Gesellschaft außerordentlich beliebt. Sowohl Manet als auch Degas gehörten zur Gruppe der wohlhabenden Zuschauer, und sie besuchten viele Rennen in Longchamp und im Bois de Boulogne. Degas stellte vorzugsweise den Augenblick vor Beginn des Wettkampfes dar (siehe oben). Er schuf über 300 Bilder, die den Rennsport zum Thema hatten.

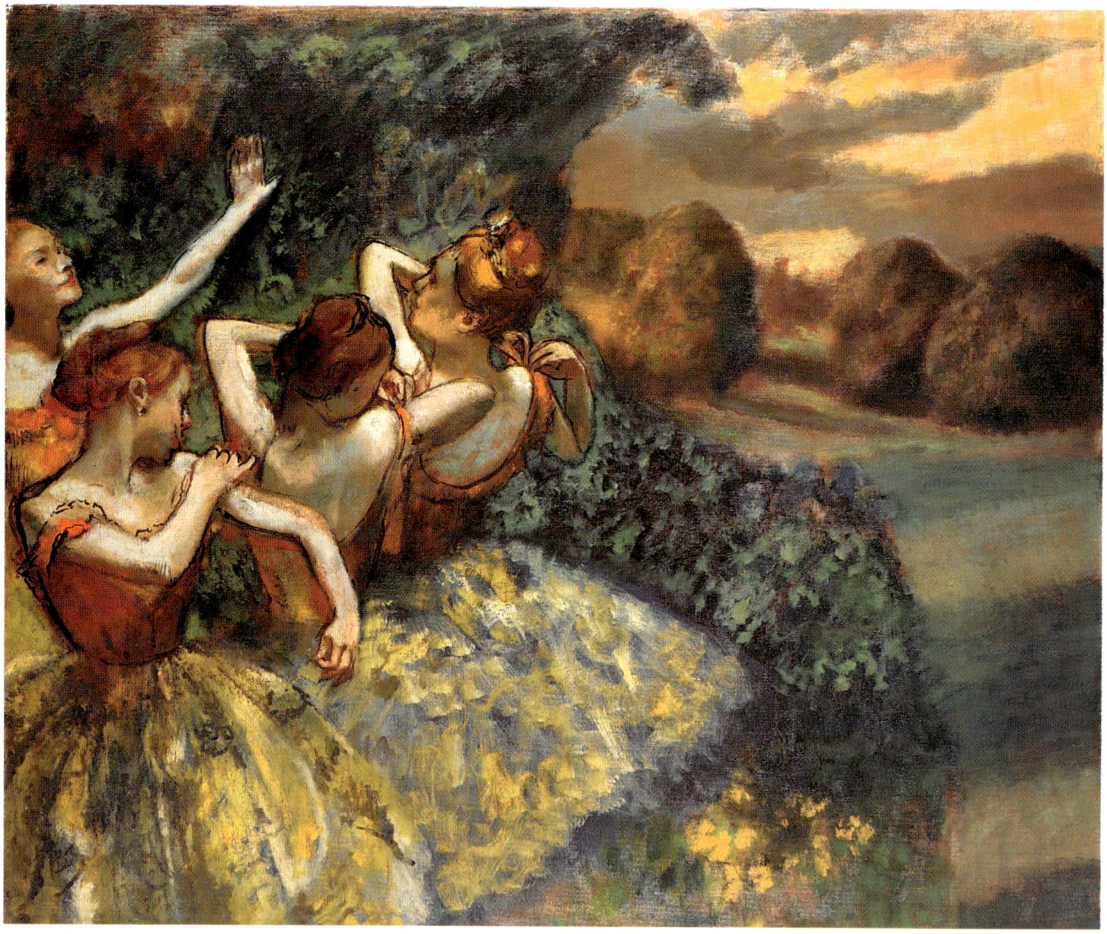

334 Edgar Degas, Vier Tänzerinnen, um 1899, 151 × 180 cm

Schwägerin Estelle war erblindet, und so hat Degas' forschender Blick sie vielleicht weniger irritiert. Er zeigt sie mit leeren Augen, und wir ahnen, wie sie sich in ihrer dunklen Welt fühlt. Das Bild bleibt, abgesehen von dem Gesicht, wo Estelle wirklich ›sie selbst‹ ist, seltsam undefiniert. Ihr Körper verschwimmt im Raum, ihr Rock formt um sie herum eine große Wolke, das Kanapee bildet einen angedeuteten Hintergrund, und die Wand ist nichts als helles Licht. Estelles Haar, das zu einem Chignon aufgesteckt ist, verleiht ihr ein gewisses Pathos. Degas erahnt ihre Empfindungen und ist zugleich voller Bewunderung: »Meine arme Estelle . . . ist blind. Sie erträgt dies auf bewundernswerte Weise; im Haus muß man ihr selten helfen.«

Es liegt eine tragische Ironie in der Tatsache, daß Degas selbst schlecht sah und schließlich gar nicht mehr malen konnte. Sein Spätwerk, das meistens in dem eher direkten Medium der Pastellkreide ausgeführt ist, zeigt eine instinktive Exaktheit, als ob seine Hände wußten, was seine Augen kaum noch sehen konnten. *Die vier Tänzerinnen (334)* sind nicht mit Pastellkreiden gemalt, aber die Ölfarbe wird hier sehr ›kreidig‹ eingesetzt. Degas bemüht sich nicht um einen ausgewogenen Bildaufbau. Die Tänzerinnen bewegen sich rückwärts aus dem Bild, so daß wir sie nur im Vorbeigehen erblicken. Diese unausgeglichene Komposition hat ihre Vorbilder in der Photographie (siehe Randleiste rechts) und den japanischen Farbholzschnitten, deren Rezeption Degas auf diese Weise eingesteht. Auch die Farben sind ungewöhnlich: lebhaft, auffällig und strahlend und damit abhängig vom Ambiente. Eine Bühne wird immer künstlich beleuchtet, und mit unserem Abstand zu ihr werden die Farben grell und verschwimmen. So entsteht der Eindruck von Entfernung und schimmerndem Glanz.

Akte ohne Pathos

Degas' Äußerung, er habe Frauen vielleicht zu häufig wie Tiere gemalt, hat ihm den Ruf der Frauenfeindlichkeit eingebracht. Wie immer man diese Sentenz auch auffaßt, Degas' Akte sind entmystifiziert. Die Frauen, die er malt, sind gänzlich unidealisiert, und ihnen fehlt jegliche Individualität. Statt dessen interessiert ihn die Form, die Person wird zu einer Inspirationsquelle reduziert. Er liebte es, so erklärte er, »wie durch ein Schlüsselloch« zu malen, seine Modelle dann zu zeichnen, wenn sie sich unbeobachtet glaubten. Die Pastellzeichnung *Sich abtrocknendes Mädchen (335)* macht dies deutlich. Wir sehen nur den Rücken der jungen Frau, während sie unelegant und gebeugt auf ihren Kleidern steht. Nur der rosige Schimmer des Lichts und das Spiel ihrer Muskeln, während sie sich trockenreibt, wirken stimmungsvoll.

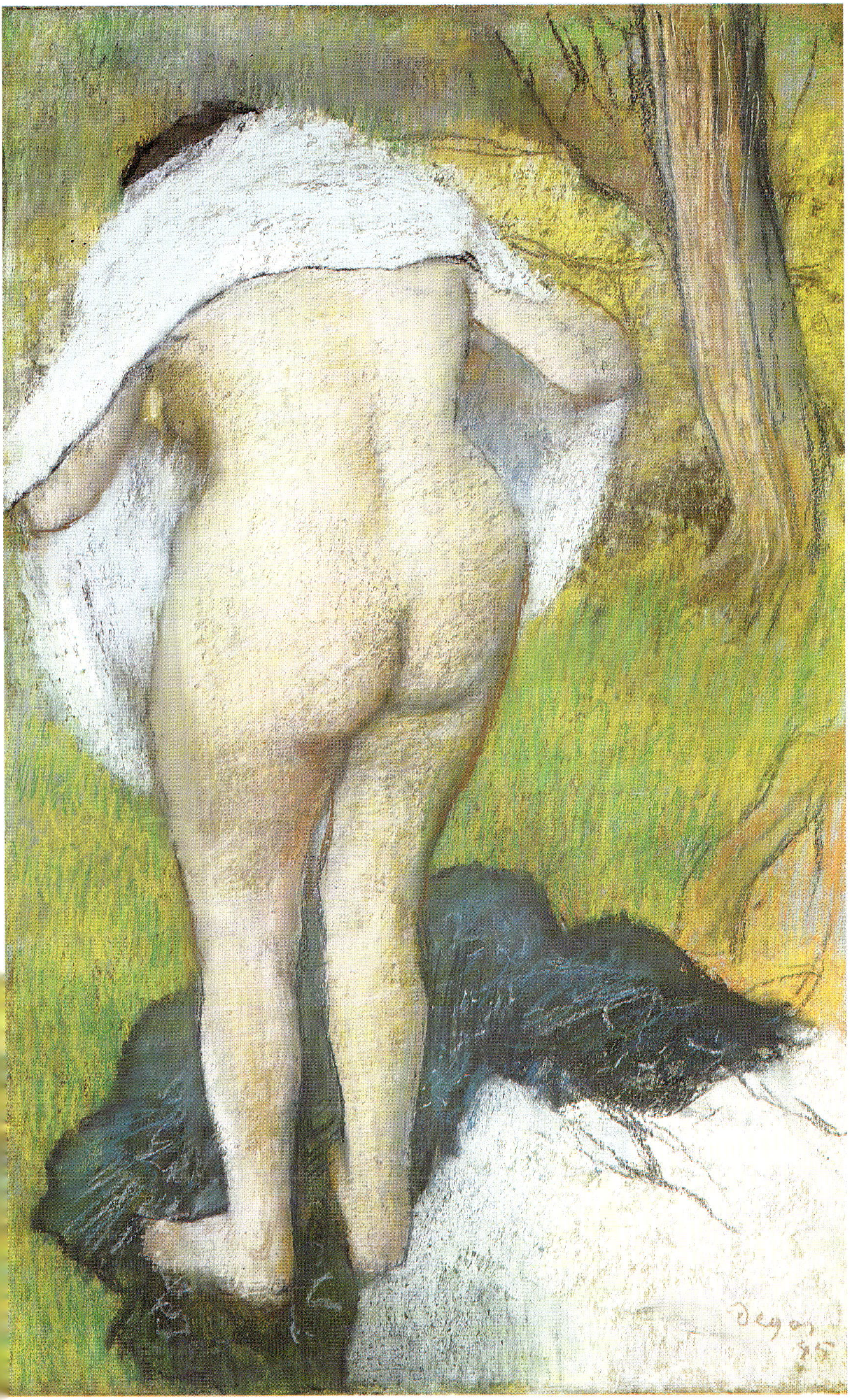

35 Edgar Degas, Sich abtrocknendes Mädchen, 1885, 82 × 50 cm

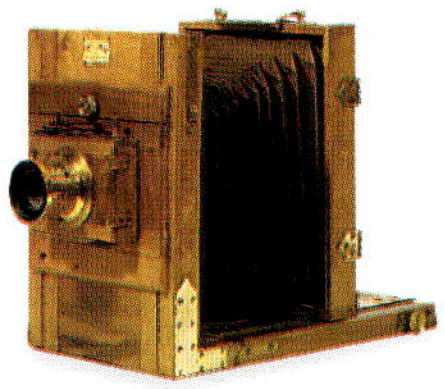

Degas und die Photographie

In der Ära des Impressionismus hatte der technische Fortschritt zur Erfindung der ›Schnappschuß‹-Kamera geführt. Die Möglichkeit, schnell und spontan zu photographieren, brachte trotz des Verwackelns und des gelegentlichen Abschneidens der Figuren ein Gefühl von Spontaneität, das auch die Impressionisten anstrebten. Edgar Degas wurde von dem Pionierphotographen Eadweard Muybridge inspiriert, dessen Standphotographien von sich bewegenden Menschen und Tieren die Darstellung von Bewegung in der Kunst revolutionierten. Diese Abbildung zeigt den Kameratyp, den Degas benutzte.

Edgar Degas Werkauswahl

Die Balettprobe (Paris, Musée d'Orsay)

Diego Martelli (Edinburgh, National Gallery)

Vor dem Spiegel (Hamburg, Kunsthalle)

Die Büglerin (München, Neue Pinakothek)

La La im Zirkus Fernando (London, National Gallery)

Die Tanzklasse (Glasgow, Burrell Collection)

Konzert-Café Les Ambassadeurs (Lyon, Musée des Beaux-Arts)

Die Geburt des Impressionismus

Der Begriff ›Impressionismus‹ kam nach der ersten Gruppenausstellung von 1874 auf, als der Journalist Louis Leroy über Monets Gemälde *Impression, Sonnenaufgang* eine sarkastische Kritik schrieb. In Leroys Rezension heißt es, daß »das einfachste Tapetenmuster künstlerisch anspruchsvoller ist«, und obwohl der Ausdruck spöttisch gemeint war, wurde er von anderen schnell übernommen. Die erste Präsentation, der noch sieben weitere folgten, fand im Studio des Pariser Photographen Nadar statt.

Die grossen Impressionisten

Offiziell wurde der Impressionismus 1874 ›geboren‹, als man diesen Begriff für eine verhältnismäßig heterogene Künstlergruppe prägte, die in diesem Jahr im Salon des Refusés ausstellte. Viele der Arbeiten wirkten in ihrer Spontaneität recht grob und unvollendet, was die Kritiker erboste. Obwohl diese Künstler ausgeprägte Individualisten mit unterschiedlichen Ideen und Zielen waren, vereinte sie doch der Wunsch, ein natürliches Erscheinungsbild zu erreichen, und ihre Arbeiten zeigten eine verblüffend moderne Frische und Leuchtkraft.

Für die Kritiker waren die unabhängigen Aussteller eine willkommene Zielscheibe, vor allem die jüngeren Maler Monet, Renoir, Morisot und Sisley. Diese Künstler entwickelten einen revolutionären Malstil, und nach ihren ersten Ausstellungen übernahmen sie bewußt die Bezeichnung ›Impressionisten‹ (siehe Randleiste links). Cézanne, Pissarro, Degas und Gauguin – und sogar einige vorwiegend im Salon ausstellende Maler – präsentierten ihre Werke ebenfalls in den Impressionistenausstellungen. Degas, der stilistisch wenig mit den Impressionisten gemeinsam hatte, wollte den alternativen Salon unterstützen, der das Monopol der offiziellen Salons untergraben und ein öffentliches Forum für eine neue Art von Malerei schaffen sollte, bei der es um das wirkliche Leben ging.

Degas' Konzentration auf die formalistische Linienführung und weniger auf die Wirkung der Farbe unterscheidet ihn deutlich von seinen Zeitgenossen Monet und Renoir. Vor allem Claude Monet (1840–1926) war ein Impressionist par excellence, und seine flüchtigen ›Eindrücke‹ sind zeitlos schön. Typisch für Monets Stil und den der anderen Impressionisten war eine helle, farbenfrohe Palette, und er trug die Farbe oftmals unvermischt direkt auf die mit einer rein weißen Grundierschicht präparierte Leinwand auf. Diese helle Oberfläche steigerte die Leuchtkraft der Farben und betonte die ›flimmernde‹ Erscheinung des Gemäldes.

Was bei *Auf der Felsenklippe (336)* (das auch unter dem Titel *Madame Monet und ihr Sohn Jean* bekannt ist) fasziniert, ist weniger die Wiedergabe der Modelle als die Art, wie das Licht und der Wind auf der Leinwand festgehalten sind. An einem Sommertag steht eine junge Frau auf einer kleinen Wiesenerhebung, das Gras und die Blumen verdecken ihre Füße. Es ist, als sei sie mit Hilfe ihres gestreiften Sonnenschirms dorthin geschwebt, und sie strahlt im hellen Licht des Tages. Ihr Kleid wirkt durch die reflektierenden Glanzlichter lebendig und schimmert golden, blau oder zartrosa. Die Farben kommen wie die Falten und Rüschen ihres Kleides, die vor den glitzernden Wolken und dem strahlendblauen Himmel wirbeln, nie zur Ruhe. Monet sah diese Szene, hielt sie fest und machte sie unseren Augen bildhaft zugänglich. Wir blicken über das bewegte Gras mit seinen leuchtenden Schatten und sind hingerissen.

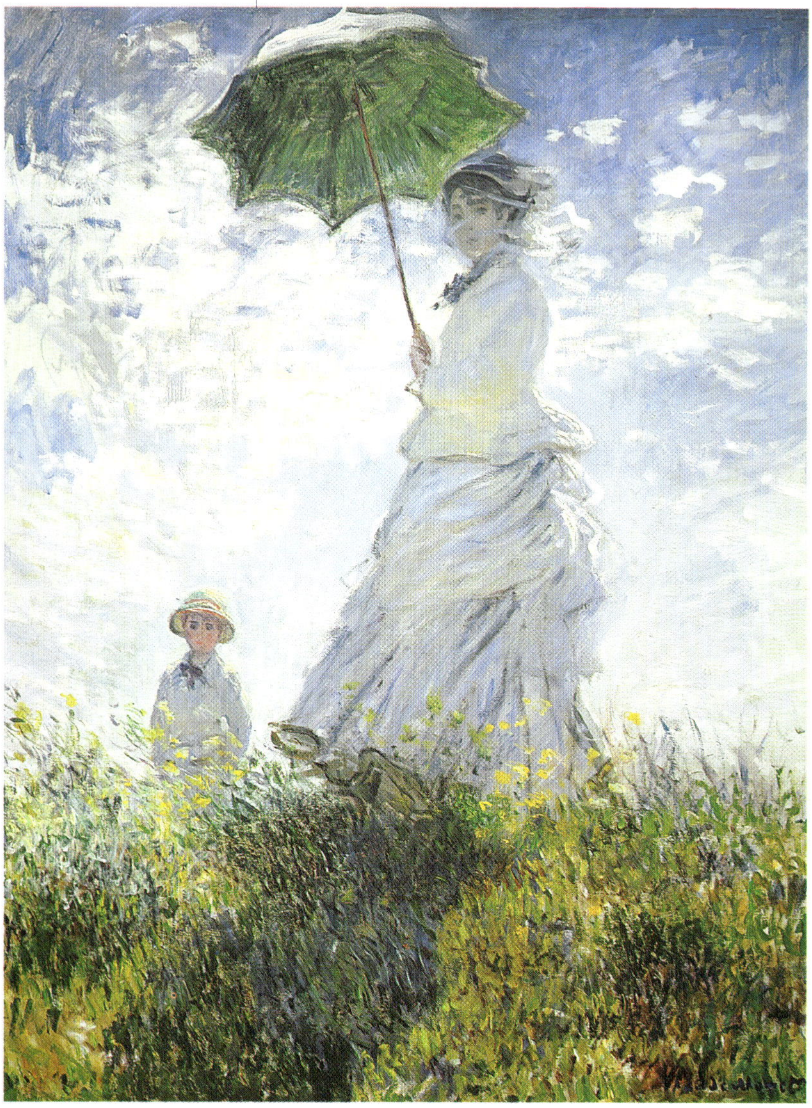

336 Claude Monet, Auf der Felsenklippe/Madame Monet und ihr Sohn Jean, 1875, 100 × 81 cm

Die Gemäldeserien

Monets Zeitgenossen waren daran gewöhnt, ihre bewegungslosen Modelle im Atelier unter Kontrolle zu haben, so daß ihre Bilder nicht das wiedergaben, was sie wirklich sahen – denn das Leben hält nie still –, sondern das, was sie glaubten zu sehen. Monet trennte sich von solchen bequemen, sicheren Formeln. Besonders augenfällig wird dies in seinen großen Gemäldeserien, wo er das gleiche Thema unter verschiedenen Witterungsbedingungen und zu verschie-

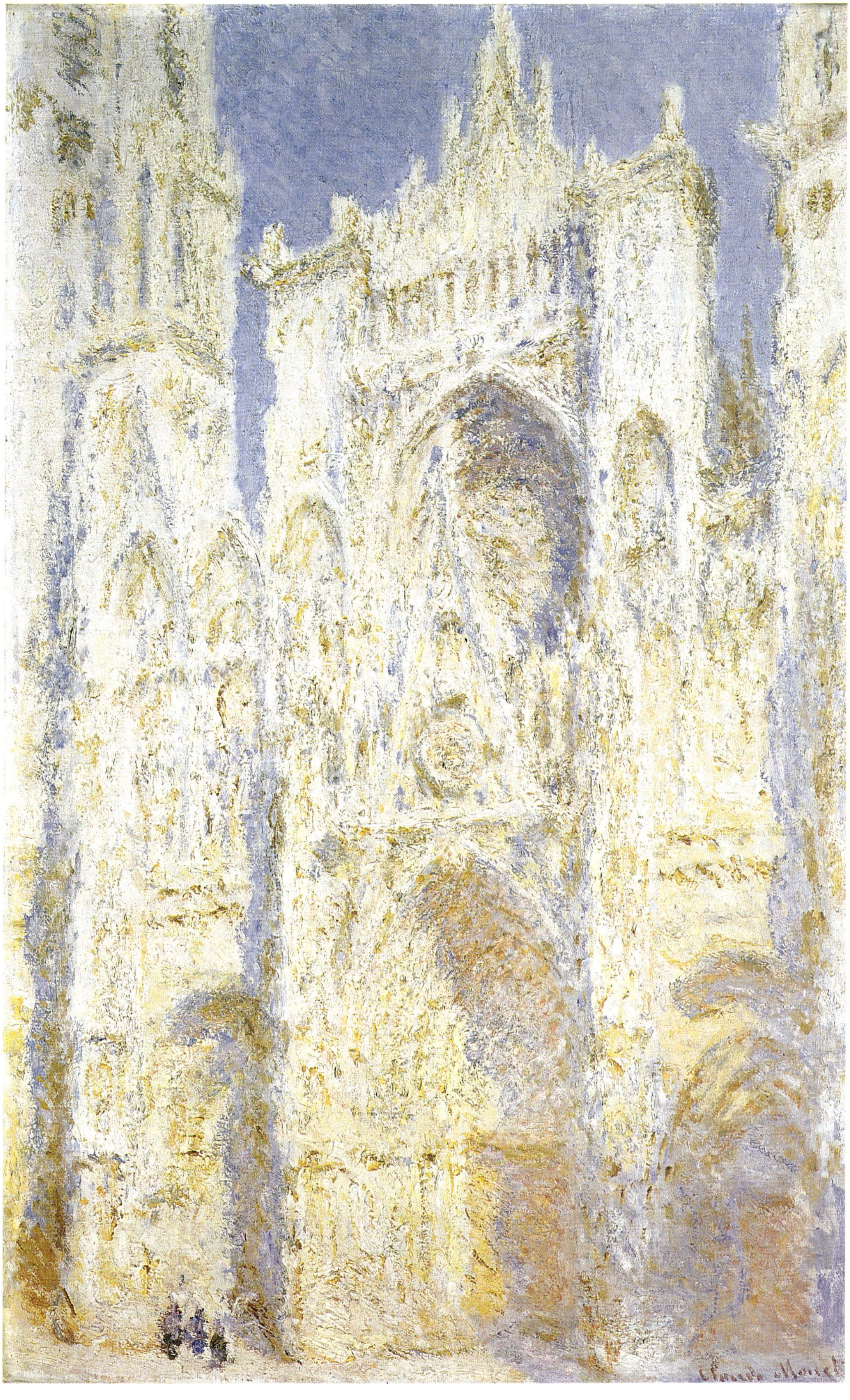

337 Claude Monet, Die Kathedrale von Rouen: das Portal, Sonnenlicht, 1894, 100 × 66 cm

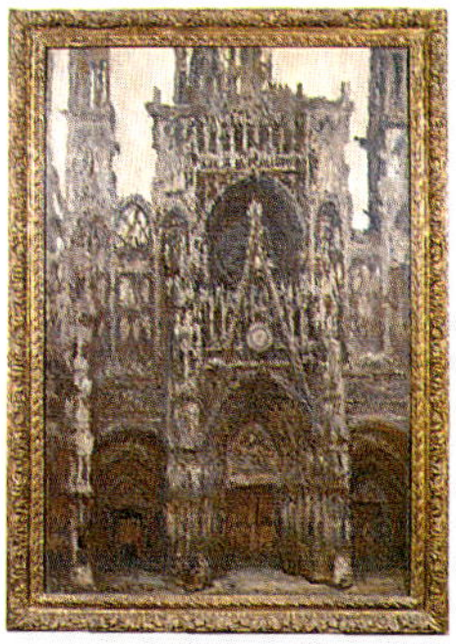

Die Kathedrale von Rouen: das Portal frontal (Harmonie in Braun)

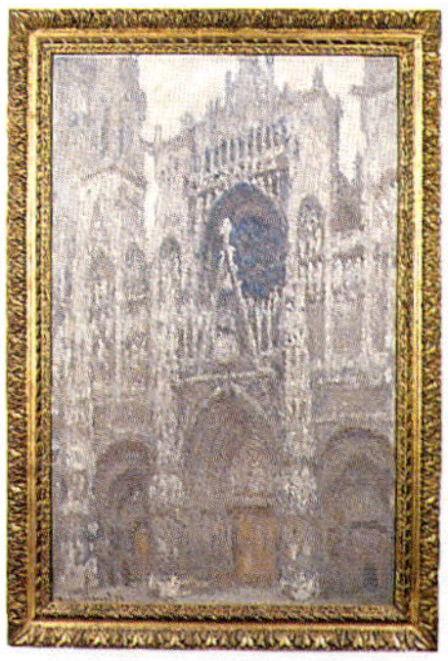

Die Kathedrale von Rouen: das Portal, Nebel (Harmonie in Grau)

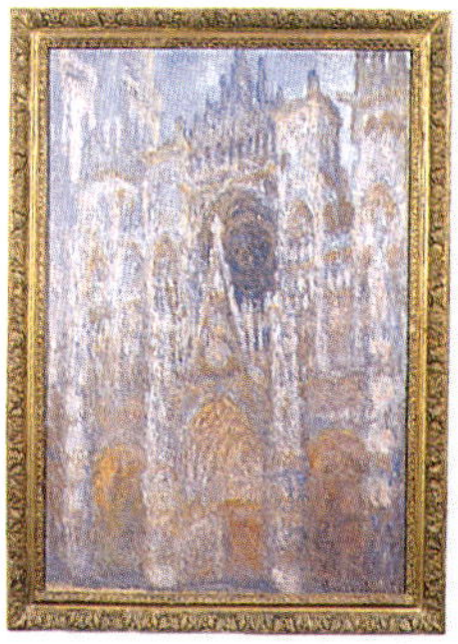

Die Kathedrale von Rouen: das Portal, Morgensonne (Harmonie in Blau)

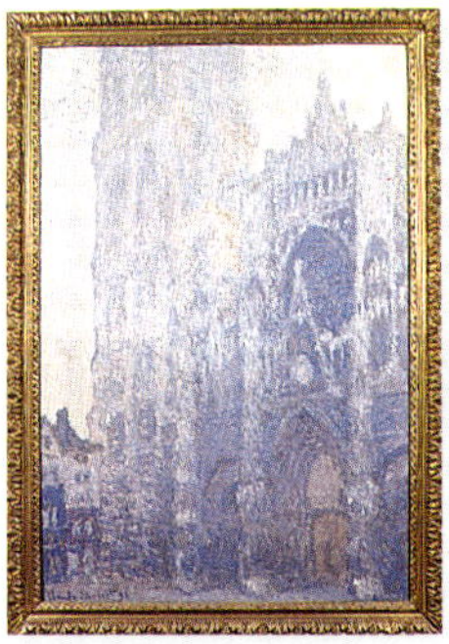

Die Kathedrale von Rouen: das Portal und der St.-Romain-Turm (Harmonie in Weiß)

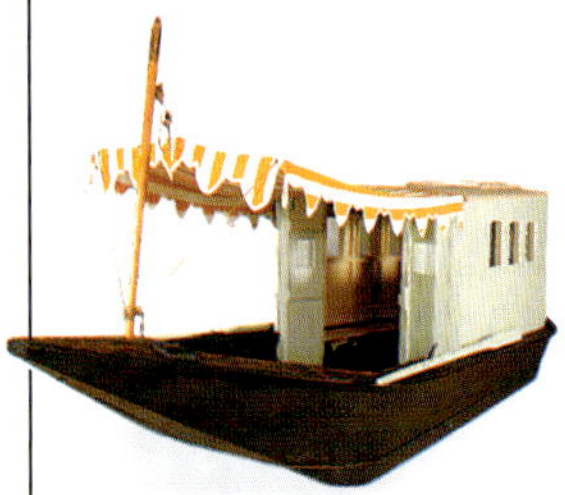

Monet in Argenteuil

Die Stadt Argenteuil, nur 11 Bahnkilometer von Paris entfernt, war ein beliebtes Ziel für Tagesausflüge. Monet lebte hier 1871–78 und schuf 170 Gemälde. Wie der erste Plein-air-Maler Charles François Daubigny ließ Monet sich zum Malen ein Boot bauen (siehe oben). Das Boot verfügte über eine Kabine und eine schattenspendende Markise auf Deck, so daß man im Freien malen konnte. Monet ist mit dem Boot niemals weit gefahren, er bevorzugte es, in den eher stillen Abschnitten der Seine zu ankern. Während seines Aufenthaltes in Argenteuil richtete die Stadt viele internationale Regatten aus und lieferte so Anregung für zahlreiche Werke Monets.

Claude Monet Werkauswahl

Eisenbahnbrücke von Argenteuil (Paris, Musée d'Orsay)
Camille (Bremen, Kunsthalle)
Garten in Giverny (Zürich, Stiftung E. G. Bührle)
Strand von Pourville (Paris, Musée Marmottan)
Le Grenouillère (New York, Metropolitan Museum)
Pappeln an der Epte (London, Tate Gallery)
Nymphéas (Paris, Musée de l'Orangerie)

denen Tages- oder Jahreszeiten darstellte. Wenn sich das Licht veränderte, wandelten sich auch die Formen. Monet benutzte seine strahlende Palette, um die optischen Effekte wiederzugeben, die das natürliche Licht in einer Landschaft oder in der Stadt bewirkt, wobei er sich wenig um nebensächliche Details kümmerte und mit einem sehr deutlichen, skizzenhaften, ›nicht differenzierenden‹ Pinselstrich arbeitete, um eine Szene spontan einzufangen.

Man hatte das Aussehen der Kathedrale von Rouen immer für unveränderlich gehalten, aber als Monet die Westfassade mit ihren Türmchen und Portalarchivolten immer vom gleichen Standpunkt aus malte, sah er, wie sie sich ständig im Licht veränderte: im einen Moment tiefrot, wobei die dicke, krustige Farbe den rauhen Stein imitiert, während das große Bildfenster dunkel und geheimnisvoll erscheint; dann wirkt sie blaß, schimmernd, fließend und schwebend, fast unstrukturiert im gleißenden Sonnenlicht. Gewöhnlich arbeitete er an mehreren Leinwänden gleichzeitig, bei trübem Wetter dämpfte er die Steinfarbe mit einer weichen Graupalette, wohingegen er sie bei Sonnenschein mit Weiß und Kobaltblau zum Leuchten brachte. *Die Kathedrale von Rouen: das Portal, Sonnenlicht (337)* wirkt allein durch dieses Licht. Das Gespür für das sich verändernde – im wahrsten Sinne des Wortes schöpferische – Licht war Monets größte künstlerische Gabe, und in seinen Gemäldeserien erkundete er diesen Reiz bis zum Äußersten.

In seinen letzten Lebensjahren gewann er Freude an der Anlage von Wassergärten, wobei er direkt mit der Natur arbeitete. Endlich hatte er die Muße und das Geld, seinen eigenen Garten anzulegen und ihn zu malen. Einige seiner letzten Seerosen-Wandbilder, die er auf riesige Leinwände malte, sind mit ihren fließenden Formen und Oberflächenspiegelungen fast abstrakt, der *Seerosenteich (338)* ist jedoch durch die japanische Brücke, die sich quer durch das Bild wölbt, fest in dieser Welt verankert. Auch dieses Kaleidoskop aus Grün-, Blau- und Goldtönen könnte man ohne den verklammernden Brückenbogen beinah für ein abstraktes Gemälde halten.

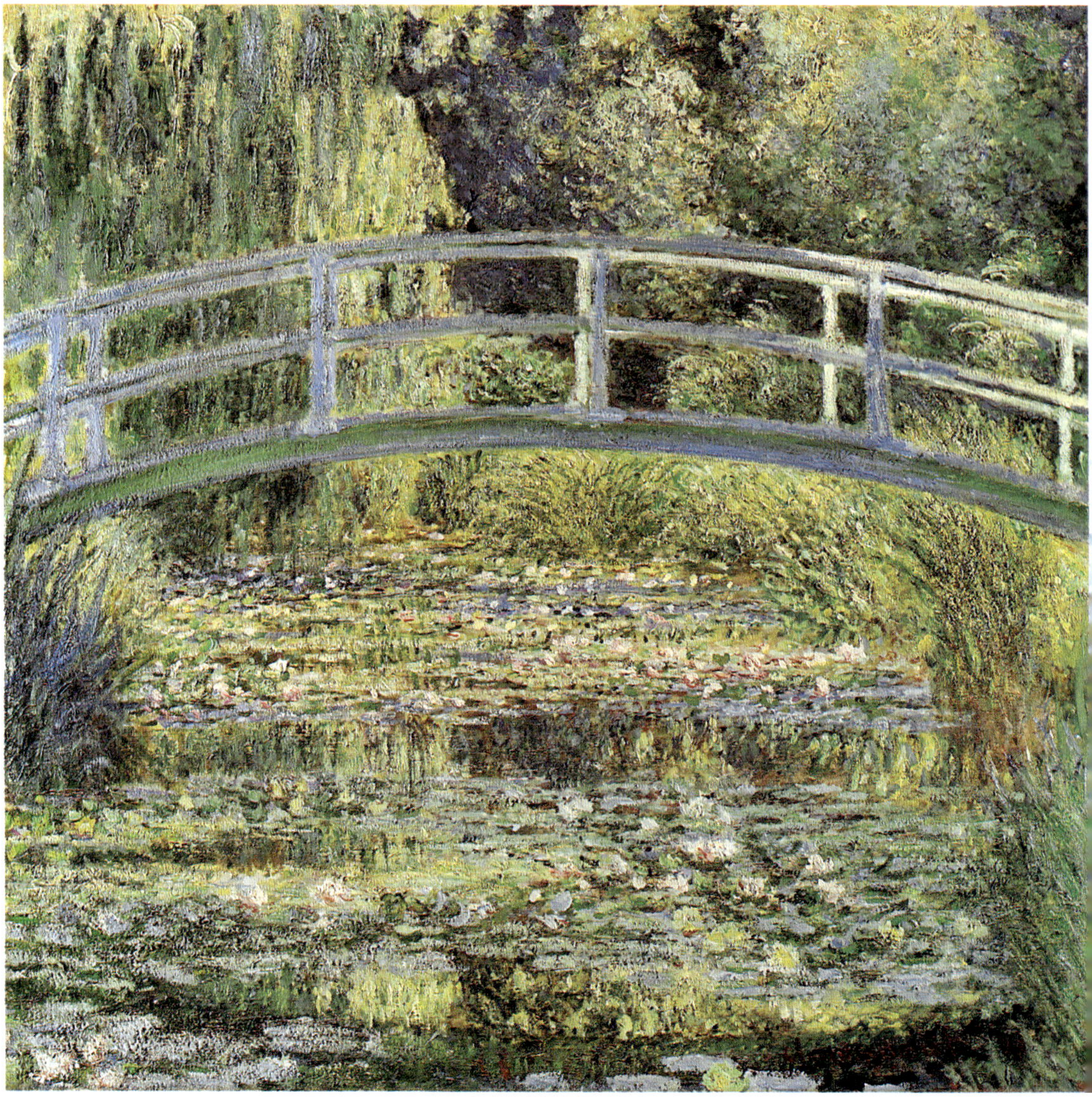

338 Claude Monet, Der Seerosenteich, 1899, 90 × 92 cm

Der Seerosenteich

Monet zog 1883 in ein Haus in Giverny (Nordwestfrankreich) und verbrachte dort den Rest seines Lebens. Der Garten war in diesen letzten Jahren seine wichtigste Inspirationsquelle, und 1893 erweiterte er das Areal, indem er das Nachbargrundstück, auf dem sich ein Teich befand, dazukaufte. Hier legte er seinen berühmten Wassergarten an. Dieses Bild ist eines von 18 Gemälden aus Monets Spätwerk, das die japanische Brücke über dem Seerosenteich zeigt.

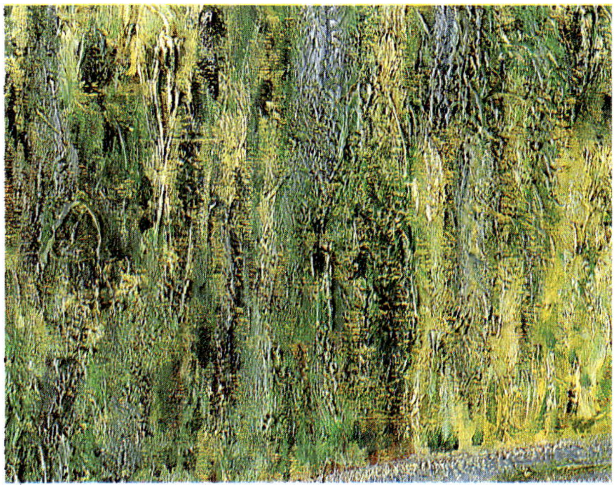

Vertikale Pinselstriche
Diese Version des Seerosenteichs zeigt den Garten im Hochsommer, wenn das Laub dicht und glänzend ist. Oberhalb des starren Brückenbogens hat das Laub eine weiche, verschwimmende Struktur: Grün-, Blau-, Rosa- und Lilatöne vermischen sich miteinander, und es gibt praktisch keine Abgrenzungen. Der rhythmische vertikale Pinselstrich verhindert jedoch, daß das Blattwerk zu einer undefinierbaren Masse verschmilzt, und indem der Maler die Vertikalen der Brücke und der Leinwandränder aufnimmt, sorgt er dafür, daß der strenge formale Aufbau durchgehalten wird.

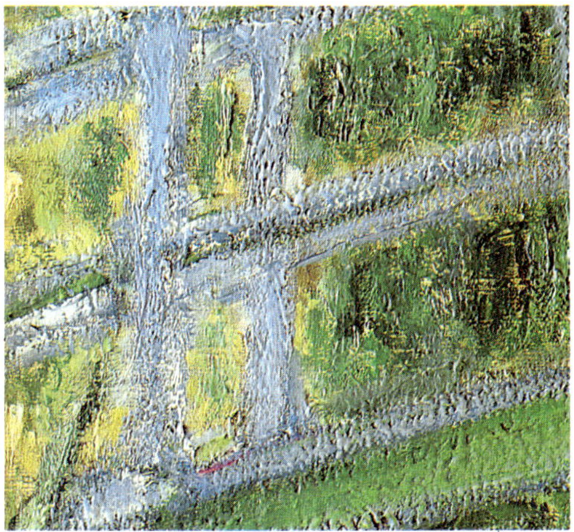

Die japanische Brücke
In dieser Detailaufnahme sehen wir Monets typischen ›trockenen‹ Farbauftrag. Ein mit Farbe getränkter Pinsel wird über die letzte, trockene Farbschicht geführt. Das Ergebnis ist eine sich mit der Zeit aufbauende, stark strukturierte, verkrustete Oberfläche, die das auf die Leinwand fallende Licht reflektiert. Die dicke Farbschicht evoziert das stabile Gerüst der Brücke, das sich scharf gegen die unbestimmten Formen der Vegetation und das vibrierende Licht abhebt.

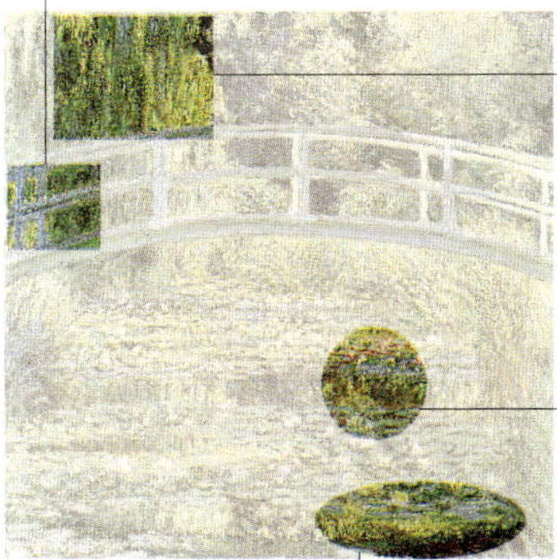

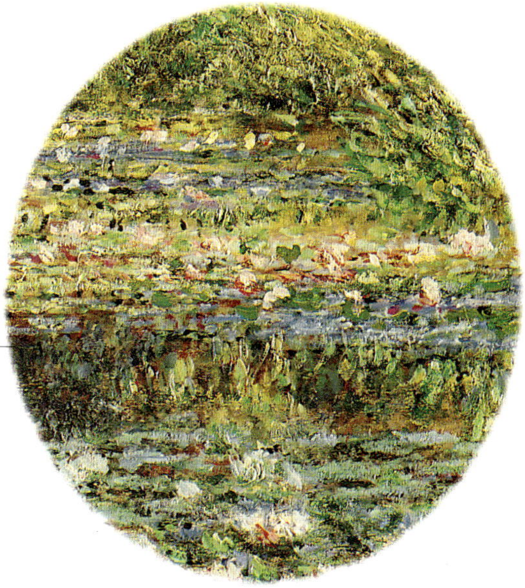

Horizontale Pinselstriche
Die vertikale Staffelung des Laubes wiederholt sich in den tiefen Schatten und den hellen Reflexen auf dem Wasser. Doch die einheitliche Abwärtsbewegung dieser Pinselstriche wird durch energische horizontale Striche ausgeglichen, die quer über der Leinwand die Seeroseninseln auf dem Teich andeuten. Sie sind mit dickflüssiger, formbarer Farbe über die Reflexe und Schatten auf dem Wasser aufgetragen, so die zwei Ebenen klar definierend: die glatte Wasseroberfläche und das Blattwerk darauf. Dieses Gegeneinander der Strichlagen schafft eine Spannung zwischen der zweidimensionalen Qualität der Leinwand und der Illusion eines dreidimensionalen Raumes.

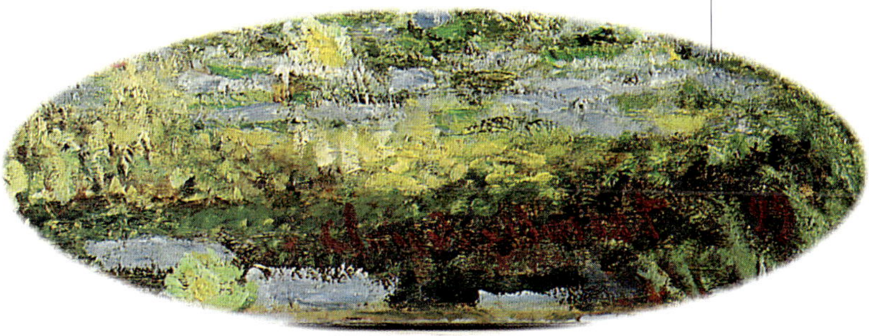

Monets Signatur
In dem Ausschnitt des Bildes wirkt die Vegetation so voller Leben, daß man meinen könnte, sie habe den Himmel verdrängt. Aus allen Richtungen wuchert es auf uns zu. In dem tief verschatteten Bereich und in der unruhigen Textur sind Monets Signatur und die Datierung des Bildes kaum auszumachen. Die Signatur ist in dem gleichen Rot gehalten, mit dem auch einzelne Blüten betont werden.

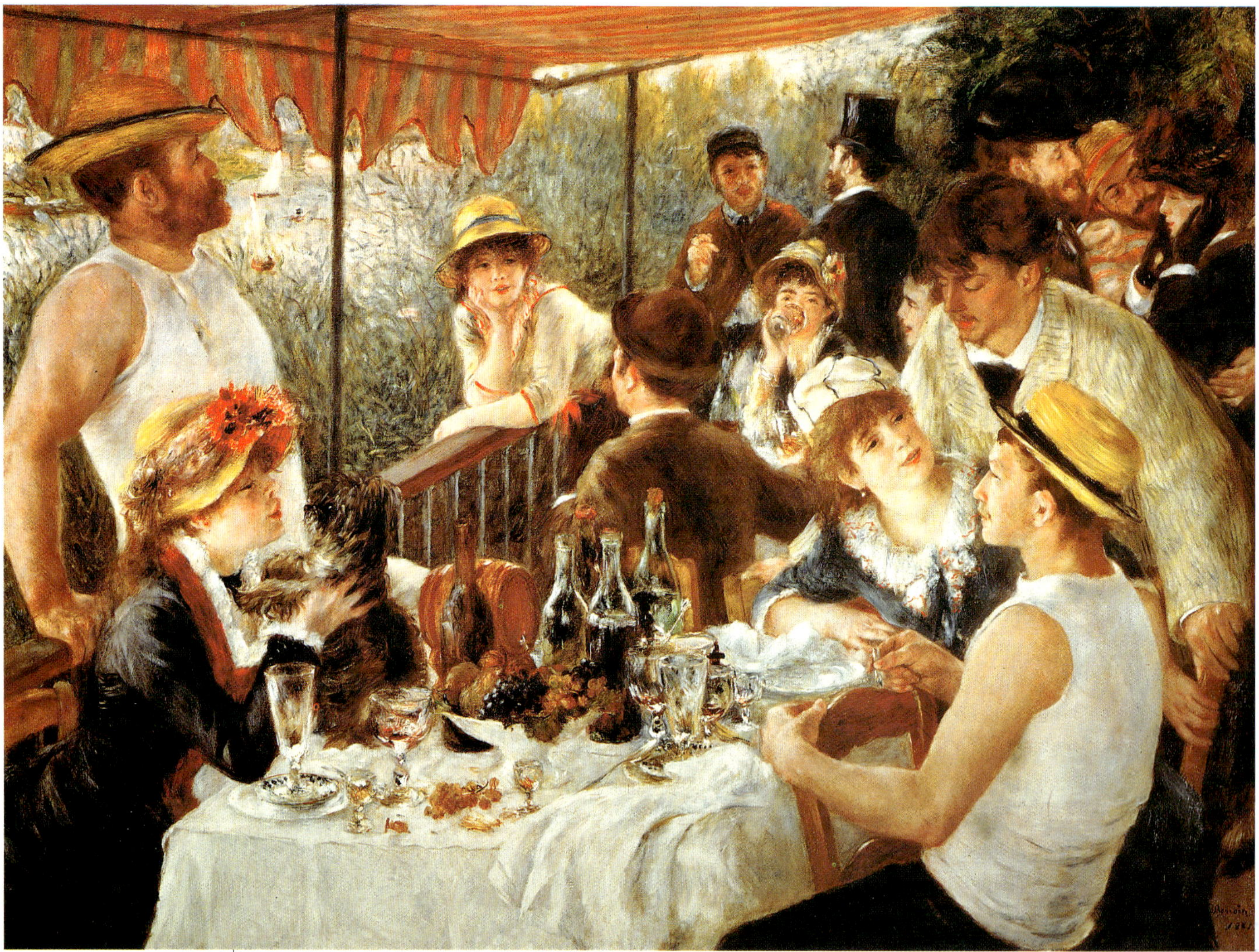

339 Auguste Renoir, Frühstück der Ruderer, 1881, 130 × 175 cm

Das Frühstück der Ruderer

Renoir begann dieses Gemälde mit der Darstellung seiner Freunde auf der Terrasse des Restaurants Fournaise im Sommer 1881. Das Restaurant lag in dem Dorf Chatou, ein beliebtes Ziel für Bootsausflüge. Die meisten Personen kann man identifizieren: Monsieur Fournaise, der Besitzer, steht links, Aline Charigot, Renoirs künftige Ehefrau, sitzt vor ihm; der Mann mit dem Zylinder im Hintergrund ist Baron Barbier, und vorn rechts sieht man Gustave Caillebotte.

Das moderne Leben

Auguste Renoir (1841–1919) und Monet arbeiteten in den späten 60er Jahren des 19. Jh.s eng zusammen, sie malten die gleichen Szenen in den Ausflugsorten am Ufer der Seine und Ansichten der belebten Pariser Straßen. Renoir war ›diesseitiger‹ als Monet, und während dieser seine Aufmerksamkeit auf die sich stets verändernde Natur richtete, war Renoir vor allem an den Menschen interessiert, und oft malte er Freunde und Liebende. Sein Frühwerk ist von vibrierender Helligkeit, die dem, was er malt, entspricht.

Renoir scheint die beneidenswerte Fähigkeit besessen zu haben, jedem Sujet Interesse abgewinnen zu können. Stärker als alle anderen Impressionisten sah er die Schönheit und den Zauber des modernen Paris. Er dringt nicht weit unter die Oberfläche dessen, was er sieht, sondern konzentriert sich auf das Erscheinungsbild und hält dessen äußere Züge fest. Dies ermöglicht dem Betrachter, mit spontanem Vergnügen zu reagieren. Puritanische Gemüter mögen diese ›Lust zu sehen‹ verurteilen, aber in dieser Form ist sie sicherlich ein menschliches Grundbedürfnis. Hier offenbart sich auch der Abstand zum Realismus: Die impressionistischen Gemälde zeigen z. B. nichts von der mühseligen Plackerei der Bauern Millets. Statt dessen präsentieren sie fröhliche, private Szenen aus dem Leben der französischen Mittelklasse in der Freizeit auf dem Lande oder in Paris im Café oder Konzert. Renoir hatte stets eine naive Freude an allem, was seine gutgelaunte Aufmerksamkeit erregte, aber niemals ließ er das, was er sah, das Thema beherrschen, welches er malen wollte. Immer wieder machte er sich daran, einen Eindruck wiederzugeben, eine bestimmte Atmosphäre, eine Stimmung. Natürlich ist grundsätzlich alles wert, beachtet zu werden, aber in der Realität ist dafür keine Zeit. Wir erinnern uns nur an das, was im Vorübergehen unsere unmittelbare Aufmerksamkeit erregte.

Im *Frühstück der Ruderer (339)* genießt eine Gruppe von Renoirs Freunden das größte Vergnügen arbeitender Männer und Frauen: einen freien Tag. Aber bei aller Fröhlichkeit erfahren wir auch etwas über sie: Wir sehen, wie aufmerksam der junge Mann das rechts sitzende, plaudernde Mädchen mustert; die junge Frau links spielt mit ihrem Hund. Wir sehen die Einsamkeit, die man, wie zwanglos es auch zugehen mag, bei einem solchen Treffen verspüren kann: Der Mann hinter dem Mädchen mit dem Hund ist ganz in seine eigene Welt versunken, und doch scheint es ein angenehmer Traum zu sein, bei dem seine Gedanken verweilen. Die Überreste der appetitlichen Mahlzeit, der Charme der jungen Menschen, das dunstige Leuchten der Landschaft außerhalb der Markise: all dies ist eine irdische Vision des Paradieses.

Renoirs Porträts

Eines von Renoirs frühen Porträts, *Mädchen mit Gießkanne (340),* vermittelt all den zarten Charme des Themas, feinfühlig und schlicht, nicht sentimental, sondern sorgfältig ausgewogen. Renoir schaut nicht auf das Kind herab, sondern geht in die Knie, so daß der kindliche Blickwinkel gewahrt bleibt. Dies, so deutet Renoir an, ist die Welt, die die Kleine erlebt – nicht der Garten, den die Erwachsenen heute sehen, sondern der nostalgische Garten, an den sie sich aus ihrer Kindheit erinnern. Das Kind ist sich seiner zentralen Rolle auf angenehme Art bewußt. Ungeachtet seiner blütenhaften Zartheit ist es ein sehr wirkliches kleines Mädchen: Seine kräftigen kleinen Füße in den praktischen Stiefelchen stehen fest auf dem Boden. Renoir plaziert das Kind wohlüberlegt. Er stellt es nicht zwischen die Blumen oder auf den Rasen, sondern auf den Weg, der aus dem Bild hinaus in eine ungewisse Zukunft führt, in der das Mädchen nicht länger Teil des Gartens, sondern Zuschauer, eine Erwachsene sein wird.

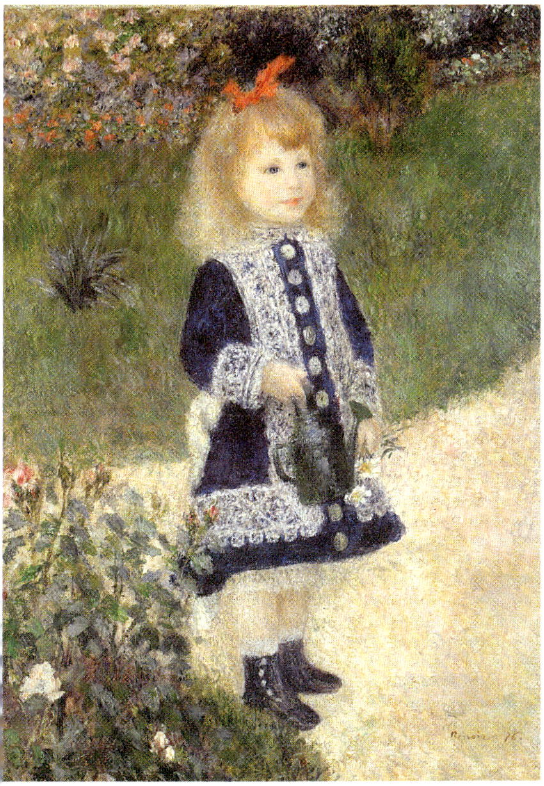

340 Auguste Renoir, Mädchen mit Gießkanne, 1876, 100 × 73 cm

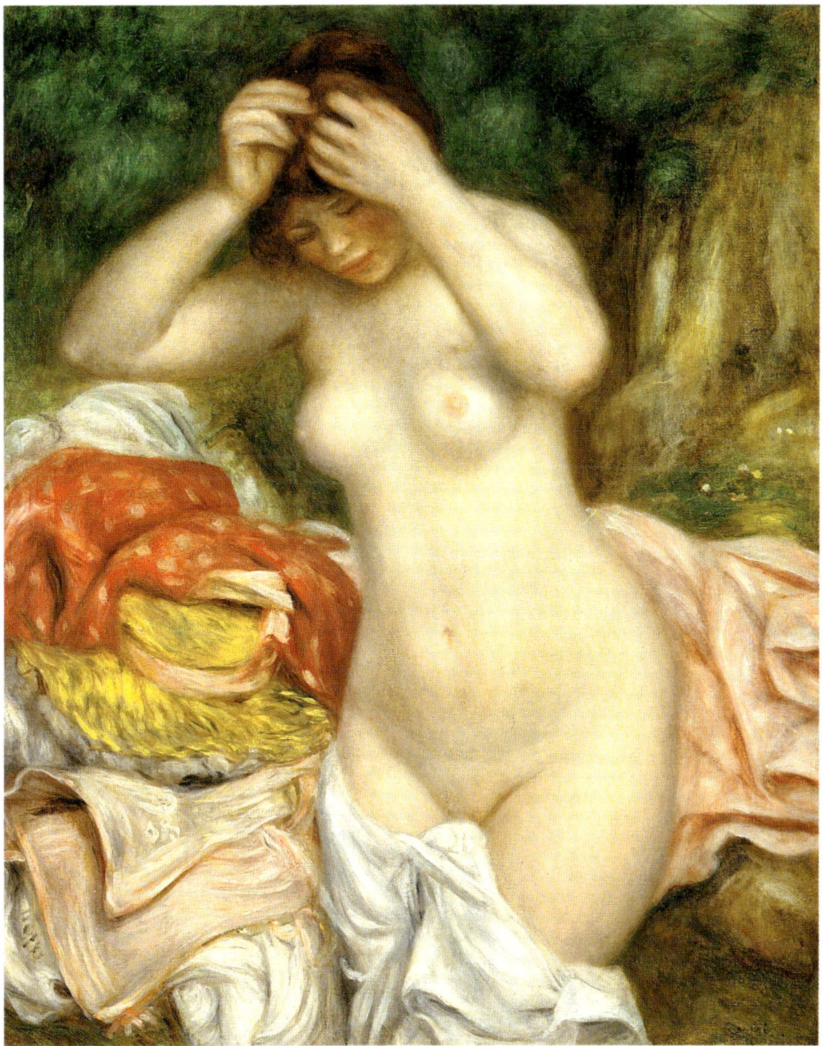

341 Auguste Renoir, Badende, die ihr Haar ordnet, 1893, 92 × 74 cm

Renoirs Spätstil

Obwohl man ihn für einen unbekümmerten Hedonisten halten könnte, war Renoir in Wirklichkeit ein ernsthafter Künstler. An einem bestimmten Punkt änderte er seinen Stil völlig, weil er spürte, daß der Impressionismus ihn nicht weiterführen konnte und er Gefahr lief, oberflächlich zu werden. Sein Spätstil ist dichter, die Konturen seiner Figuren sind klar umrissen, und die letzten Arbeiten sind von klassischer Kompaktheit. In der *Badenden, die ihr Haar ordnet (341)* gibt er den Eindruck solider Körperformen wieder, die er in leuchtenden Farben erstrahlen läßt. Der schöne Körper des Mädchens steht inmitten einer Wolke bunt durcheinandergewürfelter, vielfarbiger Kleidungsstücke: ihr Korsett, ihr Hut, der weiße, um das üppige, rosige Fleisch geschlungene Stoff. Renoir macht uns klar, daß das Mädchen selbst sich auszieht und präsentiert, und wir spüren, daß sie ein vollkommen natürliches Verhältnis zu ihrem Körper hat. Andächtig betrachtet Renoir nicht die Person, sondern den Körper, ihr äußeres Ich, und er genießt es, ihre zarte, schimmernde Haut zu malen.

Durand-Ruel

Paul Durand-Ruel (1831–1922) war der erste Kunsthändler, der die Impressionisten ernsthaft unterstützte. Der Maler Daubigny stellte ihn während des Deutsch-Französischen Krieges in England Monet vor, und er wurde der einzige finanzielle Rückhalt vieler Impressionisten. 1886 erzielte er mit einer Impressionistenausstellung in New York einen Durchbruch, und im Jahr 1905 machte seine Präsentation Hunderter impressionistischer Gemälde diese Künstler auch in London bekannt. Monet verdankte seinen internationalen Erfolg einzig der Unterstützung und der finanziellen Hilfe Durand-Ruels.

Camille Pissarro Werkauswahl

Frühling in Louveciennes (London, National Gallery)

Rauhreif (Paris, Musée d'Orsay)

Eine Ecke der Wiese in Eragny (London, Tate Gallery)

Steinbruch bei Pontoise (Basel, Kunstmuseum)

Blick aus meinem Fenster, Eragny (Oxford, Ashmolean Museum)

Badende im Wald (New York, Metropolitan Museum)

Fastnacht. Sonnenuntergang. Boulevard Montmartre (Winterthur, Kunstmuseum)

Avenue de l'Opéra (Reims, Musée des Beaux-Arts)

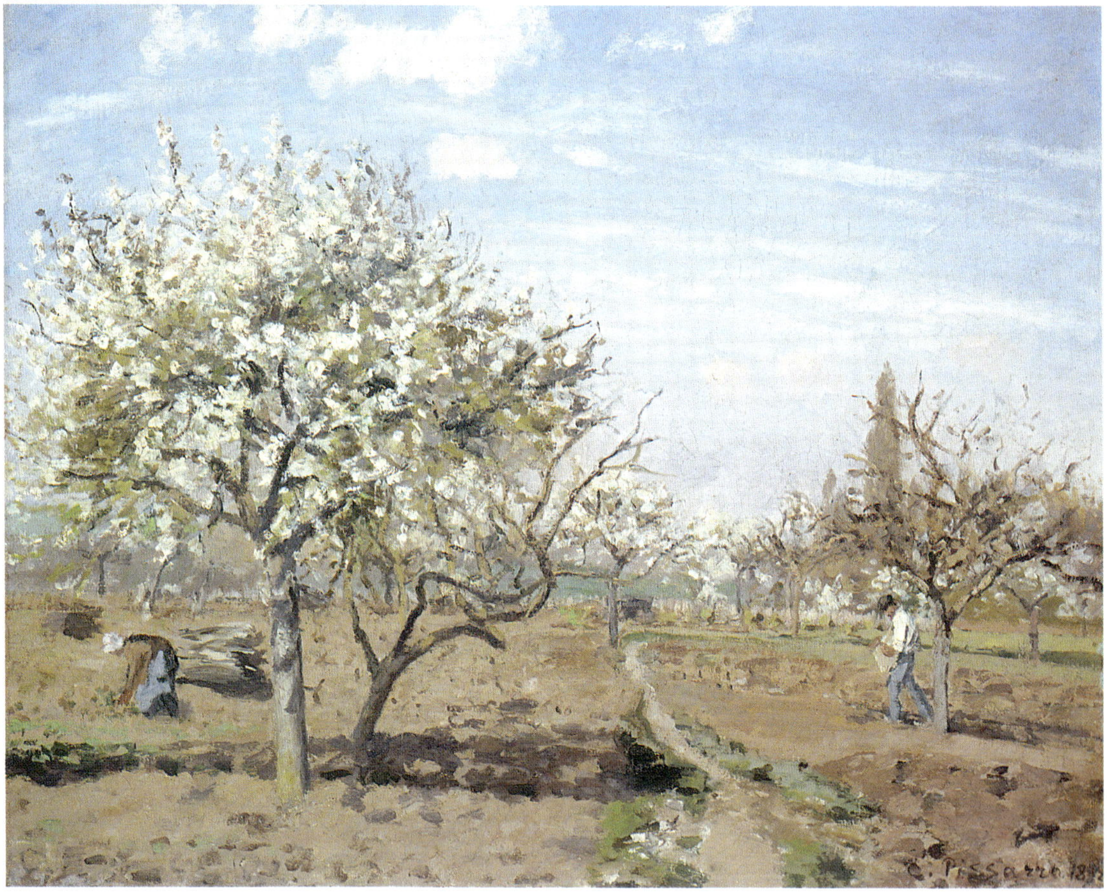

342 Camille Pissarro, Blühender Obstgarten, Louveciennes, 1872, 45 × 55 cm

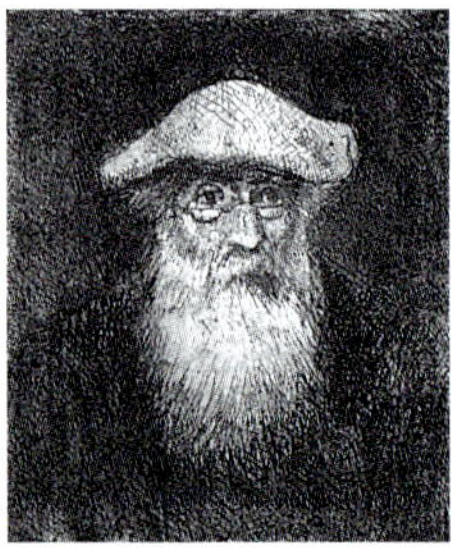

Camille Pissarro

Man betrachtet Camille Pissarro allgemein als die patriarchalische Galionsfigur der impressionistischen Bewegung, und er ist der einzige Künstler, der auf allen acht Impressionistenausstellungen vertreten war. Während des Deutsch-Französischen Krieges hielt sich Pissarro mit Monet in England auf, wo er von der englischen Landschaftsmalerei beeinflußt wurde. 1872 kehrte er nach Frankreich zurück und ließ sich in Pontoise nieder, wo er der Freund und Mentor Cézannes wurde. Pissarros Kunst konzentriert sich hauptsächlich auf die Menschen, die auf dem Lande arbeiten.

Camille Pissarro

Camille Pissarro (1830–1903) war der Patriarch der Impressionisten, nicht nur, weil er etwas älter war als sie, sondern wegen seines gütigen und großzügigen Wesens. Corot, den er 1857 kennenlernte, ermutigte ihn, seine akademische Ausbildung zu vergessen, um im Freien zu malen, und trotz seines Alters gehörte er zu jenen Impressionisten, die neuen Ideen am aufgeschlossensten gegenüberstanden. Er war ein leidenschaftlicher Verfechter des Fortschritts, manchmal sogar zum Schaden seines eigenen persönlichen Ausdrucks, und der einzige Künstler, der auf allen acht Impressionistenausstellungen vertreten war.

Pissarro war ein begeisterter Maler und ausgesprochen produktiv. Er neigte dazu, ganz nach Lust und Laune mehr oder weniger impressionistisch zu malen, ohne sich um die Stilregeln zu kümmern, dabei reagierte er instinktiv auf die der Natur zugrunde liegende Struktur. Seine Gemälde mit ihrer fast naiven Einfachheit und der ungeglätteten Oberfläche beeinflußten Gauguin (siehe S. 322), van Gogh (S. 316) und Cézanne (S. 310), der sich selbst als »Schüler Pissarros« bezeichnete.

Blühender Obstgarten, Louveciennes (342) verleugnet die solide malerische Grundausbildung nicht: Der Pfad, den wir im Vordergrund sehen, führt mit sicherem Gefühl für die Entfernung durch den Blütenglanz der impressionistisch wiedergegebenen Bäume. Man verspürt eine sonnenbeschienene Weichheit, die typisch ist für diesen ausgeglichenen, weisen Künstler

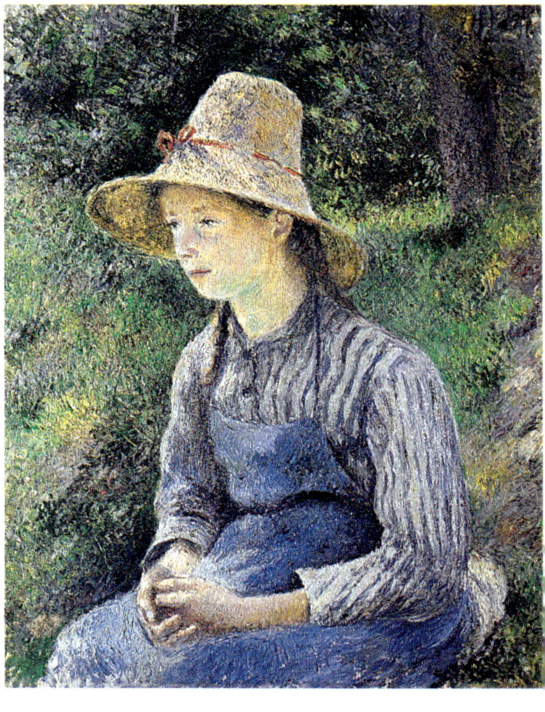

343 Camille Pissarro, Bauernmädchen mit Strohhut, 1881, 73 × 60 cm

mit seinem Sinn für Freiheit und unterschwellige Heiterkeit. *Bauernmädchen mit Strohhut (343)* ist von reizvoller Einfachheit und einer Formfülle, die der verschwimmende Hintergrund nicht verunklärt, sondern betont. Pissarro selbst war ein guter Mensch, und auch wenn wir dies nicht wüßten, vermeinten wir, eine wunderbare Natürlichkeit in seinen Personen- und Landschaftsdarstellungen zu entdecken. Das Mädchen ist unerhört schlicht und unbeschwert, ihr gesamtes Dasein – inklusive sonnengeröteter Nase – wird von dem kräftigen, hellen Tageslicht beleuchtet.

Als er bereits über 60 Jahre alt war, begann Pissarro, sich für die Neoimpressionisten und ihr großes Interesse an der Optik zu begeistern. Er experimentierte mit der divisionistischen Technik Seurats (siehe S. 314), blieb darin aber für seine Verhältnisse relativ erfolglos. Auch das Publikum schätzte diese Werke nicht, und er kehrte zur Spontaneität des wahren Impressionismus zurück. Er war ein wichtiger Impressionist – Cézanne betrachtete ihn als ihren Führer –, obwohl er von Monet und seinen anderen großen ›Schülern‹ ein wenig in den Schatten gestellt worden ist.

Alfred Sisley

Alfred Sisley (1839–99) war in dieser Familie eher ein Außenseiter, und obwohl er ständig in Frankreich lebte, war er eigentlich Engländer. Sisley ist jedoch als der unbeirrbarste Impressionist bezeichnet worden. Alle anderen, selbst Monet mit seinen späten, halb abstrakten Werken, entwickelten sich vom Impressionismus fort oder zumindest durch ihn weiter.

Sisley jedoch blieb der Bewegung treu, nachdem er einmal ihre Bedeutung erkannt hatte. Während die anderen Impressionisten Inspiration in Paris suchten, zog er es wie Pissarro vor, auf dem Land zu leben.

Sisleys Kunst war nicht so erdverbunden wie die Monets, aber seine Gemälde gehören zu den subtilsten und reizvollsten Werken des Impressionismus, und in ihrer stillen Verehrung der Natur sind sie ätherisch. Die *Wiese (344)* liegt friedlich im Sonnenlicht, vibrierend in ihrer Vielfalt und in ihrem Farbglanz. Dies ist eine unprätentiöse Szenerie, ein Wiesenstreifen und ein einfacher Zaun, und dennoch ist es Sisley gelungen zu zeigen, daß sie ganz und gar lebendig ist und voller Lebenskraft. Es ist wundervoll zu sehen, daß diese Kraft völlig ohne Anspannung ist.

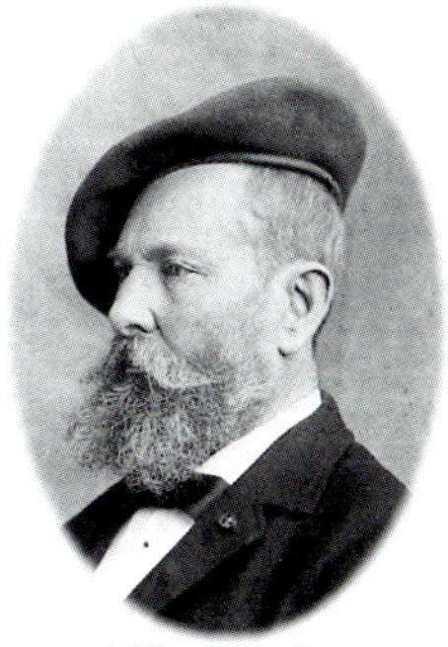

Alfred Sisley
Man weiß, daß sich Alfred Sisley in der zentralen Gruppe der Impressionisten wie ein Außenseiter fühlte. Dennoch gelten viele seiner Landschaften als besonders lyrische und harmonische Werke des Impressionismus. Als Kind englischer Eltern zog er nach Paris und studierte ab 1862 im Atelier von Charles Gleyre, wo er Renoir kennenlernte und enge Freundschaft mit Monet schloß.

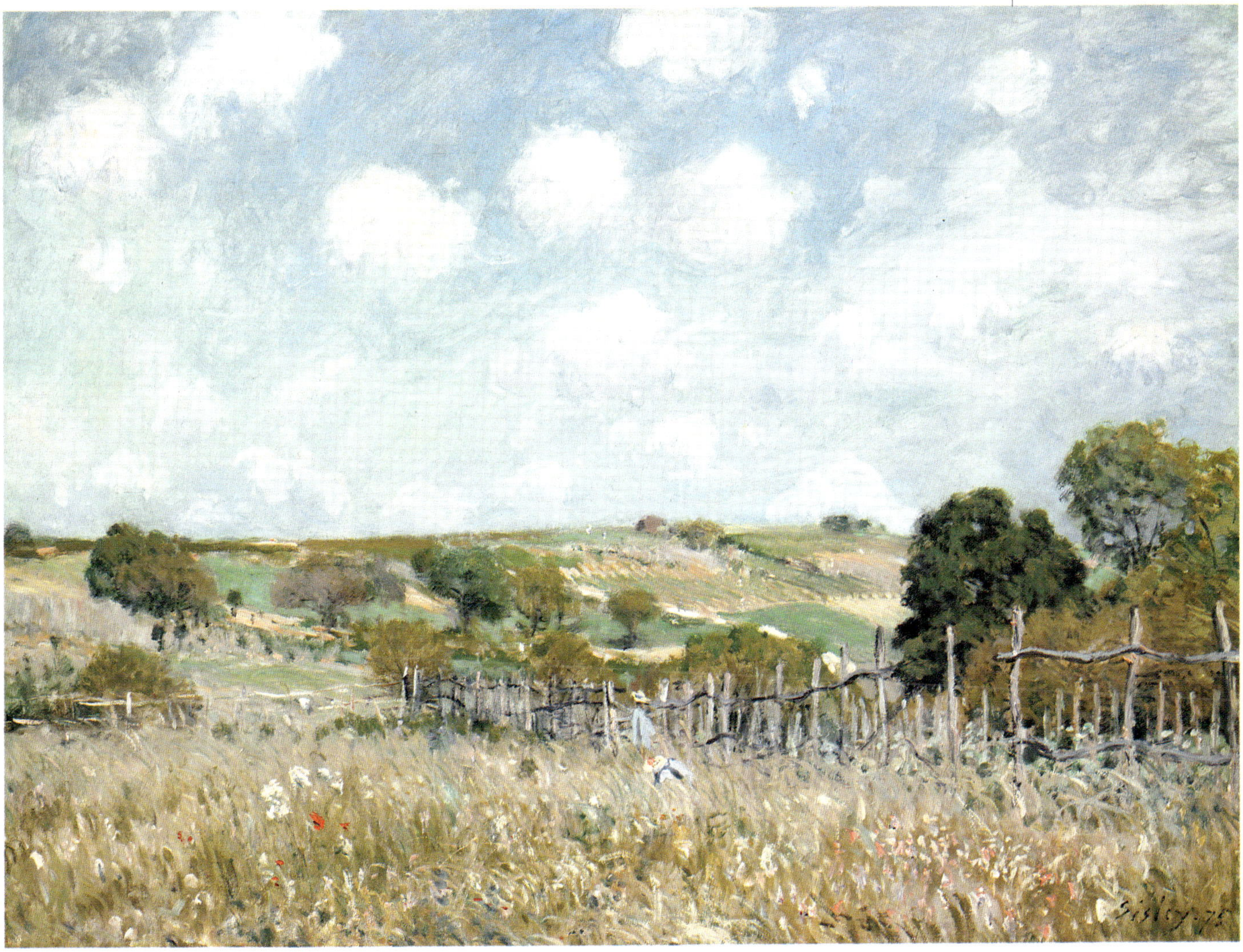

344 Alfred Sisley, Wiese, 1875, 55 × 73 cm

DER AMERIKANISCHE TRAUM

Der Impressionismus wurde zu einer weltweiten Bewegung und so international wie Jahrhunderte zuvor die Gotik. Sogar in Japan und Australien begannen die Künstler, in der freien Natur zu malen. Amerikaner wie James McNeill Whistler, Thomas Eakins und Winslow Homer reisten nach Europa, um Malerei zu studieren. Geschickt übernahmen sie vom Realismus und vom Impressionismus, was für jeden von ihnen persönlich von Vorteil war.

»Kunst sollte allein stehen und sich ganz an den Kunstsinn von Auge und Ohr richten, ohne damit gänzlich fremdartige Emotionen zu vermengen.«

James McNeill Whistler, Das rote Tuch

Der Amerikaner James Abbott McNeill Whistler (1834–1903) ließ sich schließlich in London nieder. Er war ein extravaganter Charakter und eine der schillerndsten Persönlichkeiten der europäischen Kunstwelt des 19. Jh.s. 1855 hatte Whistler Amerika in Richtung Paris verlassen, um eine Malerausbildung anzutreten. Er besuchte das Atelier von Charles Gleyre, einem Vertreter des Realismus, und war eine Zeitlang ein enthusiastischer Anhänger Gustave Courbets (siehe S. 282). Er galt als äußerst geistreich und ein Dandy, der sich, wie seine beiden Zeitgenossen Manet und Degas, als Pariser Flaneur ganz in seinem Element fühlte. Weil seine frühen Arbeiten in England erfolgreicher schienen, verließ er Paris 1859 und zog nach London, wo er sich einem beliebten und unerschöpflichen Sujet zu widmen begann: der Themse.

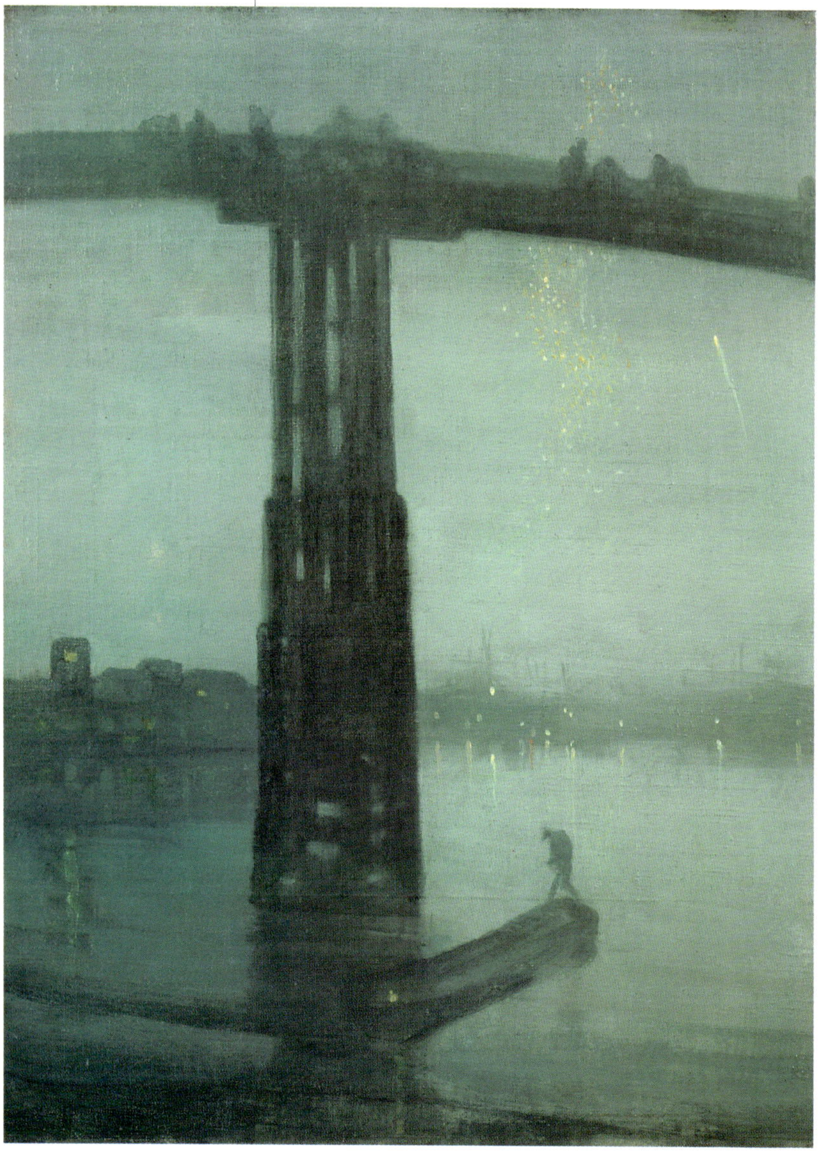

345 James McNeill Whistler, Nocturne in Blau und Gold, 1872–75, 68 × 50 cm

Ein amerikanischer Engländer

Whistlers Kunst bewegte sich während der 60er Jahre des 19. Jh.s am Rande des Impressionismus und war an einem Punkt nahe daran, reines ›Gefühl‹ wiederzugeben. Es waren jedoch die japanischen Farbholzschnitte, die seinen Stil beeinflußten, und er gehörte zu den ersten Künstlern, die die Lehren der japanischen Kunst verstanden und umsetzten, anstatt sie zu imitieren. Er transportierte die zweidimensionale Raumauffassung, die kühlen Farben und maßgebliche Details des Japonismus in einer höchst individuellen Behandlung der Farbharmonien und -töne auf eine ebene, dekorative Fläche.

Nocturne in Blau und Gold: Old Battersea Bridge (345) zeigt Whistlers Interesse an harmonischen Farbarrangements. Der musikalische Bildtitel verweist auf die vereinzelten Farbpunkte, die vor dem Hintergrund aufstrahlen und uns das Gefühl vermitteln, daß wir nur einen flüchtigen Eindruck des Gesehenen wahrnehmen. Die hohe Brücke erinnert eher an die Stilmittel des Japonismus als an die echte Old Battersea Bridge. Doch trotz seiner offensichtlichen Unbestimmtheit strahlt das Bild eine immanente Kraft aus. So mag London in den Tagen der rauchenden Schornsteine ausgesehen haben. Wir spüren einen gewissen Zauber, der vielleicht in Whistlers amerikanischem Temperament begründet liegt: Besucher aus Übersee finden London, wie wir aus den Romanen von Henry James wissen (siehe Randleiste S. 305), viel romantischer als der Durchschnittslondoner selbst.

Whistlers Talent wird am deutlichsten, wenn er mit den Formen und Farben spielt, denn ihre innere Wechselwirkung reizt ihn mehr als das Spiel des Lichts selbst. Das *Mädchen in Weiß (346)* ist ein großartiges Meisterwerk. Jo Heffernan nimmt das Zentrum des Gemäldes ein. Whistlers Umgang mit den verschiedenen Weißtönen ist äußerst subtil: die schweren Falten des gemusterten Vorhangs, das milchige Weiß ihres Kleides, die Rose, die sie in der Hand hält, während ihr Gesicht unter der Flut kastanienbraunen Haares traurig und rätselhaft wirkt.

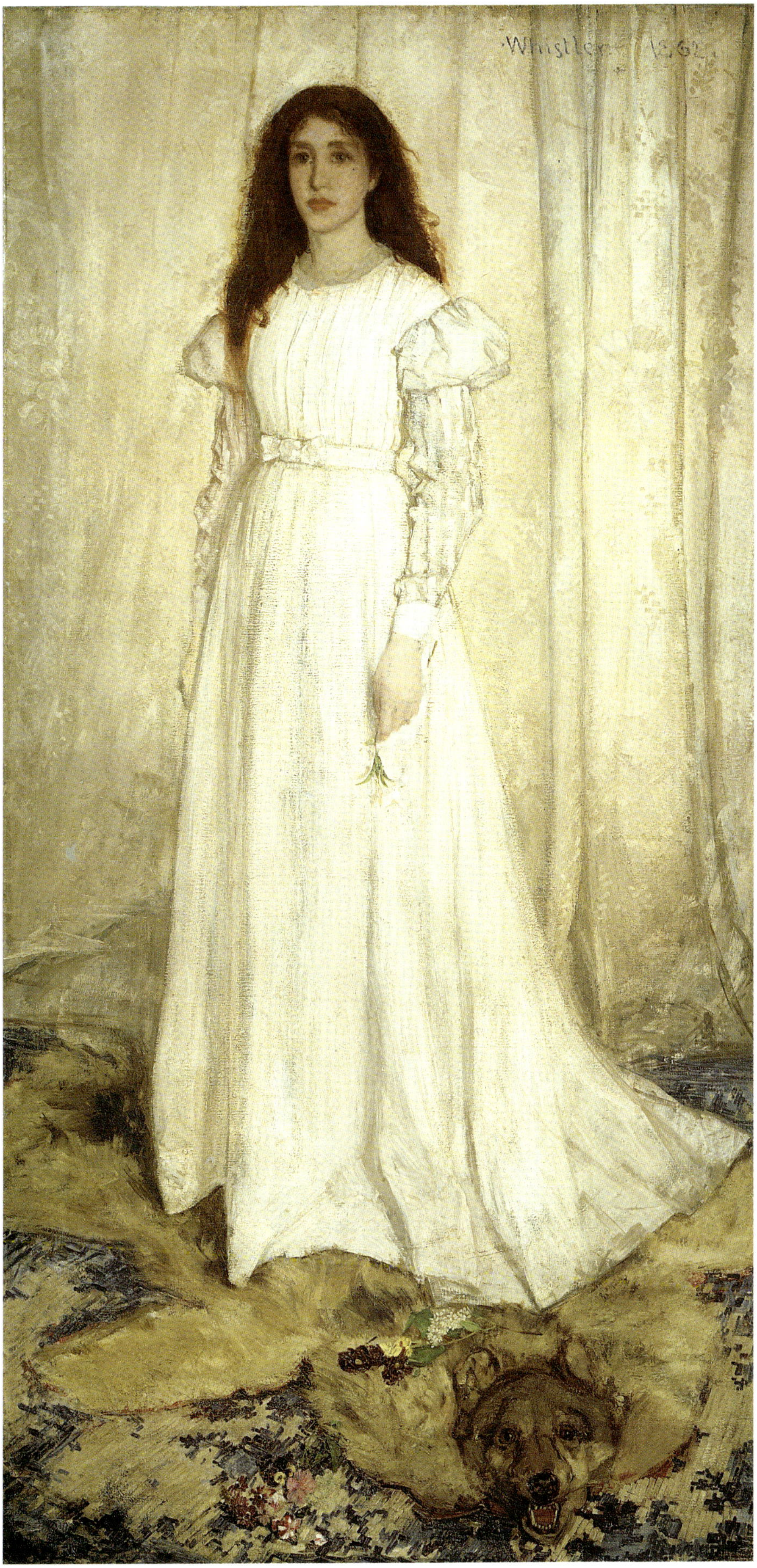

346 James McNeill Whistler, Mädchen in Weiß, 1862, 213 × 108 cm

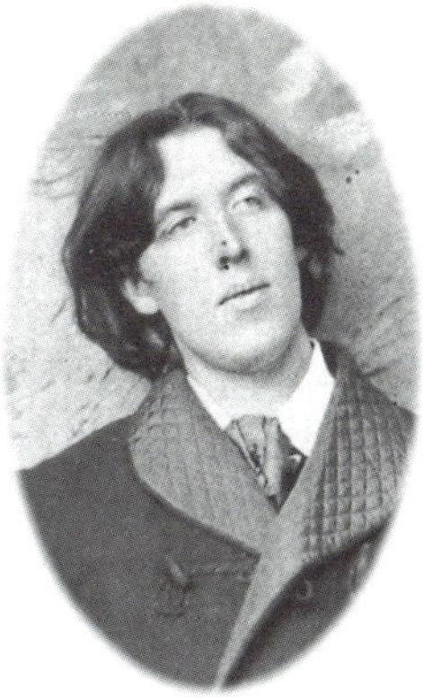

Oscar Wilde

Der Bühnenautor, Schriftsteller, Dichter und geistreiche Alleinunterhalter Oscar Wilde (1854–1900) war einer von Whistlers engen Freunden. Auf einer Vortragsreise in die USA 1882 soll er auf die Frage, ob er etwas zu verzollen habe, geantwortet haben: »Nur mein Genie.« Er heiratete 1884, und 1891 schrieb er den Roman »The Picture of Dorian Gray« (dt. Das Bildnis des Dorian Gray), dessen Hauptfigur angeblich von seinem Liebhaber, dem Dichter John Gray, inspiriert wurde. Sein berühmtestes Werk war jedoch »The Importance of Being Earnest« (dt. Bunbury oder Ernst muß man sein), das 1894 für das Theater geschrieben wurde. Wildes kurze, aber glänzende Karriere endete im Ruin, als er wegen homosexueller Handlungen zu zwei Jahren Gefängnis verurteilt wurde.

James McNeill Whistler Werkauswahl

Old Westminster (Boston, Museum of Fine Arts)

Grau und Grün: Die silberne See (The Art Institute of Chicago)

Nocturne: Szene am Fluß (Glasgow University)

Drei Figuren: Rosa und Grau (London, Tate Gallery)

Eis auf der Themse (Washington, Freer Gallery of Arts)

Bildnis der Mutter des Künstlers (Paris, Musée d'Orsay)

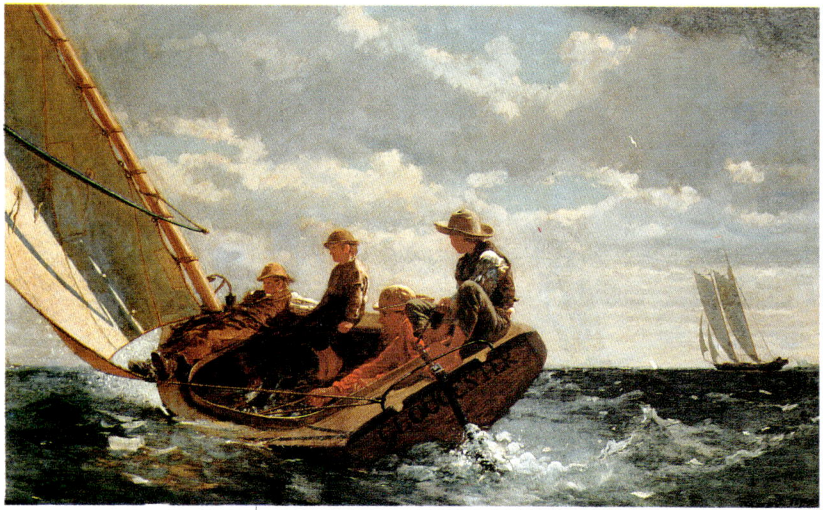

347 Winslow Homer, Auffrischende Brise, 1876, 62 × 97 cm

Winslow Homer

Winslow Homer (1836–1910) wurde vom Impressionismus nur wenig beeinflußt. Er besuchte Paris 1867 und war ebenfalls sehr von Manets starken Farbkontrasten beeindruckt, er erforschte Licht und Farbe jedoch innerhalb eines stabilen Gerüsts klarer Umrißlinien. Whistlers Kunst wirkt wie eine Zurückweisung all dessen, was Homer mit seiner Betonung von Klarheit und objektiver, überzeugender Kompaktheit repräsentierte. Homers Aquarelle sind von einer strahlenden Helligkeit, seine Ölgemälde wunderbar solide, und der Begriff Realismus charakterisiert seine Kunst treffender als Impressionismus.

Auffrischende Brise (347) ist von atemberaubender Lebendigkeit. Das Meer wirbelt und brodelt fast fühlbar unter dem Kiel des kleinen Bootes, während die drei Jungen und der Fischer mit zartesten Pinselstri-

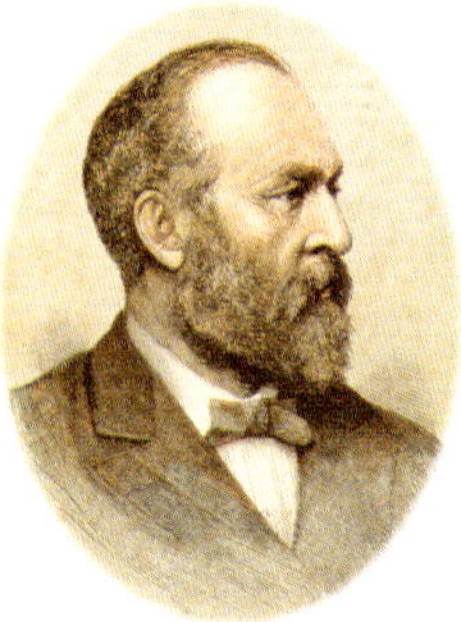

Amerika und seine Führer

Im späten 19. Jh. vollzogen sich in den USA tiefgreifende wirtschaftliche und soziale Veränderungen, die auf die gesamte übrige Welt Auswirkungen hatten. Zwischen 1880 und 1900 verdoppelte sich durch die Ankunft von 9 Millionen Immigranten die Zahl der Einwohner. Das Land erholte sich darüber hinaus von einer Phase der wirtschaftlichen Rezession und entwickelte sich durch die Industrialisierung, den Ausbau des Eisenbahnnetzes sowie die Entdeckung weiterer Silber- und Goldvorkommen im Westen schnell weiter. Bei der Wahl 1880 entschied man sich für einen Kompromißkandidaten, James Garfield (1831–81; siehe oben), aber innerparteiliche Streitigkeiten führten dazu, daß er am 2. Juli 1881 von einem enttäuschten und geistesgestörten Arbeitslosen ermordet wurde.

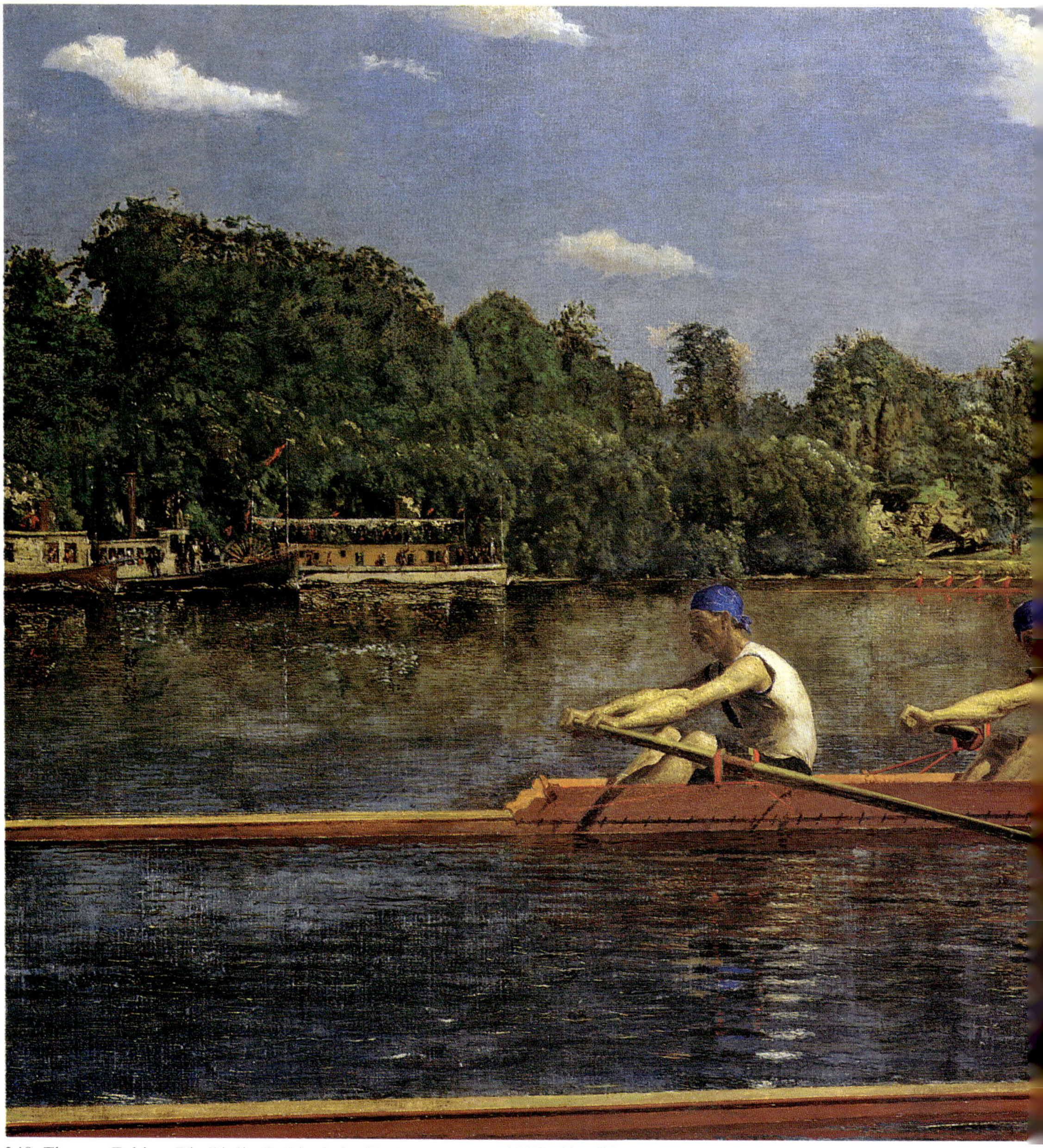

348 Thomas Eakins, Die Biglin-Brüder beim Bootsrennen, um 1873, 60 × 91 cm

chen wiedergegeben sind. Hier handelt es sich um einen besonderen Tag, an dem der Wind am Meer mit all seiner Wildheit auffrischt. Die Sonne scheint, und ein Gefühl der Erregung dräut am Horizont, das mit den geblähten, aufgerichteten Segeln in der rechten oberen Ecke des Bildes abklingt.

Thomas Eakins

Wenn Homer der überragende Aquarellist war, so ist Thomas Eakins (1844–1916) der überragende Ölmaler unter den amerikanischen Realisten. *Auffrischende Brise* ist großartig, aber es wirkt weniger überzeugend als *Die Biglin-Brüder beim Bootsrennen (348)*, eines von Eakins' besten Werken. Eakins ist so überzeugend, daß wir sicher sind, wir hätten diese Szene gesehen, wären wir an einem Sommermorgen vor Ort gewesen. Wir hätten diese Szene natürlich nicht gesehen: Die Biglin-Brüder wären aus dem Blickfeld verschwunden gewesen, bevor wir Zeit gehabt hätten zu registrieren, wie das Sonnenlicht auf den beiden Männern und den Rudern spielt. Eakins hat den Moment festgehalten und ein Gemälde von solcher Atmosphäre geschaffen, daß wir in der Betrachtung das Gefühl haben, der Augenblick sei vollkommen und lang – und nicht wie ein Schnappschuß. Im Licht dieses Vergleichs wirken Homers vorbeirauschende Segler bei weitem impressionistischer, als sie es auf den ersten Blick waren.

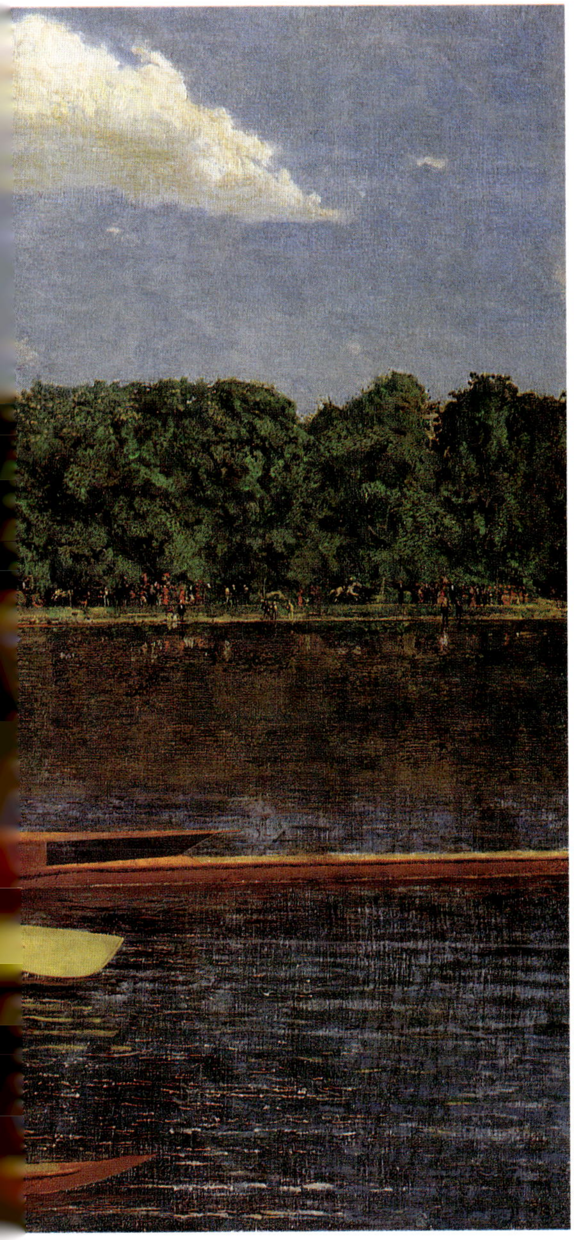

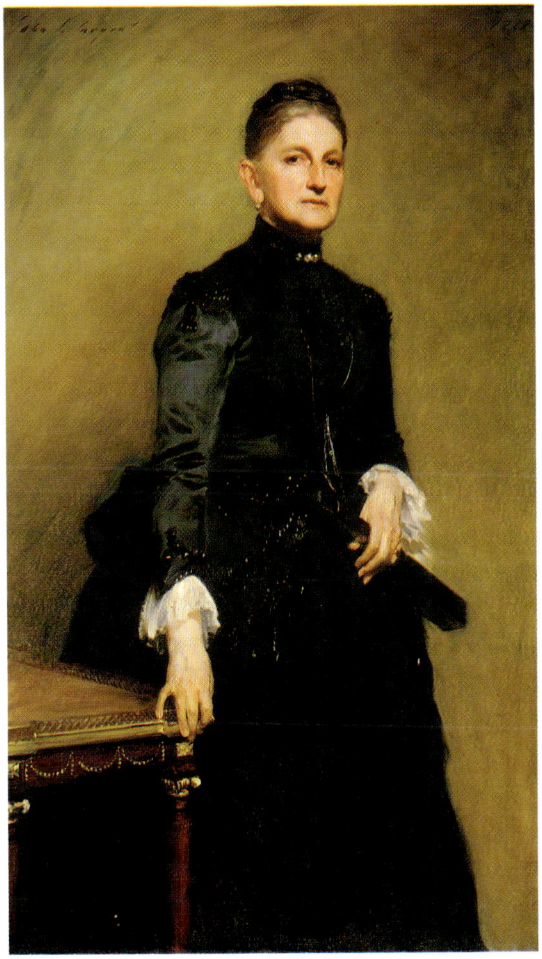

349 John Singer Sargent, Mrs. Adrian Iselin, 1888, 154 × 93 cm

Sargent, der Gesellschaftsmaler

John Singer Sargent (1856–1925) ist hauptsächlich als Gesellschaftsmaler bekannt, und er porträtierte, abgesehen von seinen großartigen Aquarellen mit Naturdarstellungen, fast ausschließlich Mitglieder der obersten Gesellschaftsschichten. Oftmals posieren seine Modelle in auffälliger, hochmodischer Kleidung, *Mrs. Adrian Iselin (349)* ist sich jedoch zu schade für eine solche Ausstaffierung. Sie glänzt in strengem Schwarz mit der Arroganz einer Grande Dame. Damit niemand auf den Gedanken kommt, Sargent würde seinen Modellen schmeicheln, hat er ihr großes, unschönes Ohr genau wiedergegeben.

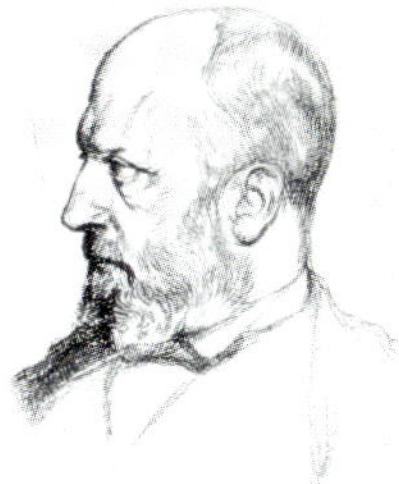

Henry James

Im Werk des amerikanischen Schriftstellers Henry James (1843–1916) läßt sich beim Übergang von einer seiner drei Schaffensphasen in die nächste jeweils ein Themenwechsel feststellen. In der ersten Phase, in der einer seiner bekanntesten Romane, »The Bostonians« (1886; dt. Die Damen aus Boston), entstand, beschäftigt sich James mit den Auswirkungen des amerikanischen Lebensstils auf die europäische Gesellschaft. 1876 zog James nach England, wo er seine Zeit und sein schriftstellerisches Interesse der englischen Gesellschaft widmete. Das Buch »The Ambassadors« (dt. Die Gesandten) aus seiner letzten Schaffensphase verbindet britische und amerikanische Lebensgewohnheiten.

John Singer Sargent

Dieser außergewöhnlichste Porträtmaler seiner Zeit war amerikanischer Staatsbürger, in Frankreich erzogen worden und ging 1885 nach England, um dort zu arbeiten. Seine Übersiedlung war von dem Skandal veranlaßt worden, den eines seiner Bilder im Salon von 1884 erregt hatte. Das Gemälde *Madame X* empfanden die Juroren als provozierend erotisch, und dabei handelte es sich offensichtlich um das Porträt einer lebenden Zeitgenossin, Madame Gautreau. Ihre Mutter bat Sargent, das Bild zurückzuziehen, er aber floh nach England. Später wurde er zum offiziellen Kriegsmaler des Ersten Weltkriegs ernannt.

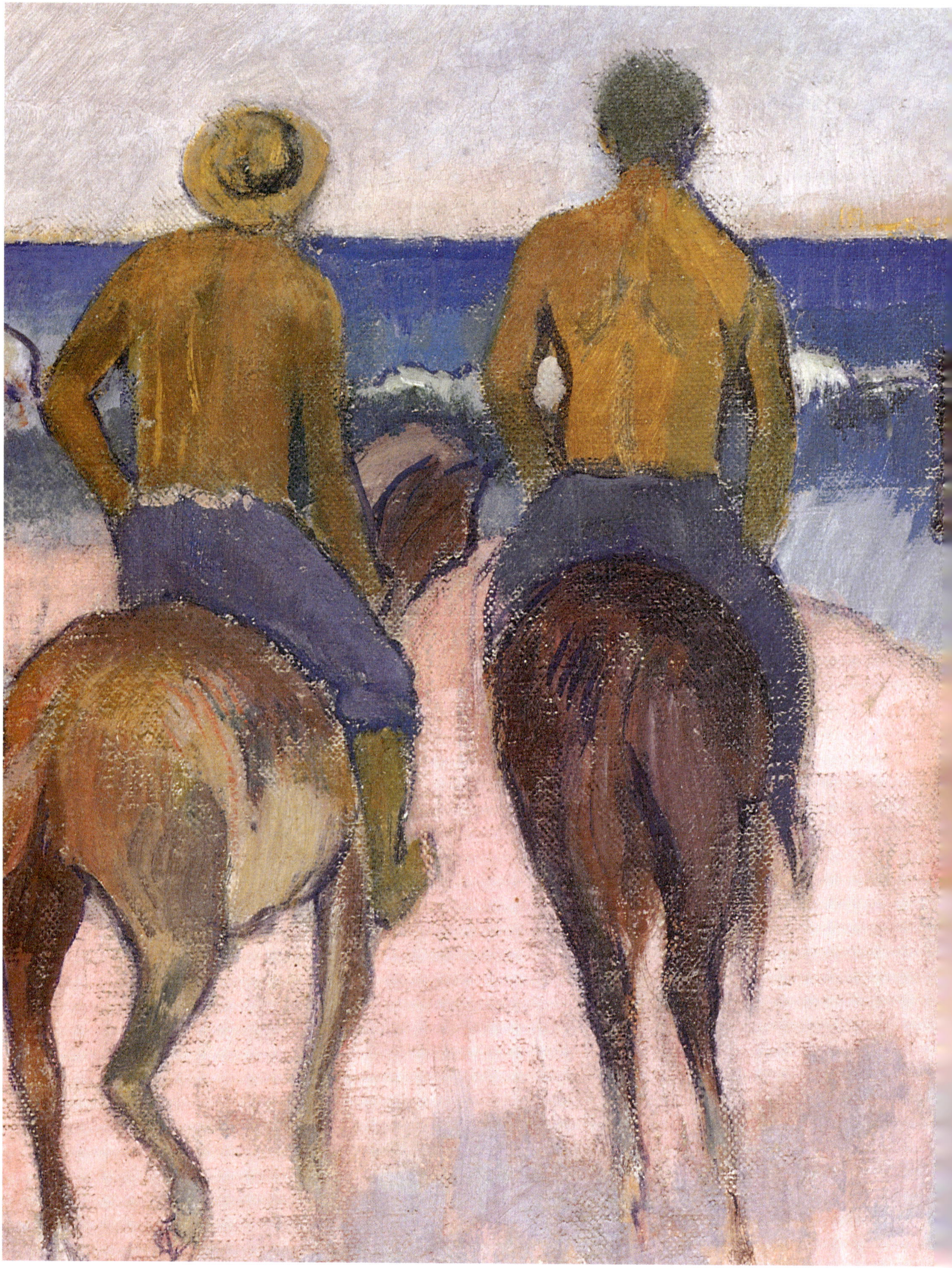

POST-IMPRESSIONISMUS

Die Kunstgeschichte liebt Etiketten, und Postimpressionismus ist das Schlagwort für die unterschiedlichen Kunstströmungen, die direkt auf den Impressionismus folgten. Die Impressionisten hatten den künstlerischen Glauben an die objektive Wirklichkeit der Natur für immer zerstört. Die Maler wußten nun, daß das, was wir sehen, davon abhängt, wie wir sehen und vor allem wann wir sehen: Der ›objektive Blick‹ war in Wahrheit gelenkt von den Voraussetzungen der Wahrnehmung und der Zeit. Wir leben in einer prinzipiell flüchtigen und unkontrollierbaren Welt, und es ist das Verdienst der Kunst, sich mit dieser Erkenntnis auseinanderzusetzen.

Von allen Künstlern hat wohl Paul Cézanne am schwersten um diese Erkenntnis gerungen. Unermüdlich arbeitete er an der Entwicklung einer Bildsprache, die es ihm ermöglichen sollte, die Schönheit in all ihren flüchtigen Aspekten in ein angemessenes, beständiges Abbild umzusetzen. Georges Seurat erstrebte dagegen mit seiner Malweise eine eher wissenschaftliche Analyse der Farbe, wobei seine Kunst weit über seine Theorien hinausging. Andere Künstler suchten ein Bild von der Welt zu schaffen, das nicht nur die äußere, physische Erscheinung, sondern auch die inneren, nicht greifbaren Qualitäten berücksichtigte und experimentierten mit der assoziativen Kraft von Farben und Linien.

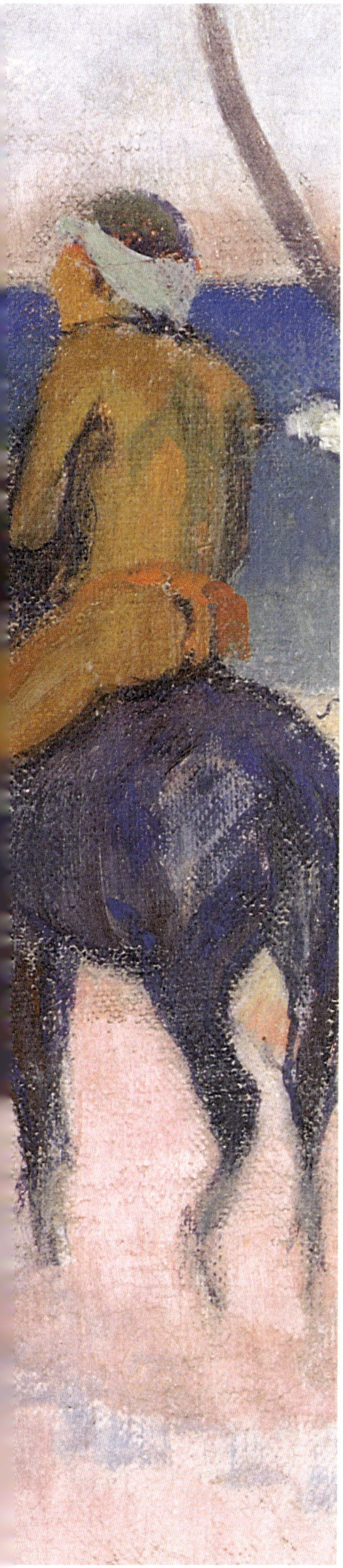

Paul Gauguin, Reiter am Strand, 1902 (Ausschnitt)

POSTIMPRESSIONISMUS IM ÜBERBLICK

›Postimpressionismus‹ ist eine begriffliche Hilfskonstruktion, um eine Gruppe von Malern der letzten zwei Jahrzehnte des 19. Jh.s zusammenzufassen, die außer ihrem Ausgangspunkt, dem Impressionismus, wenig gemeinsam haben. Paul Cézanne, Paul Gauguin und Vincent van Gogh sind die herausragenden Gestalten, aber der Begriff umfaßt im weitesten Sinne auch kleinere Gruppen wie die Nabis.

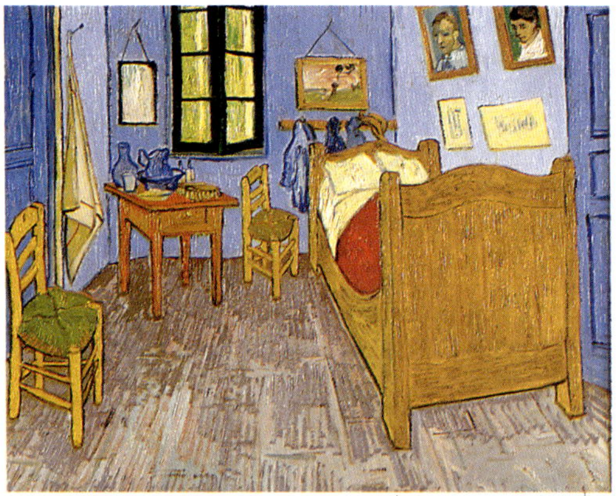

Vincent van Gogh, Das Schlafzimmer des Künstlers, 1889
Van Gogh benutzte die Farbe eher, um Gefühle auszudrücken als zur Wiedergabe von Gegenständen. Dieses Gemälde vermittelt große Einsamkeit: So verweist z. B. der zweite Stuhl auf einen sehnsüchtig erwarteten Freund (Gauguin). Dieses Zimmer befindet sich in dem Haus in Arles, in dem van Gogh von Oktober 1888 bis Mai 1889 zusammen mit Gauguin lebte. Er malte dieses Motiv 1888 und schuf 1889 in der Anstalt von St. Rémy (S. 316) zwei weitere Versionen.

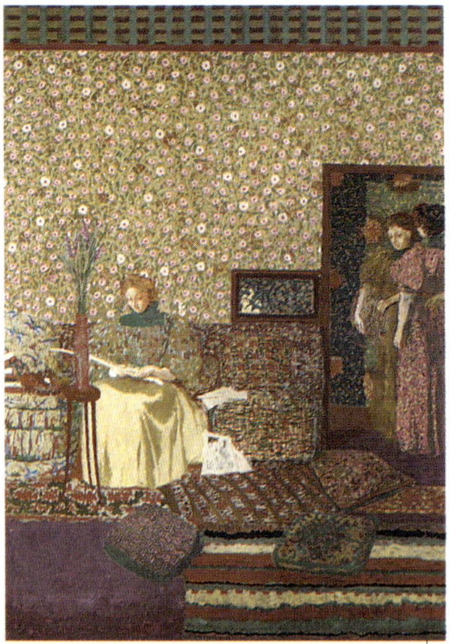

Edouard Vuillard, Die Lesende, 1896
Die Nabis waren bestrebt, in der optisch ausgewogenen Anordnung der Farben und Formen im Bild den flächigen Charakter der Leinwand stärker zu berücksichtigen (S. 328).

1885 **1890** **1895**

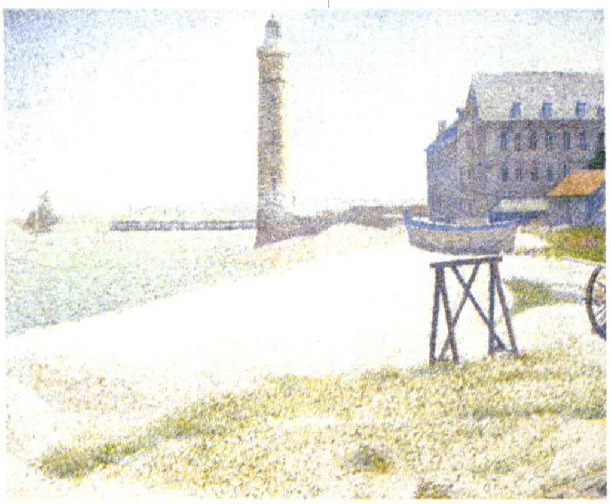

Georges Seurat, Leuchtturm von Honfleur, 1886
Seurat war gleichermaßen Künstler wie Wissenschaftler. Ihn faszinierte die gerade entstandene Wissenschaft der optischen Wahrnehmung, und er entwickelte einen Malstil, der mit unzähligen winzigen Farbpünktchen arbeitet, was zu der Bezeichnung ›Pointillismus‹ geführt hat: Das Auge setzt die Punkte in der Malerei ebenso zusammen wie in der Natur.

Henri de Toulouse-Lautrec, Rue des Moulins, 1894
Die witzige, klarsichtige Kunst Toulouse-Lautrecs ist meist Nachtklub- und Trinkszenen sowie den Angehörigen der Pariser Unterwelt gewidmet. Hier sieht man zwei Prostituierte, die auf ihre ärztliche Untersuchung warten, und die Traurigkeit, das Demütigende ihrer gesellschaftlichen Situation wird uns bewußt. Toulouse-Lautrec ist von den Kompositionsformen japanischer Druckgraphik beeinflußt, die dem europäischen Formempfinden so unkonventionell scheinen und Hauptmotive oft an den Bildrand stellen. Es ist dieses Unerwartete, was sich als Blickfang gerade für die Plakatkunst eignete. Die Bilder Toulouse-Lautrecs entfalten ein buntes Kaleidoskop städtischen Lebens (S. 320).

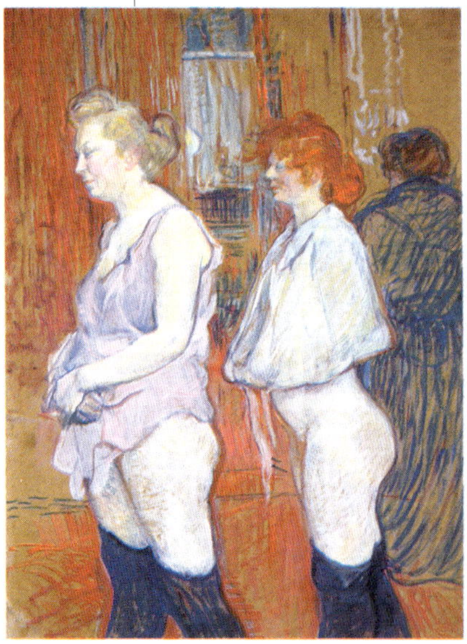

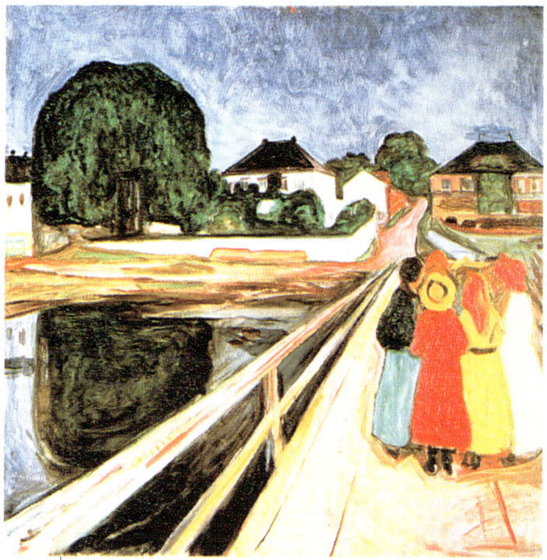

Edvard Munch, Frauen auf der Brücke, 1899–1900
Edvard Munch war ein schwieriger Künstler, der von erschütternd düsteren Stimmungen heimgesucht wurde. Die Intensität dieser Gefühle bestimmte seine Bilder. Das Leben wurde ihm zur Qual, die er in seiner Kunst ausdrücken und dadurch vielleicht ein wenig lindern konnte. Der Symbolismus kam seinem Temperament sehr entgegen: Die starken Farben und die formale Einfachheit boten ihm eine Zuflucht vor seinen Ängsten. Diese Schwermut beeinflußte auch den Expressionismus, der die deutsche Kunst nach dem Ersten Weltkrieg bestimmte (S. 325).

Paul Cézanne, Le Château Noir, 1900–04
Dieses Gemälde ist ein schönes Beispiel für die postimpressionistische Spannung zwischen Realität und Illusion, Beschreibung und Abstraktion, Wahrheit und Erfindung. Wir sind gezwungen, das Bild nicht nur als ein Schloß in einer bewaldeten Landschaft zu betrachten, sondern gleichzeitig als ebene Fläche, auf der Farben von unterschiedlichen chromatischen und tonalen Werten nebeneinanderstehen (S. 312).

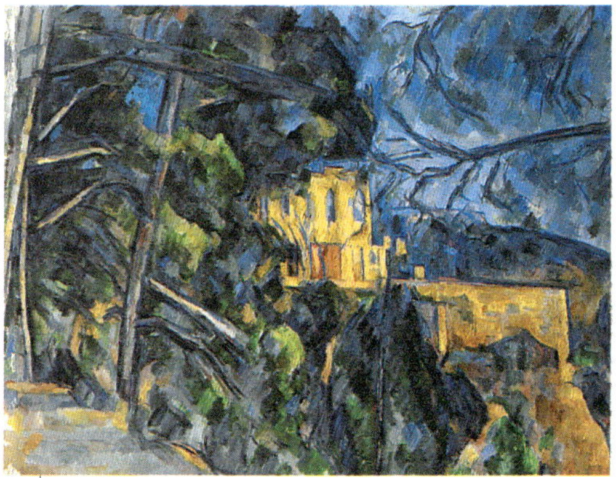

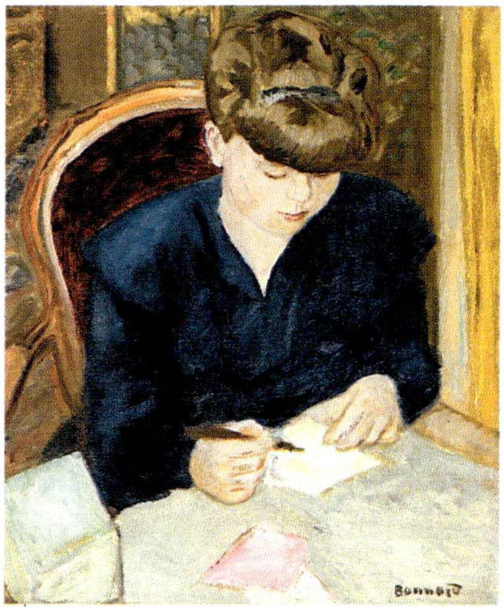

Pierre Bonnard, Der Brief, um 1906
Bonnard war ein führendes Mitglied der Nabis, die in gewisser Weise einen Übergang zwischen dem Postimpressionismus und der Kunst des 20. Jh.s darstellen. Bonnard interessierte sich für östliche Philosophie und Mystizismus, er wurde von der japanischen Kunst beeinflußt und imitierte die graphische Einfachheit japanischer Holzschnitte. *Der Brief* ist ein typisches Beispiel für seine vielen Alltagsdarstellungen. Die junge Frau begegnet häufig in Bonnards Gemälden, es ist seine Partnerin und spätere Ehefrau Marthe. In der Art, wie Bonnard sie hier bildfüllend gibt, spürt man ihre Präsenz und seine ungekünstelte Freude an den der Fläche verhafteten Formen (S. 326).

1900 **1905** **1910**

Paul Gauguin, Nevermore, 1897
Der englische Titel *Nevermore*, der oben links zu lesen ist, zitiert das Schlüsselwort eines Gedichtes von E. A. Poe, »Der Rabe«, das bei den französischen Symbolisten sehr beliebt war. Dennoch ist das Bild keine Illustration. Poe schreibt über einen teuflischen Raben, der ihn davon abhält, von seiner abwesenden Geliebten zu schwärmen. Für Gauguin ist das Mädchen die Hauptfigur des Bildes, der Vogel ist zu einer winzigen Karikatur reduziert. Gauguin sucht in seiner Kunst einen Weg, die inneren Befindlichkeiten jenseits von Rationalität und Naturalismus Bild werden zu lassen (S. 324).

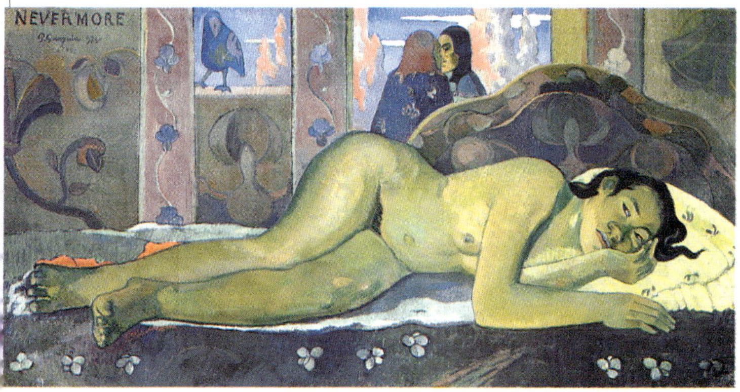

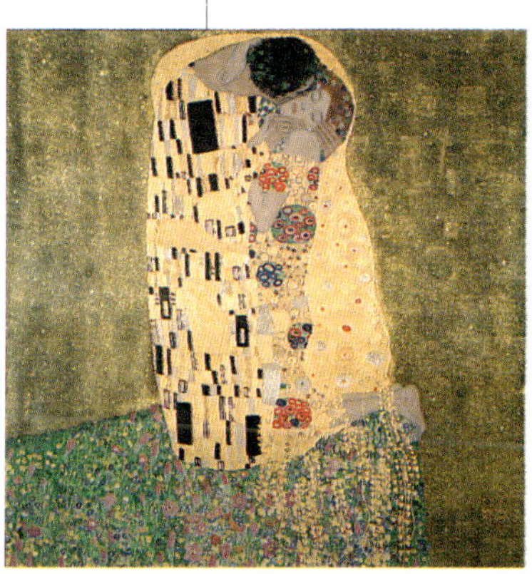

Gustav Klimt, Der Kuß, 1907–08
Gustav Klimt stammte aus einer Familie von Künstlern und Handwerkern, sein Vater war Goldgraveur. Als einer der prominentesten österreichischen Künstler half er bei der Gründung der wegweisenden Wiener Sezession und der Wiener Werkstätte. *Der Kuß* ist ein großartiges Kunstwerk, in dem zwei Gestalten zu einer einzigen verschmelzen. In dem festen Griff der Hände und dem abgewandten Gesicht des Mädchens liegt ein Hauch von Angst (S. 325).

Postimpressionistische Künstler

Wie die Renaissance stellte der Impressionismus einen irreversiblen Einschnitt dar, so daß man wie selbstverständlich weiß, daß alles nachfolgende Kunstschaffen ›postimpressionistisch‹ ist. Die Künstler, die gegen Ende des 19. Jh.s den Impressionismus ablehnten, malten nicht nur, was sie sahen, sondern was sie fühlten, und verhalfen der Malerei zu Ausdrucksmitteln, mit denen Emotionen ebenso ins Bild gesetzt werden konnten wie Materie. Sie experimentierten mit neuen Themen und Techniken, brachten die Kunst näher an die Abstraktion.

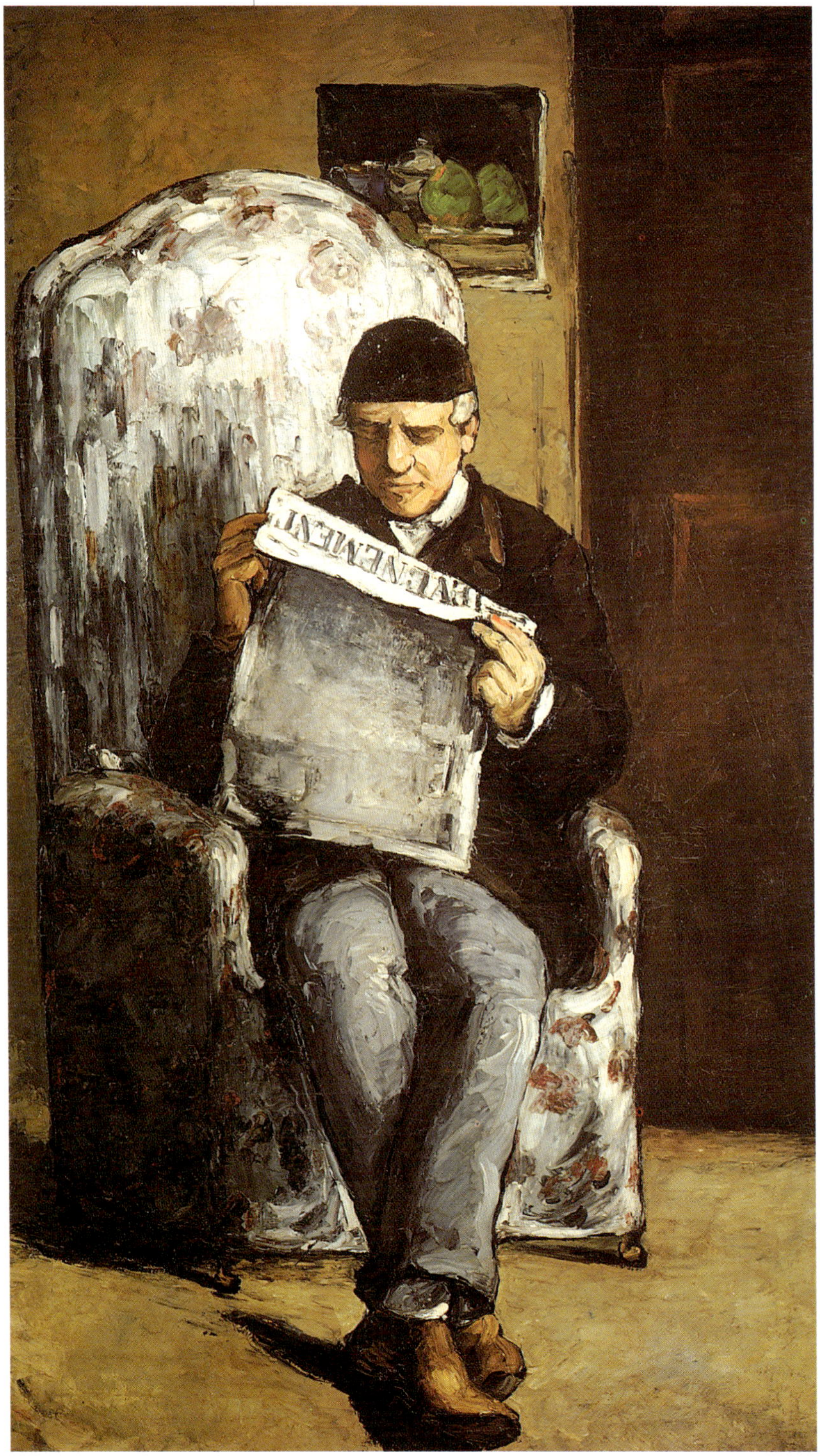

350 Paul Cézanne, Der Vater des Künstlers, 1865–66, 198 × 119 cm

Der Postimpressionismus war niemals eine Bewegung, und der Begriff den postimpressionistischen Künstlern selbst unbekannt (siehe Randleiste rechts). Er umfaßt eine Gruppe von Malern, die außerhalb der Einschränkungen des Impressionismus unterschiedliche Stilrichtungen und Ideen verfolgten und sich in verschiedene Richtungen weiterentwickelten.

Cézannes Frühwerk

Paul Cézanne (1839–1906) zählt zu den wenigen ganz großen Künstlern und ist mit Tizian, Michelangelo und Rembrandt auf eine Stufe zu stellen. Wie Manet und Degas oder Morisot und Cassatt stammte er aus einer wohlhabenden Familie, in seinem Fall aus Aix-en-Provence. Sein Vater, ein Bankier, war wohl ein überaus dominanter Charakter, und der nervöse, schüchterne Sohn hatte Angst vor ihm. Trotz des elterlichen Mißfallens hielt Cézanne an seinem leidenschaftlichen Wunsch fest, Künstler zu werden. Seine ersten Gemälde verraten wenig vom Genie der späteren Arbeiten, obwohl man ihnen heute völlig zu Recht den Respekt erweist, den er ihnen sicherlich nie verschaffen konnte.

Cézannes frühe Jahre waren problematisch, und sein Werdegang war von wiederholten Fehlschlägen und Ablehnung geprägt. 1862 wurde er in den berühmten Künstlerkreis eingeführt, der sich im Café Guerbois in Paris traf und zu dem Manet, Degas und Pissarro gehörten, aber sein linkisches Benehmen und seine defensive Schüchternheit standen ihm hier im Weg. Die Begegnung mit Pissarro sollte für seine weitere Entwicklung jedoch von entscheidender Bedeutung sein (siehe S. 300).

Eines seiner wichtigsten frühen Werke ist das Porträt seines furchteinflößenden Vaters. *Der Vater des Künstlers (350)* ist eines von Cézannes ›Spachtelbildern‹, das er in kurzen Sitzungen zwischen 1865 und 1866 schuf. Der realistische Inhalt und der klare Stil dieser Bilder verraten Cézannes Bewunderung für Gustave Courbet (siehe S. 282). Hier sehen wir einen harten, unnachgiebigen Geschäftsmann, eine selbstzufriedene Persönlichkeit – von seinem schwarzen Barett bis zu den Spitzen der schweren Schuhe. Die kompromißlosen Vertikalen des großen Sessels werden von der Tür und den Rändern des kleinen Cézanneschen Stillebens an der Wand hinter dem Sessel wiederholt: Jedes Detail korrespondiert mit den

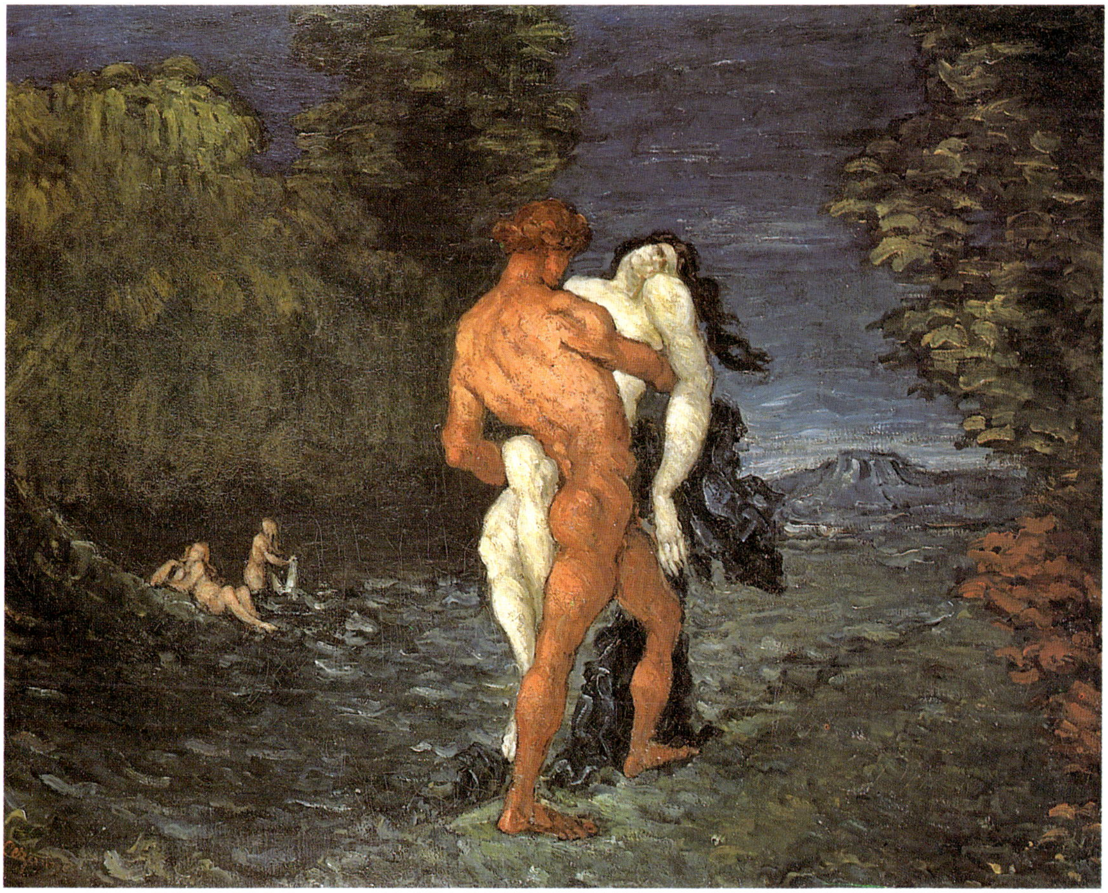

351 Paul Cézanne, Die Entführung, um 1867, 90 × 116 cm

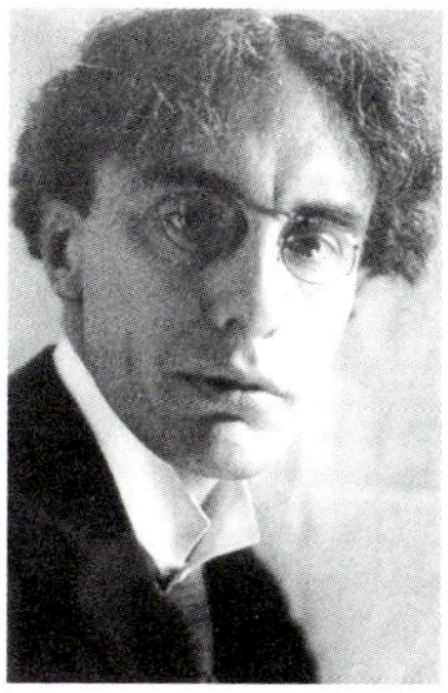

Roger Fry

Der Begriff ›Postimpressionismus‹ wurde von dem englischen Künstler und Kunstkritiker Roger Fry (1866–1934) geprägt, um die Gruppe von Künstlern zu kennzeichnen, die direkt nach den Impressionisten malten. Diese Künstler lebten hauptsächlich in Paris und lehnten die Konzentration der Impressionisten auf das äußere, sich verändernde Erscheinungsbild ihrer Welt ab. Fry war 1906–10 Direktor des Metropolitan Museum of Art in New York, und er machte die Postimpressionisten durch Ausstellungen, die er 1910 und 1912 in den Grafton Galleries organisierte, auch in England bekannt. Zu den Künstlern, die er ausstellte, gehörten Gauguin, Cézanne und van Gogh.

strengen Vertikalen der Leinwand selbst und hebt so das dem Porträt innewohnende Gefühl von Festigkeit noch hervor. Grobe Hände halten die Zeitung, wobei Cézanne das vom Vater bevorzugte konservative Blatt gegen das liberale »L'Evénement« ausgetauscht hat, in dem Artikel seines Jugendfreundes Emile Zola (siehe S. 286) veröffentlicht wurden. Der Vater ist in die Zeitung vertieft, dabei angespannt und aufrecht in seinem hohen Sessel sitzend. Und dennoch ist dies auch ein seltsam zärtliches Porträt. Cézanne scheint seinen Vater als in gewisser Weise unvollkommen zu betrachten: Trotz seiner Größe füllt er den Sessel nicht ganz aus, und wir glauben die Gleichgültigkeit gegenüber dem Stilleben seines Sohnes (hinter sich) spüren zu können. Seine Augen bleiben unsichtbar, nicht jedoch der ironisch verzogene Mund.

Das Geheimnis der Natur

Cézanne war in den Zwanzigern, als er das Bildnis seines Vaters malte. Es ist ein durchaus beachtenswertes Bild, aber es verrät wenig über die Größe seines sich entwickelnden Genies. Bei genauerer Betrachtung sind selbst in diesem Frühwerk Cézannes Formbeherrschung und die ausgewogene Bildkomposition, die seinen reifen Stil kennzeichnen sollten, bereits wesentliche Elemente. Der überragende Wert, den er auf Form und Komposition legte, unterscheidet Cézanne von Beginn an von den Impressionisten, und er sollte diese einsame Position in der Formulierung seiner einzigartigen Bildsprache behaupten.

Entführung, Vergewaltigung und Mord: Diese Themen quälten Cézanne. *Die Entführung (351)*, ein frühes Werk voller dumpfer Leidenschaft, ist vor allem durch seine schwülstige Ausstrahlung beeindruckend, die der Maler kaum unter Kontrolle zu halten vermag. Es ist sehr schwierig, sich in diese Figurenbilder einzufühlen. Sie sind unheimlich, und direkt unter der Oberfläche lauern aufgewühlte Passionen.

Cézannes späte Figurenstudien sind ungleich lohnender. Oft stellt er Badende dar, die in sonnendurchfluteter Leichtigkeit mit der Landschaft verschmelzen. Immer wieder widmete er sich diesem Motiv, bis ganze Bilderserien entstanden waren. Die ausgereiftesten dieser Werke zeugen von seiner Suche nach der absoluten Objektivierung, der einen endgültigen Bildform.

Vor der Natur wurde Cézanne von einem so tiefen Gefühl für das Geheimnis der Welt ergriffen, wie es noch niemals ein anderer Künstler ausgedrückt hatte. Er erkannte, daß nichts für sich allein existiert: eine naheliegende Erkenntnis und dennoch eine, die nur er uns offenbaren konnte. Die Dinge haben eine Farbe und ein Gewicht, und die Farbe und das Volumen eines jeden einzelnen beeinflußt das Gewicht des anderen. Diese Zusammenhänge zu begreifen, machte Cézanne sich zur Lebensaufgabe.

Paul Cézanne Werkauswahl

Knabe mit roter Weste (Zürich, Stiftung E. G. Bührle)
Der See von Annecy (London, Courtauld Institute)
Dorf hinter Bäumen (Bremen, Kunsthalle)
Die Großen Badenden (London, National Gallery)
Die Brücke von Maincy (Paris, Musée d'Orsay)
Stilleben mit Kommode (München, Neue Pinakothek)
Der Steinbruch Bibémus (Essen, Museum Folkwang)

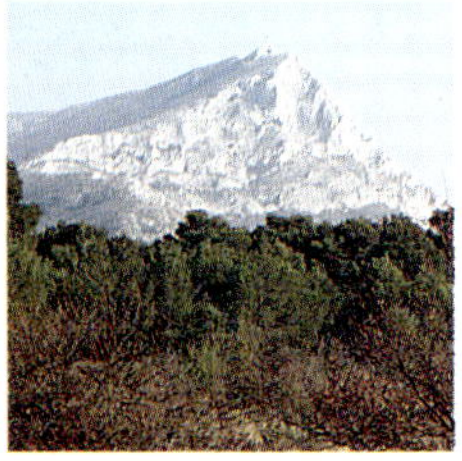

Montagne Sainte-Victoire

Der Gebirgszug Sainte-Victoire in der Nähe von Cézannes Haus in Aix-en-Provence war eines seiner Lieblingsmotive, das er in über 60 Fassungen gemalt hat. Die zerklüfteten, architektonischen Formen der provenzalischen Berge faszinierten ihn, und er malte die gleiche Szenerie von vielen verschiedenen Standpunkten aus. Er arbeitete mit scharf umrissenen Farbfeldern und erzielte damit einen neuen räumlichen Effekt, um den ungewöhnlichen geologischen Formationen der Berge gerecht zu werden. Cézanne bereiste die gesamte Provence, aber immer wieder zog es ihn zum Malen auch an die Küste bei L'Estaque.

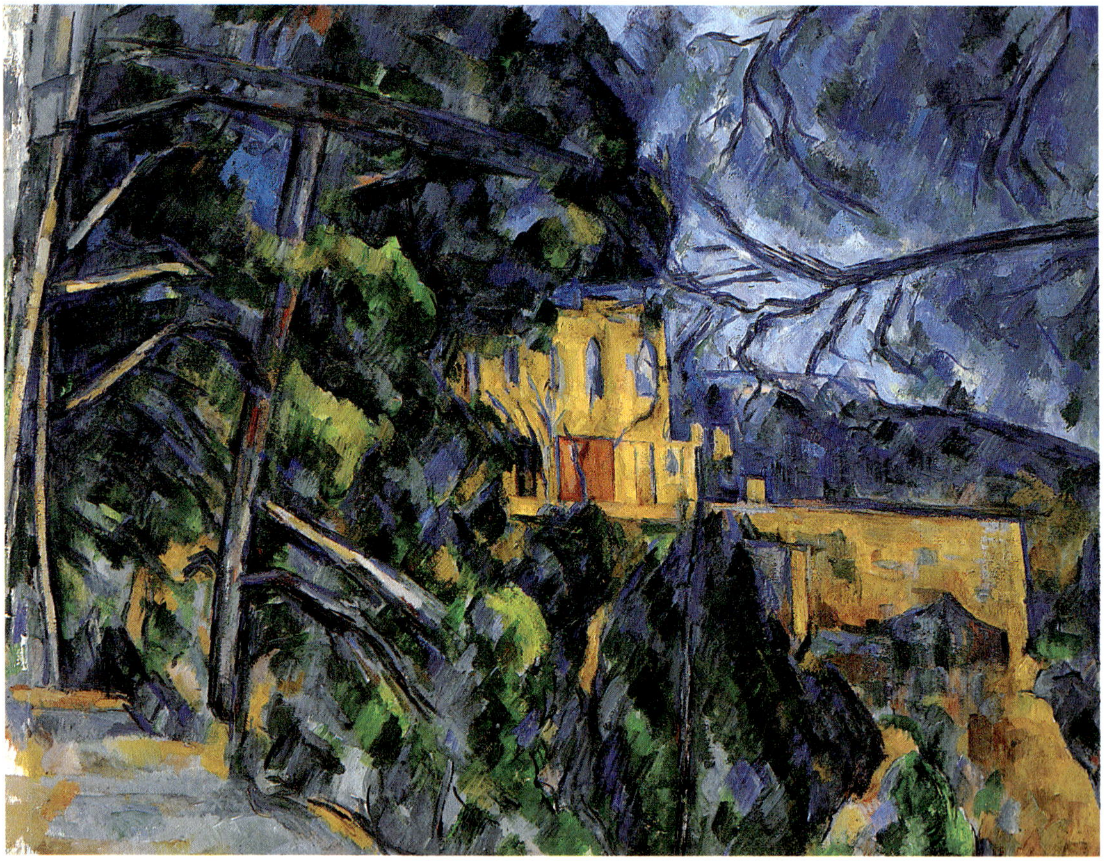

352 Paul Cézanne, Le Château Noir, 1900–04, 74 × 97 cm

Bildgefüge und Formdichte

Ab 1872 und unter Pissarros Einfluß malte Cézanne lebendige, impressionistische Lichteffekte auf differierende Oberflächen und präsentierte seine Werke sogar auf der ersten Impressionistenausstellung. Sein Interesse an einem festen, formalen Bildgefüge behielt er jedoch bei, und so kehrte er 1877 dem Impressionismus den Rücken. In *Le Château Noir (352)* behandelt Cézanne das vibrierende Licht nicht so, wie es ein Impressionist vielleicht getan hätte, sondern faßt es als Vibration tief im Inneren eines jeden Bildgegenstands auf. Jede Form hat wirklich Substanz, eine unbegrenzte innere Kraft, die niemals um eines anderen Teils der Komposition willen eingeschränkt wird. Die Spannung zwischen Wirklichkeit und Illusion, Beschreibung und Abstraktion, Realität und Erfindung macht selbst Cézannes anspruchsloseste Themen zu einer faszinierenden optischen Erfahrung.

Das Stilleben war für Cézanne attraktiv, weil es ihm in gewissem Rahmen ermöglichte, den Bildaufbau zu kontrollieren. Er versenkte sich in die Äpfel, Kannen, den Tisch und die Draperien und arrangierte sie in endlosen Kombinationen. *Stilleben mit Äpfeln und Pfirsichen (353)* strahlt eine Monumentalität aus, die so mächtig und präsent ist wie die Montagne Sainte-Victoire (siehe Randleiste links). Auch hier sehen wir einen Berg, und auch hier spüren wir Erhabenheit und Triumph: Die Früchte auf dem Tisch verströmen eine aktive Energie, die man nicht nur sieht, sondern erfährt. Der Krug wölbt sich nicht durch seinen Inhalt, sondern durch die Schwere seines Eigengewichts. Der Vorhang bauscht sich üppig, während die schimmernde Kaskade der weißen Serviette das Licht absorbiert und es auf den Tisch abstrahlt.

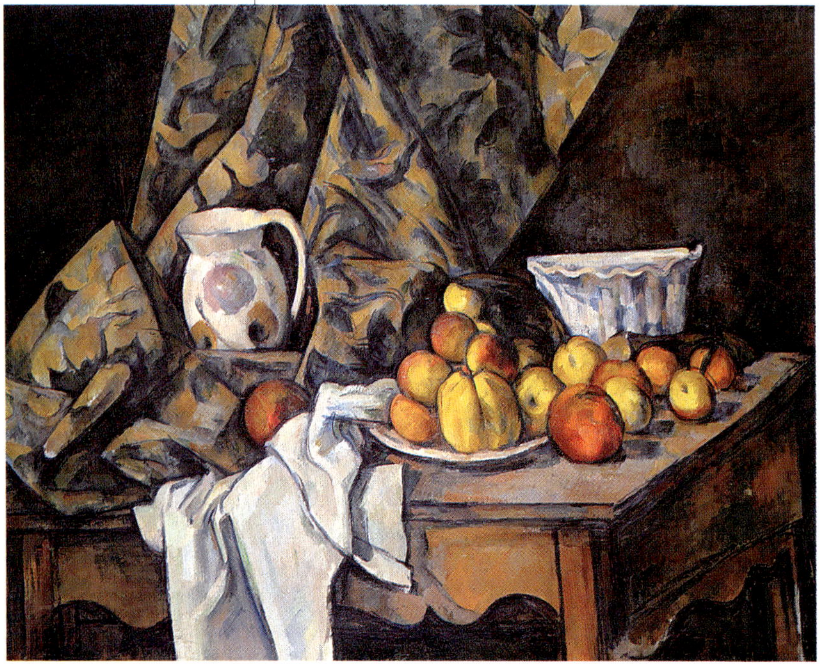

353 Paul Cézanne, Stilleben mit Äpfeln und Pfirsichen, um 1905, 81 × 100 cm

LE CHATEAU NOIR

Der Name dieses Schlosses geht nicht auf seine Erscheinung, sondern auf Gerüchte über den Eigentümer zurück. Es wurde im 18. Jh. für einen Industriellen aus Marseille errichtet, der Lampenschwarz (entfetteten Ruß; meist für Tuschen) herstellte. Er verwendete diese Farbe auch für die Wände der Zimmer und bei der Möblierung des Schlosses. Schließlich empfanden die Bewohner des Dorfes das Schloß als Wohnsitz des Teufels und bezichtigten den Besitzer schwarzmagischer Künste.

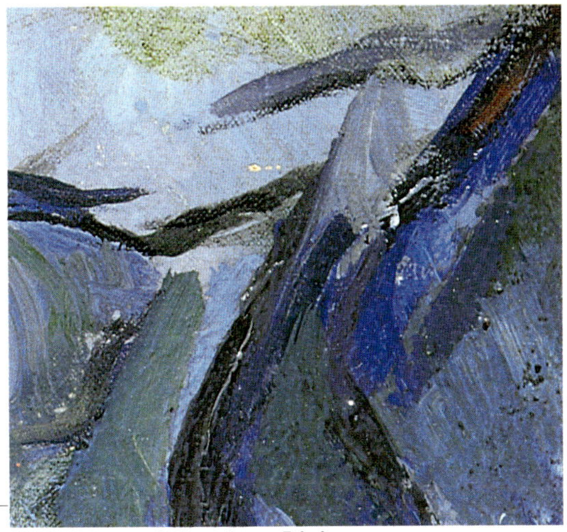

Gebrochene Linien
Wiederum betont Cézanne die physische, plastische Realität des Gemäldes. Die gezackten Linien, die die überhängenden Zweige wiedergeben, sind gebrochen und beginnen und enden freischwebend. Sie haben sowohl eine formale Funktion, da sie das Gleichgewicht zwischen Vertikalen, Horizontalen und Diagonalen in der Komposition aufrechterhalten, als auch eine beschreibende Rolle: Was der Kubismus Cézanne verdankt, wird hier überdeutlich (siehe S. 346). Die irreal satten Blau- und Grüntöne des Himmels, die auf und über die Zweige gestrichen sind, drängen in den Vordergrund und schaffen so eine beständige Spannung zwischen ornamentaler Flächigkeit und räumlicher Tiefe.

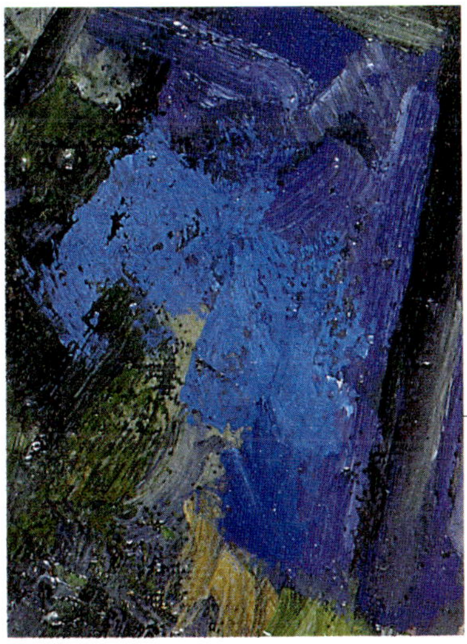

Der Himmel
Das tiefe Blau dieses Eckchens Himmel, das durch die Zweige schimmert, zeigt keine Konzessionen an illusionistischen Tiefenraum. Das satte Blau des Himmels ›drängt‹ über die sanfteren Farben des umliegenden Blattwerks nach vorn und zwingt uns dazu, das Bild nicht nur als bewaldete Landschaft mit einem Schloß zu sehen, sondern gleichzeitig als ebene Fläche, auf der Farben von unterschiedlichem chromatischem und tonalem Wert arrangiert sind.

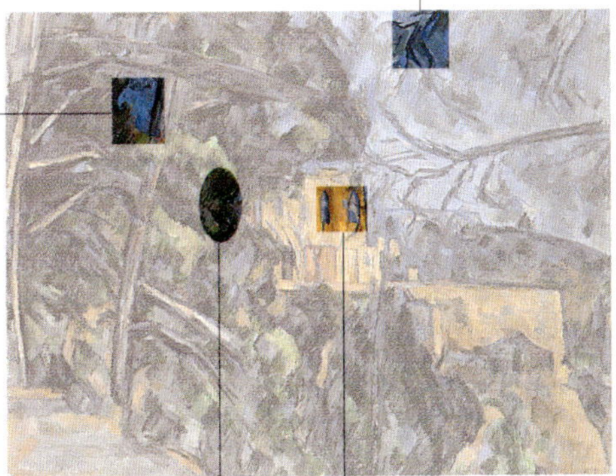

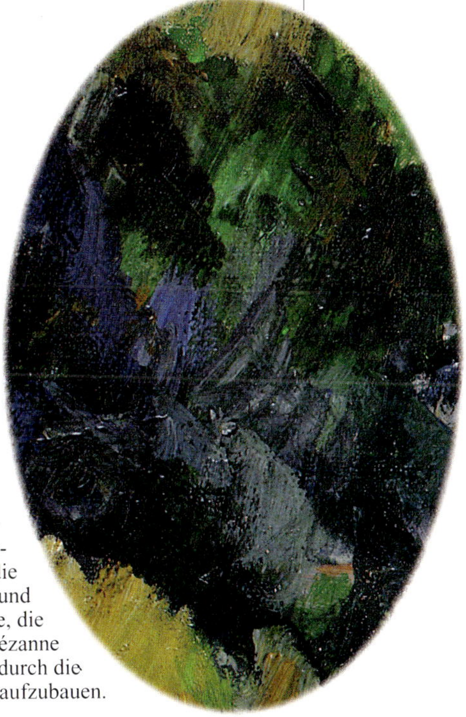

Pinselstriche
Dieser Ausschnitt zeigt uns Cézannes typischen diagonalen Pinselstrich und die Art, wie er die durch seine abstrahierende Behandlung des Raumes entstehenden ›Brüche‹ (siehe oben) mit einem vereinheitlichenden Farbauftrag ausgleicht. Cézanne realisiert auf diese Art seine Idee, daß ein Gemälde sowohl kompositorisch überzeugend als auch formal unabhängig sein sollte. Die schräggestellten, im allgemeinen gleich großen Pinselstriche überziehen die Oberfläche der Leinwand und haben als solche die Aufgabe, die Form in einem Prozeß, den Cézanne Modulation nannte, allein durch die relativen Farbwerte aufzubauen.

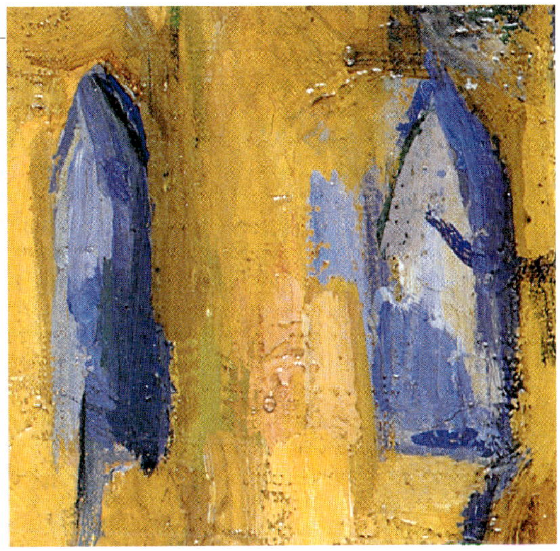

Das Château
Die schmalen, mit einem Spitzbogen abschließenden Fenster des Schlosses zeigen nichts als das Blau des Himmels. Der Komplementärkontrast zwischen dem ockerfarbenen Mauerwerk und den blauvioletten Fenstern betont deutlich die Farbharmonie des Bildes und zugleich den Gegensatz von ›dauerhaftem‹ Himmel zu ›vergänglichem‹ Stein. Das Gebäude wirkt zugleich solide und ruinös, mit leeren Fenstern, durch die die Hügel und der Himmel zu sehen sind. Dies ist ein Gemälde, dessen Blautöne durch die ockergelben Partien in ihrer Intensität noch gesteigert und durch die neutralen Grüntöne zusammengehalten werden.

Die Modelle
Seurat malte *Die Modelle* mit Hilfe verschiedener vorbereitender Skizzen, um seinen Glauben an eine planende Kunst zu demonstrieren. Das nackte Modell wird in drei verschiedenen Haltungen in einem Zimmer, an dessen einer Wand Seurats *Sonntagnachmittag auf der Insel La Grande Jatte* hängt, gezeigt. Man glaubt, daß in beiden Gemälden dieselben Modelle dargestellt sind, was dem Betrachter erlaubt, eine Beziehung zwischen den streng gekleideten Frauen in der *Grande Jatte* und den klassischen Akten der *Modelle* herzustellen.

Seurat und der Divisionismus

Es ist möglich, wenn auch vielleicht unwahrscheinlich, daß sich Georges-Pierre Seurat (1859–91), hätte er länger gelebt, mit Cézanne verbündet hätte. Wie der große Masaccio zu Beginn der Renaissance (siehe S. 82), wie Giorgione (S. 129) und Watteau (S. 224) starb er tragisch jung – und doch hinterließ er uns nach nur wenigen Schaffensjahren einige großartige Meisterwerke. Er glaubte, daß die Kunst auf einem System beruhen sollte, und entwickelte den Impressionismus formelhaft weiter. Er erfand eine Technik, die er optische Malerei nannt, auch als Divisionismus, Neoimpressionismus oder Pointillismus bekannt, bei der Farbpünktchen dicht nebeneinandergesetzt werden und im Auge des Betrachters miteinander verschmelzen. Er war davon überzeugt, daß diese hellen Punkte, schematisch und in klaren Mustern aufgetragen, die vibrierenden Lichteffekte auf verschiedenen Farben genauer wiedergeben könnten als die eher zufällige, intuitive Methode der Impressionisten. Seurats systematische Vorgehensweise resultierte aus seinen Studien der modernen Farbtheorien. Die nüchterne Theorie hört sich abschreckend an, und in der Hand von Nachahmern ist es auch die Praxis. Denn man darf sie nicht wörtlich verstehen. Vielleicht brauchte Seurat, der ein stiller und verschlossener junger Mann war, sie eher als psychologische Stütze.

Seurat unterschied sich nicht nur durch diesen wissenschaftlichen Ansatz von den Impressionisten. Er wurde von Ingres (siehe S. 256) und den großen Renaissancekünstlern beeinflußt, und sein Werk ist von einer Strenge, die eher an klassische Traditionen anknüpft als an die zufällige Intimität und Flüchtigkeit des Impressionismus. Und obwohl Seurat wie die Impressionisten im Freien an kleinen Studien arbeitete, damit er die Wirkung des Lichts in einer Landschaft getreu wiedergeben konnte, entstanden seine großen Kompositionen grundsätzlich im Atelier. Anders hätte er seinen eigenen strengen Malregeln auch nicht gerecht werden können. Themen, welche die Impressionisten bereits mehrfach bearbeitet hatten – Stadtleben, Strandszenen oder Vergnü-

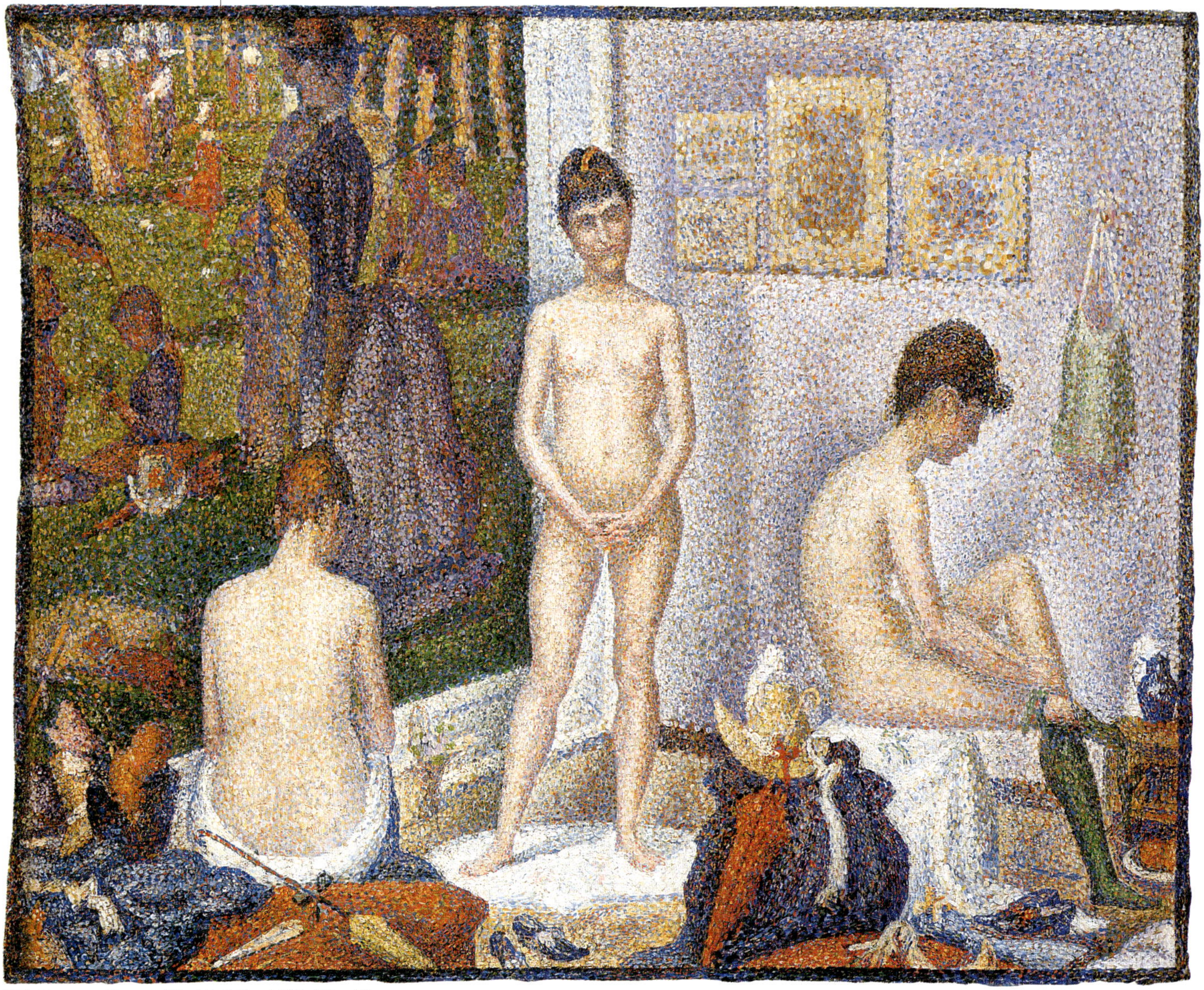

354 Georges Seurat, Die Modelle, 1888, 39 × 49 cm

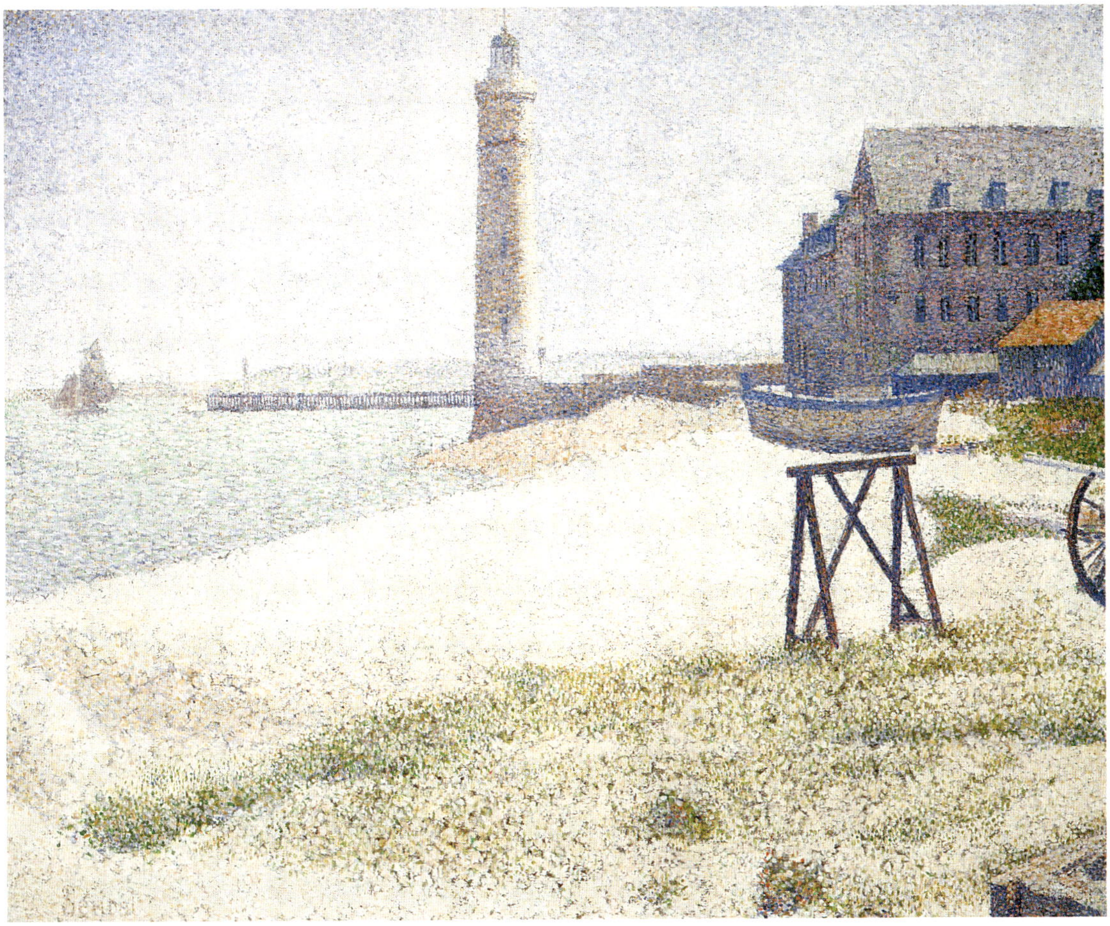

355 Georges Seurat, Leuchtturm von Honfleur, 1886, 68 × 82 cm

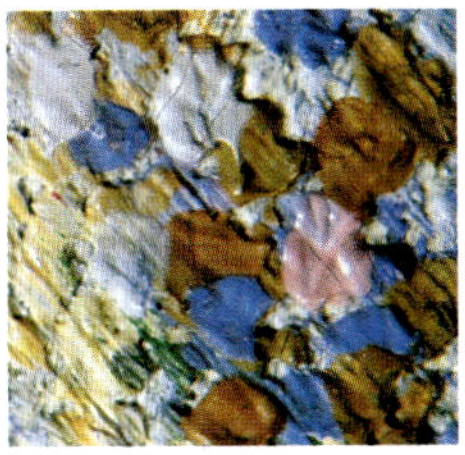

Pointillismus

Diese dreifache Vergrößerung der Leinwand von Seurats *Grande Jatte* zeigt winzige Farbpünktchen. Seurat arbeitete bei vielen seiner Gemälde mit dieser Maltechnik, bei der er gleichmäßige kleine Tupfen reiner Farbe auftrug, die, aus der Entfernung betrachtet, optisch miteinander verschmelzen. Wenn bestimmte Farben sehr eng nebeneinandergesetzt werden, steigern sie gegenseitig ihre Brillanz und verleihen dem Bild schillernden Glanz und Tiefe. Der Begriff Pointillismus wurde 1886 von dem Kritiker Félix Fénéon anläßlich der *Grande Jatte* geprägt.

gungsstätten –, erfüllte Seurat mit einer geheimnisvoll-kühlen Atmosphäre ordnender Geometrie. *Die Modelle (354)* vermittelt ein Gefühl von vollkommener Ausgewogenheit, nackte Haut ist in ihrer ganzen Einzigartigkeit und doch nicht anders als die nackte Wand dargestellt. Diese klassischen weiblichen Akte wirken entmaterialisiert wie Nymphen, sind aber gleichzeitig von einer Nüchternheit, wie nur Seurat sie wiedergeben kann.

Die Kunst ersetzt die Natur

Die Modelle entstanden in Seurats Atelier bei Kunstlicht, und die große Landschaft im Hintergrund trägt den Titel *Sonntagnachmittag auf der Insel La Grande Jatte*, eine sommerliche Szene mit Spaziergängern am Seineufer außerhalb von Paris, die er zwischen 1884 und 1886 malte.

La Grande Jatte ist sowohl im Rahmen von Seurats begrenztem Schaffen als auch historisch wichtig. Gegen den Widerstand älterer Teilnehmer zeigte Seurat das Bild 1886 in der letzten Impressionistenausstellung. Seurat repräsentierte eine neue Malergeneration, die den Untergang der impressionistischen Ideale verkündete, und ob dies den älteren Malern gefiel oder nicht, sie konnten die Entwicklung nicht aufhalten. Allein Pissarro trat für das Recht Seurats ein, mit ihnen auszustellen, und betrachtete seine Farbtheorie als den Schritt nach vorn, der für den Impressionismus notwendig war. Für kurze Zeit übernahm Pissarro selbst den Divisionismus, fand ihn jedoch zu beschwerlich und ließ bald wieder davon ab.

In seinen Landschaften unterwirft Seurat auch die Natur Punkt für Punkt seiner Farbtheorie und verhilft ihr damit zu einer inneren Ruhe, die souverän über das natürliche Chaos herrscht. Wir wissen, daß keine Landschaft jemals wirklich so sauber, so ordentlich und so harmonisch aussah, aber angesichts eines Bildes von Seurat sind unsere Erfahrungen bedeutungslos.

Jedes Detail in der Landschaftsdarstellung *Der Leuchtturm von Honfleur (355)* ist mit einer solchen formalen Perfektion arrangiert, daß das Entfernen eines einzigen Elements das Gleichgewicht des Ganzen zerstören würde. So blaß, magisch und streng wie es ist, ist das Holzgerüst im Vordergrund doch unbedingt notwendig. Diese geometrische Struktur aus spitzen Winkeln ermöglicht es Seurat, sich räumlich nach hinten auf das entfernte Glitzern des Meeres zuzubewegen, wobei sich alle anderen Horizontalen und Vertikalen an diesem Holzbock orientieren: Die Vertikale des Leuchtturms, die vom Bootshaus wiederholt wird, die Horizontale des Bootes, die von dem oberen Balken des Bockes gespiegelt wird. Das Sonnenlicht bleicht die gesamte Szenerie zu einem farblichen Gleichklang aus.

Georges Seurat Werkauswahl

Der Strand von Gravelines (London, Courtauld Institute)

Der Zirkus (Paris, Musée d'Orsay)

Frau mit Schirm (Zürich, Stiftung E. G. Bührle)

Die Seine (Brüssel, Palais des Beaux-Arts)

Sonntagnachmittag auf der Insel La Grande Jatte (The Art Institute of Chicago)

Badende, (London, National Gallery)

Die frühen Jahre
Vincent van Gogh begann seine Laufbahn als Angestellter im Kunsthandel seines Onkels in Den Haag. 1873 wurde er in die Londoner Zweigstelle versetzt, wo er sich in die Tochter seiner Vermieterin verliebte, die jedoch bereits verlobt war. Man glaubt, daß diese erste Erfahrung unerwiderter Liebe van Goghs religiösen Fanatismus auslöste, der in seinem späteren Leben seinen psychischen Zusammenbruch verursachte. Nach kurzem Aufenthalt in London als Hilfsprediger des Reverend Slade-Jones kehrte van Gogh 1876 nach Holland zurück.

Vincent van Gogh

Seurat präsentiert die eine Art von Genie, zufrieden und still. Das Gegenteil finden wir in dem holländischen Maler Vincent van Gogh (1853–90), um dessen stürmisches, ruheloses Leben jeder weiß. Die traurige Geschichte seiner Selbstverstümmelung gehört heute zum allgemein bekannten Mythos über sein Genie. Sein Elend, das in einer Flut von Briefen an seinen Bruder Theo dokumentiert ist, wird in seiner Kunst in eine leidenschaftliche Suche nach Stabilität, Wahrheit und dem Leben selbst verwandelt. Er besaß die seltene Gabe, ähnlich wie Rembrandt (siehe S. 200), das Häßliche, selbst das Schreckliche durch reine Leidenschaft in Schönheit zu verwandeln.

Van Goghs Entwicklung als Maler begann in einer Phase der Verwirrtheit und Unruhe, denn er arbeitete auf der Suche nach einer erfüllten Existenz in verschiedenen Berufen. Im Alter von 20 Jahren verließ er Holland und ging nach England, dann lebte er als Missionar kurze Zeit in Belgien, und 1886, als er 33 Jahre alt war, zog er nach Paris. Durch Theos Arbeit als Kunsthändler (siehe Randleiste rechts) traf er andere Künstler, darunter Degas, Pissarro, Seurat und Toulouse-Lautrec, und lernte die impressionistischen Techniken kennen. Zu künstlerischer Reife gelangte er auf einem langsamen, quälenden Weg, aber erst als er die Einflüsse des Impressionismus und des Japonismus (siehe Randleiste S. 290) vollständig in sich aufgenommen und seine eigenen Farbexperimente gemacht hatte (siehe Randleiste rechts), entdeckte er sein wahres Genie.

Van Gogh in Arles

1888 verließ er Theo und Paris und ging nach Arles in der Provence, wo er in den letzten beiden Jahren seines Lebens seine großartigsten Werke schuf. *Das Schlafzimmer des Künstlers (356)* ist von äußerster Kraft und Heftigkeit (bei diesem Bild handelt es sich um eine Zweitfassung, die er malte, während er in der Anstalt von St. Rémy war; siehe Randleiste S. 318). Die zwei Kissen und Stühle machen deutlich, wie ungeduldig er Gauguins Ankunft erwartete (siehe S. 322). Er

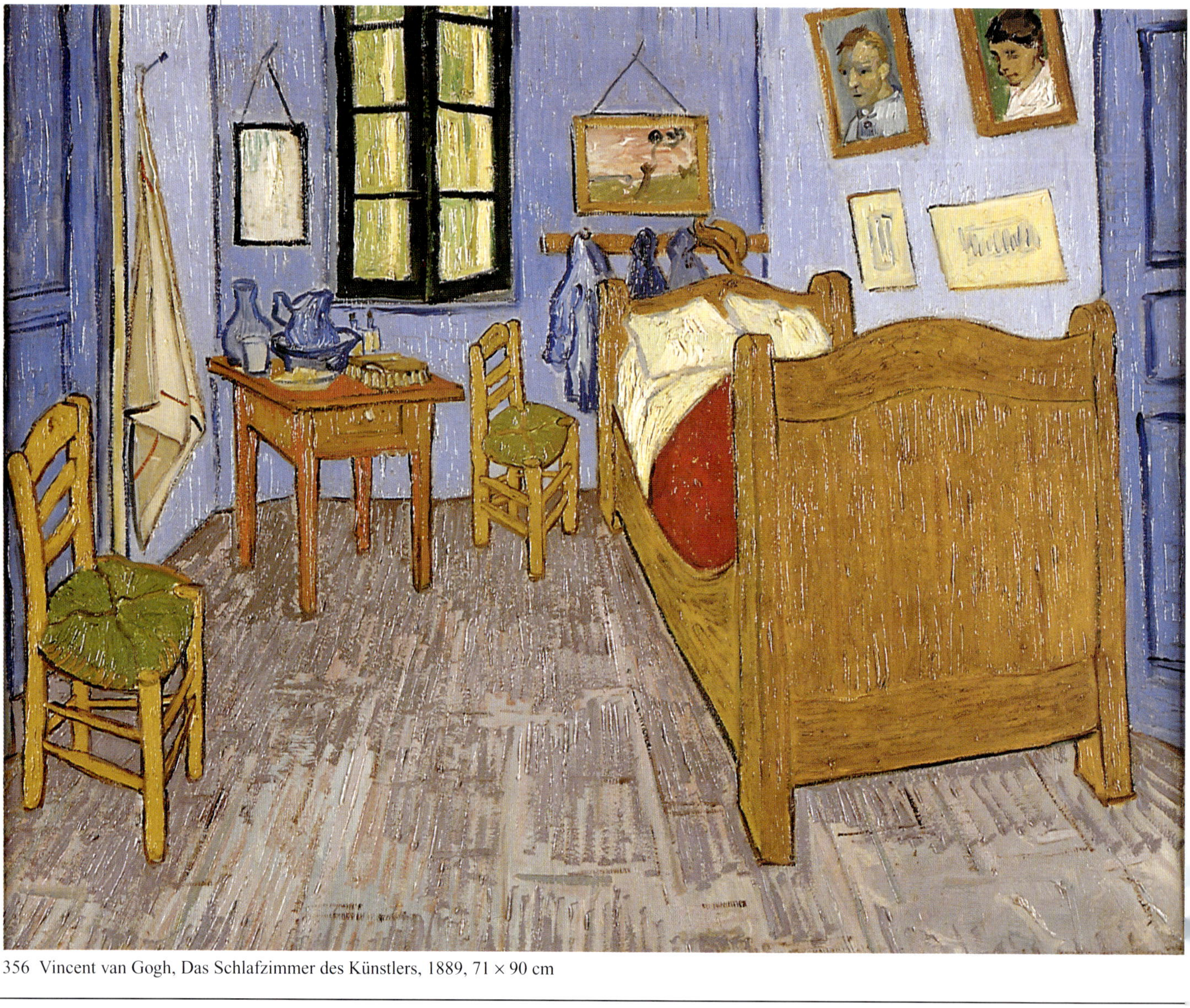

356 Vincent van Gogh, Das Schlafzimmer des Künstlers, 1889, 71 × 90 cm

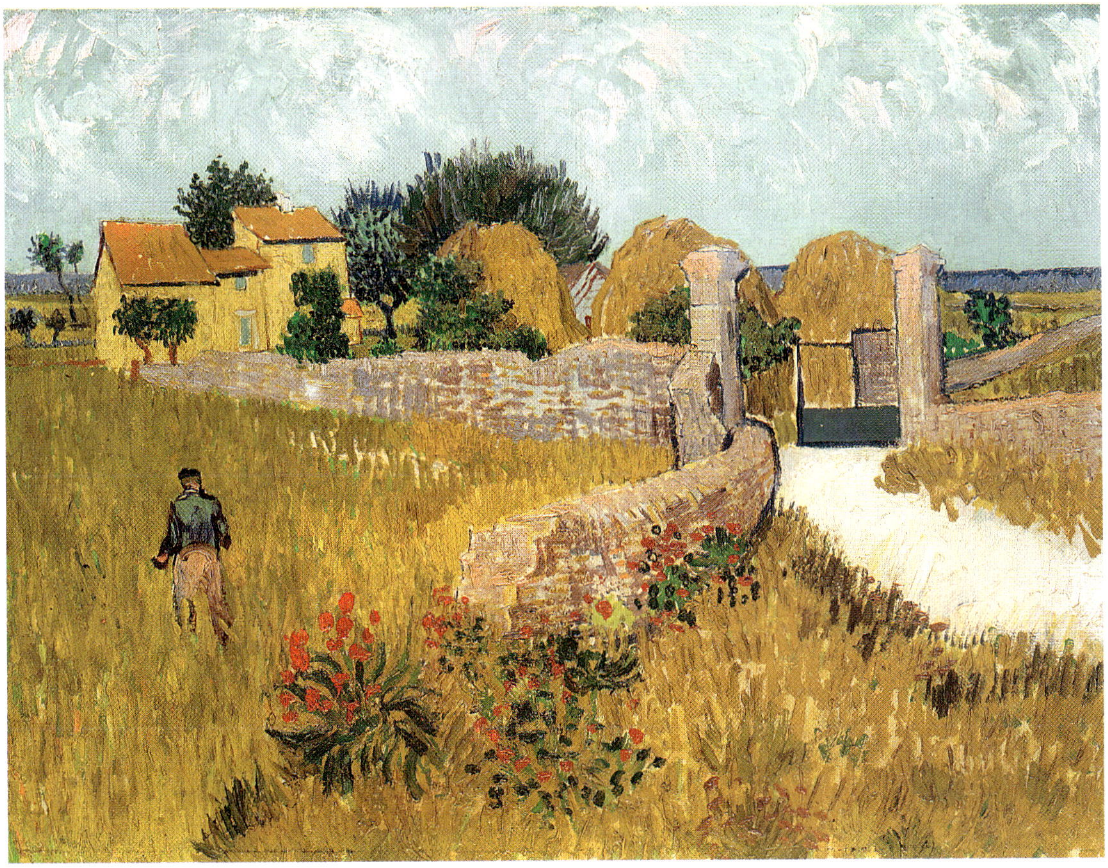

357 Vincent van Gogh, Bauernhof in der Provence, 1888, 46 × 61 cm

Die Verwendung der Farbe

Viele der Farben, die van Gogh benutzte, z. B. Karminrot, Zinnoberrot, Ultramarinblau, Kobaltblau, Smaragdgrün und Chromgrün, waren nicht lichtecht, und van Gogh war sich der Unbeständigkeit einiger seiner Pigmente wohl durchaus bewußt. Er interessierte sich auch für Komplementärfarben (siehe Glossar S. 390) und ihre Wirkung auf der Leinwand. Zu diesem Zweck besaß er eine Schachtel mit farbigen Wollfäden, die er miteinander verflocht, um mit den komplementären Farbstimmungen zu experimentieren. Als Künstler war er am Malen in naturalistischen Farben nicht interessiert, sondern er wollte durch die Verwendung dramatischer, vibrierender Farben unterschiedliche Gefühle ausdrücken.

träumte davon, Arles zu einem Treffpunkt für Künstler zu machen, aber Gauguins widerstrebender Besuch endete mit einer Katastrophe.

Bauernhof in der Provence und *La Mousmé* entstanden in dem Jahr, als van Gogh nach Arles zog. Während Seurat die Natur zurückdrängte, um seinen Intellekt in Szene zu setzen, übersteigerte sie van Gogh, um seine Gefühle auszudrücken. Der *Bauernhof in der Provence (357)* strahlt eine fast beängstigende Fruchtbarkeit aus. Der Weizen umschließt den Hof von allen Seiten, die züngelnden Ähren halten die kleine Gestalt fest. Die Mauer endet bröckelnd, ganz so, als wäre sie dem anrückenden Heer des reifenden Getreides nicht gewachsen gewesen.

Der Bauernhof wirkt wie im Belagerungszustand und nimmt einige Bäume in seinen schützenden Mauerring auf; außerhalb, auf den Feldern, sind die Bäume verkümmert und dürr. Die Gebäude ducken sich eng aneinander, während der Himmel größtmögliche Neutralität bewahrt. Letztendlich hat die Natur für van Gogh wohl immer diesen bedrohlichen Aspekt, aber er gibt niemals auf: Er ringt mit ihr und hält ihre Wildheit auf seiner Leinwand fest.

La Mousmé (358) ist »eine kleine Japanerin, – in diesem Falle eine Provenzalin von 12 bis 14 Jahren«, wie van Gogh Theo erläutert. Verführt von der Einfachheit und Strenge, die er an der japanischen Kunst so bewunderte, machte er es sich mit diesem Bild nicht leicht, indem er dieses gleichgültige junge Mädchen allein mit Hilfe dekorativer Muster darstellte. Das Oberteil des Kleides ist gestreift, der weite, wogende Rock dagegen aus großen roten Punkten auf blauem Untergrund aufgebaut. Der Stuhl rahmt sie in schematischen Bögen; Hände und Gesicht sind in

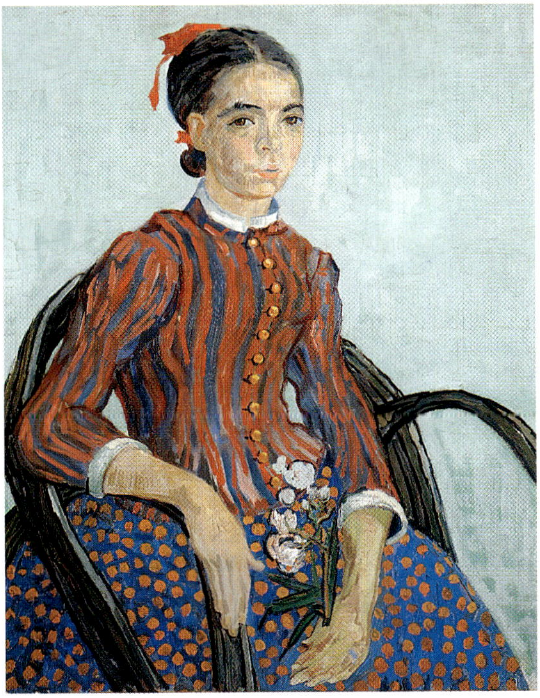

358 Vincent van Gogh, La Mousmé, 1888, 73 × 60 cm

Theo van Gogh

1886 reiste Vincent van Gogh nach Paris, um dort bei seinem Bruder Theo zu leben. Als Kunsthändler war Theo mit den Impressionisten und der Pariser Avantgarde eng befreundet, z. B. mit Pissarro und Gauguin. Durch Theos Verbindungen bekam Vincent Kontakt zu den Postimpressionisten und begann, mit helleren Farben zu malen. Die Beziehung zwischen den Brüdern war teilweise recht gespannt, und Theo war von der Qualität der Werke Vincents nicht immer überzeugt. Im Verlauf seines Lebens schrieb Vincent mehr als 750 Briefe an seinen Bruder, und nach seinem Tod wurde ein letzter Brief an Theo in seiner Tasche gefunden.

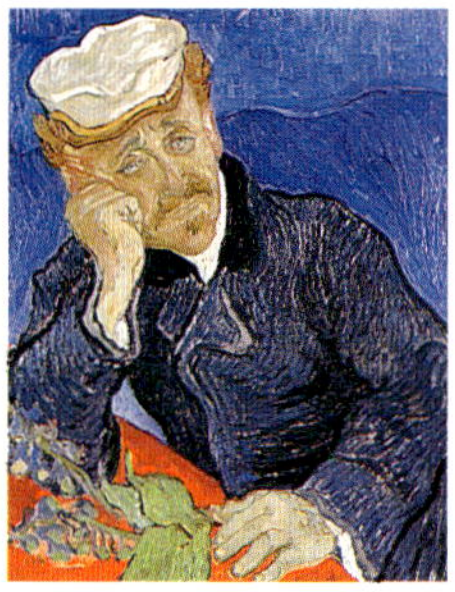

Der Verfall

Die ersten deutlichen Anzeichen für van Goghs geistige Labilität traten 1888 auf, als er mit Gauguin das Gelbe Haus in Arles bewohnte. Eines Abends bedrohte er Gauguin, verlor die Kontrolle über sich und schnitt sich mit dem Rasiermesser das linke Ohr ab. (Da Selbstporträts Spiegelbilder sind, gibt es zuweilen einige Konfusionen in dem Punkt, welches Ohr es war.) Im Mai 1889 verließ van Gogh Arles und begab sich freiwillig in die Heilanstalt von St. Rémy. Während der zwei Jahre in diesem Heim schuf van Gogh mehr als 200 Gemälde. 1890 überredete Pissarro ihn, nach Auvers zu gehen, wo sich Dr. Gachet seiner annahm (siehe oben). Einige Monate später wurde van Gogh jedoch krank, und im Juli 1890 beging er Selbstmord.

Vincent van Gogh Werkauswahl

Die Brücke von Langlois (Köln, Wallraf-Richartz-Museum)
Sonnenblumen (London, National Gallery)
Bildnis Dr. Gachet (Paris, Musée d'Orsay)
Café-Terrasse bei Nacht (Otterlo, Rijksmuseum Kröller-Müller)
Armand Roulin (Essen, Museum Folkwang)
Sämann bei untergehender Sonne (Zürich, Stiftung E. G. Bührle)
Weizenfeld mit Raben (Amsterdam, Rijksmuseum van Gogh)

Rosabraun gehalten, die Arme gehen in scheinbar knochenlose Hände über, ihr Gesicht erinnert an das einer Puppe. Ihr schmächtiger Körper wölbt sich nur wenig vor einem marmorierten grünen Hintergrund. Vieles an *La Mousmé* wirkt pathetisch. Ihre Augen sind lebendig, braun und verletzlich, als erwarte sie, daß das Leben sie nicht gut behandeln werde. Van Gogh widmet dem Kind eine so intensive, leidenschaftliche Aufmerksamkeit, einen so ungeteilten Respekt, daß das Gemälde ein eher beklemmendes Meisterwerk ist. Eigenschaften wie Schönheit oder Anmut werden unwichtig.

Van Goghs Selbstporträts

Nur wenige Künstler haben sich so intensiv dem Selbstporträt gewidmet wie van Gogh. Das *Selbstporträt (359)* ist in seiner Klarheit und seinem Realismus überwältigend: Dies ist das wahre Gesicht des Künstlers, mit dem struppigen roten Bart, dem gequälten Zug um den Mund und den gerunzelten Brauen. Seine Persönlichkeit kann sich unter dem Druck des wirbelnden blauen Chaos um ihn herum kaum behaupten. Sein Gesicht ist vielleicht stark genug, aber schon seine Kleidung gibt den Widerstand auf und erliegt den drängenden, alles auflösenden Wirbeln.

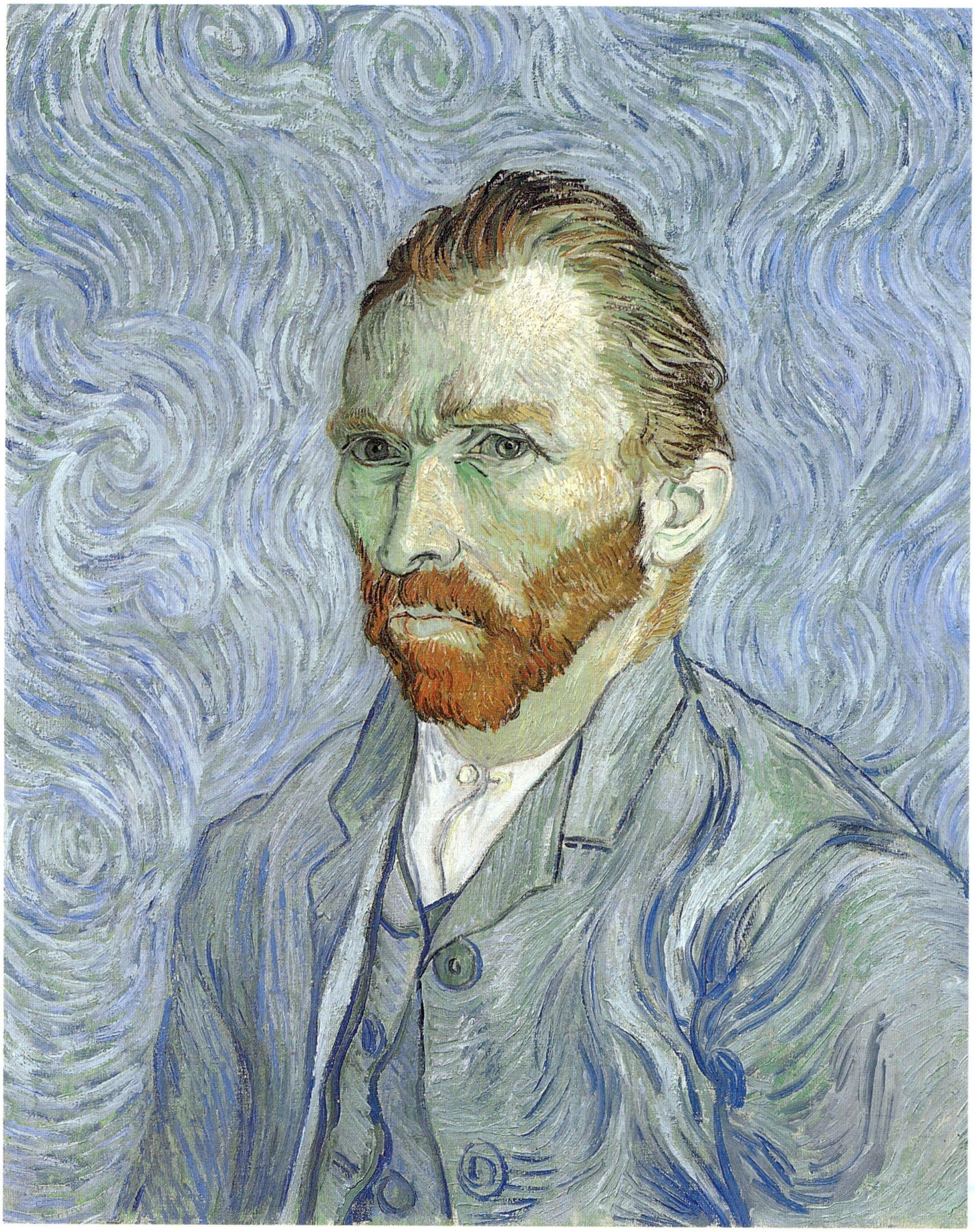

359 Vincent van Gogh, Selbstporträt, 1889, 65 × 54 cm

SELBSTPORTRÄT

Im Mai 1889, nach seinem schrecklichen Zusammenbruch in Arles, ging van Gogh in die Heilanstalt von St. Rémy. Dank der finanziellen Unterstützung seines Bruders Theo war es ihm möglich, ein Einzelzimmer und ein Atelier zu bekommen, wo er, wenn sein Zustand und die Direktion der Anstalt es erlaubten, weiterarbeiten konnte. In der Anstalt malte er sechs Wochen nach einem erneuten heftigen Anfall im September 1889 dieses wunderschöne Selbstporträt. Es ist eines von zwei Selbstbildnissen, die van Gogh im selben Monat malte und die sich beide durch ihre Ruhe, die würdevolle Darstellungsweise und, trotz seiner elenden Verfassung, durch ein Gefühl von Stärke auszeichnen. Der meisterhafte Umgang mit den kontrastierenden Farben, die sensible Zeichnung und der Eindruck reifer Überlegenheit verweisen auf einen erhabenen Geist, wie verwirrt die Gefühle des Künstlers auch sein mochten.

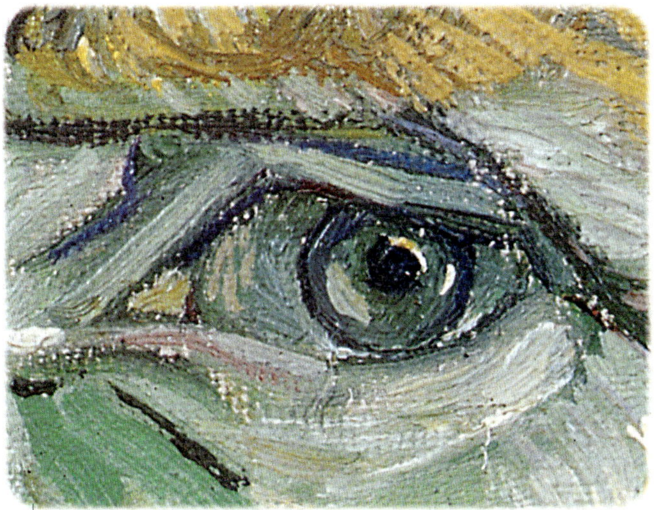

Das Auge
Der vielleicht stärkste Farbton des Bildes ist der auffallend lebendige grüne Farbfleck unter dem Auge. Er dient als Brennpunkt, der unsere Aufmerksamkeit auf van Goghs festen, durchdringenden Blick zieht. Die Darstellung des Auges ist betont undramatisch: eine gerade, dunkle, horizontale Linie umreißt die buschige Augenbraue, und jedes Detail des Auges ist klar konturiert. Aber während die unbewegten Züge Entschlossenheit zeigen, suggerieren die beißenden Grüntöne des Gesichts, die gegen das Rot des Haares und des Bartes gesetzt sind, mühsam kontrollierte Leidenschaften.

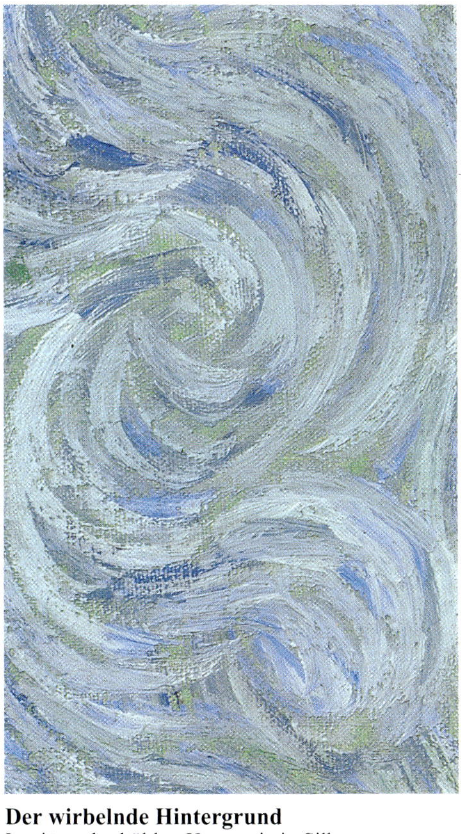

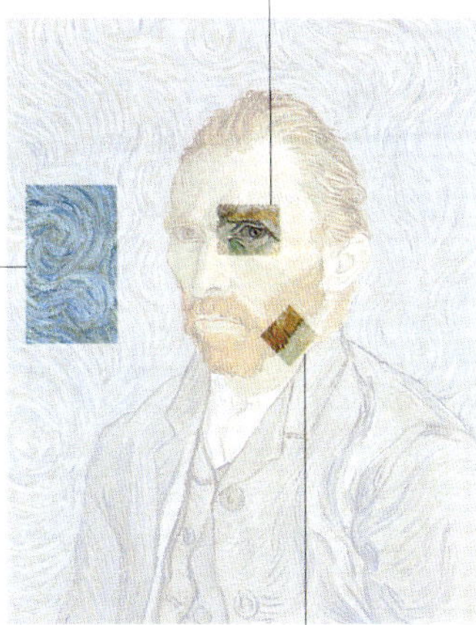

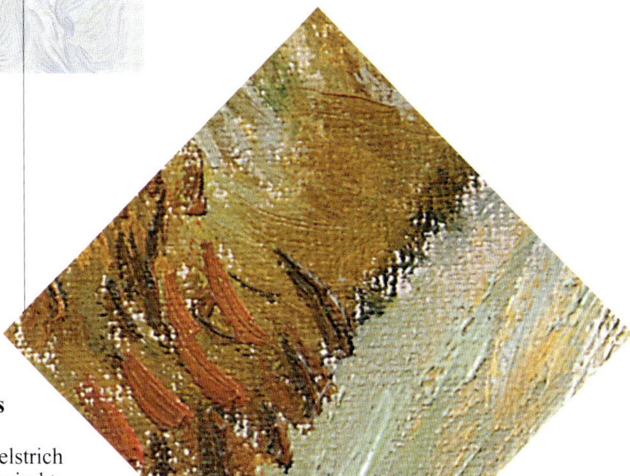

Der wirbelnde Hintergrund
Inmitten der kühlen Harmonie in Silbergrau, Silbergrün und Blautönen glüht van Goghs Kopf wie eine Flamme. Dieses Bild lebt von starken Kontrasten. Alles außerhalb des lebensvollen Kopfes ist gedämpft. Der unruhige Hintergrund verweist auf die Zerbrechlichkeit seines eigenen Gleichgewichts, das durch die adrette Weste, das bis zum Hals zugeknöpfte Hemd und seine ausgeglichene, unbewegte Haltung symbolisiert wird. Der Hintergrund läßt sich nur anhand der Form der wirbelnden Pinselstriche von der Figur unterscheiden, deren Farben ansonsten fast identisch mit denen des Hintergrundes sind.

Ein neues Porträt
Jeder Pinselstrich wird ungemischt neben den nächsten gesetzt. Etwa zu dieser Zeit gelangte van Gogh zu einer neuen Porträtauffassung, die auf den innewohnenden expressiven Qualitäten der Farbe beruhte. Im gleichen Monat, als er dieses Gemälde schuf, schrieb er an Theo, daß er sich wünsche, Porträts zu malen, die wie die Gemälde Delacroix' vor Leben pulsieren, »... durch die Verbindung zweier komplementärer Farben, ihre Mischung und ihren Gegensatz, die geheimnisvollen Vibrationen verwandter Töne«.

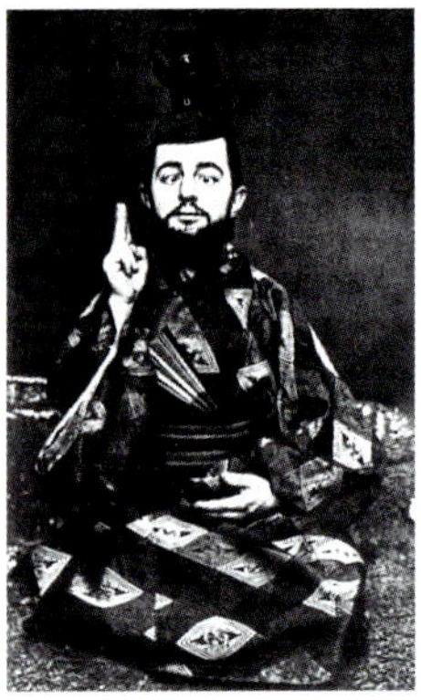

Toulouse-Lautrec
Toulouse-Lautrec stammte aus einer adligen Familie, war jedoch durch eine Erbkrankheit und einen Unfall in seiner Kindheit verkrüppelt. Diese selbstironische Photographie zeigt Lautrec als Samurai-Krieger verkleidet.

Toulouse-Lautrecs Paris

Während van Gogh sich seinen Leiden durch den Selbstmord entzog, flüchtete sich Henri de Toulouse-Lautrec (1864–1901) in das anrüchige Pariser Nachtleben. Nur dort, in der Gelassenheit der Unmoral, konnte er vergessen, daß er der behinderte Sproß einer adligen französischen Familie war. Ein Modell sagte einmal, daß er »ein Talent zum Entstellen« habe, doch wenn seine Kunst auch beißend war, verbittert oder düster war sie nicht. Seine Mißbildung hatte ihn eingeschränkt und befreit zugleich: befreit von der Notwendigkeit, irgendeine bürgerliche Verantwortung zu übernehmen, und obwohl er sich mit seinen Exzessen umbrachte, schuf er eine witzige, vibrierende Kunst, die noch immer anziehend ist. Seine Gemälde und Zeichnungen verraten seine große Begeisterung für die japanische Kunst, die er mit van Gogh teilte: Er experimentierte mit dem japanischen Kompositionselement des dezentrierten Mittelpunktes und erhob eine selbstsichere, klare Linienführung, eine dramatische Farbigkeit und die damit verbundene flächenhafte Formgebung zu seinem persönlichen Stil. Diese Malweise kam in der Plakatkunst gut zur Geltung, und mit Hilfe neuer, perfektionierter Techniken im Bereich der Druckverfahren gelang es ihm, diese Sparte der Malerei mit neuer Kraft und Spontaneität zu erfüllen.

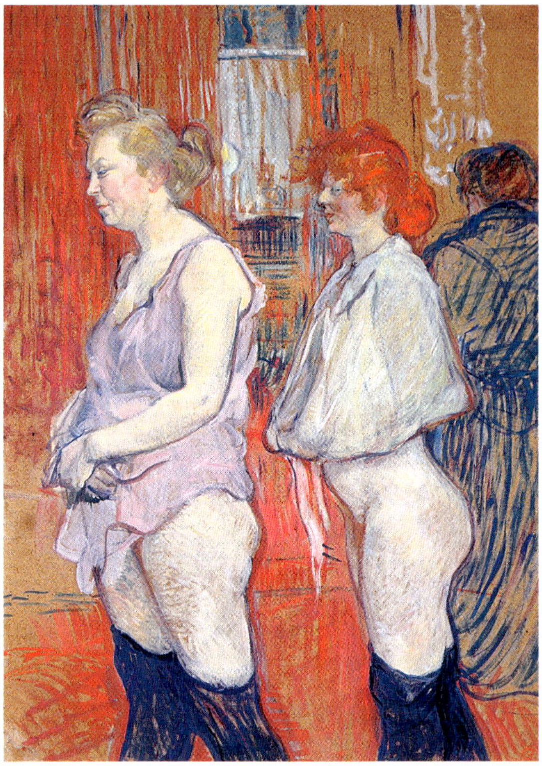

361 Henri de Toulouse-Lautrec, Rue des Moulins, 1894, 83 × 60 cm

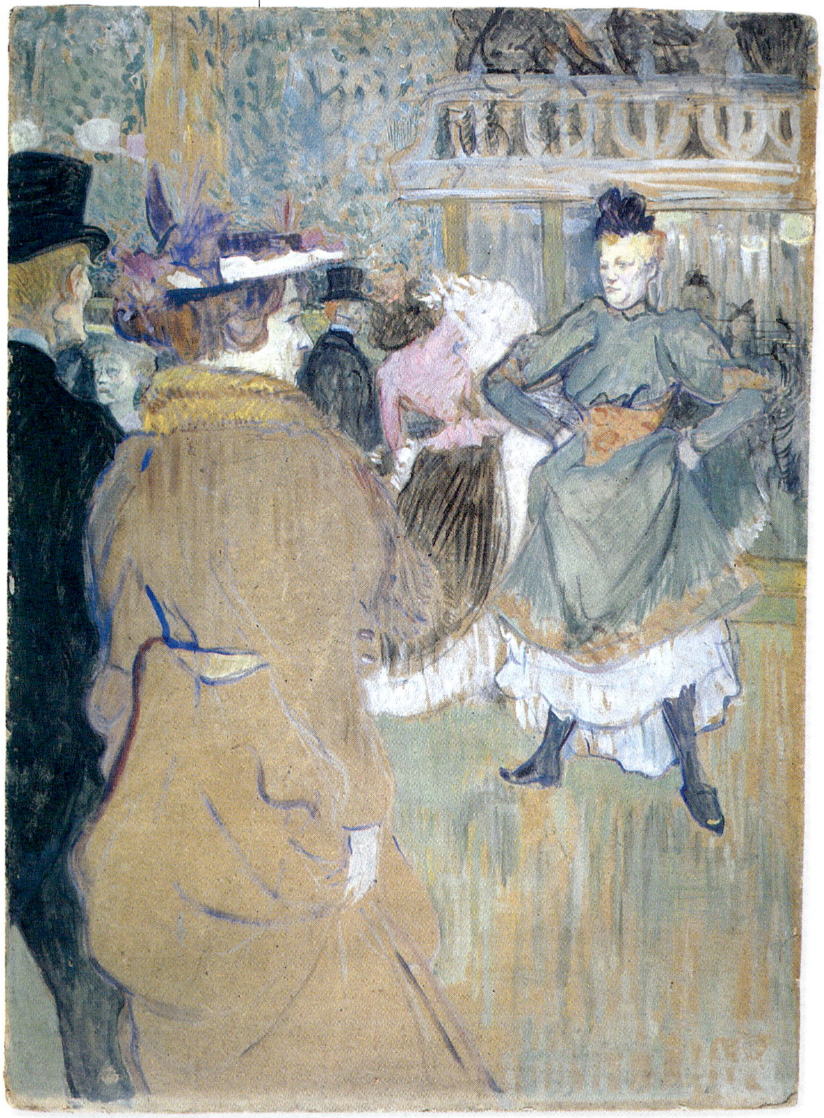

360 Henri de Toulouse-Lautrec, Quadrille im Moulin Rouge, 1892, 81 × 60 cm

Quadrille im Moulin Rouge (360) verströmt einen etwas stacheligen Charme. Hier ist Leben, aber keine Freude. Es findet sich jedoch auch kein Selbstmitleid, und obwohl das Leben, das uns Toulouse-Lautrec zeigt, recht grimmig ist, wird es zumindest mit Entschlossenheit gelebt. Gabrielle, eine Tänzerin im Nachtclub »Moulin Rouge« und eines von Lautrecs Lieblingsmodellen, steht uns aggressiv in der Mitte des Saales gegenüber.

Toulouse-Lautrec geht nicht oft unter die Haut, aber wenn er dies tut, kann er sehr erschreckend sein. Die beiden Prostituierten in *Rue des Moulins (361)* warten nicht auf Kunden. Sie stehen Schlange für die obligatorische medizinische Untersuchung für offiziell registrierte Prostituierte, und ihre geröteten Gesichter wirken peinlich und bemitleidenswert. Die erste hat einen verlebten Körper mit schwammigen, faltigen Schenkeln und hängendem Busen. Die andere wirkt etwas jünger, und während ihr Körper weniger mitgenommen scheint, ist es ihr Gesicht, das die Spuren ihrer Tätigkeit zeigt. Die Prostitution, die ihr einziger Ausweg war, wird sie beide zerstören, trotz der staatlichen Gesundheitsfürsorge.

Der Einfluss des Symbolismus

Der Symbolismus begann als literarische Bewegung, die die Imagination zur wichtigsten Quelle der Kreativität erhob. Er gewann als zusätzliche Reaktion gegen die begrenzte, gegenständliche Welt des Realismus und des Impressionismus schnell auch auf die bildende Kunst Einfluß. Inspiriert von der symbolistischen Poesie der französischen Dichter Stéphane Mallarmé, Paul Verlaine und Arthur Rimbaud, schufen die symbolistischen Maler traumähnliche Szenerien voller stilisierter Metaphern ihrer Ideen und Gefühle.

Obwohl erst gegen Ende seiner Schaffenszeit der Symbolismus künstlerische Bedeutung gewann, ist es doch richtig, Gustave Moreau (1826–98) als Vorläufer der symbolistischen Ideale und als eine Art Vaterfigur zu betrachten. Im Alter stand er dem Realismus näher (seine Lebensdaten stimmen fast mit denen Manets oder Courbets überein), aber er ignorierte nicht nur die realistische, sondern auch die impressionistische Malerei, um seinen eigenen, höchst individuellen Stil zu entwickeln.

Symbolistische Werke können manchmal mystische oder psychologisierende Züge aufweisen. Besonders beliebtes Thema war Salome mit all ihren Freudschen Implikationen der Frau, die einen Mann zerstört. Moreaus *Salome (362)* ist eine eher verspielte Version dieses tödlichen Mythos, und wir können uns an ihrem intensiven Licht und der Farbe erfreuen, ohne allzu gründlich über ihre düsteren Anspielungen nachzudenken. Andere Gemälde Moreaus sind mit seltsamen Tieren und mystischen Gestalten bevölkert, und diese Flucht aus der Realität in Verbindung mit einem extrem sensiblen Temperament machte ihn zu einer wichtigen Persönlichkeit unter den Symbolisten.

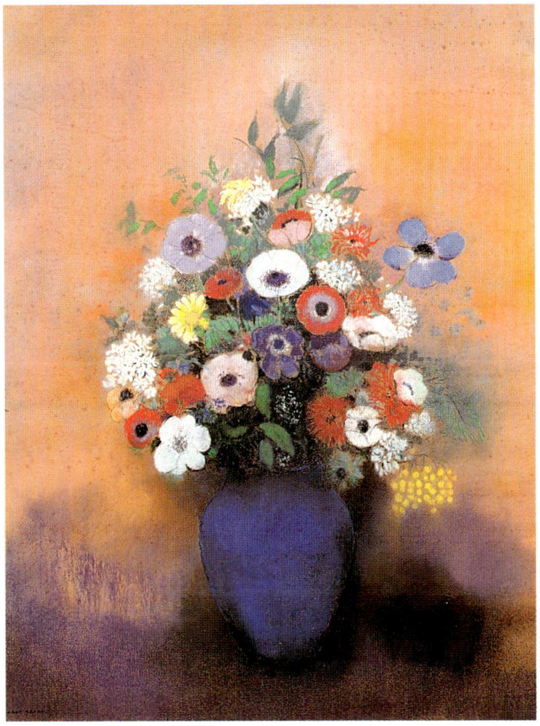

363 Odilon Redon, Mimosen, Anemonen und Blätter in blauer Vase, nach 1912, 74 × 60 cm

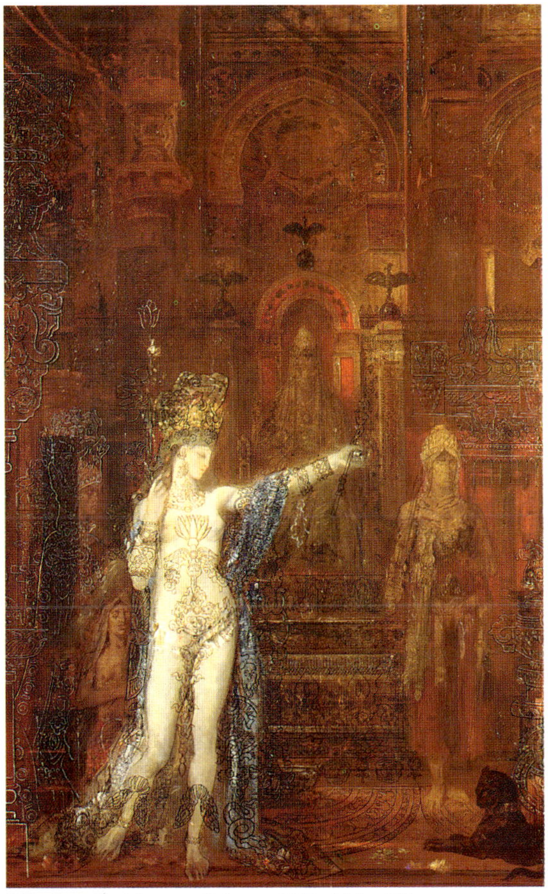

362 Gustave Moreau, Salome, 1876, 143 × 103 cm

Blumen von Redon

Odilon Redon (1840–1916) ist ein weiterer Flüchtling in ein Traumland. Es gibt talentiertere Künstler als ihn, aber die Freude, die sein Werk schenkt, ist rein und tief. Er setzte die Farbe auf sehr persönliche und unbekümmerte Weise ein, doch waren es seine schwer faßbaren, phantastischen Themen, die ihn zu einem echten Symbolisten machten. Wie Moreau hatte er eine blühende Phantasie, seine schönsten Werke sind jedoch die exquisiten Blumenbilder. *Mimosen, Anemonen und Blätter in blauer Vase (363)* ist typisch für die zarte, fragile Bildwelt, die er mit schimmernden Pastellfarben schuf. Diese Blumen leuchten, gepflückt und auf ewig für den Betrachter strahlend.

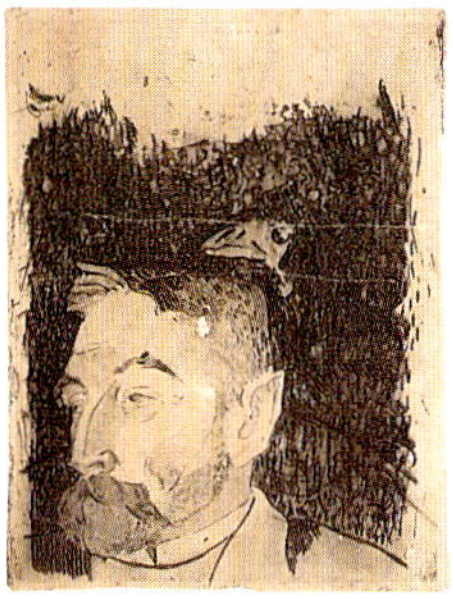

Stéphane Mallarmé

Stéphane Mallarmé (1842–98) war einer der führenden symbolistischen Dichter und mit vielen symbolistischen Künstlern befreundet. Das grundlegende Konzept dieser künstlerischen Bewegung war, Ideen durch Farbe und Linie auszudrücken und sich auf mystische oder phantastische Sujets zu konzentrieren. Dieses Bild zeigt ein radiertes Porträt Mallarmés von Gauguin mit einem Raben, der als direkte Anspielung auf Edgar Allan Poes einflußreiches symbolistisches Gedicht »Der Rabe« (1875) betrachtet wird. 1886 publizierte der französische Dichter Jean Moréas das »Symbolistische Manifest«, das von Mallarmés Dichtung inspiriert worden war.

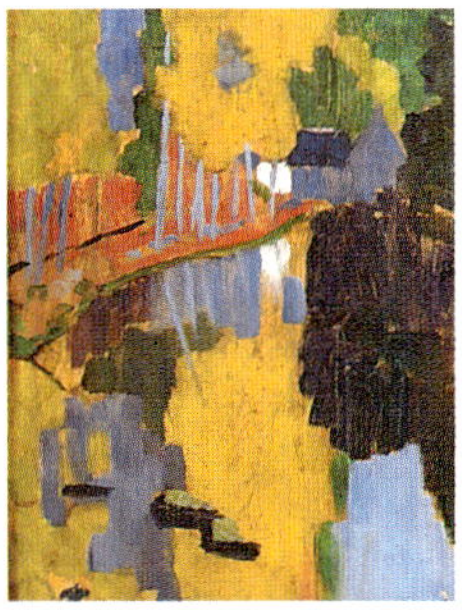

Paul Sérusier

Der Maler und Kunsttheoretiker Paul Sérusier (1863–1927) hatte großen Einfluß auf die Symbolisten und die Nabis (siehe S. 326). Das oben abgebildete Gemälde zeigt den Bois d'Amour in Pont-Aven, wo Sérusier malte, während ihn sein Freund Gauguin in der Verwendung der Farbe unterwies. Das Gemälde ist auch unter dem Titel *Der Talisman* bekannt, weil die jüngere Malergeneration es als Symbol für neue künstlerische Freiheit und erweiterte Möglichkeiten betrachtete.

Paul Gauguin Werkauswahl

Badende auf Tahiti (Birmingham, Barber Institute)
Vahine No Te Tiare (Kopenhagen, Ny Carlsberg Glyptothek)
Die Mutter des Künstlers (Stuttgart, Staatsgalerie)
Bretonische Bäuerinnen (Paris, Musée d'Orsay)
Badende bretonische Knaben (Hamburg, Kunsthalle)
Contes Barbares (Essen, Museum Folkwang)
Die Unterhaltung (Edinburgh, National Gallery)
Ta Matete (Basel, Kunstmuseum)

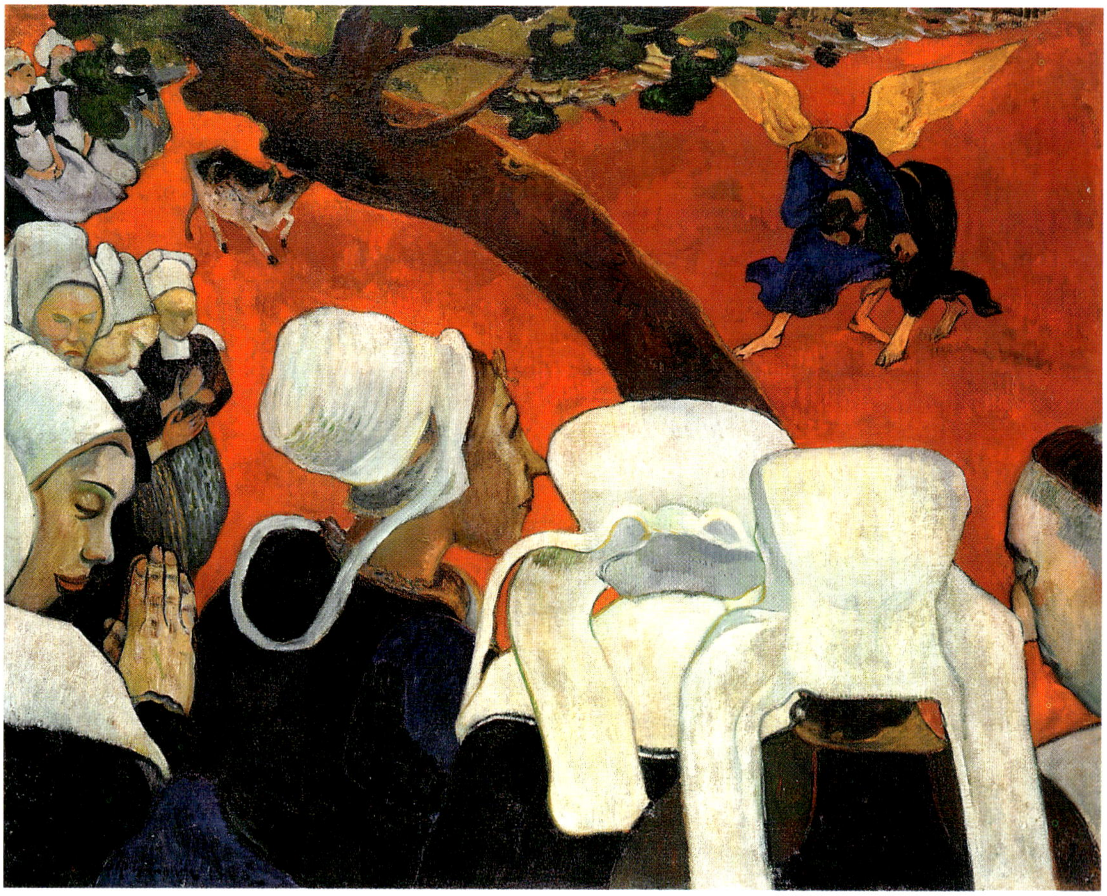

364 Paul Gauguin, Vision nach der Predigt / Jakob ringt mit dem Engel, 1888, 73 × 92 cm

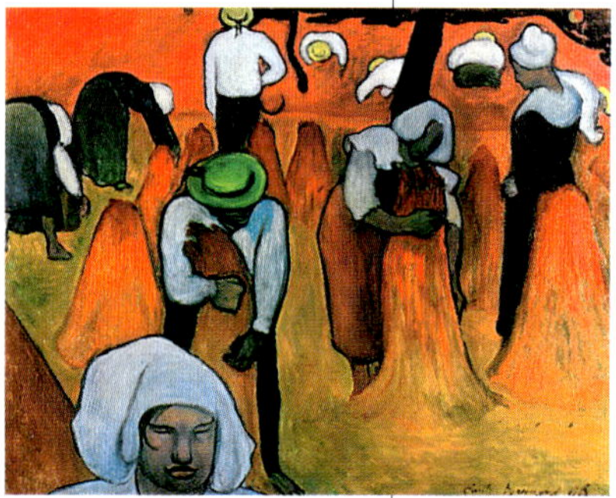

Cloisonnismus

Emile Bernards *Buchweizenernte* (siehe oben) ist ein anschauliches Beispiel für die Technik, die man als Cloisonnismus bezeichnet (das französische Wort ›cloison‹ bedeutet Scheidewand). Dieser Malstil wird mit der Schule von Pont-Aven in Verbindung gebracht und ist durch dunkle Konturlinien gekennzeichnet, die, ähnlich wie in der Glasmalerei, Flächen mit strahlenden, klaren Farben voneinander abgrenzen. Gauguin und Bernard (1868–1941) arbeiteten zwischen 1888 und 1891 zusammen in Pont-Aven.

Eine einzigartige Vision

Paul Gauguin (1848–1903) ist vor allem für seine Südseebilder bekannt, doch da er die Inspiration für seine Kunst im wesentlichen in sich selbst fand, ist die Eindringlichkeit seiner Bilder nicht von Äußerlichkeiten abhängig. Den Schritt von der bürgerlichen Existenz (als Bankangestellter) zur professionellen Malerei schaffte er erst spät; als Amateur hatte er sich bereits mit dem Impressionismus, vor allem von Pissarro (siehe S. 300), befaßt, dessen systematischen, gebrochenen Pinselstrich er übernahm. Gauguin wurde den Impressionisten von einem reichen Pariser Börsenmakler vorgestellt, und er begann, ihre Bilder zu kaufen. Seit 1879 präsentierte er sogar eigene Arbeiten bei einigen ihrer Ausstellungen. Als er 1883 schließlich Berufsmaler wurde, kannte er bereits die Zwänge der Pariser Kunstszene.

In Pont-Aven in der Bretagne fand Gauguin Freiheit und Ruhe, und hier wurde er bald die zentrale Persönlichkeit des Künstlerkreises von Pont-Aven (siehe Randleiste links). In dieser einsamen Gegend entwickelte er die charakteristischen Stilmerkmale seiner Kunst. Angeregt von der mittelalterlichen Glasmalerei und der Volkskunst, begann er einfache, mit breiten, schwarzen Konturlinien umrissene Formen zu malen. Die gläubigen bretonischen Bauern ihrer einfachen Lebensweise wurden zu einem immer wiederkehrenden Thema.

Vision nach der Predikt (364) entstand zwei Jahre, bevor er nach Tahiti reiste, aber es ist so primitivistisch wie seine Südseegemälde. Gauguin verknüpft die Realität mit der inneren Erfahrung einer Vision und steigert sie mit symbolischen Farben. Er bot das Bild der lokalen bretonischen Gemeinde an, aber der Priester war mißtrauisch und glaubte, Gauguin wolle sich über ihn lustig machen. Erst heute wird die geistige Kraft dieses Gemäldes wirklich deutlich.

Die letzten Jahre in Frankreich

Gauguin hatte seine dänische Ehefrau und die Kinder bereits vor längerer Zeit verlassen, als er 1888 zustimmte, van Gogh in Arles zu besuchen. Es scheint natürlich, daß die beiden Freunde waren, obwohl ›Freunde‹ vielleicht nicht ganz die richtige Bezeichnung ist: Beide waren Einzelgänger, die verzweifelt nach einer heilenden Kameradschaft suchten. Das Scheitern ihrer schwierigen Beziehung trieb van Gogh, den unausgeglicheneren der beiden, in einen Anfall von Wahnsinn, bei dem er sein Ohr verstümmelte. Gauguin verbrachte seine beiden letzten Jahre in Frankreich ruhelos umherreisend, und im April 1891 schiffte er sich nach Tahiti ein, wo er fast sein ganzes restliche Leben blieb.

Vision nach der Predikt

Gauguin stellt eine Predigt mit dem alttestamentarischen Thema ›Jakob ringt mit dem Engel‹ dar, die gerade gehalten wurde. Auf Gauguin übte die Religion wahrscheinlich eine exotische Faszination aus, obwohl er ihre Mysterien nur als Außenseiter betrachten konnte. Er sieht Jakob bei Sonnenaufgang im Kampf mit seinem übermenschlichen Gegner, der seinen Namen verraten soll. Gauguin spürte, daß er das Übernatürliche ablehnte, und auch er kämpfte mit seinem Dämon/Engel, um seine wahre Identität zu finden.

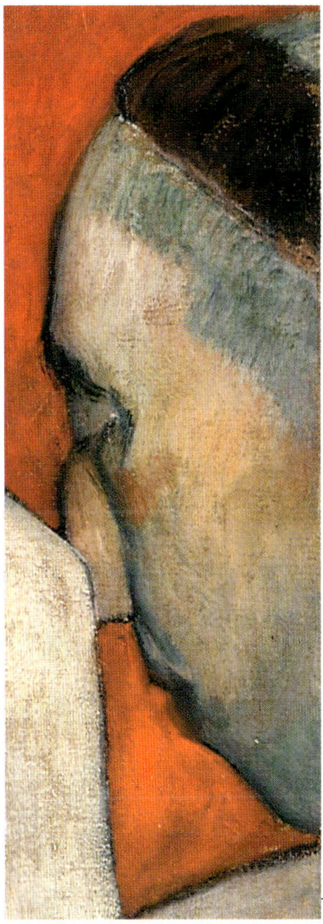

Der betende Priester
Hier handelt es sich nicht um einen wirklichen Kampf, wie wir an den niedergeschlagenen Augen der Frauen und des Priesters erkennen können: Der Kampf auf Leben und Tod findet nur in ihrer Phantasie statt. Die Frauen stehen so dicht vor uns, daß wir kaum mehr als ihre Köpfe sehen, wir können nur über ihre Hauben hinweg die Vision schauen. Diese Nähe macht uns zu Teilnehmern in der Menge. Große Bereiche des Gemäldes sind als völlig ebene Farbflächen wiedergegeben, nur die gerundeten Formen der Hauben der Frauen sind dreidimensional dargestellt, die weißen Gebilde wirken schwer und plastisch.

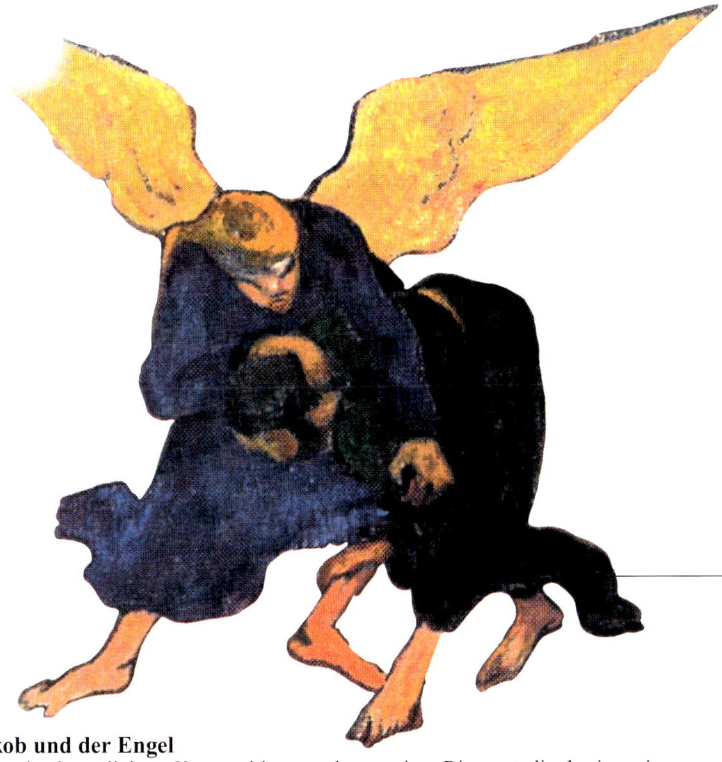

Jakob und der Engel
Gauguins komplizierte Komposition wurde von einer Ringerstudie des japanischen Meisters Katsushika Hokusai angeregt, dessen Holzschnitte viele von Gauguins Zeitgenossen inspirierten. Der Kampf findet in einem luftleeren und schattenlosen sattroten Raum statt, in dem die Kämpfer ohne Bezug zur Welt um sie herum zu schweben scheinen. Gauguin ist hier seinem Anspruch, ein religiöses Thema auf neue Art anzugehen, gerecht geworden.

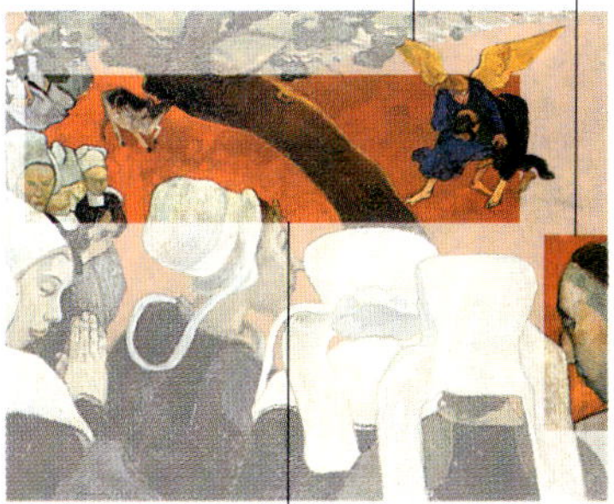

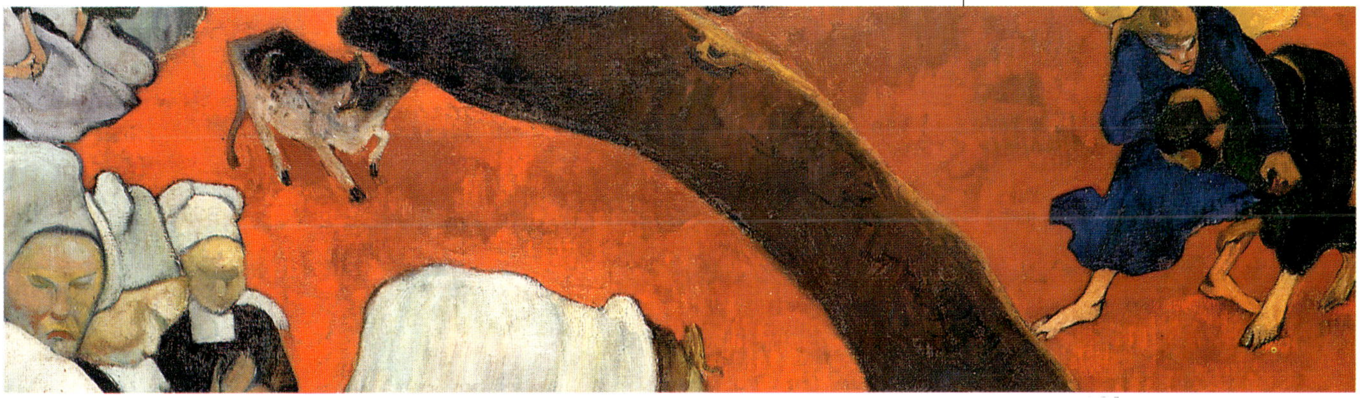

Die zwei Hälften der Leinwand
Gauguin legt seine Komposition in absoluten Gegensätzen an: Strahlendes Rot gegen schimmerndes Weiß, eine Gruppe von Frauen und ein einzelner Mann (der Priester in der unteren rechten Ecke), Gewalt und Meditation, verhüllende Kleidung und nackte Gesichter. Ein mächtiger Baumstamm teilt das Bild diagonal in zwei separate Hälften: Die reale Welt befindet sich auf der linken Seite, zu ihr gehören die einfachen bretonischen Frauen und eine streunende Kuh, rechts sehen wir die imaginierte Welt, in der der Engel mit dem Mann kämpft. Jakob wird selbstverständlich siegen, und Gauguin geht davon aus, daß die Zuschauer dies wissen.

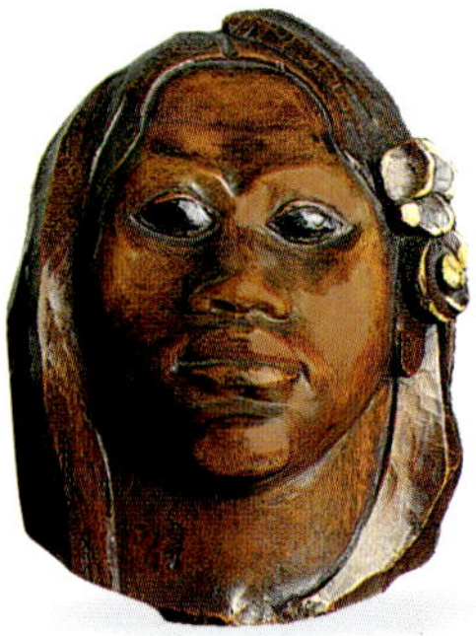

Gauguin und Tahiti
Gauguin kam 1891 auf Tahiti an. Enttäuscht vom Anblick der Hauptstadt Papeete, zog er sich in einen abgelegeneren Teil der Insel zurück. Anfangs setzte er sich in seinen Werken mit dem Einfluß der westlichen Kultur auf das Leben der Eingeborenen auseinander, in seinen späteren Arbeiten beschwor er die immer rascher verschwindende Urtümlichkeit der Insel. Dieses Schnitzbild schuf Gauguin 1892. Das Modell für die Skulptur soll Teha'amana gewesen sein, Gauguins 13jährige Geliebte. Gauguin verließ die Insel 1893, wurde aber in Paris nicht mehr heimisch und kehrte 1897 nach Tahiti zurück. 1901 reiste er auf die abgeschiedenen Marquesas-Inseln, wo er 1903 starb.

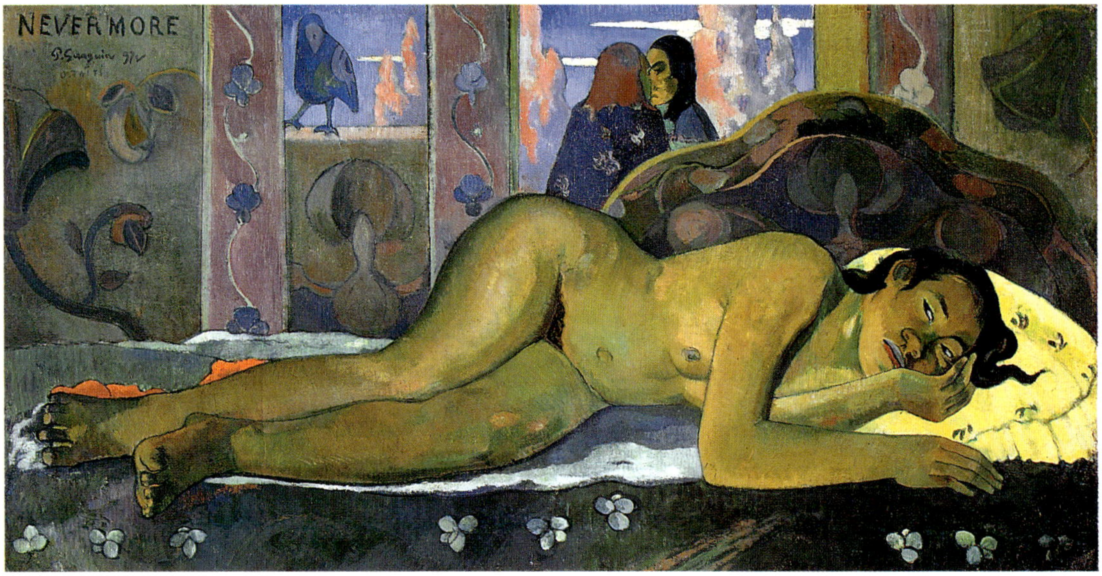

366 Paul Gauguin, Nevermore, 1897, 60 × 115 cm

Gauguin zog es in die Südsee, weil er glaubte, dort das einfache Leben zu finden, das seine Kunst inspirieren sollte. Aber er fand kein Südseeparadies, sondern eine koloniale Gesellschaft (siehe Randleiste links). Trotzdem malte er die Polynesier als Bewohner eines himmlischen Reiches voller Freiheit. Gauguin drängt uns seine persönliche Vorstellung von Natur auf, indem er mit stilisierten, flachen Formen arbeitet und intensive, exotische Farben scheinbar ungehemmt verschwenderisch aufträgt, die in Wirklichkeit sorgfältig auf einen optimalen Effekt hin berechnet sind. Wenn in *Reiter am Strand (365)* der Sand rosa ist, dann nicht, weil er ihn rosa ›sah‹, sondern weil nur rosafarbener Sand seine Gefühle ausdrücken konnte. Gelb wäre zu realistisch gewesen. Was wir hier sehen, ist eine magische, keine logische Szene, der Friede und die Freude sind symbolisch, nicht wirklich. Das Gemälde zeigt ein idyllisches Lebensgefühl: liebenswerte und fröhliche Menschen, die ihre Pferde ohne Probleme unter Kontrolle halten, den weiten Strand links und rechts, das verlockende Meer, einen hohen, bewölkten Himmel, Mann und Frau in vollkommener Harmonie.

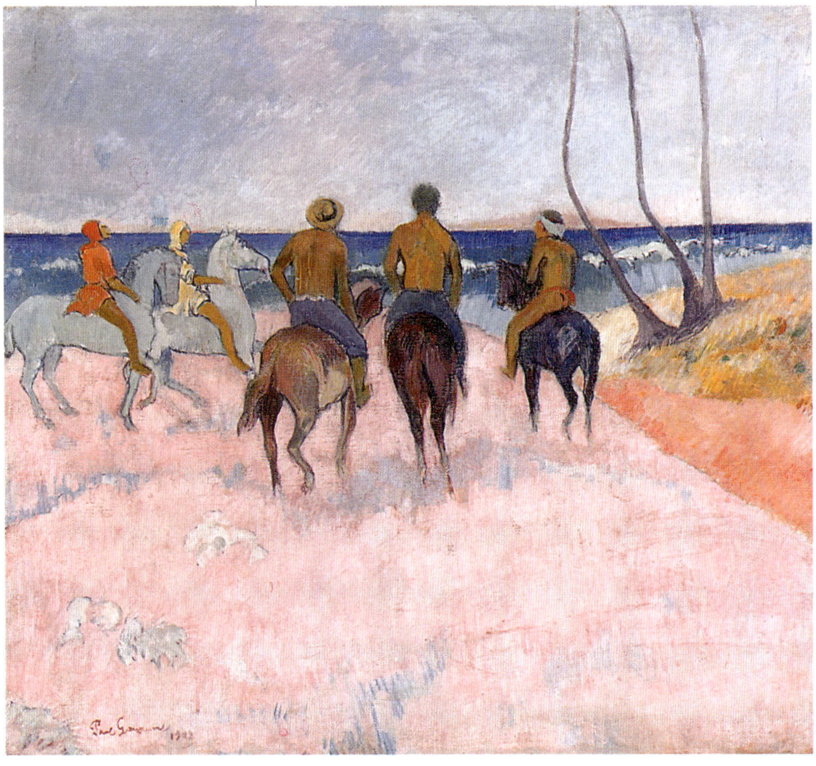

365 Paul Gauguin, Reiter am Strand, 1902, 73 × 92 cm

Dunkle Untertöne

Obwohl Gauguin die polynesischen Frauen in Götterstatuen verwandelte – wobei er keine Regeln befolgte außer denen der Phantasie –, wußte er sehr wohl um ihre menschlichen Schwächen, und so schuf er als Reaktion auf das, was er sah, einige düstere, irritierende Bilder.

Das junge Mädchen in *Nevermore (366)*, das er malte, nachdem er sich einige Jahre in der Südsee aufgehalten hatte, zeigt, wie er mit der befremdlichen Andersartigkeit des geheimnisvollen Lebens, das die Frauen führten, zurechtkam. Das Mädchen liegt vor uns, über ihren goldenen Körper huschen grüne Reflexe. Bei all ihrer körperlichen Blöße bleibt sie uns seltsam entzogen. Ein als dekoratives Detail gemalter blinder Rabe hockt wie ein symbolischer Todesbote in ihrem Fenster (er wurde von dem Gedicht »Der Rabe« von Edgar Allen Poe inspiriert, einem Lieblingsgedicht der Symbolisten). Zwei Frauen sind in einen intensiven Dialog vertieft, während das Mädchen einsam auf ihrem üppigen gelben Kissen liegt.

Bilder wie diese sind Ausdruck innerer, psychischer Vorgänge und weniger der äußeren Ereignisse. Gauguins Meisterschaft liegt auch darin, daß er sich weigert, dieses komplexe Geheimnis zu lüften, obwohl er andeutet, daß es eine Lösung geben könnte.

Munchs emotionale Stärke

Die symbolistische Malerei war nicht auf Frankreich beschränkt. Der norwegische Künstler Edvard Munch (1863–1944) war ein schwermütiger Mann, immer wieder von Krankheiten, Wahnvorstellungen und Todesvisionen heimgesucht, aber er setzte seine psychische Schwäche in faszinierende Kunst um.

Munch malte seine ersten Bilder in Oslo in einer Atmosphäre realistischer Malerei, und erst als er 1888 nach Paris ging, begann er zu experimentieren. Van Goghs wirbelnde, emotionsgeladene Pinselstriche finden sich auch in Munchs eher irritierenden Gemälden, aber er schätzte ebenso die Arbeiten Gauguins und der symbolistischen Maler. Mit dem symbolistischen Dichter Stéphane Mallarmé schloß er enge Freundschaft (siehe Randleiste S. 321).

Er übernahm die stilisierten Formen der Symbolisten, ihre flächig-ornamentale Komposition und die sehr satten Farben, um seine eigenen Ängste und seinen Pessimismus zu artikulieren. Als Vorläufer des Expressionismus (siehe S. 340) war er einer der großen Künstler, die der persönlichen Gefühlswelt alle Bildelemente unterordneten.

Munch war nur selten in der Lage, ein harmlos-schönes Bild zu malen. Die Werkgruppe der Mädchen bzw. Frauen auf der Brücke *(367)* gehört zu diesen wenigen Motiven, und vielleicht war es deshalb so erfolgreich, daß Munch es in einem Zeitraum von 30 Jahren immer wiederholte. Während die Mädchen am Geländer lehnen – die meisten schauen kindlich neugierig ins Wasser, hin und wieder ist eines dabei, das sich mit dem Rücken anlehnt und dem Betrachter zugewandt ist –, stehen die Frauen ins Gespräch vertieft mitten auf der Brücke. Gedankenketten wie ›Jugend, Stütze, Randposition‹ bzw. ›Reife, Selbständigkeit, Mitte des Lebens‹ drängen sich auf.

Je unglücklicher er wurde, um so offensichtlicher autobiographisch war seine Kunst. In den 90er Jahren des letzten Jahrhunderts schuf er eine Serie von Gemälden mit dem Titel *Lebensfries*, den er als »ein Gedicht über das Leben, die Liebe und den Tod« bezeichnete. 1908 erlitt er einen schweren Nervenzusammenbruch, und obwohl er Norwegen niemals wieder verließ, hatte seine unbestreitbare Originalität großen Einfluß auf folgende Künstlergenerationen.

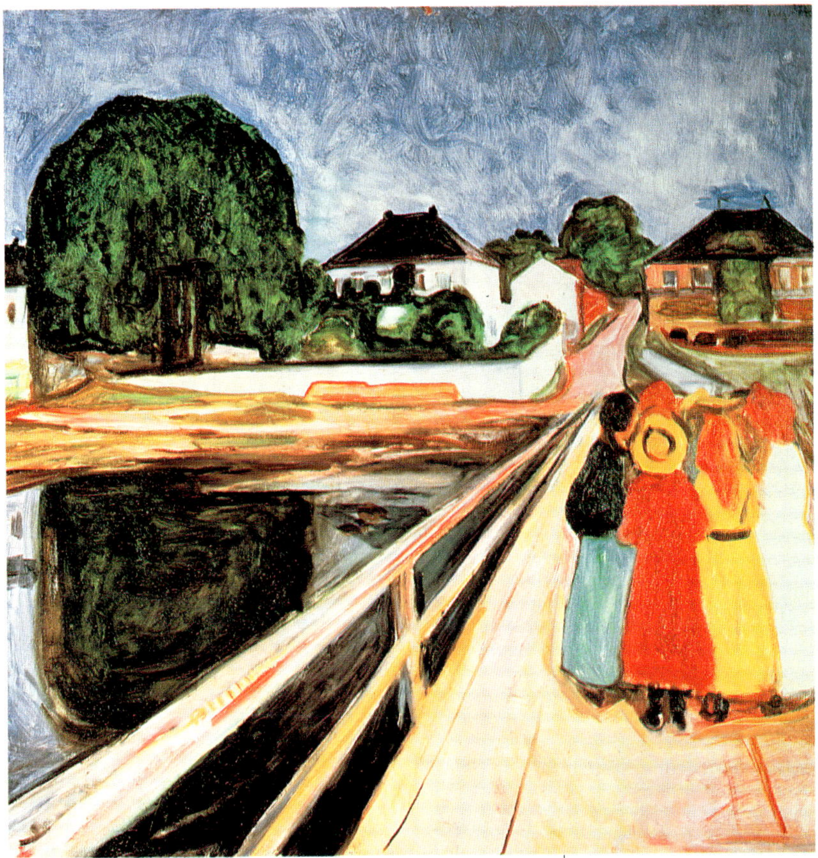

367 Edvard Munch, Frauen auf der Brücke, 1899–1900, 136 × 126 cm

Gustav Klimt

Wie man Munch sowohl mit dem Symbolismus als auch mit dem Expressionismus in Verbindung bringen kann, so ist die Kunst des österreichischen Malers Gustav Klimt (1862–1918) eine ungewöhnliche und elegante Synthese aus Symbolismus und Art Nouveau (siehe Randleiste S. 327). Die Österreicher reagierten begeistert auf die dekorative, kunstvolle Eleganz des Art Nouveau, und Klimts Bilder sind fast zu einem Synonym dieser Eleganz geworden. Er malte lange ornamentale Friese mit allegorischen Szenen und schuf modische Porträts, in denen er die stilisierten Formen und die irrealen Farben des Symbolismus mit seiner Idee von Schönheit vereinte. *Der Kuß (368)* ist eine faszinierende Darstellung der Selbstaufgabe, die Liebende erfahren. Nur die Gesichter und Hände des Paares sind sichtbar, alles andere ist ein wunderbarer goldener, mit farbigen Rechtecken übersäter Wirbel, als wolle der Künstler die emotionale und körperliche Erschütterung der erotischen Liebe visualisieren.

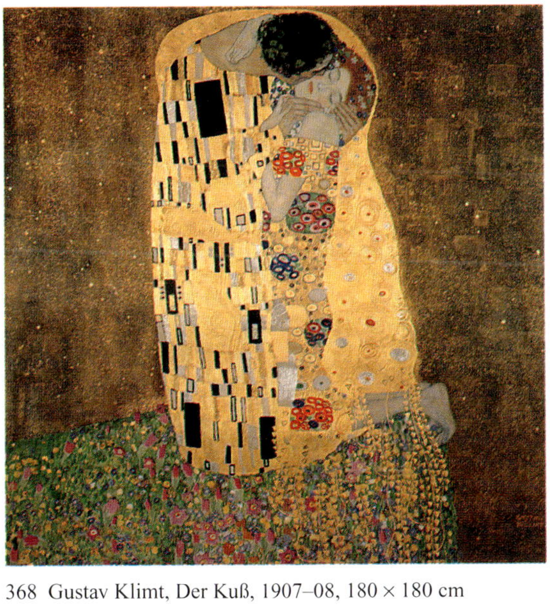

368 Gustav Klimt, Der Kuß, 1907–08, 180 × 180 cm

Zeitgenössische Künste

1880
arbeitet Rodin am *Denker*.

1886
erhalten die Amerikaner die Freiheitsstatue als Geschenk.

1889
beginnen die Franzosen mit dem Bau des Eiffelturms.

1890
veröffentlicht Oskar Wilde »The Picture of Dorian Gray«.

1895
wird Tschaikowskys »Schwanensee« in St. Petersburg aufgeführt.

1900
wird Puccinis Oper »Tosca« in Rom aufgeführt.

1901
werden die ersten Nobelpreise verliehen.

Die Nabis
In den 90er Jahren des letzten Jahrhunderts traf sich eine Gruppe französischer Künstler, die vom Werk Gauguins beeinflußt war, in der Akadémie Julien in Paris. Sérusier (siehe S. 321), der Gauguin 1888 in Pont-Aven kennengelernt hatte, ermutigte seine Kollegen, darunter Maurice Denis (siehe Randleiste S. 329) und Vuillard, eine Gruppe zu bilden, die unter dem Namen Nabis bekannt wurde. Die Reduktion der Formen auf große Flächen und die Reinheit der von Gauguin verwendeten Farben wurde als Synthetismus bezeichnet und hatte großen Einfluß auf die Gruppe.

Die Nabis

Zwei französische Künstler schließen die Lücke zwischen Postimpressionismus und Moderne: Pierre Bonnard und Edouard Vuillard. Sie werden als Intimisten bezeichnet und waren die führenden Köpfe einer Künstlergruppe, die man die Nabis nennt. Beide Maler lebten bis weit ins 20. Jh. hinein, mit ihrer Vorliebe für stimmungsvolle Interieurs, die so typisch für die Nabis waren, scheinen sie jedoch beide nicht so recht in die Welt der modernen Kunst zu passen.

Angeregt von Sérusiers Gemälde *Der Talisman* (siehe Randleiste S. 321), gründeten Pierre Bonnard (1867–1947) und Edouard Vuillard (1868–1940) 1892 eine Gruppe mit dem Namen Nabis (hebräisch für Seher, Propheten). Sie lehnten den illusionistischen Bildraum ab und respektierten die Leinwand wieder stärker als Fläche, die es rhythmisch zu gliedern galt. Und so schrieb ihr Mitglied Maurice Denis (siehe Randleiste S. 329): »Ein Bild ist, bevor es ein Schlachtroß, einen Akt oder eine Genreszene darstellt, in erster Linie eine Oberfläche, die mit in einer bestimmten Ordnung arrangierten Farben bedeckt ist.« Enttäuscht von Paris und dem Impressionismus, bewunderten die Nabis Gauguin und die japanische Kunst, und sie machten sich in dem Bemühen, das Geistige in ihren Werken zum Ausdruck zu bringen, viele Aspekte der östlichen Mystik zu eigen.

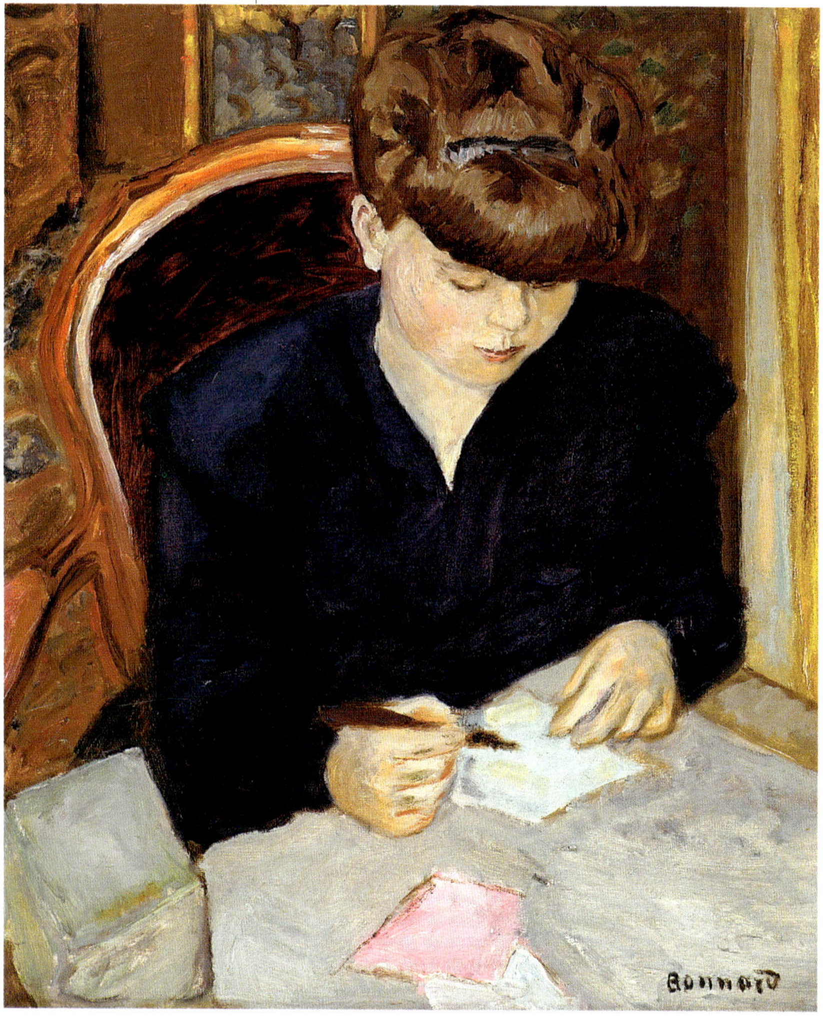

369 Pierre Bonnard, Der Brief, um 1906, 55 × 48 cm

Der japanische Nabi

Bonnard stand am stärksten unter östlichem Einfluß, seine Freunde nannten ihn den ›japanischen Nabi‹. Die graphische Präzision der japanischen Holzschnitte mit ihrer wunderbaren Klarheit von Linie und Farbe zog ihn ungeheuer an. Im Laufe der Zeit wurden Bonnards Farben kräftiger und satter, so daß die gesamte Bedeutungstiefe in der Farbe zum Ausdruck kommt.

Der Brief (369) ist von japanischer Einfachheit: Die junge Frau ist ganz in das Schreiben vertieft, wobei die Neigung ihres Kopfes die Stärke ihrer Konzentration andeutet. Aber dieser gebeugte Kopf ist faszinierend weiblich mit seinen glänzenden, haselnußbraunen Locken, dem eleganten kleinen Kamm, dem ausdrucksvollen Bogen der Lippen. Bonnards Begeisterung für diese Frau beruht weniger auf ihrer Persönlichkeit als auf ihrem Charme. Er hat sie dicht zu sich – und zu uns – herangeholt und formal in eine purpurfarbene Stuhllehne und eine unruhig gemusterte Wand eingebunden, während in dem offenen Raum zwischen ihr und uns nur eine zartgrüne Schachtel und ein rosa Umschlag farbige Akzente setzen. Von hier wird unser Blick aufwärts geführt zu den tiefen, satten Blautönen ihres schlichten Kleides. Bonnard macht keine tiefsinnigen Aussagen über das Leben oder über diesen besonderen Menschen. Er betrachtet sie statt dessen mit stiller, einfacher Freude.

Wie seine japanischen Vorbilder war auch Bonnard davon fasziniert, Alltägliches wiederzugeben, intime, private Szenen festzuhalten. In vielen seiner Gemälden sehen wir das gleiche Modell. Sie hieß Marthe und war seine langjährige Lebensgefährtin und spätere Frau. Es mag sein, daß sie ein wenig schwierig und in Bonnards Freundeskreis nicht sehr beliebt war. Die vielen Aktbilder im Bad oder bei der Toilette, die Bonnard von ihr malte, vermitteln jedoch den Eindruck des idealen Modells: geduldig, natürlich und ohne allzuviel Anspruch auf eine eigene Intimsphäre.

In dem Gemälde *Das Bad (370)* registriert man eine fast exstatische Helligkeit in den sinnlichen Schatten ihres Körpers und des Wassers, und man hat Bonnards Kunst viel zu häufig als das letzte Aufflackern eines sterbenden Impressionismus betrachtet. Kühn und

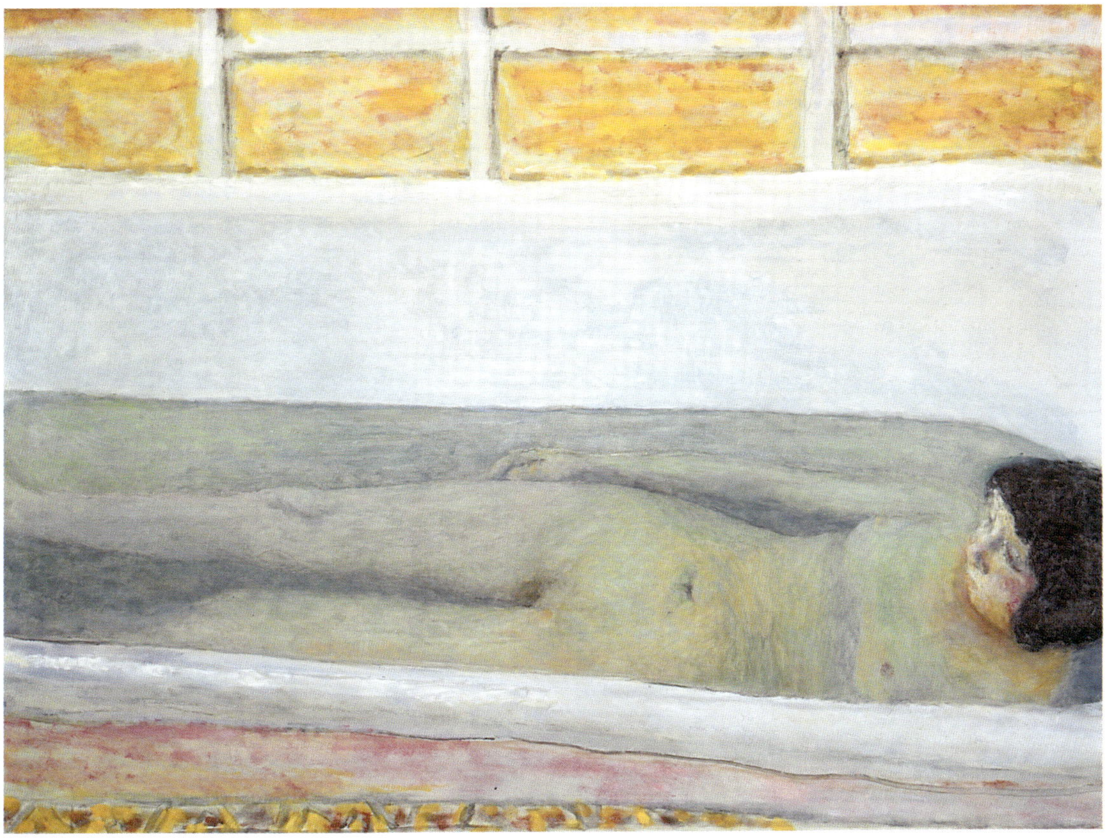

370 Pierre Bonnard, Das Bad, 1925, 85 × 120 cm

kraftvoll geht er jedoch viel weiter. Im Unterschied zu den Impressionisten ist Bonnard nicht an den atmosphärischen Nuancen des Lichts interessiert, sondern an Rhythmus, Form, Textur, Farbe und den endlosen ornamentalen Möglichkeiten der sichtbaren Welt.

Cézannes Einfluß

Die Nabis bewunderten Cézanne (S. 310), der sicherlich den größten Einfluß auf die Künstler des 20. Jh.s ausübte. Maurice Denis' Gemälde *Hommage à Cézanne* (siehe Randleiste S. 329) zeigt Bonnard und Vuillard neben den verschiedenen Künstlern, die sich um ein Stilleben Cézannes versammelt haben. Wenn Bonnard eine Landschaft malt, zeigt er uns nicht nur, was wir sehen können, sondern wie sich diese Landschaft tatsächlich anfühlt: Er wagt einen Sprung in das Andere, in das Empfinden.

Treppe im Garten des Künstlers (371) malte er gegen Ende seines Lebens, und es ist, wie alle seine großen Arbeiten zum Thema Garten, ein außergewöhnliches Bild. Die Stufen enden im Zentrum des Bildes inmitten der überwältigend leuchtenden Blütenpracht. Gleißende Farben ballen sich links. Fontänen von Frühlingsgrün sprühen rechts. Vor uns liegt ein schimmerndes Gebüsch, strahlend goldfarben und glühend rot, oben sieht man noch weitere Blumen, die das intensive Blau des Himmels zur Hintergrundfolie machen. Die Szene ist theatralisch, ein Bühnenbild, aber hier spielt kein Bühnenstück, sondern die Natur. Bonnard scheint uns aufzufordern, das Wunder des Lebendig-Seins zu akzeptieren. Wir sind aus unserer menschlichen Begrenztheit in diese strahlende Freiheit entlassen. Er führt Cézannes Meisterschaft der Farbe einen Schritt weiter, indem er die Schwere, die Cézanne als wesentlich empfand, vergeistigt.

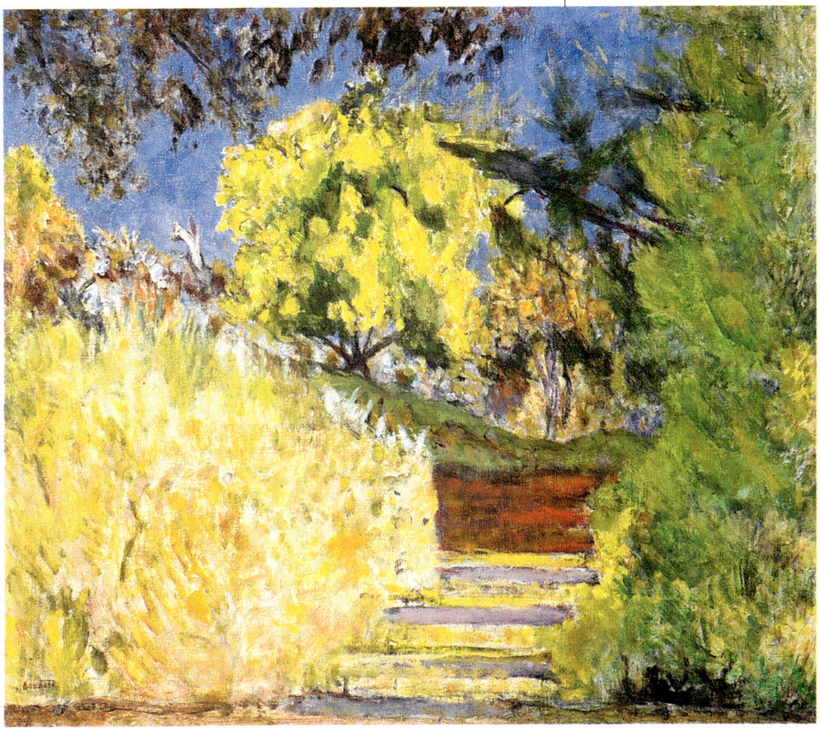

371 Pierre Bonnard, Treppe im Garten des Künstlers, 1942–44, 63 × 73 cm

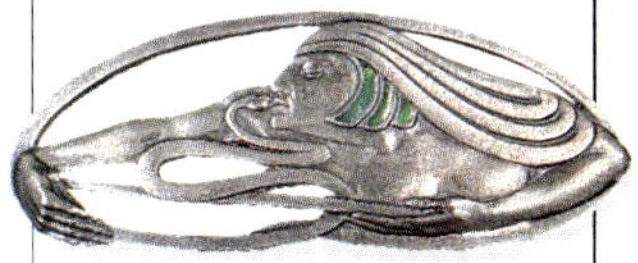

Art Nouveau

Zum Ende des letzten Jahrhunderts entwickelte sich eine neue künstlerische Stilrichtung, die als Art Nouveau bekannt wurde und von naturalistischen, vegetabilen Formen beherrscht war. Dieser Stil wurde von Bildhauern, Juwelieren, Töpfern und vor allem von den Plakatkünstlern initiiert. Die Wurzeln dieser Bewegung lagen in England. Aber auch französische Künstler wie Bonnard und Vuillard wurden von den wirbelnden Formen und den strahlenden Farben der neuen Kunstwerke beeinflußt. Die Abbildung zeigt eine Brosche, die 1904 von Paco Durrio, einem spanischen Künstler, der in Frankreich arbeitete, entworfen wurde.

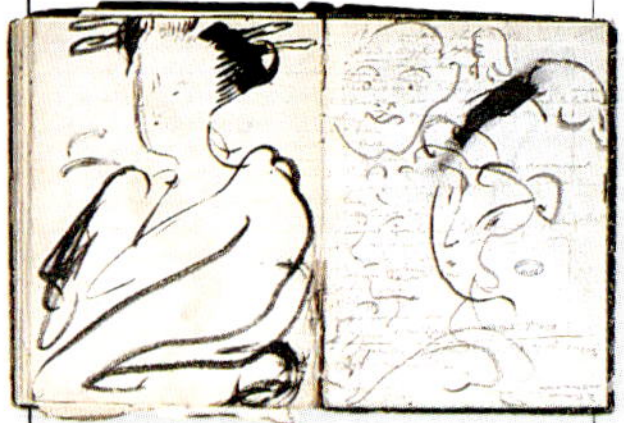

Japanische Einflüsse
Vuillards frühe Gemälde als Mitglied der Nabis waren stark von den japanischen Zeichnungen beeinflußt, die er 1890 in der École des Beaux-Arts gesehen hatte. Die Rolle der Zeichnung, vor allem der Umrißlinie als Möglichkeit, die Form zu vereinfachen, war in vielen Gemälden Vuillards von entscheidender Bedeutung. Die oben abgebildete Skizze schuf er 1890 mit Tusche und einem japanischen Pinsel. Der Künstler hatte auch enge Verbindungen zum Theater und wurde von dem Pariser Theatermagnaten Coquelin d. J. engagiert, das Treiben hinter der Bühne im traditionellen japanischen Stil festzuhalten.

Edouard Vuillard Werkauswahl

Im Bett (Paris, Musée d'Orsay)
Mädchen in einem Interieur (London, Tate Gallery)
Bootssteg an der Außenalster (Hamburg, Kunsthalle)
Der rote Kaminsims (London, National Gallery)
Im Salon von Madame Aron (Zürich, Stiftung E. G. Bührle)
Das Speisezimmer (München, Neue Pinakothek)
Dame in Grün (Glasgow Art Gallery)

Vuillards intime Kunst

Im Vergleich mag Bonnards Freund Vuillard bescheiden wirken. Seine Kunst ist sicherlich feiner, und ihn interessieren weniger die koloristischen Feuerwerke als die weichen, gedämpften Feinheiten von Oberflächen und gemusterten Stoffen. Seine Mutter, mit der er sehr zufrieden fast sein ganzes Leben lang zusammenlebte, war Schneiderin, und er verbrachte viel Zeit bei den Frauen, während sie in kleinen Zimmern emsig und schwatzend arbeiteten. Der fröhliche, ungezwungene Charme seiner Bilder ist niemals übertrieben, wird nie aufdringlich, sondern bleibt stets sanft und lebendig. Die meisten seiner Werke sind kleinformatig, was dem Sujet sehr zugute kommt.

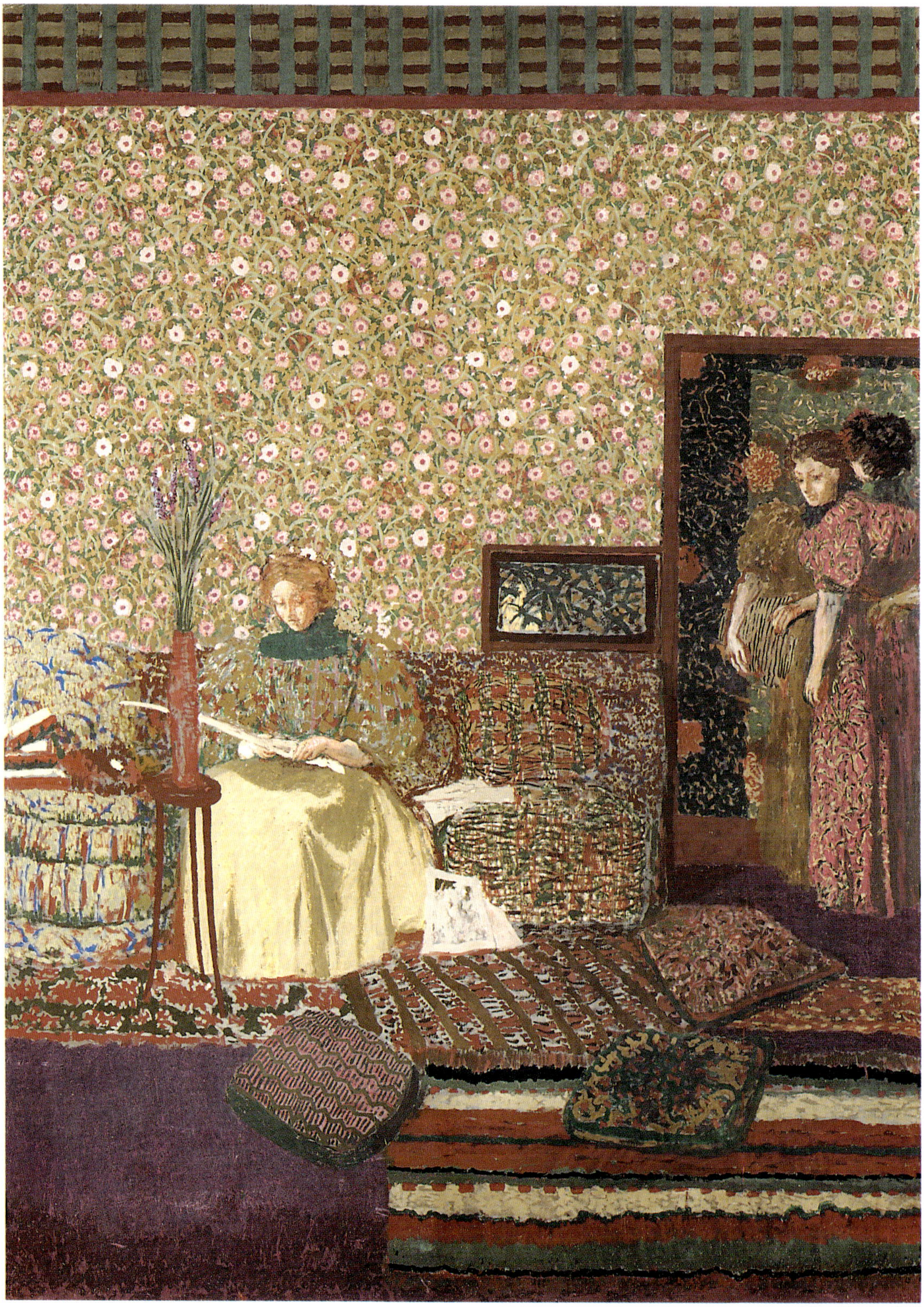

372 Edouard Vuillard, Lesende, 1896, 213 × 155 cm

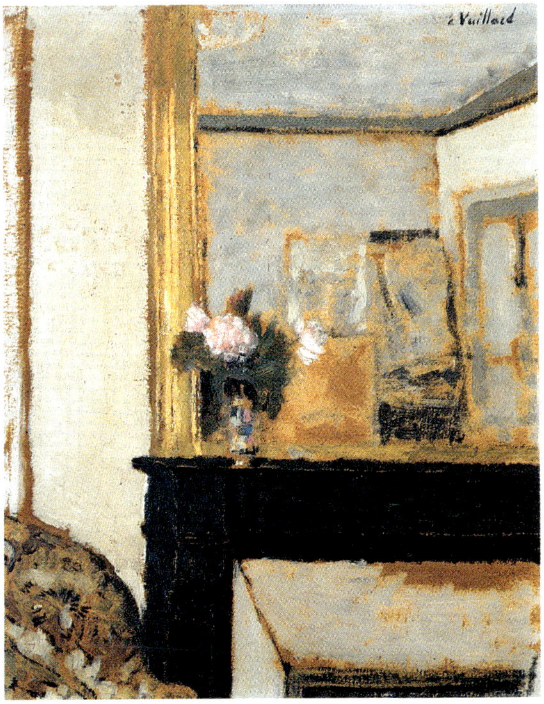

373 Edouard Vuillard, Vase mit Blumen auf einem Kaminsims, um 1900, 36 × 30 cm

Vuillards lebenslanger Umgang mit Kleiderstoffen im Atelier seiner Mutter und mit den Stoffentwürfen seines Onkels hatte sicherlich prägenden Einfluß auf seine Kunst. Die *Lesende (372)* stammt aus einer Serie von Paneelen, die er für die Bibliothek eines Freundes malte, und aus diesem Grund ist das Bild außergewöhnlich groß. Hier beobachten wir, wie in der Möblierung eines Zimmers, den Tapeten, Teppichen und Polsterungen, die Existenz eines menschlichen Wesens nahezu verlorengeht. Fast fürchten wir um die Leserin, die sich im Dschungel ihrer Einrichtung so tapfer auf ihr Buch konzentriert, und vielleicht sorgen sich die Frauen, die sie von der Tür aus beobachten, ebenfalls. Aber in Wirklichkeit haben Vuillards Bilder nichts Bedrohliches, denn die vielen verschiedenen unruhigen Muster werden durch den warmen Charme der Farben im Zaum gehalten.

Kleinformatige Interieurs

Vase mit Blumen auf einem Kaminsims (373) ist vergleichsweise bescheiden. Wir können nicht den ganzen Kaminsims sehen, nur einen Ausschnitt. Auch von dem Sessel darunter sehen wir nur einen Teil seiner Rückenlehne mit dem Muster des Bezuges. Vuillard schließt auch das Feuer aus, d. h. er schlösse es aus, doch die rosa Rosen in der Vase deuten an, daß dies nicht die Zeit für ein Kaminfeuer ist. Und es ist nicht der Ort für Leere: Der Spiegel reflektiert einen kleinen, schwach beleuchteten, möblierten Raum, und geschickt verwickelt uns Vuillard in sein Thema, während wir versuchen zu erkennen, was wir nur halb sehen. Die einzige klar definierte Ebene ist die der Vase mit den Blumen. In diesem Bild scheint nichts zu passieren, und doch fasziniert es uns nachhaltig. Unwiderstehlich werden wir in die angenehme Wärme von Vuillards Liebe zu den einfachen Dingen einbezogen.

Walter Sickert

Der englische Maler Walter Sickert (1860–1942) gehörte nicht zu den Nabis, wurde jedoch von dieser Gruppe beeinflußt, vor allem von Bonnard und Vuillard. So wurde er am Ende des 19. Jh.s ein wichtiges Bindeglied zwischen der englischen und der französischen Kunst. Obwohl er in den 80er Jahren Schüler und Atelierassistent Whistlers (siehe S. 302) war und 1883 in Paris mit Degas (S. 291) zusammenarbeitete, zeigen auch Sickerts Arbeiten einen Intimismus (siehe Glossar, S. 390), der mit den Werken der Nabis vergleichbar ist, sowie deren Vorliebe für unkonventionelle Kompositionen.

Einige von Sickerts Gemälden sind britisch-viktorianische Pendants zu den stillen Darstellungen der bürgerlichen französischen Gesellschaft der Nabis. Aber Sickert malte auch düstere, manchmal unheimliche Bilder der Halbwelt. Bei *La Hollandaise (374)* bedarf es keiner kunsthistorischen Kenntnisse, um den Beruf der Frau zu erraten. Armselig und unidealisiert wie sie ist, vermittelt sie doch das Flair einer Prostituierten. Sickert gibt sie mit fast grausamer Sparsamkeit wieder: Er verweigert ihr das Gesicht, um die Nacktheit ihres Körpers zu betonen, und er kratzt die Farbe dünn über ihre Haut. In der Art, wie er ihr Äußeres behandelt, zeigt Sickert erschreckend deutlich, was sie ist.

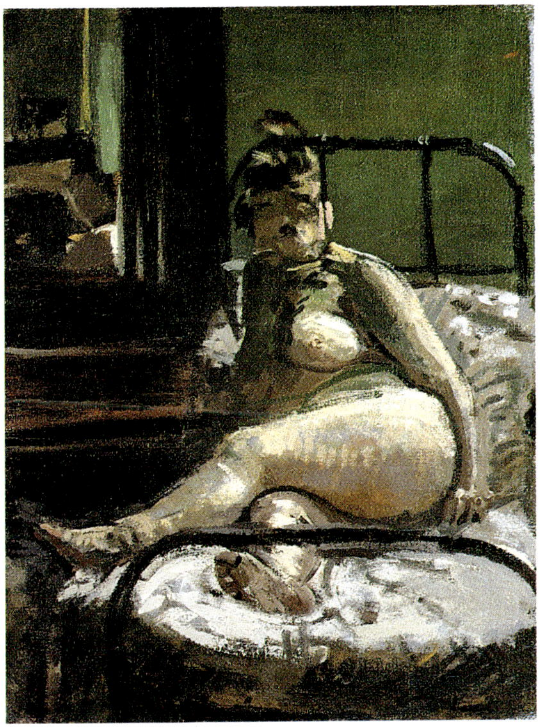

374 Walter Sickert, La Hollandaise, 1906, 50 × 40 cm

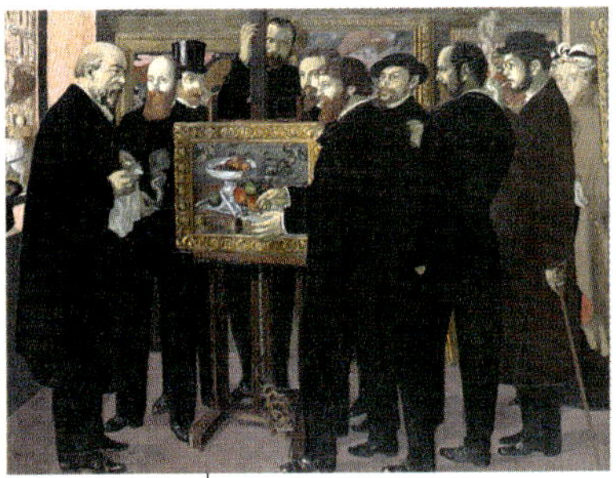

Hommage à Cézanne
Dieses Gemälde wurde 1900 von Maurice Denis (1870–1943) geschaffen, um an Cézannes erste Einzelausstellung 1895 zu erinnern. Das Bild zeigt eine Gruppe von Künstlern, einschließlich Redon (links des Stillebens), Vollard (hinter der Staffelei) und Mitgliedern der Nabis, die sich um ein Stilleben Cézannes versammelt haben, das sich ehemals im Besitz Gauguins befunden hatte. Cézanne und die Nabis waren durch Vollard miteinander bekannt geworden, der begonnen hatte, mit Nabis-Gemälden zu handeln und darüber hinaus großen Erfolg beim Verkauf vieler Werke Cézannes hatte.

Der Camden-Town-Mord
Im September 1907 wurde die bekannte Londoner Prostituierte Emily Dimmock mit durchschnittener Kehle in ihrem Zimmer in Camden Town aufgefunden. Die Leiche wurde von ihrem Liebhaber entdeckt, als dieser von seiner Nachtschicht heimkehrte. Der Gebrauchsgraphiker Robert Wood wurde des Mordes angeklagt, nach einem spektakulären Prozeß jedoch freigesprochen. Sickert, der den Prozeßverlauf fasziniert verfolgte, wählte den Begriff ›Camden-Town-Mord‹ als Titel für Serien von Radierungen, Gemälden und Zeichnungen. Alle zeigen eine nackte Frau und einen bekleideten Mann, die die Tragödie von Armut und Entbehrung verkörpern.

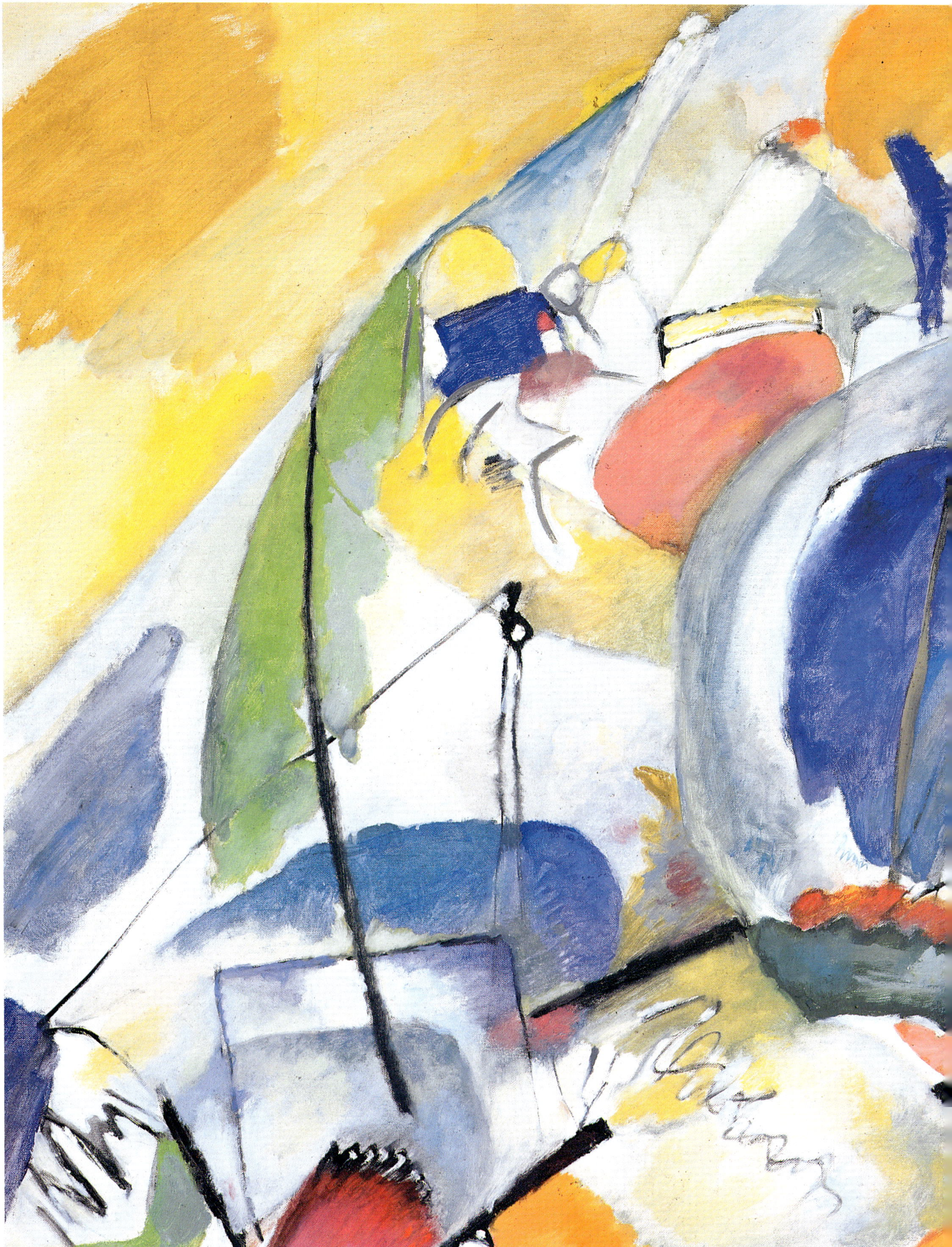

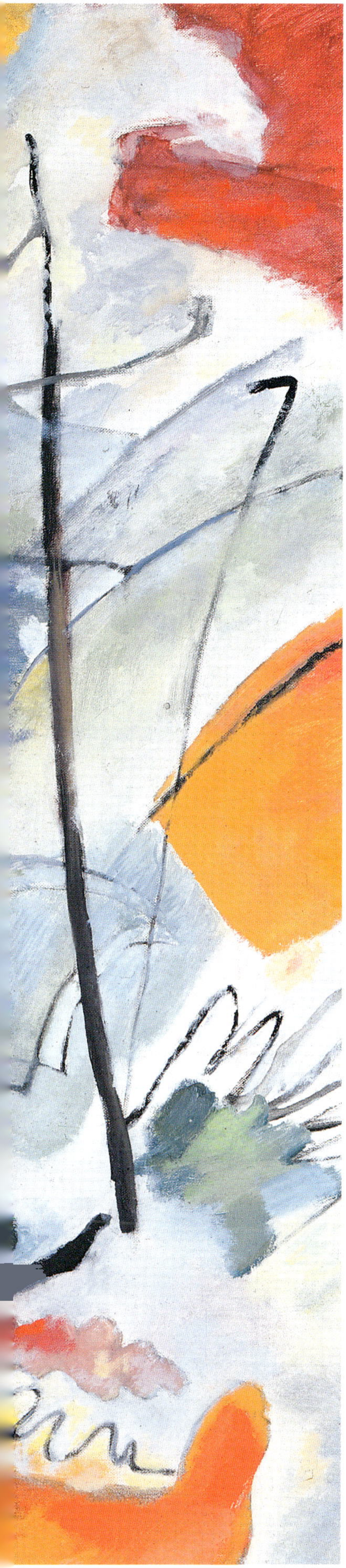

Das 20. Jahrhundert

Man hat ausgerechnet, daß es heute mehr ausübende Künstler gibt als in der Renaissance. Wir können uns jedoch jetzt nicht mehr an einer einheitlichen Entwicklung orientieren, sondern stehen vor einer völlig neuen Situation: Es gibt keine Hauptströmung mehr. Der Strom ist ins Meer geflossen, wir können heute nur noch einige seiner wichtigsten Nebenflüsse verfolgen.

Die Kunst des 20. Jh.s läßt sich kaum noch definieren, aber, so seltsam es klingen mag, gerade dieser Umstand kann uns als Orientierung dienen. Das ist durchaus sinnvoll, denn wir leben in einer Welt, die sich in ständigem Fluß befindet. Die Wissenschaft verändert die äußere Form unseres Lebens, und wir selbst entdecken, in welchem Maße unsere unbewußten Wünsche und Ängste unser ganzes Sein bestimmen. All dieses Neue, Beunruhigende findet natürlich auch in der Kunst seinen Niederschlag. Die Geschichte der Malerei kommt vorübergehend von ihrem Weg ab: Sie setzt sich mit dem Unbewußten und Ungewissen auseinander. Nur die Zeit kann darüber entscheiden, welcher Künstler aus unserer heutigen Welt überdauern wird.

Wassily Kandinsky, Improvisation 31, 1913 (Ausschnitt)

DAS 20. JAHRHUNDERT IM ÜBERBLICK

Es gibt im 20. Jh. zwar noch Jahreszahlen und Bilder, die wir diesen Zahlen zuordnen können, ein zeitlich zusammenhängender Ablauf läßt sich jedoch nicht mehr feststellen. Das mag einen ordnungsliebenden Menschen verunsichern, bietet aber zugleich Freiräume, die den Umgang mit dieser Kunst noch aufregender machen. Da es so viele interessante Künstler gibt, können wir hier nur diejenigen kurz vorstellen, die heute übereinstimmend als wichtig betrachtet werden.

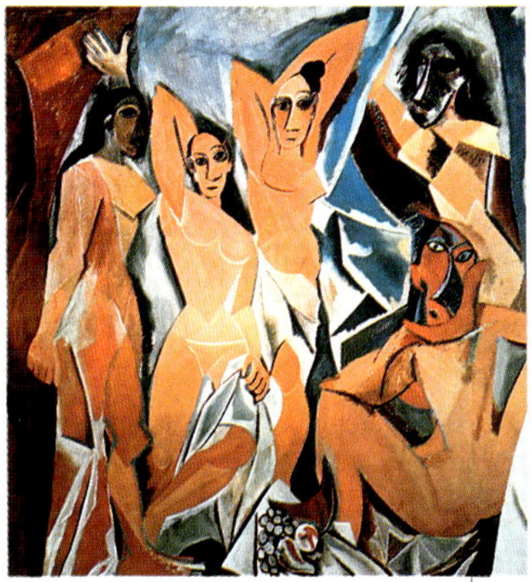

Pablo Picasso, Les Demoiselles d'Avignon, 1907
Dieses Bild kann stellvertretend für die Kunst des 20. Jh.s stehen. Seine bizarren Deformationen waren der Auslöser für vollkommen neuartige künstlerische Entwicklungen. Georges Braque war ob der Radikalität der malerischen Ausdrucksformen zunächst entsetzt, erkannte aber bald ihre innovative Kraft (S. 347).

Wassily Kandinsky, Improvisation 31 (Seeschlacht), 1913
Kandinsky war der erste Künstler der Moderne, der sich konsequent vom Gegenstand löste. Seine Kunst entwickelte sich bis zu einer fast formalen Geometrie, obwohl sie zu Anfang – wie hier – noch eine urtümliche Verbindung zur realen Welt hat. Hier symbolisieren die abstrakten Formen eine imaginäre Seeschlacht (S. 354).

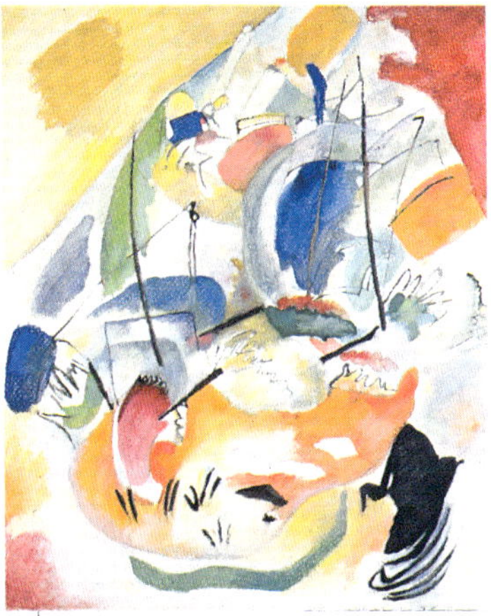

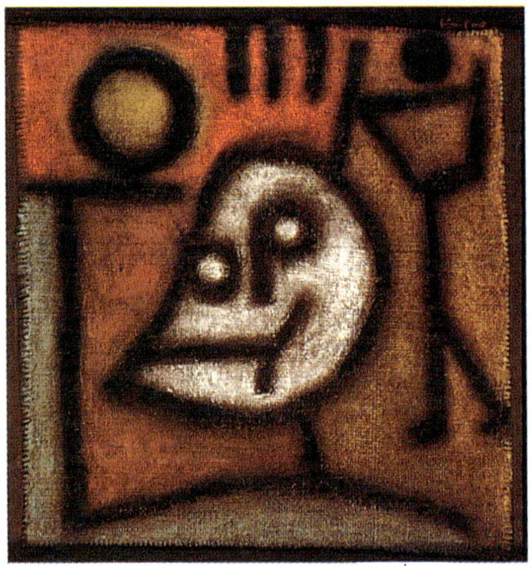

Paul Klee, Tod und Feuer, 1940
Klee ist ein großer Kolorist und hat sowohl bezaubernde als auch tiefgründige Bilder gemalt. Nur er konnte den Tod lächelnd und gleichzeitig erschütternd darstellen. Die humorvolle Annäherung an das Thema in Verbindung mit künstlerischer Perfektion ist für Klee bezeichnend (S. 358).

1900	1910	1920	1930	1940

Henri Matisse, Das Gespräch, 1909
Matisse steht gleichberechtigt neben Picasso (wenn er nicht sogar bedeutender ist). Wenn er Formen reduziert und mit Farben experimentiert, so dient dies immer der Schaffung einer Struktur, die an jedem Punkt eine Bedeutung hat (S. 337).

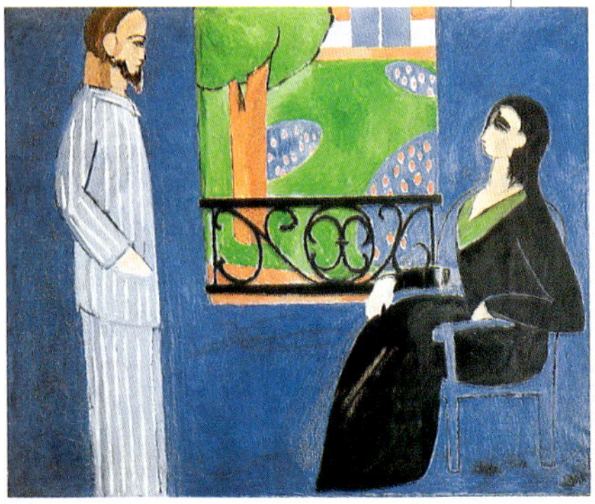

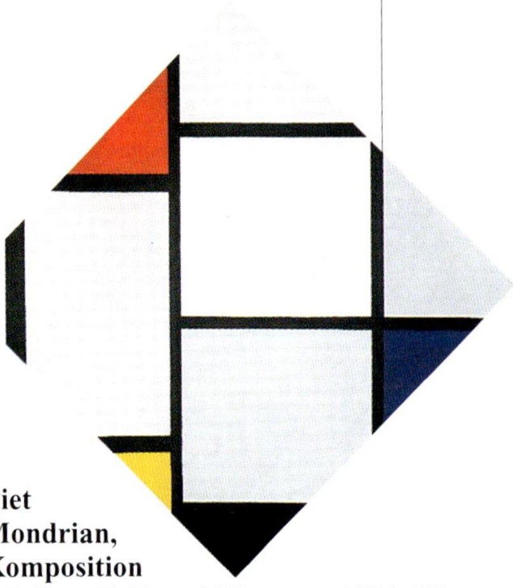

Piet Mondrian, Komposition mit Rot, Gelb und Blau, um 1921–25
Mondrian ist der große Purist. Er beschränkte sich auf die drei Primärfarben zuzüglich Schwarz und Weiß und auf den rechten Winkel. Bei aller Reduktion ist seine Kunst Ausdruck eines anspruchsvollen theoretischen Konzepts (S. 360).

Salvador Dali, Die Beständigkeit der Erinnerung, 1931
Es gibt sehr begabte Künstler, die wenig zu sagen haben. Das trifft zwar auf Dali nicht unbedingt zu, aber seine Bilder dienen nur der Inszenierung seiner Person. Mitunter decken sich seine Erfahrungen mit unseren eigenen, deshalb sind die dahinschmelzenden Uhren so beeindruckend (S. 364).

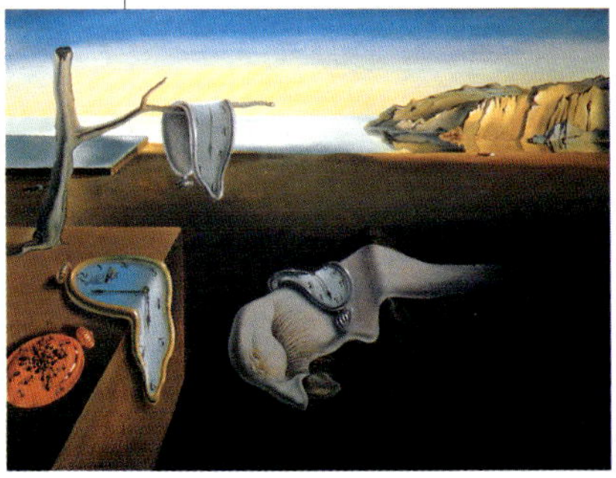

Mark Rothko, Ohne Titel (Schwarz und Grau), 1969
Seit einigen Jahrzehnten betrachtet man Rothko als einen der großen spirituellen Künstler unserer Zeit. Seine späten Arbeiten zeigen immer den gleichen Aufbau: Die Leinwand ist in zwei verschiedenfarbige Rechtecke unterteilt. Wir spüren ein starkes Gefühl, aber die Erklärungen mancher Kritiker, die vom »Schleier des Tempels« sprechen oder andere mystische Metaphern bemühen, konnten bisher nicht wirklich überzeugen (S. 370).

Lucian Freud, Weiblicher Akt (Standing by the Rags), 1988–89
Lucian Freud beobachtet die Menschen in einer schonungslosen, nahezu klinischen Weise. Er seziert sein Modell auf der Leinwand. Würde sich in seiner Arbeit der leiseste Hauch einer Kritik oder auch nur einer Distanzierung andeuten, könnte man sich etwas derart Verletzliches kaum anschauen. Freud seziert sowohl sich selbst als auch uns. Hier zeigt er uns eine nackte Frau, die vor einem Hintergrund aus Farblappen in seinem Atelier steht. Und er schöpft dabei alle Möglichkeiten voll aus, die das Modell, die Gegenstände und der Kontrast zwischen beiden bieten (S. 386).

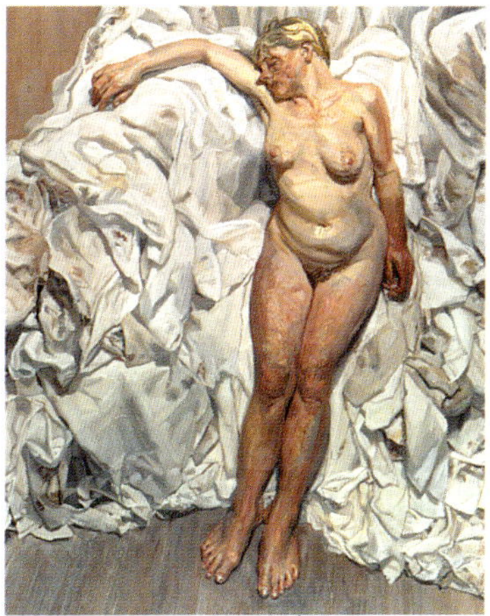

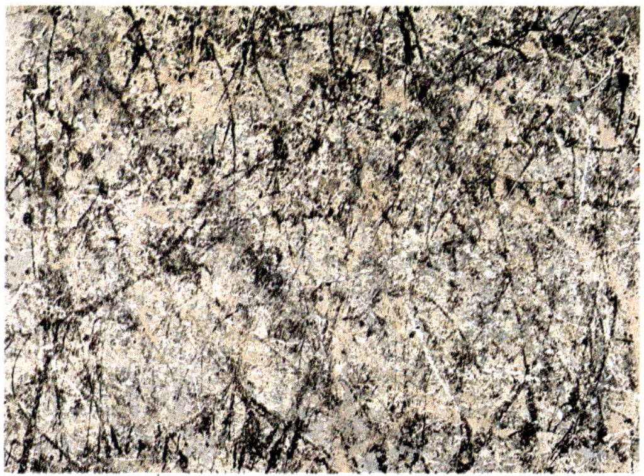

Jackson Pollock, Nummer 1, 1950 (Lavender Mist), 1950
In der ersten Hälfte unseres Jahrhunderts beherrschten Picasso und Matisse die Kunstszene. In der zweiten Hälfte ist Jackson Pollock vermutlich die überragende Persönlichkeit. Er ›befreite‹ die Maler von der Palette und vom Pinsel, von der Struktur und von der Intention. Er schleuderte und spritzte die Farbe auf die liegende Leinwand und schuf mit dieser genialen Innovation Bilder von sehr unmittelbarer Ausdruckskraft (S. 369).

1950 **1960** **1970** **1980** **1990**

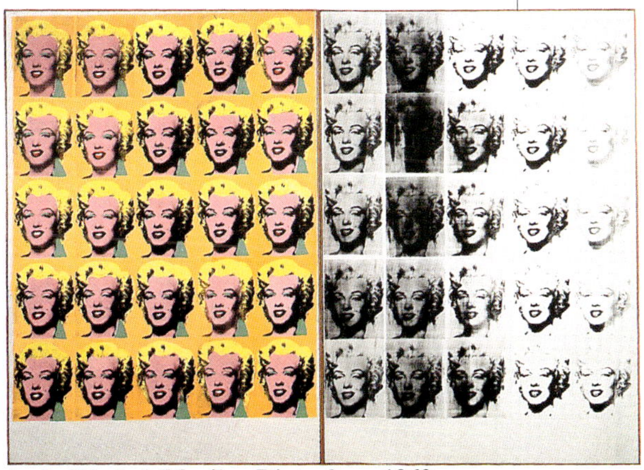

Andy Warhol, Marilyn Diptychon, 1962
Über Warhol streiten sich die Geister immer noch. War er nun ein Genie oder ein Scharlatan? Angesichts des *Marilyn Diptychons* könnte beides zutreffen. Er scheint es sich recht einfach gemacht und aus seiner Bequemlichkeit Kapital geschlagen zu haben, da der Kunstmarkt die Werke zu Kultbildern unserer Zeit stilisierte. Hier spielt Warhol auf subtile Weise mit der gezielten Vermarktung und blinden Verehrung von Medienstars (S. 380).

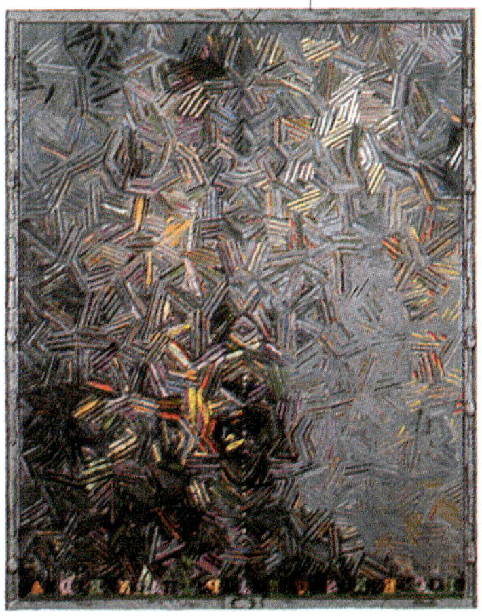

Jasper Johns, Dancers on a Plane; Merce Cunningham, 1980
Jasper Johns ist ein sehr schwieriger Künstler, und keine seiner Arbeiten ist einfach oder leicht zu verstehen. Er orientiert sich beim Malen immer an einem bestimmten Konzept, dem sich alles andere unterordnen muß. Seine Arbeiten sind jedoch so ungewöhnlich schön, daß man sie auch genießen kann, ohne sie völlig zu verstehen. Bei *Dancers on a Plane* ist kein Strich zuviel, und wenn wir lernen, das Bild zu lieben, bekommen wir wahrscheinlich auch Lust, seine verborgenen Tiefen zu untersuchen (S. 381).

Die Fauves

Das Jahr 1905 wird oft als Beginn der Moderne bezeichnet, weil in diesem Jahr die Fauves im Salon d'Automne in Paris erschienen. Ihr Stil, der durch die Verwendung nichtnaturalistischer Farben geprägt war, stellte eine der ersten Avantgarde-Entwicklungen in der europäischen Kunst dar. Die Fauvisten bewunderten vor allem van Gogh, der über seine eigenen Arbeiten gesagt hatte: »Ich versuche nicht, das wiederzugeben, was ich vor mir sehe, sondern verwende die Farben in einer völlig willkürlichen Art und Weise, um mich selbst so intensiv wie möglich ausdrücken zu können.« Die Fauvisten bildeten jedoch keine in sich geschlossene Gruppe, und im Jahre 1908 hatten sich viele von ihnen dem Kubismus zugewendet (siehe S. 349).

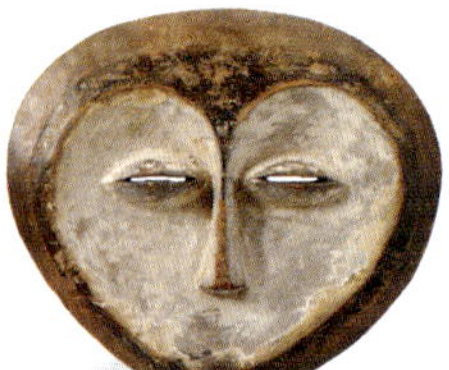

Afrikanische Einflüsse

Viele Fauvisten ließen sich von afrikanischer Kunst anregen und besaßen Sammlungen alter Masken und Skulpturen. Gauguin hatte damit begonnen. Bilder, die er um das Jahr 1906 gemalt hat, lassen deutlich den afrikanischen Einfluß erkennen. Die oben abgebildete Kwele Maske erinnert stark an ein bekanntes Stück, das sich damals im Besitz von André Derain befand. Das weißgefärbte Gesicht weist die Maske dem Ahnenkult zu.

Fauvismus

Zwischen 1901 und 1906 fanden in Paris mehrere Ausstellungen statt, auf denen die Werke von Vincent van Gogh, Paul Gauguin und Paul Cézanne erstmals einer breiten Öffentlichkeit zugänglich gemacht wurden. Auf viele Künstler hatten diese Ausstellungen eine so befreiende Wirkung, daß sie mit völlig neuen Stilen zu experimentieren begannen. Der Fauvismus war die erste Richtung der Moderne, in der die Farben alles andere beherrschten.

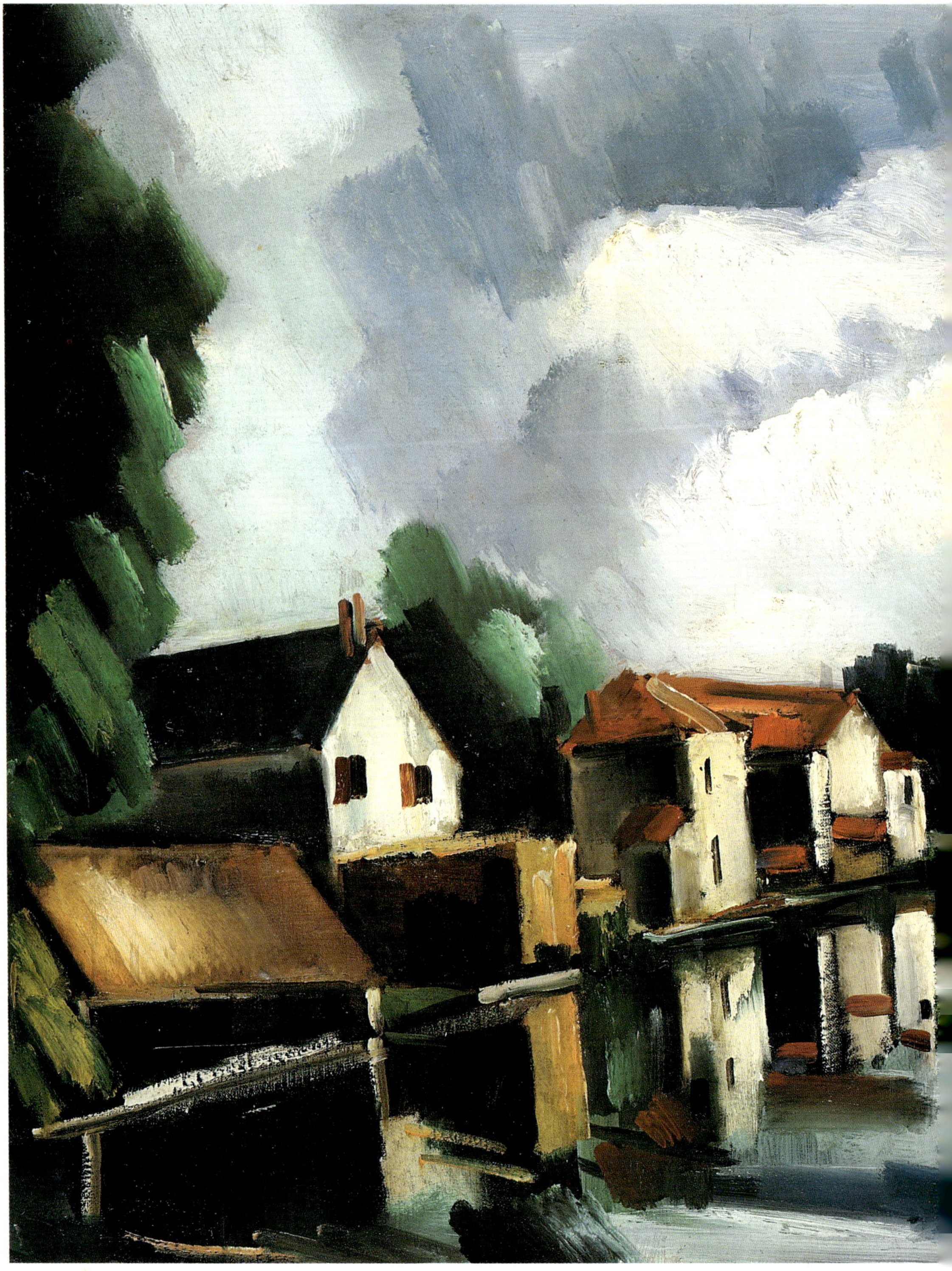

375 Maurice de Vlaminck, Am Fluß, um 1910, 60 × 73 cm

Der Fauvismus war eine kurzlebige Erscheinung und dauerte nur so lange, wie sein Begründer Henri Matisse (1869–1954) um die künstlerische Freiheit, die er brauchte, kämpfen mußte. Matisse mußte die Farbe seiner Kunst untertan machen, so wie Gauguin den Sand rosa malen mußte, um ein bestimmtes Gefühl ausdrücken zu können (siehe S. 324). Die Fauvisten waren überzeugt, daß Farben eine emotionale Kraft darstellten. Bei Matisse und seinen Freunden

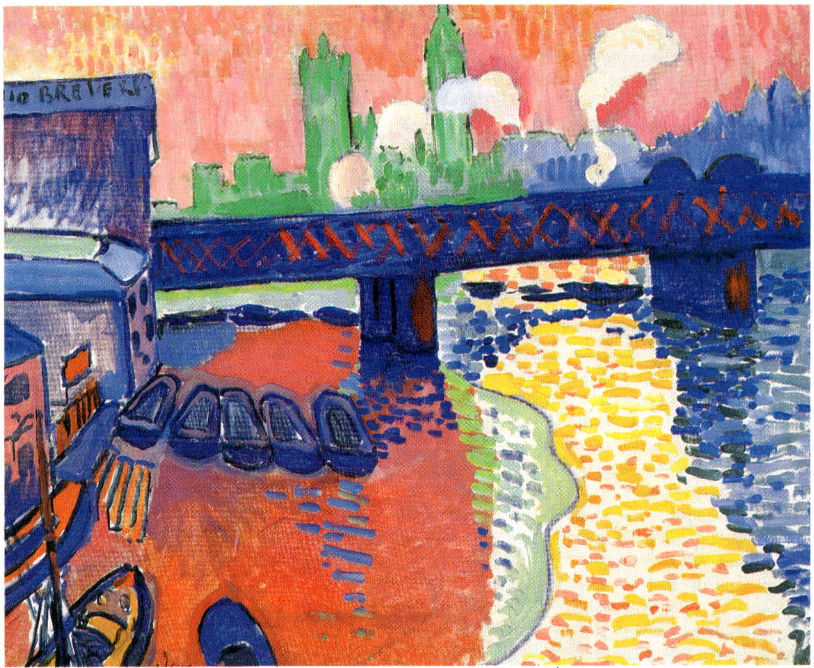

376 André Derain, London, Charing Cross Bridge, 1906, 80 × 100 cm

Maurice de Vlaminck (1876–1958) und André Derain (1880–1954) verloren die Farben ihre deskriptiven Eigenschaften und wurden leuchtend, sie schufen Licht, statt es zu imitieren. Im Pariser Salon d'Automne von 1905 versetzten sie die Betrachter in Erstaunen: Der Kunstkritiker Louis Vauxcelles sah ihre kühnen Bilder, die um eine konventionelle Knabenskulptur herum aufgehängt waren, und sagte, es sähe aus wie ein Donatello *»parmi les fauves«* (unter den wilden Bestien).

Vlaminck und Derain

In seiner kurzen Blütezeit hatte der Fauvismus einige bekannte Vertreter, darunter Rouault (S. 341), Dufy (S. 339) und Braque (S. 350). Vlaminck läßt zumindest in der düsteren Vitalität seiner Stimmungen einen Hauch dieser Wildheit erkennen: Noch fließt *Der Fluß (375)* ruhig dahin, aber wir spüren, daß sich ein Gewitter zusammenbraut. Als ›Primitiver‹, wie er sich selbst bezeichnete, ignorierte er die Kunstschätze des Louvre und sammelte lieber afrikanische Masken, ›Art nègre‹, die für die Kunst Anfang des 20. Jh.s eine so große Bedeutung bekamen (siehe Randleiste links).

Auch Derain strahlte in seiner fauvistischen Periode eine primitive Wildheit aus – *Charing Cross Bridge (376)* zeigt ein seltsam tropisch wirkendes London –, dämpfte dann aber mit zunehmendem Alter dieses innere Feuer zugunsten einer klassischen Ruhe. Eine Zeitlang teilte er sich mit Vlaminck das Atelier. *Der Fluß* und *London, Charing Cross Bridge* haben die gleiche vibrierende Kraft: Beide zeigen eine unbekümmerte Verwendung von Farbe und Form, eine Freude an der reinen Struktur der Dinge.

Zeitgenössische Künste

1902
schreibt Tschechow die *»Drei Schwestern«*.

1907
komponiert Strawinsky seine erste Symphonie.

1908
vollendet Constantin Brancusi seine Skulptur *Der Kuß*.

1916
entwirft Frank Lloyd Wright das Imperial Hotel in Tokio.

1922
schreibt James Joyce den »Ulysses«.

1927
wird der erste Tonfilm, »The Jazz Singer«, gedreht.

1928
gewinnt Eugene O'Neill den Nobelpreis für Literatur.

1931
wird in New York das Empire State Building fertiggestellt.

Meister der Farbe: Matisse

Die Malerei unseres Jahrhunderts wurde vor allem durch zwei Männer geprägt: durch Henri Matisse und Pablo Picasso. Beider Visionen haben unsere Sicht der Welt verändert. Matisse war der ältere und von seinem Temperament her bedächtiger und methodischer als Picasso, der gleich am Anfang seiner Karriere bedeutend mehr Aufsehen erregte. Matisse war der geborene Mentor, er unterrichtete und förderte andere Maler. Picasso wirkte dagegen durch die bloße Kraft seiner Persönlichkeit förmlich erdrückend. Er war seinem ganzen Wesen nach ein Cäsarentyp. Beiden gebührt ein besonderer Platz in der Geschichte der Malerei. Beginnen wir mit Matisse.

»Der Instinkt muß gezügelt werden, so wie wir die Zweige eines Baumes beschneiden, damit er besser wächst.«

Henri Matisse

Der grüne Streifen
Matisse malte dieses ungewöhnliche Bildnis seiner Frau Amélie Matisse im Jahre 1905. Der grüne Streifen in der Mitte des Gesichts hat die Funktion einer künstlichen Schattenlinie und teilt das Gesicht in zwei unterschiedliche Hälften. Anstatt es im konventionellen Porträtstil zu teilen, also in eine dunkle und eine helle Hälfte, teilt Matisse es farblich in eine kühle und eine warme Seite. Das natürliche Licht wird direkt in Farben umgesetzt und der Pinselduktus verstärkt den Effekt.

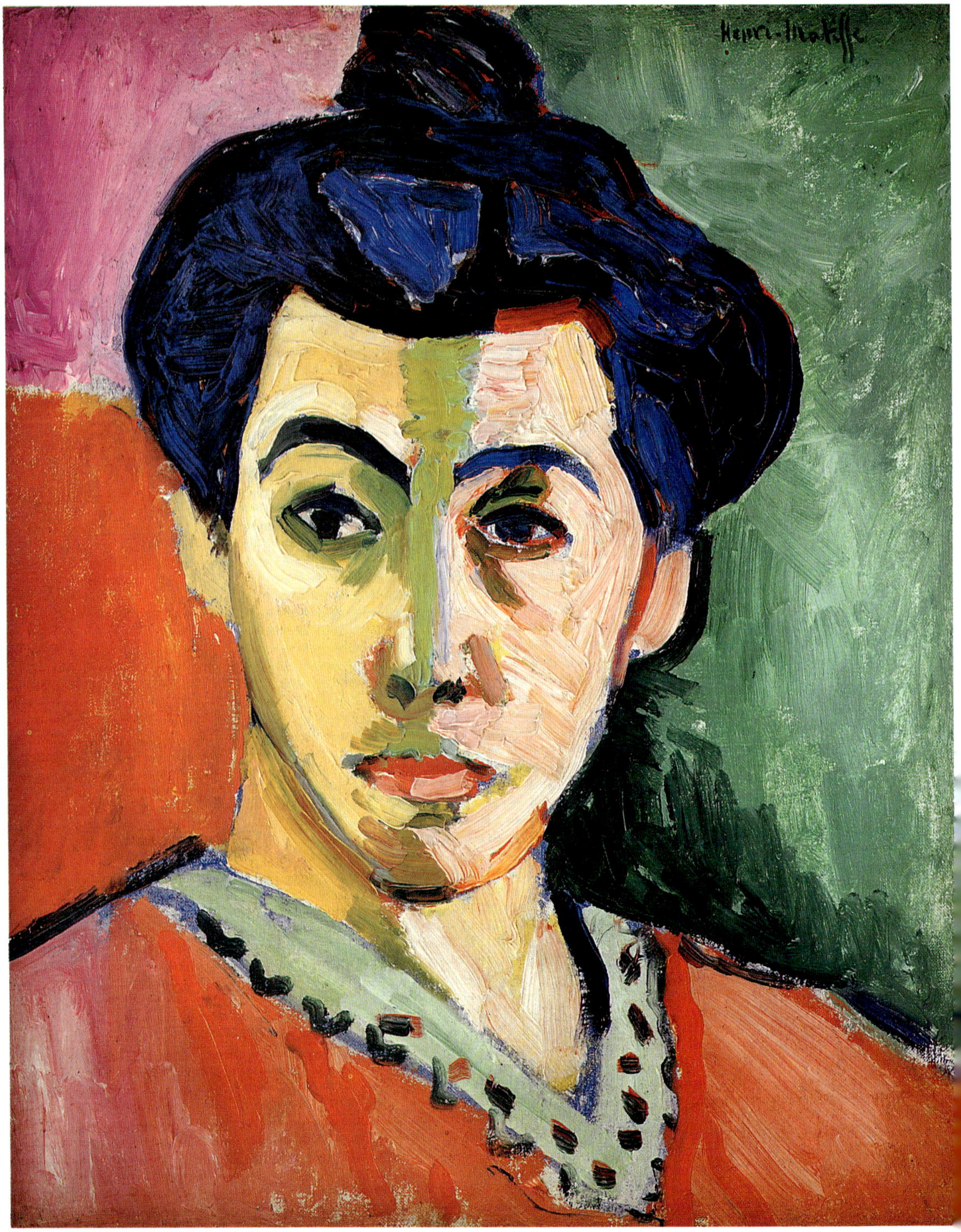

377 Henri Matisse, Madame Matisse (Bildnis mit grünem Streifen), 1905, 40,5 × 32,5 cm

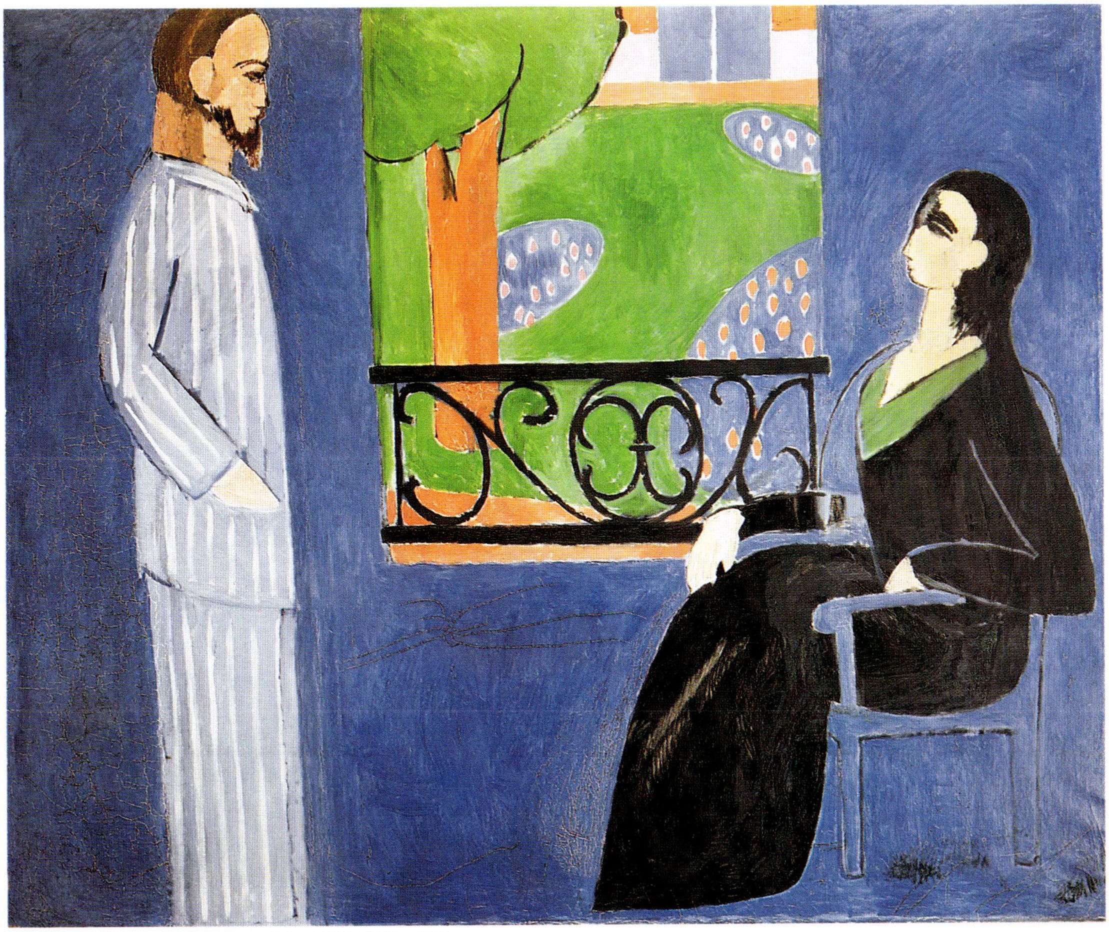

378 Henri Matisse, Das Gespräch, 1909, 177 × 217 cm

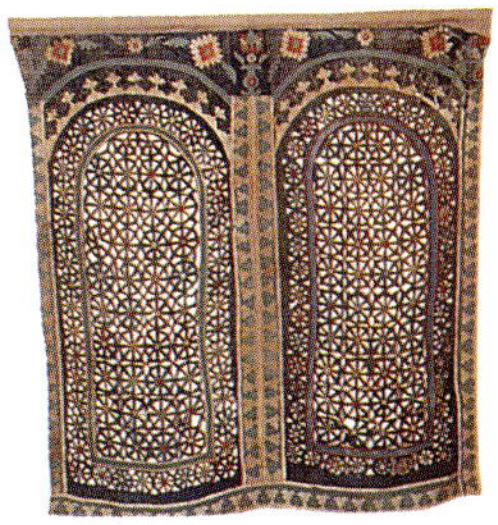

Reisen durch Afrika

Im Januar 1912 reiste Matisse nach Marokko. Sein Interesse an der primitiven Kunst der Afrikaner war bereits 1906 bei einem kurzen Besuch in Tanger geweckt worden. Es zog ihn zurück, um das wunderschöne Licht und die Vitalität Afrikas einfangen zu können. Als er in Marokko ankam, hatte es zwei Wochen lang geregnet und regnete auch noch einige Zeit weiter. Diese ungewöhnlichen klimatischen Bedingungen hatten zur Folge, daß die Landschaft in frischem Grün erstrahlte, was natürlich auch Matisses Bilder beeinflußte. Die Abbildung zeigt ein Stück marokkanischen Stoff aus Matisses Besitz.

Die Bilder des Henri Matisse haben eine erstaunliche Kraft und scheinen aus einer paradiesischen Welt zu stammen, in die er auch seine Betrachter mit hineinzieht. Mittelpunkt seines Lebens war das Schöne – von ihm stammen einige der schönsten Bilder, die je gemalt wurden. Wie Picasso, der ihn als seinen einzigen Rivalen betrachtete (siehe S. 346), hatte auch er ein unruhiges Temperament und litt unter Ängsten, die er jedoch gut verbergen konnte. Beide Künstler setzten sich mit diesem Problem auf ihre eigene Art auseinander und benutzten die Malerei als Mittel der Sublimation: Picasso setzte sich in seinen Bildern mit seinem Verhältnis zu Frauen auseinander. Matisse setzte seine nervösen Spannungen in heitere Gelassenheit um, denn das Malen bot ihm tatsächlich eine Zuflucht, eine Möglichkeit, Trost und Entspannung zu finden.

Matisse wurde zunächst als »König der Fauvisten« bekannt (siehe S. 334), doch in ihm war nichts Wildes, nur eine große Leidenschaftlichkeit. Er war ein ungewöhnlich disziplinierter Künstler, und sein Geist kontrollierte seine Hand.

In dem Porträt seiner Frau mit dem grünen Streifen *(377)* benutzte er die Farbe ausschließlich zur Beschreibung des Bildes. Ihr ovales Gesicht wird durch einen grünen Streifen in zwei Teile geteilt, und ihr Haarknoten, der mit Purpurrot gemischt ist, wird von drei Farben eingefaßt, die hart aufeinanderprallen. In ihrer rechten Gesichtshälfte wiederholt sich das lebhafte, eindringliche Grün, während sich auf der linken Seite die Farben ihres Kleides, Mauve und Orange, spiegeln.

Die experimentellen Jahre

Die Jahre, in denen sich Matisse dem Fauvismus widmete, wurden von einer experimentellen Periode überlagert, in der er auf dreidimensionale Effekte verzichtete und sich statt dessen auf reine Farbflächen, Strukturen und kräftige Muster konzentrierte. Die intellektuelle Brillanz dieser Arbeiten begeisterte vor allem russische Sammler, und so befinden sich heute viele der schönsten Matisse-Bilder in Rußland. Eines davon ist das *Gespräch (378)* zwischen einem Mann und einer Frau. Es ist eine stumme Zwiesprache. Beide sind unversöhnliche Gegner: Der Mann – ein Selbstporträt – ist dominierend und steht aufrecht, während sich die Frau schmollend in ihren Stuhl zurücklehnt, in dem sie wie gefangen ist und von allen Seiten eingezwängt wird. Der Stuhl, der sie einengt, geht in der Wandfläche auf, so daß sie noch ausdrücklicher zur Gefangenen ihrer Umgebung wird. Das offene Fenster bietet zwar eine Fluchtmöglichkeit, aber die Frau wird von einem eisernen Gitter zurückgehalten. Der Mann steht in einer dominierenden

Henri Matisse

Henri Matisses künstlerische Laufbahn war lang und abwechslungsreich. Er arbeitete in vielen Stilen, angefangen von impressionistischen bis hin zu sehr reduzierten Bildern. Zu Beginn seiner Karriere betrachtete man ihn als Fauvisten (siehe S. 334). Als er 1917 eine Zeitlang in Nizza und Vence an der Französischen Riviera lebte, erreichte seine Begeisterung für die Farben ihren Höhepunkt. Dort konzentrierte er sich auf die sinnlichen Farben seiner Umgebung und malte einige seiner faszinierendsten Bilder. Seit 1941 war er an den Rollstuhl gefesselt. Noch in diesem Zustand vervollständigte er die Ausgestaltung der Chapelle du Rosaire in Vence.

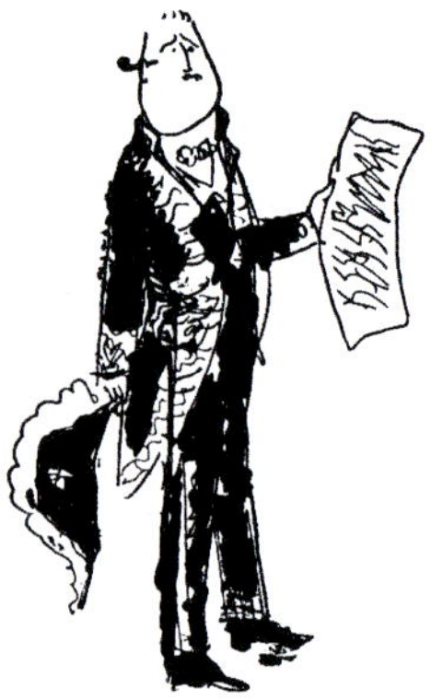

Guillaume Apollinaire

In Paris spielte der französische Dichter und Kunstkritiker Guillaume Apollinaire (1880–1918) bei der Entwicklung der Kunst zu Beginn des 20. Jh.s eine entscheidende Rolle. Er war einer der ersten, die das Talent von Künstlern wie Matisse, Picasso, Braque und Rousseau erkannt hatten. 1913 veröffentlichte er einen Aufsatz, in dem er sich für den Kubismus einsetzte. Er soll darüber hinaus 1917 den Begriff ›Surrealist‹ geprägt haben. Durch seine Freundschaft mit André Breton (1896–1966) nahm er direkten Einfluß auf die Schule des Surrealismus. Seine eigenen literarischen Werke waren typisch für die modernistische Literatur dieser Periode. Die Karikatur von Apollinaire stammt von Picasso.

Henri Matisse Werkauswahl

Die rumänische Bluse (Paris, Centre Pompidou)
Rotes Interieur (Düsseldorf, Kunstsammlung Nordrhein-Westfalen)
Lesende in Blau (Zürich, Stiftung E. G. Bührle)
Der Tanz (St. Petersburg, Eremitage)
Madame Matisse mit Mantille (Basel, Kunstmuseum)
Das Atelier des Künstlers (Moskau, Puschkin-Museum)
Greta Moll (London, Tate Gallery)

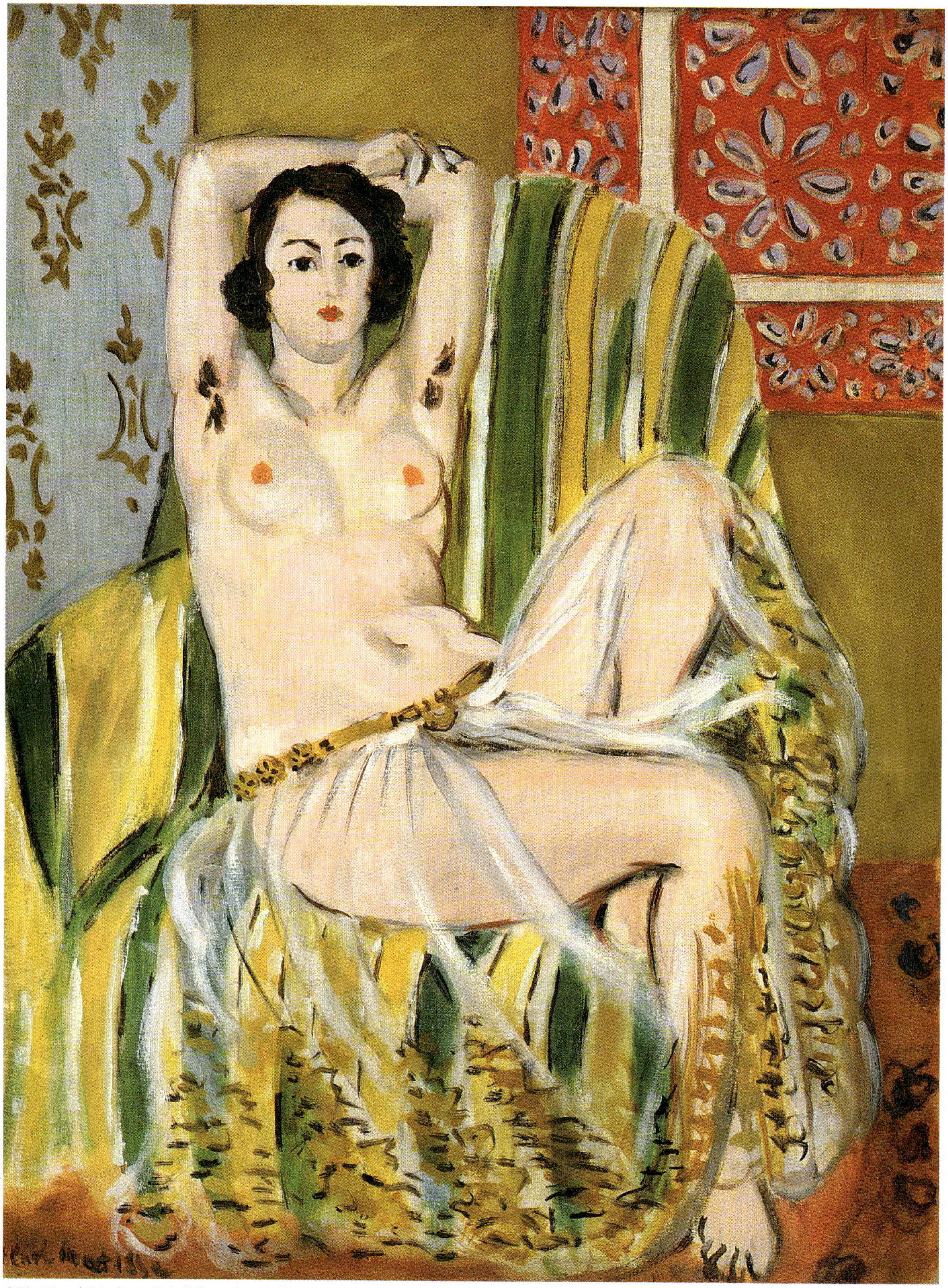

379 Henri Matisse, Odaliske mit erhobenen Armen, 1923, 65 × 50 cm

Pose vor ihr, er ist so dynamisch wie sie passiv ist. Alle Streifen seines Pyjamas weisen schnurgerade nach oben, er ist ein absolut gesteuerter Mensch. Sein Nacken ist durch die aufrechte Haltung verspannt, er wirkt wie konzentrierte Energie. Das Bild ist zu klein, es kann seinen Kopf nicht ganz erfassen, er ragt in die Außenwelt hinein. Der Mann ist größer als alles andere, und das einzige ›Wort‹ dieser sprachlosen Konversation schreibt das Fenstergitter: Non. Sagt er nein zu ihrer Passivität? Sagt sie nein zur Intensität seiner Lebensart? Jedenfalls sind beide unversöhnlich.

Schmückendes Beiwerk

Alles Negative widerstrebte Matisse. Er liebte das Leben, und viele seiner Bewunderer halten die wunderschönen Odalisken, die er in Nizza gemalt hat, für einen Ausdruck seiner Persönlichkeit. (Er liebte Nizza wegen des warmen südlichen Lichts). Damals fand ein solches Motiv wenig Anklang, doch heute können wir die *Odaliske mit erhobenen Armen (379)* betrachten, ohne dabei das Gefühl haben zu müssen, Matisse habe diese Frau benutzt. Sie scheint ihn gar nicht wahrzunehmen, sondern gibt sich gedankenverloren nur dem Sonnenlicht hin. Sie selbst, der prächtige Sessel, der Schleier um ihre Hüften und die kunstvoll verzierten Paneele an den Wänden vereinigen sich zu einem majestätischen Ganzen, das die Schöpfung preist. Innerhalb des ornamentalen Bildraums beläßt Matisse ihr zwar ihre körperliche Präsenz, doch ganz macht sein spielerischer Umgang mit Mustern vor ihrem Körper nicht halt: die dunklen Flecken ihrer Achselbehaarung wirken wie witzige Anführungsstriche zur Betonung ihrer wohlgerundeten Brüste mit den rosaroten Brustwarzen.

Papiercollagen

Picasso und Matisse waren bis an ihr Lebensende aktiv. Aber während sich Picasso im Alter mit seiner schwindenden Potenz auseinandersetzte, widmete sich Matisse in dieser letzten Periode in selbstvergessener Weise neuen Dingen. Als er schon zu schwach war, um noch an der Staffelei arbeiten zu können, schuf er Collagen aus buntem Papier. Er schnitt verschiedene Formen aus und klebte sie zu mitunter monumentalen Bildern zusammen. Bei diesen kühnen, brillanten Arbeiten kam er der abstrakten Malerei am nächsten. *Meerestiere (380)* vermittelt einen wunderschönen Eindruck von den Fischen, Seegurken, Seepferdchen und Wasserpflanzen aus einer Unterwasserwelt, die den meisten von uns verborgen bleibt. Mit seiner geometrischen Geradlinigkeit und der leuchtenden Farbigkeit stellt er seine große Begabung unter Beweis, und man versteht sofort, warum man ihn als den größten Koloristen des 20. Jh.s betrachtet. Er wußte genau, wie die einzelnen Elemente zusammenwirken müssen, damit Farben und Formen auf eine überraschende Weise lebendig werden.

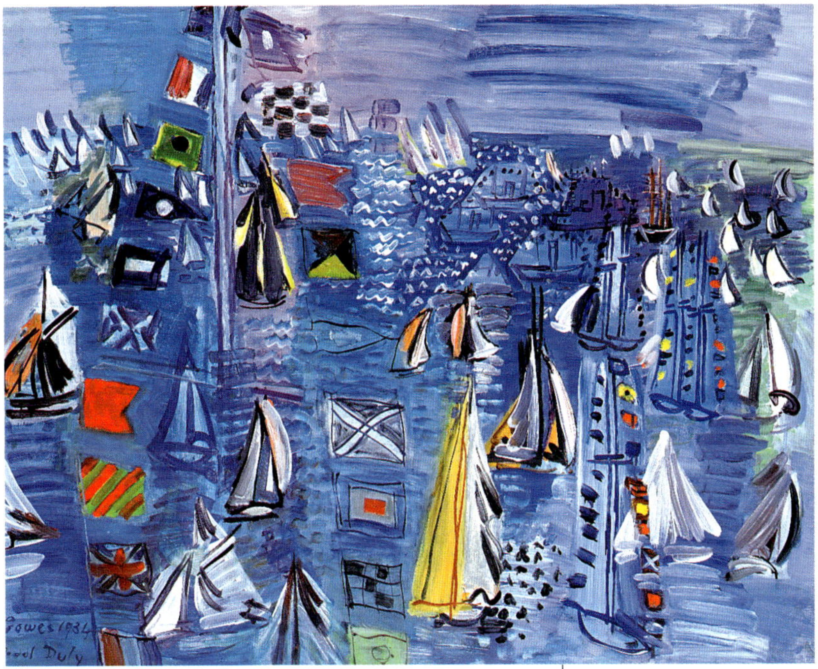

381 Raoul Dufy, Regatta in Cowes, 1934, 82 × 100 cm

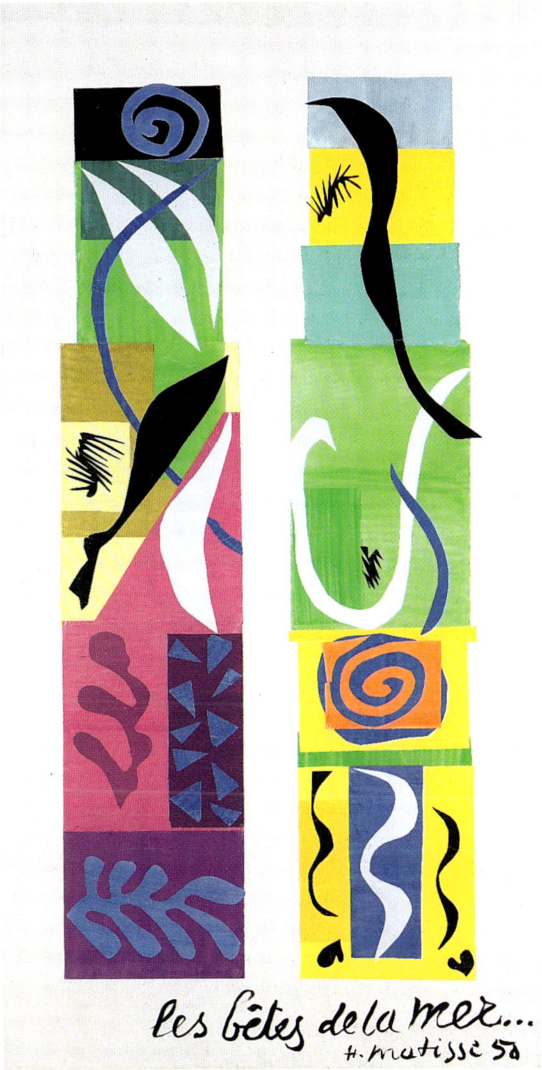

380 Henri Matisse, Meerestiere (›les bêtes de la mer‹), 1950, 295,5 × 154 cm

Dufys unbeschwerte Kunst

Der Franzose Raoul Dufy (1877–1953) hat erst durch Matisse und die Fauvisten zu seiner künstlerischen Persönlichkeit gefunden. Es ist auch heute nicht leicht, ihn einer bestimmten Richtung zuzuordnen. Er ist einer der bedeutenden Maler, über die sich die Kritiker bis heute nicht einigen konnten. Seine Arbeiten machen einen leichten, beschwingten Eindruck. Sie legen keinen Wert auf jene Konventionen, die dem Skeptiker als Beweis ihrer Seriosität dienen könnten. Auf seinem Bild *Regatta in Cowes (381)* ist alles so wunderbar geordnet, daß es fast unkünstlerisch wirkt. Man hat versucht, Dufys scheinbare Zusammenhanglosigkeit zu imitieren. Bisher ist es jedoch keinem gelungen, die profunde Reinheit zu erreichen, die schließlich doch einen Zusammenhang herstellt.

Meerestiere

Matisse wandte sich der farbenfrohen Collage zu, um die traditionellen Auffassungen der etablierten Kunstszene in Frage zu stellen. Das erste Mal benutzte er Schere und Papier im Jahre 1931, damals aber nur, um Entwürfe für seine größeren Bilder zu machen. Nach seiner Erkrankung wandte er sich der Collage als eigenständiger Kunstform zu. Im Jahre 1950, im Alter von über 80 Jahren, schuf er eine seiner schönsten Collagen in Erinnerung an die Südsee, die er 20 Jahre zuvor besucht hatte. *Meerestiere* zeigt Symbole des Lebens auf dem Grund der Meere, an der Wasseroberfläche, auf der Insel selbst und am Himmel darüber. Matisse spielt die leuchtenden Farben gegeneinander aus und erreicht so eine Resonanz, die die Koloristen der 60er Jahre stark beeinflußt hat.

EXPRESSIONISMUS

Nach dem Farbenrausch der Fauvisten drangen die Maler im Norden Europas in neue emotionale Tiefen vor. Von 1905 an entwickelte sich der Expressionismus, wie der neue Stil genannt wurde, nahezu parallel in verschiedenen Ländern. Charakteristisches Merkmal waren symbolträchtige Farben und überzogene Formen. Vor allem der deutsche Expressionismus zeigte eine Vorliebe für die Auseinandersetzung mit den Abgründen der menschlichen Seele.

Der Expressionismus

›Expressiv‹ können diverse Kunstformen sein, ›Expressionismus‹ ist im allgemeinen die Bezeichnung einer Kunst, die die seelische Befindlichkeit des Künstlers zum Ausdruck bringt, nicht die äußere Wirklichkeit. In Deutschland entstand diese Bewegung 1905. Kirchner und Nolde waren die Männer der ersten Stunde. Sie bekannten sich zwar zum Stil der Fauvisten mit seinen leuchtenden Farben, bevorzugten jedoch lineare Effekte und härtere Konturen.

Die Brücke

Im Jahre 1905 schlossen sich in Dresden deutsche Expressionisten zu einer Gruppe zusammen, die unter dem Namen ›Die Brücke‹ bekannt wurde. Der Name war von Schmidt-Rottluff ausgewählt worden. Ihre Arbeiten sollten eine Brücke in die Zukunft schlagen. Manche Bilder dieser Gruppe, die ohne ein festes Programm auskam, visualisieren tiefverwurzelte Existenzängste. Die größte Leistung der Brücke war die Wiederbelebung der graphischen Künste und vor allem des Holzschnitts.

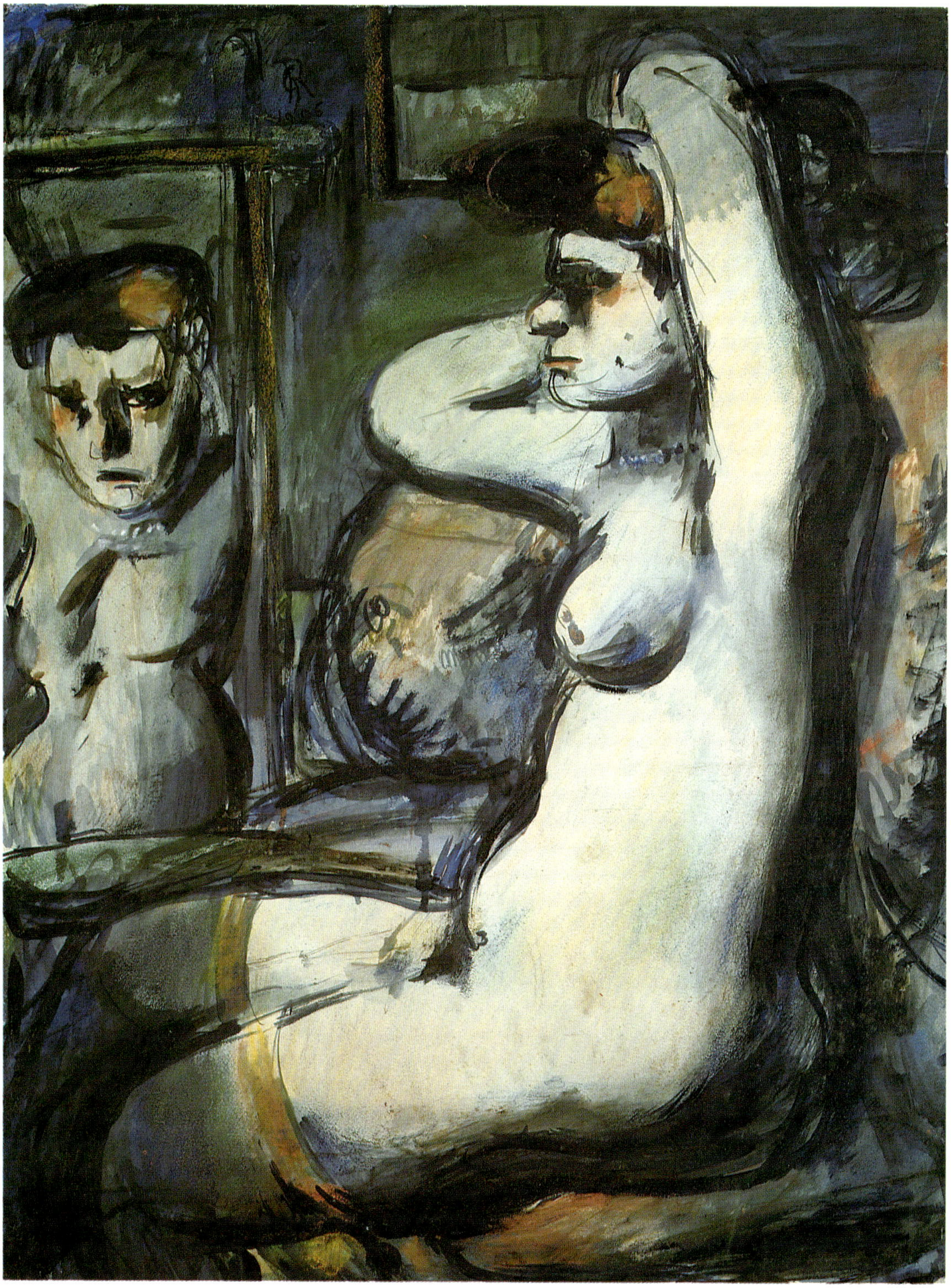

382 Georges Rouault, Dirne vor dem Spiegel, 1906, 70 × 60 cm

Obwohl der Expressionismus mit der Zeit einen typisch deutschen Charakter entwickelte, gelang es dem Franzosen Georges Rouault (1871–1958), die dekorativen Effekte des Fauvismus mit den symbolträchtigen Farben des deutschen Expressionismus zu verbinden. Gemeinsam mit Matisse arbeitete er an der Moreau-Akademie und stellte seine Bilder unter den Fauvisten aus (siehe S. 335). Seine Farbpalette und seine tiefgründigen Motive lassen jedoch erkennen, daß er ein früher Expressionist war.

Rouault war ein sehr religiöser Mensch. Einige Kritiker betrachten ihn sogar als den bedeutendsten religiösen Künstler des 20. Jh.s. Er begann seine Berufslaufbahn als Lehrling eines Glasmalers. Seine Vorliebe für scharfe, klare Konturen und leuchtende Farben verleihen seinen Darstellungen von Huren und Narren eine gewisse Bitterkeit und Schärfe. Er stellt seine bemitleidenswerten Figuren mit einer ungeheuren Leidenschaft dar, aber er verurteilt sie nicht: *Dirne vor dem Spiegel (382)* ist eine bittere Anklage gegen die menschliche Grausamkeit. Die dargestellte Frau ist nur noch ein Zerrbild des Weiblichen. Ihre Armut und die Hoffnung auf einen Kunden zwingen sie, sich vor dem Spiegel zurechtzumachen, was sie widerwillig tut. Trotzdem wirkt das Bild nicht deprimierend, sondern weckt Hoffnung auf Erlösung.

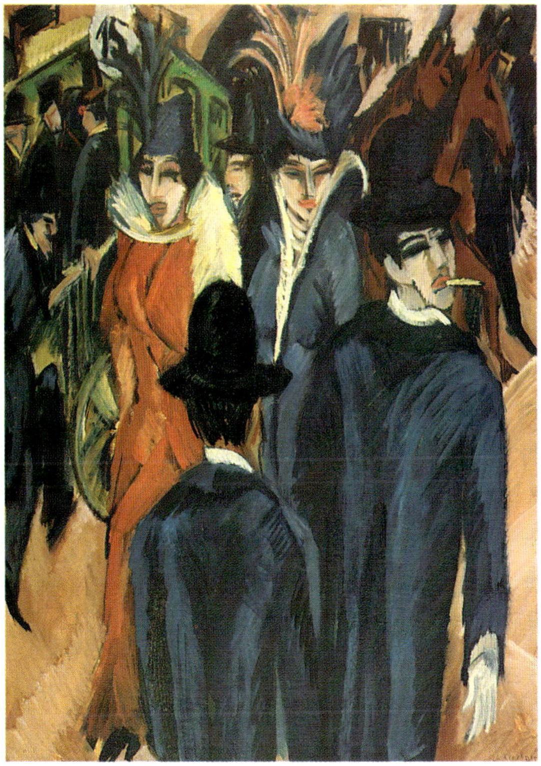

383 Ernst Ludwig Kirchner, Berliner Straßenszene, 1913, 121 × 95 cm

Die Brücke zur Zukunft

›Die Brücke‹ war die erste von zwei Richtungen, die der Expressionismus in Deutschland in den ersten Jahrzehnten des 20. Jh.s einschlug. Sie wurde 1905 in Dresden gegründet.

Die Künstler, die sich in der Brücke zusammengeschlossen hatten, orientierten sich an van Gogh (siehe S. 316), Gauguin (S. 322) und an der Kunst der Primitiven. Auch Munch (S. 325), der von 1892 an seine Bilder in Berlin ausgestellt hatte, übte einen großen Einfluß auf die Künstler der Brücke aus. Ernst Ludwig Kirchner (1880–1938), der Spiritus rector der Brücke, verlangte von der Gruppe, zu der auch Erich Heckel (1883–1970) und Karl Schmidt-Rottluff (1884–1976) zählten, daß sie »ihre innersten Überzeugungen . . . mit Aufrichtigkeit und Spontaneität ausdrückt«.

Selbst in ihrer wildesten Periode hatten sich die Fauvisten immer noch ein Gefühl für Harmonie und Form bewahrt. Die Brücke warf jedoch auch diese Einschränkungen über Bord. Ihre Mitglieder verwendeten Eindrücke aus dem modernen Großstadtleben, um eine entfremdete, feindliche Welt voller verzerrter Figuren und Farben darzustellen. Genau das macht z. B. Kirchner in seiner *Berliner Straßenszene (383)*. Das Bild löst beim Betrachter unerklärliches Unbehagen aus. Bei einem großen Teil der Arbeiten dieser Künstler überwiegt eine Atmosphäre der Gewalt, die sich nur mit Mühe bändigen läßt.

Emil Nolde (1867–1956), nur kurze Zeit Mitglied der Brücke, war ein sehr viel nachdrücklicherer Expressionist und arbeitete zumeist in absoluter Zurückgezogenheit. Seine Affinität zur primitiven Kunst verband sich mit einer geradezu sinnlichen Farbgebung zu bemerkenswerten Bildern voller Dynamik und visueller Spannung. Sogar eintöniges Marschland brachten seine Farben zum Leuchten. Aber *Früher Abend (384)* ist mehr als nur dramatisch: Das Licht, das am Horizont flimmert, vermittelt darüber hinaus ein faszinierendes Raumgefühl.

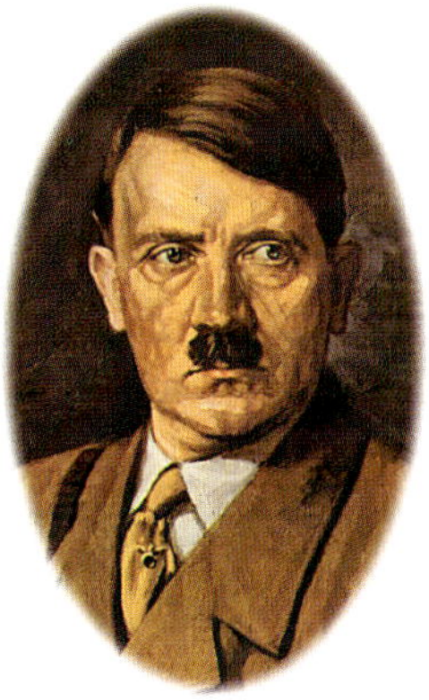

Entartete Kunst

Als Hitler und die Nazis in den 30er Jahren an die Macht gekommen waren, sahen sich viele zeitgenössische Maler gezwungen, Deutschland zu verlassen, um dem Berufsverbot oder dem Konzentrationslager zu entgehen. ›Entartete Kunst‹ war alles, was von der ›Blut-und-Boden‹-Ideologie der arischen Nazikunst abwich. Die erste Ausstellung für ›Entartete Kunst‹ wurde 1937 in München eröffnet. Bilder von van Gogh, Picasso und Matisse wurden aus dem Rahmen gerissen und wahllos zwischen die Bilder von Geisteskranken gehängt. Die Ausstellung war so erfolgreich, daß sie auf eine Propaganda-Tournee durch ganz Deutschland geschickt wurde.

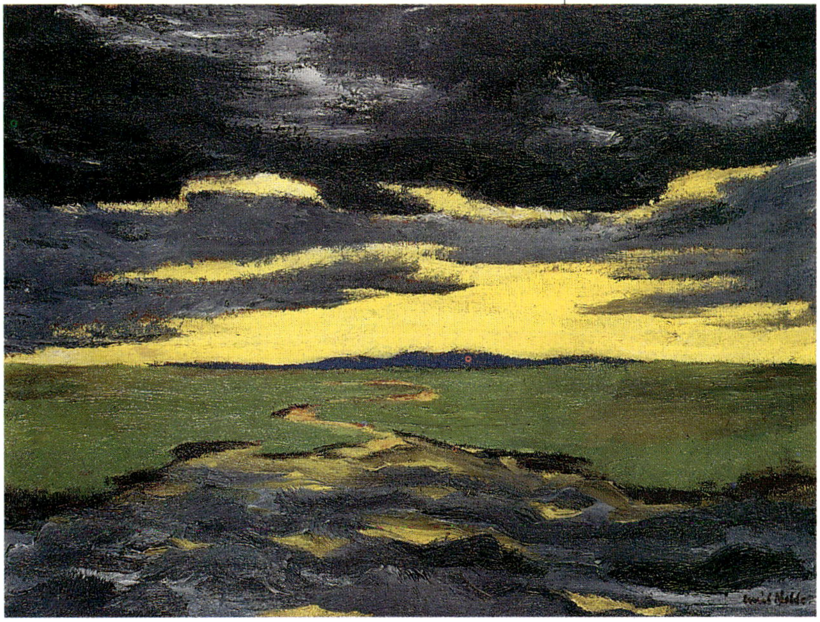

384 Emil Nolde, Früher Abend, 1916, 74 × 101 cm

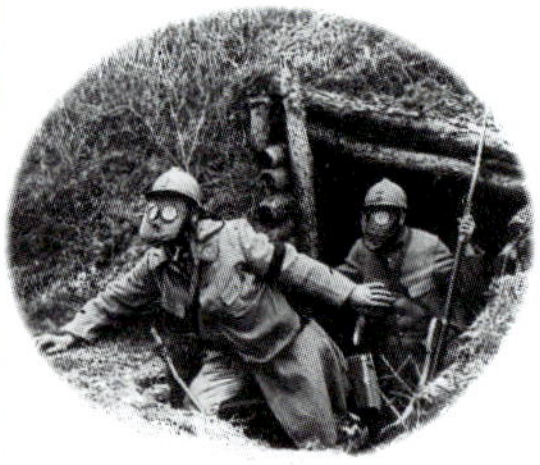

Der Erste Weltkrieg
Im Jahre 1914 wurde der österreichisch-ungarische Thronfolger Erzherzog Ferdinand in Sarajewo von Nationalisten ermordet. Das Attentat war der Funke, der das Pulverfaß der instabilen politischen Lage zur Explosion brachte. Nach wenigen Monaten befanden sich ganz Europa und Teile Nordafrikas im Krieg. Österreich-Ungarn erklärte Serbien den Krieg (weil man glaubte, daß die Serben die Drahtzieher der Verschwörung waren). Österreichs Verbündeter Deutschland erklärte Rußland und Frankreich den Krieg und fiel sofort in Belgien ein. Als Reaktion darauf erklärte Großbritannien Deutschland den Krieg. Die kriegerischen Auseinandersetzungen sollten fünf Jahre dauern und 10 Mio. Menschenleben kosten. Im April 1917 hatten sich Großbritannien, Frankreich, Rußland, Japan, Italien und die USA verbündet. Die Grausamkeit des Krieges hat viele Künstler zutiefst erschüttert.

Max Beckmann Werkauswahl
Der verlorene Sohn (Hannover, Sprengel-Museum)
Die Nacht (Düsseldorf, Kunstsammlung Nordrhein-Westfalen)
Perseus-Triptychon (Essen, Museum Folkwang)
Vor dem Maskenball (München, Staatsgalerie Moderner Kunst)
Jahrmarkt (London, Tate Gallery)
Odysseus und Kalypso (Hamburg, Kunsthalle)

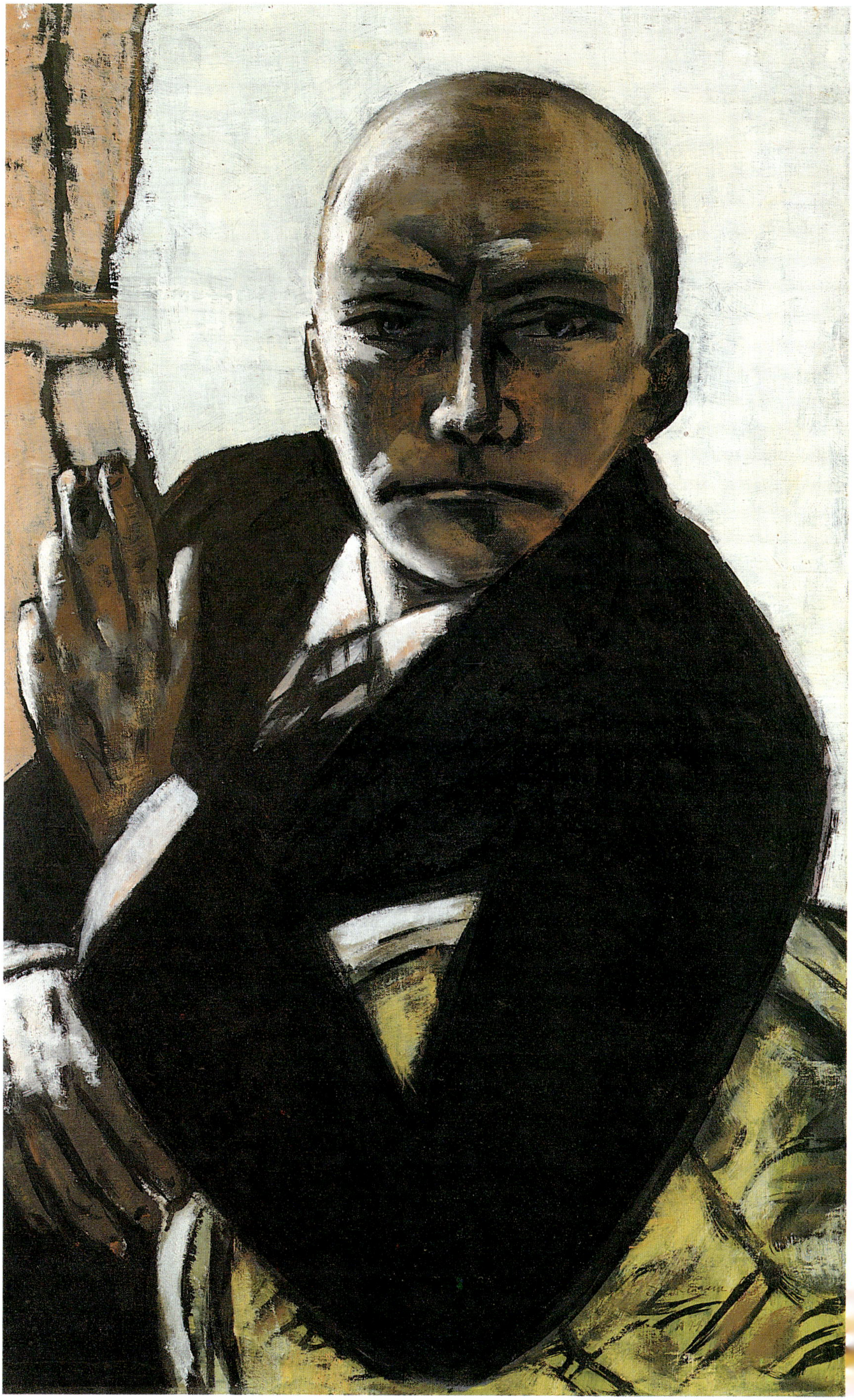

385 Max Beckmann, Selbstporträt, 1944, 95 × 60 cm

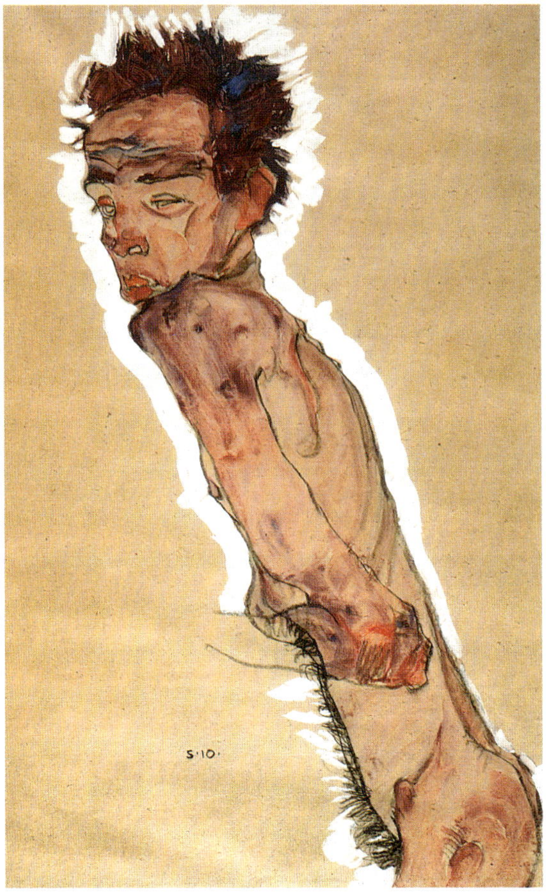

386 Egon Schiele, Selbstbildnis als Akt, 1910, 110 × 35,5 cm

Aus heutiger Sicht kann man sagen, daß Max Beckmann (1884–1950) wohl der größte deutsche Maler dieser Epoche war. Er arbeitete völlig unabhängig und versuchte, selbst eine Brücke zu schlagen, um die objektive Wahrhaftigkeit der großen Maler vergangener Epochen mit seinen eigenen Gefühlen verbinden zu können. Ähnlich wie andere Expressionisten war auch er im Ersten Weltkrieg Soldat gewesen und litt danach unter schweren Depressionen und Halluzinationen. Die Intensität seiner Arbeiten spiegelt diesen Druck wider: Grausame, brutale Darstellungen werden durch kräftige Farben und flache, schwere Formen fixiert und bekommen auf diese Weise eine fast zeitlose Qualität. Wegen seiner unerschütterlichen Überzeugung und seiner visionären Begabung fiel er bei den Nazis in Ungnade. Er sah sich gezwungen, nach Amerika auszuwandern und lebte dort bis zu seinem Tod als einsamer Kämpfer für das Gute. Man könnte sagen, daß ihn etwas mit Dürer verbindet: Beide blicken in ihren Selbstporträts weniger auf sich selbst, sondern richten ihren prophetisch durchdringenden Blick auf uns *(385)*.

Der österreichische Expressionismus

Der österreichische Expressionist Egon Schiele (1890–1918) starb bereits im Alter von 28 Jahren. Man kann daher nicht wissen, ob er sich in höherem Alter von der Angst und dem Selbstmitleid des Heranwachsenden befreit hätte, die das zentrale Thema seiner Bilder sind. Sein *Selbstbildnis als Akt (386)* ist eine anrührende, zugleich jedoch kraftvolle Darstellung seiner eigenen Verletzlichkeit. Sein Körper besteht nur aus Haut und Knochen, und er ist als Person noch nicht vollständig. Die Umrisse sind von einer leuchtend weißen Aura umgeben, die uns sowohl sein Gefühl des Eingesperrtseins als auch das seiner eigenen Begrenztheit vermitteln soll. Es sieht so aus, als reiche sein Arm nur bis zum Ellenbogen – dennoch deutet das ganze Bild die Möglichkeit einer Entwicklung an. Seine Sichtweise ist sehr persönlich, aber es gelingt ihm doch auf seine Weise, die Ängste und Zweifel vieler junger Leute zum Ausdruck zu bringen. Er ist wunderbar, beunruhigend und auf eine seltsame Weise unschuldig.

Oskar Kokoschka (1886–1980), ein weiterer österreichischer Expressionist von großer Ausdruckskraft, sagte über seine eigenen Arbeiten: »Ich habe unbewußt das Erbe des Barock angetreten.« Er lehnte jegliche Harmonie ab zugunsten der Vision. Und er verließ sich in seinem gesamten Werk auf die Intensität seiner Visionen, durch die gemäßigtere Konventionen buchstäblich weggefegt wurden.

Im Jahre 1914 verliebte er sich unsterblich in Alma Mahler, die Witwe des österreichischen Komponisten Gustav Mahler. In seiner ungestümen, visionären Art stellt das Bild die *Windsbraut (387)* eine Erinnerung an den Sturm der Gefühle dar und an die Ängste, die er in dieser Beziehung erlebt hat. Auf eine subtile, psychologisch einfühlsame Art zeigt er Alma, die ›Braut‹, die zufrieden schläft, während sich der gequälte Künstler in den verzerrten Pinselstrichen und farbigen Streifen aufzulösen scheint.

Oskar Kokoschka

Oskar Kokoschka erlangte 1909–10 durch seine psychologischen Porträts Berühmtheit, in denen er – so glaubte man – die Seele seines Modells offenbarte. Als Folge seiner traumatischen Erlebnisse im Ersten Weltkrieg änderte er seinen Stil radikal und malte fortan expressionistische Landschaften. Im Jahre 1914 begann sein Verhältnis mit Alma Mahler, der Witwe des Komponisten Gustav Mahler. Sie regte ihn zu einem seiner eindringlichsten Bilder, der *Windsbraut*, an. Die Beziehung endete 1915. Kokoschka konnte sich jedoch nicht mit dem Bruch abfinden. Man sagt, er habe sich eine lebensgroße Puppe seiner Geliebten gemacht, die er ständig mit sich herumgeschleppt habe. Seine Besessenheit fand 1922 ein abruptes Ende: Nach einer durchzechten Nacht zerstörte er die Puppe.

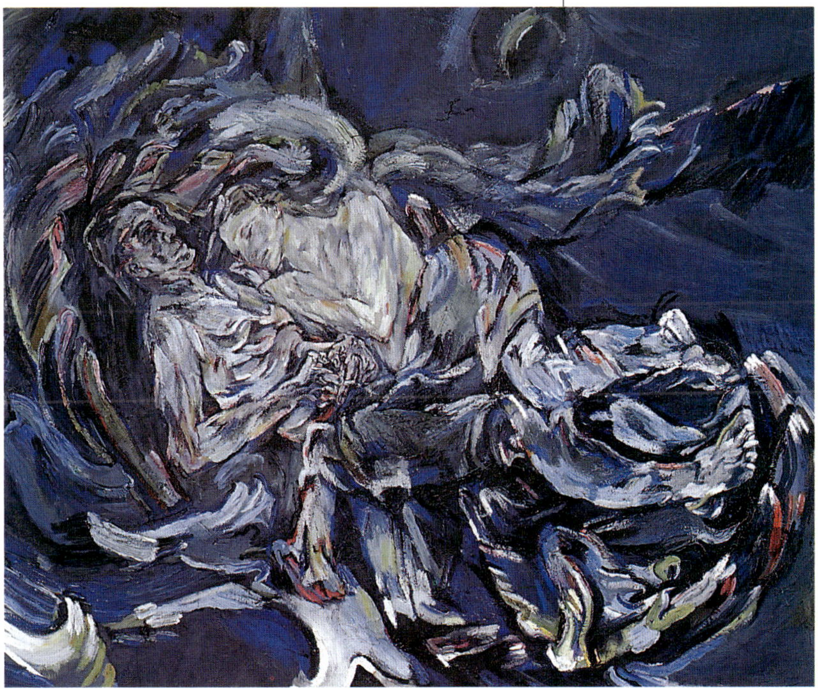

387 Oskar Kokoschka, Windsbraut, 1914, 181 × 221 cm

La Ruche
Damals wohnten in Paris viele Maler in einem ungewöhnlichen Gebäude, das sich ›la Ruche‹ (Bienenkorb) nannte. Der Name erklärt sich aus den vielen kleinen Ateliers und aus der geschäftigen, kreativen Atmosphäre, die man dort überall spüren konnte. Ursprünglich war das Haus für die Weltausstellung im Jahre 1900 erbaut worden, wurde jedoch niedergelegt und in der Gegend der Passage de Dantzig wieder aufgebaut, um den Künstlern als Wohn-und Arbeitsstätte zu dienen.

Künstler in der Emigration

Paris, das Zentrum der Kunst, hatte Anfang des 20. Jh.s für viele Maler eine starke Anziehungskraft. Innerhalb weniger Jahre kamen drei jüdische Emigranten, Chaim Soutine, Marc Chagall und Amedeo Modigliani in die Stadt. Obwohl sie Freunde wurden und sich durch die jüngsten Entwicklungen der Kunst anregen ließen, wahrte jeder von ihnen seinen eigenen Stil.

Die drei Maler, um die es hier geht, wurden außerhalb Frankreichs geboren und blieben Außenseiter der Pariser Kunstszene. Das hing jedoch nicht nur mit den kulturellen Unterschieden zusammen (Soutine und Chagall waren Russen, Modigliani Italiener). Diese drei Künstler lebten in einer gewissen Isolation, weil sie ›anders‹ waren und sich nie wirklich einer Gruppe zugehörig fühlten oder an ein bestimmtes Manifest glaubten.

Ein leidenschaftlicher Expressionist

Chaim Soutine (1894–1943) kam 1913 nach Paris. Er war damals der einzige Maler in der Stadt, dessen Arbeiten sich absolut von denen Georges Rouaults (siehe S. 341) unterschieden. Als Expressionist gehörte er der ›Pariser Schule‹ an. Soutine trug die Farben dick und krustig auf, hatte jedoch das gleiche ungestüme, chaotische Temperament wie Rouault und konnte genauso melancholisch und leidenschaftlich sein. So wie man Rouault trotz seiner Verbindung zu den Fauvisten als reinen Expressionisten betrachtet, ist auch Soutine von Haus aus Expressionist, wenn auch ein sehr eigenwilliger.

Seine Religion war die Erde. Er malte das für ihn geheiligte Land mit einer Leidenschaft, die eine Deutung seiner Bilder schwer macht. Die *Landschaft in Céret (388)* ist so dicht, das man sie beinahe schon abstrakt nennen könnte. Die einzelnen Flächen sind mit großer künstlerischer Freiheit gestaltet, wenn wir das Bild jedoch ›lesen‹, bekommen Hügel, Baum und Weg für uns eine neue Bedeutung.

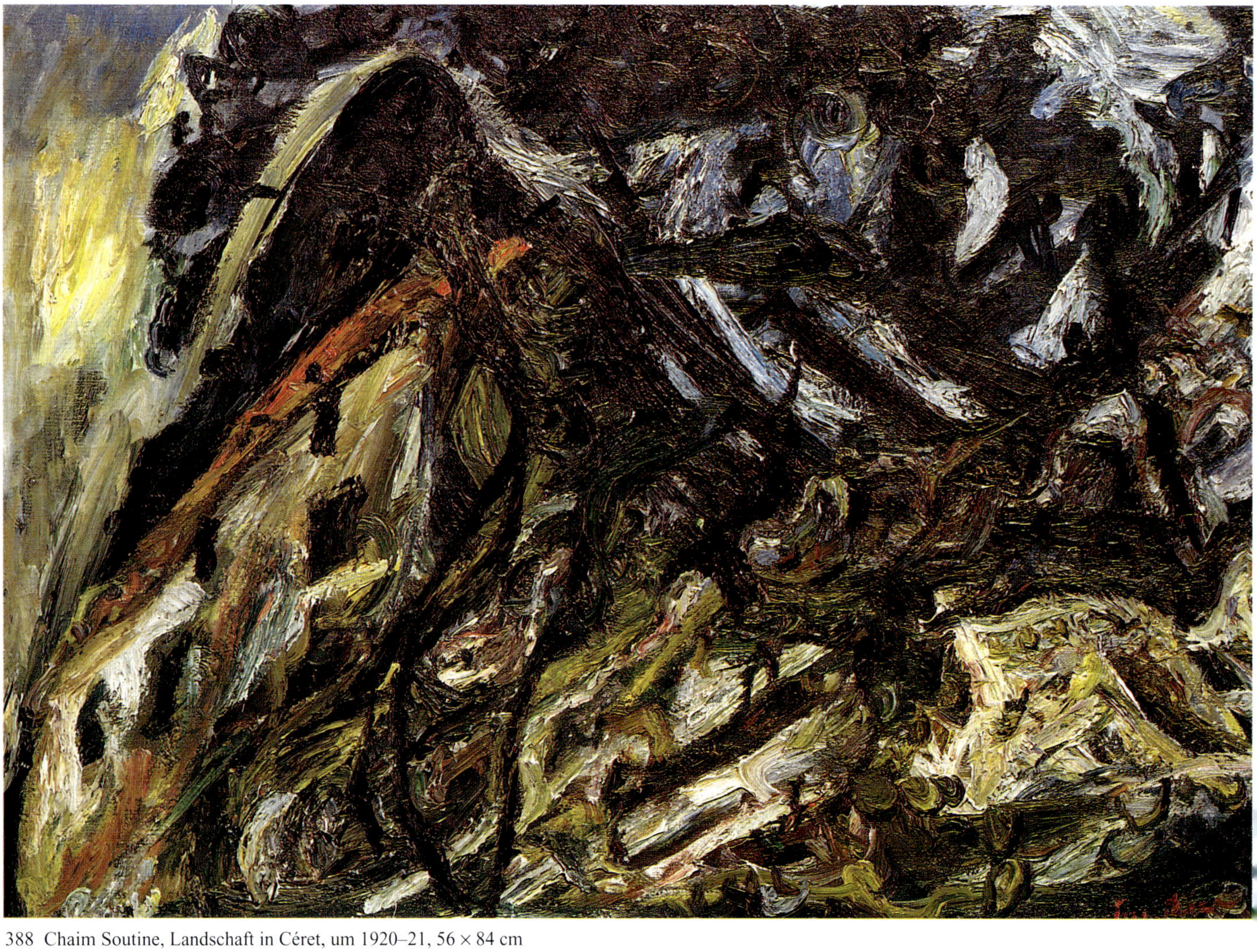

388 Chaim Soutine, Landschaft in Céret, um 1920–21, 56 × 84 cm

Träume des Herzens

Wie Soutine kam auch Marc Chagall (1887–1985) ohne einen Pfennig in der Tasche nach Paris. Er setzte seine Phantasien mit gefühlvollen Farben um und wendete dabei Maltechniken an, die er in Frankreich kennengelernt hatte. Auf originelle Weise spielte er mit der Realität. Tief in seinem Herzen war er ein religiöser Maler, wenn man das Wort in seinem weitesten Sinn versteht: Er malte die Träume seines Herzens, nicht die seines Verstandes, und seine Phantasie ist nie phantastisch. Sie reicht über die Logik hinaus und drückt den Wunsch des Menschen nach Glück aus. Vor Chagalls seine frühe Arbeiten scheinen von innen zu leuchten und beweisen eine seelische Kraft, die er aus seiner jüdischen Erziehung in Rußland schöpft. *Der Geiger (389)* ist eine mythische Gestalt, der Zelebrant auf jüdischen Geburtstagen, Hochzeiten und Beerdigungen, aber er trägt die Bürde der Gemeinde allein und hat sich von den anderen fast entfremdet – bemerkenswert das leuchtende Grün seines Gesichts. Er scheint auf magische Weise zu schweben.

Modiglianis Manier

Der dritte große ›Außenseiter‹ unter den Pariser Emigranten, Amedeo Modigliani (1884–1920), starb leider viel zu früh. Er war arm, und die damit verbundene Scham trieb ihn zur Verzweiflung, so daß er schließlich bei Alkohol und Drogen Zuflucht suchte.

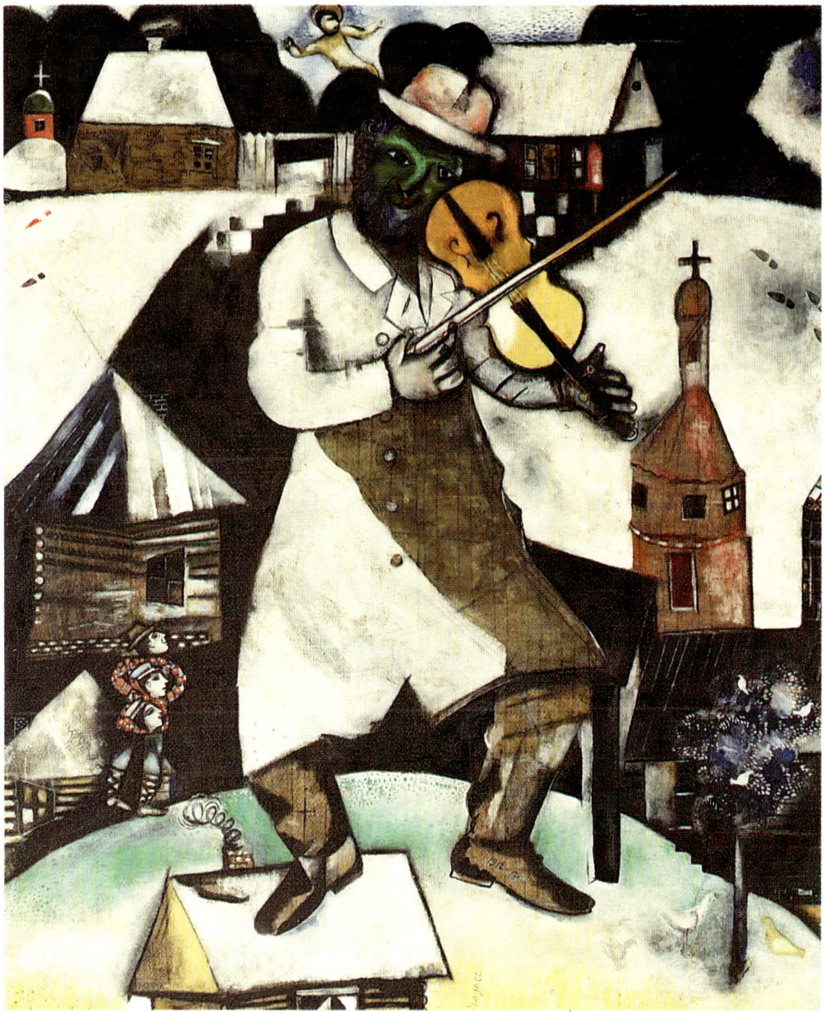

389 Marc Chagall, Der Geiger, 1912–13, 188 × 158 cm

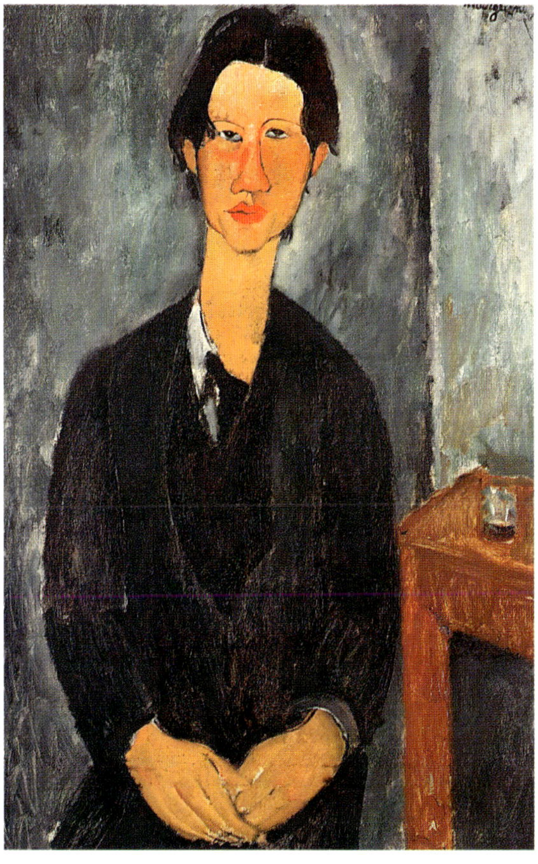

390 Amedeo Modigliani, Chaim Soutine, 1917, 91 × 60 cm

Seine Arbeiten haben eine wunderbare, in sich ruhende Eleganz, die ungewöhnlich, aber faszinierend ist. Unter dem Einfluß des rumänischen Bildhauers Constantin Brancusi verfiel er dem Zauber afrikanischer Plastik. Er entwickelte einen eleganten, manieristischen Stil, dessen Elemente graziöse, aber einfache Formen waren. Es erscheint unvorstellbar, daß er damals kaum einen Käufer für seine Bilder finden konnte. In der heutigen Zeit kennt man von ihm zwar vor allem seine eleganten Akte, die wirklich herausragenden Arbeiten sind jedoch seine Porträts.

Wenn Modigliani Chaim Soutine porträtiert *(390)*, dann sehen wir nicht nur, was er sah, sondern auch, was er von ihm wußte. Soutine füllt den Rahmen ungeachtet seiner schlanken Statur. Seine Nase ist unförmig und zu breit, die Augen sind asymmetrisch und sein Haar wirkt unfrisiert. Seine schlanken Handgelenke und die schmalen Hände bilden dazu einen interessanten Kontrast. Man sieht einen Mann, der sich nach einer Heimat sehnt und willens ist, sich aus seiner eigenen Substanz eine zu schaffen, sollte man ihm keinen Platz zuweisen. Man spürt Traurigkeit, aber auch Entschlossenheit.

Marc Chagall Werkauswahl

Der Engelsturz (Basel, Kunstmuseum)
Die Kunstreiterin (Amsterdam, Stedelijk Museum)
Rabbiner mit Zitrone (Düsseldorf, Kunstsammlung Nordrhein-Westfalen)
Die Akrobatin (Paris, Centre Pompidou)
Der Märtyrer (Zürich, Kunsthaus)
Der blaue Zirkus (London, Tate Gallery)
Champs de Mars (Essen, Museum Folkwang)

»... die Kunst, aus den Elementen einer vorgestellten, nicht einer wahrgenommenen Realität schöpferische Arrangements zu malen.«

Guillaume Apollinaire über den Kubismus (1912)

PICASSO UND DER KUBISMUS

Der Kubismus, eine der bedeutendsten und revolutionärsten Kunstrichtungen, hat unseren Blick für die Welt verändert. Der Spanier Pablo Picasso und der Franzose Georges Braque zerlegten in ihren Bildern die visuelle Welt, aber sie zerstörten nicht, sondern schufen sie neu. Man könnte fast sagen, daß sie die Realität so malten, wie sie sich Gott darbietet: Jeder einzelne Aspekt der Gesamtheit wird gleichzeitig und in einer einzigen Dimension gesehen.

Man kann gut verstehen, daß Pablo Picasso (1881 bis 1973) sich im provinziellen Spanien der Jahrhundertwende eingeengt fühlte. Ein Genie wie er brauchte einen bedeutend größeren Freiraum, und was seinen Einfallsreichtum angeht, so wird er vermutlich von keinem anderen Maler übertroffen: Er war einer der originellsten und vielseitigsten Künstler aller Zeiten und eine außerordentlich starke Persönlichkeit. Seit Beginn des 20. Jh.s geben Picassos Arbeiten Rätsel auf, sie provozieren und haben Skandale ausgelöst.

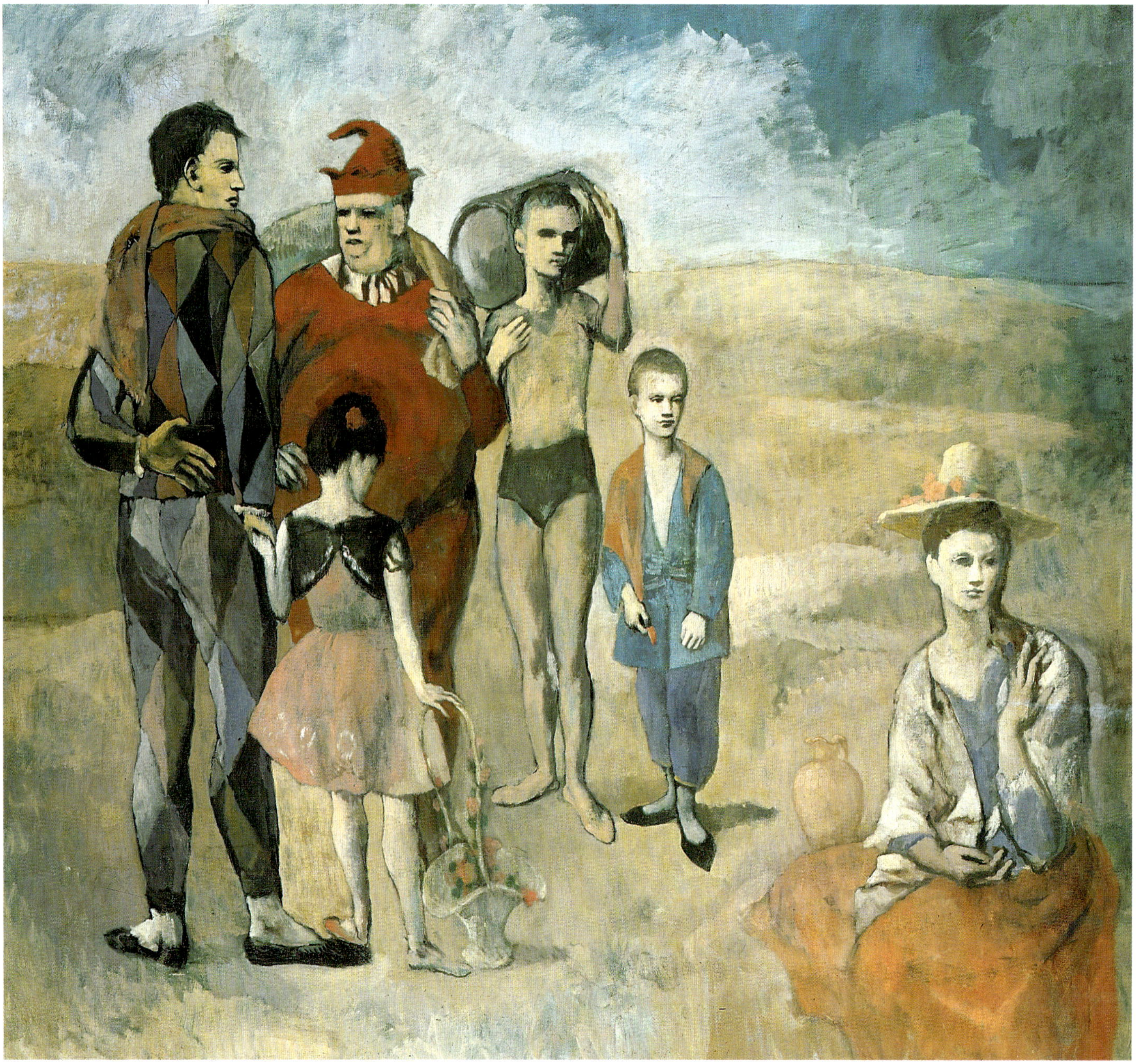

391 Pablo Picasso, Die Gauklerfamilie, 1905, 213 × 230 cm

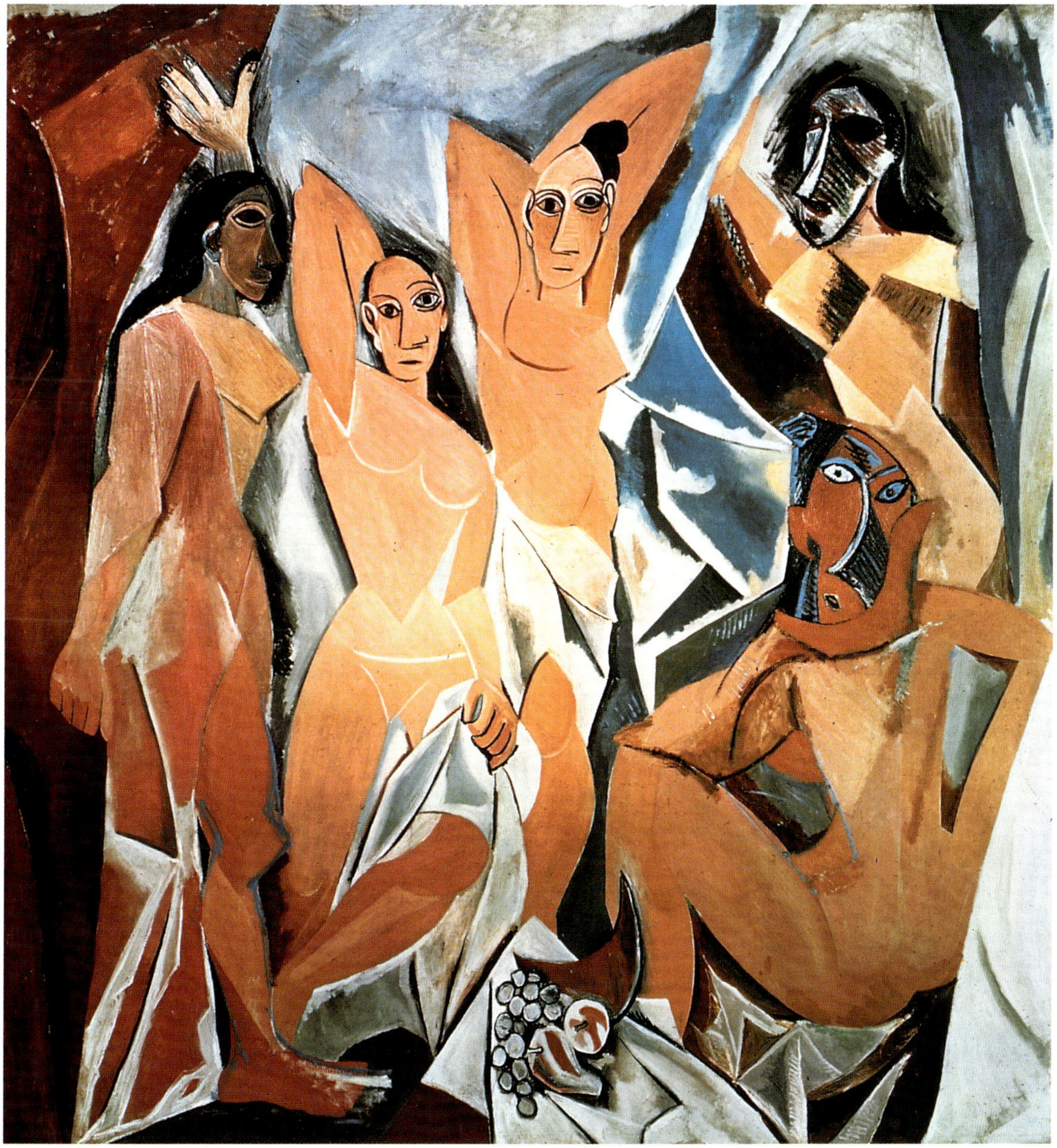

392 Pablo Picasso, Les Demoiselles d'Avignon, 1907, 244 × 234 cm

Die frühen Jahre

Picassos Blaue Periode (1901–04) wurde durch die ersten mageren Jahre in Paris ausgelöst. Als er allmählich bekannter wurde, schloß sich die Rosa Periode an. Picasso begann bereits als sehr junger Mann zu malen und war schon damals außerordentlich ehrgeizig. Mit seinem Bild *Die Gauklerfamilie (391)* wollte er eine bedeutsame Aussage machen. Dieses recht großformatige Bild der Rosa Periode gibt dem Betrachter viele Rätsel auf. Es zeigt Picassos überragendes graphisches Können und offenbart sein feines Gespür für die Armut und Traurigkeit, die er in seinen frühen Jahren selbst erlebt hatte. Fünf Akrobaten eines Wanderzirkus stehen verlassen und in seltsam unnatürlicher Haltung in einer öden Landschaft. Die einsame junge Frau scheint nicht unmittelbar, sondern nur in ihrer Melancholie der Gauklertruppe anzugehören. Das Bild hat etwas Unheilverkündendes an sich, es birgt ein unausgesprochenes Geheimnis. Wir spüren, daß auch Picasso selbst die Frage nicht beantworten konnte – er konnte sie nur stellen. Schon in dieser Periode war die Malerei für Picasso ein emotionales Medium, durch das er die Melancholie zum Ausdruck bringen wollte, die seine Suche nach Anerkennung als Künstler begleitet hatte.

Das erste kubistische Bild

Er war noch keine 30 Jahre alt, als er die Blaue und Rosa Periode hinter sich ließ und mit einem Bild, das seine Freunde nach einem berüchtigten Bordell *Les Demoiselles d'Avignon (392)* nannten, die erkennbare Realität radikal veränderte. Die Mädchen sind tatsächlich Prostituierte, aber der damalige Betrachter wich vor ihren Avancen entsetzt zurück. Eine Diskussion über die Malerei des 20. Jh.s kann auf dieses Bild nicht verzichten. Es war die erste Arbeit, die

Picassos verschiedene Perioden

Pablo Picasso durchlebte in seiner langen Künstlerlaufbahn mehrere Phasen, darunter die Blaue und die Rosa Periode. Seine blauen Bilder malte er von 1901 an. Sie sind Ausdruck seiner Trauer über den Tod eines Freundes. Für Picasso war Blau die Farbe der Einsamkeit und Melancholie. Sie spiegelt die düsteren Umstände seines eigenen Lebens in dieser Zeit wider. Die Blaue Periode ging 1905 in die Rosa Periode über. Eine seiner schöpferischsten Perioden war die Zeit von 1908 bis 1912, die man heute als Phase des analytischen Kubismus bezeichnet (siehe S. 348). Bei diesem Stil, den er gemeinsam mit Georges Braque entwickelte, zerlegte Picasso bestimmte Formen, um sie dann wieder neu zusammenzusetzen. Seine Palette zeigt erdige Farben.

Kubismus

Ein Stil, der von Picasso und Braque um das Jahr 1907 entwickelt wurde und die Malerei der westlichen Welt stark beeinflußt hat. Die Künstler zerlegten die Motive, die sie malten, in eine Anzahl von Facetten, und machten verschiedene Ansichten eines Gegenstandes gleichzeitig sichtbar. Bis 1912 sprach man vom analytischen Kubismus mit geometrischen Formen und gedämpften Farben. Im anschließenden synthetischen Kubismus kamen Schablonen, Collagen und lebhaftere Farben zum Einsatz. Picasso und Braque verarbeiteten in ihren Bildern erstmals Zeitungsausschnitte.

Pablo Picasso Werkauswahl

Stilleben mit drei Fischen (Antibes, Musée Picasso)
La Salchichona (Barcelona, Museo Picasso)
Stilleben mit Rohrstuhl (Paris, Musée Picasso)
Der Tanz (London, Tate Gallery)
Stilleben mit Stierschädel (Düsseldorf, Kunstsammlung Nordrhein-Westfalen)
Frau mit Artischocke (Köln, Museum Ludwig)
Kind mit Taube (London, National Gallery)

man mit Fug und Recht kubistisch nennen konnte, wenn auch die Farbgebung vom subtilen Kolorit des späteren Kubismus noch entfernt ist. Man kann die Bedeutung dieses Bildes und die Wirkung, die es in der Folge auf die Malerei gehabt hat, gar nicht hoch genug einschätzen. Die wilden, maskenhaft verzerrten Gesichter der Figuren sind eine unmittelbare Auswirkung der Beschäftigung Picassos mit der primitiven Kunst. Die Art und Weise, wie er sie jedoch völlig unbekümmert in seine eigene, ganz persönliche Vision einbezieht, damit sie seinen eigenen seelischen Bedürfnissen dienen können, verleiht dem Bild eine unheimliche Kraft.

Nach außen war Picasso der perfekte Macho. Seine *Demoiselles d'Avignon* verraten dagegen – bewußt oder unbewußt – ein tief verborgenes Geheimnis: Er fürchtete die Frauen. Und um Macht über sie zu gewinnen, entstellte er sie auf der Leinwand. Wären Frauen so bedrohlich, wie er sie darstellt, könnten wir uns eines gewissen Mitgefühls für den Künstler nicht

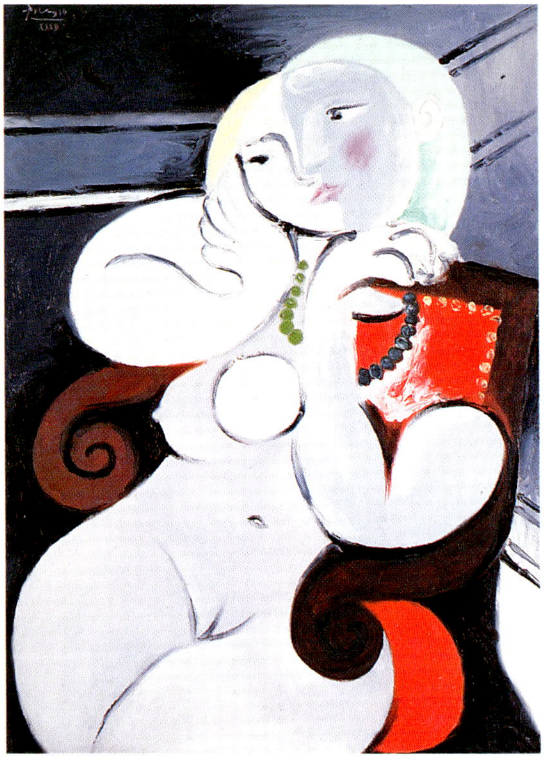

394 Pablo Picasso, Weiblicher Akt auf rotem Sessel, 1932, 130 × 97 cm

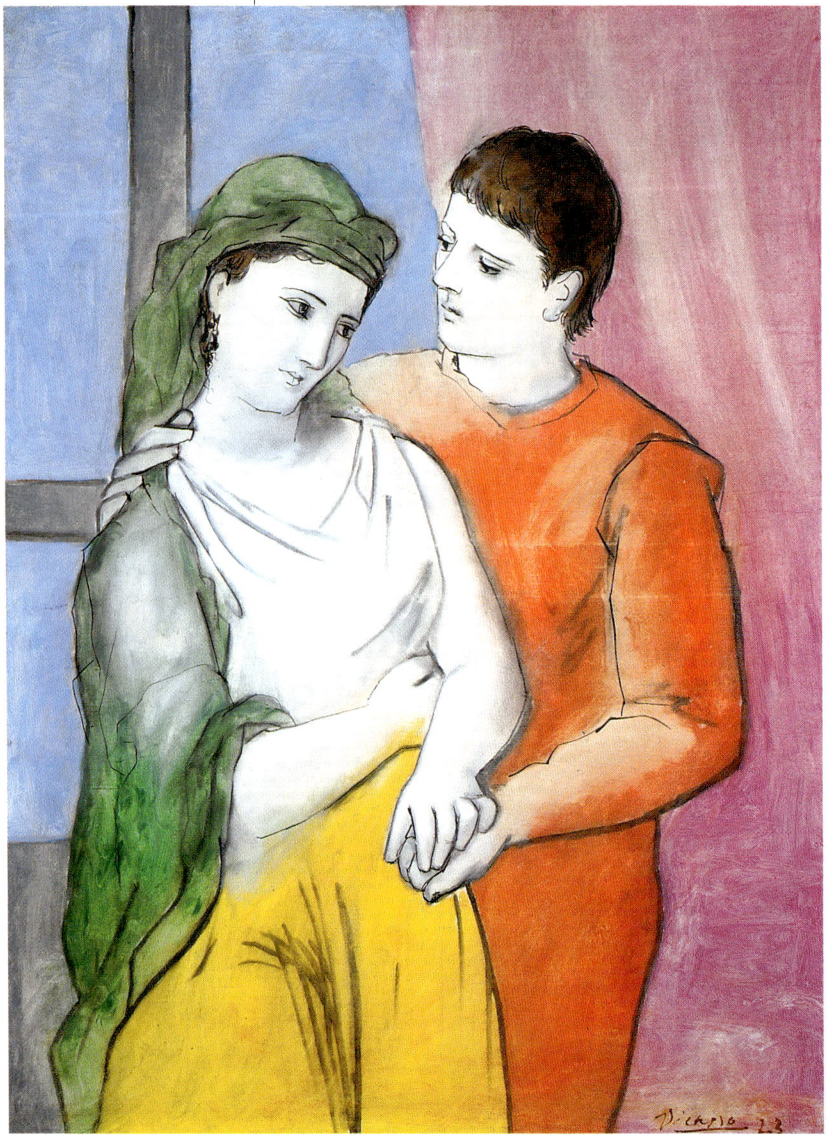

393 Pablo Picasso, Das Liebespaar, 1923, 130 × 97 cm

erwehren. Anfangs verbarg Picasso das Bild selbst vor seinen zahlreichen Bewunderern. Als er es schließlich Georges Braque (siehe S. 350) enthüllte, fühlte dieser sich von der Wildheit und Intensität der Darstellung zunächst abgestoßen, doch das Bild verfolgte ihn im Schlaf. Er begann daraufhin, gemeinsam mit Picasso die Möglichkeiten, die in dieser neuen Kunstform verborgen waren, zu analysieren. Der Kubismus machte es möglich, den Gegenstand gleichzeitig aus allen Blickwinkeln zu betrachten, so daß er sich in das Netzwerk seines jeweiligen Kontextes ohne Raumbrüche einarbeiten ließ. Schon Cézanne hatte darauf hingewiesen, daß die Wahrheit keine Begrenzungslinie kenne, sondern daß sich die Form durch Sichtbarmachen all der verschiedenen Aspekte herauskristallisiert. Obwohl die Kubisten sich auf alltägliche, vertraute Objekte wie Flaschen und Weingläser oder Musikinstrumente (siehe S. 350) beschränkten, erschloß sich die neue Sichtweise dem Betrachter nur schwer.

Jenseits des Kubismus

Picasso wäre nie bereit gewesen, sich auf einen einzigen Stil festzulegen. Er experimentierte ständig und versetzte seine Zeitgenossen durch seine Kreativität und Vielseitigkeit immer wieder in Erstaunen. Wenn man glaubte, er habe sich mit einer bestimmten Auffassung angefreundet, änderte er fast von einem Tag auf den anderen seinen Stil.

Picasso wurde sehr bald ein wohlhabender Mann, und als sich der Sturm, den seine frühen Arbeiten ausgelöst hatten, legte, provozierte er durch seine privaten Eskapaden neue Skandale. In seinem Leben waren es immer die Frauen, die für Abwechslung sorgten: Jede neue Beziehung löste auch eine neue schöpferische Periode aus, sie bescherte ihm ein neues Modell und eine neue Vision. *Das Liebespaar (393)* zeigt ihn von seiner klassischen Seite. Nüchtern und einfach läßt er ein beinah theatralisches Drama Gestalt annehmen. In dieser Periode war er in die vornehme russische Ballerina Olga Kokhlova verliebt, die er überstürzt heiratete. Als die Beziehung beendet war, leugnete er zornig jegliche Inspiration durch die Kokhlova. *Das Liebespaar* hat dennoch etwas von der Eleganz und Grazie eines Balletts, denn wenn Picasso auch die Musen wechselte, von ihren ›Küssen‹ konnte er weiterhin profitieren.

Die Lust des Malers

Die Frau, die ihn zu seinen bezauberndsten Bildern anregte, war Marie-Thérèse, ein stilles Mädchen, mit dessen rundlichen Formen er auf der Leinwand zu spielen scheint. Picasso war ein so vielseitiger Maler und hatte so viele erstaunliche Einfälle, daß jeder Betrachter für sich eine persönliche Lieblingsperiode finden kann (mag sein, daß dies eine zu subjektive Annäherung ist). In die von Marie-Thérèse inspirierten Bilder scheinen Empfindungen aus einer tieferen Bewußtseinsebene eingeflossen. In *Weiblicher Akt auf rotem Sessel (394)* erleben wir zum letzten Mal einen gelösten, gutmütigen Picasso. Marie-Thérèses üppiger Körper, ihre Verletzlichkeit bringen verborgene Saiten zum Klingen!

Alle Marie-Thérèse-Bilder – zumindest die, die vor dem Bruch der Beziehung entstanden sind – strahlen eine große Zufriedenheit aus. Sie sind voller Anmut, fast lieblich und dennoch zutiefst bewegend. Wir glauben der Bildsprache entnehmen zu können, daß Picasso in Marie-Thérèse trotz ihrer Jugend (als sie sich kennenlernten, war sie gerade 17 Jahre alt geworden) eine Art Mutterfigur sah. Sie schenkte ihm die körperliche Befriedigung, die er brauchte, und sie umsorgte und beschützte ihn. Das Bild *Weiblicher Akt auf rotem Sessel* hat eine Leuchtkraft, die sogar den Lehnstuhl, in den sich ihr Körper schmiegt, miteinbezieht. Die Doppelrolle, die Marie-Thérèse im Leben des Malers gespielt hat, steht ihr im Gesicht geschrieben: es ist gleichzeitig Vollmond und Halbmond, en face und im Profil. Picasso gelingt es auf eine faszinierende Weise, den Betrachter an seiner sinnlichen Lust teilhaben zu lassen. Als er das Interesse an Marie-Thérèse, an ihrem Liebreiz und an ihrer Warmherzigkeit verloren hatte, tauchte dieses seltene Gefühl der Erfüllung nie wieder auf.

Picassos spätere Frauen

Die Frauen nach Marie-Thérèse, etwa Dora Maar, eine Intellektuelle, oder Françoise Gillot, eine Malerkollegin, beides außerordentlich resolute Frauen, weckten Picassos latente Grausamkeit wie auch seine Entschlossenheit, sich durch nichts beeindrucken zu lassen. Selbst als er im hohen Alter von Jacqueline Roque, seiner zweiten Frau, versorgt wurde, mißbrauchte er sie als Waffe im Kampf gegen sein Schicksal. Zornerfüllt lehnte er sich in den letzten Jahren gegen den Verlust seiner Manneskraft auf und versuchte, diesen Mangel durch seine künstlerische Potenz auszugleichen.

Picassos Porträt der Dora Maar, *Weinende Frau (395)*, das er im gleichen Jahr malte wie sein berühmtes *Guernica*, die Anklage gegen den Terror, ist von ungeheurer Ausdruckskraft. Es ist kein schönes Bild und soll es auch nicht sein. Grelle Farben kämpfen in dem zerstörten Gesicht erbittert gegen das fahle Weiß, das in den blutleeren Lippen am gespenstischsten scheint. Alles in dem wie besessen zerstückelten Gesicht schreit Verzweiflung und Schmerz. War Picasso für die Tränen der Dora Maar selbst verantwortlich? Ist es wirkliche Verzweiflung, die wir sehen, und weidet sich Picasso daran?

Picassos Talent ist Gewalt, seine Ausdruckskraft gewaltig. Er besaß die Fähigkeit, aus einem beiläufigen Thema ein überwältigendes Werk zu schaffen.

Gertrude Stein

Gertrude Stein (1874 bis 1946) war Anfang des 20. Jh.s eine der einflußreichsten Kunstsammlerinnen von Paris. Die Familie Stein hatte sich mit Matisse angefreundet, nachdem sie seine *Frau mit Hut* erworben hatte. Gertrude Stein selbst bevorzugte jedoch die Arbeiten Picassos. Ihre Karriere als Schriftstellerin verlief parallel mit der Picassos, und ihre Freundschaft war für beide von Nutzen: Picasso schuf ein Porträt von ihr, sie schrieb einen Aufsatz über sein Werk. Außerdem hatte sie Kontakt mit Juan Gris, den sie von 1914 an sammelte. Die Sammlerfamilie Stein hatte auf viele Maler einen großen Einfluß.

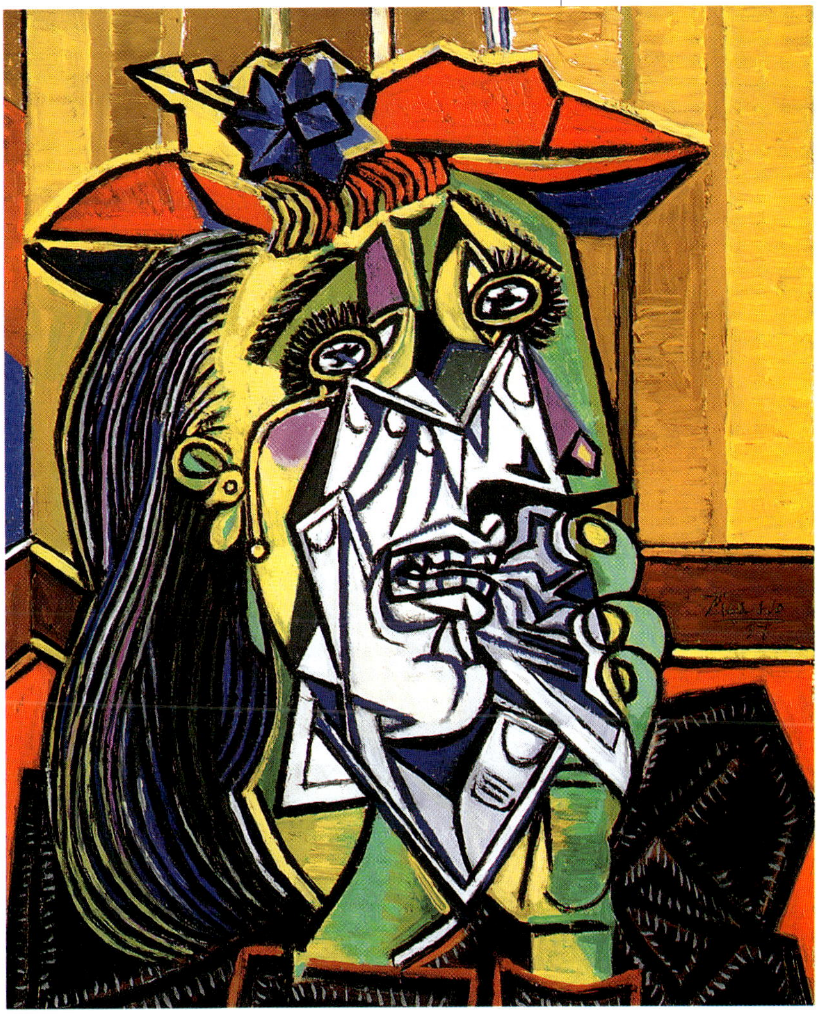

395 Pablo Picasso, Weinende Frau, 1937, 55 × 46 cm

Papier collé und Collagen

Die Technik des *Papier collé* (aufgeklebtes Papier) wurde von Georges Braque im Jahre 1913 entwickelt. Er schnitt Quadrate aus einem Papier aus, das Holz imitierte, klebte es auf Karton und entwarf so ein Stilleben. Picasso und Matisse übernahmen diese Technik, bei der sie verschieden strukturierte Papiere, meist mit imitierter Holz- oder Marmormaserung – und ausgeschnittene Druckbuchstaben verwendeten, die sie in Schichten auf die Leinwand aufbrachten. Braque war zudem der erste, der Sand unter die Farbe mischte, um eine besondere Oberflächenstruktur zu erreichen. Die Collage-Technik der Kubisten wurde von Max Ernst und anderen Dadaisten übernommen.

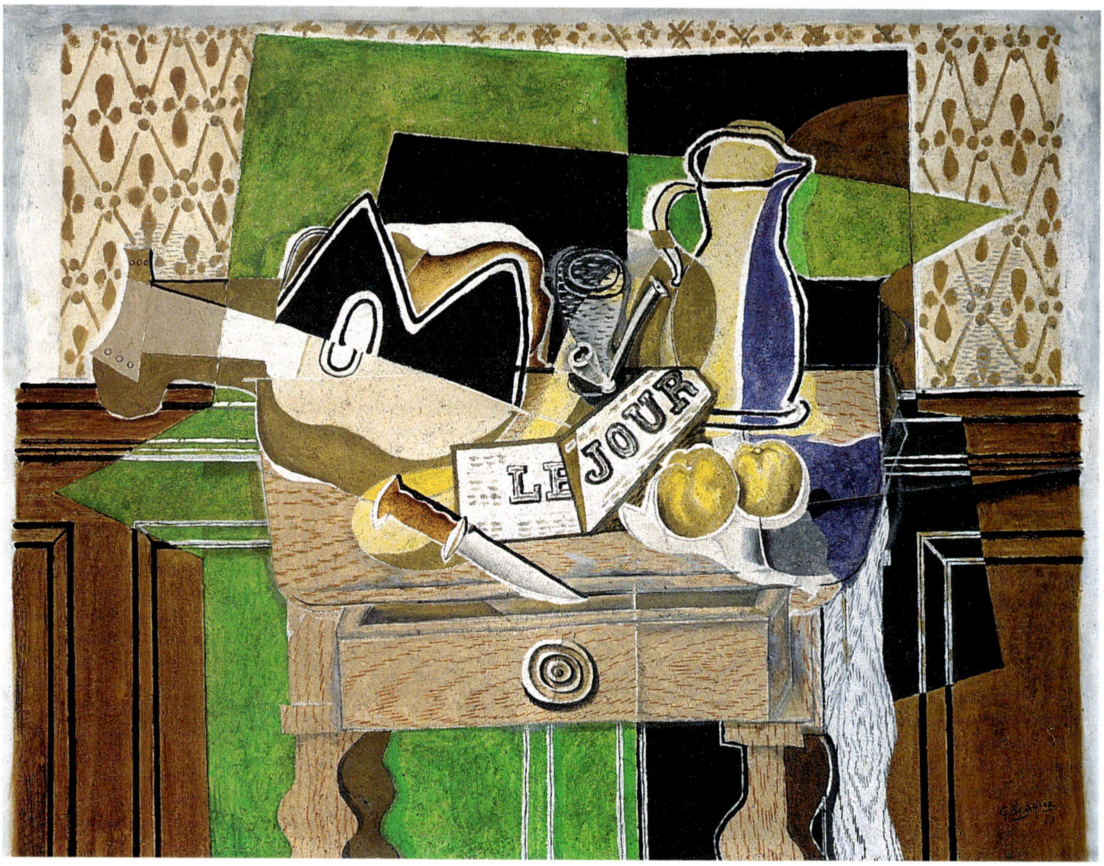

396 Georges Braque, Stilleben: Le Jour, 1929, 115 × 147 cm

Georges Braque

Georges Braque (1882–1963) war der einzige Maler, mit dem Picasso zusammengearbeitet hat und der ihm ebenbürtig war. Er sagte einmal, sie seien wie Bergsteiger durch ein Seil verbunden, abwechselnd würde einer den anderen nach oben ziehen. Sie erforschten die Flächen und Facetten der gleichen Motive, so daß manche ihrer Arbeiten fast identisch zu sein scheinen. Obwohl jeder sich als Künstler unabhängig vom anderen entwickelte, ist es das Verdienst beider, den Kubismus auf einem höheren Niveau verständlicher gemacht zu haben. Wenn man sie an ihren Auswirkungen mißt, war ihre gemeinsame Entdeckung erstaunlich kurzlebig. Braque schuf zunächst keine überragenden Werke, obwohl er nicht schlechter war als Picasso. Sein im Stil des synthetischen Kubismus gemaltes Bild *Stilleben: Le Jour (396)* ist zurückhaltend in den Farben und weniger überschwenglich als Picassos kubistische Arbeiten – obwohl Braque sich für originelle Formen und Strukturen begeistern konnte. Zu der Zeit hatten sich die beiden Maler jedoch schon lange voneinander getrennt, und die Unterschiede zwischen beiden treten klar in Erscheinung.

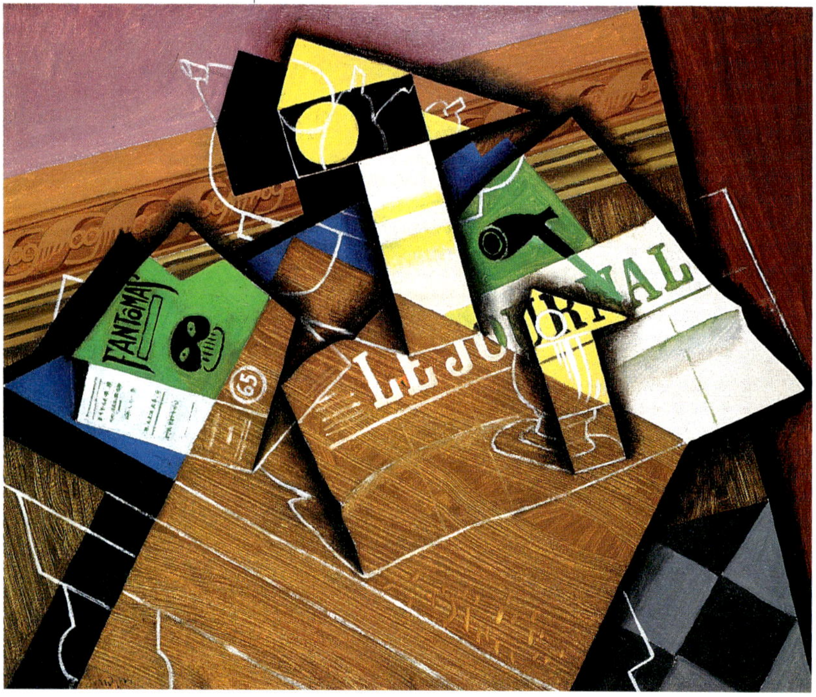

397 Juan Gris, Fantômas, 1915, 60 × 73 cm

Juan Gris

Der dritte große Kubist war der Spanier Juan Gris (1887–1927). Zeit seines kurzen Lebens blieb er seinem Stil treu, ihn ständig weiterentwickelnd. Seine konsequente Haltung rechtfertigt es, Gris als den einzigen absoluten Kubisten zu betrachten. *Fantômas (397)* besitzt wegen seiner verschobenen Ebenen und der witzigen Darstellung der Zeitungen und Magazine eine clownesque Fröhlichkeit. Man könnte ein solches Bild nie mit einem Braque oder Picasso verwechseln.

DAS MASCHINENZEITALTER

Die ersten Jahrzehnte des 20. Jh.s waren von einem großen Interesse an der Welt der Maschinen geprägt. Eine Gruppe junger italienischer ›futuristischer‹ Maler begeisterte sich für den Fortschritt, der durch die Maschinen ausgelöst worden war. Ihre Faszination galt der Dynamik, der Geschwindigkeit und der Bewegung. Sie verherrlichten den Krieg und wollten die Museen auflösen. Doch ihrem visuellen Verständnis für Bewegung verdankt die Kunst viel.

Wie die Mitglieder der Brücke in Deutschland hatten sich die italienischen Futuristen das Ziel gesetzt, die Kunst von ihren historischen Fesseln zu befreien und die neuentdeckte Schönheit des modernen Zeitalters zu verherrlichen (siehe Randleiste rechts). Umberto Boccioni (1882–1916), Gino Severini (1883–1966) und Giacomo Balla (1871–1958), die sich 1910 zum Futurismus bekannten, wollten die rasch aufeinanderfolgenden Weltereignisse mit Darstellungen von Bewegung, Dynamik und Kraft zum Ausdruck bringen. In *Der Lärm auf der Straße dringt ins Haus (398)* gelingt Boccioni die Visualisierung eines solchen Gefühls. Geräusche werden sichtbar gemacht, man sieht förmlich, wie sie in die Privatsphäre eindringen. Boccioni sagte über dieses Bild: »Das ganze Leben und alle Geräusche der Straße dringen gleichzeitig mit der Bewegung und der Realität der Objekte, die sich außerhalb befinden, in das Haus ein.«

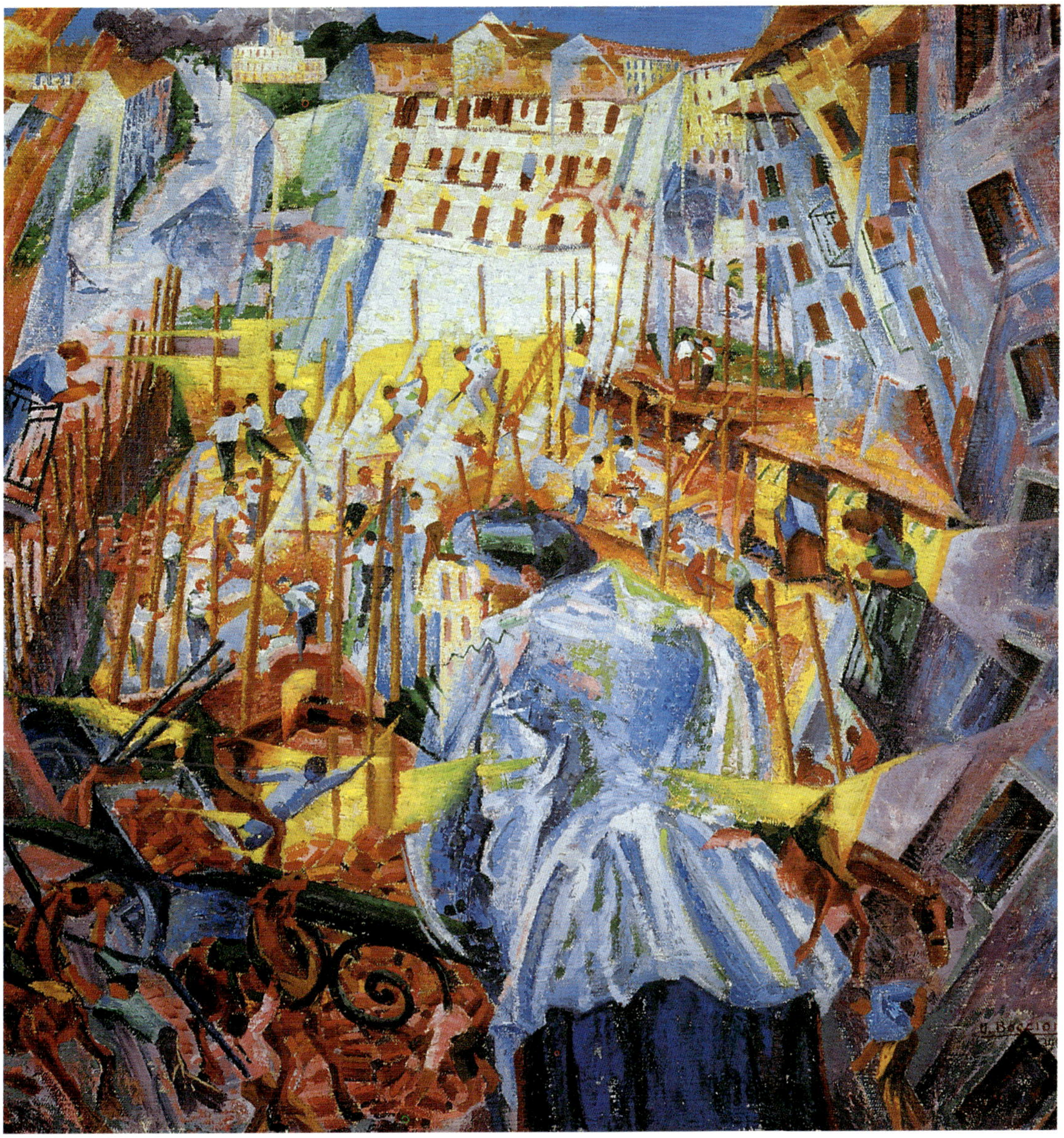

398 Umberto Boccioni, Der Lärm auf der Straße dringt ins Haus, 1911, 100 × 107 cm

Futurismus

Die italienische Avantgarde-Bewegung wurde 1909 von dem Dichter Marinetti begründet. Maler wie Boccioni, Carra, Russolo und Severini gehörten ihr an. Die Bewegung hatte sich das Ziel gesetzt, die akademischen Restriktionen zu beseitigen und die Dynamik der modernen Technologie zu verherrlichen. Die Bezeichnung ›Futurismus‹ wurde zum erstenmal im Februar 1909 von Marinetti im französischen »Le Figaro« benutzt, die Bewegung endete jedoch bereits mit dem Tode Boccionis im Jahre 1916.

Das Manifest

Dem allgemeinen Manifest, das in »Le Figaro« erschienen war, folgten weitere, darunter eines aus dem Jahre 1910, in dem die leidenschaftliche, provokative Ästhetik des Futurismus dargestellt wird. Die Künstler glaubten, daß eine »universelle Kraft« als dynamisches Gefühl sichtbar werden müsse. Mit ihrer Befürwortung von Krieg und Gewalt nahmen sie Mussolinis Faschismus vorweg, der von 1919 an die italienische Politik bestimmen sollte. Sowohl Boccioni als auch Marinetti priesen den Ersten Weltkrieg als »Hygiene der Zivilisation« und sahen in der Industrialisierung der Welt eine lebendige Kraft. Die Bedeutung des Futurismus als Kunstrichtung wird jedoch von der rechtsextremen Politik ihrer Mitglieder überschattet.

Orphismus
Die Bezeichnung ›Orphismus‹ wurde von Apollinaire geprägt. Der Sänger und Dichter Orpheus steht für den Wunsch der Künstler, ihren Arbeiten einen neuen lyrischen Charakter zu verleihen. Diese Kunstrichtung wurde auf Delaunay zurückgeführt, der die Vorherrschaft der Farben über die Form betonte. Ihm gelang es, Kubismus, Fauvismus und Futurismus überzeugend miteinander zu verbinden. Er schuf so den ersten wirklichen Vorläufer der abstrakten Malerei. Apollinaire betrachtete solche esoterischen Bilder als die einzig ›reine‹ Kunst.

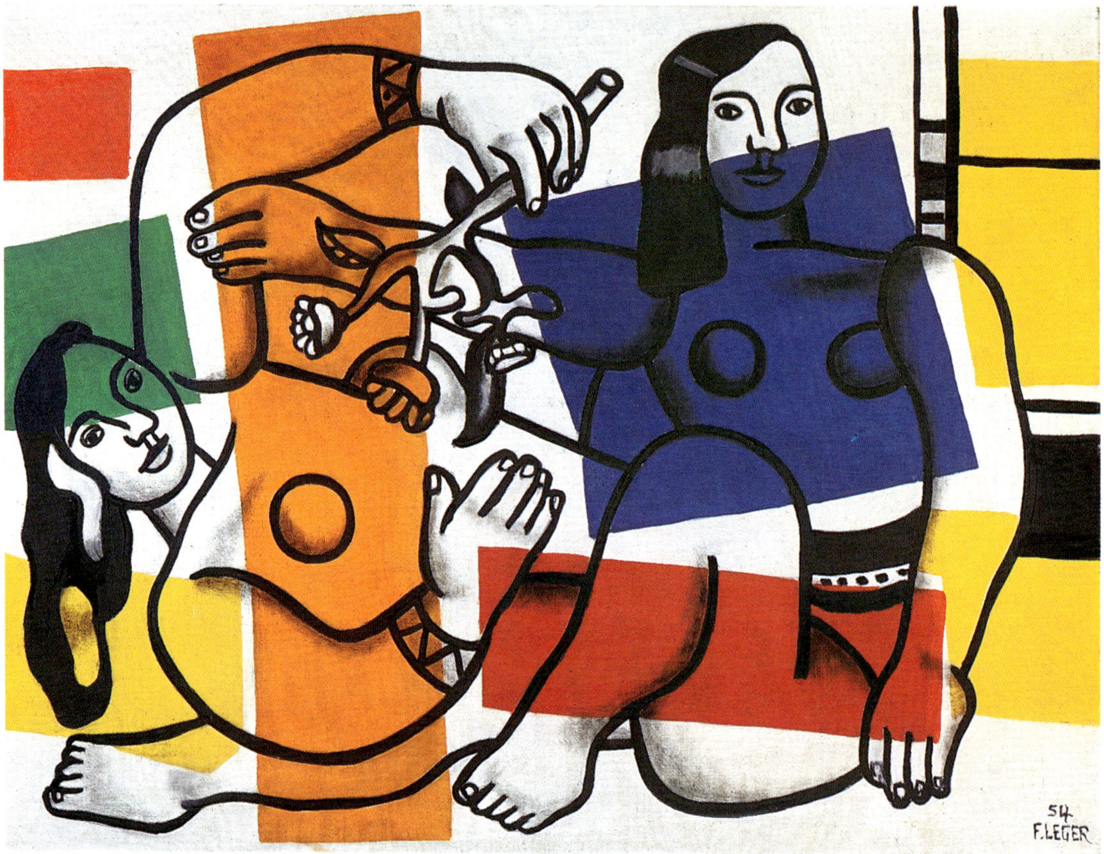

399 Fernand Léger, Zwei Frauen mit Blumen in den Händen, 1954, 97 × 132 cm

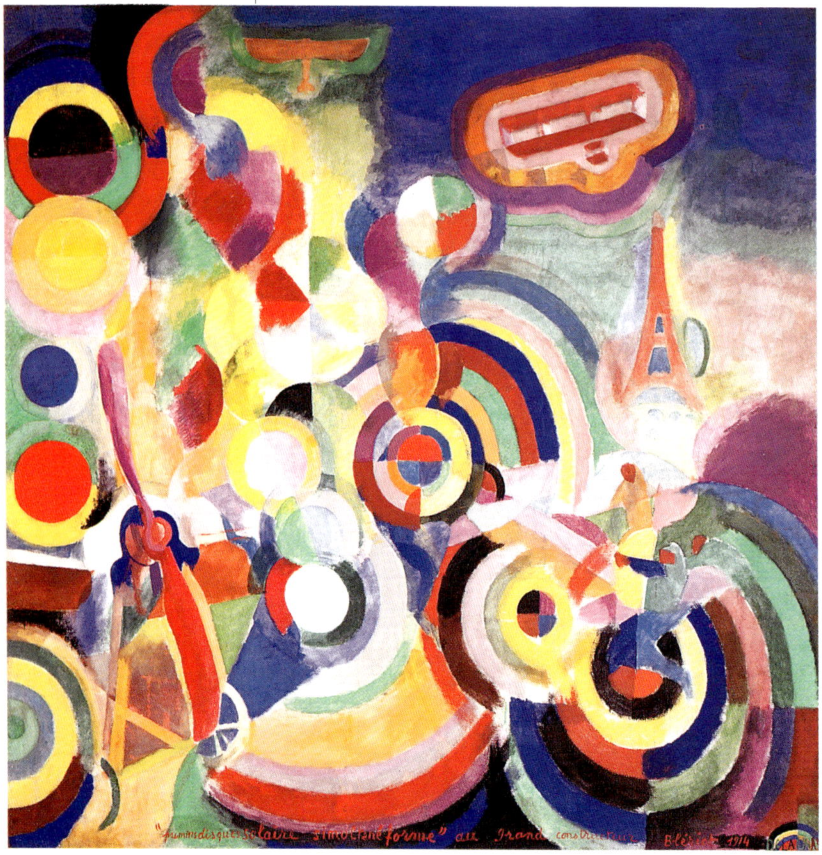

400 Robert Delaunay, Hommage à Blériot, 1914, 250 × 251 cm

Frankreich und das Maschinenzeitalter

Als sich der kubistische Maler Fernand Léger (1881–1955) nach seinen Erfahrungen in den Schützengräben des Ersten Weltkriegs zum Sozialismus bekannte, änderte sich sein Stil. Wie die Futuristen bewunderte auch er die harmonische Einheit von Mensch und Maschine. Er entwickelte eine ungewöhnliche Mischung aus Abstraktion und darstellender Kunst, die etwas von der glatten, geregelten Art der Maschinen an sich hatte. Das Bild *Zwei Frauen mit Blumen in den Händen (399)* zeigt die Einfachheit und Kraft seines späteren Stils. Jeder sollte die üppigen, schematisierten Formen der Frauen verstehen können. Es sind jedoch vor allem die großen, leuchtenden Farbblöcke, die seine Frauen besonders interessant machen. Gleichzeitig läßt sich in seinen Bildern eine gewisse monumentale Pracht erkennen, auf die die meisten Menschen instinktiv reagieren.

Das Maschinenzeitalter inspirierte nicht nur Léger und die Futuristen, sondern auch Robert Delaunay (1885–1941). *Hommage à Blériot (400)* zeigt seine große Faszination für Flugzeuge und seine Bewunderung für Louis Blériot, der als erster Pilot den Ärmelkanal überquerte. Auf den ersten Blick scheint es ein abstraktes Bild zu sein, es enthält jedoch eine ganze Anzahl konkreter optischer Hinweise. Blériots Flugzeug schwebt hoch über dem Eiffelturm, zahlreiche Figuren und weitere Flugzeuge kommen aus den vielfarbigen Kreisen, die an Propeller erinnern, herausgeschossen oder schweben in sie hinein.

Auf dem Weg zur Abstraktion

Im Jahre 1911 stellte eine neue Gruppe deutscher Maler ihre Werke der Öffentlichkeit vor. Der Blaue Reiter markierte den Höhepunkt des deutschen Expressionismus, förderte jedoch darüber hinaus den Gedanken des freien Experimentierens und der Originalität und ebnete damit den Weg zur Abstraktion. Wassily Kandinsky, das einflußreichste Mitglied der Gruppe, wird das Verdienst zugeschrieben, 1911 das erste abstrakte Aquarell gemalt zu haben.

Der Blaue Reiter, der im Jahre 1911 gegründet wurde, folgte der ersten Bewegung des Expressionismus, der Brücke (siehe S. 340), die sich 1913 auflöste. Der Gruppe gehörten Maler wie Franz Marc (1880–1916), Wassily Kandinsky (1866–1944) und August Macke (1887–1914) an. Sie liebten die Kunst der Kinder und Primitiven, hatten aber ansonsten kein festumrissenes künstlerisches Programm. Der aktivste Exponent dieser ihrem Wesen nach eher romantischen Kunstauffassung war Franz Marc, ein junger Maler, der im Ersten Weltkrieg ums Leben kam. Marc betrachtete die Tiere als die verratenen, unbefleckten Wächter dessen, was noch von der Unschuld und der unverdorbenen Natur geblieben war. Wie August Macke ver-

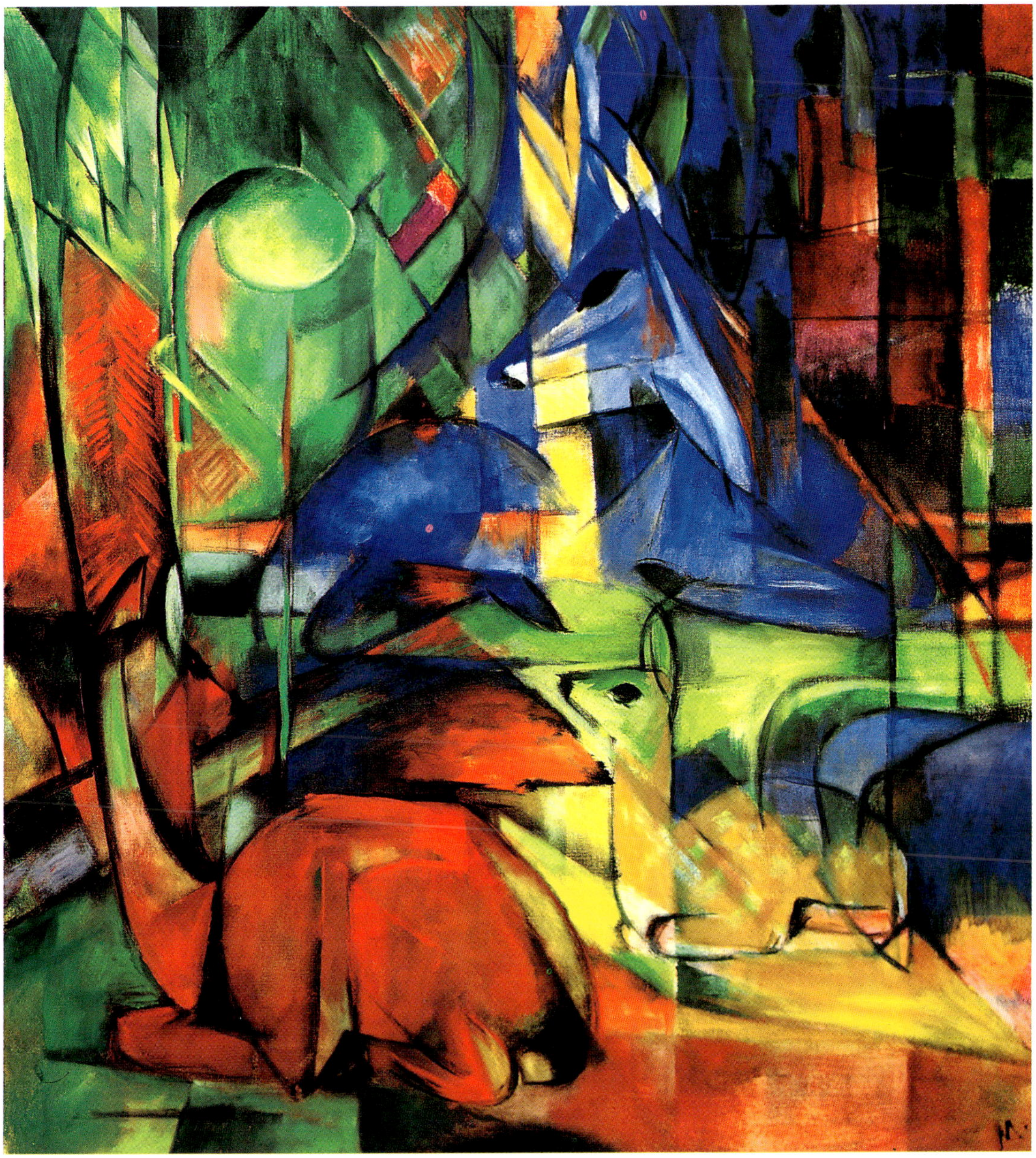

401 Franz Marc, Rehe im Walde II, 1914, 110,5 × 100,5 cm

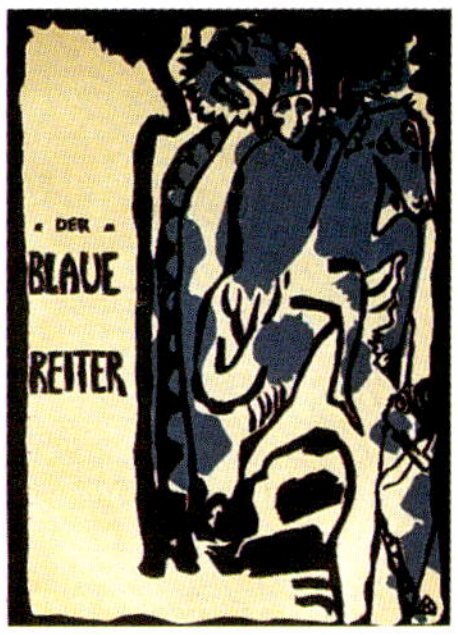

Der Blaue Reiter

So tauften die beiden bedeutendsten Mitglieder Franz Marc und Wassily Kandinsky 1911 eine Gruppe, die sich aus Münchner Expressionisten zusammensetzte. Zwei Wanderausstellungen wurden durch ganz Deutschland geschickt, auf denen auch Künstler wie Macke, Klee und Braque vertreten waren. Die Illustration zeigt das Titelbild der Zeitschrift »Der Blaue Reiter«, die 1912 von Marc herausgegeben worden war. Der Holzschnitt stammt von Kandinsky.

Theosophen

Die Wurzeln der Theosophie, einer Religionsphilosophie, lassen sich bis in die Antike zurückverfolgen. Ende des 19. Jh.s tauchte sie wieder auf und hatte großen Einfluß auf Maler wie Kandinsky und Mondrian. Das Standardwerk der neuen theosophischen Lehren, »The Secret Doctrine« (dt. Die Geheimlehre), wurde von Helena Blavatsky, einer amerikanischen Theosophin, zu Papier gebracht. Demzufolge ist das Wesen (die ›Essenz‹) eines Objekts wichtiger als seine Attribute. Maler wie Kandinsky glaubten, daß ihre abstrakte Malerei die Menschen zur spirituellen Erleuchtung führen könne.

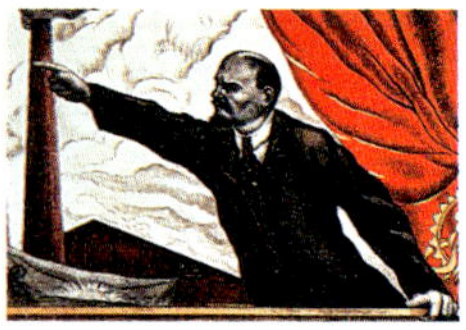

Die Russische Revolution

Die Revolution von 1917 war zum Teil eine Folge der Desorientierung Rußlands im Ersten Weltkrieg. Die Liberalen unter den Revolutionären glaubten, daß Rußland den Krieg gewinnen könnte, und wollten anschließend eine Demokratie errichten. Die Bolschewiken, für die der Krieg verloren war, wollten dagegen die gesamte Wirtschaft verändern. Kurzfristig wurde die Avantgarde der Künstler zum wichtigsten Werkzeug des Staates. Die Maler wurden aufgefordert, Propagandaplakate zu entwerfen.

suchte auch Marc, diese Gefühle mit emphatischen, symbolischen Farben auszudrücken. Er malte die Tiere mit einer liebevollen Hingabe: Er liebte sie, weil sie das symbolisierten, was den Menschen an Erlebnismöglichkeiten verlorengegangen war. *Rehe im Walde II (401)* setzt sich aus einem dichten Netzwerk von Formen und Linien zusammen, durch das wir wie durch ein Unterholz die Umrisse der Rehe erkennen können. Die Tiere machen einen völlig friedlichen Eindruck, sie fühlen sich in den Wäldern der Welt zu Hause. Das Bild gibt die ideelle Version einer Spezies, die ohne die Nöte und Ängste des Individuums leben kann.

August Macke, der ebenfalls im Ersten Weltkrieg sein Leben verlor, war ein feinfühliger, poetischer Maler. Er erfreute sich an den kleinen Dingen des Lebens, was uns seinen sinnlosen Tod um so schmerzlicher erscheinen läßt. Die *Dame in grüner Jacke (402)* schwebt fast auf der Leinwand, glücklich entrückt und friedvoll. Von allen Mitgliedern der Gruppe reagierte er am empfindsamsten auf Form und Farbe. Die Farben dieses Bildes, die von kräftigen Konturen eingegrenzt sind, verbreiten ein sanftes Strahlen und schaffen sinnlich leuchtende Flächen.

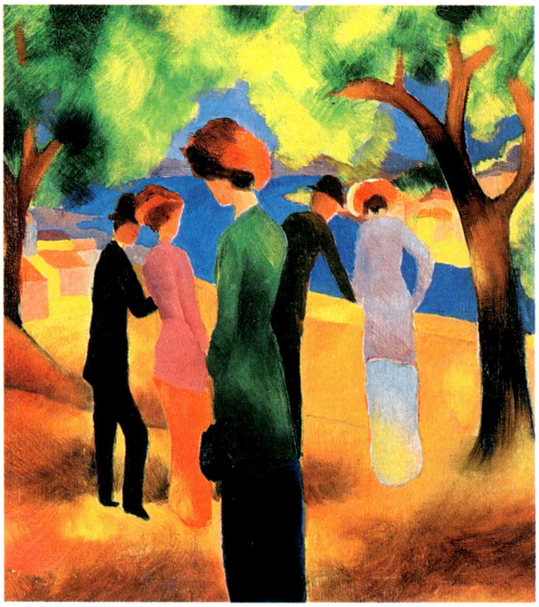

402 August Macke, Dame in grüner Jacke, 1913, 44 × 43,5 cm

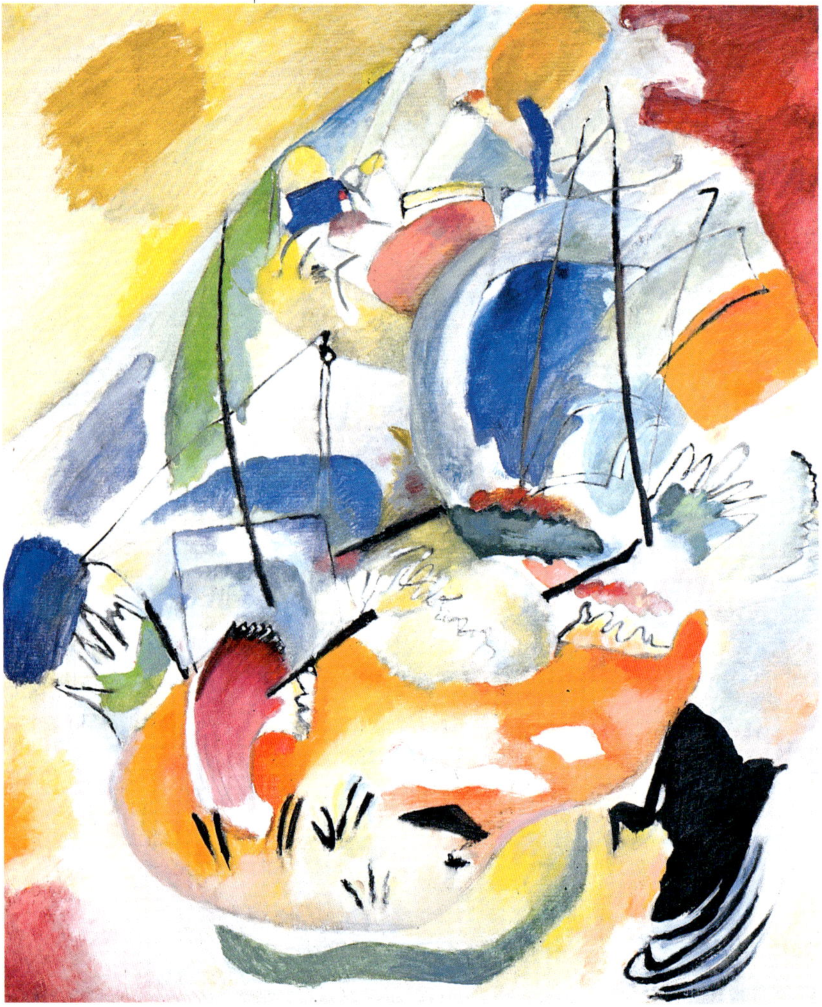

403 Wassily Kandinsky, Improvisation 31 (Seeschlacht), 1913, 140 × 120 cm

Kandinsky und die Abstraktion

Weder Marc noch Macke waren abstrakte Maler. Kandinsky dagegen war zu der Überzeugung gelangt, daß nur die »innere Notwendigkeit«, die ihn gezwungen habe, die gegenständliche Malerei hinter sich zu lassen, die Kunst inspirieren könne. Er war Russe, von Haus aus Rechtsanwalt und ein brillanter, sehr redegewandter Mann. Im Jahre 1897 – im Alter von 30 Jahren – beschloß er, nach München zu gehen, um dort Kunst zu studieren. Als der Blaue Reiter gegründet wurde, abstrahierte er bereits vom Gegenständlichen und benutzte die Bildvorstellung nur noch als schöpferisches Sprungbrett für seine neue Kunst. Als er eines Abends eines seiner eigenen Bilder auf der Seite liegend auf der Staffelei sah, entdeckte er darin eine Schönheit, die er in der normalen aufrechten Position nicht erkannt hatte. Er war fasziniert von der befreiten Farbe und der formalen Unabhängigkeit, die plötzlich sichtbar wurde.

Kandinsky war ein Mann von großer Entschlußkraft, aber zugleich äußerst empfindsam: der ideale Prophet für eine solche Vision. Er predigte mit Worten und mit Beispielen und konnte oft selbst diejenigen, die der neuen Freiheit mißtrauten, durch seine Bilder überzeugen. *Improvisation 31 (403)* hat noch den weniger allgemeinen Titel *Seeschlacht*. Dieser Hinweis macht es uns leichter zu erkennen, daß dem Maler die Vorstellung zweier großer Schiffe, die sich gegenseitig mit Kanonen beschießen, als Ausgangspunkt gedient hat. In der Abstraktion, die gar keine Seeschlacht mehr darstellt, erleben wir das ganze Chaos und die furiose Bewegung eines solchen Geschehens.

Kandinsky drückt das vor allem durch die Farben aus. Sie jagen im Zentrum des Bildes hin und her, prallen voneinander ab und können kaum vom anderen Bildrand abgefangen werden. Das ganze Geschehen wird durch zwei aufsteigende Diagonalen zusammengehalten, die in der Bildmitte ein Dreieck bilden, das über den Bildrand hinausragt. Dieser aufsteigende Akzent verleiht den Gewalttätigkeiten einen heroischen Charakter.

Solche freien, ungebändigten Einfälle sind jedoch nicht die einzige Form der Abstraktion. In seinen späteren, depressiven Jahren wurde Kandinsky bedeutend strenger und disziplinierter, seine ursprüngliche Inspiration verlor sich in großartigen Mustern. *Akzent in Rosa (404)* ist völlig ungegenständlich: Die Wörter ›Rosa‹ und ›Akzent‹ sind nur visuell zu verstehen. Die Bedeutung liegt ausschließlich im Erleben des Betrachters, und es bedarf dazu einer längeren Kontemplation. Manche Leute stört es, daß die abstrakte Malerei den Betrachter indirekt zwingt, sich so viel Zeit für die Bilder zu nehmen. Ist man nicht bereit, sich auf das Bild einzulassen, wird seine Wirkung die einer guten Tapete kaum übertreffen.

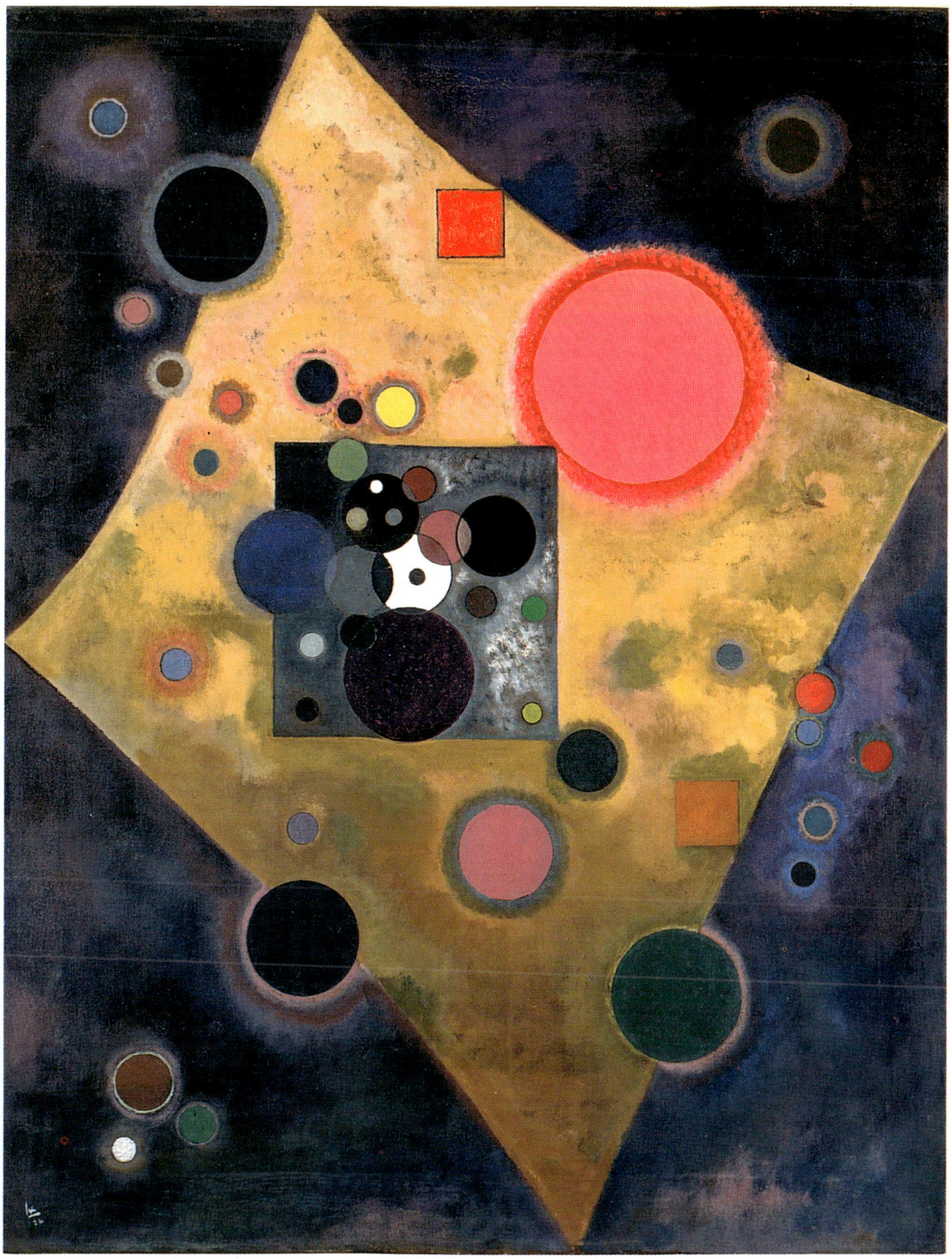

404 Wassily Kandinsky, Akzent in Rosa, 1926, 101 × 81 cm

Kandinsky und die Musik

Kandinsky, der selbst ein ausgebildeter Musiker war, hat einmal gesagt: »Die Farbe ist die Tastatur, die Augen sind die Harmonien, die Seele ist das Klavier mit seinen vielen Saiten. Der Maler ist die Hand, die spielt, die eine oder andere Taste anschlägt, um die Seele in Schwingungen zu versetzen.« Kandinsky benutzte die Farben in einer sehr theoretischen Weise. Er verglich den Farbton mit der Klangfarbe eines akustischen Tons, die eigentliche Farbe mit der Tonhöhe und die Sättigung mit der Lautstärke des Tons. Er behauptete sogar, beim Betrachten von Farben Musik zu hören.

Wassily Kandinsky Werkauswahl

Eisenbahn bei Murnau (München, Lenbachhaus)
Weißes Oval (Moskau, Tretjakow-Galerie)
Durchgehender Strich (Düsseldorf, Kunstsammlung Nordrhein-Westfalen)
Schwarzer Fleck (Zürich, Kunsthaus)
Scharfruhiges Rosa (Köln, Museum Ludwig)
Gelb-Rot-Blau (Paris, Centre Pompidou)
Fragment zu Komposition IV (London, Tate Gallery)

PAUL KLEE

Der Schweizer Paul Klee lernte und lehrte in Deutschland, bis er 1933 von den Nazis ausgewiesen wurde. Es ist nicht leicht, sein Werk einzuordnen. Er malte selten völlig abstrakt, andererseits aber auch nie wirklich gegenständlich. Klee hatte von Natur aus ein besonderes Gefühl für die Musik, die am wenigsten gegenständliche aller Künste. Diese Begabung hat sein ganzes Werk beeinflußt. Seine Musikalität erklärt die Faszination seiner Farben.

»Die Farbe und ich sind eins. Ich bin ein Maler.«

Paul Klee

Paul Klee (1879–1940) war ein Poet der Farben und ein Meister der Linienführung. Selbst sein ernstestes Bild enthält noch einen humorvollen Hintersinn, und sein Einfallsreichtum scheint unendlich zu sein. Nachdem er sich schon in sehr jungen Jahren für die Malerei und gegen die Musik entschieden hatte, wurde er einer der kreativsten Maler der Moderne. Er lehrte am Bauhaus in Weimar und Dessau (siehe Randleiste links) und danach an der Düsseldorfer Akademie. Bis zu seiner Ausweisung durch die Nazis malte und

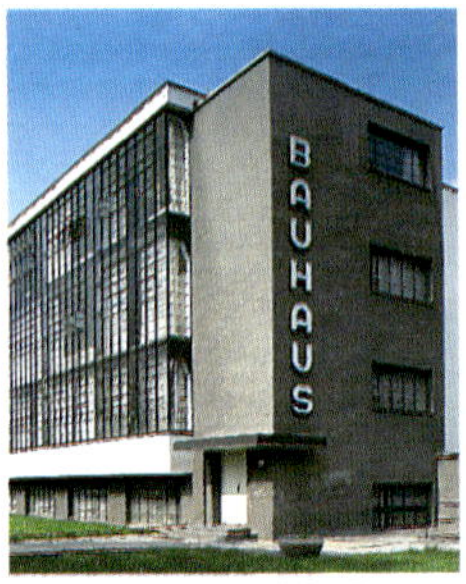

Bauhaus-Architektur

Die Bauhaus-Schule für Kunst und Architektur wurde 1919 von Walter Gropius (1883–1969) in der alten Akademie von Weimar gegründet. Zu den Lehrern der ersten Stunde gehörten Maler wie Klee und Kandinsky. Damals stellte man eine enge Verbindung zwischen den Künstlern und der örtlichen Industrie her. Viele Erzeugnisse, darunter Möbel und Stoffe, waren für die Massenproduktion vorgesehen. Im Jahre 1925 zog das Bauhaus nach Dessau um, wo man eine Anzahl von großen Gebäuden auf Genossenschaftsbasis baute (siehe oben). Der Bauhausstil war unpersönlich, streng und in seiner Linienführung geometrisch. 1932 verließ Gropius die Bauhausgruppe und ging nach Berlin.Kurz darauf wurde das Bauhaus von den Nazis geschlossen.

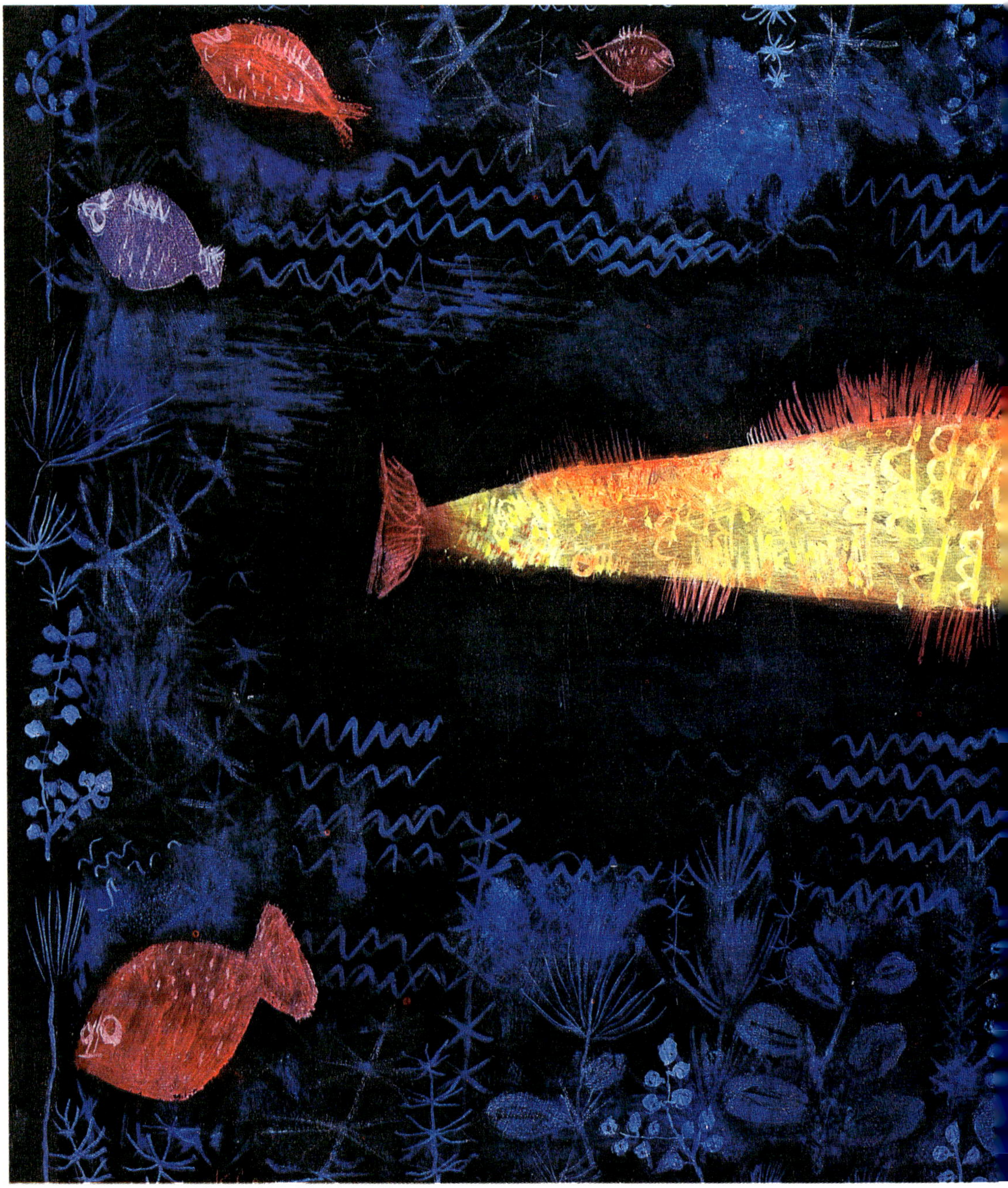

405 Paul Klee, Der Goldfisch, 1925–26, 26,5 × 69 cm

zeichnete Klee nur in sehr kleinem Format, was jedoch der inneren Größe seiner Bilder keinen Abbruch tat.

Der *Goldfisch (405)* gleitet frei und ungebunden durch sein Königreich unter der Wasseroberfläche, und alle anderen Fische machen ihm respektvoll Platz. Es ist ein magischer Fisch mit roten Flossen. Die Zeichen für Schuppen erinnern an Runen, und sein Auge sieht wie eine große rosafarbene Blume aus. Das blauschwarze Meer ist angefüllt mit ultramarinblau schimmernden Formeln maritimer Vegetation. Der große Fisch verleiht dem blauen Mysterium dieser verborgenen Welt eine Bedeutung, die sich uns womöglich nie erschließt, die aber dennoch greifbar ist. Es ist, als habe das nächtliche Meer nur auf die

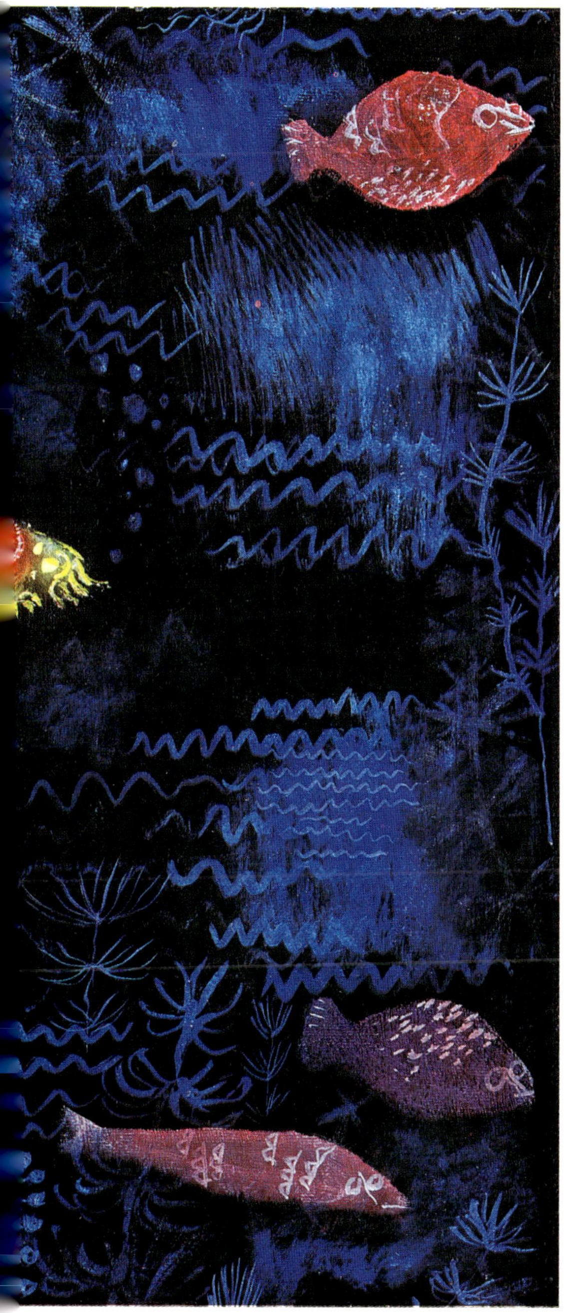

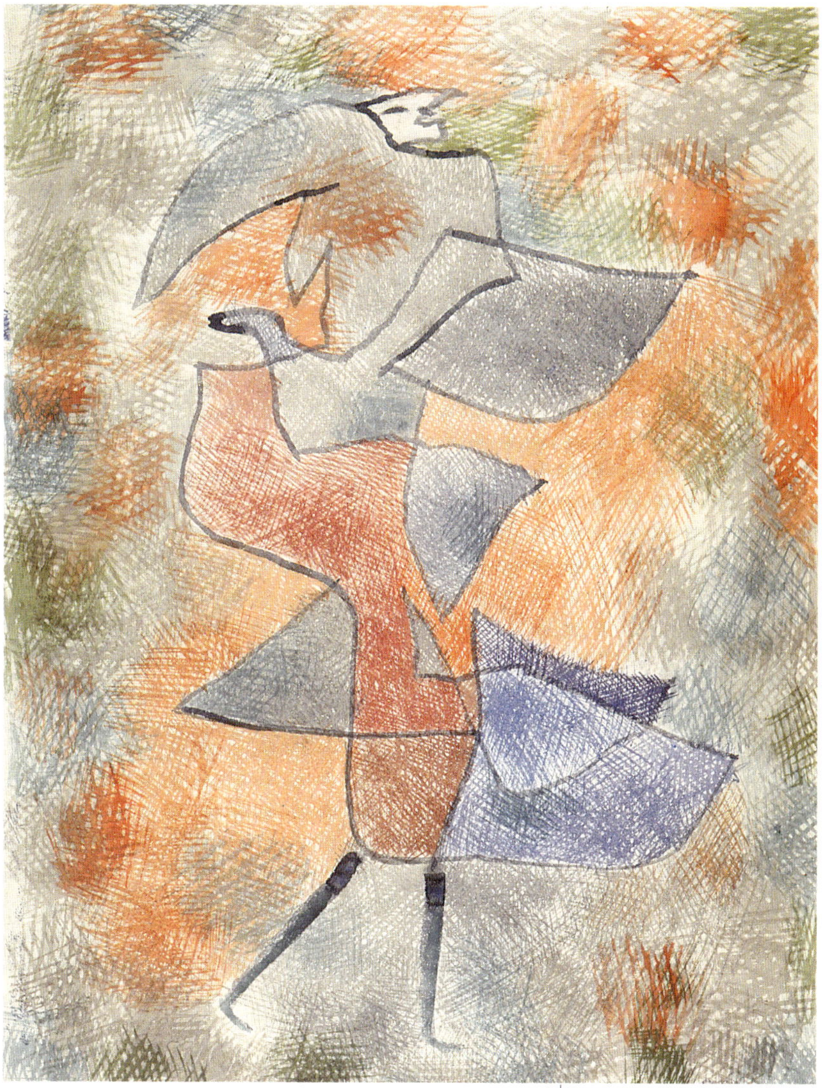

406 Paul Klee, Diana im Herbstwind, 1934, 63 × 48 cm

strahlende Gegenwart des Goldfisches gewartet, denn er vermittelt auch den Wasserwesen eine gewisse Größe. Die majestätische Ruhe, die Leuchtkraft, die Einsamkeit, all das ist typisch für Klee.

Tod und Angst

Klee malte mit ungeheurer Geschwindigkeit und sicherem Strich, und es ist unmöglich, das gesamte Repertoire seines Zaubers und seiner Poesie auszuloten. *Diana im Herbstwind (406)* zeigt sein feines Gespür für Bewegung. Die Blätter, die von einer feuchten Brise aufgewirbelt werden, stellen gleichzeitig die jungfräuliche Göttin der Jagd und eine modisch gekleidete Frau aus Klees Freundeskreis dar. Unter unseren Augen nimmt das Unheimliche des sterbenden Jahres Gestalt an, aber jenseits all dieser Vorstellungen sehen wir wunderschöne schwebende Formen, die nur um ihrer Selbst willen existieren. Für Klee ist das Bild farblich erstaunlich blaß, aber die sanfte Blässe wird durch das Thema nahegelegt: Klee will damit sagen, daß Diana sich unter dem Druck der Fruchtbarkeit des Herbstes auflöst.

Die Bücherverbrennung

Der Nazi-Propagandaminister Joseph Goebbels organisierte in verschiedenen deutschen Universitätsstädten Bücherverbrennungen. Abertausende Bücher wurden verbrannt, weil sie »nicht mit dem Geist eines neuen Deutschland zu vereinbaren« waren, darunter die Werke von Karl Marx und Sigmund Freud. Hunderte von Intellektuellen und Künstlern wurden gezwungen, das Land zu verlassen, unter ihnen auch die als ›entartet‹ gebrannntmarkten Kandinsky und Klee. Andere linksgerichtete Intellektuelle, die nicht soviel Glück hatten, starben in den Konzentrationslagern.

Der Sturm
Die Zeitschrift und Kunstgalerie »Der Sturm« wurde von Herwarth Walden (1878–1941) in Berlin gegründet und diente der Förderung der deutschen Avantgarde. Die Galerie existierte 1912–24, die Zeitschrift 1910–32. »Der Sturm« wurde zum Mittelpunkt der modernen Malerei in Deutschland und förderte die Arbeit der Futuristen und den Blauen Reiter. Klees erster Beitrag in dieser Zeitschrift bestand aus der neuen Interpretation eines Bildes von Robert Delaunay aus dem Jahre 1913. Außerdem stellte Klee 1912–21 in der Galerie aus.

Paul Klee Werkauswahl
Villa R
(Basel, Kunstmuseum)
Ad Parnassum
(Bern, Kunstmuseum)
schwarzer fürst (Prinz)
(Düsseldorf, Kunstsammlung Nordrhein-Westfalen)
Abfahrt der Schiffe
(Staatliche Museen zu Berlin, Neue Nationalgalerie)
Revolution des Viadukts
(Hamburg, Kunsthalle)
Hauptwege und Nebenwege
(Köln, Museum Ludwig)
Vogelscheuche
(Wien, Museum Moderner Kunst)

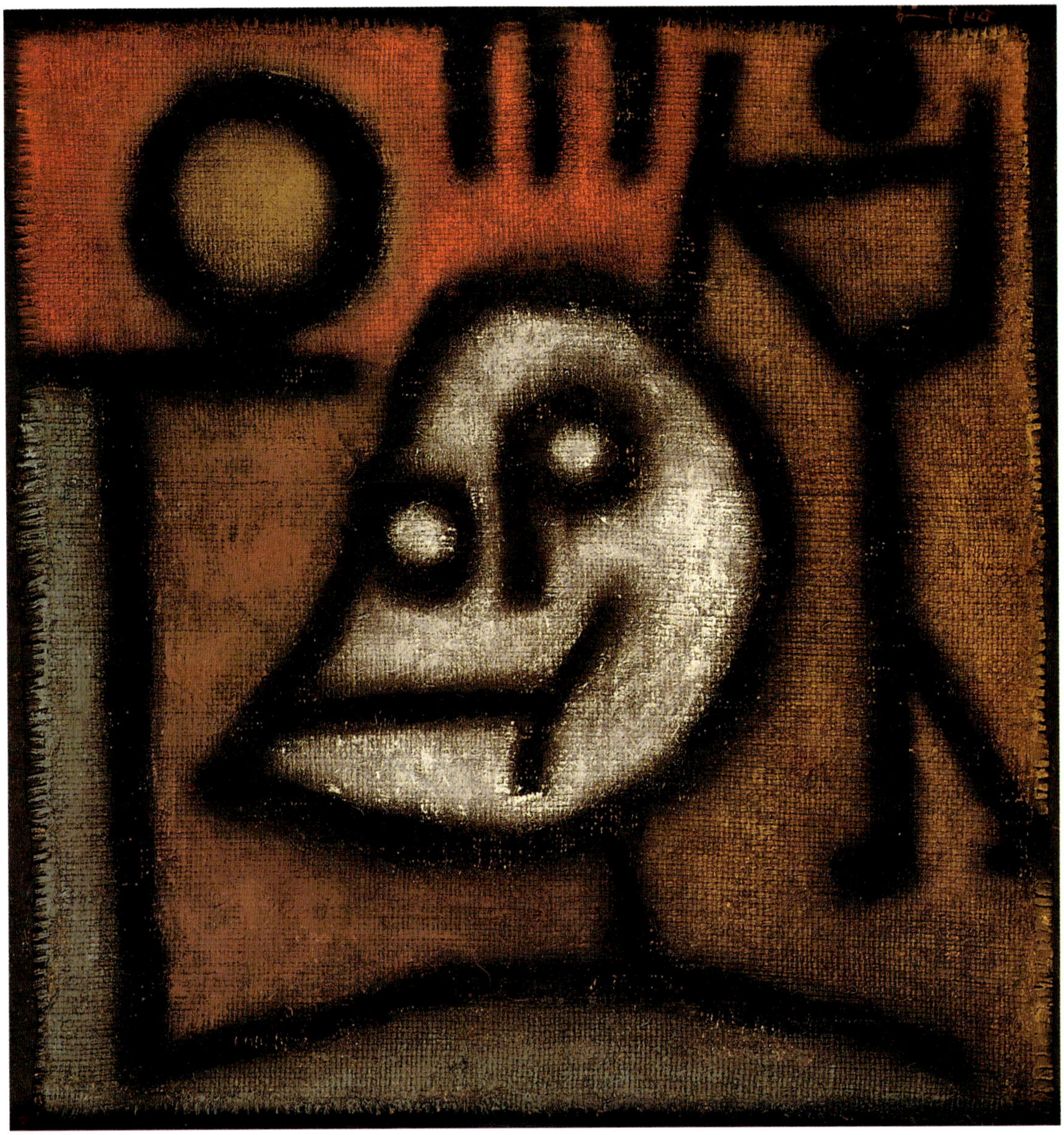

407 Paul Klee, Tod und Feuer, 1940, 46 × 44 cm

Klee starb verhältnismäßig jung an einer Krankheit, die ihn langsam zerstört hatte. Mit ihm stirbt der Frieden in Europa, der Zweite Weltkrieg beginnt. Seine letzten Bilder sind völlig anders als alle, die er vorher gemalt hat. Sie sind größer, und ihre Darstellungen werden häufig durch dicke schwarze Striche umrahmt, so als wollte Klee sie vor dem Ausbruch der Gewalt schützen. Das Witzige ist verschwunden, sie drücken nur noch großes Leid aus, das sich jedoch nicht auf die eigene Person bezieht, sondern auf die verblendete Menschheit.

Tod und Feuer (407) ist eines der letzten Bilder, die Klee gemalt hat. Ein weißer, leuchtender Schädel beherrscht die Mitte des Bildes, dessen Gesichtszüge durch das Wort ›Tod‹ gebildet werden. Ein ganz kleiner Mann geht zum Tod. Sein Gesicht ist leer, und sein Körper hat keine Substanz. Der Tod ist seine einzige Realität, seine Gesichtszüge warten dort im Grab auf ihn. Aber auf dem Bild ist auch das Feuer zu erkennen. Die Sonne, die noch nicht ganz untergegangen ist, berührt die Erde am Horizont, der von der Hand des Todes gebildet wird. Der Himmel am oberen Bildrand ist vom Feuer gerötet, aber dieses Feuer stellt keine Alternative zum Tod dar, sondern vermittelt nur ein tieferes Verständnis für ihn. Der Mann schreitet tapfer voran, in das Leuchten hinein. Die kühle, graugrüne Domäne des Todes akzeptiert das Feuer und bietet auf seltsame Weise Trost.

Drei geheimnisvolle schwarze Pfähle ragen von oben in das Bild hinein, während der Mann mit einem vierten nach dem Schädel schlägt. Auch wenn das Schicksal ihn in die Erde zwingt, geht er nicht passiv oder widerstrebend, sondern er ist aktiv an diesem Geschehen beteiligt. Der Kopf des Todes ist nur ein Halbkreis, während die Sonne, die auf seiner Hand liegt, eine vollständige Kugel ist. Die Sonne überdauert am längsten, steigt am höchsten und hat die größte Bedeutung – selbst für den Tod.

Reine Abstraktion

Formen und Farben haben schon immer eine eigene emotionale Kraft besessen. So sind die Dekors antiker Vasen und die Muster alter Stoffe abstrakt, das gleiche gilt für ganze Seiten mittelalterlicher Manuskripte. Aber nie zuvor ist die Begeisterung für die reinen Formen oder Farben, wie sie in der Natur nicht vorkommen, größer gewesen. Die Abstraktion bot dem Künstler die Möglichkeit, Ideen und Gefühle in eine allgemeingültige Form zu bringen.

Suprematismus
Kasimir Malewitschs Kunst und sein suprematistisches Manifest gehören zu den lebendigsten künstlerischen Entwicklungen dieses Jahrhunderts. Die meisten seiner Bilder beschränken sich auf geometrische Formen und eine begrenzte Anzahl von Farben. Den Höhepunkt des Suprematismus stellt jedoch seine *Weiß auf Weiß*-Serie dar, die absolut ungegenständlich ist.

Es gibt mehrere Künstler, die den Anspruch erhoben, das erste abstrakte Bild gemalt zu haben. Die Kunstgeschichte schreibt gewöhnlich Wassily Kandinsky (siehe S. 354) dieses Verdienst zu, doch ein anderer russischer Maler, Kasimir Malewitsch, war ihm mit Sicherheit dicht auf den Fersen.

Der russische Suprematismus

Obwohl Chagall und Soutine (siehe S. 344) Rußland den Rücken gekehrt hatten, um sich in Frankreich neue Anregungen zu holen, erlebte man Anfang des 20. Jh.s auch in Rußland eine erstaunliche Renaissance der Kunst. Seit der Zeit der Ikonenmalerei (siehe S. 27f.) wurde das Land ausschließlich von der Monotonie der akademischen Malerei beherrscht. Wie eine Vorahnung der Revolution von 1917 tauchte dann plötzlich ein großer Maler nach dem anderen auf. Aber die wenigsten von ihnen wurden in ihrer Heimat mit offenen Armen empfangen, und die meisten mußten sich ihre Anerkennung anderswo suchen. Einige der bedeutendsten Maler widmeten ihr Leben und ihre Kunst jedoch ihrer Heimat.

Aber es sind schwierige Künstler. Kasimir Malewitsch, Begründer einer Richtung, die er Suprematismus nannte (siehe Randleiste rechts), glaubte an die extreme Reduktion: »Der Gegenstand selbst ist bedeutungslos… die Ideen des Bewußtseins sind wertlos.« Er forderte eine nicht-objektive Darstellung, das »Supremat des reinen Gefühls«. Das klingt zunächst überzeugend, bis man sich fragt, was er damit eigentlich sagen will. Malewitsch selbst war jedoch fest von seiner Idee überzeugt und hatte keine Zweifel an ihrer Bedeutung. Er schuf Objekte von großer bildnerischer Kraft wie seine Serie *Weiß auf Weiß* oder den *Dynamischen Suprematismus (408)*, eine Arbeit, bei der die geometrischen Figuren völlig abstrakt sind.

Malewitsch war ursprünglich vom Kubismus (siehe S. 347) und von der primitiven Kunst (siehe S. 334) beeinflußt, zwei Richtungen, die sich an der Natur orientierten. Der von ihm geschaffene Suprematismus versetzte ihn jedoch in die Lage, Bilder zu konstruieren, die keinen Bezug mehr zur Realität hatten. Im *Dynamischen Suprematismus* schweben große kompakte Diagonalen frei im Raum, ihre strengen Konturen lehnen jede Verbindung zur realen Welt ab, in der es keine geraden Linien gibt. Es ist ein völlig abstraktes Bild, Hauptthema sind die inneren Bewegungen der Persönlichkeit des Künstlers. Das Thema hat auch keine genaue Form: Malewitsch mußte es in seinem Inneren suchen und seine Gefühle visualisieren. Es sind wunderbare Arbeiten, und andere suprematistische Maler wie Natalia Gontscharowa und Liubow Popowa folgten seinem Beispiel.

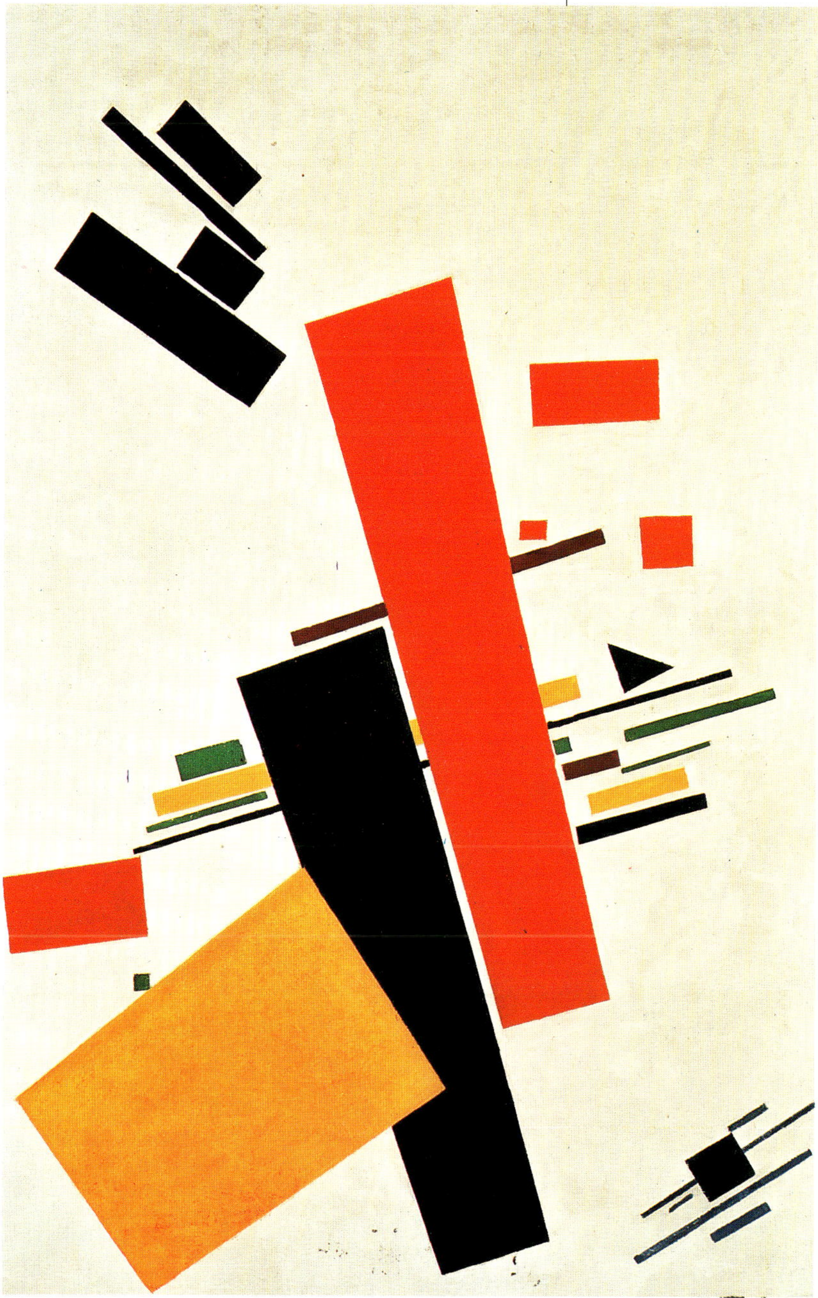

408 Kasimir Malewitsch, Dynamischer Suprematismus, 1916, 102 × 67 cm

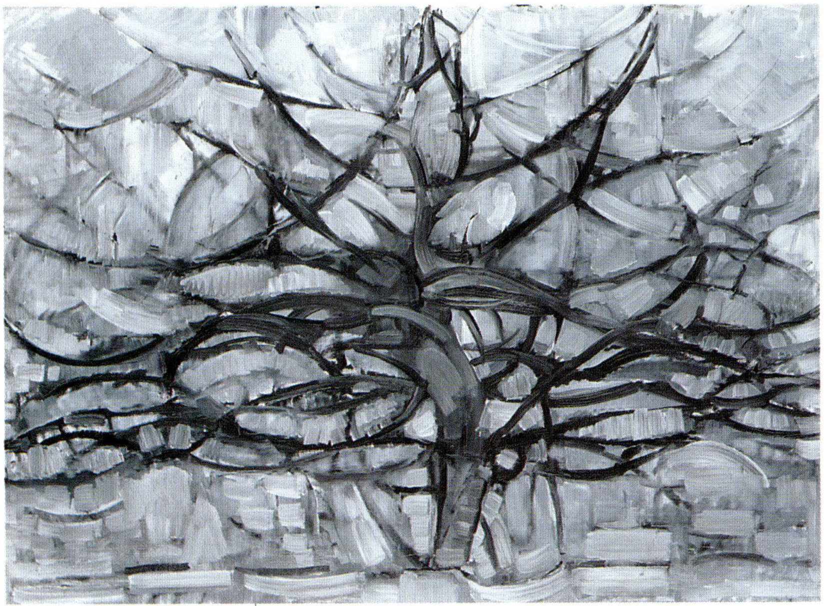

409 Piet Mondrian, Der graue Baum, 1912, 79 × 108 cm

»Die wichtigste Aufgabe einer jeden Kunst ist es, das statische Gleichgewicht zugunsten eines dynamischen zu zerstören.«

Piet Mondrian in »Circle«, 1937

Neo-Plastizismus

Obwohl er zu den Gründungsmitgliedern der Künstlergruppe De Stijl gehörte, zog Piet Mondrian es vor, seine eigenen Arbeiten dem Neo-Plastizismus zuzuordnen. In der ersten Ausgabe der Zeitschrift »De Stijl«, die 1917 erschien, wurde die Bedeutung der strengen, abstrakten Klarheit betont, und Mondrians Werk erfüllte diese Forderungen. Im Jahre 1920 veröffentlichte er einen Aufsatz über den Neo-Plastizismus, in dem er die Maler aufforderte, die Kunst zu denaturalisieren und das Ideal einer universellen Harmonie zum Ausdruck zu bringen.

Mondrians reine Abstraktion

Kandinskys später Stil zeigte bereits eine Tendenz zum Geometrischen und zur suprematistischen Abstraktion, wobei die einzelnen Elemente meistens um ein Quadrat herum angeordnet waren. Der wahre Meister der geometrischen Malerei war jedoch der holländische Maler Piet Mondrian (1872–1944). Er hat zwar in jungen Jahren naturalistische Landschaften und Stilleben gemalt, entwickelte sich dann jedoch zu einem absolut abstrakten Maler. *Der graue Baum (409)* läßt bereits seine späteren geometrischen Arbeiten ahnen, obwohl er hier noch der realen Welt des Lebens und des Todes verhaftet ist. *Der graue Baum* markiert den Weg in die Abstraktion: Ohne den Titel ist es gegenstandslos, mit dem Titel ahnt man ein Objekt. Mondrian behauptete, er habe solche Bilder nur gemalt, um damit seinen Lebensunterhalt zu verdienen. Trotzdem haben sie eine zerbrechliche, kostbare Schönheit, wie man sie selten findet. Mondrian ging es vor allem um persönliche Redlichkeit, er verzichtete bewußt auf jede Form der Selbstgefälligkeit, um sein Ziel einer größtmöglichen Einfachheit erreichen zu können. Seine Arbeiten sind absolut rein und haben eine läuternde Kraft.

Mondrian verlangte von sich selbst äußerste Disziplin. Abgesehen von Schwarz und Weiß benutzte er nur die Grundfarben und rechtwinklige Formen. Seine Theorien und seine Kunst sind ein Triumph der Sparsamkeit und Strenge. *Komposition mit Rot, Gelb und Blau (410)* gibt keinerlei Hinweise auf einen dreidimensionalen Raum, ist aber trotzdem ein ungeheuer dynamisches Bild. Die Farben der unterschiedlich großen Felder erzeugen eine intensive Spannung. Die unterschiedlich dicken schwarzen Ränder sind in sich absolut ausgeglichen. Sie integrieren sich ständig, während wir sie betrachten, und sie halten unser Interesse wach. Wir spüren, daß er die Dinge sieht, wie sie ursprünglich gedacht waren, aber niemals sein werden.

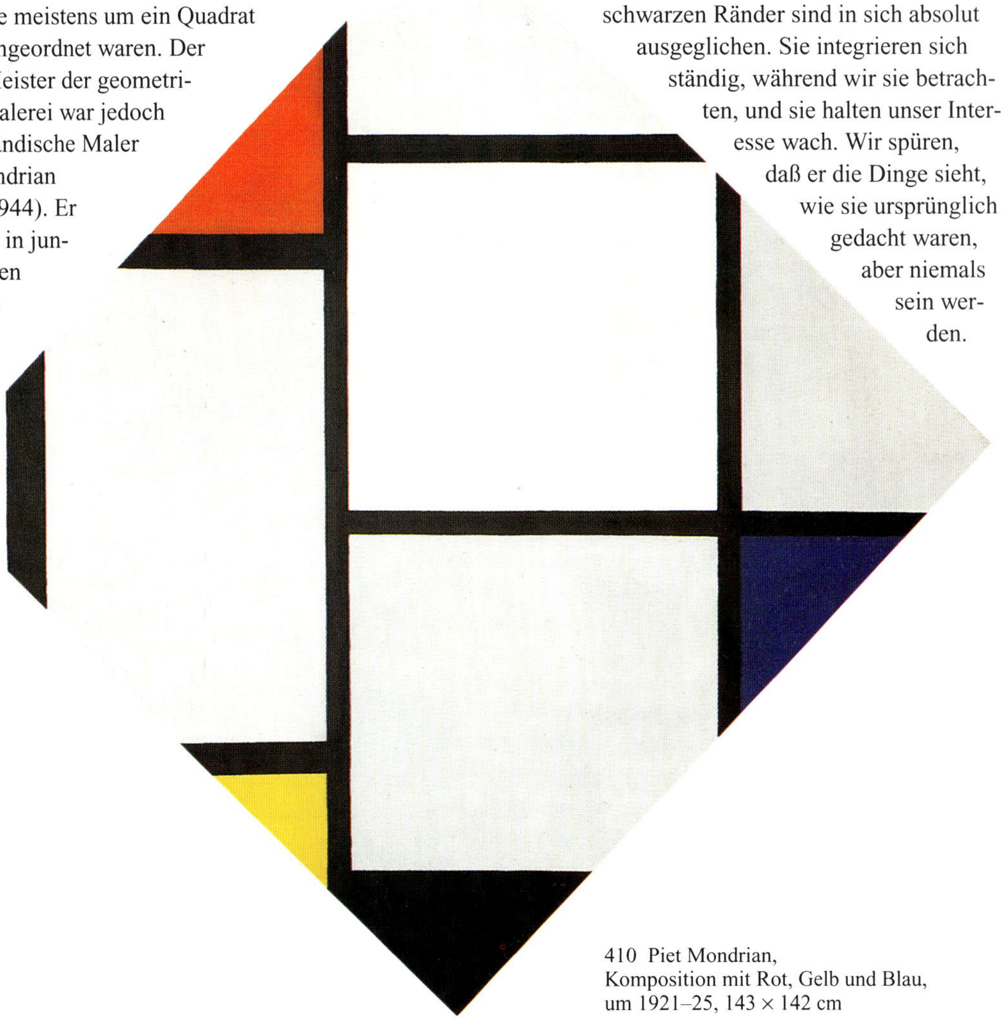

410 Piet Mondrian, Komposition mit Rot, Gelb und Blau, um 1921–25, 143 × 142 cm

Phantastische Malerei

Zwischen den beiden Weltkriegen verlor die Malerei etwas von der ursprünglichen Kraft und Modernität, die sie zu Anfang des Jahrhunderts gehabt hatte, und wurde vom Dadaismus und Surrealismus bestimmt. Beide Richtungen waren eher philosophisch orientiert und stellten zum Teil eine Reaktion auf die sinnlosen Grausamkeiten des Ersten Weltkriegs dar. Die Maler wurden zunehmend introspektiver und beschäftigten sich in Anlehnung an Sigmund Freuds psychoanalytische Theorien nur noch mit den Träumen ihres Unbewußten.

Der Franzose Henri Rousseau (1844–1910) hat mit seiner frischen, naiven Weltsicht die Ideen der Surrealisten vorweggenommen. Wie Paul Klee (siehe S. 356) läßt auch er sich nur schwer einordnen. Er wurde zu den Naiven oder Primitiven gezählt (zwei Bezeichnungen für einen nicht akademisch gebildeten Maler), aber man wird ihm damit nicht gerecht. Da er sein Leben lang im Pariser Zollamt gearbeitet hatte, nannte man ihn Le Douanier (Zöllner). Rousseau war den Surrealisten das Musterbeispiel eines Künstlers: ein unausgebildetes Genie, dessen Auge weiter blicken konnte als das des akademisch gebildeten Malers.

Rousseau gehört eigentlich in eine frühere Epoche: Er starb bereits im Jahre 1910, lange bevor die Surrealisten seine Kunst bewundern konnten. 1908 gab Pablo Picasso (siehe S. 346) ihm zu Ehren ein Essen und machte die Welt – auf eine etwas ironische Weise – auf ihn aufmerksam. Rousseau selbst fand, daß ihm diese Anerkennung durchaus zustand. Obwohl es immer sein größter Wunsch gewesen war, so malen zu können wie die akademisch gebildeten Künstler, und obwohl er fest daran glaubte, daß seine Bilder absolut realistisch und überzeugend seien, liebte die Kunstwelt vor allem seine betonte Stilisierung, seinen direkten Blick und seine phantastischen Einfälle.

Er war so von seiner Kunst überzeugt, daß er gewöhnliche Buch- oder Katalogillustrationen in echte Kunstwerke verwandeln konnte: Seine Dschungelbilder sind nicht aus erster Hand und eigener Anschauung gemalt, und seine wichtigste Quelle für die exotische Pflanzenwelt, die wir auf diesen seltsamen Bildern zu sehen bekommen, war das Palmenhaus im Botanischen Garten von Paris.

Trotz einiger offensichtlich falscher Proportionen, Übertreibungen und Banalitäten strahlen seine Bilder eine geheimnisvolle Poesie aus. *Das Kind auf den Felsen (411)* ist zugleich komisch und erschreckend. Die Felsen sehen aus wie eine Reihe von Berggipfeln, und das Kind läßt sie mühelos zu Miniaturen schrumpfen. Seine gestreifte Kleidung, das eigenartige Gesicht, all das hat traumähnliche Qualitäten. Nur einem Kind kann die Welt so zu Füßen liegen, und nur ein kindlicher Maler mit einer einfachen, naiven Sicht kann diese Überhöhung verstehen und sie uns auf entwaffnende Weise nahebringen.

Pittura metafisica

Der Italiener Giorgio de Chirico (1888–1974) entwickelte einen Stil, den man heute metaphysische Malerei (Pittura metafisica) nennt und der auch die Kunst der Surrealisten beeinflußt hat. 1917 hatten die Grausamkeiten des Ersten Weltkriegs bei de Chirico und seinem Landsmann Carlo Carrà (siehe Randleiste S. 362) Spuren hinterlassen, die ihre Sicht der Realität veränderten. De Chirico malte reale Plätze und Gegenstände in verfremdetem Kontext und aus ungewöhnlichen Perspektiven. Das Ergebnis sind beunruhigende Bilder einer seltsam stummen Welt.

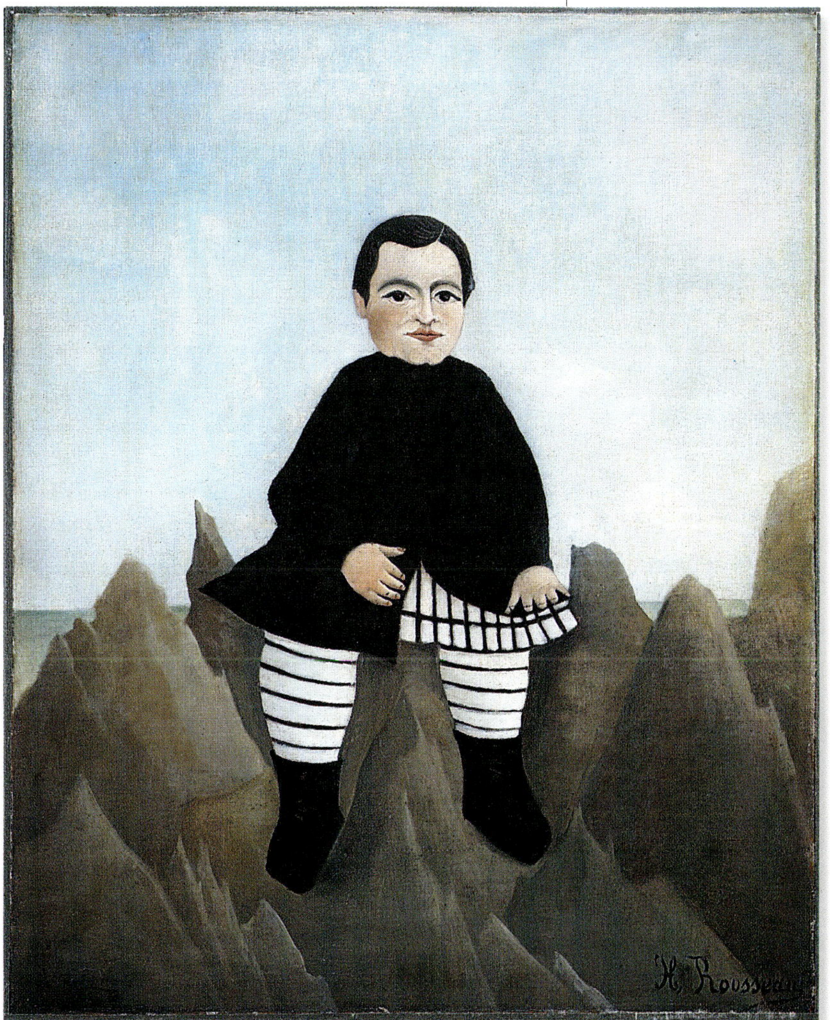

411 Henri Rousseau, Das Kind auf den Felsen, 1895–97, 55 × 46 cm

»Der Surrealismus ist destruktiv, aber er zerstört nur die Fessel, die unsere Sicht einengt.«

Salvador Dali in »Declaration«, 1929

Metaphysische Kunst

Giorgio de Chirico glaubte eine neue Darstellungsweise der Welt entdeckt zu haben: »Ich verbinde Szenen des gegenwärtigen Lebens mit Visionen aus der Antike zu einer Komposition, die eine äußerst beunruhigende Traumrealität erzeugt.« Er nannte diesen neuen Stil ›metaphysisch‹. Die Bilder, die er zwischen 1912 und 1915 malte, dienten den Surrealisten als Anregung. Der italienische Maler Carlo Carrà (1881 bis 1966) übte mit seinen futuristischen und später metaphysischen Bildern großen Einfluß auf die Malerei in der Zeit zwischen den beiden Kriegen aus. Carrà lernte de Chirico 1915 in einem Lazarett in Ferrara kennen.

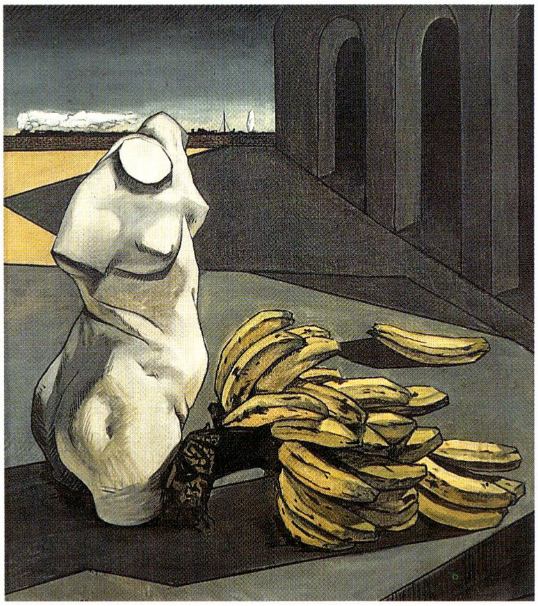

412 Giorgio de Chirico, Die Unsicherheit des Dichters, 1913, 106 × 94 cm

Die Surrealisten glaubten in de Chiricos Bildern die Bedeutung geheimnisvoller Traumwelten des Unbewußten erkennen zu können. Das Rätselhafte in seinen Arbeiten und vor allem die unerwartete Gegenüberstellung von Objekten, beeindruckte sie sehr. De Chirico hoffte auf diese Weise die Grenzen seiner Kunst sprengen zu können: Die Realität sollte seine Visionen durchscheinen lassen, ohne sie zu beeinflussen.

De Chiricos Theorien allein können die starke Wirkung seiner Arbeiten nicht erklären, und es fiel ihm selbst sehr schwer, diesen Stil über längere Zeit beizubehalten. Er wandte sich erstaunlich schnell einer Art Klassizismus zu, der zwar brillant, aber nicht sehr originell war. In seiner kurzen Blütezeit hat de Chirico die magische Wirkung erreicht, von der er immer geträumt hat. *Die Unsicherheit des Dichters (412)* mit der melancholischen, menschenleeren Piazza, den beziehungsreich verstreut herumliegenden Bananen und dem großen, verdrehten, kopflosen Frauentorso ist ein zutiefst beunruhigendes Bild.

Vom Dadaismus zum Surrealismus

Max Ernst (1891–1976) läßt sich nicht leicht einordnen: Er entwickelte im Laufe seines Lebens viele neue künstlerische Techniken, z. B. die Frottage, bei der die Oberflächenstrukturen verschiedener Materialien durch Reiben auf Papier übertragen und die Spuren als Ausgangspunkt für ein Bild genommen werden. Ernst hatte keine Kunstakademie besucht, sondern Philosophie studiert. Im Jahre 1919 gründete er den Kölner Zweig der Dada-Gruppe (siehe Randleiste links). Im gleichen Jahr erreichte der Dadaismus Paris, und obwohl diese Richtung nur bis 1922 existierte, wurde sie zu einem der Vorläufer des Surrea-

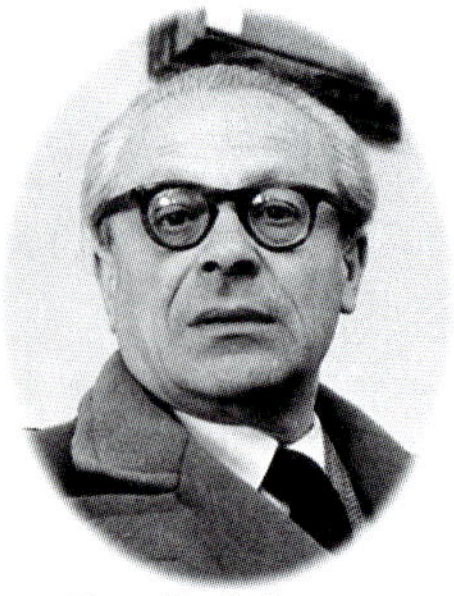

Der Dadaismus

Der Dadaismus, der als Reaktion auf den Ersten Weltkrieg ins Leben gerufen worden war, wurde zunächst als ›Antikunst‹ bezeichnet. Gegründet wurde diese Kunstrichtung 1916 im Kabaret Voltaire in Zürich von Hugo Ball, Emmy Hennings und Tristan Tzara (siehe oben). Die Künstler konzentrierten sich auf das Absurde und Übertriebene, was schon damit anfing, daß sie der Gruppe einen Namen gaben, den sie nach dem Zufallsprinzip in einem französischen Wörterbuch gefunden hatten: ›Dada‹ ist ein Wort aus der Kindersprache und bedeutet ›Pferdchen‹.

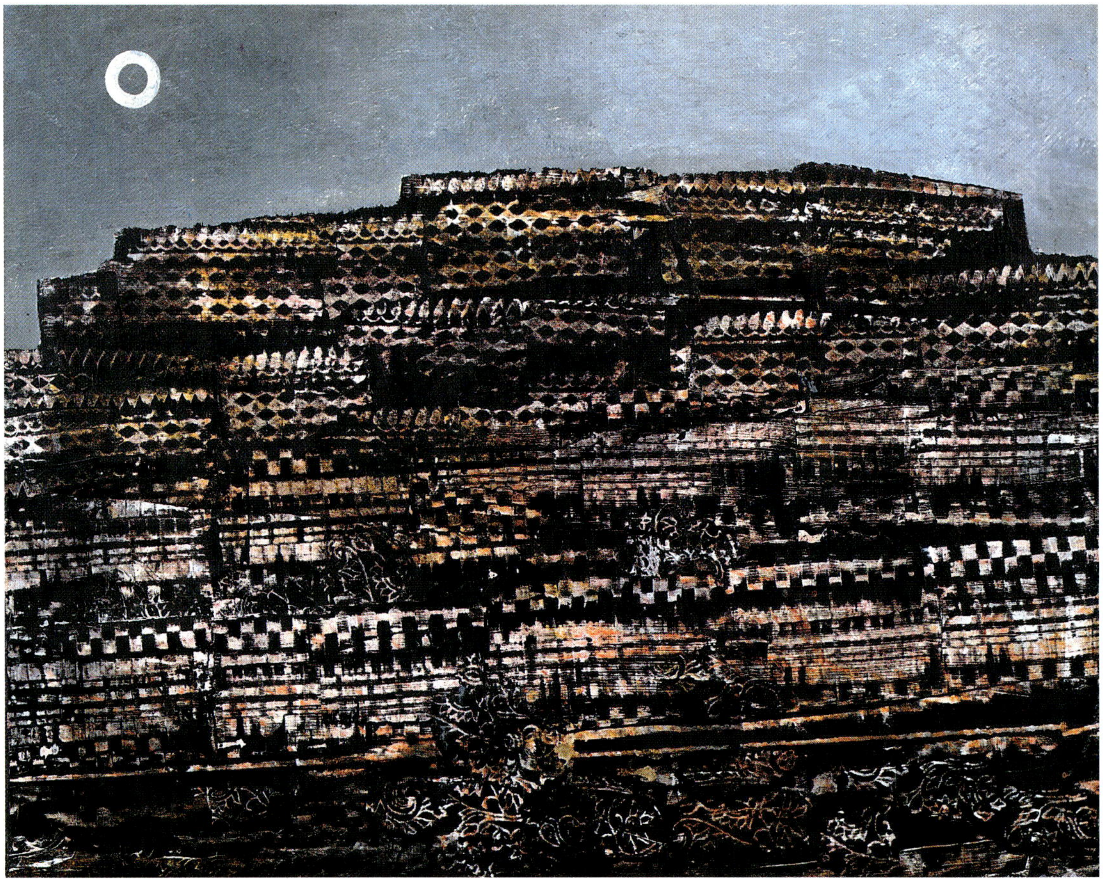

413 Max Ernst, Die ganze Stadt, 1934, 50 × 61 cm

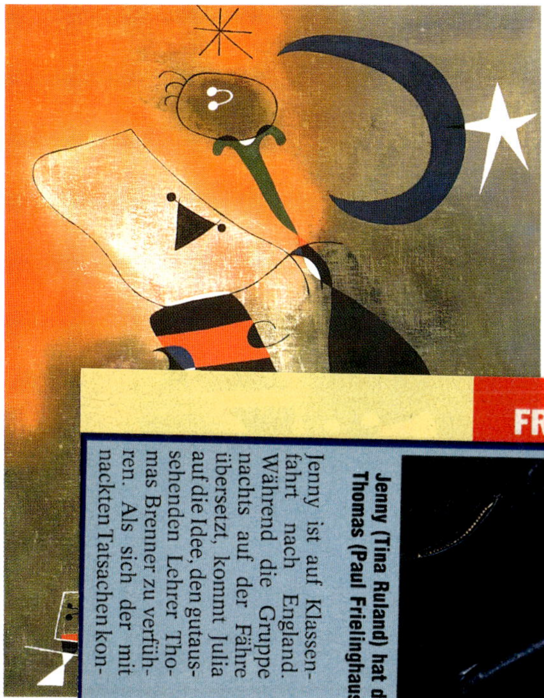

414 Joa[…] 1949, 81[…]

lismus. […] er verei[…] Chirico […] Ersten […] hatten. […] in Frag[…] test du[…] len Arb[…] unsinni[…]

Im J[…] und wa[…] lismus […] bei aus[…] da er ei[…] um ihn[…] ler. Un[…] punkt […]

Von […] Gegens[…] stande[…] Weise […] die vo[…] ken. A[…] eigena[…] mond, […] dererk[…] wir vor einer Vision unserer traurigen Zukunft stehen.

Offiziell entstand der Surrealismus 1924 mit dem Manifest des surrealistischen Schriftstellers André Breton (1896–1966). Mit dem Titel ›Surrealisten‹ sollte zum Ausdruck gebracht werden, daß man sich über oder jenseits der Realität bewegte. Die Gruppe verband die Irrationalität des Dadaismus mit der Idee der reinen, nicht vom Verstand kontrollierten Gedanken, die dem Unbewußten, den Träumen und der freien Assoziation entspringen – ein Konzept, das deutlich den Einfluß der Traumtheorie Sigmund Freuds erkennen läßt. Auf ihrer Suche nach dem Phantastischen bekannten sich die Künstler zu einem Satz des Dichters Lautréamont: »So schön wie die zufällige Begegnung einer Nähmaschine mit einem Regenschirm auf dem Operationstisch.«

Miró und Magritte

Die surrealistischen Maler schätzten Kinderzeichnun[…] Bilder von Geisteskranken oder unausgebildeten […]teuren. Für sie entsprang diese Kunst unver[…]hten schöpferischen Impulsen, die weder durch […]entionen noch durch die Gesetze der Ästhetik […]engt wurden. Der Surrealismus zeichnet sich vor […] durch phantastische, absurde oder poetische […]r aus. Die Arbeiten vieler Maler, von denen Joan […] (1893–1983) vielleicht der originellste ist, strah[…]ine große Kraft aus, die man nicht erklären kann. […]introvertierte Spanier war einer der bedeutendsten […]ealisten. Seine Bilder wirken spontaner als die […]Max Ernst oder Salvador Dali (siehe S. 364). Er […]te traditionelle Vorstellungen und Gegenstände […] *[…]rau und Vogel im Mondschein (414)* ist seine ganz […]önliche Hymne an eine tief empfundene Freude. […]Figuren taumeln mit einer nachtwandlerischen […]erheit umher, es sind magische Gestalten, die glei[…]maßen fremd wie vertraut scheinen.

[…]er Belgier René Magritte (1898–1967) bekannte […] zu einem realistischen Surrealismus, weil sich […]it seine Bildideen am besten transportieren lie-

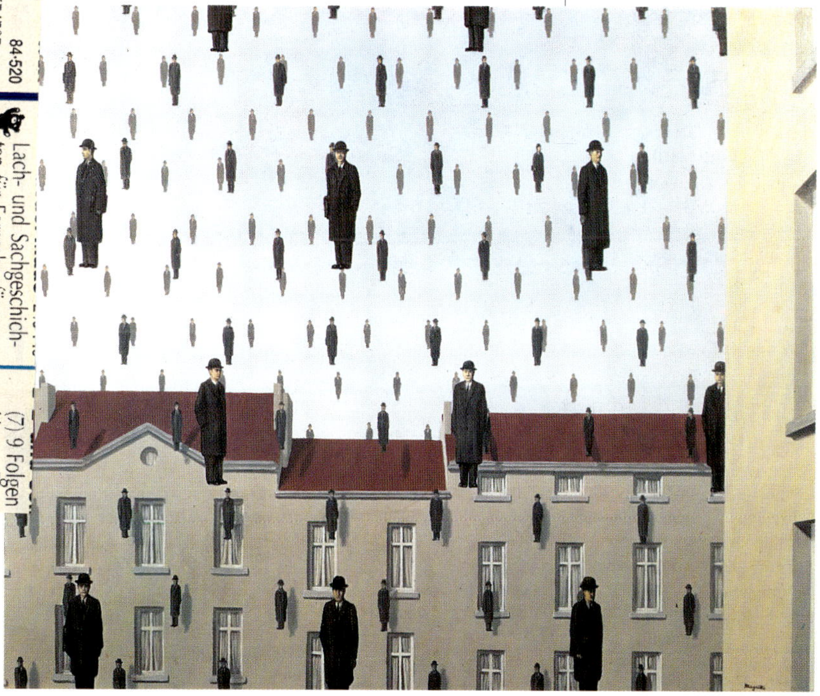

415 René Magritte, Golkonda, 1953, 80 × 100 cm

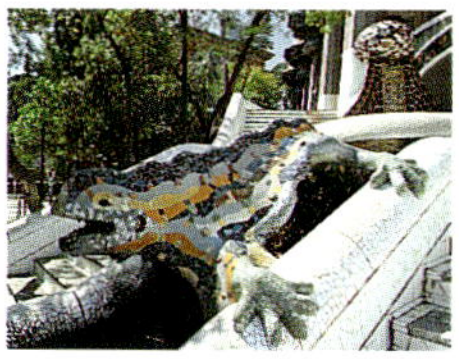

Antoni Gaudí

Schon vor der Entstehung des Surrealismus Anfang des 20. Jh.s hatte der spanische Architekt Antoni Gaudí (1852–1926) bewiesen, welche Aussagekraft abstrakte Formen und surrealistische Phantasien in der Architektur haben können. Seine bekanntesten Arbeiten weisen fließende Formen und organische oder abstrakte Konturen auf. Aus buntem Fliesenbruch mosaizierte er arabeske Dekors. 1900–14 errichtete er für seinen Mäzen Don Basilio Güell den berühmten Park Güell in Barcelona (siehe oben). Verschiedene surrealistische Maler, darunter Joan Miró, haben sich von Gaudí und anderen katalonischen Künstlern anregen lassen.

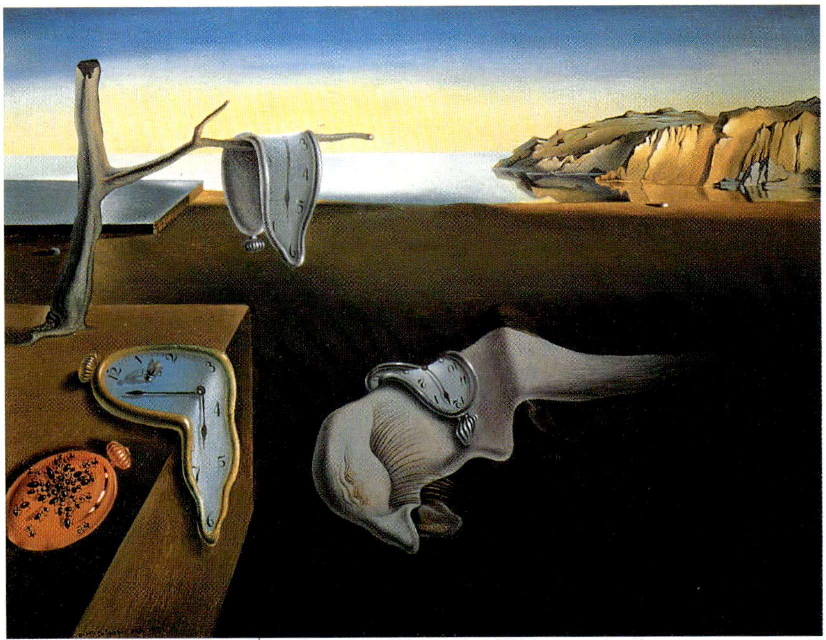

416 Salvador Dali, Die Beständigkeit der Erinnerung, 1931, 24 × 33 cm

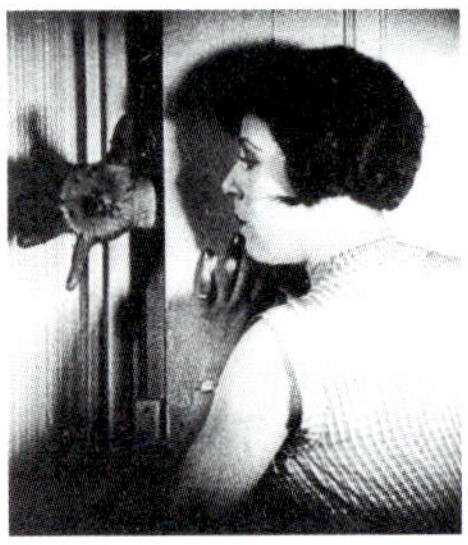

Surrealistische Filme

Zusammen mit Luis Buñuel produzierte Dali 1929 den ersten surrealistischen Film, »Un Chien Andalou«. Er hat keine reale Handlung (Buñuel: »Wir haben ständig alles 'rausgeschmissen, was auch nur im entferntesten eine Bedeutung haben könnte.«), aber durch das Zusammenspiel von Bild, Ton und Bewegung sollte das Ergebnis einer bewußten psychischen Automation dargestellt werden. Das wichtigste psychologische Mittel war dabei die ›Schockmontage‹. Auf dem Photo sieht man eine mit Ameisen bedeckte Hand. Sie schiebt sich durch den Spalt einer Tür, vor der eine Frau steht. 1930 folgte ein weiterer Film mit dem Titel »L'Age d'Or«, in dem alles aufs Korn genommen wurde, was dem Bürgertum heilig war. Als es zu Ausschreitungen durch Rechtsradikale kam, wurde der Film aus dem Verkehr gezogen.

ßen. Nachdem er zunächst die Avantgarde imitiert hatte, suchte er eine poetischere Sprache und fand sie in de Chiricos metaphysischen Bildern. Er war ein humorvoller Mensch, und seine seltsamen Männer mit dem Homburg in *Golkonda (415)* fallen in tadelloser Haltung vom Himmel und bringen auf diese Weise etwas von der Absurdität unseres Lebens zum Ausdruck. Aber das Absurde ist malerisch vollkommen realistisch, und darin kommt die Vorliebe des Surrealisten für das visuelle Paradox zum Ausdruck: Auch wenn alles noch so normal aussieht, lauert doch hinter jeder Ecke das Ungewöhnliche. *Golkonda* vermittelt den Eindruck einer absurden Korrektheit, und die Attraktivität des Surrealismus besteht darin, daß er in uns allen ein heimliches Verständnis für das Absurde anspricht.

Dalis Traumphotographien

Salvador Dalis (1904–89) graphisches Talent hat nie unter seiner seelischen Unausgeglichenheit gelitten. Er hat bisweilen unangenehme, jedoch immer faszinierende Bilder der Irrealität geschaffen, in der er sich heimisch fühlte. Da er diese Unwirklichkeit jedoch in einer pedantisch-realistischen Manier malte, wirken seine Arbeiten so beunruhigend. Er selbst bezeichnete sie als »handgemalte Traumphotographien«, und ihre Kraft liegt in eben jener paradoxen Situation: es sind Momentaufnahmen von Dingen, die nicht wirklich existieren.

Aus theoretischer Sicht könnte man Dali getrost ignorieren, in der Praxis dürfte das jedoch jedem schwerfallen. *Die Beständigkeit der Erinnerung (416)* mit ihren schmelzenden Uhren und dem verzerrten Gesicht in der Mitte (das an ein Selbstporträt erinnert) hat eine Intensität und Stimmigkeit, der wir uns nicht entziehen können. Auch wenn es uns verunsichert, Dali konfrontiert uns mit der Idee einer ihrer gewohnten Dimension enthobenen Zeit, Vorstellungen von Vergangenheit, Gegenwart und Zukunft geraten ins Wanken. Das alles ist von einer Kraft, die man nicht ignorieren kann. *Die Beständigkeit der Erinnerung* mag unangenehm sein, trotzdem ist es eines der großen archetypischen Bilder unseres Jahrhunderts.

Dubuffet und l'Art brut

Obwohl Dubuffet (1901–85) kein Surrealist war, bekannte er sich zum Teil zu den gleichen Einflüssen. Er hatte vor allem ein großes Interesse an Kinderzeichnungen, Bildern von psychisch Kranken und an allem Absurden und Irrationalen. Er besaß selbst eine große Sammlung von Arbeiten von Geisteskranken, die er l'Art brut (rohe Kunst) nannte.

Obwohl er schon als junger Mann die Kunstakademie von Paris besucht hatte, begann er erst im Alter von 40 Jahren ernsthaft zu malen. Oberflächlich betrachtet haben seine Arbeiten wenig mit denen der Surrealisten gemein, obwohl er sich an der Philosophie des Surrealismus orientierte. Seine Bilder sind grob und ungeschliffen, er verzichtet auf alle illusionistischen Tricks oder Verführungskünste, wie wir sie von Dali oder Magritte kennen. Und im Gegensatz zu den Arbeiten der Surrealisten zeigen sie auch keine Tendenz zum Rätselhaften oder Geheimnisvollen. Sein Stil war, wie er selbst sagen würde, l'Art brut: aggressive ›Außenseiterkunst‹ ohne jede Eleganz.

Ein Bild wie *Akt mit Hut (417)* stößt uns womöglich ab, denn es macht einen gekritzelten, archaischen Eindruck. Die Nackte starrt uns mit ihren großen

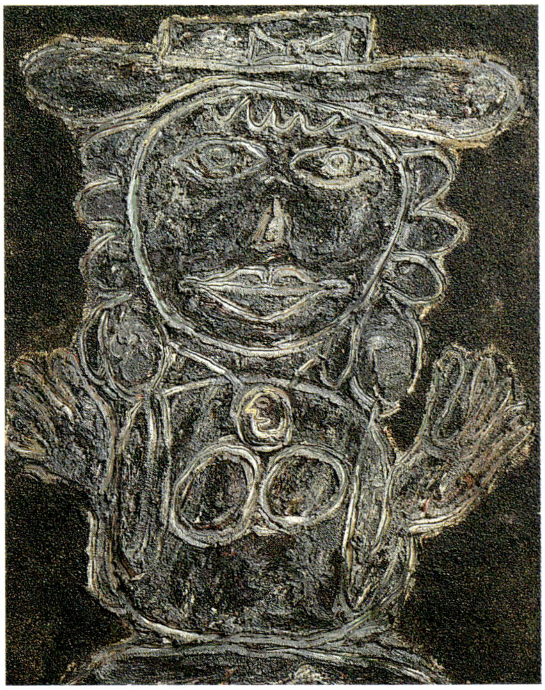

417 Jean Dubuffet, Akt mit Hut, 1946, 80 × 64 cm

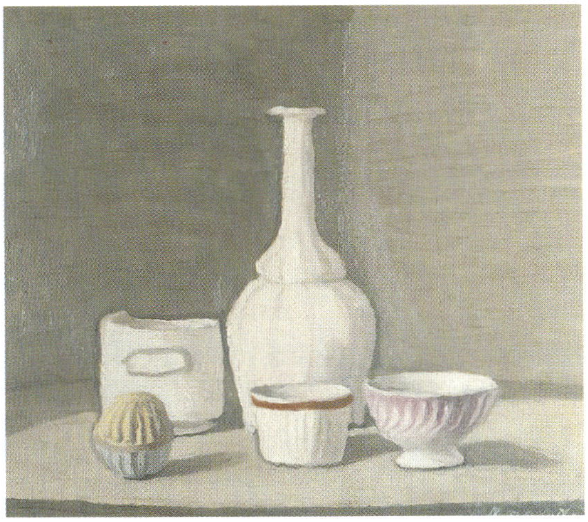

418 Giorgio Morandi, Stilleben, 1946, 37,5 × 46 cm

Augen an, mit ihrem trotzigen Mund und dem egozentrischen Hut ist sie eine kraftvolle und dynamische Gestalt. Nur die beiden kleinen Kreise in der Mitte, die ihre Brüste darstellen sollen, lassen erkennen, daß sie nackt ist. Aber Dubuffet geht es um etwas ganz anderes, er sieht die Frau als Dämon, als psychische Kraft. Wichtig ist der große flache Hut, nicht ihre Nacktheit. Grundlage seiner Kunst ist die Umkehrung des Akzeptierten und Konventionellen. Seine Bilder sind seltsam schön, aber äußerst provokativ.

Isolation und Hingabe

In der Zeit zwischen den beiden Weltkriegen setzten sich Giorgio Morandi und Alberto Giacometti von ihren künstlerischen Zeitgenossen ab. Beide Maler nahmen den Einfluß des Surrealismus schon in jungen Jahren begierig in sich auf, entwickelten jedoch bald ihre eigene, sehr individuelle Sprache.

Giorgio Morandi (1890–1964) war eines der echten Genies der italienischen Malerei des 20. Jh.s, ein ungewöhnlicher Mann, der in Bologna ein sehr beschauliches Leben führte. Und diese Gelassenheit findet sich auch in all seinen Bildern wieder. Seine frühen Arbeiten sind noch von de Chiricos metaphysischer Kunst beeinflußt, sehr bald entwickelte er jedoch einen eigenen, unverwechselbaren Stil, der mit seinem Leben in Einklang stand. Er malte Stilleben – häufig immer wieder dieselben Flaschen, Krüge und andere Haushaltsgegenstände –, die auf der Leinwand zu leben scheinen. *Stilleben (418)* hat den inneren Frieden eines visuellen Gebets. Für Morandi verbirgt sich in solchen Gegenständen etwas Geheimnisvolles, und er hat die seltene Begabung, uns mitzuteilen, was er in der Betrachtung fühlt.

Die menschliche Gestalt im Raum

Der Schweizer Alberto Giacometti (1901–66) arbeitete lange Zeit als Bildhauer und kehrte erst in verhältnismäßig hohem Alter zur Malerei zurück. Wie Morandi malte auch er zunächst – vor allem nach seinem Umzug nach Paris im Jahre 1922 – surrealistisch, und die Bilder aus dieser Zeit hatten eine beunruhigende, aggressiv-zweideutige Ausstrahlung. Er gab diesen Stil später wieder auf und malte direkt nach der Natur, wobei er sich endgültig vom Surrealismus lossagte. Den Rest seines Lebens versuchte Giacometti, die menschliche Gestalt im Raum darzustellen. Wie ein Besessener arbeitete er an einer Reihe von Bildern und hatte dabei immer eine ganz bestimmte Vorstellung, die er nicht zufriedenstellend umsetzen konnte, weshalb er nachts zerstörte, was er tagsüber geschaffen hatte. Die Bilder, denen dieses Schicksal erspart geblieben ist, haben deshalb ein besonderes Gewicht. *Jean Genet (419)*, der Pariser Dieb und spätere Schriftsteller, faszinierte den Maler wegen der beiden Aspekte seiner einmaligen Persönlichkeit. Genet blickt fast wie ein Blinder in die Welt der geheimnisvollen Gegenständlichkeit. Er blickt in eine Welt, aus der man ihn ausgestoßen hat und in die er so gern zurückkehren möchte. All diese Feinheiten können wir in dem Porträt lesen: Der Maler sieht eine kleine, innerlich angespannte Gestalt, die mit blinden Augen in eine Welt schaut, die sich ihr entzieht. Ein Meisterwerk, das auf den Betrachter eine bedrohliche, zugleich aber auch magische Wirkung ausübt.

Giorgio Morandi
Werkauswahl

Blumenstilleben (Mailand, Pinacoteca di Brera)
Landschaft (Winterthur, Kunstmuseum)
Stilleben mit Muscheln (Udine, Galleria Civica d'Arte Moderna)
Stilleben mit grünem Teller (Den Haag, Gemeentemuseum)
Stilleben mit Flaschen (Edinburgh, National Gallery)
Landschaft von Grizzana (Parma, Fondazione Magnani Rocca)
Metaphysisches Bild (St. Petersburg, Eremitage)

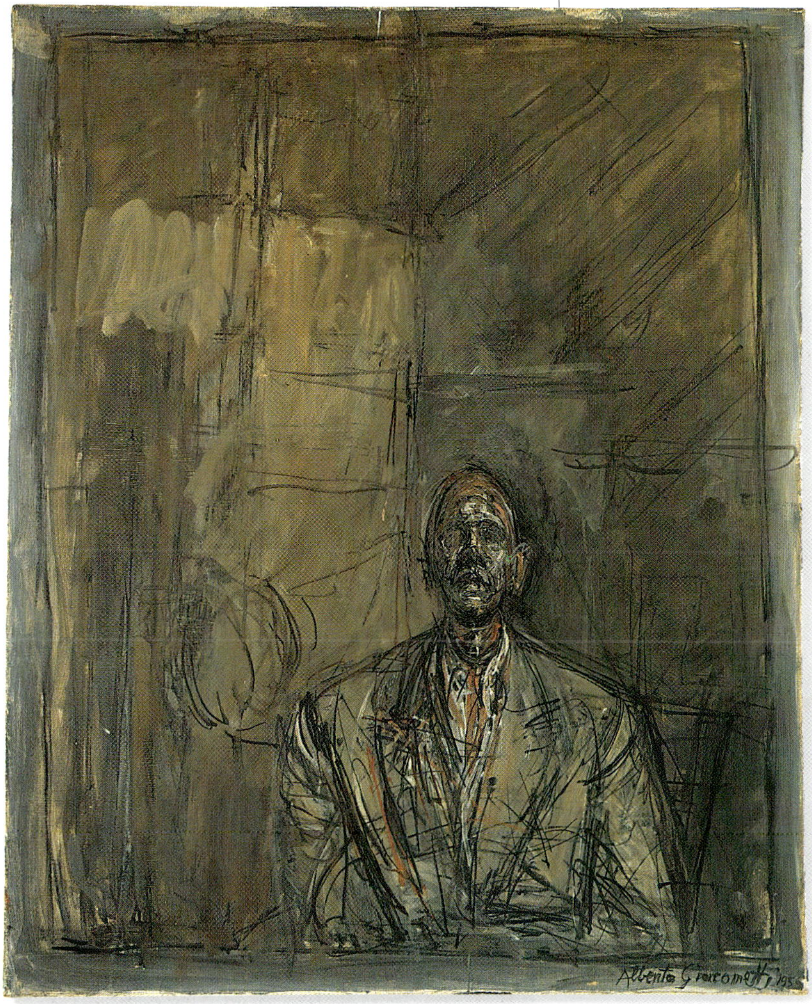

419 Alberto Giacometti, Jean Genet, 1955, 65 × 54 cm

AMERIKA IN DEN 30ER JAHREN

Es hat zu allen Zeiten interessante amerikanische Maler gegeben, und zumindest zwei Künstler des 19. Jh.s, Thomas Eakins und Winslow Homer, haben die Entwicklung der Malerei in den Vereinigten Staaten stark beeinflußt. In den 20er und besonders in den 30er Jahren übernehmen diese Rolle Edward Hopper und Georgia O'Keeffe. Hoppers Arbeiten sind im strengen Sinne realistisch. Seine stillen, genauen Darstellungen der Trostlosigkeit des einzelnen in der Isolation spiegeln die Stimmung der Gesellschaft seiner Zeit wider. O'Keeffes Bilder sind abstrakter und basieren häufig auf Vergrößerungen von Blüten. Sie selbst bezeichnet ihren Stil als ›magischen Realismus‹.

Das ›Federal Art Project‹

Angeregt durch Präsident Franklin D. Roosevelt sollte das ›Federal Art Project‹, das 1935 im Rahmen des ›New Deal‹ ins Leben gerufen worden war, die schlimmsten Folgen der amerikanischen Wirtschaftskrise lindern. In seinen besten Zeiten beschäftigte das FAP über 5000 Leute, die im ganzen Land öffentliche Gebäude renovierten und neue Kunstzentren und Galerien bauten. Praktisch alle bedeutenden Künstler dieser Zeit waren entweder als Lehrer oder als Ausführende an diesem Projekt beteiligt, das 1943 beendet wurde.

Amerikanische Landschaftsmalerei

Edward Hopper malte amerikanische Landschaften und Stadtlandschaften mit einer Ehrlichkeit, die Beunruhigung auslöst. Seine Welt ist kalt, fremd und leer. Die Menschen auf Hoppers Bildern sind einsam. So war Hopper bald als Maler der Einsamkeit und der urbanen Trostlosigkeit bekannt. Das war in der Malerei völlig neu und vielleicht ein Abglanz der tiefen Hoffnungslosigkeit, die die Wirtschaftskrise der 30er Jahre begleitete.

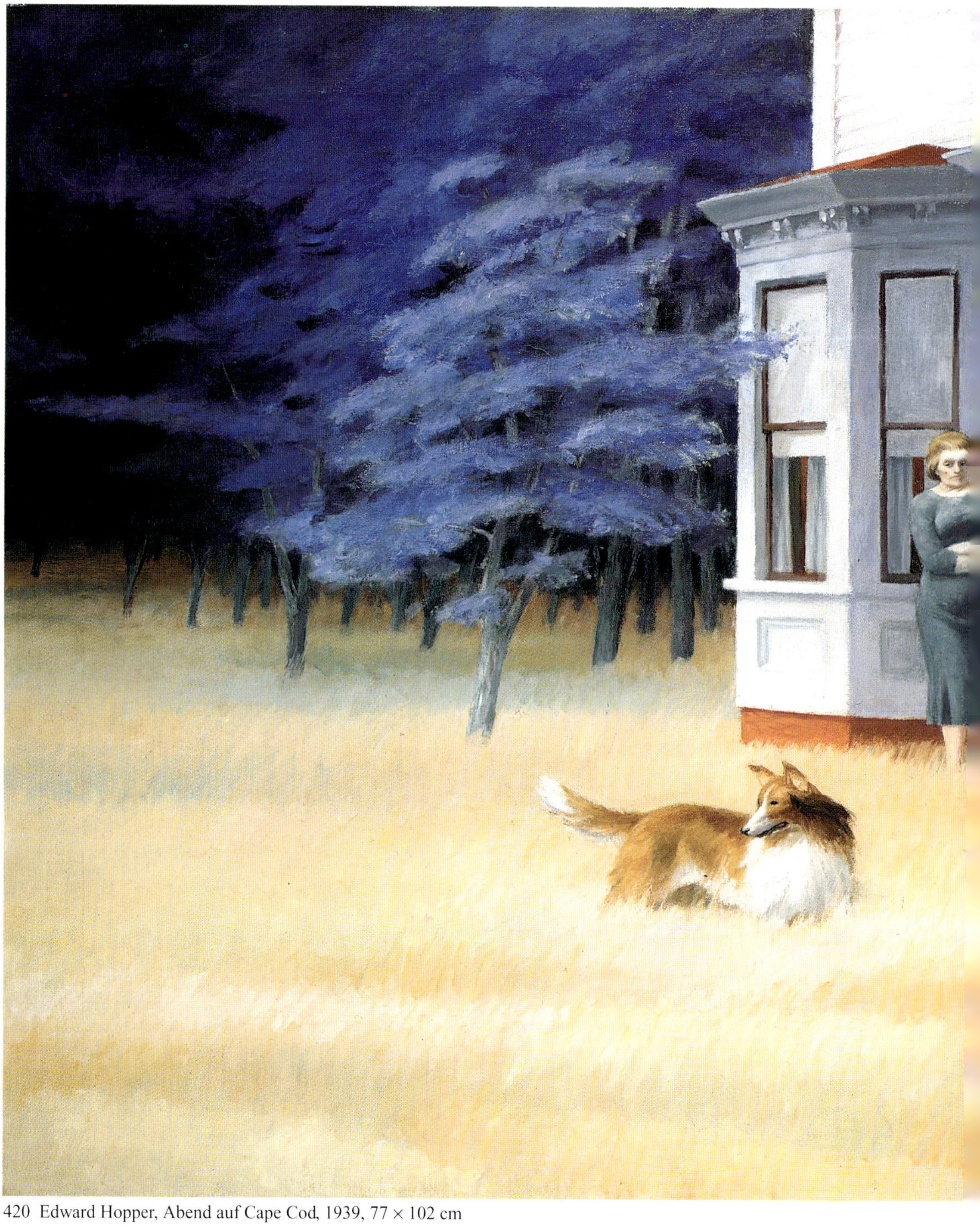

420 Edward Hopper, Abend auf Cape Cod, 1939, 77 × 102 cm

Edward Hopper (1882–1967) kann das sichtbar werden lassen, was wir fühlen, wenn wir die Dinge um uns herum betrachten. Seine Bilder erzählen von Einsamkeit und Resignation. Er zeigt uns, wie die moderne Welt aussieht, selbst die fröhlichen Szenen haben einen melancholischen Unterton und spiegeln die Desillusionierung wider, die das ganze Land nach dem Beginn der großen Wirtschaftskrise im Jahre 1929 (siehe Randleiste rechts) erlebt hatte. Das Bild *Abend auf Cape Cod (420)* könnte eine Idylle sein, und in gewisser Weise ist es das auch. Das Ehepaar genießt die Abendsonne vor seinem Haus, aber beide

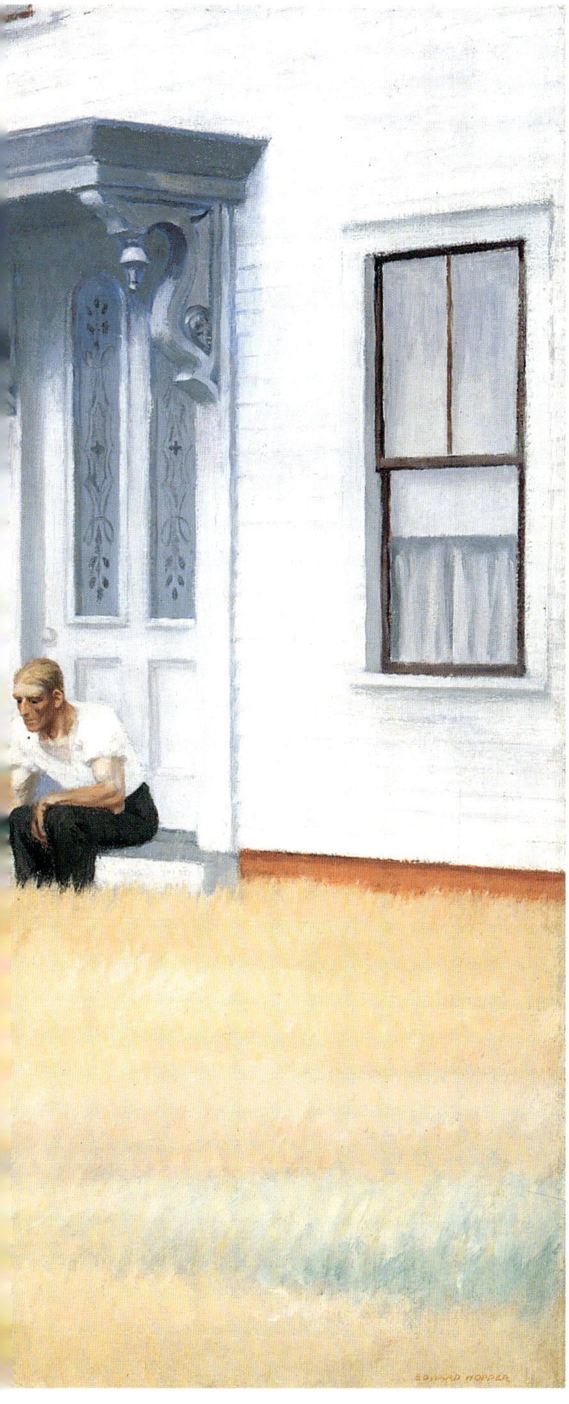

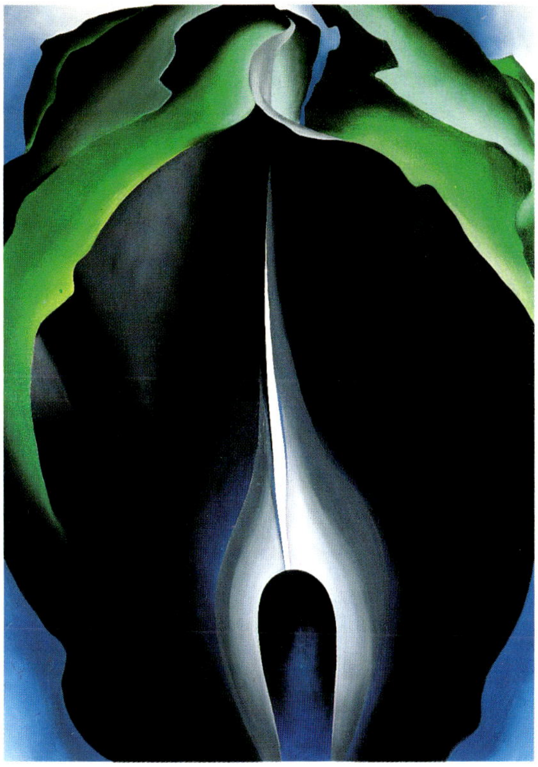

421 Georgia O'Keeffe, Arazee Nr. IV, 1930, 102 × 76 cm

sind nur scheinbar ein Paar, und ihre Freude ist völlig passiver Natur. Beide sind voneinander isoliert, jeder ist in seinen eigenen Tagträumen gefangen. Auch das Haus läßt keinen neugierigen Blick in sein Inneres zu. Die Tür ist fest geschlossen, und die Fenster sind verhangen. Der Hund ist das einzige lebhafte Wesen, aber selbst er wendet sich vom Haus ab.

Georgia O'Keeffe (1887–1986) ist wie Mary Cassatt (siehe S. 291) und Berthe Morisot (S. 290) eine Künstlerin, die in keiner Geschichte der Malerei fehlen darf: Wie die beiden anderen Malerinnen, hat auch sie etwas ganz Neues entwickelt. 1924 hatte sie den Photographen Alfred Stieglitz geheiratet und sich von dessen Nahaufnahmen aus der Pflanzenwelt und den Photographien der New Yorker Wolkenkratzer zu ihren eigenen Arbeiten inspirieren lassen.

Ihre Reihe von *Arazeen* beginnt mit einem außerordentlich realistischen Bild, von dem sie dann so lange abstrahiert hat, und das so oft vergrößert wurde, bis das letzte Bild nur noch ein einzelnes Staubgefäß darstellt. So erscheinen völlig realistische Dinge geheimnisvoll und unwirklich. Wahrscheinlich wirkt das vierte Bild aus der Reihe *(421)* am stärksten auf den Betrachter. Man wird mit einem intensiven Blau konfrontiert, das von einem leuchtenden Grün umgeben ist, während man im Zentrum die helle Kerze der Staubgefäße erkennt. Weiße, lodernde Flammen scheinen eingeschlossen, auf eine geheimnisvolle Weise jedoch mit dem Licht an den Rändern des Blattes verbunden zu sein. Die innere Flamme brennt triumphierend an einer Stelle, wo wir sie nicht sehen können.

Georgia O'Keeffe

Georgia O'Keeffe war eine der Vorreiterinnen der modernen Kunst in Amerika. Sie gehörte zum Kreis des Photographen und Kunsthändlers Alfred Stieglitz (1864–1946), den sie 1924 geheiratet hatte. Sie ist vor allem durch ihre fast photographischen Blumenbilder, die an Nahaufnahmen erinnern, bekannt geworden. Der Betrachter erlebt diese Bilder als sehr sinnlich und voll von erotischen Anspielungen. In den 30er Jahren verbrachte Georgia O'Keeffe jeden Winter in Neu-Mexiko, wo sie sich von der kargen Schönheit der Wüstenlandschaft inspirieren ließ. Als ihr Mann 1946 gestorben war, ließ sie sich für immer dort nieder.

Die Weltwirtschaftskrise

Im Oktober 1929 fand der Wirtschaftsboom der 20er Jahre mit dem Wall-Street-Börsenkrach ein jähes Ende. 1932 war bereits jeder vierte amerikanische Arbeiter arbeitslos. 1933 war der Gesamtwert des Welthandels auf weniger als die Hälfte geschrumpft, denn viele Länder hatten die Einfuhr ausländischer Produkte gestoppt. In den USA bot Präsident Roosevelt seinen Landsleuten den ›New Deal‹ an, zu dem ein umfangreiches Hilfsprogramm gehörte, das aus öffentlichen Mitteln bestritten wurde. Aber erst der Zweite Weltkrieg und das damit verbundene Aufblühen der Rüstungsindustrie führten zu einer Erholung der Wirtschaft.

Abstrakter Expressionismus

Der Zweite Weltkrieg war eine Katastrophe. Aber er hatte auch zur Folge, daß Maler wie Max Ernst und Piet Mondrian, die Europa den Rücken gekehrt hatten, um sich in den USA in Sicherheit zu bringen, ihren künstlerischen Einfluß erheblich ausdehnten. Man kann heute kaum ermessen, welche Auswirkungen dies konkret auf die amerikanische Malerei hatte. In jedem Fall gewannen die amerikanischen Maler in den 40er und 50er Jahren mit ihren neuen Visionen und ihrer neuen Ausdrucksform, dem Abstrakten Expressionismus, internationale Bedeutung.

Die ersten öffentlichen Ausstellungen, auf denen die Maler der ›New Yorker Schule‹ gezeigt wurden, die später als Abstrakte Expressionisten bekannt wurden, fanden Mitte der 40er Jahre statt. Wie schon bei vielen anderen Richtungen der modernen Malerei bezeichnete man auch in diesem Fall mit dem Etikett ›Abstrakter Expressionismus‹ keinen bestimmten Stil, sondern eine allgemeine Einstellung; die Arbeiten waren weder alle abstrakt noch alle expressionistisch. Die Gemeinsamkeit bestand eher in den moralisch befrachteten, gewichtigen Themen, die häufig einen tragischen Unterton hatten. Im Gegensatz zu den

Der Abstrakte Expressionismus

Die ›Abstrakten Expressionisten‹ waren eher durch ihre Weltanschauung miteinander verbunden als durch einen ähnlichen Stil – sie waren vom Geist der Auflehnung beseelt und glaubten an die Freiheit des Ausdrucks. Hauptvertreter dieser Richtung waren Pollock, de Kooning und Rothko, darüber hinaus Guston, Kline, Newman und Still. Die Bezeichnung ›Abstrakter Expressionismus‹ wurde erstmals 1936 von Robert Coates in der Märzausgabe des »New Yorker« benutzt. Die Kritiker Harold Rosenberg und Clement Greenberg, die auch ›Action Painting‹ und ›American Style‹ prägten, trugen zur Popularität bei.

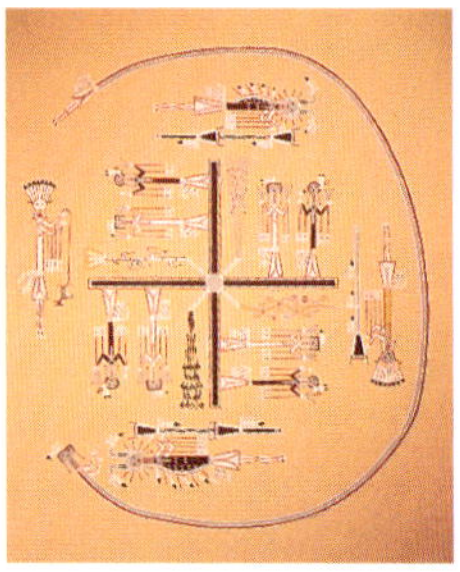

Jackson Pollock

Angeblich sei Jackson Pollock von der indianischen Sandmalerei beeinflußt, einer Technik, bei der das Bild entsteht, indem man schmale Streifen von farbigem Sand auf eine waagerechte Fläche fließen läßt. Die Abbildung zeigt ein Navajo Sandbild. Erst 1947 begann Pollock unter dem Einfluß der Surrealisten und ihrer Idee des ›psychischen Automatismus‹ (direkter Ausdruck des Unbewußten) mit seinem Action Painting. Er legte die Leinwand auf den Boden, träufelte Farbe darauf und verteilte sie mit einer Vielzahl von Gegenständen.

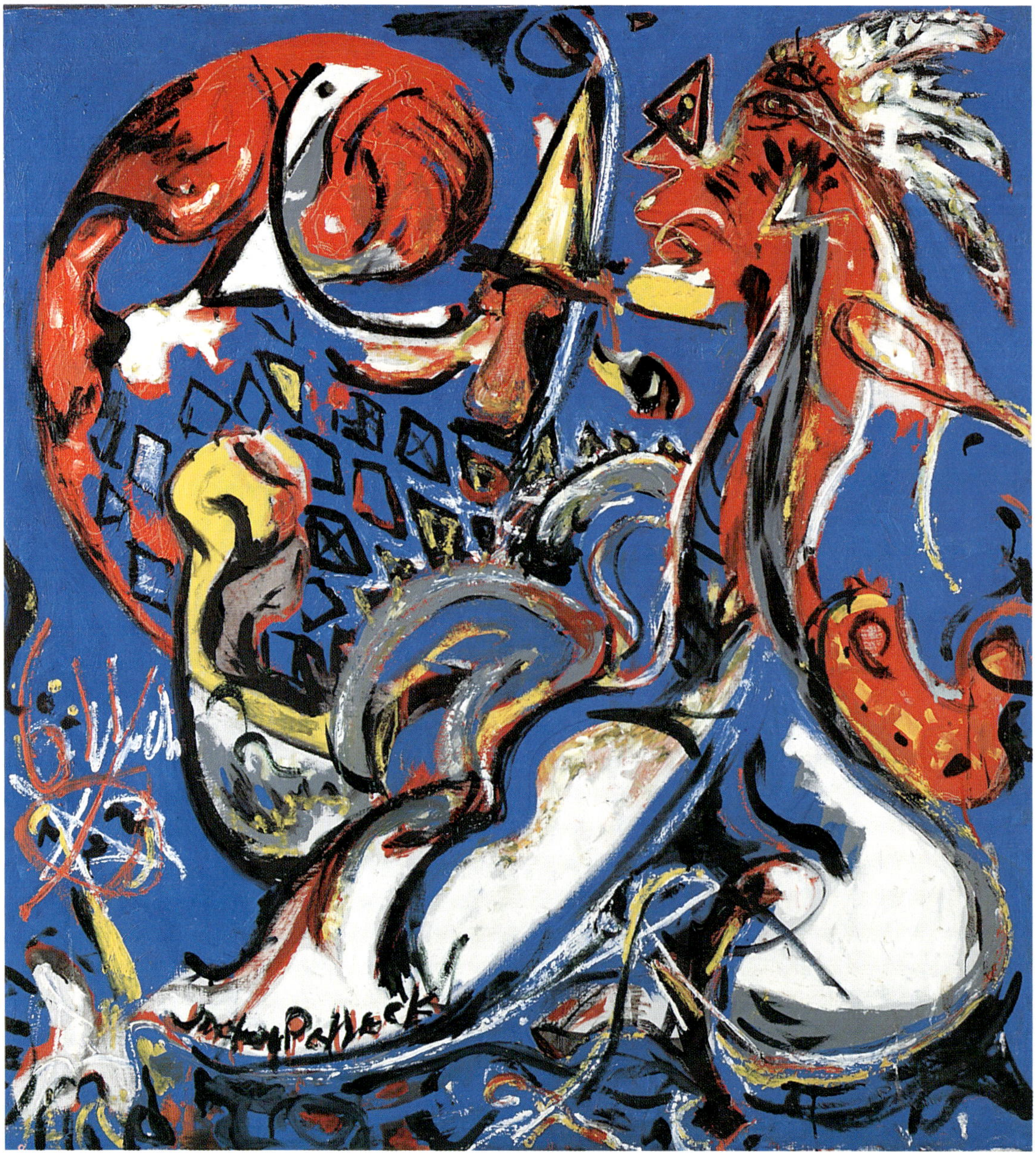

422 Jackson Pollock, The Moon-Woman cuts the Circle, 1943, 109,5 × 104 cm

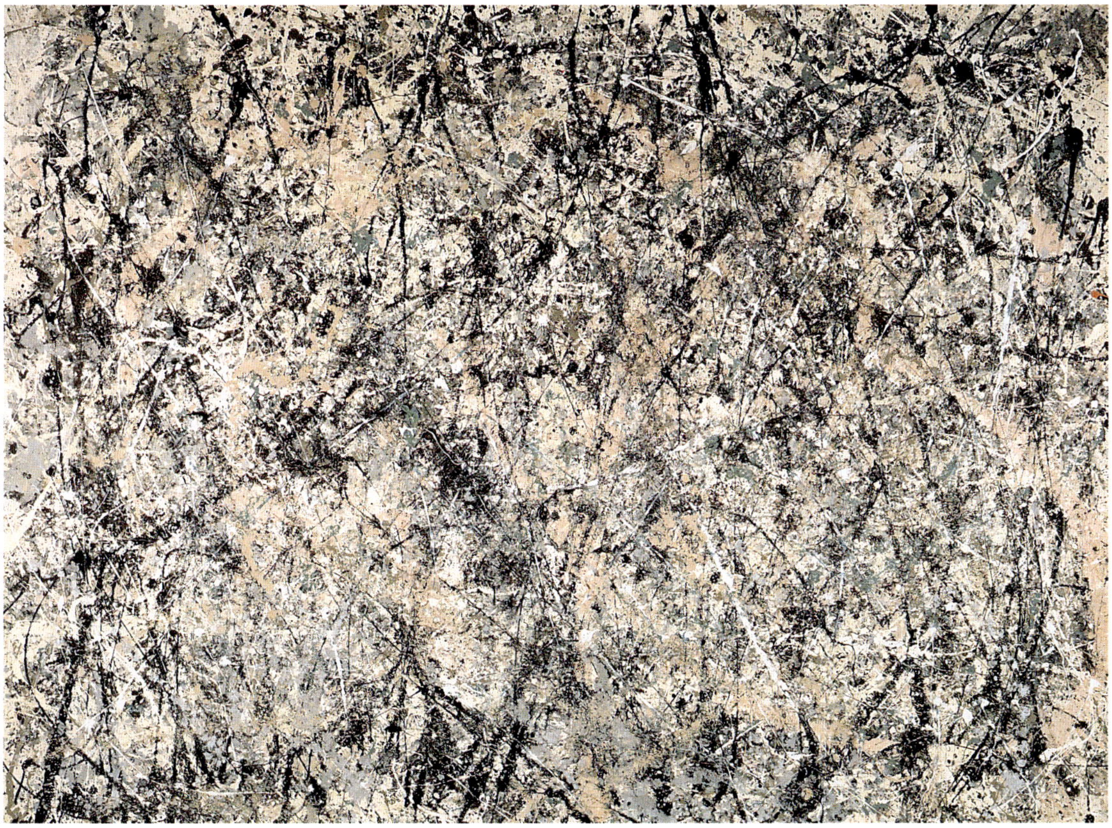

423 Jackson Pollock, Nummer 1, 1950 (Lavender Mist), 221 × 300 cm

»Auf dem Fußboden fühle ich mich wohler, dort fühle ich mich dem Bild näher, bin Teil von ihm. Ich kann in ihm herumgehen, von allen vier Seiten daran arbeiten und im wahrsten Sinne des Wortes ›im‹ Bild sein.«

Jackson Pollock, 1947

Motiven des sozialen Realismus und des Landlebens, die die amerikanische Malerei der vergangenen Jahrzehnte geprägt hatten, legte man jetzt großen Wert auf Individualität und spontane Improvisation. Konventionelle Motive und Stile lehnten diese Künstler ab, weil beides ihre neue Vision nicht in angemessener Weise vermitteln konnte.

Der Durchbruch

Jackson Pollock (1912–56) war der Wegbereiter aller Abstrakten Expressionisten: Mit seinen Drip Paintings (siehe Randleiste links) hat er gezeigt, in welche Richtung sich die Malerei entwickeln konnte.

The Moon-Woman cuts the Circle (422) ist ein früher Pollock, zeigt aber schon, mit welcher Leidenschaft und Intensität er seine persönlichen Visionen verfolgte. Das Bild bezieht sich auf einen alten Indianermythos. Er besagt, daß der Mond mit dem Weiblichen verbunden ist, und zeigt die zugleich schöpferische und zerstörerische Kraft der weiblichen Psyche. Was wir hier sehen, ist nicht leicht zu beschreiben: Vor uns taucht ein Gesicht auf, bebend vor Energie. Aber es tut dem Bild vermutlich nicht gut, wenn man sich angestrengt um eine Interpretation bemüht. Wenn es uns gelingt, ganz naiv auf diese Form der Kunst zu reagieren, können wir auch die großen abstrakten Arbeiten wie *Nummer 1, 1950 (Lavender Mist) (423)* genießen. Aber auch, wenn wir das nicht schaffen, können wir doch zumindest die Verschmelzung der Farben und das Gefühl der Dringlichkeit, das der Maler zum Ausdruck bringt, nachvollziehen. *Moon-Woman* kann entweder ein gefiederter Drache oder ein großartiges abstraktes Bild sein – entscheidend ist, daß beide Deutungen möglich sind.

Action Painting

Pollock war der erste ›All-over‹-Maler, der nicht mit Pinsel und Palette arbeitete, sondern die Farbe auf die Leinwand träufelte und alle Konventionen im Hinblick auf ein zentrales Motiv über Bord warf. Er tanzte in einer Art Ekstase um die auf dem Boden aufgespannte Leinwand und war dabei völlig auf die Strukturen fixiert, die sich bildeten, während er mit äußerster Konzentration die Farbe träufeln ließ. Er sagte dazu: »Das Bild hat ein Eigenleben. Ich versuche nur, es sichtbar werden zu lassen.« Er malte keine Bilder, sondern ›Action‹, obwohl ›Action Painting‹ keine angemessene Bezeichnung für das Endprodukt seines schöpferischen Prozesses sein dürfte. *Nummer 1, 1950 (Lavender Mist)* ist drei Meter lang, ein riesiges Format. Es besteht aus lebendigen Kritzeleien, Linien, die kreuz und quer in alle Richtungen laufen, dicker werden und sich anschließend wieder in ganz dünnen Geflechten verlieren. Das Auge bleibt ständig in Bewegung und findet an keinem Punkt Ruhe. Pollock hat seine Hände in die Farbe getaucht und sie oben rechts aufgedrückt – eine instinktive Geste, die an die Höhlenmaler der Vorzeit erinnert (siehe S. 11). Der vorherrschende Farbton ist ein blasses Lavendel, das luftig und lebendig wirkt.

Jackson Pollock Werkauswahl

White Light (New York, Museum of Modern Art)
The Deep (Paris, Centre Pompidou)
Nummer 32 (Düsseldorf, Kunstsammlung Nordrhein-Westfalen)
Naked Man with Knife (London, Tate Gallery)
Watery Paths (Rom, Galleria d'Arte Moderna)
Eyes in the Heat (Venedig, Sammlung Peggy Guggenheim)
Untitled Composition (Edinburgh, National Gallery)

Die mexikanischen Muralisten

In Mexiko entwickelte sich die Kunst nach der Revolution von 1910 zu einer bedeutenden kulturellen Manifestation politischer Ideologie. Viele mexikanische Maler brachten ihre Solidarität dadurch zum Ausdruck, daß sie an öffentlichen Gebäuden Wandmalereien schufen. Einer der etablierten Maler war David Siqueiros, der ein neues Manifest der Muralisten herausgab. Zwischen 1935 und 1936 führte er in New York Workshops durch. Bekannter war José Clemente Orozco, der ebenfalls einen großen Einfluß auf die zeitgenössische Malerei Amerikas hatte. Der dritte Muralist war Diego Rivera, der gefeiert (meistens) oder geschmäht wurde, aber niemanden unbeteiligt ließ.

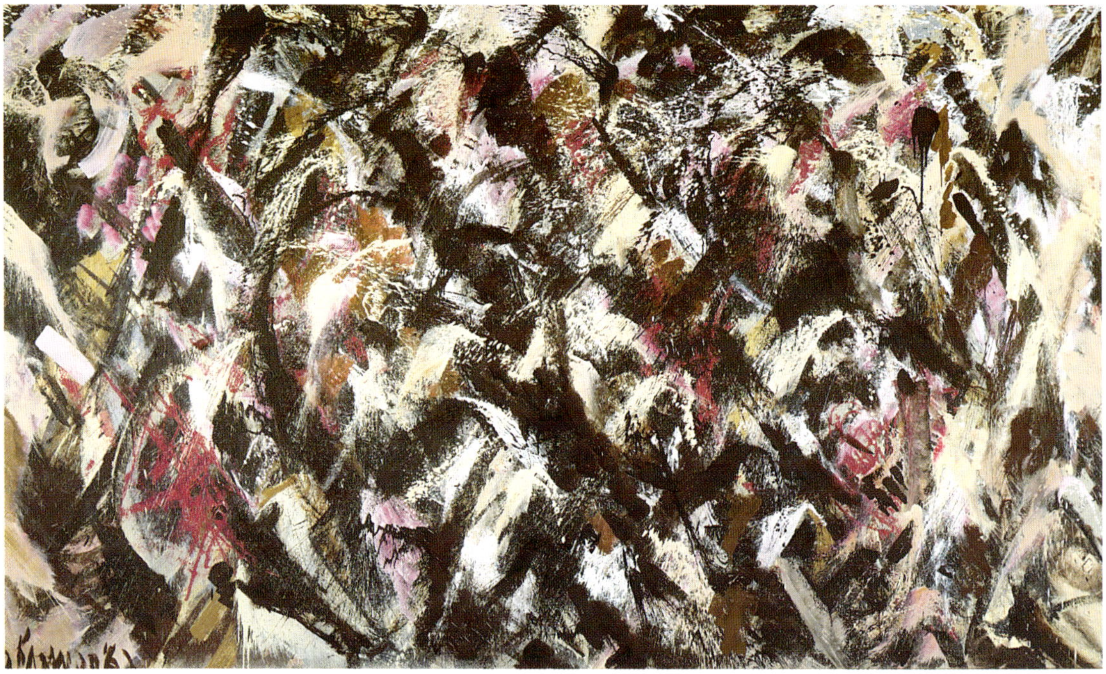

424 Lee Krasner, Cobalt Night, 1962, 237 × 401 cm

Lee Krasner (1908–84), die Pollock 1944 geheiratet hatte, fand zu Lebzeiten ihres Mannes, der 1956 viel zu früh bei einem Autounfall ums Leben kam, beim Publikum keine Anerkennung. Sie war es jedoch, die als erste die Leinwand mit einer wilden Ansammlung von Flecken bedeckte. Die Ursprünglichkeit ihrer Vision, ihre absolute Redlichkeit und das intensive Gespür für innere Zusammenhänge, wird erst heute richtig gewürdigt. *Cobalt Night (424)* ist *Nummer 1, 1950 (Lavender Mist)* ebenbürtig.

425 Mark Rothko, Ohne Titel (Schwarz und Grau), 1969, 207 × 194 cm

Mark Rothko

Auch der aus Rußland stammende Mark Rothko (1903–70) ist einer der ganz großen Maler des Abstrakten Expressionismus. Wie Pollock war auch er zunächst vom Surrealismus und seinen Möglichkeiten des freien Ausdrucks beeindruckt, erreichte den Höhepunkt seines Schaffens jedoch mit seinen abstrakten Bildern. Sie werden selten so aufgehängt, wie er es sich ursprünglich gewünscht hatte. Er forderte gedämpftes Licht und eine Atmosphäre der Besinnlichkeit, Bedingungen, die kaum zu erfüllen sind. Die extrem religiösen Interpretationen seiner großen Farbflächen wies er zurück und erklärte, daß seine Arbeiten vor allem eine emotionale und weniger eine mystische Bedeutung hätten. Er behauptete, nur wenn der Betrachter sich ganz allein und ungestört der Betrachtung widmen könne, sei es möglich, das Motiv zu vermitteln.

Rothkos Abstrakter Expressionismus unterscheidet sich von dem Pollocks: Bei ihm liegt der Akzent mehr auf der Farbe und der Bedeutung und weniger auf der Lebendigkeit der Geste oder Aktion. Solche Differenzierungen bergen allerdings Gefahren, denn die Abstrakten Expressionisten ließen sich nur ungern in starre Schemata einordnen. *Ohne Titel (Schwarz und Grau) (425)* entstand ein Jahr vor Rothkos Selbstmord. Die leuchtende Farbigkeit der frühen Jahre war längst einer tiefen Traurigkeit gewichen: Das Bild vermittelt das Gefühl eines großen Kummers. Wir müssen uns damit trösten, daß die graue Fläche größer ist als die schwarze. Und obwohl das Schwarz eine schwere, tödliche Kompaktheit besitzt, kann das Grau es mit der Möglichkeit schwachen Lichts durchdringen.

Arshile Gorky

Möglicherweise sind die erschütternden Erfahrungen, die Arshile Gorky (1905–48) schon in jungen Jahren als armenischer Flüchtling machen mußte, der Grund, warum er sich am Anfang seiner Laufbahn so stark von Picasso (siehe S. 346) beeinflussen ließ. Damals mußte man befürchten, daß er nie seinen eigenen Stil finden würde. Gorky, der ursprünglich Vosdanig Manoog Adoian hieß, emigrierte 1920 in die USA und ging 1925 nach New York, um dort zunächst Kunst zu studieren und dann zu lehren. Bevor auch er Selbstmord beging (siehe Randleiste rechts), fand Gorky jedoch zu seinen eigenen Bildern, was zum Teil auf seine Begegnung mit dem amerikanischen Surrealismus zurückzuführen war. *Wasserfall (426)* zeigt eine wahre Flut wunderschöner freier Einfälle, liebliche, schwebende, flache Farbtupfer und Formen, die seine künstlerische Reife beweisen. Auf eine seltsame Weise erinnert das Bild tatsächlich an einen Wasserfall: Irgend etwas auf der Leinwand erweckt den Eindruck einer großen, herabstürzenden Wassermasse, und man meint, das Glitzern der Sonne auf den versteckten Felsen im Hintergrund sehen zu können. Gorkys Arbeit strahlt eine so frühlingshafte Frische aus, daß man bei dem Gedanken an seinen Selbstmord besonders erschüttert ist. Es scheint fast so, als hätte er nur in seiner Malerei Glück, Freiheit und Anerkennung finden können.

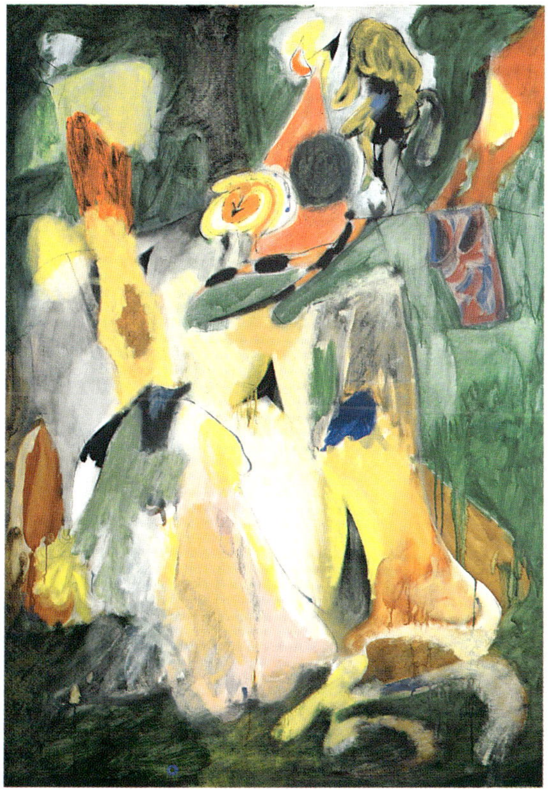

426 Arshile Gorky, Wasserfall, 1943, 154 × 113 cm

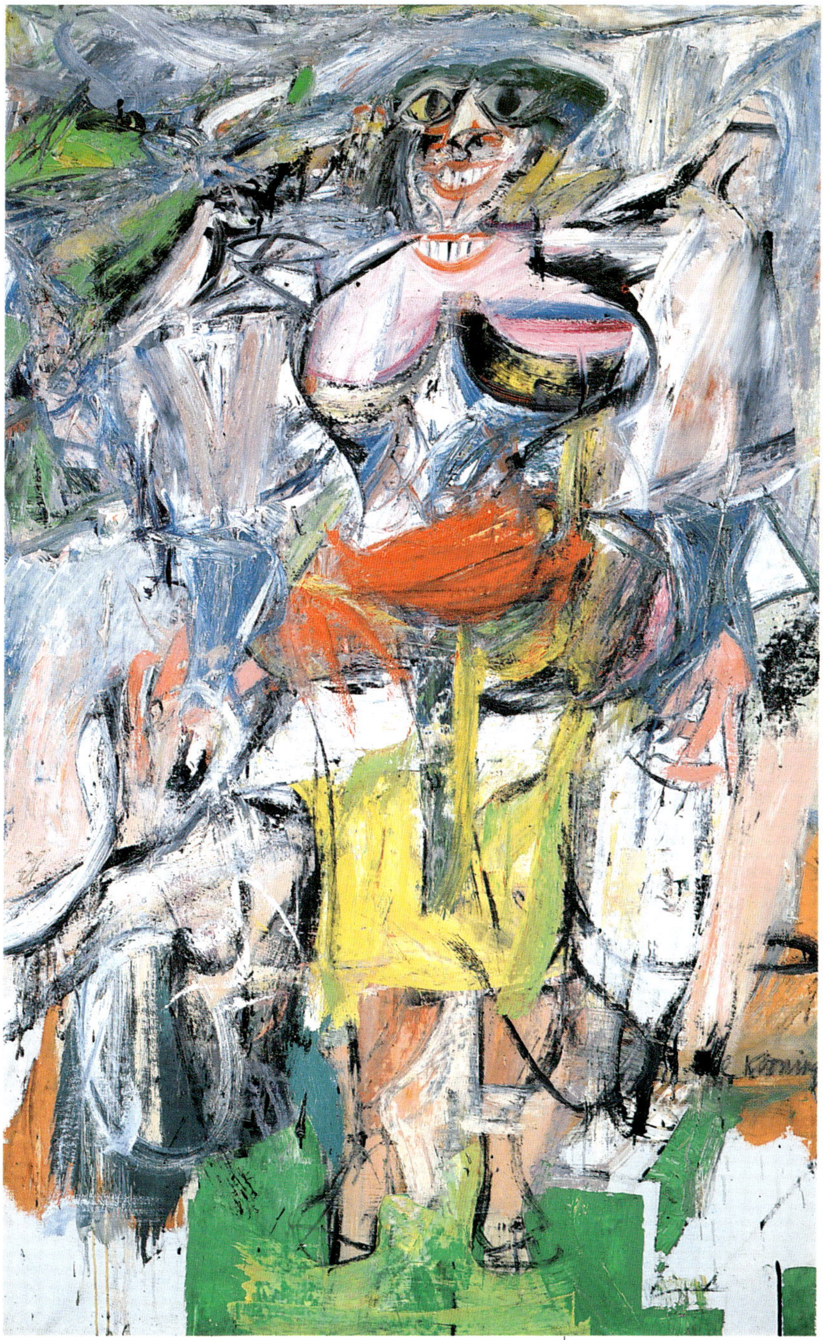

427 Willem de Kooning, Frau mit Fahrrad, 1952–53, 194 × 124 cm

De Kooning

Gorky hat die Entwicklung des Abstrakten Expressionismus stark beeinflußt. Das gleiche gilt für seinen Freund Willem de Kooning (geb. 1904), eine der vitalsten Persönlichkeiten dieser Stilrichtung. De Kooning ist gebürtiger Holländer, hat aber den größten Teil seines Lebens in den USA verbracht. Unter den vielen

Ein Leben voller Tragik

Auf dem Gipfel seiner künstlerischen Schaffenskraft wurde Arshile Gorky Opfer einer Reihe tragischer Ereignisse. 1946 ging eine große Zahl seiner Bilder bei einem Brand verloren; er erfuhr, daß er Krebs hatte; 1948 erlitt er bei einem Autounfall eine schwere Genickverletzung und wurde von seiner Frau verlassen. Wenig später erhängte er sich.

»Die Phantasie, nicht mehr durch die Gesetze der Angst behindert, wurde eins mit der Vision. Und der eigentliche Akt, der innere, absolute, war ihre Bedeutung und Träger ihrer Leidenschaft.«

Clyfford Still

Abstrakten Expressionisten war de Kooning zweifellos der tätigste: Schon zu Pollocks Lebzeiten pries man ihn als dessen bedeutendsten Rivalen. Seine Fähigkeit, ein Motiv, sei es eine Landschaft oder ein Porträt, mit einer so ungestümen Freiheit zu bearbeiten, ist auch heute noch sehr beeindruckend.

Wenn wir mit de Koonings Frauen konfrontiert werden, erleben wir einen regelrechten Schock. Die Frau in *Frau mit Fahrrad (427)* scheint nur aus Zähnen, Augen und einem enormen Busen zu bestehen. Wie eine Gottesanbeterin sitzt sie mit einem triumphierenden, erwartungsvollen Lächeln auf ihrem dreieckigen Gesicht vor uns. Ohne eine Spur von Eleganz oder Charme hat sich diese bedauernswerte Riesin geschmacklos herausgeputzt und wartet auf Beute. Wir stehen fassungslos, verlegen lächelnd und fast ein wenig furchtsam angesichts des Spotts, den ihr Anblick hervorruft. Dabei ist es unmöglich, sich ihrer Ausstrahlung zu entziehen.

Aber de Kooning kann auch sehr lyrisch sein und uns mit der Schönheit seiner Bilder überwältigen. *Tür zum Fluß (428)* wandelt mit großem Feingefühl auf dem schmalen Grat der Abstraktion. Große, breite, dynamische Pinselstriche bedecken die Leinwand und bilden die Umrisse einer klar erkennbaren Tür. Durch die senkrechten Striche kann man das intensive Blau des entfernten Flusses sehen. De Kooning ist hier nicht witzig unterhaltend, sondern schlicht bewegend.

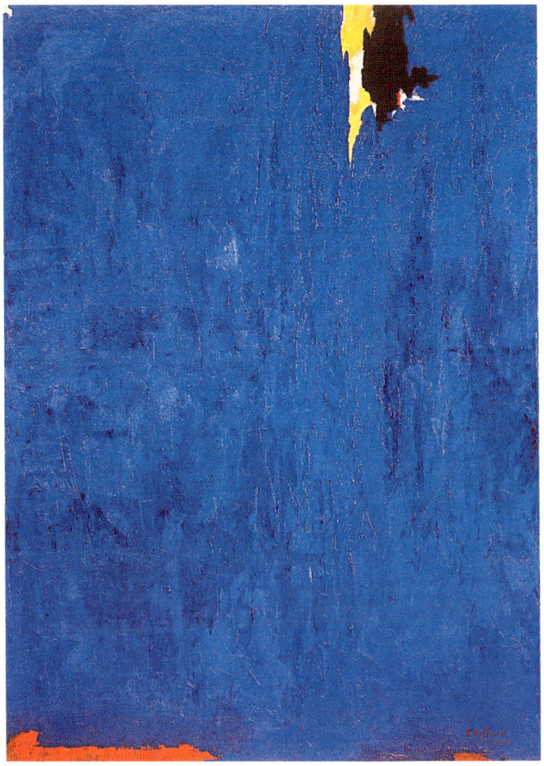

429 Clyfford Still, 1953, 236 × 174 cm

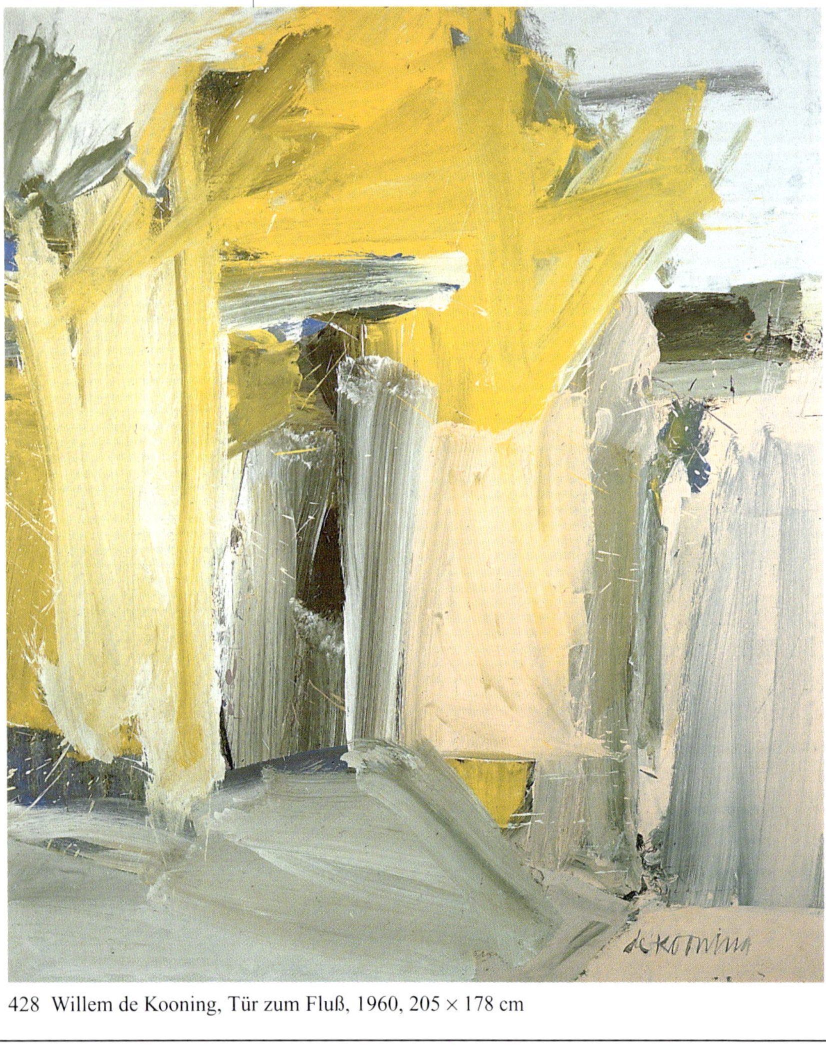

428 Willem de Kooning, Tür zum Fluß, 1960, 205 × 178 cm

Clyfford Still

Bei Clyfford Still (1904–80) überschreitet die Landschaftsmalerei majestätisch die Grenze zur reinen Abstraktion. Im Gegensatz zu allen anderen Malern der New Yorker Schule hat er den größten Teil seiner Künstlerkarriere weit entfernt von der New Yorker Kunstszene verbracht – obwohl er Mitte der 50er Jahre, auf dem Höhepunkt des Abstrakten Expressionismus, in der Metropole gelebt und gelehrt hat.

Als Maler lehnte Still den Bezug zur realen Welt ab und versuchte, die Farben aus ihren Verbindungen und Assoziationen zu lösen. Der größte Teil seiner Bilder stellt Variationen dieses Themas dar. Bei der Beurteilung seiner eigenen Bilder ist er ziemlich selbstbewußt: sie seien von brillanter Klarheit und ließen das Göttliche ahnen. Bilder wie *1953 (429)* machen verständlich, warum er glaubte, das Recht zu haben, derartige Behauptungen aufzustellen. Ein objektiver Betrachter wird seine Äußerungen für übertrieben halten, aber es ist trotzdem ein wunderschönes Bild. Die große blaue Fläche enthält schwarze Punkte, zwei kräftige rote Pinselstriche am unteren und große gezackte Farbstreifen am oberen Rand. Man hat das Gefühl, als hätten sich die Berge geöffnet, um uns einen Blick in ihr Inneres zu gewähren, wo wir gleichzeitig Helligkeit und Dunkelheit erkennen können. Solche unausgesprochenen psychologischen Inhalte sind charakteristisch für Stills Bilder.

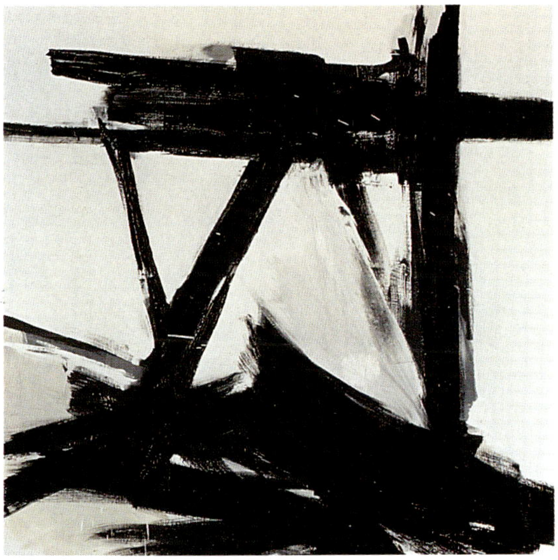

430 Franz Kline, Ballantine, 1948–60, 183 × 183 cm

Franz Kline

Wenn Franz Klines (1910–62) Bilder an Stadtlandschaften erinnern, dann nur wegen der Andeutung von Eisenträgern, die sich vor dem Himmel abzeichnen. Vermutlich hat ihn ein Teil einer Brückenkonstruktion oder ein Gerüst ohne Unterbau dazu angeregt, die erhabene Wirkung der reinen, isolierten Form darzustellen. Seine Arbeiten ähneln der fernöstlichen Kalligraphie. Die meisten sind schwarz-weiß und weisen feine Schattierungen auf, wie wir sie von der Tusche kennen. Bilder wie *Ballantine (430)* haben eine unmittelbare Überzeugungskraft. Diese sehr persönliche Darstellung des Teils einer Brückenkonstruktion, die in einer fernöstlich freien Weise ausgeführt ist, mag zwar nicht besonders tiefgründig sein, hinterläßt aber beim ausdauernden Betrachter ein Gefühl tiefer Befriedigung.

Barnett Newman

Barnett Newman (1905–70) war einer der angesehensten Maler der New Yorker Schule. Er war zunächst Kunstkritiker und ein glühender Verehrer der Abstrakten Expressionisten, die er in ganz Amerika bekannt gemacht hat. Alle waren überrascht, als er plötzlich selbst anfing zu malen und Erfolg damit hatte. Er schuf riesige ›Farbfelder‹, die oft nur aus einem einzigen Farbblock bestanden, und durch ›zips‹, wie Newman sie nannte, einen bestimmten Akzent bekamen. *Yellow Painting (431)* ist ein gutes Beispiel: Zwei gerade weiße Linien, die sich nur in der Breite ein wenig unterscheiden, laufen auf beiden Seiten senkrecht durch das Bild. Ihr jungfräuliches Weiß läßt das Kanariengelb um so leuchtender hervortreten. Bei genauerer Betrachtung entdeckt man, daß das Bild durch einen weiteren ›zip‹ geteilt wird, er ist gelb und nur an einigen Stellen mit einer weißen Schattierung abgesetzt. Allein das Format des Bildes und seine erstaunliche Einfachheit fesseln unsere Aufmerksamkeit. Je länger wir hinschauen, um so deutlicher wird die Kraft und Reinheit von Gelb und Weiß. Es ist ein seltsam erhebendes Gefühl, so als würde uns die Farbe in sich hineinziehen und unseren Horizont erweitern. Mit solchen Arbeiten nimmt Newman sowohl die dekorativen Bilder der Koloristen (siehe S. 375) als auch die spartanischen Arbeiten der Minimalisten vorweg (siehe S. 377).

Robert Motherwell

Obwohl sich seine Arbeiten durch eine monolithische Einfachheit auszeichnen, war Newman ein intellektueller Maler. Das gleiche gilt für Robert Motherwell (1915–91). Er war der jüngste unter den Abstrakten Expressionisten und ein Philosoph. Seine Arbeiten strahlen eine geheimnisvolle moralische Kraft aus.

Motherwell hat einmal gesagt: »Ohne ein ethisches Bewußtsein ist ein Maler nur ein Dekorateur.« Diese Bemerkung bekommt im Zusammenhang mit einer Serie, die er als Reaktion auf den spanischen Bürgerkrieg von 1936–39 gemalt hat, eine besondere Bedeu-

›Irascibles‹

Da sie die Auffassung des Metropolitan Museum of Art der modernen Malerei gegenüber nicht teilten, schrieben u.a. Newman, Pollock, Still und Rothko, einen Brief an die Museumsleitung, in dem sie erklärten, daß sie nicht mehr bereit seien, in dieser Galerie auszustellen. Die Gruppe wurde unter dem Namen ›The Irascible 18‹ bekannt. Ihr Sprecher, Jackson Pollock, verkündete, daß jede Periode einen anderen künstlerischen Stil brauche, um die Gedanken der zeitgenössischen Kultur zum Ausdruck bringen zu können.

431 Barnett Newman, Yellow Painting, 1949, 171 × 133 cm

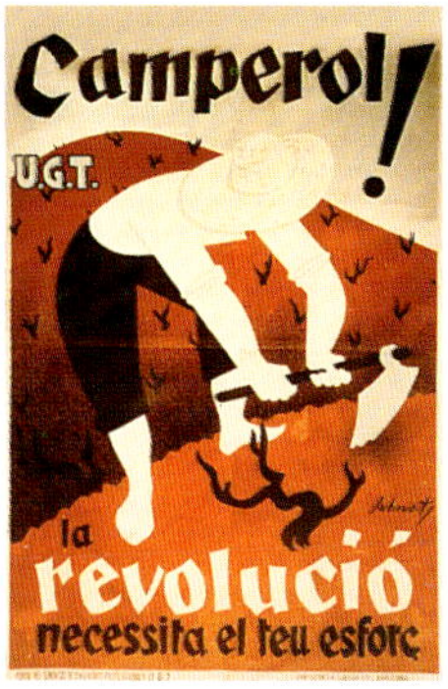

Der spanische Bürgerkrieg

Im Juli 1936 zettelte General Franco eine gewaltsame Revolte gegen die Volksfrontregierung in Spanien an. Das hatte zur Folge, daß Spanien zum Austragungsort eines ideologischen Kampfes zwischen Faschisten und Sozialisten aus aller Welt wurde. Italien und Deutschland unterstützten Franco mit Truppen, während die Hilfe für die Republikaner zum Teil aus Großbritannien und Frankreich, im wesentlichen jedoch aus der Sowjetunion kam. Der Fall Barcelonas im Jahre 1939 beendete den Bürgerkrieg, und General Franco übernahm die Macht. Mit dem oben abgebildeten Plakat wollte Motherwell einen Beitrag für die Sache des spanischen Volkes leisten.

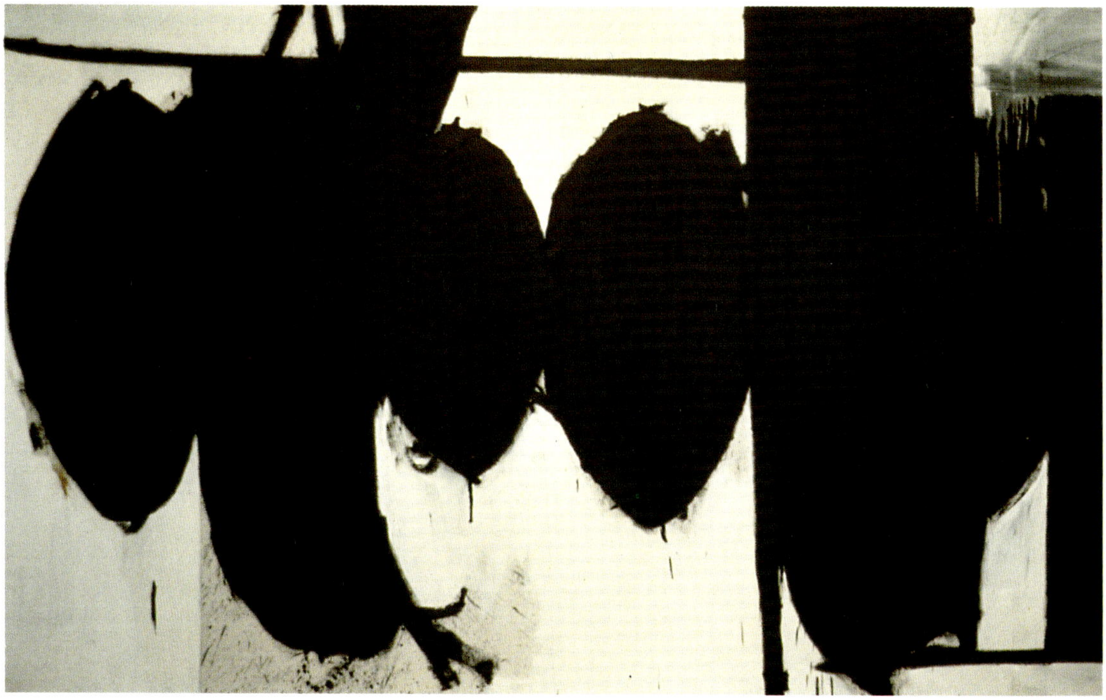

432 Robert Motherwell, Elegie auf die spanische Republik, Nr. 70, 1961, 175 × 290 cm

tung. Die Bilder sind Elegien, die den selbstverschuldeten Tod einer großen Zivilisation betrauern. Dicke schwarze Objekte, die an Stierhoden erinnern, füllen die ganze Leinwand aus. Sie assoziieren das Abschlachten von Tieren als Unterhaltung: Spanien ist das Land der Stierkämpfe. Die *Elegie auf die spanische Republik, Nr. 70 (432)* drückt Trauer, Würde und emotionale Größe aus. Zuerst nimmt der Betrachter nur die massiven schwarzen Flächen wahr, die sich von dem blassen Hintergrund abheben. Die Schattierungen des Hintergrundes sind feine Abstufungen von Grau und Hellblau. Das kompakte Schwarz schwingt nach oben, um dann wieder schwer nach unten zu fallen, es ist nur von dünnen, bedrohlich wirkenden schwarzen Linien unterbrochen. Auch ohne den Titel würde man spüren, daß es sich hier um eine Elegie handelt. Motherwell trauert, aber seine Trauer ist von einer edlen Zurückhaltung geprägt.

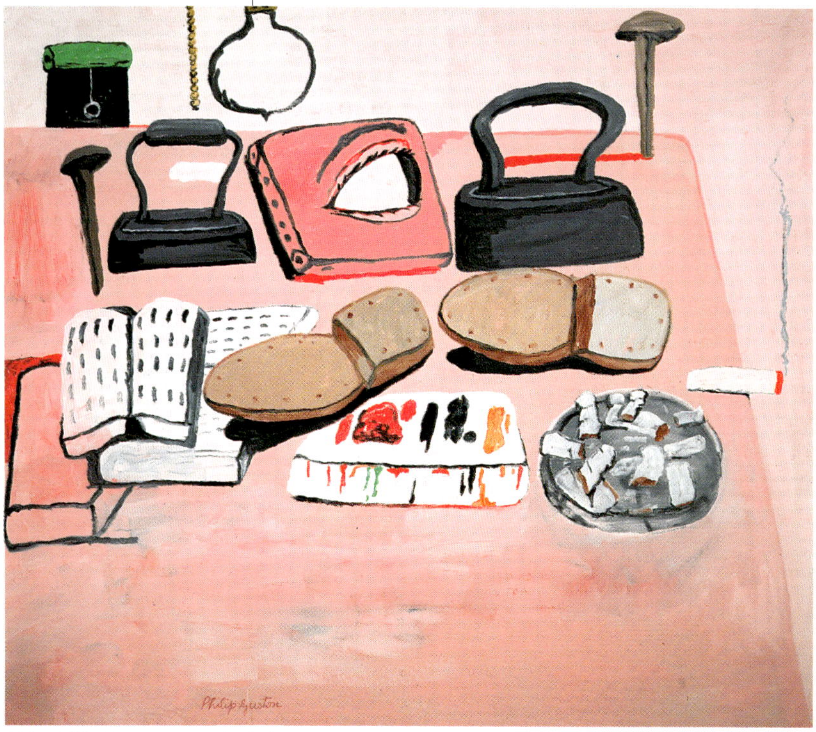

433 Philip Guston, Der Tisch des Malers, 1973, 196 × 229 cm

Philip Guston

Philip Guston (1913–80) malte zunächst im Stil des Abstrakten Expressionismus Bilder, die von einer zarten Anmut geprägt sind und bis heute Anerkennung finden. Aber er machte eine Wandlung durch und distanzierte sich von dieser Periode: Guston selbst empfand seine Arbeiten als zu hübsch. Er begann dann sozusagen eine zweite Karriere und wurde in gewisser Weise der Plebejer der figurativen Malerei.

Der Tisch des Malers (433), ein Bild, das sieben Jahre vor seinem Tod entstand, hat durchaus etwas Autobiographisches. Wir sehen den Aschenbecher mit der noch brennenden Zigarette, die Bücher, die den Maler beschäftigen, den Farbkasten mit den angetrockneten Farbklecksen auf dem Deckel – ein ironischer Hinweis auf seine erste Karriere als abstrakter Künstler, denn der Kasten ist geschlossen und wird zudem von einem jener derben Schuhe zugehalten, die gewissermaßen Gustons Markenzeichen geworden waren. Im Zentrum sehen wir ein wunderschönes, in zweifacher Hinsicht offenes Auge, das notwendige Requisit des Malers: Er kann damit – durch den Tisch hindurch – in die Unendlichkeit blicken, ein symbolischer Verweis auf die Aufgabe eines Malers.

Amerikanische Koloristen

Der Abstrakte Expressionismus regte die nächste Generation der amerikanischen Maler zu einer Flut wunderschöner Bilder an. Die Bezeichnung ›zweite Generation‹ der Abstrakten Expressionisten ist allerdings wenig sinnvoll. Die neue Generation kritisierte den ›Eigendünkel‹ und die theoretische ›Verklärtheit‹ von Künstlern wie Barnett Newman und versuchte das Bild des Malers von dem zwanghaft Metaphysischen zu befreien, um die Malerei zu einem ausschließlich visuellen Erlebnis zu machen.

Die Maler, die auf die Abstrakten Expressionisten folgten, konzentrierten sich nicht so sehr auf ein einzelnes Thema, sondern waren vor allem auf der Suche nach neuen Effekten. Die Bilder der Abstrakten Expressionisten waren sehr ernst – das Tragische war ihr zentrales Motiv. Die Koloristen oder ›Stainer‹ benutzten die Farben dagegen, um Freude auszudrücken. Sie bemalten die Leinwand oder schufen große Farbflächen, um der Welt das Wunder der menschlichen Existenz visuell mitzuteilen. Farben haben auf uns alle eine Wirkung: Durch ihre bloße Existenz teilen sie uns eine Botschaft mit, die unabhängig vom Motiv ist. Auf diese elementare Kraft der Farbe setzten die Koloristen, sie wollten den Intellekt umgehen und sich direkt an ein tieferes Ich wenden.

Helen Frankenthaler

Zu den bedeutendsten Amerikanischen Koloristen gehört Helen Frankenthaler (geb. 1928). Sie entwickelte eine Methode, die Leinwand einzufärben, die großen Einfluß auf die Malerei gehabt hat. Sie selbst wurde durch Jackson Pollocks ›All-over‹-Malerei (siehe S. 369) angeregt, und ihre innovative Methode kann als Fortführung seiner Drip Paintings betrachtet werden; die Wirkung ist allerdings eine völlig andere. Frankenthaler kombiniert dünne Lasuren mit transparenten Flecken und imprägniert die unvorbehandelte Leinwand auf eine Weise, daß die Farbe nicht mehr darauf ruht, sondern selbst zur Bildfläche wird. *Wales (434)* offenbart diese Technik in ihrer wunderschönen Schlichtheit. Doch je länger wir hinschauen, desto subtiler wird das Bild.

Allein wegen der Entwicklung dieser Methode des ›Färbens‹ steht Frankenthaler ein Platz in der Geschichte der Malerei zu. Wichtiger ist jedoch, zu welchem Zweck sie diese Technik einsetzt. Ihr Stil ist gut kopiert worden, aber niemand hat bisher ihre Inspiration und Kraft erreichen können. Über *Wales* gleitet das Auge mit ständig wachsendem Vergnügen.

Morris Louis

Als Morris Louis (1912–62) 1954 Frankenthalers Atelier besuchte, lernte er bei ihr, wie man Farben als kreatives Mittel einsetzen kann, und zwar nicht auf, sondern in der Leinwand, so daß das Bild gewissermaßen aus einer eigenen inneren Notwendigkeit ent-

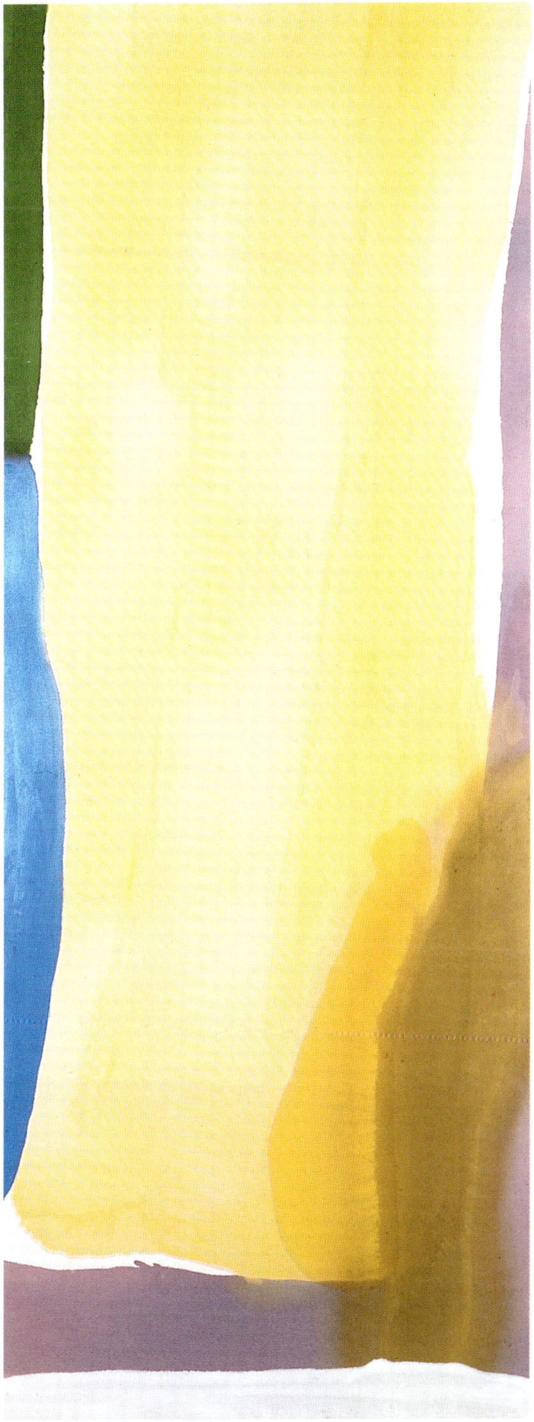

434 Helen Frankenthaler, Wales, 1966, 287 × 114 cm

»Eine Brücke zwischen Pollock und allen anderen Möglichkeiten.«

Morris Louis über Helen Frankenthaler, 1953

Stain Painting

Von 1952 an entwikkelte Helen Frankenthaler eine neue Malweise, die sie ›Stain Painting‹ nannte. Sie hatte einen eigenen Stil des Abstrakten Expressionismus gefunden (siehe S. 368–374). Frankenthaler trägt verdünnte Farbe auf nicht vorbehandelte Leinwand auf. Die Farben, die dadurch ihren Glanz einbüßen, fließen zur Mitte und zu den Rändern der Leinwand und schaffen auf diese Weise eine wolkige Textur, die sich gut bearbeiten läßt. Die Aufmerksamkeit des Betrachters wird dabei bewußt auf die Struktur der Leinwand gelenkt, so daß jede illusionistische Wirkung unterbunden wird. Von 1963 an benutzte Frankenthaler Acrylfarben, die eine ähnliche Farbsättigung ermöglichten, aber besser zu verarbeiten waren.

Acrylfarben
Morris Louis hat bei seinen Bildern neue Farben verwendet. Das und die innovative Erforschung von Farbe und Licht stellen einen bedeutenden Wendepunkt dar. Ab 1953–54 benutzte Louis neue Acrylfarben auf Kunststoffbasis, die wasserlöslich sind und auf der Leinwand nach einmaligem Auftragen eine ganz ebene Fläche bilden. Zwischen 1960 und 1962 hatte Louis in diesem neuen Medium und mit seiner ›Unfurleds‹-Serie den Höhepunkt seiner Kreativität erreicht. Der Effekt wird dadurch erzielt, daß man die flüssige Farbe über einen kleinen Teil der Leinwand fließen läßt.

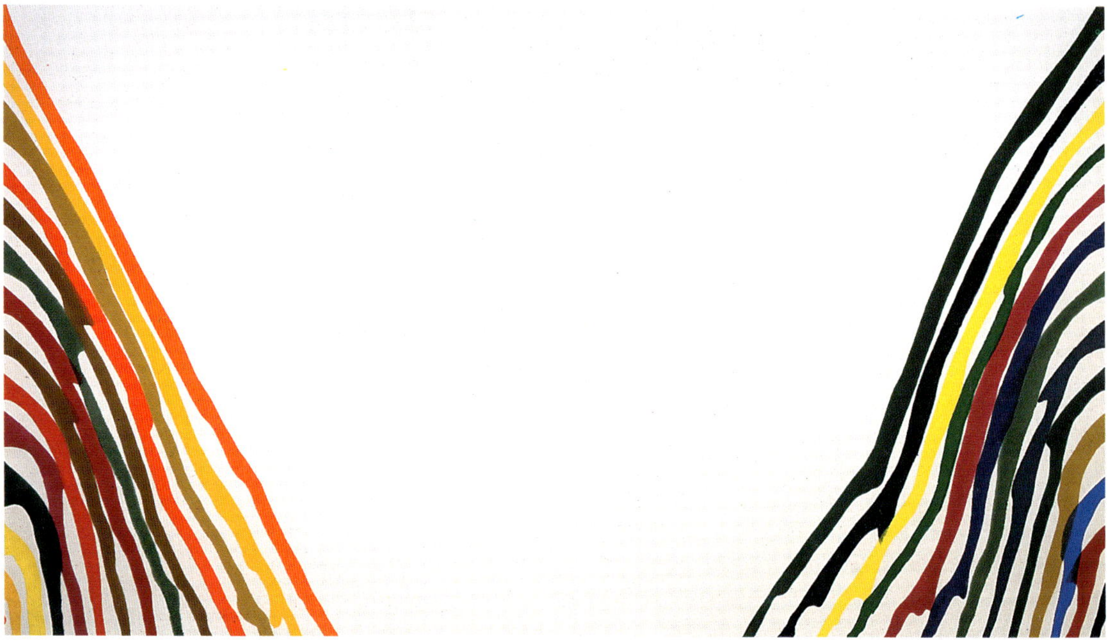
435 Morris Louis, Beta Kappa, 1961, 262 × 439 cm

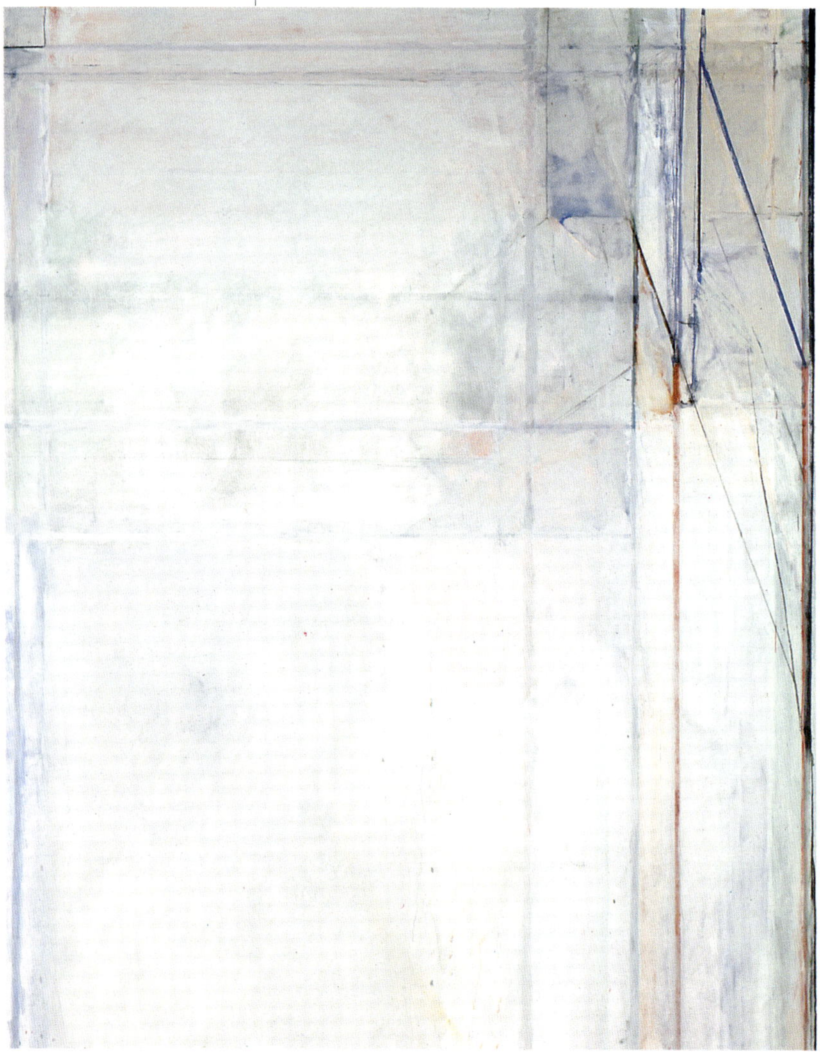
436 Richard Diebenkorn, Ocean Park Nr. 64, 253 × 206 cm

steht. *Beta Kappa (435)* (die Bilder werden mit griechischen Buchstaben bezeichnet, damit sich auch nicht der Hauch einer Interpretation in unser Bilderleben einschleichen kann) ist ein Spätwerk, eines aus Louis ›Unfurleds‹-Serien (Entfaltungen). Die rein dekorative Wirkung wird hier durch diagonale Streifen erzeugt. Das Bild ist über vier Meter lang, wobei die große Fläche in der Mitte auf eine provokative Weise frei gelassen wurde. Es ist unmöglich, die herabstürzenden Linien mit einem Blick zu erfassen, die Augen müssen zwischen den beiden Seiten hin- und herwandern. Schließlich müssen wir uns mit dem provokativen Nichts des Bildes zufriedengeben, das durch die farbigen Ränder nur noch stärker betont wird.

Richard Diebenkorn

Nicht alle bedeutenden amerikanischen Maler leben in New York. Richard Diebenkorn (geb. 1922) hat viele Jahre in San Francisco gewohnt, und seine berühmte *Ocean Park*-Serie ist nach einem dortigen Vorort benannt. Seine wunderschönen Rechtecke ähneln sich zwar, sind jedoch trotzdem völlig verschieden. Wie Mark Rothko (siehe S. 370) hat auch er einen Weg gefunden, die Farbnuancen zu erforschen.

Streifen und Diagonalen teilen *Ocean Park Nr. 64 (436)* in drei Abschnitte, die unterschiedlich groß und in verschiedenen Farbtönen gehalten sind. Die strengen senkrechten Linien betonen das Zarte, Schwebende des blauen Hintergrundes. Die feinen Farbabstufungen und die unterschiedlich dick aufgetragene Farbe vermitteln uns tatsächlich einen Eindruck des Pazifischen Ozeans mit seinen Tiefen und Untiefen. Aber das Bild ist zugleich ein von allen Seiten eingezäunter Park. Diebenkorn setzt die Farben in einer so kreativen Weise ein, daß wir nach dem Betrachten dieses Bildes das Gefühl haben, die Welt ein wenig besser verstehen zu können.

MINIMAL ART

Der Abstrakte Expressionismus war die beherrschende Kunstrichtung der 40er und 50er Jahre, die Minimal Art prägte den Stil der 60er Jahre. Sie entwickelte sich aus den spartanischen Bildern Mark Rothkos und Barnett Newmans. Die Bezeichnung ›Minimal Art‹ bezieht sich entweder auf die Reduktion der optischen Variationen oder auf das Maß an künstlerischen Bemühungen. Das Ergebnis ist eine Kunstform, die reiner und absoluter ist als jede andere, zufällige Bezüge oder subjektive Verfälschungen sind ausgeschlossen.

Man kann Ad Reinhardt (1913–67) durchaus als den ersten wahren Minimalisten bezeichnen. In den 40er Jahren begann er zunächst als ›All-over‹-Maler (siehe S. 379), mit zunehmender Reife schuf er jedoch in den 50er Jahren ›ultimate‹ Bilder, wie er sie nannte: streng abstrakte Arbeiten mit harten Konturen. Er beschränkte sich auf dunkle Farben und unterdrückte den Kontrast zwischen benachbarten Farben. Nach 1955 war er bei tiefschwarzen und fast schwarzen Farbtönen angelangt. Als begabter Lehrer und Theoretiker war es seine Überzeugung, daß man die Malerei auf ihre reinste Form und darüber hinaus auf ihren spirituell reinsten Zustand reduzieren müsse. Im Inneren der großen leuchtenden Fläche des *Abstrakten Gemäldes Nr. 5 (437)* und auf seiner glatten, schwarzblauen Oberfläche bleibt die Hand des Künstlers

437 Ad Reinhardt, Abstraktes Gemälde Nr. 5, 1962, 152 × 152 cm

Zeitgenössische Künste

1946
schreibt Eugene O'Neill »The Iceman Cometh« (dt. Der Eismann kommt).

1949
gründet Bertold Brecht in Berlin das Theater am Schiffbauerdamm.

1953
baut Le Corbusier in Indien die Stadt Chandigarh.

1962
komponiert Benjamin Britten das »War Requiem«.

1976
vervollständigt Christo seine *Running Fence*-Skulptur, die sich über eine 40 km lange Küstenstraße in Kalifornien erstreckt.

1982
dreht Steven Spielberg den Film »E. T. – Der Außerirdische«.

Ad Reinhardt

In den 40er Jahren arbeitete Reinhardt vorübergehend in der Manier der ›All-over‹-Malerei und wandte sich dann einem Stil zu, der sich an Vertretern des Abstrakten Expressionismus orientierte, vor allem an Robert Motherwell (siehe S. 374), mit dem er 1950 gemeinsam die Monatszeitschrift »Modern Artists in America« herausgab. In den 50er Jahren malte er monochrome Bilder (gewöhnlich in Schwarz). Reinhardts radikale Reduktion auf einfache farbliche Abstraktionen wurde von der Kritik zunächst abgelehnt. Seine Kollegen begriffen jedoch, daß er die Malerei von einer kontextgebundenen Beurteilung befreien wollte.

»Nichtobjektiv, nichtdarstellend, nichtgegenständlich, nichtimaginativ, nichtexpressionistisch, nichtsubjektiv.«

Ad Reinhardt über die Minimal Art, 1962

Stella und die Minimal Art

In Amerika entwickelte sich der Trend zur Minimal Art im Laufe der 50er Jahre. Man verwandte nur die einfachsten geometrischen Formen und sah im unpersönlichen Wesen dieses Genres eine Reaktion auf die assoziative Qualität des Abstrakten Expressionismus. Frank Stellas Bilder aus den Jahren 1958–60 sind abstrakter als alle zuvor gemalten. Er beschränkte sich auf einzelne Farben, zunächst auf Schwarz, dann auf Aluminiumfarben, wie in *Six Mile Bottom* (rechts). Er wählte die metallische Farbe, weil das Auge davon abgleitet und so die Fläche abstrakter erscheint. Typisch für Stellas Bilder ist außerdem, daß sich ihre Strukturen der Form der Leinwand unterordnen.

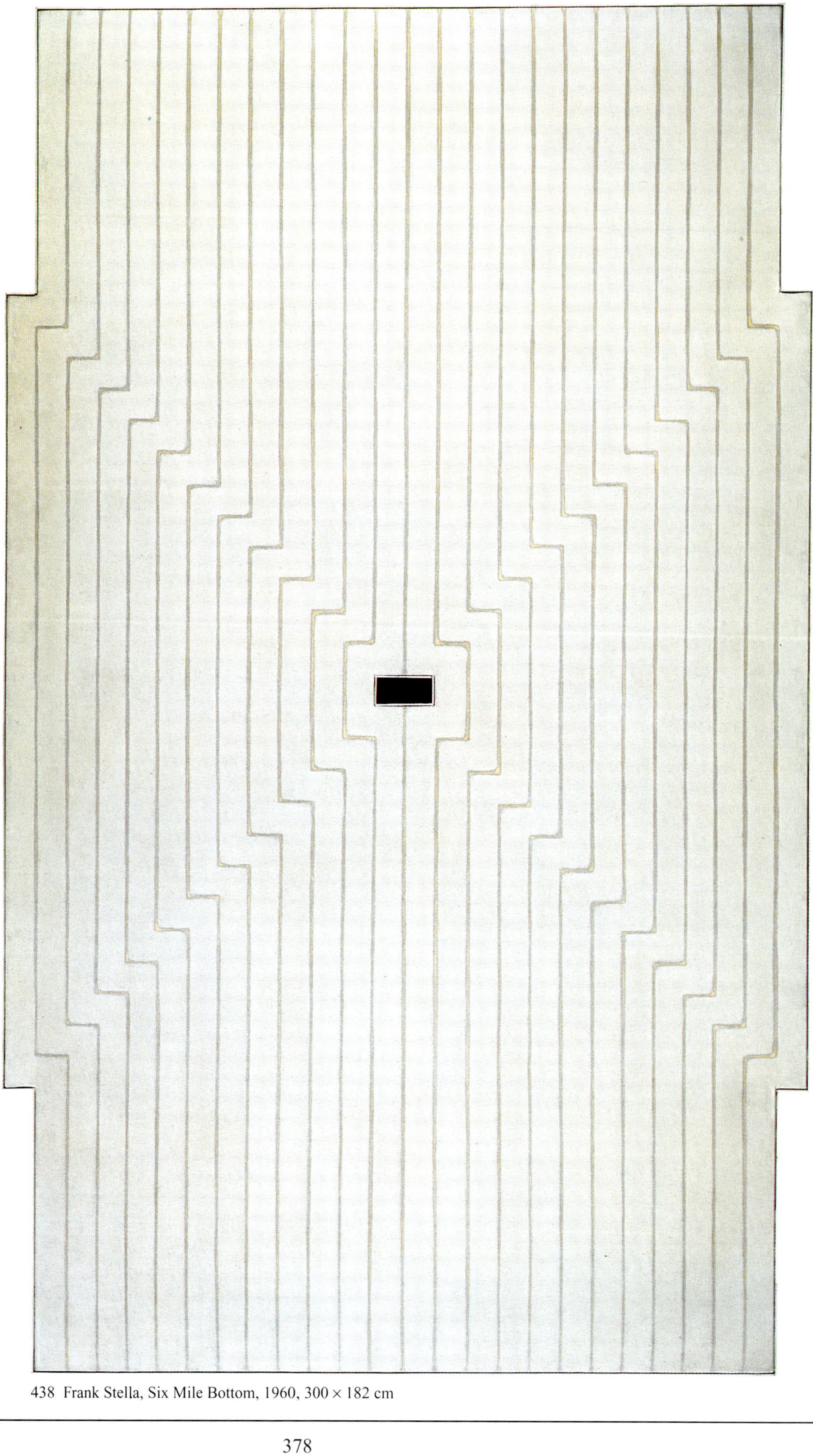

438 Frank Stella, Six Mile Bottom, 1960, 300 × 182 cm

bewußt unsichtbar. Wir können nur die schwachen Umrisse eines Kreuzes erkennen, das sich gerade zu manifestieren scheint – fast so, als hätte Reinhardt es gar nicht gemalt. Aber es ist kein christliches Kreuz, sondern eine unendliche Senkrechte mit einer unendlichen Waagerechten als Symbol der unergründlichen Dimensionen des menschlichen Geistes.

Frank Stella

Frank Stella (geb. 1936) war in den 60er Jahren die zentrale Figur der amerikanischen Malerei. 1959 malte er eine Serie von ziemlich umstrittenen Bildern für die Ausstellung »16 Americans« im Museum of Modern Art in New York. Seine Arbeiten waren unmodulierte ›All-over‹-Bilder, die von Streifen nackter Leinwand durchzogen waren, die strenge geometrische Muster bildeten. Er eliminierte bewußt alle Farben und verwendete ausschließlich Schwarz und anschließend silberne Aluminiumfarbe, um die Möglichkeit einer Illusion auf ein Minimum zu reduzieren. Selbst der Prozeß des Malens wurde von ihm systematisiert und minimalisiert. Er ignorierte die konventionelle Beschränkung auf rechteckige Leinwände und erinnert uns immer wieder daran, daß seine Bilder im Grunde nichts anderes als farbige Objekte sind, auch wenn sie bei uns womöglich andere Assoziationen auslösen. Man könnte meinen, daß *Six Mile Bottom (438)* auf eine zentrale Ordnung in den weltlichen Dingen hinweise. Stellas Beschränkung auf das Geometrische hat auch andere Künstler beeinflußt. Er selbst entwickelte sich später jedoch zu einem vielseitigen Künstler, der die Farben liebte, ständig herumexperimentierte und provozieren wollte. Es ist erstaunlich, daß seine frühen Arbeiten eine solche Würde und Reinheit ausstrahlen.

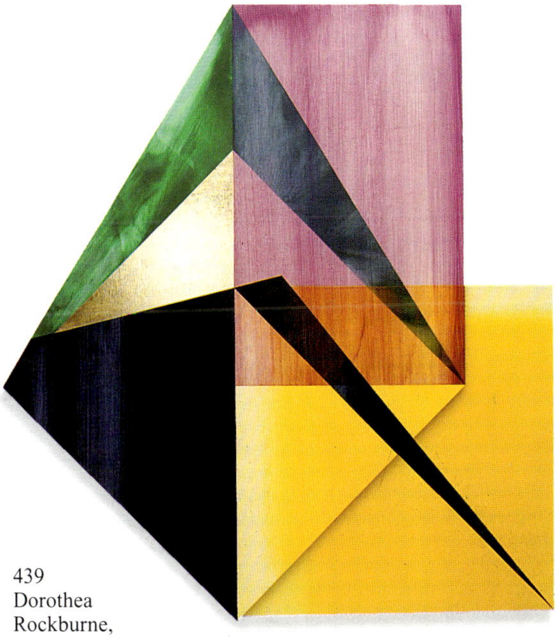

439 Dorothea Rockburne, Capernaum Gate, 1984, 234 × 215 × 10 cm

440 Agnes Martin, Ohne Titel Nr. 3, 1974, 183 × 183 cm

Martin und Rockburne

Über die Bedeutung bestimmter zeitgenössischer Maler wird man sich nie einigen können, trotzdem sind einige, wie die Kanadierin Agnes Martin (geb. 1912), in meinen Augen über jeden Zweifel erhaben. *Ohne Titel Nr. 3 (440)* ist ein einfaches Quadrat mit der Seitenlänge 183 cm, in dem drei breite Streifen von einem zarten, fast farblosen Rand begrenzt werden. Das blasseste Rosa befindet sich in der Mitte und wird von zwei blaßvioletten Rechtecken begrenzt. Die Zartheit und heitere Gelöstheit dieser Arbeit bietet sich unserem Blick an, ohne daß irgend etwas zu geschehen scheint. Man muß längere Zeit vor einem solchen Bild verharren und hineinschauen, wie man ins Wasser schaut, dann entfaltet es sich langsam und beginnt aufzublühen.

Bei Dorothea Rockburne (geb. 1922) gibt es bedeutend mehr zu begreifen und festzuhalten. Sie ist eine durch und durch intellektuelle Künstlerin, die sich oft von den alten Meistern anregen läßt. Sie verbindet kraftvolle Strenge mit einem ausgeprägten lyrischen Einfühlungsvermögen. Einige ihrer schönsten Arbeiten sind in Öl und mit Blattgold (wie in der Buchmalerei) auf Leinen gemalt, das auf traditionelle Weise mit Gips vorbehandelt wurde. Mit diesen ursprünglichen Materialien faltet sie z. B. in *Capernaum Gate (439)* wunderschöne geometrische Formen. Die leuchtenden, satten Farben vermitteln ihrem Bild etwas Ikonenhaftes.

›All-over‹-Malerei

Mit ›All-over‹-Malerei bezeichnete man zunächst die Drip Paintings von Jackson Pollock (siehe S. 368). Seitdem verwendet man den Begriff jedoch für jede Malerei, die die Leinwand im Hinblick auf Form und Farbe in einer relativ uniformen Weise behandelt. Häufig läßt sich die traditionelle Vorstellung von oben, unten oder von einer Mitte nicht aufrechterhalten, und das Bild wird zum reinen Erlebnis.

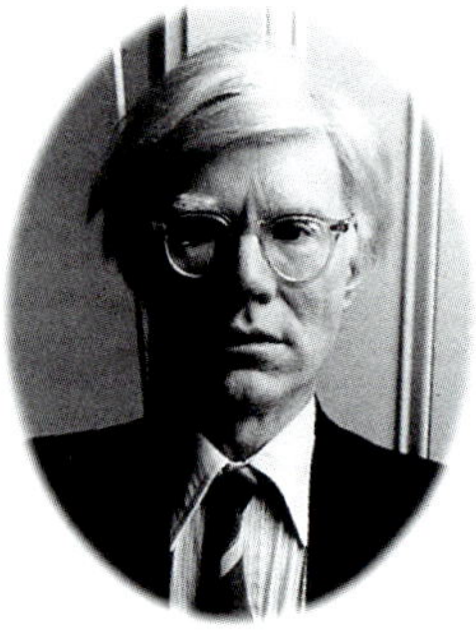

Pop Art

Die Bezeichnung ›Pop Art‹ erschien erstmals in der 1958er Ausgabe des »Architectural Digest«. Der englische Kritiker Lawrence Alloway beschrieb damit Bilder, die den Konsumwahn der Nachkriegszeit verherrlichten. Der berühmteste Pop-Künstler, die Kultfigur Andy Warhol (siehe oben), rekreierte quasiphotographische Bilder von Leuten oder alltäglichen Gebrauchsgegenständen.

Pop Art

Wie der Kubismus ist auch die Pop Art aus der Rebellion gegen einen etablierten Stil entstanden: Die Kubisten hielten die Postimpressionisten für zu zahm und eingeschränkt, und für die Vertreter der Pop Art waren die Abstrakten Expressionisten zu prätentiös und viel zu ernst. Die Pop Art stellte den Kontakt zwischen der Kunst und der Realität des Alltags wieder her. Sie nahm sich der populären Kultur (daher ›Pop‹) an, in der die Menschen den größten Teil ihrer visuellen Reize aus dem Fernsehen, den Magazinen oder den Comics beziehen.

Die Pop Art entstand Mitte der 50er Jahre in England, erreichte jedoch in den 60er Jahren in New York ihren Höhepunkt, wo sie zur gleichen Zeit wie die Minimal Art (siehe S. 377) die Aufmerksamkeit der Kunstwelt auf sich lenkte. Die Pop Art ersetzte das Epos durch den Alltag. Massenware hatte den gleichen Stellenwert wie das Unikat, und die Kluft zwischen ›hoher‹ und ›niederer‹ Kunst schloß sich immer mehr. Medien und Werbung waren bevorzugte Objekte der Pop-Künstler, die die Konsumgesellschaft in einer oft sehr witzigen Form verherrlichten. Der wahrscheinlich bedeutendste Pop-Künstler war der Amerikaner Andy Warhol (1928–87).

Warhols Drucke

In der Vergangenheit hat es zahllose Diskussionen darüber gegeben, ob Warhol ein Genie oder nur ein außergewöhnlicher Scharlatan war. Da er zunächst als kommerzieller Künstler gearbeitet hatte, benutzte er auch bei seinen eigenen Arbeiten kommerzielle Photographien, die er anfangs eigenhändig im Siebdruck vervielfältigte. Später übertrug er diese Arbeit seinem Atelier, der ›Factory‹. Er lieferte die Entwürfe, und die Factory führte sie aus. In dem *Marilyn Diptychon (441)* ist das Bild absichtlich unprofessionell und ohne besondere Genauigkeit im Siebdruckverfahren vervielfältigt worden. Trotzdem ist das *Marilyn Dip-*

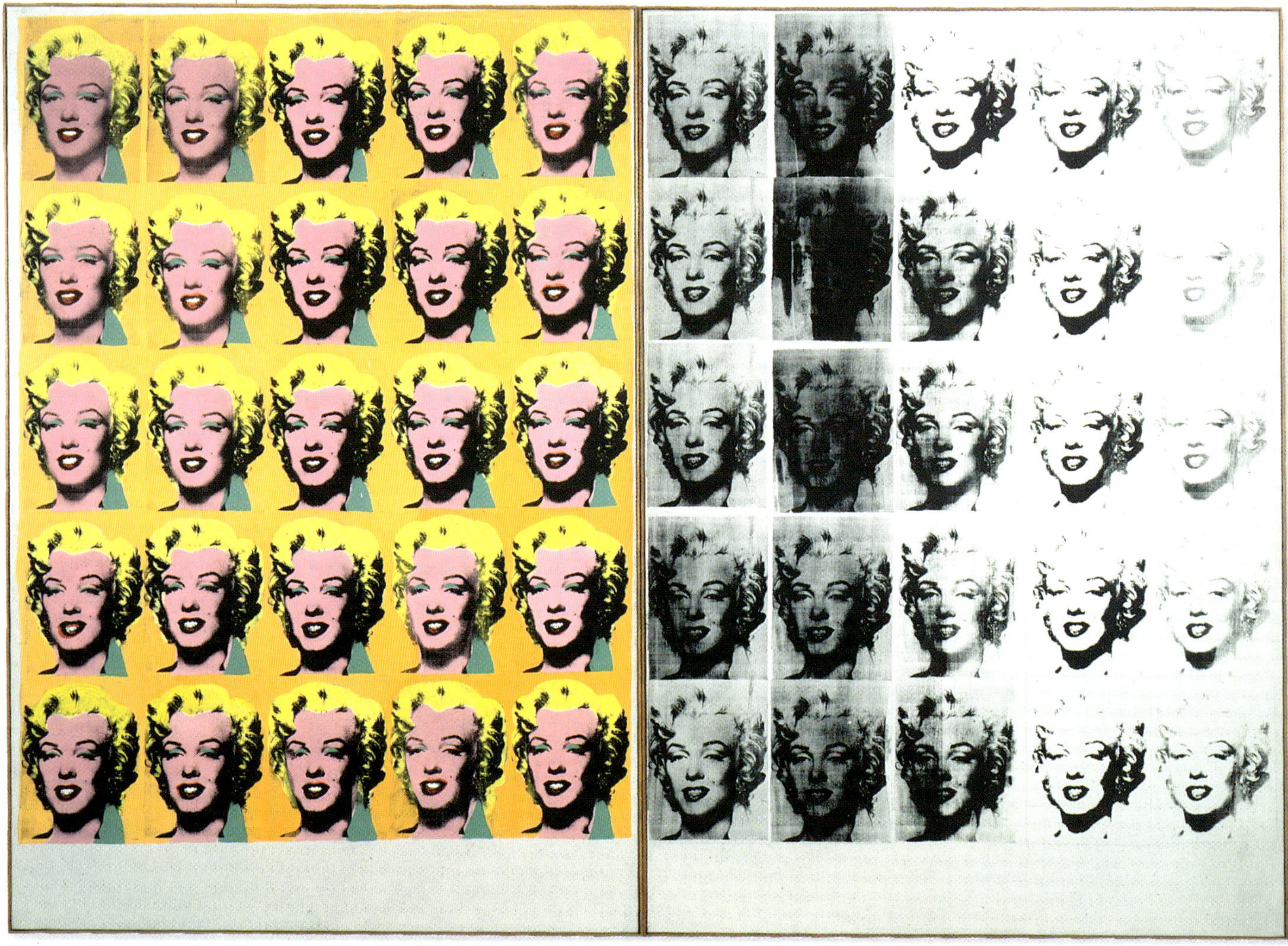

441 Andy Warhol, Marilyn Diptychon, 1962, 205 × 145 cm (je Flügel)

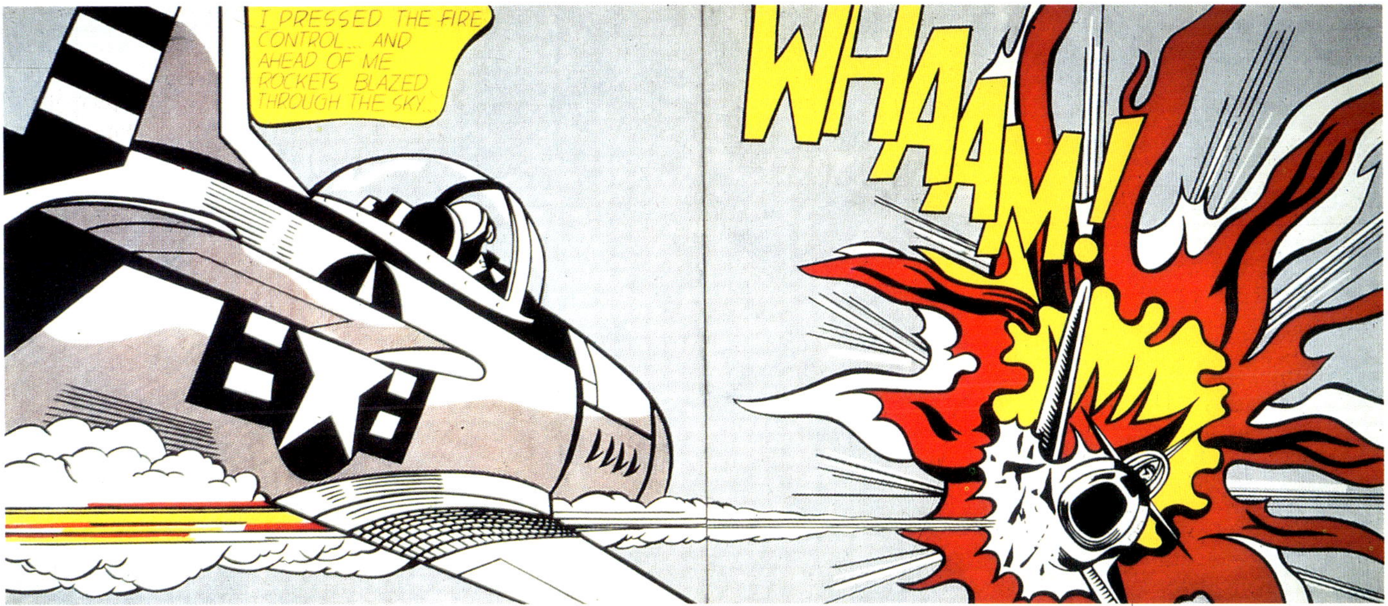
I PRESSED THE FIRE CONTROL... AND AHEAD OF ME ROCKETS BLAZED THROUGH THE SKY...
WHAAM!

442 Roy Lichtenstein, Whaam, 1963, 173 × 406 cm

tychon eine interessante, eindrucksvolle Arbeit. Warhol wußte nur zu gut, wie vergänglich aller Ruhm ist, und war ein glühender Verehrer aller Stars und Berühmtheiten. Noch mehr interessierte ihn jedoch die Verehrung, die das amerikanische Publikum seinen Stars entgegenbrachte: für ihn eine Form von Zeitgeist. Marilyn Monroe wurde ein Opfer dieses Öffentlichkeitsrummels, der sie als Person zerstörte. Warhols äußerst distanzierter Dokumentarstil bringt diesen Persönlichkeitsverlust und die Isolation, die mit dem Ruhm einhergeht, gut zum Ausdruck. Das *Marilyn Diptychon* setzt sich aus einem Meer von Gesichtern zusammen, die alle gleich und doch auf eine subtile Weise verschieden sind. Sie konfrontieren uns mit einer ikonischen Maske.

Roy Lichtenstein

Als Andy Warhol seine ersten Pop-Art-Bilder ausgehend von Comics schuf, war ihm Roy Lichtenstein (geb. 1923) bereits zuvorgekommen.

Lichtensteins Arbeiten enthalten immer auch ein Element der Nostalgie – die Welt der Comics erinnert nun mal an die Kindheit, die Jugend und die Hoffnungen, die damit verbunden waren. Lichtenstein hatte erkannt, welche Möglichkeiten in solchen Bildern stecken, und ließ sie im Großformat der Abstrakten Expressionisten auferstehen. Sein *Whaam (442)* ist keine Transkription aus einem echten Comic, sondern ein Einfall, den er auf das Wesentliche, nämlich auf die Stromlinie und die Kraft reduziert hat. *Whaam* handelt von Gewalt und wie wir uns davon befreien können. Das Bild ist ein erzählendes Diptychon: Auf der einen Seite stehen die Mächte Gottes, der Racheengel im Flugzeug, auf der anderen Seite die Mächte des Bösen, der Feind, der in einem stilisierten Feuerball, der wie ein Strafgericht über ihn kommt, vernichtet wird. Lichtenstein verwendet einfache Formen und Farben und ahmt die Rastertechnik des Druckvorgangs nach, um uns die vereinfachte Welt des moralischen Schwarz-Weiß-Denkens und unsere Sehnsucht nach dem einfachen Leben der Kindheit vor Augen zu führen.

Jasper Johns

Dancers on a Plane; Merce Cunningham (443) ist Jasper Johns' (geb. 1930) Tribut an die amerikanische Avantgarde-Choreographin Merce Cunningham. Das Bild fasziniert uns so sehr, daß wir zu einer geistigen Auseinandersetzung mit dem inhaltlichen Konzept

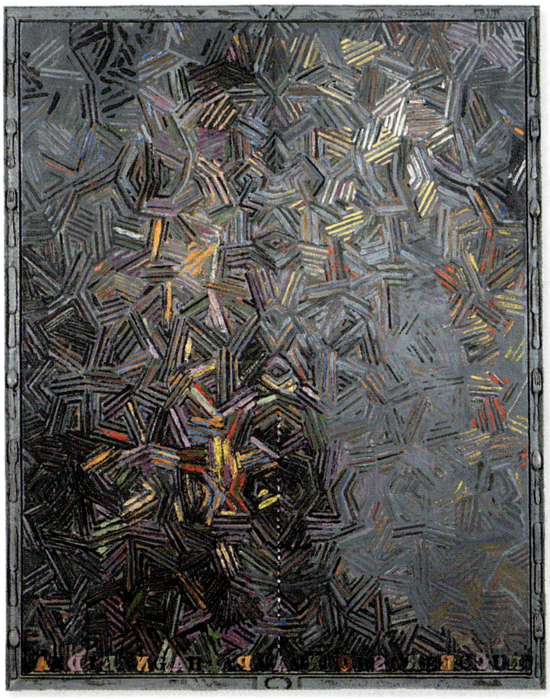

443 Jasper Johns, Dancers on a Plane; Merce Cunningham, 1980, 200 × 162 cm

Siebdruck

Die Technik des Siebdrucks (Serigraphie) wurde Anfang des 20. Jh.s zum Bedrucken von Stoffen entwickelt. Die Farbe wird dabei durch eine Schablone gepreßt, die aus feinem Gewebe über einem Rahmen besteht. Mit Hilfe des Siebdrucks erreichte Warhol Uniformität der Bilder bei gleichzeitigen subtilen Abweichungen in der Farbdichte.

Andy Warhol Werkauswahl

Two Dollar Bills (Köln, Museum Ludwig)

Campbell's Soup (New York, Museum of Modern Art)

Pfirsichhälften (Stuttgart, Staatsgalerie)

Electric Chair (Stockholm, Moderna Museet)

Double Mona Lisa (Houston, Texas, Menil Collection)

Most Wanted Man (Frankfurt, Museum für Moderne Kunst)

Large Flowers (Amsterdam, Stedelijk Museum)

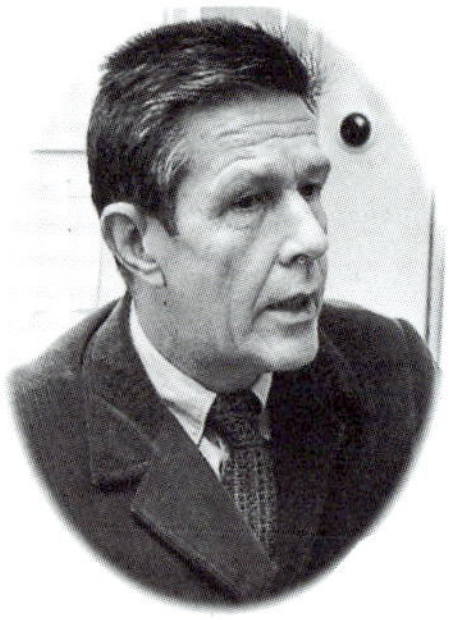

John Cage
Der Komponist John Cage (1912–92) war eine der einflußreichsten Persönlichkeiten der Musik des 20. Jh.s. Er schrieb einige der umstrittensten ›Musik‹-Stücke. Zu seiner bekanntesten ›Komposition‹, die den Titel *4'33" – viereinhalb Minuten Stille* trägt, hatte er sich durch die leeren Bilder Rauschenbergs inspirieren lassen. Cage schrieb außerdem Stücke für ›präpariertes Klavier‹, bei denen der Klang des Klaviers dadurch verfremdet wurde, daß man Gegenstände auf die Saiten legte.

angeregt werden. *Dancers on a Plane* kann die Komplexität religiöser Erfüllung visualisieren: Die irdische Seite des Lebens – die linke – wird nach dem Tod auf wunderbare Weise in die rechte verwandelt. Auch die Beziehungen zweier Menschen und das vierdimensionale Wesen der Tanzbewegungen auf einer Ebene, nämlich auf der Leinwand, sind enthalten, wobei die einzelnen Schritte der Partner aufeinander abgestimmt sind. Das auf den ersten Blick optisch Reizvolle dieses Bildes erfährt bei näherer Betrachtung eine befriedigende geistige Vertiefung.

Robert Rauschenberg

Unter dem Einfluß des Dadaismus und Surrealismus entwickelte Robert Rauschenberg (geb. 1925) eine völlig neue Kunstform. Er stellte Gegenstände des täglichen Lebens in freier Kombination einander gegenüber. Die auf diese Weise entstehenden ›Combine Paintings‹ sind Rauschenbergs Spezialität. *Canyon (445)* ist hierfür ein gutes Beispiel. Hier verknüpft er eine verwirrende Mischung aus Bildmotiven und Maltechniken: Ölmalerei, Siebdruck-Photos, Zeitungsausschnitte und reine Kritzeleien. Und unter diesem ungeheuer lebendig wirkenden Durcheinander schweben die ausgebreiteten Flügel eines toten Vogels. Das Bild vermittelt das schwindelerregende Gefühl des Fliegens, des Hinabgleitens in die Schlucht des Unbekannten. Wir haben das Gefühl, daß sich der Cañon nicht auf dem Bild, sondern darunter befindet: Er liegt nicht vor uns innerhalb des sicheren Rahmens, sondern in unserem eigenen Lebensraum. Der Vorsprung, auf dem der Vogel sitzt, ragt diagonal in die Welt des Betrachters hinein. Und ein Kissen hängt schlaff in zwei sackähnlichen Hälften herunter, die auf eine seltsame Weise erotisch, aber auch pathetisch wirken. Die einzelnen Elemente dieses Bildes, ob zwei- oder dreidimensional, vermitteln in ihrer Gesamtheit das Gefühl des Eingeschlossenseins, so als wären wir tatsächlich zwischen den steilen, glatten Wänden eines Cañons gefangen. Nicht immer sind Rauschenbergs Visionen nachvollziehbar, aber wenn der Funke überspringt, dann wird das Bild unvergeßlich bleiben.

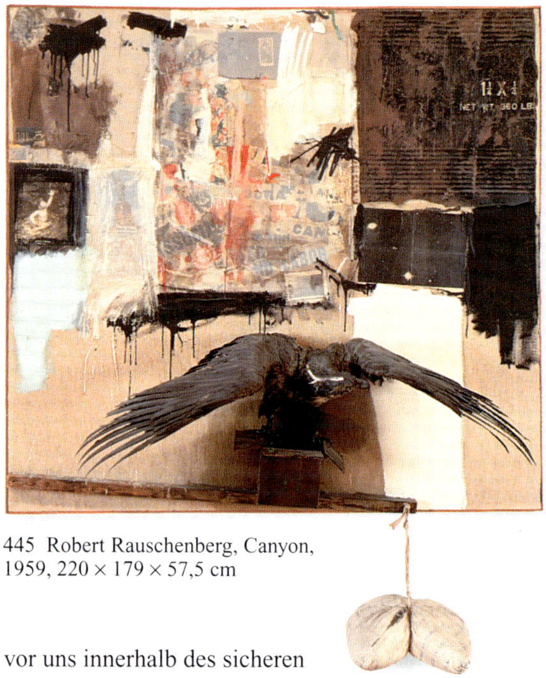

445 Robert Rauschenberg, Canyon, 1959, 220 × 179 × 57,5 cm

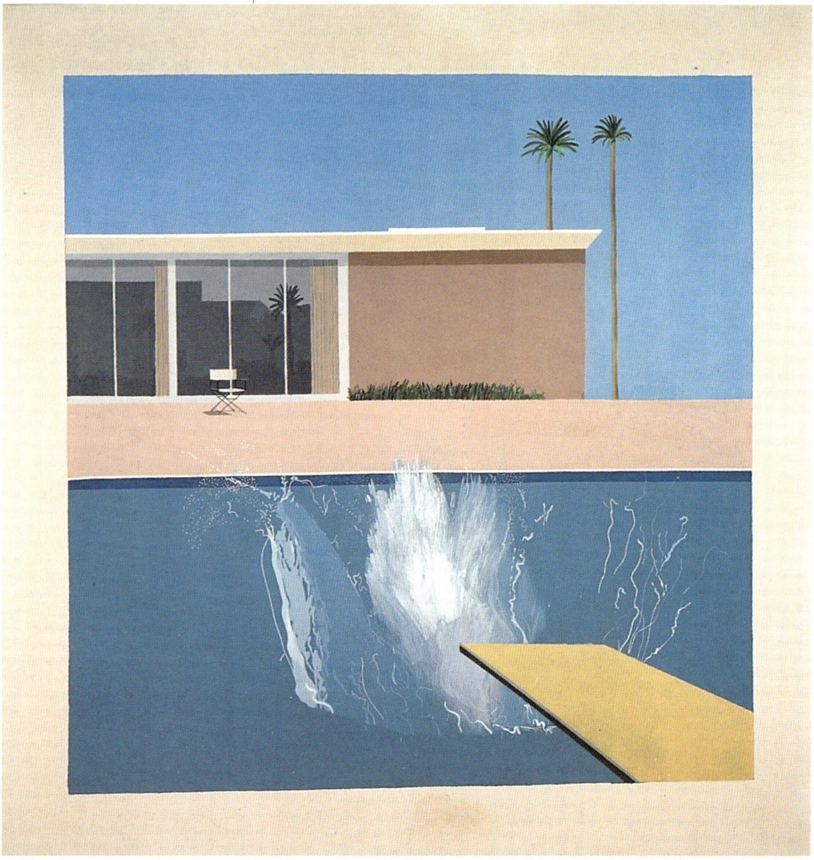

444 David Hockney, A Bigger Splash, 1967, 243 × 244 cm

David Hockney

Man kann sagen, daß die Pop Art in England mit Richard Hamilton und David Hockney (geb. 1937) begonnen hat. Hockney verwendete in seinen frühen Arbeiten Bilder populärer Zeitschriften, die auch vielen anderen Pop-Art-Arbeiten als Grundlage dienten. Als er jedoch in den 60er Jahren nach Kalifornien ausgewandert war, schlugen sich in seinen Bildern die neuen Eindrücke künstlerisch nieder: die Sonne, der Himmel, junge Männer und die ganze luxuriöse Umgebung. Man kann sich darüber streiten, ob *A Bigger Splash (444)* eine angemessen reduzierte oder zu stark vereinfachende Sicht der Welt darstellt – das Zusammenspiel zwischen den eintönig rosaroten Häuserwänden von Los Angeles und den übermütigen Wasserspritzern, die der unsichtbare Schwimmer bei seinem Sprung verursacht hat, ist einfach wunderschön. Man sieht kein menschliches Wesen, nur einen einsamen, verlassenen Stuhl und eine leere, wie gefrorene Welt. Die weißen Spritzer sind der einzige Garant für die Anwesenheit des Lebens. In diesem Verwirrspiel von sichtbarer Fiktion und verborgener Realität finden wir Hockney.

Figürliche Malerei in Europa

Während die amerikanische Malerei jahrzehntelang die Abstraktion als einzige adäquate Bildform propagierte, hatte sich die Malerei in Europa nie vollständig von der Figur gelöst. In den 70er Jahren forderten englische Maler wie Lucian Freud und Frank Auerbach die Amerikaner heraus. Sie schlossen sich dabei jedoch nicht in Schulen zusammen, sondern arbeiteten jeder für sich (wie sich das für Engländer gehört).

Balthus (geb. 1908), ein Franzose polnischer Abstammung, hat seltsam beunruhigende Bilder gemalt und sich dabei nie an einer europäischen Schule oder Richtung orientiert. Balthus ist ein Spitzname, den Balthasar Klossowski de Rola schon im Alter von dreizehn Jahren bekommen hatte. Er arbeitet völlig allein und in einer klassisch-majestätischen Manier, die in unserer hektischen, unaristokratischen Zeit irgendwie fremd wirkt. Seine Bilder üben eine starke Wirkung aus, weil er ein sicheres Gespür für Ordnung hat. Wie Matisse versucht auch er, die Sorgen unserer modernen Zeit, die ihn bedrücken, auf indirekte Weise zu verarbeiten. Seine Bilder geben Rätsel auf, strahlen jedoch gleichzeitig Würde und Ruhe aus.

Balthus

Das Kartenspiel (446) beschäftigt sich auf sehr subtile Weise mit dem Thema der erwachenden Sexualität. Die Körper der beiden jungen Leute haben zwar noch kindliche Formen, ihre Gesichter zeigen jedoch, daß sie sich an der Schwelle zu einer neuen Welt, der Welt der Sexualität befinden. Ihre Unschuld wird schon bald von einem neuen Körperbewußtsein verdrängt werden. Balthus läßt uns an seiner Sympathie und Freude an ihrem ›Spiel‹ teilhaben.

Das Kartenspiel hat ganz offensichtlich eine Bedeutung, die weit über das hinausgeht, was der Titel sagt: Die jungen Leute können sich nicht direkt in die Augen sehen, sondern sind auf eine kokette Weise

Der geheimnisvolle Balthus

Das wiedererwachte Interesse an der figürlichen Malerei, wurde vor allem durch die ungewöhnlichen Arbeiten des Malers Balthus zum Ausdruck gebracht. Als junger Mann stand er unter dem Einfluß von Derain und Bonnard, die beide Freunde seiner Familie gewesen waren. Da Balthus immer ziemlich zurückgezogen gelebt hat, weiß man kaum etwas über sein Privatleben. Hinter der scheinbaren Banalität seiner Kompositionen wird ein tragisches Universum des Schweigens, der Einsamkeit und der Verzweiflung sichtbar. In manchen seiner Bilder widmet er sich der erwachenden Sexualität der Frau.

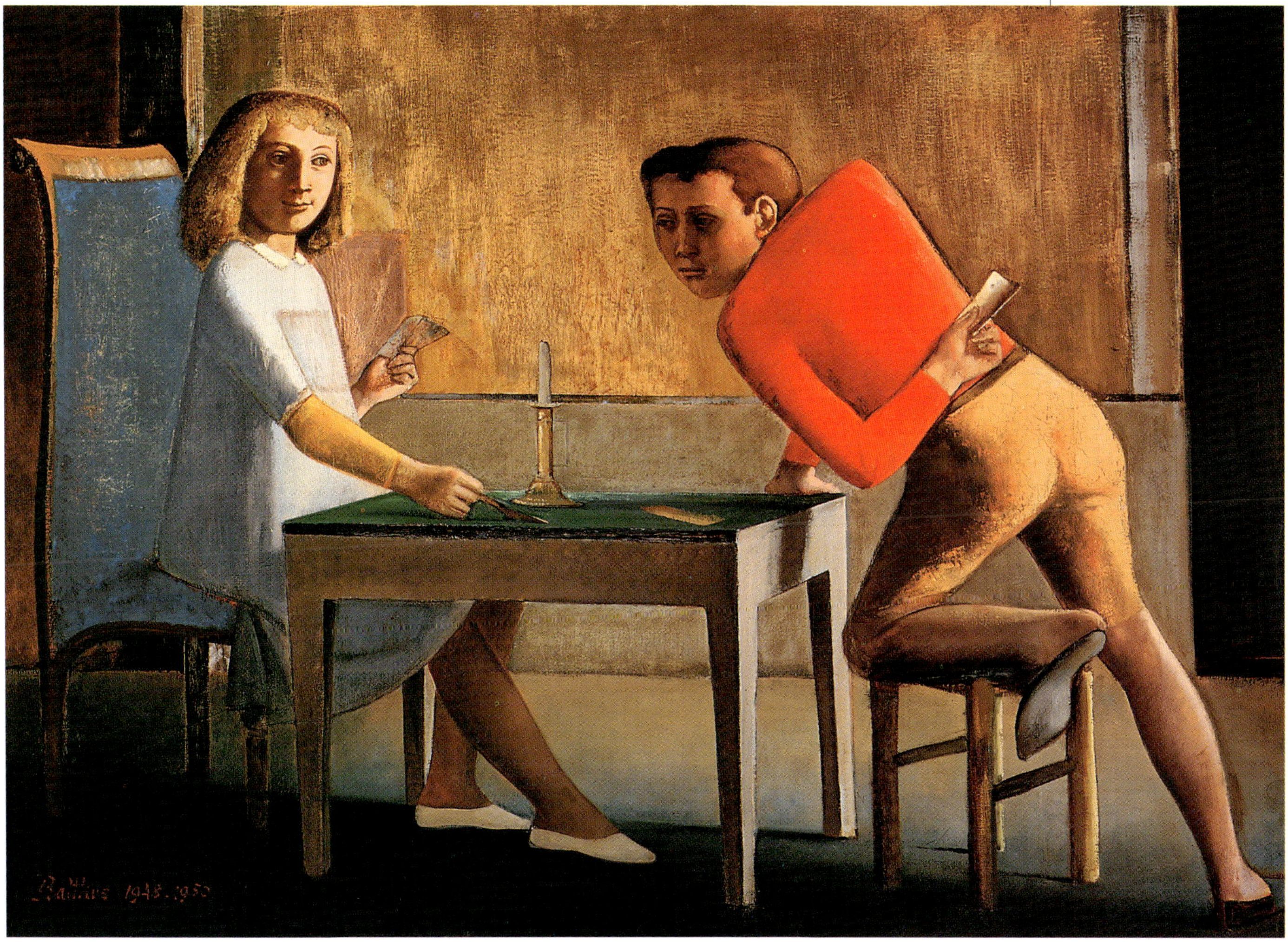

446 Balthus, Das Kartenspiel, 1948–50, 140 × 194 cm

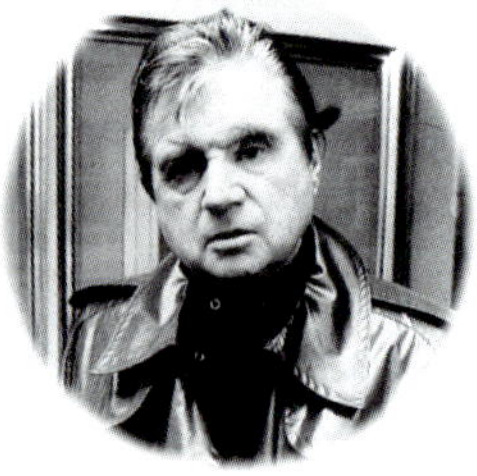

Francis Bacon
Bacons Bilder drücken Gewalt aus und stellen die Isolation und Verzweiflung des Menschen dar. Er verwischt die Farben und zeigt uns verrenkte menschliche Körper. Bacon behauptete, auch der Akt des Malens selbst sei von Gewalt bestimmt – der Künstler müsse kämpfen, um die Realität auf der Leinwand nachvollziehen zu können.

schüchtern. Beider Körpersprache verrät einen komplizierten Dialog von offenem und verborgenem aufeinander Zustreben und voreinander Zurückweichen.

Alles an diesem Bild ist symbolisch: der große schützende Sessel, an den sich das Mädchen jedoch nicht anlehnt; der niedrige, keinen Schutz gewährende Hocker, das einzige, auf das der Junge sich stützen kann; selbst die geheimnisvolle Helligkeit im oberen Teil des Hintergrundes und der Schatten, in dem das eigentliche Spiel stattfindet. Soll die Kerze in der Mitte des Tisches ein religiöses Symbol sein? Ist sie eine Votivkerze oder ein Phallussymbol? Da sie nicht brennt, kann sie nicht als Lichtquelle gedacht sein. Das Ganze steckt voller Rätsel, für die der Maler uns keine Lösungen anbietet.

Francis Bacon

Anfang der 70er Jahre hatte sich in London eine bestimmte Schule etabliert, die jedoch qualitativ nicht mit den Pariser Schulen der Vorkriegszeit oder den New Yorker Schulen der Nachkriegszeit konkurrieren konnte. Zu der Londoner Schule zählten verschiedene bedeutende Maler, darunter der Ire Francis Bacon (1909–92), der 1925 nach London gekommen war.

Bacon steht zur Zeit im Kreuzfeuer der Kritik: Sollen seine Bilder die schreckliche Situation der Menschen in unserer Zeit anklagen, oder hat er das ganze Chaos willkürlich und nur aus reinem Vergnügen geschaffen? Bacon ist jedoch weit davon entfernt, Spaß machen zu wollen. Seine frühen Arbeiten vermitteln ein großes Maß an Traurigkeit und Zweifel und seine späteren Bilder sind außerordentlich bedrückend. Während Balthus' Bilder eine rätselhafte Welt voller Obsessionen enthüllen, ist Bacons Welt von Angst und Schrecken bestimmt.

Porträt Isabel Rawsthorne, auf einer Straße in Soho stehend (447) hat bewußt einen so langen Titel. Das Bild ist scharf umgrenzt, Bacons Freundin ist wie ein Stier in der Arena gefangen. Das Rad eines vorbeifahrenden Autos soll gleichzeitig das Horn des Stiers andeuten. Die Frau steht unter großer innerer Spannung, sie blickt sich schnell um, und ihr Rock wird durch die rasche Drehbewegung hochgewirbelt. Der schwerfällige, lange Titel verstärkt den Eindruck ihrer mißlichen Lage: Warum hat sie auf einer Straße im Londoner Stadtteil Soho solche Angst? Ihr Gesicht verwandelt sich unter der Anspannung in eine häßliche Grimasse, aber wir können immer noch erkennen, daß sie eigentlich schön ist. Und sie ist bereit, aus ihrem Käfig auszubrechen.

Bacon entwickelte eine ganz besondere Technik, die kaum nachzuahmen ist. So rieb er z. B. die Leinwand mit unterschiedlich gewebten Stoffen ab, um die Farben ineinander zu treiben. Er experimentierte mit flüssiger und pastoser Farbe in einer aggressiven Weise, als wolle er die Leinwand verunstalten. Auf dieses Bild hat er an mehreren Stellen nasse Farbe gespritzt, um zu zeigen, welche Rolle Zufall, Unsicherheit und Risiko spielen.

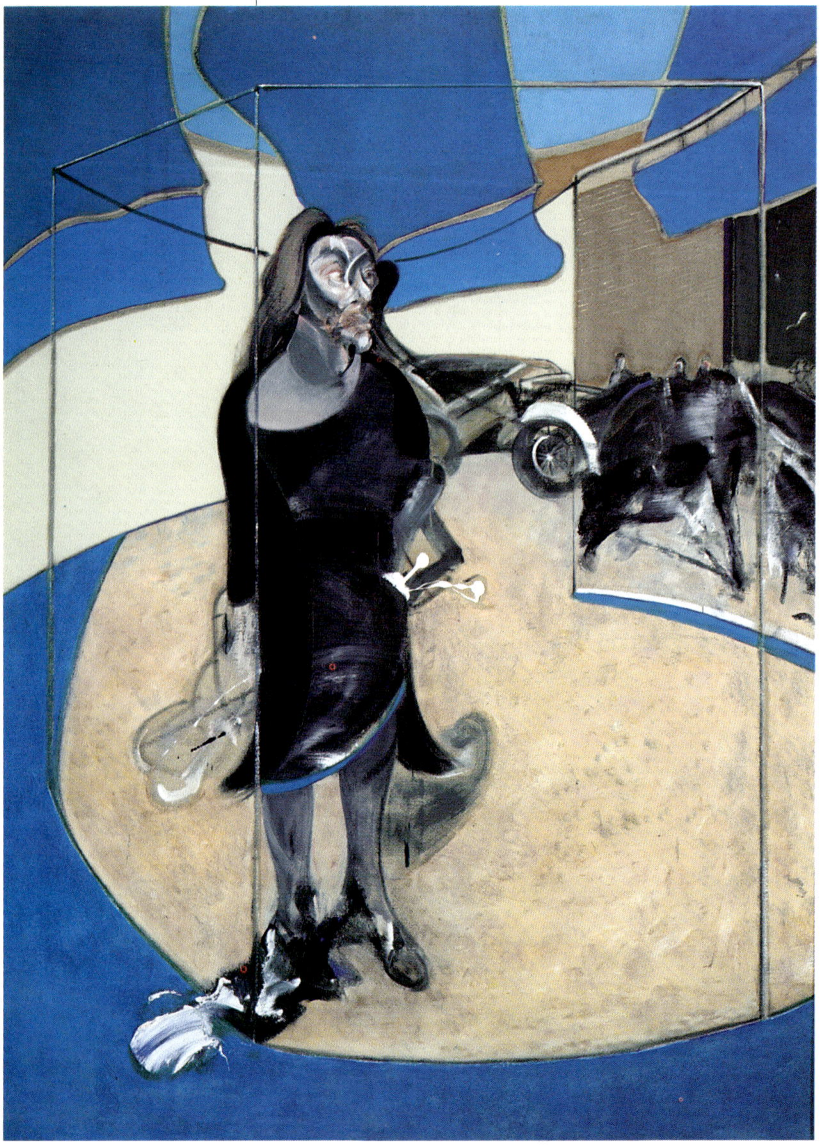

447 Francis Bacon, Porträt Isabel Rawsthorne, auf einer Straße in Soho stehend, 1967, 198 × 147 cm

Leon Kossoff

Zwei britische Maler, die aus dem jüdisch-europäischen Umfeld stammen, Frank Auerbach (geb. 1931) und Leon Kossoff (geb. 1926), waren Schüler des Malers David Bomberg (siehe Randleiste rechts), dessen Arbeiten erst nach seinem Tod bekannt geworden sind. Beide sind sehr engagierte Künstler, die von früh bis spät in ihren Ateliers arbeiten. Auerbach überzog seine frühen Bilder mit einer Kruste, indem er immer mehr Farbe auftrug, bis sie schließlich lebendig wurden. Kossoff malte immer wieder die gleichen vertrauten Orte und Menschen. Beide arbeiten nach dem Leben. Bacon glaubte, daß man nach der Erinnerung malen sollte, weil die schwer greifbaren Eigenschaften menschlicher Gegenwart am aufrichtigsten in der Mehrdeutigkeit des malerischen Vergegenwärtigens auszudrücken seien.

Kossoff erinnert an den großen Schweizer Bildhauer und Maler Alberto Giacometti (siehe S. 365), der jede Nacht die Bilder zerstörte, die er am Tag zuvor gemalt hatte, weil er nie zufrieden war. Auch für Kossoff ist das Malen eine Übung, die ständig wiederholt werden muß, weil er bei seinen Experimenten immer wieder neue Erkenntnisse gewinnt. Plötzlich wird ihm etwas klar, und sofort fängt er an, ein Bild zu malen, das sehr schnell fertig ist. Sein rascher Strich ist leicht zu erkennen, er zwingt sich selbst zur Eile, weil er die Wahrheit einfangen will, bevor sie ihm wieder entgleiten kann.

In *Zwei sitzende Figuren Nr. 2 (448)* hat Kossoff seine Eltern porträtiert, ein Sujet, das ihn jahrelang begleitet hat. Ihm ist zwar jede Einzelheit ihrer Körpersprache vertraut, aber er muß das Ganze auch visuell umsetzen und das Paar mit angemessener Würde darstellen. Kossoff geniert sich nicht, sondern beobachtet sehr genau: Sein Vater, der immer schwer gearbeitet hat, ist inzwischen zu alt, um seiner Mutter noch ein echter Partner sein zu können. Er kauert verlegen in seinem Sessel und fühlt sich offensichtlich in seiner Haut nicht wohl.

Kossoff sagt selbst, er sei von dem Motiv seiner Eltern wie ›besessen‹ gewesen. Auf diesem Bild ist es ihm gelungen, die Veränderung der Dominanz zwischen den beiden und damit auch den Wandel in der ehelichen Beziehung darzustellen. Als engagierter, liebevoller Beobachter wendet er den Blick nicht ab und läßt sich nicht durch seine Erinnerungen ablenken. Es ist ein wunderschönes Bild, das gerade wegen seiner Zurückhaltung besonders bewegend ist.

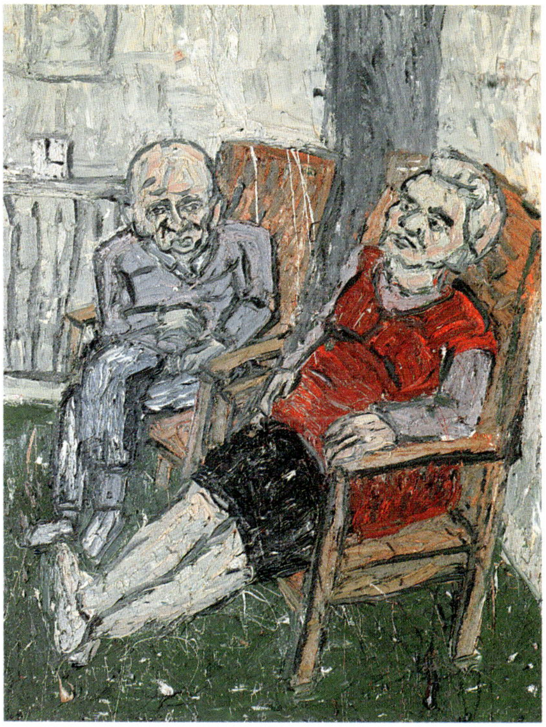

448 Leon Kossoff, Zwei sitzende Figuren Nr. 2, 1980, 244 × 183 cm

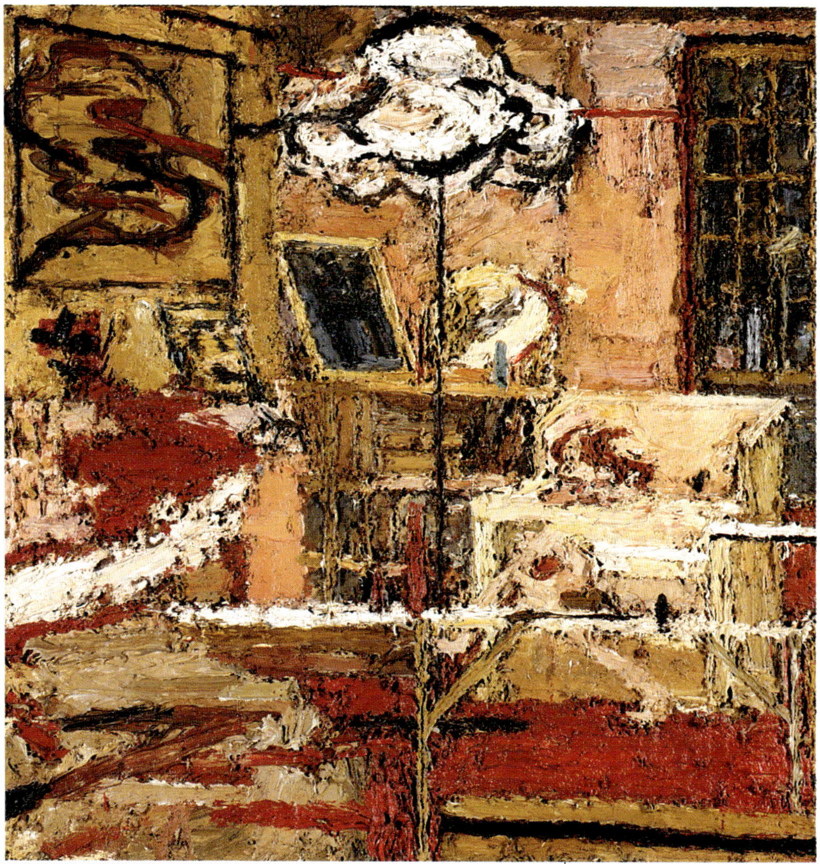

449 Frank Auerbach, Wohnzimmer, 1964, 128 × 128 cm

Frank Auerbach

Wie Kossoff malt auch Auerbach nur ganz persönliche Dinge, an denen er sehr hängt. Mit großer Leidenschaft versucht er, ihr Wesen zu erfassen, und scheitert dabei jedesmal. Aber er scheitert auf eine grandiose Weise. Am *Wohnzimmer (449)* hat er fast ein Jahr lang gearbeitet. Das Zimmer befindet sich im Haus der E. O. W., eines seiner wenigen ständigen Modelle, das er dreimal pro Woche malte. Dies ist der privateste Raum, hier saß die Frau in einem Sessel und ihre Tochter in einem anderen, hier hatte jeder Gegenstand für sie eine besondere Bedeutung. Aber wir sollen nicht nur den Raum sehen, sondern auch das Gefühl spüren, das der Künstler empfand.

Auerbachs Arbeiten sind auf kompakten Farbflächen aufgebaut, so daß man bei jedem Bild die Tiefe erst suchen muß. Seine frühen Arbeiten wirken beinah wie Reliefs, und man gewinnt den Eindruck, als hätten die großen Furchen und Erhebungen aus Farbe ein Eigenleben. Die erdigen Farben des *Wohnzimmers* haben eine emotionale Berechtigung, denn hier befindet sich sozusagen seine heimatliche Scholle, auf der seine Kunst wächst. Er hat das Bild immer wieder übermalt und dabei jede Dramatisierung vermieden. Ohne eine Illusion zu vermitteln, ist das Bild plötzlich zusammengefügt und tritt aus dem Ungewissen hervor. Das menschliche Erinnerungsvermögen ist trügerisch: der Eindruck ist lebhaft, aber einzelne Formen entziehen sich oft einer genauen Bestimmung.

Auerbach und Bomberg

Henry Roland und Helen Lessore förderten in den 50er Jahren die moderne gegenständliche Kunst in England. Sie organisierten Ausstellungen mit Bildern von Auerbach, Bacon und Kossoff. Die beiden letztgenannten waren Schüler von David Bomberg (1890–1957), der seine expressiven Methoden in den 20er und 30er Jahren entwickelt hatte. Zwischen 1945 und 1953 hatte Bomberg einen Lehrauftrag an der ›Borough Polytechnic‹ in London, war jedoch umstritten, weil man seine Lehrmethoden – er ließ seinen Schülern freie Hand, damit sie ihre eigenen Ideen entwickeln konnten – skeptisch betrachtete. Auerbachs Darstellung chaotischer Londoner Szenen spiegelt diese exzentrische Philosophie wider.

Die Biennale von Venedig

1980, im Jahr der 40. Biennale von Venedig, etablierte sich auch die sogenannte Transavantgarde, deren geistiger Führer Achille Bonito Oliva war. Er behauptete, die Malerei habe keine Geschichte mehr, sie habe sich befreit und könne sich deshalb nach Belieben aller Einflüsse bedienen. Alle nationalen Unterschiede seien unmodern. Es gebe nur eine Welt der Kunst, die von der Gesamtheit der Überlieferungen lebe. Die Malerei dürfe imitieren, subversiv sein und persiflieren, wann immer sie wolle. Obwohl diese Richtung international sein sollte, wurde sie von den Italienern geprägt. Zu den außeritalienischen Vertretern zählten Anselm Kiefer und Georg Baselitz.

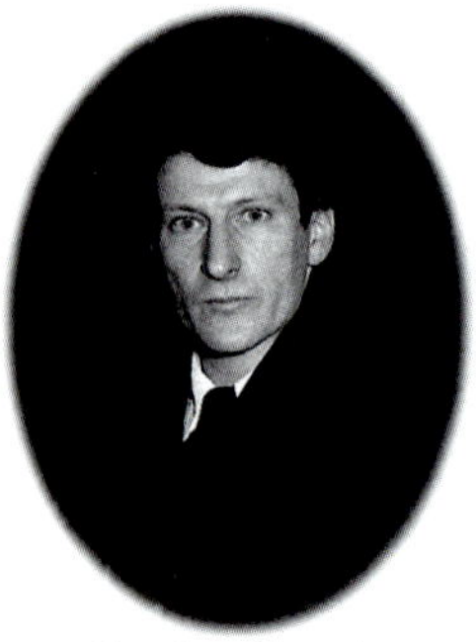

Lucian Freud

Lucian Freud malte Landschaften, Stilleben und Porträts, seine besten Bilder sind jedoch die Akte. Am nackten mensch-lichen Körper ent-deckte er im Wunder der Farbe dessen erstaunliche Verletzlichkeit. Man hat den Eindruck, als male er das, was sich unter der Haut befindet. Er enthüllt die verborgene Wahrheit seiner Modelle. Nicht Bilder, die *aussehen* wie das Modell will er malen, sondern solche, die wie das Modell *sind*. Es gibt also zwei Realitäten, eine auf der Leinwand und eine, die sich frei bewegen kann.

Lucian Freud

Lucian Freud (geb. 1922), Enkel des Psychoanalytikers Sigmund Freud, ist ein beängstigend realistischer Maler. Zunächst, vor 1965/66, malte er sehr kontrollierte, vom Surrealismus beeinflußte Porträts und Stilleben, seltener Akte. Danach schuf er jedoch einige der kraftvollsten und originellsten Aktbilder, die die westliche Malerei je gesehen hat. Freud entwickelte einen zunehmend ›fleischigen‹ Stil und versuchte, die körperliche Realität des Menschen in einer konkreten Welt mit immer größerer Intensität und wachsendem Interesse an den Farben der verschiedenen Hauttönungen zu vermitteln. Sein klinischer Blick auf das Modell ist in seiner Objektivität beinah erschreckend.

Weiblicher Akt (Standing by the Rags) (450) ist eine jüngere Arbeit und zeigt ihn auf dem Höhepunkt seines Könnens. Wir sehen eine Frau in ihrer ganzen nackten Körperlichkeit, die im hellen Sonnenlicht steht. Es sieht fast so aus, als würde Freud unter der Haut malen. Die große Empfindsamkeit, mit der er die verschiedenen Hauttönungen wiedergibt, ist atem-

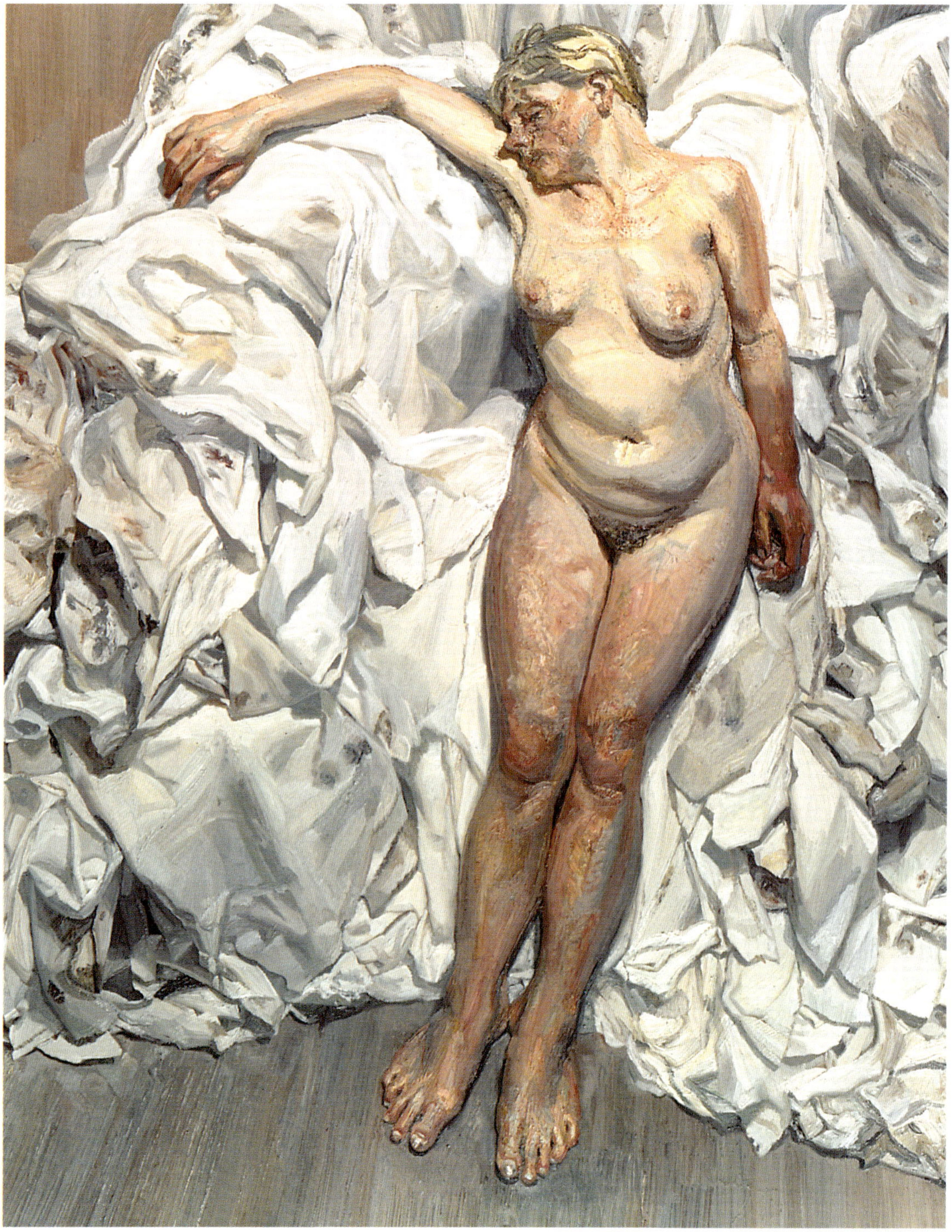

450 Lucian Freud, Weiblicher Akt (Standing by the Rags), 1988–89, 169 × 138 cm

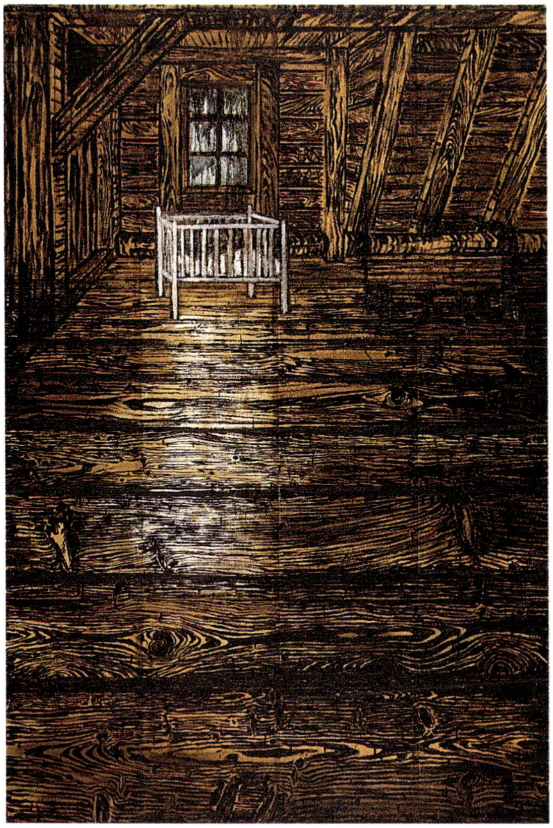

451 Anselm Kiefer, Parsifal I, 1973, 325 × 220 cm

beraubend. Die Farben sind außergewöhnlich – haben wir jemals eine solche Darstellung der menschlichen Haut gesehen? Die Frau scheint uns entgegenzufallen. Die Dielen unter ihren Füßen vermitteln zwar ein Gefühl für die Perspektive, aber wir weichen trotzdem unwillkürlich zurück, so als fürchteten wir, sie käme tatsächlich auf uns zu. Wie wahllos hingeworfen wirkt der Stoffberg hinter ihr, doch in Wirklichkeit ist er sorgfältig aufgeschichtet, von ihrem Körper gehalten und diesen zugleich bettend. Die Stofflappen selbst gehören zum Schönsten, das Freud je gemalt hat. Sie leuchten in einem sanften Licht, und ihre Farbe reicht von dunklen grauen Schatten über alle möglichen Zwischentöne bis zum harten Weiß. Das feste menschliche Fleisch bildet einen interessanten Kontrast zu den lose gestauchten Lumpen. Die Frau ist in ihrer fleischlichen Hülle eingegrenzt, die üppige Stoffmasse dehnt sich dagegen in drei Richtungen unendlich weit aus. Jede einzelne Facette der Gegensätzlichkeit läßt Freud aufblitzen.

Anselm Kiefer

Anselm Kiefer (geb. 1945) ist ein romantischer Maler, ein Expressionist in der Tradition des deutschen Expressionismus, der versucht, den Gedanken der Reue visuell auszudrücken. Seine Motive kreisen vorwiegend um die schrecklichen Ungerechtigkeiten, die den Juden in Deutschland widerfahren sind, und es ist nicht auszuschließen, daß unser Blick in seinem Fall durch die große Bedeutung dieses Themas getrübt wird. Aber darüber kann nur die Zeit entscheiden. *Parsifal I (451)* stammt aus einer Serie, die auf der Wagner-Oper basiert, und behandelt ein ziemlich gewichtiges Thema. Hier weiß Kiefer Tapetenstreifen effektvoll waagerecht übereinander zu legen, so daß sie sich teilweise überlappen. Mit schwarzen Rändern versehen, wirken sie letzten Endes wie Fußbodendielen aus rohem Holz. Das Holz erinnert an die großen Wälder seiner Heimat. Jedes einzelne Astloch mit seinen Wirbeln und jede Maserung scheint zum Bedeutungsträger erhoben.

Georg Baselitz

Wer sich in der zeitgenössischen Malerei nicht so gut auskennt, mag Georg Baselitz (geb. 1938) gegenüber ein gewisses Gefühl der Dankbarkeit empfinden: Seine Bilder lassen sich wenigstens sofort erkennen. Daß er sie beinah regelmäßig auf den Kopf stellt, wird von der Kritik bereits als Marotte betrachtet. Aber warum hängen die beiden Figuren in *Adieu (452)* nun wirklich falsch herum? Dahinter steht die Absicht, den gegenständlichen Motiven etwas von dem Freiraum der Abstraktion zu verschaffen, Farben und Formen gleichzeitig eingebunden in und losgelöst aus dem Kontext zu verstehen. Und nicht zuletzt ist es auch ein Trick: Während wir herumrätseln, warum die Figuren auf dem Kopf stehen und uns über das weiß-gelbe Schachbrettmuster wundern, nehmen wir etwas von der Kraft des Malers in uns auf, etwas von seiner Faszination und seiner Freude über die Vermeidung vertrauter Konstruktionen. Es ist noch zu früh, ihn zu bewerten, er ist jedoch ein gutes Beispiel für einen interessanten zeitgenössischen Künstler, über den wir uns Gedanken machen müssen.

Anselm Kiefer

Kiefer hat zu Beginn seiner Künstlerlaufbahn vor allem Ereignisse aus der deutschen Geschichte und Mythologie gemalt. Für ihn hatte die Darstellung der Grausamkeiten, die die Deutschen begangen haben, die Funktion eines Exorzismus der Vergangenheit. Er wollte zeigen, daß aus dem Bösen auch eine gewisse Form des Guten entstehen kann. Später stellte er aus Stroh, Blei, Sand und Metall Collagen her. Für vier Bilder der Parsifal-Serie, die er 1973 gemalt hat (siehe links), benutzte er sogar Blut als Farbe. Die hier gezeigte Arbeit bezieht sich auf die Geburt und die ersten Jahre des Helden, daher die Wiege. Wenn drei der Bilder als Triptychon gehängt werden, ist dieses der linke Flügel.

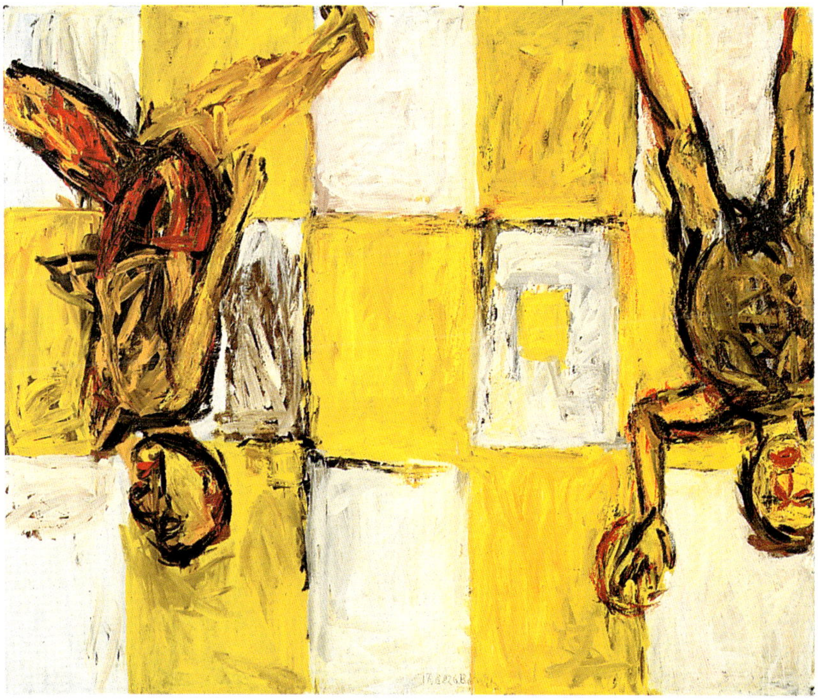

452 Georg Baselitz, Adieu, 1982, 205 × 300 cm

NACHWORT

Dieses Nachwort ist zugleich wieder ein Vorwort: Viele Künstler werden noch folgen, wenn sich der ›Faden der Geschichte‹ längst in einem Labyrinth zeitgenössischer Erfahrungen verloren hat. Die gleichen Maler sind dann womöglich die Vorläufer einer neuen Geschichte. Jetzt, am Ende des 20. Jh.s, kann niemand wissen, welcher Ariadnefaden uns durch das Labyrinth führen wird, und wo wir in Sackgassen geraten werden. Ich kann nur eine sehr subjektive Auswahl anbieten und drei Maler erwähnen, von denen ich hoffe, daß sie die Zeit überdauern werden.

Robert Natkin ist ein älterer Künstler und überragender Kolorist, den man bis vor kurzer Zeit noch als Abstrakten bezeichnet hat. Für Natkin ist jeder Teil der Leinwand wichtig oder, wie er sagt, von narrativem Interesse: Eine Kommunikation findet visuell statt, eine Erfahrung wird dargestellt. Zuerst läßt Natkin seine Farben frei über die Leinwand fließen, dann blockiert, vertieft und manipuliert er sie so lange, bis sie eine neue Komplexität annehmen – und das alles mit einer meisterhaften Eleganz und in überwältigender Schönheit.

Farm Street (453) gehört zu einer Serie, die durch einen Gottesdienst in der Farm Street, einer Jesuitenkirche mitten in London, angeregt wurde. Das Bild läßt nicht nur den Maler, sondern auch den Betrachter an diesem Gottesdienst teilnehmen. Mit seinen wunderschönen leuchtenden Farben drückt es Demut aus, ist zugleich jedoch auch ein erhebendes Bild. Vielen Kritikern sind Natkins Bilder jedoch zu schön, Reinheit stößt in unserer problembelasteten Gegenwart auf Skepsis.

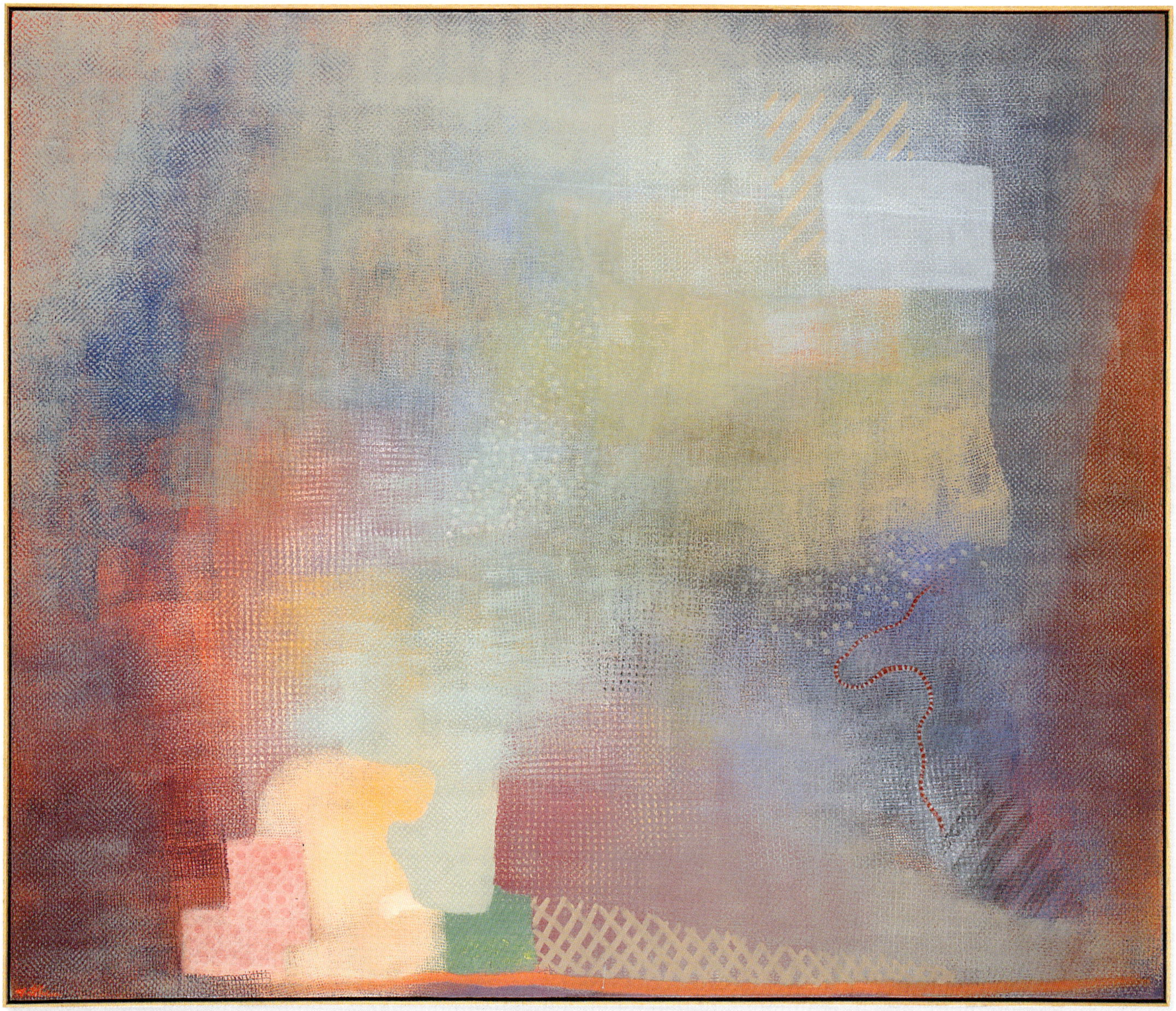

453 Robert Natkin, Farm Street, 1991, 152 × 183 cm

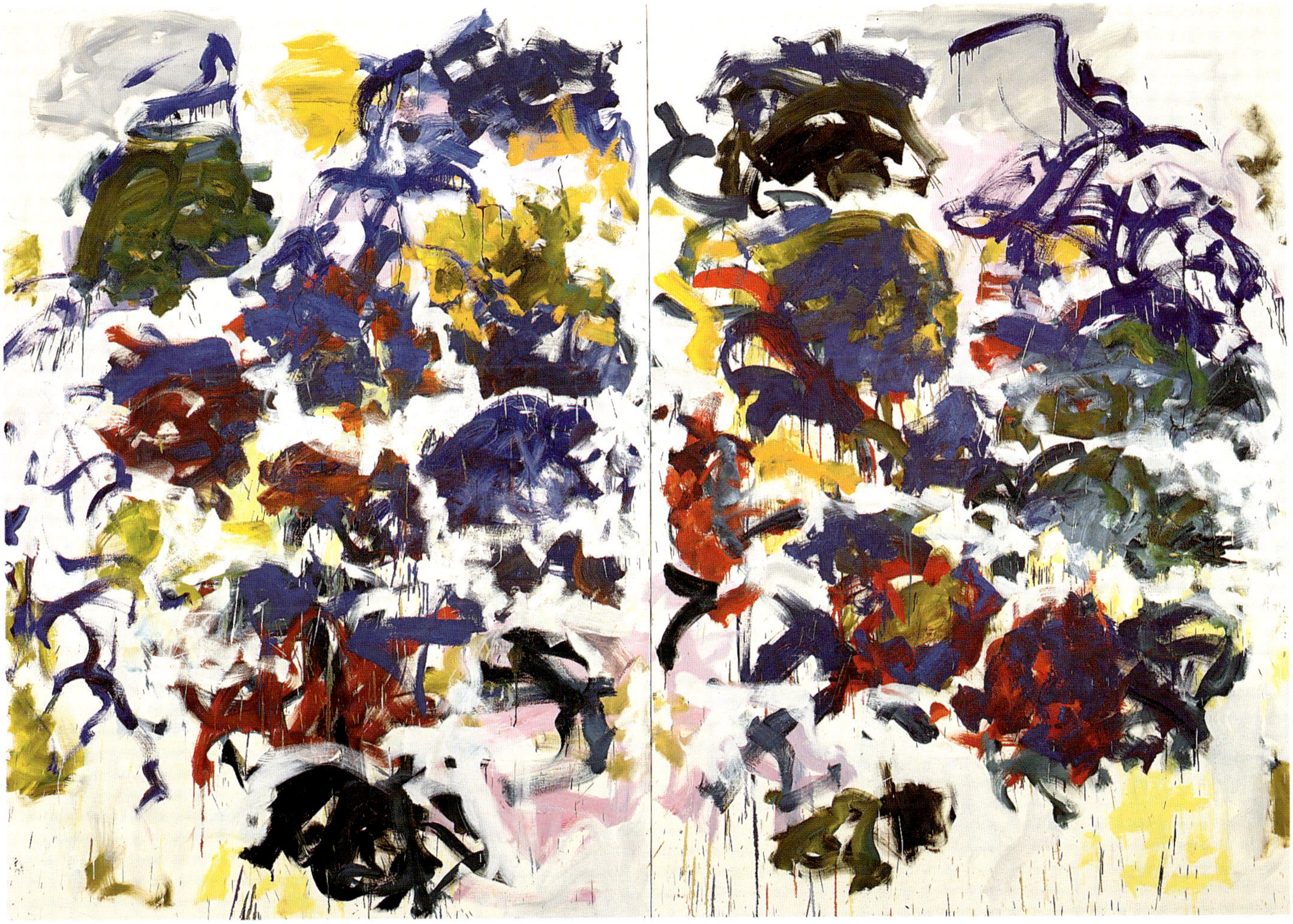

454 Joan Mitchell, Sonnenblumen, 1990–91, 280 × 400 cm

Auch Joan Mitchells Bilder sind verdächtig schön, aber sie bietet der überempfindlichen Kritik weniger Angriffsfläche, da sie ihre Bilder nicht wie Natkin aus der eigenen Phantasie, sondern aus der Welt malt. Sie hat viele Jahre in Giverny gelebt, wo Claude Monet sich in seinem Garten eine Welt schuf (siehe S. 297). Mitchell hat ihm seine Welt gelassen und sich ihre eigene gesucht, in ihrem eigenen Haus. Sie betrachtet die Blumen auf dem Tisch oder im Garten und malt sie mit einer außergewöhnlichen Grazie und Leidenschaft. *Sonnenblumen (454)* hat beinah die gleiche traurige Schönheit wie das berühmte Bild van Goghs.

Moderne religiöse Kunst

Die religiöse Kunst, die in der Renaissance ihren Höhepunkt erreicht hatte, ist heute so gut wie ausgestorben. Es ist daher um so erstaunlicher, daß das heutige England einen Maler wie Albert Herbert hervorgebracht hat. Er ist ein außerordentlich gebildeter Künstler, der aus dem eigenen Erleben schöpft und aus einem inneren Bedürfnis heraus biblische Bilder von großer Überzeugungskraft malt. Hier sehen wir Jonas, der frohgemut in der Geborgenheit seines Wals unterwegs ist und den die Wirklichkeit schon schreckt, wenn sie im in Gestalt einer Gänsemagd begegnet. In *Jonas und der Wal (455)* bedient sich Herbert biblischer Bilder, um menschliche Seelenzustände mit nachsichtiger Deutlichkeit darzustellen.

Die Geschichte der Malerei geht weiter, auch wenn das Kapitel, in dem wir uns selbst befinden, noch nicht gelesen werden kann.

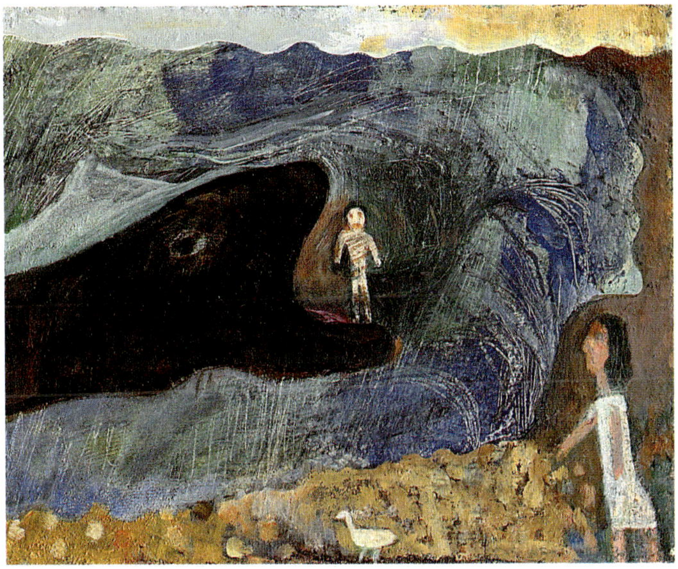

455 Albert Herbert, Jonas und der Wal, um 1988, 28 × 35 cm

Eines Tages wird man es lesen und würdigen können, so wie wir heute die Kunst der Vergangenheit würdigen. Doch bis es soweit ist, bis das Dickicht von Deutungsversuchen den Blick wieder zu trüben beginnt, können wir das Abenteuer der unbefangenen Begegnung mit zeitgenössischer Kunst auskosten.

Glossar

Abstrakte Malerei Eine Form der Malerei, die weder Gegenstände noch Figuren darstellt.

Acrylfarben Farben auf der Basis von Kunstharz; sie trocknen schneller als Ölfarben (siehe Randleiste S. 376).

Altarbild Ein religiöses Kunstwerk, das sich über oder hinter dem Altar befindet.

Byzantinisch Eine im wesentlichen christliche Kunst aus der Zeit zwischen dem 5. Jh. n. Chr. und 1453, dem Jahr, in dem die Türken Konstantinopel eroberten.

Chiaroscuro (ital.: Helldunkel) Eine Technik, mit der dem Abbild eines dreidimensionalen Gegenstandes durch Abstufung heller und dunkler Farbschattierungen eine plastische Wirkung vermittelt wird.

Diptychon Ein Bild, das aus zwei Teilen besteht, die gewöhnlich durch Scharniere verbunden sind.

en plein air (franz.: im Freien) Malen von Landschaften in der Natur, als Reaktion auf das Arbeiten unter künstlichen Bedingungen im Atelier.

Fresko Eine Technik der Wandmalerei, bei der die Farbe mit Wasser gemischt auf eine feuchte Kalkmörtelschicht aufgebracht wird. Nach dem Trocknen sind Farbe und Putz untrennbar miteinander verbunden. Man nennt diese Methode *buon fresco* oder echtes Fresko. Mit *fresco secco* bezeichnet man das Malen auf bereits getrocknetem Putz.

Genremalerei Bilder, die Szenen aus dem täglichen Leben darstellen.

Grisaille Ein monochromes Bild in Grauschattierungen. Die Maler der Renaissance haben mit dieser Technik Marmorskulpturen oder Reliefs imitiert.

Grundfarben Die drei Farben, aus denen alle anderen gemischt werden können – Rot, Gelb und Blau (auch Primärfarben genannt).

Grundieren Vorbereiten des Malgrundes mit einer bestimmten Grundierung oder Farbe, die man vor dem eigentlichen Malen auf die Leinwand aufbringt.

Ikone Ein auf Holz gemaltes Bild Christi, der Jungfrau Maria oder eines Heiligen im traditionellen byzantinischen Stil.

Intimismus Ein Stil, der von einer Untergruppe der Nabis übernommen wurde, bei dem bürgerliche Inneneinrichtungen auf eine informelle und intime Weise dargestellt werden.

Komplementärfarben Das echte Gegenteil einer jeden Farbe. Die Komplementärfarben der Grundfarben – Rot, Blau und Gelb – sind die Kombinationen der jeweils anderen beiden: Rot zu Grün (= Blau und Gelb); Blau zu Orange (= Gelb und Rot); Gelb zu Violett (= Rot und Blau) sind die Grundpaare. Wenn man in der Malerei zwei Komplementärfarben nebeneinander setzt, steigern sie sich gegenseitig zu höchster Leuchtkraft; mischt man sie, so werden sie zunehmend stumpf bis hin zu Grau.

Maestà (ital.: Majestät) Ein Andachtsbild, auf dem die Madonna mit dem Kind auf einem Thron, umgeben von Heiligen und Engeln dargestellt ist.

Medium 1. Der Anteil der Farbe, der das Pigment bindet – bei der Ölfarbe ist das Medium z.B. ein bestimmtes Öl (Mohnsamenöl etc.), bei der Tempera Ei.
2. Allgemein eine künstlerische Technik, z. B. Radierung.

Odaliske (türk.: Zimmergenossin) Eigentlich eine entlohnte Bedienstete der Frauen im Harem. Die Darstellung der Odaliske als Lustobjekt geht auf eine europäische Auslegung zurück.

Ölgemälde Malerei mit Ölfarben. Diese bestehen aus einer Mischung von Pigmenten, Trocknungsbeschleunigern (z. B. Harze) und Ölen wie Leinöl, Nußöl oder Mohnsamenöl als Bindemittel.

Passion Der Leidensweg Christi vom Letzten Abendmahl bis zur Kreuzigung.

Perspektive Ein System, mit dessen Hilfe man dreidimensionale Formen auf einer zweidimensionalen Fläche darstellen kann. Bei der linearen Perspektive werden die Gegenstände, die sich weiter hinten befinden, kleiner gezeichnet, parallele Linien laufen mit zunehmender Entfernung zusammen.

Sfumato Ein weicher, dunstiger Effekt, der durch ein Überlagern der Farben und durch Helligkeitswerte entsteht, die sich unmerklich von hell nach dunkel verändern (siehe Randleiste S. 116).

Stifterfigur Auftraggeber eines Bildes, der in der mittelalterlichen Kunst und in der Renaissance häufig auf dem Bild dargestellt wurde.

Stilleben Bild oder Zeichnung unbelebter Objekte.

Tafelbild Ein auf Holz gemaltes Bild.

Tempera Farbe, bei der das Pigment in Wasser gelöst und mit Eiweiß, Kasein und/oder Harz gemischt wird.

Tondo Ein rundes Bild.

Unbefleckte Empfängnis Die Lehre der christlichen Theologie, derzufolge Maria unbefleckt und ohne Erbsünde empfangen hat.

Verkündigung Ein in der Kunst der Gotik, Renaissance und Gegenreformation beliebtes Motiv: Der Augenblick, in dem der Erzengel Gabriel der Jungfrau Maria verkündet, daß sie einen Sohn empfangen und gebären wird, der den Namen Jesus tragen soll (siehe Randleiste S. 63).

Verkürzung Eine Technik, mit deren Hilfe man einen Gegenstand in einem bestimmten Winkel zur Ebene des Bildes perspektivisch so darstellen kann, daß er mit zunehmender Entfernung kleiner und schmaler wirkt.

Verreiben Eine Technik, bei der eine dünne Farbschicht ungleichmäßig auf eine bereits getrocknete Schicht aufgebracht wird, was eine Farbbrechung zur Folge hat, weil Partien der unteren Farbe durchscheinen.

Register

Halbfett gedruckte Ziffern verweisen auf Abbildungsnummern.

A

B

C

D

E

F

G

H

Q

R

S

ABBILDUNGSNACHWEIS

Sollten trotz größter Sorgfalt nicht alle Urheberrechtsinhaber ermittelt worden sein, so bitten wir um Benachrichtigung.

EINLEITUNG MALEREI VOR GIOTTO

1. Ancient Art and Architecture Collection
2. Ancient Art and Architecture Collection
3. Hirmer Fotoarchiv, München
4. Mary Jellife/Ancient Art and Architecture Collection
5. The Trustees of The British Museum, London
6. The Trustees of The British Museum, London
7. Ancient Art and Architecture Collection
8. Archäologisches National-museum, Athen/Bridgeman Art Library, London
9. Sonia Halliday Photographs
10. Museo Heraklion/Scala
11. Archäologisches National-museum, Athen
12. Staatliche Antikensammlung München/Bridgeman Art Library, London
13. Antikenmuseum Basel und Sammlung Ludwig /Foto Clare Niggli
14. Colorphoto Hans Hinz, Basel
15. Nationalmuseum, Athen/Scala
16. Akropolismuseum, Athen
17. Museo delle Terme, Roma/Scala
18. Archiv für Kunst und Geschichte, Berlin
19. Museo Nazionale, Neapel
20. Fratelli Fabbri, Mailand/Bridge-man Art Library, London
21. Museo Nazionale, Neapel/Scala
22. Ancient Art and Architecture Collection
23. Museo Archeologico Nazionale, Neapel/Bridgeman Art Library, London
24. Metropolitan Museum of Art, New York/Bridgeman Art Library, London
25. Museo Nazionale, Neapel/Scala
26. Museo Nazionale, Neapel
27. The Trustees of the British Museum, London
28. Ancient Art and Architecture Collection
29. Courtauld Institute Galleries, London
30. Catacombe di Priscilla, Roma/Scala
31. San Vitale, Ravenna/Scala
32. Ancient Art and Architecture Collection
33. Duomo, Monreale/Scala
34. Gallerie Statale Trat'Jakov, Moscow/Scala
35. Staatliche Tretjakovgalerie, Moskau/Bridgeman Art Library, London
36. Museo Nacional D'Art de Catalunya/Calveras/Sagrista
37. By permission of The British Library, London
38. The Board of Trinity College, Dublin
39. Bridgeman Art Library, London
40. The Board of Trinity College, Dublin
41. By permission of The British Library, London
42. By permission of The British Library, London
43. Bibliothèque Nationale, Paris
44. Ville de Bayeux/Bridgeman Art Library, London
45. By Courtesy of the Board of Trustees of the Victoria and Albert Museum, London
46. Österreichische Nationalbibliothek, Wien
47. The Trustees of The British Museum, London
48. S. Cecilia Trastevere, Rom/Scala

MALEREI DER GOTIK

49. Bibliotheque Nationale, Paris/ Bridgeman Art Library, London
50. Sonia Halliday Photographs
51. Galleria degli Uffizi/Scala
52. Museo dell'Opera Metropolitana, Siena/Scala
53. Scala
54. Samuel H. Kress Collection, National Gallery of Art, Washington, D.C.
55. Samuel H. Kress Collection, National Gallery of Art, Washington, D.C.
56. Cappelle Scrovegni/Scala
57. Scala
58. Scala
59. Samuel H. Kress Collection, National Gallery of Art, Washington, D.C.
60. Board of Trustees of the National Museums and Galleries on Merseyside/Walker Art Gallery, Liverpool
61. Courtesy of Board of Trustees, The National Gallery, London
62. Scala
63. Louvre, Paris
64. Courtesy of Board of Trustees, The National Gallery, London
65. Musée Condé, Chantilly/ Giraudon/Bridgeman Art Library, London
66. Musée Condé, Chantilly/ Giraudon/Bridgeman Art Library, London
67. Scala
68. ©Photo Ph. Sebert, Louvre
69. Courtesy of Board of Trustees, The National Gallery, London
70. Bibliothèque Nationale, Paris/ Courtauld Institute Galleries, London
71. National Gallery of Art, Washington, D.C.
72. Musée des Beaux Arts, Dijon
73. Courtesy of Board of Trustees, The National Gallery, London
74. Courtesy of Board of Trustees, The National Gallery, London
75. Samuel H. Kress Collection, National Gallery of Art, Washington, D.C.
76. Giraudon/Bridgeman Art Library, London
77. Andrew W. Mellon Collection, National Gallery of Art, Washington, D.C.
78. Courtesy of Board of Trustees, The National Gallery, London
79. Louvre/Giraudon, Paris
80. By Permission of Birmingham Museum and Art Gallery
81. Museo del Prado, Madrid
82. Andrew W. Mellon Collection, National Gallery of Art, Washington, D.C.
83. Galleria degli Uffizi/Scala
84. Andrew W. Mellon Collection, National Gallery of Art, Washington, D.C.
85. Courtesy of Board of Trustees, The National Gallery, London
86. Andrew W. Mellon Collection, National Gallery of Art, Washington, D.C.
87. Museu Nacional de Arte Antiga, Lissabon/Bridgeman Art Library, London
88. © Photo Ph. Sebert, Louvre
89. © Photo Ph. Sebert, Louvre
90. Samuel H. Kress Collection, National Gallery of Art, Washington, D.C.
91. Bridgeman Art Library, London
92. Samuel H. Kress Collection, National Gallery of Art, Washington, D.C.

ITALIENISCHE RENAISSANCE

93. Courtesy of Board of Trustees, The National Gallery, London
94. Scala
95. Scala
96. Chiesa del Carmine/Scala
97. Andrew W. Mellon Collection, National Gallery of Art, Washington, D.C.
98. Courtesy of Board of Trustees, The National Gallery, London
99. National Gallery London
100. Samuel H. Kress Collection, National Gallery of Art, Washington, D.C.
101. Courtesy of Board of Trustees, The National Gallery, London
102. Ashmolean Museum, Oxford
103. © Photo Ph. Sebert, Louvre
104. Museo di San Marco, Florenz/Scala
105. © Photo Ph. Sebert, Louvre
106. Courtesy of Board of Trustees, The National Gallery, London
107. Samuel H. Kress Collection, National Gallery of Art, Washington, D.C.
108. Courtesy of Board of Trustees, The National Gallery, London
109. Galleria degli Uffizi/Scala
110. Galleria degli Uffizi/Scala
111. Andrew W. Mellon Collection, National Gallery of Art, Washington, D.C.
112. Samuel H. Kress Collection, National Gallery of Art, Washington, D.C.
113. Samuel H. Kress Collection, National Gallery of Art Washington, D.C.
114. Courtesy of Board of Trustees, The National Gallery, London
115. San Francesco, Arezzo/Scala
116. Pinacoteca Communale Sansepolcro/Scala
117. Museo del Prado, Madrid
118. Samuel H. Kress Collection, National Gallery of Art, Washington, D.C.
119. The National Gallery of Ireland, Dublin
120. Photo Richard Carafetti, Widener Collection, National Gallery of Art, Washington, D.C.
121. Courtesy of Board of Trustees, The National Gallery, London
122. Courtesy of Board of Trustees, The National Gallery, London
123. Courtesy of Board of Trustees, The National Gallery, London
124. Samuel H. Kress Collection, National Gallery of Art, Washington, D.C.
125. Widener Collection, National Gallery of Art, Washington, D.C.
126. Courtesy of Board of Trustees, The National Gallery, London
127. Galleria Nazionale, Parma/Scala
128. Samuel H. Kress Collection, National Gallery of Art, Washington, D.C.
129. Samuel H. Kress Collection, National Gallery of Art, Washington, D.C.
130. Samuel H. Kress Collection, National Gallery of Art, Washington, D.C.
131. Samuel H. Kress Collection, National Gallery of Art, Washington, D.C.
132. Ailsa Mellon Bruce Fund, National Gallery of Art, Washington, D.C.
133. Andrew W. Mellon Collection, National Gallery of Art, Washington, D.C.
134. Accademia, Venedig/Scala
135. Galleria degli Uffizi/Scala
136. © Photo Ph. Sebert, Louvre
137. Czartorisky Museum, Krakau/Scala
138. Ailsa Mellon Bruce Fund, National Gallery of Art, Washington, D.C.
139. Courtesy of Board of Trustees, The National Gallery, London
140. Andrew W. Mellon Collection, National Gallery of Art, Washington, D.C.
141. Santa Maria Novella/Scala
142. Galleria degli Uffizi/Scala
143. © Nippon Television Network Corporation 1994
144. © Nippon Television Network Corporation 1994
145. Scala
146. © Nippon Television Network Corporation 1994
147. Andrew W. Mellon Collection, National Gallery of Art Washington, D.C.
148. Andrew W. Mellon Collection, National Gallery of Art, Washington, D.C.
149. Photo José Naranjo, Widener Collection, National Gallery of Art, Washington, D.C.
150. Andrew W. Mellon Collection, National Gallery of Art, Washington, D.C.
151. Samuel H. Kress Collection, National Gallery of Art, Washington, D.C.
152. Stanze di Raffaello, Vatikan/Scala
153. Accademia, Venedig/Scala
154. Kunsthistorisches Museum, Wien
155. Samuel H. Kress Collection, National Gallery of Art, Washington, D.C.
156. Courtesy of Board of Trustees, The National Gallery, London
157. Samuel H. Kress Collection, National Gallery of Art, Washington, D.C.
158. Widener Collection, National Gallery of Art, Washington, D.C.
159. Samuel H. Kress Collection, National Gallery of Art, Washington, D.C.
160. San Giorgio Maggiore, Venedig/Scala
161. Samuel H. Kress Collection, National Gallery of Art, Washington, D.C.
162. Samuel H. Kress Collection, National Gallery of Art, Washington, D.C.
163. Samuel H. Kress Collection, National Gallery of Art, Washington, D.C.
164. Andrew W. Mellon Collection, National Gallery of Art, Washington, D.C.
165. Galleria degli Uffizi/Scala
166. Santa Felicita, Florenz/Scala
167. Courtesy of Board of Trustees, The National Gallery, London
168. Samuel H. Kress Collection, National Gallery of Art, Washington, D.C.
169. Samuel H. Kress Collection, National Gallery of Art, Washington, D.C.
170. Courtesy of Board of Trustees, The National Gallery, London
171. Samuel H. Kress Collection, National Gallery of Art, Washington, D.C.
172. © Photo Ph. Sebert, Louvre
173. Galleria degli Uffizi/Scala
174. Samuel H. Kress Collection, National Gallery of Art, Washington, D.C.
175. Samuel H. Kress Collection, National Gallery of Art, Washington, D.C.
176. Pinacoteca Nazionale, Siena/Scala
177. Widener Collection, National Gallery of Art, Washington, D.C.
178. Samuel H. Kress Collection, National Gallery of Art, Washington, D.C.

RENAISSANCE DES NORDENS

179. Museo del Prado, Madrid
180. Samuel H. Kress Collection, National Gallery of Art, Washington, D.C.
181. Blauel/Gnamm Artothek, München, Alte Pinakothek
182. Courtesy of Board of Trustees, The National Gallery, London
183. Gift of Clarence Y. Palitz, National Gallery of Art, Washington, D.C.
184. Ralph and Mary Booth Collection, National Gallery of Art, Washington, D.C.
185. Samuel H. Kress Collection, National Gallery of Art, Washington, D.C.
186. National Gallery of Art, Washington, D.C.
187. Courtesy of Board of Trustees, The National Gallery, London
188. Colorphoto Hans Hinz, Basel
189. Andrew W. Mellon Collection, National Gallery of Art, Washington, D.C.
190. Ailsa Mellon Bruce Fund, National Gallery of Art, Washington, D.C.
191. Joachim Blauel, Artothek, Alte Pinakothek, München
192. © Photo Ph. Sebert, Louvre
193. © Photo Ph. Sebert, Louvre
194. Courtesy of Board of Trustees, The National Gallery, London
195. Kunsthistorisches Museum, Wien
196. Museo del Prado, Madrid
197. Courtesy of Board of Trustees, The National Gallery, London
198. Blauel/Gnamm Artothek/ München, Alte Pinakothek
199. Kunsthistorisches Museum, Wien
200. Kunsthistorisches Museum, Wien
201. Kunsthistorisches Museum, Wien
202. Kunsthistorisches Museum, Wien

BAROCK UND ROKOKO

203. Eremitage, St. Petersburg/Scala
204. Galleria degli Uffizi/Scala
205. RMN, Paris
206. Courtesy of Board of Trustees, The National Gallery, London
207. Ailsa Mellon Bruce Fund, National Gallery of Art, Washington, D.C.
208. The Royal Collection © Her Majesty The Queen
209. Galleria degli Uffizi/Scala
210. Courtesy of Board of Trustees, The National Gallery, London
211. Galleria Doria Pamphili, Rom/Scala
212. Courtesy of Board of Trustees, The National Gallery, London
213. Courtesy of Board of Trustees, The National Gallery, London
214. Courtesy of Board of Trustees, The National Gallery, London
215. RMN/Louvre, Paris
216. By Permission of Governors of Dulwich Picture Gallery
217. Kathedrale Antwerpen/Visual Arts Library
218. Andrew W. Mellon Fund, National Gallery of Art, Washington, D.C.
219. RMN, Paris
220. Courtesy of Board of

Trustees, The National Gallery, London
221. © Photo Ph. Sebert, Louvre
222. Samuel H. Kress Foundation, National Gallery of Art, Washington, D.C.
223. Widener Collection, National Gallery of Art, Washington, D.C.
224. © Photo Ph. Sebert, Louvre
225. Museo del Prado, Madrid
226. Museo del Prado, Madrid
227. Museo del Prado, Madrid
228. Museo del Prado, Madrid
229. Museo del Prado, Madrid
230. Collection Contini Bonacossi
231. Louvre/RMN, Paris
232. Museo del Prado, Madrid
233. Widener Collection, National Gallery of Art, Washington, D.C.
234. Städelsches Kunstinstitut, Frankfurt/Artothek
235. Staatliche Museen Kassel, Gemäldegalerie Alte Meister
236. Andrew W. Mellon Collection, National Gallery of Art, Washington, D.C.
237. Widener Collection, National Gallery of Art, Washington, D.C.
238. Andrew W. Mellon Collection, National Gallery of Art, Washington, D.C.
239. Rijksmuseum Foundation, Amsterdam
240. Louvre/RMN, Paris
241. Andrew W. Mellon Fund, National Gallery of Art, Washington, D.C.
242. Widener Collection, National Gallery of Art, Washington, D.C.
243. Mauritshuis, Den Haag
244. Rijksmuseum Foundation, Amsterdam
245. Andrew W. Mellon Collection, National Gallery of Art, Washington, D.C.
246. Frans Hals Museum, Haarlem
247. Andrew W. Mellon Collection, National Gallery of Art, Washington, D.C.
248. Courtesy of Board of Trustees, The National Gallery, London
249. Courtesy of Board of Trustees, The National Gallery, London
250. Widener Collection, National Gallery of Art, Washington, D.C.
251. Courtesy of Board of Trustees, The National Gallery, London
252. Timken Collection, National Gallery of Art, Washington, D.C.
253. Samuel H. Kress Foundation, National Gallery of Art, Washington, D.C.
254. Louvre/RMN, Paris
255. Giraudon/Louvre
256. Earl of Plymouth: Leihgabe im National Museum of Wales
257. Ailsa Mellon Bruce Fund, National Gallery of Art, Washington, D.C.
258. Courtesy of Board of Trustees, The National Gallery, London
259. Ashmolean Museum, Oxford
260. Samuel H. Kress Collection, National Gallery of Art, Washington, D.C.
261. Ailsa Mellon Bruce Fund, National Gallery of Art, Washington, D.C.
262. © Photo Ph. Sebert
263. Samuel H. Kress Collection, National Gallery of Art, Washington, D.C.
264. © Photo Ph. Sebert/Louvre
265. Chester Dale Collection, National Gallery of Art, Washington, D.C.
266. Samuel H. Kress Collection, National Gallery of Art, Washington, D.C.
267. Gift of Mrs Mellon Bruce in Memory of her father, Andrew W. Mellon, National Gallery of Art, Washington, D.C.
268. Samuel H. Kress Collection, National Gallery of Art, Washington, D.C.
269. Samuel H. Kress Collection, National Gallery of Art, Washington, D.C.
270. Andrew W. Mellon Collection, National Gallery of Art, Washington, D.C.
271. Museo Casa Rezzonico, Venedig/Bridgeman Art Library, London
272. Samuel H. Kress Collection, National Gallery of Art, Washington, D.C.
273. Samuel H. Kress Collection, National Gallery of Art, Washington, D.C.
274. Courtesy of Board of Trustees, The National Gallery, London
275. Courtesy of Board of Trustees, The National Gallery, London
276. Courtesy of Board of Trustees, The National Gallery, London
277. Paul Mellon Collection, National Gallery of Art, Washington, D.C.

Klassizismus und Romantik

278. Courtesy of Board of Trustees, The National Gallery, London
279. Courtesy of Board of Trustees, The National Gallery, London
280. Andrew W. Mellon Collection, National Gallery of Art, Washington, D.C.
281. National Gallery of Scotland, Edinburgh
282. National Gallery of Scotland, Edinburgh
283. Andrew W. Mellon Collection, National Gallery of Art, Washington, D.C.
284. Andrew W. Mellon Collection, National Gallery of Art, Washington, D.C.
285. The Baltimore Museum of Art: Gift of Dr. Morton K. Blaustein, Barbara Hirschhorn and Elisabeth B. Roswell, in memory of Jacob and Hilda K. Blaustein
286. Andrew W. Mellon Fund, National Gallery of Art, Washington, D.C.
287. Tate Gallery, London
288. Walker Art Gallery, Liverpool/Tate Gallery
289. Galleria degli Uffizi/Bridgeman Art Library, London
290. Andrew W. Mellon Collection, National Gallery of Art, Washington, D.C.
291. Museo del Prado, Madrid
292. Gift of Mr. and Mrs. P. H. B. Frelinghuysen in memory of her father and mother Mr. and Mrs. H. O. Havemeyer/National Gallery of Art, Washington, D.C.
293. Museo del Prado, Madrid
294. Museo del Prado, Madrid
295. © Photo Ph. Sebert, Louvre
296. © Photo Ph. Sebert, Louvre
297. Musées Royaux des Beaux Arts de Belgique, Brüssel
298. © Photo Ph. Sebert, Louvre
299. Louvre /RMN, Paris
300. Bernard Terlay/Musée Granet, Aix-en-Provence
301. University of Birmingham
302. Giraudon, Paris
303. © Photo Ph. Sebert, Louvre
304. © Photo Ph. Sebert, Louvre
305. Giraudon, Paris
306. Chester Dale Fund, National Gallery of Art, Washington, D.C.
307. Staatliche Museen zu Berlin – Preußischer Kulturbesitz, Neue Nationalgalerie
308. Andrew W. Mellon Collection, National Gallery of Art, Washington, D.C.
309. Tate Gallery, London
310. Andrew W. Mellon Collection, National Gallery of Art, Washington, D.C.
311. Widener Collection, National Gallery of Art, Washington, D.C.
312. Widener Collection, National Gallery of Art, Washington, D.C.
313. Tate Gallery, London
314. Rosenwald Collection, National Gallery of Art, Washington, D.C.
315. Tate Gallery, London

Die Zeit des Impressionismus

316. Tate Gallery, London
317. Tate Gallery, London
318. By Courtesy of the Board of Trustees of the Victoria and Albert Museum, London
319. Tate Gallery, London
320. Chester Dale Collection, National Gallery of Art, Washington, D.C.
321. Gift of Count Cecil Pecci-Blunt, National Gallery of Art, Washington, D.C.
322. Gift of Duncan Phillips, National Gallery of Art, Washington, D.C.
323. Louvre/Giraudon, Paris
324. Louvre/Giraudon, Paris
325. Musée Fabre, Montpellier
326. Louvre/Giraudon, Paris
327. Gift of Eugene and Agnes E. Meyer, National Gallery of Art, Washington, D.C.
328. Gift of Horace Havemeyer in memory of his mother Louisine W. Havemeyer, National Gallery of Art, Washington, D.C.
329. The Courtauld Institute Galleries, London
330. Musée d'Orsay, Paris, Sp. A. Harris
331. Ailsa Mellon Bruce Collection, National Gallery of Art, Washington, D.C.
332. © Photo Ph. Sebert, Louvre
333. Chester Dale Collection, National Gallery of Art, Washington, D.C.
334. Chester Dale Collection, National Gallery of Art, Washington, D.C.
335. Gift of the W. Averall Harriman Foundation in Memory of Marie N. Harriman, National Gallery of Art, Washington, D.C.
336. Collection of Mr. and Mrs. Paul Mellon, National Gallery of Art, Washington, D.C.
337. Chester Dale Collection, National Gallery of Art, Washington, D.C.
338. Courtesy of Board of Trustees, The National Gallery, London
339. Bridgeman Art Library, London/Phillips Collection, Washington, D.C.
340. Chester Dale Collection, National Gallery of Art, Washington, D.C.
341. Chester Dale Collection, National Gallery of Art, Washington, D.C.
342. Ailsa Mellon Bruce Collection, National Gallery of Art, Washington, D.C.
343. Ailsa Mellon Bruce Collection, National Gallery of Art, Washington, D.C.
344. Ailsa Mellon Bruce Collection, National Gallery of Art, Washington, D.C.
345. Tate Gallery, London
346. Tate Gallery, London
347. Gift of the W. L. and May T. Mellon Foundation, National Gallery of Art, Washington, D.C.
348. Gift of Mr. and Mrs. Cornelius Vanderbilt Whitney, National Gallery of Art, Washington, D.C.
349. Gift of Ernest Iselin, National Gallery of Art, Washington, D.C.

Postimpressionismus

350. Collection of Mr. and Mrs. Paul Mellon, National Gallery of Art, Washington, D.C.
351. Fitzwilliam Museum, University of Cambridge, England
352. Gift of Eugene and Agnes E. Meyer, National Gallery of Art, Washington, D.C.
353. Gift of Agnes and Eugene E. Meyer, National Gallery of Art, Washington, D.C.
354. Courtesy of Board of Trustees, The National Gallery, London
355. Collection of Mr. and Mrs. Paul Mellon, National Gallery of Art, Washington, D.C.
356. Musée d'Orsay, Paris/ © Photo Ph. Sebert
357. Ailsa Mellon Bruce Collection, National Gallery of Art, Washington, D.C.
358. Chester Dale Collection, National Gallery of Art, Washington, D.C.
359. Giraudon, Paris
360. Chester Dale Collection, National Gallery of Art, Washington, D.C.
361. Chester Dale Collection, National Gallery of Art, Washington, D.C.
362. Giraudon, Paris
363. Lauros/Giraudon, Paris
364. National Gallery of Scotland, Edinburgh
365. Museum Folkwang, Essen
366. Courtauld Institute Galleries, London
367. Christies Color Library
368. Fotostudio Otto
369. Chester Dale Collection, National Gallery of Art, Washington, D.C.
370. Tate Gallery, London
371. Ailsa Mellon Bruce Collection, National Gallery of Art, Washington, D.C.
372. © Photothèque des Musées de la Ville de Paris
373. Ailsa Mellon Bruce Collection, National Gallery of Art, Washington, D.C.
374. Tate Gallery, London

Das 20. Jahrhundert

375. Chester Dale Collection, National Gallery of Art, Washington, D.C./© ADAGP, Paris, und DACS, London 1994
376. John Hay Whitney Collection, National Gallery of Art, Washington, D.C./© ADAGP, Paris, und DACS, London 1994
377. Statens Museum for Kunst, Kopenhagen/© Succession H. Matisse/DACS 1994
378. Scala/© Succession H. Matisse/DACS 1994
379. Chester Dale Collection, National Gallery of Art, Washington, D.C./© Succession H. Matisse/DACS 1994
380. Ailsa Mellon Bruce Collection, National Gallery of Art, Washington, D.C./© Succession H. Matisse/DACS 1994
381. Ailsa Mellon Bruce Collection, National Gallery of Art, Washington, D.C./© DACS 1994
382. Musée National d'Arte Moderne/© ADAGP, Paris, und DACS 1994
383. Brücke Museum/Copyright Dr. Wolfgang and Ingeborg Henze-Ketterer, Wichtrach/Bern
384. Öffentliche Kunstsammlung, Kunstmuseum, Basel/© Nolde Stiftung Seebüll
385. Artothek/Staatsgalerie moderner Kunst, München/ © DACS 1994
386. Graphische Sammlung Albertina, Wien/Bridgeman Art Library, London
387. Öffentliche Kunstsammlung, Kunstmuseum, Basel, Ph. Martin Bühler/© DACS 1994
388. Tate Gallery, London
389. Chester Dale Collection, National Gallery of Art, Washington, D.C.
390. Artothek Stedelijk Museum/ ©ADAGP, Paris, und DACS, London 1994
391. Picasso/Chester Dale Collection, National Gallery of Art, Washington, D.C./© DACS 1994
392. Giraudon, Paris, © DACS 1994
393. Chester Dale Collection, National Gallery of Art, Washington, D.C./© DACS 1994
394. Tate Gallery, London/ © DACS 1994
395. Tate Gallery/© DACS 1994
396. Chester Dale Collection, National Gallery of Art, Washington, D.C. /ADAGP, Paris, und DACS, London 1994
397. Chester Dale Fund, National Gallery of Art, Washington, D.C.
398. Sprengel Museum, Hannover
399. Tate Gallery/© DACS 1994
400. Öffentliche Kunstsammlung, Kunstmuseum, Basel, Ph. Martin Bühler/ADAGP, Paris, und DACS, London 1994
401. Staatliche Kunsthalle Karlsruhe
402. © Rheinisches Bildarchiv/ Museum Ludwig, Köln
403. Ailsa Mellon Bruce Fund, National Gallery of Art, Washington, D.C./© ADAGP, Paris, und DACS, London 1994
404. Musée National d'Art Moderne/© ADAGP, Paris, und DACS, London 1994
405. Hamburger Kunsthalle/ DACS 1994
406. Paul Klee Stiftung, Kunstmuseum, Bern/© DACS 1994
407. Paul Klee Stiftung, Kunstmuseum, Bern/© DACS 1994
408. Artothek, Museum Ludwig, Köln
409. Haags Gemeentemuseum, Den Haag/International Liscensing Partners, Amsterdam
410. Gift of Herbert and Nanette Rothschild, National Gallery of Art, Washington, D.C./International Liscensing Partners, Amsterdam
411. Chester Dale Collection, National Gallery of Art, Washington, D.C.
412. Tate Gallery/©DACS 1994
413. Tate Gallery/© SPADEM/ ADAGP, Paris, und DACS, London 1994
414. Tate Gallery/© ADAGP, Paris, und DACS, London 1994
415. Private Collection Houston/ Bridgeman Art Library/ © ADAGP, Paris, und DACS, London 1994
416. Metropolitan Museum of Art, New York/© DEMART PRO ARTE BV/DACS, London 1994
417. Moderna Museet Stockholm/ © ADAGP, Paris, und DACS, London 1994
418. Tate Gallery, London/ © DACS 1994
419. Tate Gallery, London/ © ADAGP, Paris, und DACS, London, 1994
420. John Hay Whitney Collection, National Gallery of Art, Washington, D.C.
421. Alfred Stieglitz Collection, Bequest of Georgia O'Keefe, National Gallery of Art, Washington, D.C./© 1994 The

Georgia O'Keefe Foundation/Artists Rights Society (ARS), New York
422. Lauros-Giraudon/©1994 Pollock-Krasner Foundation/ Artists Rights Society (ARS), New York
423. Ailsa Mellon Bruce Fund, National Gallery of Art, Washington, D.C./© 1994 Pollock-Krasner Foundation/Artists Rights Society (ARS), New York
424. Gift of Lila Acheson Wallace, Nat. Gall. of Art, Washington, D.C.
425. Gift of the Mark Rothko Foundation, National Gallery of Art, Washington, D.C./ © 1994 Kate Rothko-Prizel and Christopher Rothko/ Artist Rights Society (ARS), New York
426. Tate Gallery/© ADAGP, Paris, und DACS, London 1994
427. Whitney Museum of American Art, New York, © 1994 Willem de Kooning/Artists Rights Society (ARS), New York
428. Whitney Museum of American Art, New York, Purchased with Funds from the friends of the Whitney Museum of American Art/© 1994 Willem de Kooning/ Artists Rights Society (ARS), New York
429. Tate Gallery, London/Mary Boone Gallery, New York
430. L. A. County Museum of Art/Visual Arts Library, London/ © Estate of Franz Kline/ DACS, London/ VAGA, New York 1994
431. Reproduced Courtesy of Annalee Newman insofar as her rights are concerned/National Gallery of Art, Washington, D.C.
432. Visual Arts Library, London/ Museum of Modern Art, New York/© Robert Motherwell/DACS, London/VAGA New York
433. Gift (Partial and Promised) of Mr. and Mrs. Donald M. Blinken, in Memory of Maurice H. Blinken and in honour of the 50th anniversary of the National Gallery of Art, Washington, D.C.
434. Anonymous Gift, National Gallery of Art, Washington, D.C.
435. Gift of Marcella Louis Brenner, National Gallery of Art, Washington, D.C.
436. The Carnegie Museum of Art, The Henry L. Hillman Fund in honour of the Sarah Scaife Gallery
437. Tate Gallery, London/The Pace Gallery
438. Tate Gallery, London/© 1994 Frank Stella/Artists © 1984
439. © Dorothea Rockburne/Artists Rights Society (ARS), New York
440. The Pace Gallery/Des Moines Art Center
441. Tate Gallery, London/The Andy Warhol Foundation For The Visual Arts Inc.
442. Tate Gallery, London/© Roy Lichtenstein/DACS 1994
443. Tate Gallery, London/© Jasper Johns/DACS, London/VAGA, New York, 1994
444. Tate Gallery, London/ Tradhart Ltd
445. The Sonnabend Collection, New York/© Robert Rauschenberg/ DACS, London/ VAGA, New York, 1994
446. Fundaçion Collection Thyssen Bornemisza/© DACS 1994
447. Staatliche Museen zu Berlin – Preußischer Kulturbesitz, Neue Nationalgalerie
448. Tate Gallery, London/ Anthony d'Offay Gallery
449. Tate Gallery, London/ Marlborough Fine Art, London
450. Whitechapel Gallery, London
451. Tate Gallery/Private Collection
452. Tate Gallery, London/ Derneburg
453. Gimpel Fils, London
454. Robert Miller Gallery, New York
455. Courtesy of England and Co Gallery, London

NACHWEIS DER RANDLEISTENABBILDUNGEN

40. o. Giraudon; u. © Sonia Halliday and Laura Lushington
41. o. Photo © Woodmansterne; u. Courtauld Institute Galleries, London
42 Giraudon/Bridgeman Art Library, London
43. © William Webb
44. Mary Evans Picture Library
46. Courtauld Institute Galleries, London
47. o. Scala; u. The Mansell Collection
48. o. Bridgeman Art Library, London; u. Scala
51. o. Courtauld Institute Galleries, London; u. Biblioteca Ambrosiana, Mailand/Bridgeman Art Library, London
53. Courtauld Institute Galleries, London
54. Bibliothèque Nationale Paris/Bridgeman Art Library, London
55. o. Bibliotheque Nationale, Paris/Bridgeman Art Library, London; u. Mary Evans Picture Library
57 National Gallery of Art, Washington, D.C.
58. Österreichische National-bibliothek, Wien/Bridgeman Art Library, London
59 By Permission of The British Library, London/Bridgeman Art Library, London
60 © William Webb
61 © Michael Holford
63. Giraudon/Bridgeman Art Library, London
64. © Bibliothèque Royale Albert 1er Brüssel
66 Courtesy of the Board of Trustees of the V&A
67. © Bibliothèque Royale Albert 1er Brüssel
68. By Permission of The British Library, London /Bridgeman Art Library, London
70. o. © DK; u. Courtauld Institute Galleries, London/ Memling Museum, Brügge
71. o. Staatsarchiv/Bridgeman Art Library, London; u. © Christopher Johnston
73. Bibliothèque Nationale, Paris/Sonia Halliday Photographs
75. o. Bridgeman Art Library, London; u. Picture Book of Devils, Demons, and Witchcraft by Ernst and Johanna Lehnen/ Dover Book Publications Inc, New York
76. Lauros/Giraudon
82. Scala
83. Museo Nazionale (Bargello), Florenz/Bridgeman Art Library, London
85. Phillip Gatward © DK
87. Bargello/Scala
88. The Trustees of The British Museum, London
89. Gabinetto dei Disegni e delle Stampe/Scala
91. Sp. Alison Harris/Museo dell' Opera del Duomo
93. J. Paul Getty Museum, Malibu Kalifornien/Bridgeman Art Library, London
94. Courtesy of Board of Trustees, The National Gallery, London
95. Dover Publications Inc, New York
97. Galleria degli Uffizi/Scala
98. The Trustees of The British Museum, London
99. o. Museo del Bargello/ Scala; u. Ashmolean Museum, Oxford
100. o. Bridgeman Art Library, London; u. Pinacoteca Communale Sansepolcro/Scala
102. Sp. Alison Harris/ Museo dell'Opera del Duomo
103. Scala
104 o. Bridgeman Art Library, London; u. Giraudon/Bridgeman Art Library, London
105. Sp. Alison Harris/Palazzo Vecchio, Florenz
106 © DK
107. The Trustees of The British Museum, London
108. Chiesa di Ognissanti/Scala
110 National Gallery, London/ Bridgeman Art Library, London
111. Fratelli Fabbri, Mailand/ Bridgeman Art Library, London
114. Courtauld Institute Galleries, London
116. Campo S. Zanipolo, Venedig/Scala
118. o. Bulloz, Institute de France; u. Mary Evans Picture Library
120. Sp Alison Harris/ Palazzo Vecchio, Florenz
121. National Gallery of London/Bridgeman Art Library, London
124. Accademia, Florenz/Scala
125. Germanisches National-museum, Nürnberg
126. Galleria degli Uffizi/Scala
129. Giraudon/Bridgeman Art Library, London
130. By Courtesy of the Board of Trustees of the V&A, London
131. Museo del Prado, Madrid
133. o. Dover Book Publications Inc, New York, Pictorial Archives: Decorative Renaissance Wood.c.uts, Jost Amman; u. The Trustees of The British Museum, London/ Bridgeman Art Library, London
134. Sp Alison Harris/Palazzo Vecchio, Florenz
135. San Giorgio Maggiore, Venedig/Scala
143. o. By Courtesy of the board of Trustees of the V&A; u. Ali Meyer/Bridgeman Art Library, London
144. Appartamento Borgia, Vatikan/Scala
146. Museo della Scienza, Florenz/Scala
153. Picture Book of Devils, Demons and Witchcraft by Ernst and Johanna Lehnen /Dover Publications Inc, New York
154. o. © Wim Swann; u. Universitätsbibliothek, Basel
156. Museo Poldi Pezzoli, Mailand/ Bridgeman Art Library, London
159. Museum der Stadt Regens-burg/Bridgeman Art Library, London
160. Reproduced Courtesy of the National Gallery, London
161. o. By Courtesy of the Board of Trustees of the V&A; u. Giraudon/Bridgeman Art Library, London
164. The Bowes Museum, Barnard Castle, County Durham
165. o. By Courtesy of the Board of Trustees of the V&A/ Bridgeman Art Library, London; u. Mary Evans Picture Library
166. Mary Evans Picture Library
169. Mary Evans Picture Library
171. Picture Book of Devils, Demons and Witchcraft by Ernst and Johanna Lehnen/Dover Publications Inc, New York
176. Santa Maria della Vittore, Rom/Scala
180. Museum Boymans-van Beuningen, Rotterdam/ Bridgeman Art Library, London
182. Accademia, Venedig/Scala
187. Mary Evans Picture Library
190. Mary Evans Picture Library
191. Mary Evans Picture Library
193. Index/Bridgeman Art Library, London
194. Joseph Martin/Bridgeman Art Library, London
197. Index/Bridgeman Art Library, London
203. Rembrandt Etchings/Dover Publications Inc, New York
208. Fitzwilliam Museum, University of Cambridge/Bridgeman Art Library, London
210. Science Museum, London
215. o. Mary Evans Picture Library; u. The Trustees of The British Museum, London
216. Giraudon/Bridgeman Art Library, London
218. Mary Evans Picture Library
222. © DK
223. o. Mary Evans Picture Library; u. Mary Evans Picture Library
230. Bonham's, London/ Bridgeman Art Library, London
231. By Courtesy of the Board of Trustees of the V&A, London
233. Tiepolo/Dover Publications Inc, New York
235. Engravings By Hogarth/ Dover Publications Inc, New York
240. Hanley Museum and Art Gallery, Birmingham
245 Victoria and Albert Museum/Bridgeman Art Library, London
246. Mary Evans Picture Library
248. o. Casa Natal de Goya Fuendetodos; u. Mary Evans Picture Library
249. o. © DK Museo Municipal, Madrid; u. Real Fabrica de Tapices, Madrid
250. o. Calcografia Nacional, Madrid; u. Mary Evans Picture Library
252. Real Academia de Bellas Artes de San Fernando, Madrid
254. Giraudon/Bridgeman Art Library, London
255. o. Bibliothèque Nationale, Paris; u. Mary Evans Picture Library
258. o. Lauros-Giraudon/ Bridgeman Art Library, London; u. Christies, London/Bridgeman Art Library, London
259. Mary Evans Picture Library
262. o. Mary Evans Picture Library; u. Musée Condé, Chantilly/ Giraudon
264. Mary Evans Picture Library
266. National Portrait Gallery, London
268. Bridgeman Art Library, London/John Bethell
269. Mary Evans Picture Library
270. Library of Congress, Washington, D.C./Bridgeman Art Library, London
277. Reproduced by Courtesy of the Dickens House Museum, London
278. By Courtesy of the Board of Trustees of the V&A, London
279. Bibliothèque Nationale, Paris
280. 120 Great Lithographs of Daumier/Dover Publications Inc, New York
281. Giraudon, Paris
282. Bibliothèque Nationale, Paris
284. o. © DK; u. Bibliothèque Nationale, Paris
285. Bibliothèque Nationale, Paris
286. o. Giraudon, Paris/Bridgeman Art Library, London; u. Bibliothèque Nationale, Paris
287. Musée d'Orsay, Paris/ Sp. A. Harris
289. Bibliothèque Nationale, Paris
290. By Permission of The British Library/Bridgeman Art Library, London
291. o. Edifice; u. Bibliothèque Nationale, Paris
292. o. Musée d'Orsay, Paris/ Sp. Ph. Sebert; u. Musée d'Orsay, Paris/ Sp. Ph. Sebert
293. Museé Francais de la Photographie, Paris/Photo Sp. A.Harris
295. Musée d'Orsay, Paris/Sp. Alex Saunderson
296. Sp. Alex Saunderson, Nachbau von Monets Hausboot, anläßlich des 150. Geburtstags des Künstlers für die Société d'Argenteuil-Bezons ausgeführt von den Charpentiers de Marine du Guip, L'île-aux-Moines (Morbihan)
300. Musée Marmottan, Paris, Sp. S. Price
301. Bibliothèque Nationale, Paris
303. By Courtesy of the Board of Trustees of the National Portrait Gallery, London
304. Mary Evans Picture Library
305. Mary Evans Picture Library
311. Photo: Alice Boughton/By Courtesy of the Board of Trustees of the National Portrait Gallery, London
312. Photo: Alison Harris
315. © DK
318. Musée d'Orsay, Paris/ Photo Sp. Ph. Sebert
320. Bibliothèque Nationale, Paris
321. o. Privatsammlung; u. Musée d'Orsay, Paris/Photo Sp. Ph. Sebert
322. Collection Josefowitz
324. Musée d'Orsay, Paris/Sp. S. Price
327. © Photo RMN
328. Bibliothèque de l'Institut de France/Sp. Alison Harris
329. Photo RMN
334. Robert and Lisa Sainsbury Collection, Sainsbury Center For Visual Arts, University of East Anglia, Norwich/Photo James Austin
337. Musée Matisse, Nizza
338. Explorer Archives
341. Mary Evans Picture Library
342. © Collection Viollet
353 Archiv für Kunst und Geschichte, Berlin
354. Zentrales Revolutions-museum, Moskau/ Bridgeman Art Library, London
356. Archiv für Kunst und Geschichte, Berlin
362. © Collection Viollet
363. © Hurn/Magnum
364. BFI Stills, Posters and Designs
368. Horniman Museum
374. Mary Evans Picture Library
380. Hulton Deutsch Collection
382. Hulton Deutsch Collection
384. John Minilan Photo, Hulton Deutsch Collection
386. Hulton Deutsch Collection